QUÍMICA AMBIENTAL

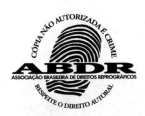

B163q   Baird, Colin.
            Química ambiental / Colin Baird, Michael Cann ;
       tradução: Marco Tadeu Grassi... [et al.] ; revisão técnica:
       Marco Tadeu Grassi. – 4. ed. – Porto Alegre : Bookman,
       2011.
            844 p. : il. color. ; 25 cm.

       ISBN 978-85-7780-848-9

       1. Química ambiental. I. Cann, Michael. II. Título.

                                                    CDU 54:628.5

Catalogação na publicação: Ana Paula M. Magnus – CRB 10/2052

COLIN BAIRD
University of Western Ontario

MICHAEL CANN
University of Scranton

QUÍMICA AMBIENTAL

QUARTA EDIÇÃO

Tradução:
Marco Tadeu Grassi
Professor do Departamento de Química da Universidade Federal do Paraná

Márcia Matiko Kondo
Professora do Departamento de Física e Química da Universidade Federal de Itajubá

Maria Cristina Canela
Professora do Centro de Ciências Exatas e Tecnologia da Universidade Estadual do Norte Fluminense Darcy Ribeiro

Felix José Nonnenmacher

Consultoria, supervisão e revisão técnica desta obra:
Marco Tadeu Grassi
Doutor em Química Ambiental pela Unicamp
Pós-doutor em Engenharia Ambiental na Universidade de Delaware (EUA)
Professor do Departamento de Química da Universidade Federal do Paraná

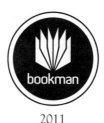

2011

Obra originalmente publicada sob o título
Environmental Chemistry, 4th Edition.
ISBN 9781429201469

First published in the United States by W.H.Freeman and Company, New York and Basingstoke.
Originalmente publicado nos Estados Unidos por W.H.Freemand and Company e Basingstoke.
Copyright © 2008 by W.H.Freeman and Company. All Rights Reserved. Todos os direitos reservados.

Fotografia da capa: © *Chris Brown*

Capa: *Rogério Grilho, arte sobre capa original*

Leitura final: *Gabriela Seger de Camargo e Patrícia Costa Coelho de Souza*

Editora sênior: *Denise Weber Nowaczyk*

Editora: *Verônica de Abreu Amaral*

Editoração eletrônica: *Techbooks*

Reservados todos os direitos de publicação, em língua portuguesa, à
ARTMED® EDITORA S.A.
(BOOKMAN® COMPANHIA EDITORA é uma divisão da ARTMED® EDITORA S. A.)
Av. Jerônimo de Ornelas, 670 – Santana
90040-340 – Porto Alegre – RS
Fone: (51) 3027-7000   Fax: (51) 3027-7070

É proibida a duplicação ou reprodução deste volume, no todo ou em parte, sob quaisquer formas ou por quaisquer meios (eletrônico, mecânico, gravação, fotocópia, distribuição na Web e outros), sem permissão expressa da Editora.

Unidade São Paulo
Av. Embaixador Macedo Soares, 10.735 – Pavilhão 5 – Cond. Espace Center
Vila Anastácio – 05095-035 – São Paulo – SP
Fone: (11) 3665-1100   Fax: (11) 3667-1333

SAC 0800 703-3444

IMPRESSO NO BRASIL
PRINTED IN BRAZIL

Agradecimentos

Os autores desejam expressar sua gratidão e reconhecimento a diversas pessoas que, de diversas maneiras, contribuíram com esta edição deste livro:

Ao professor Thomas Chasteen da Sam Houston State University por ter escrito, com maestria, os quadros *Análise Instrumental Ambiental*, que esclarecem as perspectivas dos cientistas dedicados a esta disciplina e acrescentam muito a este livro.

Ao professor Brian D. Wagner da University of Prince Edward Island pela preparação de alguns problemas adicionais apresentados neste livro.

Aos estudantes e professores que utilizaram edições anteriores deste livro e que, por meio de comentários e e-mails, indicaram subseções e problemas que precisavam ser expandidos ou melhor explicados.

A W. H. Freeman e à Editora Sênior de Aquisições da Companhia, Jessica Fiorillo, pelas terceira e quarta edições deste livro, à Editora de Projetos Vivien Weiss e à Editora Assistente Kathryn Treadway – pela motivação, paciência, pelas ideias, sugestões pertinentes e competências organizacionais. A Margaret Comaskey, pela criteriosa revisão e sugestões novamente nesta edição, a Ted Szczepanski pelas fotografias, a Nancy Walker por obter permissão para utilização das figuras e fotografias, a Blake Logan pelo projeto e a Paul Rohloff pela coordenação de produção.

Colin Baird agradece a:

Ron Martin e Martin Sillman, seus colegas na University of Western Ontario, que utilizaram as duas primeiras edições deste livro e apresentaram sugestões valiosas para a melhoria desta obra, e seus colegas na University of Western Ontario e em todos outros lugares que forneceram informações ou responderam a perguntas acerca de diversos assuntos: Myra Gordon, Duncan Hunter, Roland Haines, Edgar Warnhoff, Margerite Kane, Currie Palmer, Rob Lipson, Dave Shoesmith, Felix Lee, Peter Guthrie, Geoff Rayner-Canham e Chris Willis.

A suas secretárias, que trabalharam com ele ao longo desses anos – Sandy McCaw, Clara Fernandez, Darlene McDonald, Diana Timmermans, Elizabeth Moreau, Shannon Woodhouse, Wendy Smith e Judy Purves – pelas corajosas tentativas de compreender sua escrita à mão e por lidarem com problemas sempre urgentes que todo autor parece ter.

A sua filha Jenny – e outras pessoas de sua geração e a todos os que vierem depois – a quem o tema deste livro realmente interessa.

Mike Cann agradece a:

Seus alunos (especialmente Marc Connelly e Tom Umile) e colegas professores da University of Scranton, que trouxeram sugestões e contribuições valiosas a suas noções de química verde e química ambiental.

A Joe Breen, um dos pioneiros da química verde e um dos fundadores do Green Chemistry Institute.

A Paul Anastas (Centro de Química Verde e Química Ambiental da Universidade de Yale) e Tracy Williams (Agência de Proteção Ambiental dos EUA), cujo energia e entusiasmo pela química verde são inesgotáveis.

A Debra Jennings, que por mais de 30 anos como secretária do departamento de química conseguiu decifrar sua escrita à mão, surpreendentemente, sempre compreensiva e de bom humor.

A sua esposa Cynthia que, com entusiasmo e compreensão, tolerou incontáveis discussões sobre química verde e química ambiental.

A seus filhos Holly e Geoffrey, e seus netos McKenna, Alexia, Alan Joshua, Samantha e Arik que, ao lado das gerações futuras, colherão os frutos de uma química sustentável.

Os dois autores deste livro desejam expressar seus agradecimentos também aos revisores desta quarta edição pelos comentários e pelas sugestões úteis:

Ann Marie Anderssohn, *University of Portland*
D. Neal Boehnke, *Jacksonville University*
Nathan W. Bower, *Colorado College*
Michael Brabec, *Eastern Michigan University*
Patrick J. Castle, *U.S. Air Force Academy*
Jihong Cole-Dai, *South Dakota State University*
Arlene R. Courtney, *Western Oregon University*
James Donaldson, *University of Toronto-Scarborough*
Jennifer DuBois, *University of Notre Dame*
Robert Haines, *University of Prince Edward Island*
Yelda Hangun-Balkir, *California University of Pennsylvania*
Michael Ketterer, *Northern Arizona University*
John J. Manock, *University of North Carolina-Wilmington*
Steven Mylon, *Lafayette College*
Myrna Simpson, *University of Toronto*
Chuck Smithhart, *Delta State University*
Barbara Stallman, *Lourdes College*
Steven Sylvester, *Washington State University, Vancouver*
Brian Wagner, *University of Prince Edward Island*
Feiyue Wang, *University of Manitoba*
Z. Diane Xie, *University of Utah*
Chunlong (Carl) Zhang, *University of Houston-Clear Lake*

Prefácio

Ao estudante

Existem muitas definições para química ambiental. Para algumas pessoas o termo se refere apenas à química dos processos naturais que ocorrem no ar, na água e no solo do planeta. Porém, a definição mais comum, como adotada neste livro, diz respeito sobretudo aos aspectos químicos dos problemas que a humanidade criou no meio ambiente. Parte desta agressão à química natural de nosso planeta resulta de nossas atividades cotidianas. Além disso, os químicos, por meio dos produtos que criam e dos processos utilizados para desenvolvê-los, têm um impacto significativo na química do meio ambiente.

A química desempenhou um papel importante no progresso da sociedade em relação a tudo o que aumentou nossa expectativa de vida e que nos permite viver de forma mais saudável, confortável e divertida. Os efeitos dos produtos químicos desenvolvidos pelo homem são visíveis em toda a parte e, em muitos casos, são bastante positivos. Sem a química não haveria medicamentos, computadores, automóveis, televisores, DVDs, lâmpadas ou fibras sintéticas. No entanto, além de todos os avanços positivos trazidos pela química, enormes volumes de produtos tóxicos e corrosivos são gerados e despejados no meio ambiente. Ao longo da história, os químicos em geral nem sempre dedicaram a devida atenção às consequências ambientais de suas atividades.

Mas não é apenas a indústria química, ou mesmo o setor industrial como um todo, que lança substâncias nocivas no ar, na água e no solo. O expressivo crescimento populacional e o aumento de riquezas observados desde o começo da Revolução Industrial sobrecarregaram nossa atmosfera com dióxido de carbono e poluentes aéreos tóxicos, contaminaram nossas águas com esgoto e cobriram nossos solos com lixo doméstico. Estamos a ponto de ultrapassar a capacidade natural de nosso planeta de lidar com resíduos e, em muitos casos, não conhecemos as consequências destas ações. Nas palavras de um personagem do romance recentemente publicado por Margaret Atwood, *Oryx and Crake*, "Hoje, o mundo todo é um imenso experimento que saiu do controle".

Durante nossa jornada pelos capítulos deste livro, você verá que, na verdade, os cientistas entendem muitos dos problemas relativos à química do meio ambiente e sugeriram meios – embora bastante caros, muitas vezes – de impedir que herdemos as consequências do turbilhão de experiências que saíram do controle em nosso planeta. Os químicos estão mais conscientes da parcela de responsabilidades da profissão e do setor em que atuam na geração de poluição, criando o conceito de *Química Verde* com o objetivo de minimizar a pegada ambiental que essas atividades deixarão para as gerações futuras. Para ilustrar estes esforços, estudos de caso relatando essas iniciativas foram incluídos neste livro. No entanto, como prelúdio a estes estudos, na Introdução discutimos parte da história da regulamentação ambiental – sobretudo nos Estados Unidos – bem como os princípios e uma aplicação ilustrada do movimento da Química Verde sendo desenvolvidos.

Embora a ciência por trás dos problemas ambientais muitas vezes seja absurdamente complexa, seus aspectos centrais via de regra podem ser entendidos e avaliados tendo apenas os conceitos básicos de química como pano de fundo. Mesmo assim, sugerimos aos estudantes que não têm embasamento em química orgânica que estudem o Apêndice *Fundamentos de Química Orgânica*, em especial antes de abordarem os Capítulos 10 a 12. Além disso, a lista de conceitos gerais de química que será utilizada em cada capítulo será útil durante a identificação dos tópicos apresentados em disciplinas anteriores e que merecem ser revisados.

Ao professor

A quarta edição de *Química Ambiental* foi revista e atualizada com base em comentários e sugestões de diversas pessoas que utilizaram e resenharam a terceira edição. Em particular, sempre que possível atendemos aos pedidos relativos à subdivisão dos capítulos maiores para que possam ser abordados em uma ou duas semanas. Em diversos pontos desta obra, parte do material de teor mais avançado foi inserido em caixas de texto e foram reordenadas para aparecerem ao final de uma série de capítulos relacionados.

Alguns professores preferem abordar capítulos em uma ordem diferente da apresentada aqui. Por essa razão a lista de conceitos que abre cada capítulo e que descreve o material abordado em outros pontos desta obra facilita sua reestruturação.

Assim como em edições anteriores, o embasamento necessário para resolver os problemas apresentados durante e ao final de um capítulo é desenvolvido neste livro ou já o foi em disciplinas de química geral anteriores – conforme apresentado no começo de cada capítulo. Sugestões são apresentadas, sempre que apropriado, para iniciar os alunos na solução de um problema.

O que há de novo nesta edição

- Todos os capítulos começam com uma visão geral dos conceitos e métodos de química elementar ou que foram apresentados em capítulos anteriores do livro e que serão utilizados no capítulo em questão. Essa abordagem possibilita aos estudantes desenvolver uma noção mais clara de qual material básico deve ser revisado, dando aos professores uma ideia mais clara sobre o que é abordado no material.

- Aplicações detalhadas de diversos tópicos de interesse no texto foram formuladas como Estudos de Caso e estão disponíveis no site da Editora Bookman, www.bookman.com.br.
- A maioria dos detalhes relativos a CFCs (Capítulo 2) foi excluída, ou é amplamente irrelevante, pois os CFCs hoje estão proibidos. No entanto, os aspectos históricos e políticos da controvérsia que cerca os volumes remanescentes da substância destruidora da camada de ozônio foram documentados em um novo estudo de caso, publicado no site da Editora Bokman, *Plantações de Morango – A Proibição do Brometo de Metila*.
- O material sobre conversores catalíticos e filtros para motores e cortadores de grama movidos a diesel, além dos problemas relativos a motores de dois tempos, bem como as iniciativas para produzir gasolina e diesel com baixos teores de enxofre foram acrescentados ao Capítulo 3.
- O material relativamente avançado sobre a distribuição de partículas de diferentes tamanhos na troposfera foi reescrito e contém ilustrações mais informativas, inseridas no Quadro 3-2.
- Um novo estudo de caso sobre Química Verde com relação ao uso de líquidos iônicos foi adicionado ao Capítulo 3.
- As informações relativas à oxidação em fase aquosa do SO_2 foram transferidas para uma posição mais importante no Capítulo 3.
- O material referente a particulados em suspensão no ar como fator de risco à saúde foi atualizado e reformulado na forma de um estudo de caso, *O Efeito dos Particulados Suspensos no Ar das Grandes Cidades na Mortalidade Humana*, vinculado ao Capítulo 4.
- Neste livro, apresentamos material novo sobre o problema da chuva ácida na China e o conceito de carga crítica (Capítulo 4).
- A parte relativa ao benzeno na seção *Poluição do Ar em Interiores* (Capítulo 4) foi expandida para incluir o termo *agente tóxico no ar* e discutir o benzeno como composto básico e também sua metilação.
- O termo *albedo* foi introduzido no começo do Capítulo 6, que também apresenta uma discussão mais detalhada sobre a fração da luz solar refletida.
- O material sobre o efeito estufa e a discussão sobre o equilíbrio energético da Terra, antes dividido, agora foi reunido de forma lógica e expandido com a introdução de um modelo físico simplificado para explicar o aquecimento devido ao efeito estufa, no Capítulo 6. Um modelo mais sofisticado do efeito estufa foi adicionado ao Quadro 6-1.
- Um diagrama de fases para o CO_2, mostrando a região supercrítica, foi incluído para ilustrar o caso da Química Verde no Quadro 6-2.
- A seção sobre o metano foi reescrita e atualizada com novos gráficos, sobretudo com relação ao platô observado na concentração da substância (Capítulo 6).

- Atualizações sobre a mudança climática foram feitas com base no Painel Intergovernamental sobre Mudanças Climáticas (IPCC), incluídas no Capítulo 6.
- A nova versão do Capítulo 7 começa com uma discussão mais abrangente da utilização de energia e das emissões de CO_2 por país, com uma análise dos fatores que os afetam globalmente e com ênfase nas emissões dos Estados Unidos e da China.
- O Quadro 7-1, sobre a destilação fracionada do petróleo e apresentado separadamente, foi acrescentado.
- Material sobre o sequestro de carbono – sobretudo acerca da química envolvida no processo – foi expandido e atualizado frente à crescente importância da técnica (Capítulo 7).
- O material sobre fontes de energia renovável abordado no Capítulo 8 – eólica, hidrelétrica, geotérmica e à base de biocombustíveis – foi acrescentado junto a um estudo de caso publicado na Internet, *A Poluição por Mercúrio e o Projeto da Hidrelétrica da Baía de James (Canadá)*.
- Uma nova aplicação da Química Verde relativa à produção de biodiesel foi acrescentada no Capítulo 8.
- O capítulo *Radioatividade, Radônio e Energia Nuclear* (agora Capítulo 9) foi transferido para a Parte II, *Energia e Mudanças Climáticas*.
- Nas discussões sobre radioatividade (Capítulo 9), as definições das unidades *bequerel* e *curie* são apresentadas. A controversa teoria *hormesis* também é discutida. Além disso, o debate sobre a existência de um limiar de danos à saúde gerados pela radioatividade foi expandido. O material sobre o reprocessamento de lixo nuclear foi aperfeiçoado na forma de uma discussão mais profunda sobre a química envolvida no processo.
- A história do DDT e uma discussão sobre a proibição do produto foram incorporadas no estudo de caso disponível no site da Editora Bookman, www.bookman.com.br, intitulado *Proibir ou não Proibir o DDT? História e Futuro*, vinculado ao Capítulo 10.
- O termo *concentração letal* é apresentado no Capítulo 10.
- O material sobre inseticidas organofosforados, discutido no Capítulo 10, foi reorganizado de maneira a apresentar uma descrição de sua estrutura molecular e então uma explicação dos usos do composto, etc. A toxicidade dos inseticidas é discutida em termos das categorias definidas pela Organização Mundial da Saúde (OMS).
- Um tratamento expandido sobre endossulfan, o controverso inseticida, foi desenvolvido no novo Quadro 10-1.
- Atendendo às sugestões de diversos críticos que resenharam este livro, uma pequena discussão sobre degradação dos inseticidas foi adicionada ao Capítulo 10.
- O Capítulo 11 inclui ajuda adicional aos alunos para solucionar problemas que envolvem a produção de dioxinas a partir de clorofenóis.

- A seção relativa aos PBDEs (Capítulo 12) inclui uma descrição do mecanismo químico, que rege o funcionamento dos retardantes de chama bromados, atualizada com novas informações relativas aos usos e status regulador dos PBDEs.

- Atendendo às sugestões de diversos críticos que resenharam este livro, um novo quadro, *Análise Instrumental Ambiental*, que discute o amplo uso da cromatografia gasosa e da espectrometria de massas na análise de pesticidas, foi incluído no final da Parte III.

- O novo Quadro 13-1 analisa o cálculo de números de oxidação e o balanceamento nas equações redox.

- As seções sobre compostos de enxofre e drenagem ácida de minas foram revisadas e deslocadas (Capítulo 13), pois desta maneira o conceito de pE não precisa ser abordado como embasamento para estas seções.

- A pedido dos críticos, o diagrama de espécies do sistema CO_2-carbonato e sua derivação foram acrescentados (Capítulo 13).

- Um novo estudo de caso disponível no site da Editora Bookman, www.bookman.com.br, *As Emissões de Mercúrio de Usinas de Energia*, foi incluído (Capítulo 15).

- As noções sobre a água potável contaminada com arsênico na Ásia foram atualizadas. Além disso, informações adicionais sobre os métodos de remoção do As da água foram incluídas (Capítulo 15).

Os artigos originais da *Scientific American*

Nesta edição, incluímos vários artigos da *Scientific American*. Os tópicos discutidos nesses artigos são altamente relevantes para os assuntos abordados no livro e permitem que os alunos tenham acesso ao que os pesquisadores ativos pensam sobre as questões ambientais contemporâneas mais atuais.

Material de apoio

Os professores que adotarem esta obra podem solicitar material de apoio escrevendo para divulgacao@grupoaeditoras.com.br.

A todos os leitores deste livro

Os autores ficarão satisfeitos em receber comentários e sugestões sobre o conteúdo deste livro de professores e estudantes por e-mail: Colin Baird em cbaird@uwo.ca e Michael Cann em cannm1@scranton.edu.

Sumário Resumido

Química Ambiental   23
Pequenas Moléculas Verdes   36

PARTE I   **Química Atmosférica e Poluição do Ar**   47
Capítulo 1   Química Estratosférica: A Camada de Ozônio   49
Capítulo 2   Os Buracos na Camada de Ozônio   81
Capítulo 3   A Química da Poluição Atmosférica à Superfície   113
Capítulo 4   As Consequências da Poluição do Ar (Exterior e Interior) para o Ambiente e para a Saúde   167
Capítulo 5   A Química Detalhada da Atmosfera   197

Análise Instrumental Ambiental I   Determinação Instrumental de NO_X via Quimiluminescência   221

PARTE II   **Energia e Mudanças Climáticas**   225
Capítulo 6   O Efeito Estufa   227
Capítulo 7   Energia a partir de Combustíveis Fósseis, Emissões de CO_2 e Aquecimento Global   283
Capítulo 8   Fontes Renováveis de Energia, Combustíveis Alternativos e a Economia de Hidrogênio   333
Capítulo 9   Radioatividade, Radônio e Energia Nuclear   389

Análise Instrumental Ambiental II   Determinação Instrumental de Metano Atmosférico   420
Um Plano para Manter o Carbono sob Controle   424

PARTE III   **Compostos Orgânicos Tóxicos**   435
Capítulo 10   Pesticidas   437
Capítulo 11   Dioxinas, Furanos e PCBs   491
Capítulo 12   Outros Compostos Orgânicos Tóxicos de Preocupação Ambiental   529

Análise Instrumental Ambiental III   Detecção por Captura de Elétrons de Pesticidas   559

Análise Instrumental Ambiental IV   Cromatografia Gasosa/
  Espectrometria de Massas (CG/EM) — 562
Combatendo a Malária — 566

PARTE IV   Química da Água e Poluição da Água — 577

Capítulo 13   A Química das Águas Naturais — 579
Capítulo 14   Poluição e Purificação da Água — 623

Análise Instrumental Ambiental V   Cromatografia Iônica
  de Ânions de Relevância Ambiental — 679

PARTE V   Metais, Solos, Sedimentos e Disposição de Resíduos — 683

Capítulo 15   Metais Pesados Tóxicos — 685
Capítulo 16   Resíduos, Solos e Sedimentos — 735

Análise Instrumental Ambiental VI   Determinação de
  Chumbo por Plasma Acoplado Indutivamente — 792
Mapeando o Mercúrio — 797

Apêndice   Fundamentos de Química Orgânica — 801

Respostas dos Exercícios Selecionados
de Número Ímpar — 815

Índice — 823

Sumário

Química Ambiental   23
Introdução   23
Uma breve história das normas ambientais   25
    Química Verde   26
       Os 12 princípios da Química Verde   27
       Prêmio Presidential Green Chemistry   29
       Exemplos mundiais reais de Química Verde   29
Leitura complementar   34
Sites de interesse   35
Pequenas Moléculas Verdes   *36*

PARTE I   Química Atmosférica e Poluição do Ar   47
Capítulo 1   Química Estratosférica: A Camada de Ozônio   49
Introdução   49
A física e a química da camada de ozônio   52
    Quadro 1-1   Análise do estado estacionário das
    reações atmosféricas   66
Processos catalíticos de destruição do ozônio   69
    Quadro 1-2   Velocidades de reação dos radicais livres   71
Questões de revisão   78
Problemas adicionais   78
Leitura complementar   80
Material online   80

Capítulo 2   Os Buracos na Camada de Ozônio   81
Introdução   81
O buraco de ozônio e outros locais de depleção do ozônio   85
    Quadro 2-1   A química da destruição do ozônio estratosférico
    em médias latitudes   97

Os compostos químicos que causam a destruição do ozônio   98
    Química Verde: A substituição dos CFCs e hidrocarbonetos empregados com dióxido de carbono como agentes de sopro na produção de espumas de poliestireno   101
    Química Verde: Tecnologia Harpin – evocando as defesas da própria natureza contra doenças   108
Questões de revisão   109
Questões sobre Química Verde   110
Problemas adicionais   110
Leitura complementar   111
Material online   111

Capítulo 3   A Química da Poluição Atmosférica à Superfície   113

Introdução   113
    Quadro 3-1   A conversão de unidades de concentração para gases   115
Ozônio urbano: O processo do smog fotoquímico   119
Controle tecnológico das emissões   132
    Química Verde: Substituição de solventes orgânicos por dióxido de carbono supercrítico e líquido; desenvolvimento de surfactantes para esse composto   141
    Química Verde: Emprego de líquidos iônicos para substituir solventes orgânicos; celulose, um polímero de ocorrência natural substituto de polímeros derivados de petróleo   142
Índices de qualidade do ar e características de tamanho para o material particulado   159
    Quadro 3-2   Distribuição de tamanhos de partículas em amostras de ar urbano   161
Questões de revisão   163
Questões sobre Química Verde   163
Problemas adicionais   164
Leitura complementar   165
Material online   166

Capítulo 4   As Consequências da Poluição do Ar (Exterior e Interior) para o Ambiente e para a Saúde   167

Introdução   167
Chuva ácida   169
Os efeitos de poluentes atmosféricos externos sobre a saúde humana   177
Poluição do ar em interiores   185

Questões de revisão	193
Problemas adicionais	194
Leitura complementar	194
Material online	195

Capítulo 5   A Química Detalhada da Atmosfera — 197

Introdução	197
Quadro 5-1 Estruturas de Lewis de radicais livres simples	198
Química troposférica	199
Sistemática da química estratosférica	216
Questões de revisão	219
Problemas adicionais	219
Leitura complementar	220
Material online	220
Análise Instrumental Ambiental I Determinação instrumental de NO_x via quimiluminescência	221

PARTE II   Energia e Mudanças Climáticas — 225

Capítulo 6   O Efeito Estufa — 227

Introdução	227
O mecanismo do efeito estufa	228
Quadro 6-1 Um modelo simples do efeito estufa	235
Vibrações moleculares: energia de absorção pelos gases estufa	236
Os principais gases estufa	239
Química Verde: Dióxido de carbono supercrítico na produção de chips de computador	247
Quadro 6-2 Dióxido de carbono supercrítico	250
Tempo de residência atmosférico	253
Outros gases estufa	256
Quadro 6-3 Determinação de emissões a partir de fontes de metano de "carbono antigo"	260
Os efeitos modificadores do clima dos aerossóis	267
Quadro 6-4 Resfriamento sobre a China devido à neblina	272
Aquecimento global na atualidade	273
Questões de revisão	279
Questões sobre Química Verde	280
Problemas adicionais	281
Leitura complementar	282
Material online	282

Capítulo 7   Energia a partir de Combustíveis Fósseis, Emissões de CO_2 e Aquecimento Global   283

Introdução   283
Reservas e consumo de energia   284
Combustíveis fósseis   292
     Quadro 7-1   Refinando o petróleo: Destilação fracionária   298
Energia e emissões de dióxido de carbono no futuro   314
     Química Verde: Ácido polilático – a produção de polímeros biodegradáveis de fontes renováveis; redução de necessidade de petróleo e o impacto no meio ambiente   317
A extensão e as potenciais consequências do aquecimento global   319
Questões de revisão   329
Questões sobre Química Verde   330
Problemas adicionais   330
Leitura complementar   331
Material online   331

Capítulo 8   Fontes Renováveis de Energia, Combustíveis Alternativos e a Economia de Hidrogênio   333

Introdução   334
Energias renováveis   334
Combustíveis alternativos: álcoois, éteres e ésteres   356
     Química Verde: Matéria-prima química disponível de glicerina, um subproduto na produção de biodiesel   370
Hidrogênio – O combustível do futuro?   372
Questões de revisão   385
Questões sobre Química Verde   386
Problemas adicionais   387
Leitura complementar   388
Material online   388

Capítulo 9   Radioatividade, Radônio e Energia Nuclear   389

Introdução   389
Radioatividade e gás radônio   390
     Quadro 9-1   Análise do estado estacionário da série de decaimento radioativo   395
Energia nuclear   400
     Quadro 9-2   Contaminação radioativa pela produção de plutônio   412
Questões de revisão   417

Problemas adicionais	418
Leitura adicional	418
Material online	419
Análise Instrumental Ambiental II Determinação instrumental de metano atmosférico	420
Um Plano para Manter o Carbono Sob Controle	424

PARTE III   Compostos Orgânicos Tóxicos   435

Capítulo 10   Pesticidas   437

Introdução	437
DDT	443
A acumulação de organoclorados em sistemas biológicos	447
Outros inseticidas organoclorados	452
Princípios de toxicologia	455
Quadro 10-1 A controvérsia do inseticida Endossulfan	456
Inseticidas organofosforados e carbamatos	463
Inseticidas verdes e naturais e o manejo integrado de pragas	469
Química Verde: Inseticidas que atacam somente certos insetos	471
Química Verde: Um novo método para controlar cupins	472
Herbicidas	474
Quadro 10-2 Plantas geneticamente modificadas	479
Resumo	483
Quadro 10-3 A distribuição de poluentes no ambiente	484
Questões de revisão	487
Questões sobre Química Verde	488
Problemas adicionais	488
Leitura complementar	489
Material online	489

Capítulo 11   Dioxinas, Furanos e PCBs   491

Introdução	491
Dioxinas	492
Quadro 11-1 Dedução da provável origem dos clorofenóis de uma dioxina	497
PCBs	499
Quadro 11-2 Previsão dos furanos que formarão a partir de um dado PCB	508

Outras fontes de dioxinas e furanos 508
Química Verde: H_2O_2, um agente branqueador ambientalmente benigno para a produção de papel 511
Efeitos de dioxinas, furanos e PCBs na saúde 515
Questões de revisão 526
Questões sobre Química Verde 527
Problemas adicionais 527
Material online 528

Capítulo 12 Outros Compostos Orgânicos Tóxicos de Preocupação Ambiental 529

Introdução 529
Hidrocarbonetos policíclicos aromáticos (HPAs) 530
    Quadro 12-1 Mais sobre o mecanismo de HPA cancerígenos 537
Estrógenos ambientais 539
Retardantes de chama bromados 550
Sulfonatos perfluorados 555
Questões de revisão 557
Problemas adicionais 557
Leitura complementar 557
Material online 558
    Análise Instrumental Ambiental III Detecção por captura de elétrons de pesticidas 559
    Análise Instrumental Ambiental IV Cromatografia gasosa/Espectrometria de massas (CG/EM) 562
Combatendo a Malária 566

PARTE IV Química da Água e Poluição da Água 577

Capítulo 13 A Química das Águas Naturais 579

Introdução 579
Química de oxidação-redução em águas naturais 581
    Quadro 13-1 Revisão de balanceamento de equação redox 582
    Química Verde: Preparação enzimática de algodão têxtil 587
Química ácido-base em águas naturais: o sistema carbonato 600
    Quadro 13-2 Derivação das equações para as curvas do diagrama de espécies 602
Concentração de íons em águas naturais e águas potáveis 611
Questões de revisão 620

Questões de Química Verde 621
Problemas adicionais 621
Leitura complementar 622
Material online 622

Capítulo 14   Poluição e Purificação da Água 623
Introdução 623
Desinfecção da água 624
   Quadro 14-1   Carbono ativado 625
   Quadro 14-2   A dessalinização de águas salgadas 630
   Quadro 14-3   O mecanismo de produção de clorofórmio na água potável 636
Água subterrânea: seu abastecimento, contaminação química e remediação 640
Contaminação química e tratamento de efluentes e esgoto doméstico 658
   Quadro 14-4   Variação com o tempo da concentração de amônia durante sua oxidação em duas etapas 661
   Química Verde: Iminodisuccinato de sódio – um agente quelante biodegradável 665
Modernas técnicas de purificação de efluentes e ar 670
Questões de revisão 674
Questões de Química Verde 676
Problemas adicionais 676
Leitura complementar 678
Material online 678
   Análise Instrumental Ambiental V   Cromatografia iônica de ânions de relevância ambiental 679

PARTE V   Metais, Solos, Sedimentos e Disposição de Resíduos 683

Capítulo 15   Metais Pesados Tóxicos 685
Introdução 685
Mercúrio 688
Chumbo 701
   Química Verde: Substituição de chumbo em coberturas por eletrodeposição 706
Cádmio 714
Arsênio 716
   Quadro 15-1   Compostos de organoestanho 719

Cromo — 727
    Química Verde: Remoção de arsênio e cromo de madeira tratada sob pressão — 729
Questões de revisão — 731
Questões sobre Química Verde — 732
Problemas adicionais — 732
Leitura complementar — 734
Material online — 734

Capítulo 16   Resíduos, Solos e Sedimentos — 735

Introdução — 735
Lixo doméstico e comercial: disposição e minimização — 736
    Química Verde: Poliaspartato – um biodegradável anti-incrustante e agente dispersante — 743
A reciclagem de resíduos domiciliares e comerciais — 745
    Química Verde: Desenvolvimento de tecidos recicláveis para atapetamento — 754
Solos e sedimentos — 757
    Quadro 16-1   O programa Superfund — 770
Resíduos perigosos — 780
Questões de revisão — 788
Questões de Química Verde — 789
Problemas adicionais — 789
Leitura complementar — 790
Material online — 791
    Análise Instrumental Ambiental VI   Determinação de chumbo por plasma acoplado indutivamente — 792
Mapeando o Mercúrio — *797*

Apêndice   Fundamentos de Química Orgânica — **801**

Respostas dos Exercícios Selecionados de Número Ímpar — **815**

Índice — **823**

Química Ambiental

Introdução

Neste livro estudaremos a química do ar, da água e do solo, e os efeitos das atividades antropogênicas na química da Terra. Além disso, aprenderemos sobre a Química Verde, que tem como objetivo desenvolver tecnologias que diminuam as pegadas ecológicas de nossas atividades.

Para a humanidade sobreviver, precisaremos de uma maneira substancialmente nova de pensar.

Albert Einstein

A química ambiental trata das reações, dos destinos, dos movimentos e das fontes das substâncias químicas no ar, na água e no solo. Na ausência do ser humano, a discussão seria limitada às substâncias químicas de ocorrência natural. Hoje, com o borbulhar da população da Terra, junto com o contínuo avanço da tecnologia, as atividades humanas têm uma influência sempre crescente na química do meio ambiente. Desde os primeiros seres humanos e até a menos de um século atrás, o homem pensava que a Terra era tão vasta que as atividades humanas poderiam causar apenas efeitos locais no solo, na água e no ar. Agora percebemos que nossas atividades podem ter consequências não somente locais e regionais, mas também globais.

Existem hoje várias indicações de que excedemos a capacidade de carga da Terra, i.e., a habilidade do planeta em converter nosso resíduo de volta aos seus recursos (frequentemente chamado de *juros da natureza*) tão rapidamente quanto nós consumimos os recursos naturais e produzimos resíduo. Alguns dizem que estamos vivendo além dos "juros" que a natureza nos fornece e mergulhando no capital da natureza. Resumindo, muitas de nossas atividades não são sustentáveis.

Enquanto escrevemos estas observações introdutórias, somos lembrados das consequências ambientais das atividades humanas que impactam as áreas e vizinhanças onde vivemos. Colin passa suas férias de verão em uma pequena ilha perto da costa do Atlântico norte, em Nova Scotia, enquanto Mike passa algumas semanas todos os invernos na costa oeste do sul da Flórida a poucos quilômetros do Golfo do México. Embora estes locais estejam a grandes distâncias um do outro se as previsões estiverem corretas, ambos podem ficar permanentemente submersos até o final deste século como resultado da elevação dos níveis oceânicos devido à intensificação do aquecimento global (ver Capítulo 6 e 7).

A ponte que liga a ilha de Colin até o continente é tratada com creosoto, e os moradores locais não colhem mais os mexilhões do leito abaixo com medo de estarem contaminados com HPAs (Capítulo 12). O poço de Colin nesta ilha foi testado para arsênico, um poluente comum naquela área de minas abandonadas de ouro (Capítulo 15). Ao norte, o que foi uma vez uma forte indústria de bacalhau em Newfoundland faliu devido à pesca abusiva. Mike mora no nordeste da Pensilvânia em um lago onde a madeira no seu cais está preservada com os metais pesados arsênico, crômio e cobre (Capítulo 15). Dentro de uma pequena distância existem dois aterros sanitários (Capítulo 16), que recebem um excesso de 8000 toneladas de resíduo por dia (de municípios de até 150 km de distância), dois locais *Superfund* (Capítulo 16) e uma usina nuclear que gera plutônio e outros resíduos radioativos para o quais não existe um plano de disposição ativo nos Estados Unidos (Capítulo 9). A casa de Colin em London, Ontário, está a uma hora de carro do Lago Erie, famoso por ter quase "morrido" por poluição de fosfato (Capítulo 14), e das usinas nucleares no Lago Huron. Fazendeiros da redondeza cultivam milho para abastecer uma nova usina que produz etanol para uso como combustível alternativo (Capítulo 8); em Otawa, uma companhia canadense construiu a primeira usina demonstrativa para converter a celulose dos resíduos agriculturais em etanol (Capítulo 8).

Nos dias ensolarados, aplicamos mais protetor solar por causa da diminuição da camada de ozônio (Capítulos 1 e 2). Três dos melhores rios de salmão na América do Norte, em Nova Scotia, devem ser abastecidos a cada estação, uma vez que o salmão não migra mais rio acima nas águas acidificadas. Muitos dos lagos e córregos da linda região de Adirondack, no norte do estado de New York, apresentam uma beleza enganosamente cristalina, somente porque eles estão isentos de plantas e vida animal, novamente devido à acidificação das águas (Capítulo 3 e 4).

Problemas ambientais como estes provavelmente sejam semelhantes àqueles existentes onde você vive. Aprender mais sobre eles pode convencê-lo de que a química ambiental não é somente um tópico de interesse acadêmico, mas um assunto que toca a sua vida diária de um jeito muito prático. Muitas destas ameaças ambientais são consequências das atividades antropogênicas de 50 a 100 anos atrás.

Em 1983, as Nações Unidas incumbiram uma comissão especial de desenvolver um plano a longo termo de desenvolvimento sustentável. Em 1987, um relatório chamado "Nosso Futuro Comum" foi publicado. Neste relatório (mais comumente conhecido como O *Relatório de Brundtland*), as seguintes definições de **desenvolvimento sustentável** são encontradas:

> Desenvolvimento sustentável é o desenvolvimento que satisfaz as necessidades do presente sem comprometer a capacidade das gerações futuras de satisfazer as suas próprias necessidades.

Embora existam várias definições de desenvolvimento sustentável (ou sustentabilidade), esta é a mais usada. As três áreas de sustentabilidade que se intersectam estão concentradas na sociedade, na economia e no meio ambiente. Juntos, elas são conhecidas como a *linha tripla básica*. Nas três áreas, o consumo (em particular dos recursos naturais) e a concomitante produção de resíduo são problemas centrais.

O conceito de "pegada ecológica" é uma tentativa para medir a quantidade de espaço biologicamente produtivo necessário para suportar um estilo de vida humano em particular. Atualmente existem cerca de 4,5 acres de espaços biologicamente produtivos para cada pessoa na Terra. Esta terra nos supre com os recursos de que precisamos para manter nosso estilo de vida, receber o resíduo que geramos e convertê-lo de volta a seus recursos. Se toda a população de 6,5 bilhões de pessoas viverem como Colin e Mike (como um norte-americano típico), a pegada ecológica total precisaria de cinco planetas Terra. Obviamente, nem todo mundo no planeta pode viver em uma casa tão grande e ineficiente, dirigir um carro tão ineficiente por muitos quilômetros, consumir tanta comida (principalmente carne) e energia; gerar tanto resíduo, etc., como aqueles que vivem na maioria das regiões desenvolvidas. Países como a China e a Índia, os dois países mais populosos do mundo (com um total de mais de 2,3 bilhões de pessoas) e duas das economias que mais crescem continuam a se desenvolver e almejam o estilo de vida de 1 bilhão de pessoas que já vivem em países desenvolvidos. A população esperada para 2050 é de 9 bilhões de pessoas, o que claramente não é desenvolvimento sustentável.

As pessoas (em particular, aquelas nos países desenvolvidos) devem se empenhar para levar um estilo de vida que seja sustentável. Isso não significa necessariamente uma diminuição no padrão de vida, mas significa encontrar meios (tecnologias eficientes junto com conservação) para reduzir nosso consumo de recursos naturais e a concomitante produção de resíduo. Um movimento muito difundido em direção ao desenvolvimento e à implementação de tecnologias sustentáveis, ou tecnologias verdes, atualmente procura reduzir o consumo de energia e recursos, utilizar e desenvolver recursos renováveis, e reduzir a produção de resíduo. Na química, este desenvolvimento é conhecido como *Química Verde*, que está descrita mais adiante nesta Introdução e que veremos como tema por todo o livro.

Uma breve história das normas ambientais

Nos Estados Unidos, muitos desastres ambientais aconteceram nas décadas de 60 e 70. Em 1962 os efeitos deletérios do inseticida DDT foram denunciados por Rachel Carson em seu influente livro, *Primavera Silenciosa*. Em 1969, o Rio Cayahoga, que corre através de Cleveland, Ohio, estava tão poluído com resíduo industrial que pegou fogo. A vizinhança do Love Canal em Niagara Falls, Nova York, foi construída sobre um depósito de resíduos químicos. Em meados dos anos 70, durante uma estação muito chuvosa, resíduos tóxicos começaram a aparecer nos porões das residências, e barris de resíduos químicos vieram à superfície. O governo dos Estados Unidos adquiriu toda a área e isolou inteiramente a vizinhança do Love Canal. Esses lastimáveis acontecimentos foram trazidos aos lares dos norte-americanos nos noticiários noturnos e, junto a outros desastres ambientais, eles se tornaram pontos importantes para as reformas ambientais.

Nesse período ocorreu a criação da Agência de Proteção Ambiental (EPA) dos Estados Unidos, em 1970, a comemoração do primeiro Dia da Terra, também em 1970, e um avanço muito rápido das leis ambientais. Antes de 1960 havia aproximadamente 20 leis ambientais nos Estados Unidos, atualmente existem mais de 120. A maior parte das primeiras leis foram direcionadas para a conservação, ou para a separação de terras para o desenvolvimento. O foco das leis ambientais mudou drasticamente a partir da década de 60. Alguns das ações ambientais mais familiares dos Estados Unidos incluem o *Clean Air Act* (1970) e o *Clean Water Act* (originalmente conhecido como Federal Water Pollution Control Act Amendments, de 1972). Uma das principais providências destes atos foi a organização de programas de controle de poluição. De fato, estes programas tentaram controlar a emissão de substâncias tóxicas e outros compostos químicos nocivos ao meio ambiente. O Comprehensive Environmental Response, Compensation and Liability Act (também conhecido como Superfund Act) iniciou um processo e disponibilizou recursos para a remediação das áreas com resíduos tóxicos. Essas ações eram direcionadas para o gerenciamento dos poluentes após serem gerados e são conhecidas como "soluções de final de linha" e "leis de comando e controle".

O risco devido às substâncias perigosas é uma função à sua exposição e o nível de perigo da substância:

$$\text{Risco} = f(\text{exposição} \times \text{perigo})$$

O intuito das leis relativas às soluções de final de linha é controlar os riscos por meio da prevenção à exposição a essas substâncias. No entanto, os controles inevitavelmente fracassam, o que chama a atenção à fragilidade dessas leis. O Pollution Prevention Act, de 1990, é a única ação ambiental dos Estados Unidos que enfoca o paradigma da *prevenção* à poluição na fonte: se substâncias perigosas não são usadas ou produzidas, seu risco é eliminado. Também não há necessidade de se preocupar com o controle de exposição, controle de dispersão para o ambiente ou realizar o processo de remediação de compostos químicos perigosos.

Química Verde

O Pollution Prevention Act dos Estados Unidos, de 1990, direciona a plataforma para a **Química Verde**. A Química Verde tornou-se um foco formal da EPA norte-americana em 1991 e se tornou parte de um conjunto de novos objetivos da EPA, pelos quais a agência trabalhou em parceria e encorajou empresas a encontrarem voluntariamente opções para reduzir as consequências ambientais de suas atividades. Paul Anastas e John Warner definiram Química Verde como *o projeto de produtos químicos e processos que reduzem ou eliminam o uso e a geração de substâncias perigosas*. Além disso, a Química Verde busca:

- reduzir resíduos (especialmente resíduos tóxicos)
- reduzir o consumo de recursos e usar fontes renováveis de maneira ideal
- reduzir o consumo de energia

Anastas e Warner também formularam os *12 princípios da Química Verde*. Esses princípios fornecem diretrizes para os químicos avaliarem o impacto ambiental de seus trabalhos.

Os 12 princípios da Química Verde

1. É melhor **prevenir a formação de resíduo** do que tratar ou remediar depois que ele for produzido.
2. Devem ser planejados métodos sintéticos para **maximizar a incorporação de todo o material** usado no processo até o produto final.
3. Sempre que for possível, devem ser propostas metodologias sintéticas para usar e gerar **substâncias que possuam pouca ou nenhuma toxicidade** para a saúde dos seres humanos e do ambiente.
4. Os produtos químicos devem ser projetados para **preservar a eficiência de sua função e, ao mesmo tempo, reduzir a toxicidade**.
5. O uso de **substâncias auxiliares** (solventes, agentes de separação, etc.) **deve ser evitado** sempre que possível e, se for utilizado, que seja inofensivo.
6. As **necessidades energéticas** devem ser identificadas em relação aos seus **impactos econômicos e ambientais, e devem ser minimizadas**. Métodos sintéticos devem ser realizados à temperatura e pressão ambientes.
7. A matéria-prima **deve ser renovável**, em vez de esgotada, toda vez que seja técnica e economicamente praticável.
8. **Derivatizações** desnecessárias (grupos de bloqueio, proteção/desproteção, modificações temporárias de processos físicos/químicos) devem ser **evitadas** sempre que possível.
9. **Reagentes catalisadores** (o mais seletivo possível) são melhores que os reagentes usados de forma estequiométrica.
10. Os **produtos químicos** devem ser planejados de forma que, no final da sua função, eles **não persistam no ambiente** e que se decomponham em produtos de degradação inócuos.
11. Metodologias analíticas precisam ser desenvolvidas para permitir o monitoramento e o controle em **tempo real no processo**, antes da formação de substâncias perigosas.

12. Substâncias e a forma de uma substância usada em um processo químico devem ser escolhidas para **minimizar o potencial de acidentes químicos**, incluindo vazamentos, explosões e incêndios.

Na maioria dos capítulos que seguem, são discutidos exemplos reais de Química Verde. Durante essas discussões, você deve ter em mente os 12 princípios da Química Verde e decidir qual deles estão presentes num dado exemplo. Embora não consideremos todos os princípios neste ponto, uma rápida discussão de alguns deles é benéfica.

- O Princípio 1 é o coração da Química Verde e atribui a ênfase na prevenção da poluição na fonte, em vez da remediação de resíduos após ter sido produzido.
- Os Princípios 2-5, 7-10 e 12 destacam os materiais utilizados na produção de compostos químicos e os produtos que são formados.
  ○ Em sínteses químicas, subprodutos indesejados são frequentemente formados além do(s) produto(s) desejado(s); esses compostos são comumente descartados como resíduos. O Princípio 2 encoraja os químicos a procurarem rotas de síntese que maximizem a produção do(s) produto(s) desejado(s) e, ao mesmo tempo, minimizem a produção dos subprodutos não desejados (ver a síntese de ibuprofen, discutida mais adiante).
  ○ Os Princípios 3 e 4 enfatizam que a toxicidade dos materiais e produtos deve ser mantida a um mínimo. Como veremos em discussões posteriores sobre Química Verde, o Princípio 4 é muitas vezes encontrado quando são planejados novos pesticidas com toxicidade reduzida em relação aos organismos que não são os alvos principais.
  ○ Durante o andamento de uma síntese, os químicos empregam não apenas os compostos que estão realmente envolvidos na reação (reagentes), mas também substâncias auxiliares, como solventes (para dissolver os reagentes e para purificar os produtos) e agentes utilizados para separar e secar os produtos. Esses materiais geralmente são utilizados em maior quantidade que os reagentes e contribuem muito para a produção de resíduos durante uma síntese química. Quando os químicos estão planejando uma síntese, o Princípio 5 faz com que eles se lembrem de considerar meios para minimizar o uso dessas substâncias auxiliares.
  ○ Muitos compostos químicos orgânicos são produzidos a partir do petróleo, que é uma fonte não renovável. O Princípio 7 instiga os químicos a considerarem meios para produzir compostos químicos a partir de fontes renováveis, como material vegetal (biomassa).
  ○ Como veremos no Capítulo 10, o DDT é um pesticida eficaz. No entanto, um grande problema ambiental é sua estabilidade no ambiente natural. O DDT se degrada muito lentamente. Embora esse composto tenha sido banido na maioria dos países desenvolvidos desde os anos 70 (nos Estados Unidos desde 1972), ele ainda pode ser encontrado no ambiente,

particularmente em tecidos adiposos de animais. O Princípio 10 enfatiza a necessidade de se considerar o tempo de vida das substâncias químicas no ambiente e a necessidade de se concentrar em materiais (como os pesticidas) que se degradam rapidamente em substâncias inofensivas no meio.

- Muitas reações necessitam de aquecimento ou resfriamento e/ou pressão maior ou menor do que a atmosférica. A realização de reações em outras pressões e temperaturas que não a atmosférica requer energia; o Princípio 6 lembra os químicos dessas considerações quando estão projetando uma síntese.

Prêmio Presidential Green Chemistry

Para reconhecer exemplos de destaques da Química Verde, o prêmio **Presidential Green Chemistry Challenge** foi estabelecido em 1996 pela EPA. Em geral, cinco prêmios são oferecidos a cada ano em uma cerimônia apoiada pela National Academy of Sciences em Washington, DC. Os prêmios são oferecidos nas seguintes categorias:

1. O uso de rotas sintéticas alternativas para a Química Verde, como:
- catálise/biocatálise
- processos naturais, como síntese fotoquímica e biomimetismo
- matérias-primas alternativas que sejam mais inofensivas e renováveis (i.e., biomassa)

2. O uso de condições alternativas de reação para Química Verde, como:
- solventes que tenham um impacto reduzido à saúde humana e ao meio ambiente
- aumento na seletividade e redução de resíduos e emissões

3. O projeto de produtos químicos seguros, por exemplo:
- menos tóxicos que as alternativas atuais
- inerentemente seguro em relação ao potencial de acidente

Exemplos mundiais reais de Química Verde

Para introduzi-lo ao importante e entusiasmante mundo da Química Verde, fornecemos a você casos mundiais reais de Química Verde em todas as partes deste livro. Esses exemplos são de químicos e cientistas que receberam o prêmio Presidential Green Chemistry Challenge. Enquanto você explora esses exemplos, se tornará evidente que a Química Verde é muito importante na diminuição das pegadas ecológicas dos produtos e processos químicos no ar, na água e no solo.

Começaremos nossa jornada nesse importante assunto explorando brevemente como a Química Verde pode ser aplicada na síntese do *ibuprofeno*, um importante remédio utilizado no dia a dia. Veremos como o replanejamento de uma síntese química pode eliminar grandes quantidades de resíduos/poluição e reduzir o número de recursos necessários.

Antes de discutir a síntese do ibuprofeno, precisamos primeiramente conhecer o conceito de **economia de átomos**. Esse conceito foi desenvolvido por Barry Trost da Stanford University e recebeu um Presidential Green Chemistry Challenge em 1998. A economia de átomos chama nossa atenção no Princípio 2 sobre a Química Verde perguntando: *quantos átomos dos reagentes são incorporados no produto final desejado e quantos são desperdiçados*? Como veremos em nossa discussão sobre a síntese do ibuprofeno, quando os químicos sintetizam um composto, nem todos os átomos dos reagentes são usados no produto de interesse. Muito desses átomos podem acabar em produtos não desejados (subprodutos), que são considerados, em muitos casos, resíduos. Esses subprodutos residuais podem ser tóxicos e causar danos consideráveis ao meio ambiente se não forem dispostos adequadamente. No passado, resíduos de processos químicos e de outros processos não foram dispostos de forma adequada, e ocorriam acidentes ambientais, como o do Love Canal.

Antes de discutir a síntese do ibuprofeno, vamos observar uma ilustração simplificada do conceito de economia de átomos usando a produção de um composto desejado, 1-bromobutano (composto 4) a partir do 1-butanol (composto 1).

$$H_3C-CH_2-CH_2-CH_2-OH + Na-Br + H_2SO_4 \longrightarrow$$
$$\underset{1}{} \quad \underset{2}{} \quad \underset{3}{}$$

$$H_3C-CH_2-CH_2-CH_2-Br + NaHSO_4 + H_2O$$
$$\underset{4}{} \quad \underset{5}{} \quad \underset{6}{}$$

Se inspecionarmos essa reação, notaremos que não somente o produto desejado é formado, mas também os subprodutos indesejados sulfato de hidrogênio sódico e água (compostos 5 e 6). No lado esquerdo dessa reação, todos os átomos dos reagentes que foram usados no produto principal estão impressos em verde, e os átomos restantes (que se tornaram parte de nosso subproduto residual) em preto. Se somarmos todos os átomos verdes do lado esquerdo da reação, obteremos 4C, 9H e 1Br (refletindo a fórmula molecular do produto desejado, 1-bromobutano). A massa molecular de todos esses átomos juntos é igual a 137 g mol^{-1}, a massa molecular do 1-bromobutano. Somando-se *todos* os átomos dos reagentes, temos 4C, 12H, 5O, 1Br, 1Na e 1S, e a massa total de todos esses átomos será igual a 275 g mol^{-1}. Se tomarmos a massa dos átomos que são usados, dividi-la pela massa de todos os átomos e multiplicá-la por 100, obteremos a porcentagem de **economia de átomos**, neste caso 50%. Portanto, observamos que a metade da massa molar de todos os átomos dos reagentes é desperdiçada e apenas metade é realmente incorporada ao produto desejado.

% de economia de átomos = (massa molar dos átomos usados/massa molar de todos os reagente) × 100

= (137/275) × 100 = 50%

Este é um método de avaliação da eficiência da reação. De posse dessas informações, um químico pode desejar explorar outros métodos de produção do 1-bromobutano que possua uma maior porcentagem de economia de átomos. Veremos agora como o conceito de economia de átomos pode ser aplicado na preparação de ibuprofeno.

O ibuprofeno é um analgésico e anti-inflamatório comum encontrado em muitos medicamentos comerciais como *Advil, Motrin e Medipren*. A primeira síntese comercial do ibuprofeno foi realizada pela Boots Company PLC de Nottingham, Inglaterra. Essa síntese, que tem sido utilizada desde a década de 60, é apresentada na Figura In-1. Embora uma discussão detalhada da teoria química dessa síntese esteja muito além do escopo deste livro, podemos calcular sua economia

FIGURA IN-1 A síntese de ibuprofeno da Boots Company. [Fonte: M. C. Cann and M. E. Connelly, *Real-World Cases in Green Chemistry* (Washington, D.C.: American Chemical Society, 2000).]

de átomos e ter uma ideia dos resíduos produzidos. Na Figura In-1, os átomos em verde são aqueles incorporados no produto final desejado, ibuprofeno, enquanto aqueles em preto acabam como subprodutos residuais. Inspecionando a estrutura de cada um dos reagentes, determinamos que o total de todos os átomos nos reagentes é 20C, 42H, 1N, 10O, 1Cl e 1Na. A massa molar de todos esses átomos juntos é 514,5 g mol^{-1}. Determinamos também que o número de átomos dos regentes utilizados no ibuprofeno (os átomos impressos em verde) é 13C, 18H e 2O (a fórmula molecular do ibuprofeno). Esses átomos possuem uma massa molar de 206,0 g mol^{-1} (a massa molar do ibuprofeno). A razão da massa molar dos átomos utilizados em relação à massa molar de todos os átomos reagentes, multiplicado por 100, fornece uma economia de átomos de 40%:

% de economia de átomos = (massa molar dos átomos utilizados/massa molar de todos os reagente) × 100

= (206,0/514,5) × 100 = 40%

Somente 40% da massa de todos os átomos dos reagentes nesta síntese vão parar no ibuprofeno; 60% é desperdiçado. Se todo o ibuprofeno fosse produzido por essa síntese, já que são produzidos mais de 30 milhões de libras de ibuprofeno a cada ano, haveria uma produção de mais de 35 milhões de libras de resíduos indesejados produzidos apenas pela pobreza na economia de átomos dessa síntese.

Uma nova síntese (Figura ln-2) do ibuprofeno foi desenvolvida pela BHC Company (um empreendimento em conjunto com a Boots Company PLC e a Hoechst Celanese Corporation), que recebeu um Presidential Green Chemistry Challenge em 1997. Essa síntese possui apenas três passos, diferentemente da síntese Boots que possui seis, e causa menos desperdício em muitos aspectos. Um das mais óbvias melhoras é o aumento na economia de átomos. A massa molar de todos os átomos dos reagentes nessa síntese é 266,0 g mol^{-1} (13C, 22H, 4O; observe que o HF, Raney níquel e Pd nesta síntese são usados apenas em quantidade catalítica e, portanto, não contribuem para a economia de átomos), enquanto os átomos utilizados (em verde), mais uma vez, possuem uma massa de 206,0 g mol^{-1}. Essa síntese tem uma porcentagem de economia de átomos igual a 77%.

% de economia de átomos = (massa molar dos átomos utilizados/massa molar de todos os reagente) × 100

= (206,0/266,0) × 100 = 77%

Um subproduto do anidrido acético (reagente 2) usado na etapa 1 é o ácido acético. O ácido acético é isolado e utilizado, o que aumenta a economia de átomos dessa síntese para mais de 99%. Vantagens ambientais adicionais pelo uso da síntese BHC incluem a eliminação de materiais auxiliares (Princípio 5), tal como solventes e o cloreto de alumínio provedor (substituído pelo catalisador HF, Princípio 9), e maior rendimento. Portanto, a Química Verde da síntese do

FIGURA IN-2 A síntese do ibuprofeno da BHC Company. [Fonte: M. C. Cann and M. E. Connelly, *Real-World Cases in Green Chemistry* (Washington, D.C.: American Chemical Society, 2000).]

ibuprofeno da BHC Company diminui o impacto ambiental pela diminuição do consumo de reagentes e substâncias auxiliares, enquanto reduz simultaneamente os resíduos.

Outras sínteses otimizadas que receberam o Presidential Green Chemistry incluem o pesticida *Roundup*, o agente antiviral *Cytovene* e o componente ativo do antidepressivo *Zoloft*.

A Química Verde fornece um paradigma para reduzir o consumo de fontes e a produção de resíduos, indo assim, em direção à sustentabilidade. Uma das principais considerações na produção de substâncias químicas deve ser o seu impacto ambiental e o processo pelo qual são produzidas. A química sustentável deve estar na mente não apenas dos químicos e cientistas, mas também dos líderes de negócios e políticos. Levando isso em consideração, exemplos reais de Química Verde foram incorporados ao longo desse texto para que vocês (nossos futuros cientistas, líderes de negócios e políticos) tenham conhecimento da química sustentável.

Leitura complementar

1. P. T. Anastas and J. C. Warner, *Green Chemistry Theory and Practice* (New York: Oxford University Press, 1998).

2. M. C. Cann and M. E. Connelly, *Real-World Cases in Green Chemistry* (Washington, D.C.: American Chemical Society, 2000).

3. M. C. Cann and T. P. Umile, *Real-World Cases in Green Chemistry*, vol. 2 (Washington, D.C.: American Chemical Society, 2008).

4. M. C. Cann, "Bringing State of the Art, Applied, Novel, Green Chemistry to the Classroom, by Employing the Presidential Green Chemistry Challenge Awards," *Journal of Chemical Education* 76 (1999): 1639–1641.

5. M. C. Cann, "Greening the Chemistry Curriculum at the University of Scranton," *Green Chemistry* 3 (2001): G23–G25.

6. M. A. Ryan and M. Tinnesand, eds., *Introduction to Green Chemistry* (Washington, D.C.: American Chemical Society, 2002).

7. M. Kirchhoff and M. A Ryan, eds., *Greener Approaches to Undergraduate Chemistry Experiments* (Washington, D.C.: American Chemical Society, 2002).

8. World Commission on Environment and Development, *Our Common Future* [The Bruntland Report] (New York: Oxford University Press, 1987).

9. M. Wackernagel and W. Rees, *Our Ecological Footprint: Reducing Human Impact on the Earth* (Gabriola Island, BC: New Society Publishers, 1996).

Sites de interesse

1. EPA "Green Chemistry": http://www.epa.gov/greenchemistry/index.html
2. The Green Chemistry Institute of the American Chemical Society website: http://www.chemistry.org/portal/a/c/s/1/acsdisplay.html?DOC greenchemistryinstitute\index.html
3. University of Scranton "Green Chemistry": http://academic.scranton.edu/faculty/CANNM1/greenchemistry.html
4. American Chemical Society Green Chemistry Educational Activities: http://www.chemistry.org/portal/a/c/s/1/acsdisplay.html?DOC=education\greenchem\index.html
5. *Our Common Future*(Report of the World Commission on Environment and Development): http://ringofpeace.org/environment/brundtland.html
6. Ecological Footprint: http://www.myfootprint.org/

Pequenas Moléculas Verdes

Por Terrence J. Collins e Chip Walter

Controle da Poluição: Catalisadores chamados de TAMLs trabalham com peróxido de hidrogênio para quebrar clorofenóis, que contaminam os efluentes de muitas fontes industriais.

Terrence J. Collins and Chip Walter, "Little Green Molecules," *Scientific American*, March 2006, 82-90.

Os químicos inventaram uma nova classe de catalisadores que podem destruir alguns dos piores poluentes antes que eles cheguem ao meio ambiente

Os peixes que vivem no Rio Anacostia, que atravessa o coração de Washington, D.C., não estão gostando muito de sua água. O Anacostia está contaminado com resíduos moleculares de corantes, plásticos, asfalto e pesticidas. Testes recentes mostram que mais de 68% dos peixes do tipo *brown bullhead catfish* apresentam câncer de fígado. Autoridades em animais selvagens recomendam que qualquer um que capture um peixe do rio o devolva sem comê-lo, e o nado foi proibido.

O Anacostia é somente um entre dúzias de rios seriamente poluídos nos Estados Unidos. A indústria têxtil sozinha descarta 53 bilhões de galões de resíduos – carregados com corantes reativos e outras substâncias químicas perigosas – dentro dos rios e córregos norte-americanos a cada ano. Novas classes de poluentes estão aparecendo na água potável: traços de remédios, pesticidas, cosméticos e até mesmo hormônios de controle da natalidade [*ver ilustração na página oposta*]. As quantidades são frequentemente infinitesimais, medidas em partes por bilhão ou trilhão (uma parte por bilhão é aproximadamente equivalente a um grão de sal dissolvido em uma piscina), mas os cientistas suspeitam que mesmo uma pequena quantidade de alguns poluentes pode romper o desenvolvimento bioquímico que determina o comportamento humano, a inteligência, a imunidade e a reprodução.

Felizmente, a ajuda está a caminho. Na década passada pesquisadores em um campo emergente da Química Verde começaram a planejar produtos e processos sem perigos. Estes cientistas formularam substitutos seguros para tintas e plásticos nocivos e inventaram novas técnicas de fabricação que reduzem a introdução de poluentes no meio ambiente. Como delineado pelo Green Chemistry Institute of the American Chemical Society, o primeiro princípio desta comunidade é: "É melhor prevenir resíduos do que tratá-los ou mitigá-los após serem criados". Como parte deste esforço, no entanto, pesquisadores também têm feito descobertas que prometem métodos de custo-efeito para purgar muitos poluentes persistentes dos efluentes líquidos.

Em um exemplo deste trabalho, investigadores do Carnegie Mellon University´s Institute for Green Oxidation Chemistry (Colin Baird é o diretor do Instituto) desenvolveram um grupo de catalisadores moleculares planejados chamados de ativadores TAML – ligante tetra-amido macrocíclico – que agem com o peróxido de hidrogênio e outros oxidantes para quebrar uma grande variedade de poluentes resistentes. TAMLs realizam essa tarefa imitando as enzimas do nosso corpo que evoluíram com o tempo para combater compostos tóxicos. No laboratório e em tentativas na vida real, TAMLs provaram ser capazes de destruir perigosos pesticidas, corantes e outros contaminantes, diminuindo muito o odor e a cor dos efluentes descartados pela indústria papeleira, e matando esporos de bactérias similares aos da mortal família antrax. Se amplamente adotados, TAMLs podem economizar milhões de dólares em custos de mitigação. Além disso, esta pesquisa demonstra que a Química Verde pode diminuir

A Química Verde pode diminuir alguns dos danos ambientais causados pela química tradicional

Visão Geral/Catalisadores para limpeza

- Muitos poluentes lançados nas águas, tais como corantes e pesticidas, tornaram-se tão onipresentes que apresentam um sério perigo para a saúde humana.
- Químicos criaram recentemente catalisadores parecidos com enzimas chamados de ativadores ligantes tetraamido macrocíclicos (TAMLs, para simplificar) que podem destruir poluentes resistentes pela aceleração das reações de limpeza com o peróxido de hidrogênio.
- Quando aplicados ao efluente de indústria papeleira, TAMLs reduziram as substâncias químicas corantes e perigosas. Os catalisadores podem também, algum dia, ser usados como desinfetantes de água potável e limpar contaminações de ataques bioterroristas.

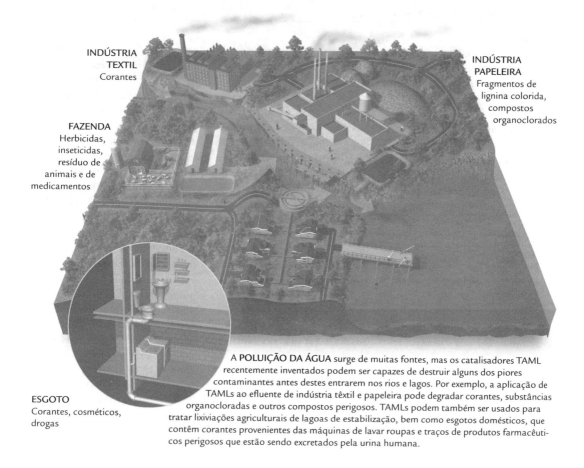

INDÚSTRIA TEXTIL Corantes

INDÚSTRIA PAPELEIRA Fragmentos de lignina colorida, compostos organoclorados

FAZENDA Herbicidas, inseticidas, resíduo de animais e de medicamentos

ESGOTO Corantes, cosméticos, drogas

A POLUIÇÃO DA ÁGUA surge de muitas fontes, mas os catalisadores TAML recentemente inventados podem ser capazes de destruir alguns dos piores contaminantes antes destes entrarem nos rios e lagos. Por exemplo, a aplicação de TAMLs ao efluente de indústria têxtil e papeleira pode degradar corantes, substâncias organocloradas e outros compostos perigosos. TAMLs podem também ser usados para tratar lixiviações agriculturais de lagoas de estabilização, bem como esgotos domésticos, que contêm corantes provenientes das máquinas de lavar roupas e traços de produtos farmacêuticos perigosos que estão sendo excretados pela urina humana.

alguns dos danos ambientais causados pela química tradicional.

A necessidade de ser verde

A PRINCIPAL CAUSA de nossa condição ambiental escalante é que o ser humano desempenha uma química de modo diferente da Mãe Natureza. Por longos períodos, os processos bioquímicos evoluíram retirando principalmente os elementos que estão abundantes e ao alcance das mãos – como carbono, hidrogênio, oxigênio, nitrogênio, enxofre, cálcio e ferro – para criar tudo, desde paramecia à madeira vermelha, de peixe-palhaço a seres humanos. Nossas indústrias, pelo contrário, reúnem elementos de todos os cantos do planeta e os distribuem de tal modo que os processos naturais jamais poderiam fazê-lo. O chumbo, por exemplo, costumava ser encontrado principalmente em depósitos tão isolados e remotos que a natureza nunca o envolveu dentro de um organismo vivo. Mas agora está em todo lugar, principalmente porque nossas tintas, nossos carros e computadores o espalharam. Quando ele chega até uma criança, mesmo em doses minúsculas, ele é muito tóxico.

O mesmo pode ser dito do arsênico, cádmio, mercúrio, urânio e plutônio. Estes elementos são poluentes persistentes – não se degradam em corpos animais ou no meio ambiente – por isso, existe uma necessidade urgente para encontrar alternativas seguras.

Algumas das novas moléculas sintéticas na medicina, em plásticos e pesticidas são tão diferentes dos produtos da química natural que parecem ter caído de um mundo alienígena. Muitas dessas moléculas não se degradam facilmente, e mesmo alguns compostos biodegradáveis se tornaram onipresentes porque os usamos copiosamente. Uma pesquisa recente indicou que algumas dessas substâncias podem interferir na expressão normal dos genes envolvidos no desenvolvimento do sistema reprodutivo masculino. Cientistas sabem há alguns anos que a exposição pré-natal a ftalatos, compostos usados em plásticos e produtos de beleza, pode alterar o trato reprodutivo de roedores masculinos recém-nascidos; em 2005, Shanna H. Swan da University of Rochester School of Medicine and Dentistry verificou efeitos similares em bebês do sexo masculino. Outro estudo coordenado por Swan constatou que homens com baixa contagem de espermas vivendo em áreas rurais de Missouri tinham níveis elevados de herbicidas (como alachlor e atrazina) em sua urina. Começando pelas nossas fábricas, fazendas e pelos esgotos, poluentes persistentes podem se deslocar intactos pelo ar, pela água e acima na cadeia alimentar, frequentemente voltando para nós.

Para confrontar este desafio, químicos verdes de universidades e empresas estão investigando a possibilidade de substituir alguns dos produtos mais tóxicos e processos de fabricação por alternativas mais amigáveis [ver quadro na página 42]. O trabalho da equipe de Colin em Carnigie Mellon traça suas origens de volta à década de 80, quando preocupações da saúde pública em relação ao cloro eram intensificadas. O cloro era, e ainda é, usado em grande escala para limpeza e desinfecção na fabricação, bem como para o tratamento de água potável. Embora o tratamento com cloro seja barato e eficaz, pode criar alguns poluentes danosos. O clareamento da polpa de madeira com cloro elementar na indústria papeleira tinha sido a maior fonte de dioxinas causadoras de câncer até que a Agência de Proteção Ambiental proibiu o processo em 2001. (A maioria das fábricas deste setor hoje branqueia a polpa de madeira com dióxido de cloro, que reduz a produção de dioxinas, mas não a elimina.) Subprodutos criados pela cloração da água potável também têm sido vinculados a certos tipos de câncer. O cloro na sua forma natural – íons cloreto ou sais em água – não é tóxico, mas quando o cloro elementar reage com outras moléculas pode gerar compostos capazes de deformar a bioquímica dos animas vivos. Dioxinas, por exemplo, rompem o desenvolvimento da célula interferindo no sistema receptor que regula a produção de proteínas críticas.

Em vez de depender do cloro, gostaríamos de saber se podemos colocar agentes clarificadores naturais – peróxido de hidrogênio e oxigênio – para trabalhar como purificadores de água e reduzir os resíduos industriais. Estes clareadores podem, de forma segura e poderosa, destruir muitos poluentes, mas na natureza o processo usualmente requer uma enzima – um catalisador bioquímico que aumenta muito a velocidade da reação. Naturais ou fabricados pelo homem, os catalisadores atuam como antigos casamenteiros, mas em vez de unir duas pessoas, eles unem moléculas específicas, possibilitando e acelerando a reação química entre elas. Alguns catalisadores naturais podem acelerar a velocidade das reações químicas em bilhões de vezes. Se não fosse por uma enzima chamada ptialina, encontrada em nossa saliva, o nosso corpo precisaria de várias semanas para quebrar o macarrão em seus constituintes de açúcar. Sem as enzimas, a bioquímica se moveria de forma muito lenta, e a vida como conhecemos não existiria.

Na natureza, as enzimas chamadas peroxidase catalisam reações envolvendo peróxido de hidrogênio, uma substância química familiar em nossas casas usada para descolorir os cabelos e remover manchas de carpetes. Nas florestas, os fungos em árvores podres usam a peroxidase para guiar o peróxido de hidrogênio para quebrar os polímeros de lignina na madeira, separando as moléculas maiores em menores para que os fungos possam comer. Outra família de enzimas, o citocromo p450s, catalisa reações envolvendo oxigênio (*também chamadas de reações de oxidação*). O citocromo p450s em nossas vidas, por exemplo, usa o oxigênio para destruir de modo eficiente muitas moléculas tóxicas que inalamos ou ingerimos.

Por décadas, os químicos têm se empenhado para construir pequenas moléculas sintéticas que pudessem copiar estas enormes enzimas. Caso os cientistas pudessem criar moléculas com fortes habilidades catalíticas, eles poderiam substituir o cloro e as tecnologias de oxidação à base de metal que produzem tantos poluentes. No começo da década de 80, no entanto, ninguém estava tendo muita sorte em desenvolver versões em laboratório de tais enzimas. Foram bilhões de anos de evolução para que a natureza coreografasse algumas formidavelmente elegantes e extremamente complexas danças catalíticas, fazendo nosso esforço no laboratório parecer desajeitado. Mesmo assim sabemos que não podemos alcançar nosso objetivo de reduzir os poluentes caso não encontremos um caminho para imitar estas danças moleculares.

Conversores catalíticos

CRIAR ENZIMAS sintéticas também significa construir moléculas robustas o suficiente para resistir a reações destrutivas que eles estão catalisando. Qualquer reação química envolvendo oxigênio pode ser destrutiva porque as ligações que ele faz com outros elementos (especialmente hidrogênio) são muito fortes. E como cada molécula de peróxido de hidrogênio (H_2O_2) está no meio do caminho para se tornar água (H_2O) e oxigênio molecular (O_2), este composto é também um forte oxidante. Na água, o peróxido de hidrogênio produz frequentemente um tipo de fogo líquido que destrói as moléculas orgânicas (contendo carbono) ao seu redor. Uma lição aprendida a partir das enzimas foi que um catalisador em funcionamento provavelmente necessitaria ter um átomo de ferro colocado dentro da matriz molecular dos grupos orgânicos. Assim tivemos que pensar em uma arquitetura molecular de tais grupos para assegurar que eles possam sobreviver ao fogo líquido que pode resultar a partir da ativação do peróxido de hidrogênio.

Ainda baseado no projeto da natureza, conseguimos resolver este problema criando um catalisador em que quatro átomos de nitrogênio são colocados em um quadrado com um único átomo de ferro ancorado no meio [*ver quadro na próxima página*]. Os átomos de nitrogênio estão conectados a um átomo de ferro ainda maior por ligações covalentes, o que significa que eles dividem pares de elétrons; neste tipo de estrutura, os átomos menores e grupos ligados que cercam o átomo central de metal são chamados de ligantes. Em seguida conectamos os ligantes para formar um grande anel por fora chamado de macrociclo. Com o tempo aprendemos como fazer os ligantes e o sistema de conexão forte o suficiente para suportar as violentas reações que os TAMLs causam. De fato, os ligantes que inventamos se tornaram um tipo de parede que resiste ao fogo líquido. Quanto mais ele resiste, mais útil é o catalisador. Logicamente, não queríamos criar um catalisador indestrutível, que poderia acabar nos efluentes e talvez produzir um problema ambiental. Todos os nossos catalisadores existentes de Fe-TAMLs (TAMLs com ferro como o átomo central) se decompõem em um período de tempo que varia de minutos a horas.

Desenvolver uma parede de ligantes não foi fácil. Foi necessário desenvolver um esmerado processo de modelo de quatro etapas em que primeiro imaginamos e, então, sintetizamos as construções dos ligantes que esperávamos que mantivessem a parede no lugar. Segundo,

OS AUTORES

TERRENCE J. COLLINS e CHIP WALTER vêm trabalhando juntos no ensino das mudanças e possibilidades da Química Verde. Collins é professor de química em Carnegie Mellon University, onde dirige o Institute for Green Oxidation Chemistry. Ele também é professor honorário da University of Auckland na Nova Zelândia. Walter é jornalista científico e autor de *Space Age* e *I'm Workin on That* (com William Shatner). É professor na Carnegie Mellon e vice-presidente de comunicação na University of Pittsburgh Medical Center.

UMA MÁQUINA MOLECULAR DE LIMPEZA

Os químicos desenvolveram TAMLs para copiar as enzimas naturais que catalisam reações envolvendo peróxido de hidrogênio. TAMLs, no entanto, são centenas de vezes menores que as enzimas, assim, eles são mais fáceis e baratos de se produzir.

No centro de cada TAML está um átomo de ferro ligado a quatro átomos de nitrogênio; na extremidade estão anéis de carbono conectados para formar um grande anel por fora chamado de macrociclo. Este sistema de conexão age como uma parede, possibilitando à molécula suportar as violentas reações que inicia. No seu estado sólido, o TAML também possui uma molécula de água [H_2O] ligada ao átomo de ferro. [Os grupos conectados são chamados de ligantes.]

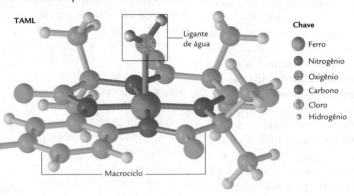

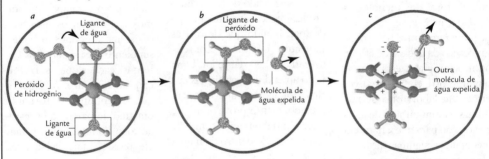

Quando um TAML se dissolve em água, outra molécula de H_2O se conecta ao catalisador [a]. Caso o peróxido de hidrogênio [H_2O_2] também esteja em solução, pode substituir um dos ligantes de água, que estão fracamente conectados e facilmente expelidos [b]. O ligante peróxido então descarta os dois átomos de hidrogênio e um átomo de oxigênio na forma de uma molécula de água, deixando um átomo de oxigênio ligado ao ferro [c]. O oxigênio atrai os elétrons para longe do átomo de ferro, tornando o TAML um intermediário reativo.

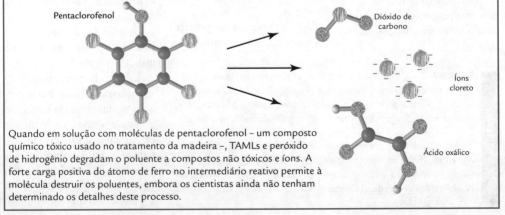

Quando em solução com moléculas de pentaclorofenol – um composto químico tóxico usado no tratamento da madeira –, TAMLs e peróxido de hidrogênio degradam o poluente a compostos não tóxicos e íons. A forte carga positiva do átomo de ferro no intermediário reativo permite à molécula destruir os poluentes, embora os cientistas ainda não tenham determinado os detalhes deste processo.

Fonte: *Institute for Green Oxidation Chemistry*

A QUÍMICA SE TORNA VERDE

A invenção do catalisador TAML é somente uma de muitas realizações da Química Verde, que luta para desenvolver produtos e processos que reduzam ou eliminem o uso e a geração de substâncias perigosas. Algumas outras realizações estão listadas abaixo.

Projeto	Participantes	Status
Usar açúcar de plantas para criar ácidos poliláticos (PLAs), uma família de polímeros biodegradáveis que pode substituir vários plásticos tradicionais derivados do petróleo	Patrick Gruber, Randy L. Howard, Jeffrey J. Kolstad, Chris M. Ryan e Richard C. Bopp, NatureWorks LLC (uma subsidiária da Cargill)	A NatureWorks construiu uma indústria em Nebraska para fabricar PLA pellets, que são usados na produção de garrafas de água, embalagens de materiais e outros produtos
Descobrir sínteses de reações que permitem aos fabricantes substituir vários solventes orgânicos comuns pela água, alguns dos quais podem causar câncer	Chao-Jun Li, McGill University	Companhias farmacêuticas e commodities químicas estão investigando este processo
Desenvolver metatese química, um método de síntese orgânica que pode produzir drogas, plásticos e outros compostos químicos de forma mais eficiente e com menos resíduos	Robert H. Grubbs, California Institute of Technology; Richard R. Schrock, Massachusetts Institute of Technology; Yves Chauvin, French Petroleum Institute	Amplamente aplicada na química, na biotecnologia e na indústria alimentícia, esta pesquisa foi premiada em 2005 com o Prêmio Nobel de Química
Substituir solventes tóxicos à base de petróleo por dióxido de carbono supercrítico, um fluido à alta temperatura e à alta pressão que tem propriedades tanto de um líquido quanto de um gás	Martyn Poliakoff, Michael George e Steve Howdle, University of Nottingham, England	Thomas Swan & Co., uma companhia britânica de especialidades químicas, construiu uma planta que usa fluidos supercríticos
Investir em novos métodos para produzir sertralina, o ingrediente-chave do antidepressivo Zoloft	James Spavins, Geraldine Taber, Juan Colberg e David Pfisterer, Pfizer	O processo tem reduzido a poluição, o uso de energia e água enquanto melhora a segurança dos trabalhadores e aumenta a produção

Fonte: TERRENCE J. COLLINS *Institute for Green Oxidation Chemistry* AND PAUL ANASTAS *Green Chemistry Institute* NATUREWORKS LLC (*bottles*); AP PHOTO (*Nobel medal*)

submetemos o catalisador a um estresse oxidativo até que a parede se desintegrasse. Terceiro, procuramos a localização exata onde a quebra se iniciou. (Encontramos que a degradação do ligante sempre começa no local mais vulnerável.) E na etapa final, tendo encontrado a ligação mais fraca, substituímos por um grupo de átoms que acreditamos que iria suportar por mais tempo. Então, iniciamos todo o ciclo de desenvolvimento novamente.

Após 15 anos, finalmente criamos nosso primeiro TAML funcional. Soubemos do nosso sucesso numa manhã quando Collin Horwitz, um professor pesquisador de nosso instituto, mostrou os resultados de um experimento de branqueamento que destacava nosso mais avançado modelo no período. Vimos os resultados e lá estava: toda vez que Horwitz injetava um corante escuro na solução contendo o catalisador TAML e peróxido de hidrogênio, a solução rapidamente se tornava incolor. Agora sabíamos que nossa parede estava finalmente segurando por tempo suficiente para permitir ao TAML fazer seu trabalho. As moléculas estavam agindo como enzimas, e mesmo assim eram muito menores: o peso molecular de um TAML é de cerca de 500m daltons (um Dalton é igual a um dozeavos da massa do carbono 12, o isótopo de carbono mais abundante), enquanto o peso da peroxidade da raiz forte, uma enzima relativamente pequena, é aproximadamente 40.000 daltons. Os diminutos ativadores TAML são fáceis e baratos de fabricar, e muito mais versáteis em sua reatividade do que suas cópias naturais.

Desde então, desenvolvemos mais de 20 diferentes ativadores TAML reaplicando as mesmas quatro etapas do processo que nos permitiu criar o primeiro modelo funcional. Cada TAML possui sua própria velocidade de reação e tempo de vida, permitindo-nos adaptar os catalisadores para equiparar a tarefa que queremos que realizem. A maioria dos catalisadores incorpora elementos, como carbono, oxigênio, nitrogênio e ferro, todos escolhidos por sua baixa toxicidade. Chamamos algumas moléculas de "caçadores de TAMLs" porque elas são projetadas para procurar e travar em um determinado poluente ou patogênico, de modo parecido ao de uma mina magnetizada que procura a fuselagem metálica de um navio. Outros TAMLs agem como lança-chamas que queimam de forma agressiva a maioria dos compostos oxidáveis com os quais eles entram em contato. Ainda assim, outros são menos agressivos e mais seletivos, de forma que atacam somente certas partes das moléculas ou atacam somente as moléculas mais facilmente oxidáveis no grupo. Esperamos adaptar os TAMLs à Química Verde por várias décadas. Embora mais testes de toxicidade devam ser realizados, os resultados até o momento indicam que os TAMLs degradam os poluentes a seus constituintes não tóxicos, não deixando contaminação detectável para trás. Temos agora mais de 90 patentes internacionais em ativadores TAML, com mais para saírem, e também várias licenças comerciais.

O mais interessante é que ainda não conhecemos os detalhes de como os TAML funcionam, mas estudos recentes forneceram informações sobre as reações-chave. Na sua forma sólida, Fe-TAMLs geralmente possuem uma molécula de água conectada como um ligante ao átomo de ferro, orientado perpendicularmente aos quatro ligantes nitrogênio; quando colocado em solução, outra molécula de água se conecta do lado oposto do átomo de ferro. Estes ligantes de água são conectados muito fracamente – se peróxido de hidrogênio também está presente na solução, uma molécula deste facilmente substitui uma das moléculas de água. O ligante peróxido rapidamente se reconstitui, expelindo ambos os átomos de hidrogênio e um átomo de oxigênio (que escapa como H_2O, uma molécula de água) e deixa um átomo de oxigênio ligado ao átomo central do Fe-TAML, que é agora chamado de intermediário reativo (RI).

O oxigênio é mais eletronegativo do que o ferro, o que significa que seu núcleo atrai a maior parte dos elétrons na ligação complexa em sua direção e para longe do núcleo do ferro. Este efeito aumenta a carga positiva do ferro no centro do TAML, tornando o RI suficientemente reativo para extrair elétrons de moléculas oxidáveis na solução. Não determinamos ainda como o RI quebra as ligações químicas de seus alvos, mas investigações atuais podem revelar a resposta logo. Sabemos, no entanto, que podemos ajustar a força do TAML mudando os átomos na cabeça ou na cauda da molécula; colocar elementos altamente eletronegativos nestes locais retira mais carga negativa do ferro e torna o RI mais agressivo.

Força industrial

CONSTRUIR TAMLs no laboratório é uma coisa; produzir em escala comercial é outra. Até o momento os testes de laboratório e campo têm sido promissores. Testes financiados pelo National Science Foundation, por exemplo, demonstraram que

Fe-TAML mais peróxidos podem limpar a contaminação por ataques bioterroristas. Observamos que quando combinamos um TAML com butil hidroperóxido terciário – uma variação do peróxido de hidrogênio que substitui um de seus átomos de hidrogênio com um átomo de carbono e três grupos metila (CH_3) – a solução resultante pode desativar 99,99999% dos esporos do *Bacillus atrophaeus*, uma espécie de bactéria muito similar ao anthrax, em 15 minutos. Em outra aplicação em potencial importante, esperamos usar Fe-TAML e peróxido de hidrogênio para algum dia criar um desinfetante barato para destruir os micróbios infecciosos da água responsáveis por tantas mortes e doenças pelo mundo todo.

Em três tentativas em campo, exploramos quão bem o TAML pode aliviar a poluição criada quando se produz papel. Todo ano a indústria de papel e celulose produz mais de 100 milhões de toneladas métricas de polpa alvejada, que se torna papel branco. Além de gerar dioxinas, clorofenóis e outros compostos organoclorados perigosos, muitas indústrias de papel descartam um efluente com coloração de café que mancha os córregos e rios, e impede que a luz penetre na água. A redução de luz interfere na fotossíntese que, por conseguinte, afeta os organismos que dependem de plantas para se alimentar. As fontes de manchas são fragmentos grandes coloridos de lignina, o polímero que liga as fibras de celulose na madeira. Alvejar com dióxido de cloro remove a lignina da celulose; os fragmentos menores de lignina são digeridos por bactérias e outros organismos nas lagos de tratamento, mas os pedaços maiores são muito grandes para serem comidos e, assim, terminam nos rios e lagos.

Testamos a eficiência do Fe-TAML para descolorir estes fragmentos em duas fábricas de papel nos Estados Unidos e uma na Nova Zelândia. Na Nova Zelândia combinamos

Construir TAML no laboratório é uma coisa;
produzir em escala comercial é outra

Fe-TAML e peróxido com 50.000 litros de efluente líquido. Nos Estados Unidos injetamos diretamente Fe-TAML na torre de tratamento da polpa ou na saída da tubulação durante vários dias para branquear o efluente. De modo geral, o Fe-TAML reduziu a mancha da água em até 78% e eliminou 29% dos compostos organoclorados.

O desenvolvimento de outras aplicações do TAML também parece empolgante. Eric Geiger da Urethane Soy Systems, uma companhia localizada em Volga, S.D., descobriu que o Fe-TAML realiza um excelente trabalho processando óleo de soja em polímeros úteis que mostram propriedades físicas iguais, se não melhores que, aqueles atuais de produtos poliuretanos. Os TAMLs podem chegar até as máquinas de lavar roupas: em outra série de testes, encontramos que uma pequena quantidade de catalisador em certos produtos de limpeza domésticos eliminou a necessidade de separar as roupas brancas das coloridas. O TAML pode prevenir manchas atacando os corantes após se destacarem de um tecido, mas antes de se ligarem a outro. Estamos também trabalhando em uma nova família de TAML que pode quebrar as ligações moleculares muito estáveis que permitem às drogas e aos produtos agriculturais passarem intactos para a água potável.

Apesar do sucesso destes testes, não resolvemos todas as questões sobre o ativador TAML. Mais testes em escala industrial precisam ser realizados, e é importante para assegurar que o TAML não crie um tipo de poluição que ainda não observamos. Com muita frequência, tecnologias químicas parecem completamente benignas quando começam a ser comercializadas, e as consequências negativas devastadoras não aparecem antes de décadas. Queremos fazer tudo ao nosso alcance para evitar tais surpresas com o TAML.

O custo é também um problema. Embora o TAML prometa ser competitivo na maioria das aplicações, grandes corporações estão investindo profundamente nos processos químicos que usam atualmente. Mudar para um novo sistema e tecnologia, mesmo que funcionem, geralmente necessita de um investimento significativo. Uma grande vantagem da tecnologia TAML, no entanto, é que não precisa de grandes reorganizações. Além do mais, o TAML pode, no final, economizar capital para as companhias oferecendo um modo de custo eficaz para seguir as leis ambientais restringentes nos Estados Unidos, na Europa e em outros lugares.

As vantagens da Química Verde no momento representam somente uma pequena etapa intermediária no caminho para lidar com os muitos desafios ambientais do século XXI. A questão mais profunda é: "iremos praticar cuidados intensivos ou medicina preventiva?" Agora a maioria dos químicos ainda são treinados para criar compostos elegantemente estruturados que resolvem o problema específico para o qual foram criados, sem preocupação com seu impacto geral. Nós estamos, na realidade, realizando experimentos em escala global em nosso ecossistema e em nós mesmos, e quando estes experimentos falham, o custo pode ser catastrófico. Novas técnicas de Química Verde oferecem uma alternativa. A Revolução Industrial desabrochou, para a maior parte, sem projeto ou antecipação. Talvez agora nós possamos trilhar caminhos criativos para reverter esta tendência e ajudar a fazer um mundo, e um futuro, onde possamos viver nele. SA

MAIS PARA SER EXPLORADO

Toward Sustainable Chemistry. Terrence J. Collins in Science, Vol. 291, No. 5501, pages 48-49; January 5, 2001.

Rapid Total Destruction of Chlorophenols by Activated Hydrogen Peroxide. Sayam Sen Gupta, Matthew Stadler, Christopher A. Noser, Anindya Ghosh, Bradley Steinhoff, Dieter Lenoir, Colin P. Horwitz, Karl-Werner Schramm and Terrence J. Collins in Science, Vol. 296, pages 326-328; April 12, 2002.

Para mais informações, acesse www.cmu.edu/greenchemistry e www.chemistry.org/portal/a/c/s/1/acsdisplay.html?DOC=greenchemistryinstitute\index.html

PARTE I

Química Atmosférica e Poluição do Ar

Conteúdos da Parte I

Capítulo 1   Química Estratosférica: A Camada de Ozônio
Capítulo 2   Os Buracos na Camada de Ozônio
Capítulo 3   A Química da Poluição Atmosférica à Superfície
Capítulo 4   As Consequências da Poluição do Ar (Exterior e Interior) para o ambiente e para a Saúde
Capítulo 5   A Química Detalhada da Atmosfera

Análise Instrumental Ambiental I

- Determinação Instrumental de NO_X via Quimiluminescência

CAPÍTULO 1

Química Estratosférica: A Camada de Ozônio

Neste capítulo, os seguintes tópicos introdutórios de química serão usados:

- Mols; unidades de concentração incluindo fração molar
- Lei dos gases ideais; pressões parciais
- Termoquímica: ΔH, ΔH_f; Lei de Hess
- Cinética: leis de velocidade; mecanismos de reação, energia de ativação, catálise

Introdução

A **camada de ozônio** é a região da atmosfera chamada de "escudo solar natural da Terra", uma vez que ela filtra os raios ultravioletas (UV) nocivos provenientes da luz solar antes que esses possam atingir a superfície de nosso planeta, causando danos a seres humanos e outras formas de vida. Qualquer redução substancial na quantidade de ozônio pode colocar em perigo a vida na terra. Assim, o aparecimento de um grande "buraco" na camada de ozônio sobre a Antártida, em meados

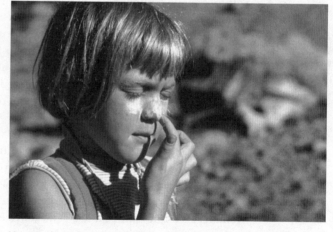
Uma menina aplica protetor solar para proteger sua pele contra os raios UV do sol. [Fonte: Lowell George/CORBIS]

dos anos 80, representou uma crise ambiental de vital importância. Embora algumas medidas tenham sido tomadas para prevenir sua expansão, o buraco continuará a aparecer a cada primavera sobre o Polo Sul; de fato, um dos maiores e profundos buracos na história ocorreu em 2006. Assim sendo, é importante entendermos a química natural da camada de ozônio, tópico deste capítulo. Os processos específicos em vigor no buraco de ozônio e a história da sua evolução serão abordados no Capítulo 2. Começamos considerando como as concentrações dos gases atmosféricos são apresentadas e a região da atmosfera onde o ozônio está concentrado.

Regiões da atmosfera

Os componentes principais (desconsiderando o sempre presente, mas variável, vapor de água) de uma versão não poluída da atmosfera terrestre são **nitrogênio diatômico**, N_2 (cerca de 78% das moléculas); **oxigênio diatômico**, O_2 (cerca de 21%); **argônio**, Ar (cerca de 1%); e **dióxido de carbono**, CO_2 (atualmente cerca de 0,04%). (Os nomes das substâncias químicas mais importantes de cada capítulo estão impressos em negrito, junto com suas fórmulas, quando são apresentadas. Os nomes das substâncias químicas menos importantes no presente contexto estão impressos em itálico.) Essa mistura de substâncias químicas parece não reativa nas camadas inferiores da atmosfera, mesmo em temperaturas ou intensidade de luz solar muito além daquelas encontradas naturalmente na superfície da Terra.

A falta de reatividade perceptível na atmosfera é enganosa. Na realidade, muitos processos químicos ambientalmente importantes ocorrem no ar, seja ele puro ou poluído. Nos próximos dois capítulos, essas reações serão exploradas em detalhes ao discutirmos as reações que ocorrem na **troposfera**, a região da atmosfera que se estende da superfície até aproximadamente 15 quilômetros de altitude e que contém 85% da massa da atmosfera. No presente capítulo, consideraremos os processos que ocorrem na **estratosfera**, a porção da atmosfera que abrange aproximadamente dos 15 até os 50 quilômetros de altitude (9-30 milhas) e que se situa logo acima da troposfera. As reações químicas a serem consideradas são de vital importância para a continuidade da saúde da camada de ozônio, que se localiza na metade inferior da estratosfera. As concentrações de ozônio e as temperaturas médias a altitudes de até 50 km na atmosfera terrestre estão apresentadas na Figura 1-1.

A estratosfera é definida como a região entre as altitudes onde a temperatura sofre uma mudança de comportamento: o limite inferior da estratosfera ocorre onde a temperatura para de sofrer diminuição com a altura e começa a aumentar, e o limite superior da estratosfera corresponde à altitude onde a temperatura para de aumentar com a altura e começa a diminuir. A altitude exata na qual a troposfera termina e a estratosfera se inicia varia com a época do ano e com a latitude.

Unidades de concentração ambientais para gases atmosféricos

Para gases presentes no ar, são comumente utilizados dois tipos de unidades de concentração. Para as concentrações absolutas, a unidade mais comum é a de número de **moléculas por centímetro cúbico** de ar. A variação na concentração de ozônio na unidade de moléculas por centímetro cúbico com a altitude é mostrada na Figura 1-1a. As concentrações absolutas são algumas vezes ex-

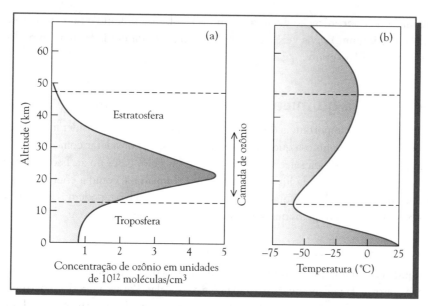

FIGURA 1-1 Variação com a altitude de (a) concentração de ozônio (para regiões de latitude intermediária) e (b) temperatura do ar, para diferentes regiões da atmosfera inferior.

pressas em termos de **pressão parcial** do gás, que é expressa em unidades de atmosferas, quilopascal ou bars. De acordo com a **lei dos gases ideais** ($PV = nRT$), a pressão parcial é diretamente proporcional à concentração molar n/V, e, portanto, à concentração molecular por unidade de volume, quando gases diferentes, ou uma mistura de componentes, são comparados à mesma temperatura Kelvin T.

As concentrações *relativas* geralmente estão baseadas na unidade, familiar para os químicos, de **fração molar** (chamada pelos físicos de *razões de mistura*), a qual também é uma unidade de fração molecular. Pelo fato de as concentrações de muitos constituintes serem muito pequenas, os cientistas atmosféricos e ambientais expressam com frequência a fração molar, ou molecular, como *partes por*. Assim, uma concentração de 100 moléculas de um gás, tal como o dióxido de carbono, disperso em 1 milhão (10^6) de moléculas de ar, seria expressa como 100 partes por milhão, isto é, 100 ppm, em vez de uma fração molar ou molecular de 0,0001. Analogamente, ppb e ppt representam partes por bilhão (uma em 10^9) e partes por trilhão (uma em 10^{12}).

É importante enfatizar que, para *gases*, essas unidades de concentração relativas expressam o número de *moléculas* de um poluente (i.e., o "soluto" em linguagem química) que estão presentes em um milhão, bilhão ou trilhão de *moléculas* de ar. Dado que, segundo a lei dos gases ideais, o volume de um gás é proporcional ao número de moléculas que ele contém, as unidades de "partes por" também representam o *volume* que o gás poluente ocuparia, quando comparado a um determinado *volume de ar*, se o poluente fosse isolado e comprimido até que a sua pressão se iguale à do ar. Com o objetivo de enfatizar que a unidade de concentração é baseada em moléculas ou volume e não em massa, um v (de volume) é, às vezes, indicado como parte da unidade, por exemplo, 100 ppm$_v$ ou 100 ppmv.

A física e a química da camada de ozônio

Para entender a importância do ozônio atmosférico, devemos considerar os vários tipos de energia luminosa que são emanados pelo sol e considerar como a luz UV em particular é filtrada seletivamente da luz solar pelos gases no ar. Isso nos leva a considerar os efeitos da luz UV sobre a saúde humana, e como a energia da luz pode quebrar as moléculas quantitativamente. Com essa base, podemos investigar os processos naturais pelos quais o ozônio é formado e destruído no ar.

A absorção de luz por moléculas

A química da depleção do ozônio, como de muitos outros processos na estratosfera, é controlada pela energia associada com a luz solar. Por essa razão, começamos por examinar a relação entre a absorção de luz por moléculas e a ativação resultante, ou energização, das moléculas que as capacita para reagir quimicamente.

Um objeto que nós percebemos como de cor preta absorve luz de todos os comprimentos de onda do espectro visível, que vai desde cerca de 400 nm (luz violeta) até cerca de 750 nm (luz vermelha); observe que um nanômetro (nm) é igual a 10^{-9} metros. As substâncias diferem enormemente em sua tendência de absorver luz em um dado comprimento de onda devido às diferenças nos níveis de energia de seus elétrons. O oxigênio diatômico molecular, O_2, não absorve luz visível de modo significativo, mas absorve alguns tipos de luz **ultravioleta** (UV), que é a luz que compreende os comprimentos de onda entre cerca de 50 e 400 nm. A porção mais relevante do espectro eletromagnético está ilustrada na Figura 1-2. Observe que a região UV começa na extremidade violeta da região visível, por isso o nome *ultravioleta*. A divisão das regiões UV em diferentes componentes será discutida mais adiante neste capítulo. No outro extremo do espectro, além da porção vermelha da região visível, encontra-se a luz **infravermelha**, que se tornará importante quando discutirmos o efeito estufa, no Capítulo 6.

Um **espectro de absorção**, como o apresentado na Figura 1-3, é uma representação gráfica que mostra a fração relativa da luz que é absorvida por um dado tipo de molécula em função do comprimento de onda. Na figura, é mostrada a eficiência no comportamento de absorção de luz da molécula de O_2 para a região UV entre 70 e 250 nm; uma quantidade minúscula de absorção continua além dos 250 nm, mas de forma sempre decrescente (não mostrada). Observe que a fração de luz absorvida pelo O_2 (dada em escala logarítmica na Figura 1-3) varia de forma bem drástica com o comprimento de onda. Esse tipo de absorção seletiva é observado para todos os átomos e moléculas, embora as regiões específicas de absorção forte e absorção nula variem amplamente, dependendo da estrutura das espécies e dos níveis de energia dos seus elétrons.

CAPÍTULO 1 Química Estratosférica: A Camada de Ozônio   53

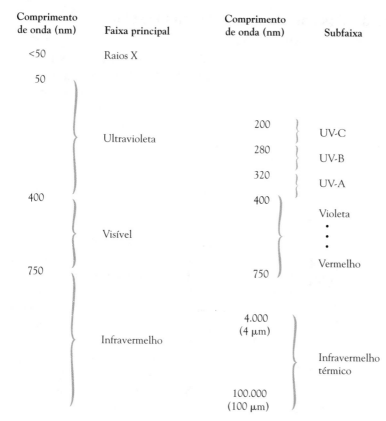

FIGURA 1-2 O espectro eletromagnético. As regiões de grande interesse ambiental estão ilustradas neste livro.

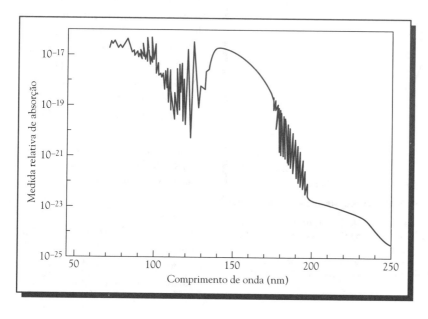

FIGURA 1-3
Espectro de absorção do O_2. [Fonte: T.E. Graedel and P.J. Crutzen, *Atmospheric Change: An Earth SystemPerspective* (New York: W.H. Freeman, 1993).]

Filtração dos componentes UV da luz solar por O_2 e O_3 atmosféricos

Como resultado das características de absorção, o gás O_2 situado *acima* da estratosfera filtra a maior parte da luz UV solar de 120 a 220 nm; a luz remanescente nesta região é filtrada pelo O_2 na estratosfera. A luz ultravioleta com comprimento de onda menor que 120 nm é filtrada na estratosfera, e acima dela, pelo O_2 e por outros constituintes do ar, tais como N_2. Assim, a luz UV com comprimento de onda menor que 220 nm não atinge a superfície da Terra. Esse filtro protege nossa pele e olhos, mas também todas as formas de vida, e de danos graves causados por esta porção da luz solar.

O oxigênio diatômico também filtra alguma, mas não toda, luz UV solar na faixa de 220-240 nm. A porção ultravioleta na faixa de 220 a 320 nm da luz solar é filtrada principalmente pelas moléculas de ozônio, O_3, espalhadas pela estratosfera média e inferior. O espectro de absorção do ozônio para essa região de comprimentos de onda é apresentado na Figura 1-4. Uma vez que sua constituição molecular, e, portanto, seu conjunto de níveis de energia, é diferente da do oxigênio diatômico, suas características de absorção de luz também são bastante distintas.

O ozônio, auxiliado de certa forma pelo O_2 nos comprimentos de onda mais curtos, filtra toda a luz ultravioleta solar na faixa de 220 a 290 nm, que se sobrepõe à região de 200-280 nm, conhecida como UV-C (ver Figura 1-2). No entanto, o ozônio pode absorver somente uma fração da luz UV solar na região de 290 a 320 nm, dado que, como pode ser deduzido da parte inferior da Figura 1-4b, sua capacidade intrínseca de absorção de luz de tais comprimentos de onda é bastante limitada. A quantidade remanescente de luz solar nesses comprimentos de onda, entre 10 e 30% dependendo da latitude, penetra a atmosfera até a superfície da Terra.

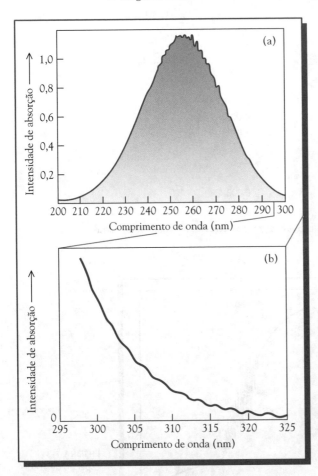

FIGURA 1-4 Espectro de absorção do O_3: (a) de 200 a 300 nm e (b) de 295 a 325 nm. Note que são utilizadas escalas diferentes para a medida da absorção nos dois casos. [Fontes: (a) M.J. McEwan and L.F. Phillips, *Chemistry of the Atmosphere*. (London: Edward Arnold, 1975). (b) redesenhado de J. B. Kerr and C. T. McElroy, Science 262: 1032-1034. Copyright 1993 by the AAAS.]

Assim, o ozônio não é *completamente* eficiente em nos proteger da luz na região do **UV-B**, definida como aquela compreendida entre 280 e 320 nm (embora diferentes autores discordem ligeiramente sobre os limites dessas regiões). Como a absorção pelo ozônio decresce de forma quase exponencial com o comprimento de onda nessa região (ver Figura 1-4b), a fração do UV-B que atinge a troposfera aumenta com o aumento do comprimento de onda.

Como nem o ozônio nem qualquer outro constituinte da atmosfera limpa absorvem significativamente na faixa do **UV-A**, i.e., 320-400 nm, a maior parte disso, o tipo de luz ultravioleta biologicamente menos nocivo atinge a superfície da Terra. (O gás dióxido de nitrogênio absorve luz UV-A, mas está presente em concentração tão baixa no ar não poluído que sua absorção líquida da luz solar é muito pequena.)

O efeito global do oxigênio diatômico e do ozônio na blindagem da troposfera dos componentes UV da luz solar está ilustrado na Figura 1-5. A curva da esquerda corresponde à intensidade de luz recebida fora da atmosfera terrestre, enquanto a curva da direita corresponde à luz que é transmitida até a troposfera (e, portanto, até a superfície). A separação vertical das curvas em cada comprimento de onda corresponde à quantidade de luz solar que é absorvida na estratosfera e regiões mais externas da atmosfera.

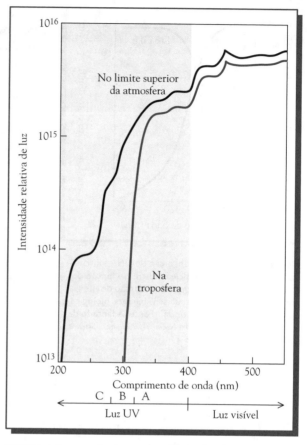

FIGURA 1-5 Intensidade da radiação solar na região UV e em parte da região visível medida no limite superior da atmosfera e na troposfera. [Fonte: W.L. Chameides and D.D. Davis. *Chemical & Engineerinf News* (4 October 1982): 38-52. Copyright 1982 by the American Chemical Society. Reproduzida com permissão]

Consequências biológicas da depleção do ozônio

A redução na concentração do ozônio estratosférico permite que mais luz UV-B penetre até a superfície da Terra. Estima-se que um decréscimo de 1% no ozônio estratosférico resulte em um aumento de 2% na intensidade de UV-B que atinge a superfície. Esse aumento do UV-B é a principal preocupação ambiental no que diz respeito à depleção de ozônio, uma vez que leva a efeitos prejudiciais a muitas formas de vida, inclusive a humana. A exposição aos raios UV-B provoca bron-

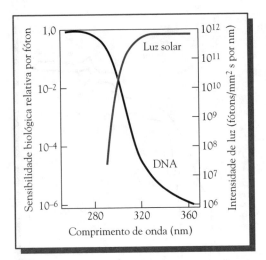

FIGURA 1-6 Espectro de absorção do DNA e intensidade da luz solar na superfície terrestre em função do comprimento de onda. O grau de absorção de energia luminosa pelo DNA reflete sua sensibilidade biológica a um dado comprimento de onda. [Fonte: Adaptado de R.B. Setlow, *Proceedings of the National Academy of Science USA* 71 (1974): 3363-3366.]

zeamento e queimaduras à pele humana; a superexposição pode levar ao câncer de pele, a forma mais prevalente de câncer. O aumento nas quantidades de UV-B também pode afetar de forma adversa o sistema imunológico humano e o crescimento de algumas plantas e animais.

A maioria dos efeitos biológicos da luz solar surge porque o UV-B pode ser absorvido pelas moléculas de DNA, que podem, então, sofrer reações prejudiciais. Comparando-se a variação no comprimento de onda da luz UV-B a diferentes intensidades que chegam à superfície da Terra, com as características de absorção do DNA, como mostrado na Figura 1-6, pode-se concluir que os principais efeitos nocivos da absorção de luz solar ocorrerão em aproximadamente 300 nm. De fato, em pessoas de pele clara, a pele mostra um máximo de absorção da luz UV do sol em aproximadamente 300 nm.

A maior parte dos casos de câncer de pele em seres humanos ocorre pela superexposição ao UV-B da luz solar. Assim, qualquer diminuição no ozônio deve ter como consequência um aumento na incidência da doença. Felizmente, a grande maioria dos casos de câncer de pele não são fatais (taxa de mortalidade de 25%), do tipo **melanoma maligno**, mas de um tipo que se espalha lentamente, que pode ser tratado e que, em média, afeta aproximadamente um em cada quatro norte-americanos em algum momento de sua vida. O gráfico da Figura 1-7, baseado em dados de saúde de oito países de diferentes latitudes – e que, portanto, recebem quantidades diferentes de UV na superfície terrestre –, mostra que o aumento na incidência de câncer de pele do tipo não melanoma com a exposição à radiação UV é exponencial, visto que o logaritmo da incidência está relacionado linearmente à intensidade de radiação UV. Por exemplo, os índices de ocorrência de câncer de pele na Europa correspondem apenas à metade dos registrados nos Estados Unidos.

Acredita-se que a incidência de câncer de pele do tipo melanoma maligno, que afeta aproximadamente um em cada 100 norte-americanos, esteja relacionada a curtos períodos de exposição à radiação UV muito elevada, particularmente nos primeiros anos de vida. As pessoas particularmente mais suscetíveis são as sardentas, de pele clara e cabelo louro, que se queimam facilmente e que possuem verrugas com cores e formas irregulares. A incidência de melanoma maligno também está relacionada com a latitude. Homens brancos que residem em lugares de clima ensolarado como a Flórida ou o Texas estão duas vezes mais propensos a morrer dessa doença do que aqueles que vivem em estados mais ao norte, embora parte do aumento das ocorrências seja, provavelmente, atribuído a diferentes padrões de comportamento pessoal, como na escolha das roupas, quanto pelo aumento do teor de UV-B na luz solar. Curiosamente, pessoas que trabalham em locais fechados – as quais sofrem uma exposição intermitente ao Sol – são mais suscetíveis que os trabalhadores de locais externos, bronzeados pelo Sol! O período transcorrido entre a primeira exposição ao sol e o aparecimento do melanoma é de 15-25 anos. Se o melanoma maligno não for tratado no início, ele pode se espalhar por meio da corrente sanguínea para outros órgãos do corpo, como o cérebro e o fígado.

A frase *espectro completo* é algumas vezes usada para denotar os protetores solares que bloqueiam tanto a luz UV-A quanto a UV-B. O uso de protetores solares que bloqueiam o UV-B, mas não o UV-A, pode, na realidade, levar a um aumento na incidência de câncer de pele do tipo melanoma, uma vez que o uso do protetor solar permite que as pessoas exponham a pele à luz solar por um período prolongado sem sofrer queimaduras. As substâncias

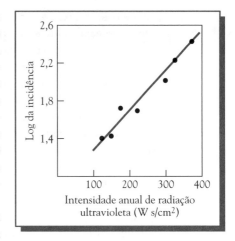

FIGURA 1-7 Incidência (escala logarítmica) de câncer de pele do tipo não melanoma para cada 100.000 homens versus a intensidade anual de luz UV, utilizando dados de vários países. [Fonte: redesenhado de D. Gordon and H. Silverstone, in R. Andrade et al., *Cancer at the skin* (Philadelphia: W.B. Saunders, 1976). pp405-434.]

químicas usadas nos protetores solares (por exemplo, partículas de compostos inorgânicos como o *óxido de zinco* ou *óxido de titânio*) tanto refletem ou espalham a luz como absorvem seu componente UV (por exemplo, compostos orgânicos insolúveis em água como o *octinoxato* – octil metoxicinamato – para a absorção de UV-B, e *oxibenzona* para o UV-A) antes que esse possa atingir a pele. Os protetores solares foram um dos primeiros produtos de consumo a utilizar nanopartículas, i.e., partículas minúsculas, com somente poucas dúzias ou poucas centenas de nanômetros (10^{-9} m) no tamanho. Como tais partículas são muito pequenas e não absorvem ou refletem a luz visível, os protetores solares aparentam ser transparentes.

Compostos protetores solar em potencial são eliminados caso sofram uma reação química irreversível quando absorvem a luz solar, uma vez que isso poderia reduzir rapidamente a efetividade da aplicação e porque os produtos da reação podem ser tóxicos para a pele. Além disso, o *PABA* (ácido p-aminobenzoico), comum componente do protetor solar, deixou de ser amplamente utilizado por causa das evidências de que pode causar câncer.

O **FPS** (Fator de Proteção Solar) de um protetor solar mede o fator multiplicador que permite a exposição ao sol sem que a pessoa se queime. Assim, um FPS de 15 significa que ele ou ela pode ficar exposto ao sol quinze vezes mais tempo do que sem o protetor solar. Para receber essa proteção, no entanto, o protetor solar deve ser reaplicado a cada poucas horas.

Devido ao longo período (30-40 anos) entre a exposição ao UV e a subsequente manifestação de câncer de pele não maligno, não é provável que os efeitos da depleção do ozônio ainda sejam observados. O aumento na incidência de câncer de pele que tem ocorrido em muitas áreas do mundo – e que ainda está ocorrendo, especialmente entre jovens adultos – deve-se, provavelmente, ao aumento no período de tempo passado ao ar livre sob o sol. Por exemplo, a incidência de câncer de pele entre os residentes de Queensland, Austrália, a maioria de pele clara, elevou-se para aproximadamente 75% da população, como resultado da mudança no estilo de vida que levou ao aumento de sua exposição à luz solar, muitos anos antes do início da depleção do ozônio. Como consequência dessa experiência com o câncer de pele, a Austrália tornou-se o país líder de conscientização em saúde pública sobre a necessidade de proteção contra a exposição ao ultravioleta.

Além do câncer de pele, a exposição ao UV tem sido relacionada a muitas outras doenças humanas. A parte frontal do olho corresponde à parte da anatomia onde a luz ultravioleta pode penetrar o corpo humano. Porém, a córnea e o cristalino filtram aproximadamente 99% da luz UV antes de atingir a retina. Com o tempo, a luz UV-B absorvida pela córnea e pelo cristalino produz moléculas altamente reativas chamadas radicais livres, que atacam as estruturas moleculares podendo produzir cataratas. Existem algumas evidências de que um aumento nos níveis de UV-B leva a um aumento da incidência de cataratas oculares, em particular entre pessoas não idosas (ver Figura 1-8). A exposição UV tem sido também associada a um aumento na taxa de degeneração macular, a morte gradual de células na parte central da retina. Maiores exposições ao UV-B também levam a uma supressão do sistema imune humano, provavelmente resultando em um aumento na incidência de doenças infecciosas, embora isso ainda não tenha sido estudado extensivamente.

No entanto, a luz solar possui alguns efeitos positivos à saúde humana. A vitamina D, que é sintetizada por precursores químicos a partir da absorção da luz UV pela pele, é um agente anticâncer. Pesquisas recentes mostraram que a luz solar no inverno é uma fonte muito fraca de síntese de vitamina D para as pessoas que vivem nas médias e altas latitudes e que fontes suplementares da vitamina podem ser aconselháveis. A insuficiência de vitamina D pode reduzir a taxa de regeneração de ossos – uma vez que a vitamina é necessária para a utilização de cálcio pelo corpo – e, portanto, leva a um aumento na fragilidade dos adultos de meia idade e

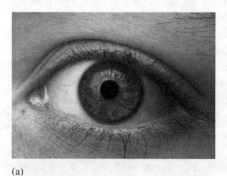
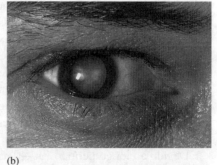

(a) (b)

FIGURA 1-8 (a) Um olho humano normal e (b) um olho humano com catarata. [Fontes: (a) Martin Dohrn/Photo Researchers; (b) Sue Ford/Fhoto Researchers.]

de idosos. Algumas pesquisas controversas mais recentes indicam que a exposição moderada ao sol pode reduzir a incidência de diversos tipos de câncer.

Os seres humanos não são os únicos organismos afetados pela luz ultravioleta. Tem-se especulado que o aumento da exposição ao UV-B pode interferir na eficiência da fotossíntese, e as plantas podem responder com uma menor produção de folhas, sementes e frutos. Todos os organismos que vivem nos primeiros cinco metros de profundidade de corpos de águas claras, também deverão experimentar um aumento na exposição ao UV-B devido à depleção de ozônio, podendo estar sob risco. Teme-se que a produção das plantas microscópicas, chamadas fitoplânctons, próximas à superfície das águas marinhas estejam sob um risco significativo com o aumento do UV-B; isso afetaria a cadeia alimentar marinha, da qual elas representam a base. Experimentos indicam que existe uma inter-relação complexa entre a produção de plantas e a intensidade de UV-B, uma vez que esse último também afeta a sobrevivência dos insetos que se alimentam das plantas.

Variação na energia da luz com o comprimento de onda

Como Albert Einstein concebeu, a luz pode ser considerada um fenômeno ondulatório tanto como tendo propriedades de partículas, já que é absorvida (ou emitida) pela matéria somente em pacotes finitos, hoje chamados de **fótons**. A quantidade de energia, E, associada a cada fóton, está relacionada com a frequência, ν, e o comprimento de onda, λ, da luz, pelas fórmulas.

$$E = h\nu \quad \text{ou} \quad E = hc/\lambda \quad \text{onde} \quad \lambda\nu = c$$

Aqui, h é a constante de Planck (6,626218 × 10^{-34} J s) e c é a velocidade da luz (2,997925 × 10^8 m s^{-1}). A partir dessa equação, pode-se dizer que *quanto menor o comprimento de onda da luz, maior será a energia transferida à matéria, quando absorvida*. A luz ultravioleta contém alto teor de energia, a luz visível é de energia intermediária e a luz infravermelha é de baixa energia. Além disso, a luz UV-C é maior em energia que a UV-B, que, por sua vez, é mais energética que a UV-A.

Por conveniência, o produto hc na equação acima pode ser avaliado em base molar para fornecer uma fórmula simples que relaciona a energia absorvida por 1 mol de matéria quando cada molécula absorve um fóton de um dado comprimento de onda luminosa. Quando o comprimento de onda é expresso em nanômetros, o valor de hc por mol é 119.627 kJ nm mol^{-1}, de tal forma que a equação resulta em:

$$E = 119.627/\lambda$$

onde E está em kJ mol^{-1} se λ está em nm.

As energias dos fótons de luz nas regiões UV e visível são da mesma ordem de grandeza que as variações de entalpia (calor), $\Delta H°$, das reações químicas, incluindo aquelas nas quais átomos são gerados a partir da dissociação de moléculas. Por exemplo, a dissociação de oxigênio molecular em suas formas monoatômicas requer uma variação de entalpia de 498,4 kJ mol^{-1}:

$$O_2 \longrightarrow 2\ O \qquad \Delta H° = 498,4 \text{ kJ mol}^{-1}$$

Em geral, podemos calcular a variação de entalpia para qualquer reação lembrando da química geral que, para qualquer reação, $\Delta H°$ é igual a soma das entalpias de formação, $\Delta H_f°$, dos produtos menos a dos reagentes:

$$\Delta H° = \Sigma \Delta H_f° \text{ (produtos)} - \Sigma \Delta H_f° \text{ (reagentes)}$$

No caso da reação anterior,

$$\Delta H° = 2\ \Delta H_f° \text{ (O, g)} - \Delta H_f° \text{ (O}_2\text{, g)}$$

A partir de dados tabelados, encontramos que $\Delta H_f°$ (O, g) = +249,2 kJ mol, e sabemos que $\Delta H_f°$ (O$_2$, g) = 0 uma vez que o gás O$_2$ é a forma mais estável do elemento. Por substituição,

$$\Delta H° = 2 \times 249{,}2 - 0 = 498{,}4$$

Para uma boa aproximação, para a reação de dissociação, $\Delta H°$ é igual à energia necessária para que a reação ocorra. Uma vez que toda a energia deve ser fornecida por um fóton por molécula (ver a seguir), o comprimento de onda correspondente para a luz é

$$\lambda = 119.627 \text{ kJ mol}^{-1} \text{ nm}/498{,}4 \text{ kJ mol}^{-1} = 240 \text{ nm}$$

Assim, qualquer molécula de O$_2$ que absorva um fóton de luz de comprimento de onda de 240 nm ou menor terá um excesso de energia suficiente para se dissociar:

$$\text{O}_2 + \text{fóton UV } (\lambda < 240 \text{ nm}) \longrightarrow 2\ \text{O}$$

Se a reação é iniciada por energia na forma de luz, ela é chamada de **reação fotoquímica**. Diz-se que o oxigênio molecular na reação acima foi *dissociado fotoquimicamente*, ou *decomposto fotoquimicamente*, ou que sofreu *fotólise*.

Os átomos e as moléculas que absorvem luz (na região do ultravioleta ou visível) sofrem imediatamente uma mudança na organização de seus elétrons. Diz-se que existem, temporariamente, em um **estado excitado** eletronicamente, e para indicá-lo, suas fórmulas são seguidas de um asterisco sobrescrito (*). No entanto, as moléculas geralmente não permanecem no estado excitado, e, portanto, não retêm o excesso de energia fornecida pelo fóton por muito tempo. Em uma pequena fração de segundo, elas devem utilizar a energia para reagir fotoquimicamente ou retornar ao seu **estado fundamental** – o arranjo de elétrons de menor energia (mais estável). Elas retornam rapidamente ao estado fundamental tanto pela própria emissão de um fóton quanto pela conversão do excesso de energia em calor, que será distribuído entre as várias moléculas vizinhas como resultado de colisões (i.e., as moléculas devem "usar a energia ou perdê-la").

$$\text{M} + \text{fóton} \longrightarrow \text{M}^* \begin{array}{l} \nearrow \text{reação} \\ \longrightarrow \text{M} + \text{fóton} \\ \searrow \text{M} + \text{calor} \end{array}$$

Portanto, as moléculas normalmente não são capazes de acumular energia de diversos fótons até receber a energia suficiente para reagir; toda a energia excedente necessária para que a reação ocorra deve, em geral, vir de um único fóton. Assim sendo, a luz de comprimento de onda de 240 nm ou menor pode resultar na dissociação das moléculas de O_2, mas a luz de comprimento de onda mais longo não contém a energia suficiente para promover a reação, mesmo que certos comprimentos de onda da luz possam ser absorvidos pelas moléculas (ver Figura 1-3). No caso de uma molécula de O_2, a energia de um fóton de comprimento de onda maior que 240 nm pode, se absorvido temporariamente, levar as moléculas a um estado excitado, mas a energia é rapidamente convertida para aumentar a energia cinética da molécula e das moléculas que a rodeiam.

$$O_2 + \text{fóton } (\lambda > 240 \text{ nm}) \longrightarrow O_2^* \longrightarrow O_2 + \text{calor}$$

$$O_2 + \text{fóton } (\lambda < 240 \text{ nm}) \longrightarrow O_2^* \longrightarrow 2\,O \quad \text{ou} \quad O_2 + \text{calor}$$

PROBLEMA 1-1

Qual é a energia, em quilojoules por mol, associada a fótons que tem os seguintes comprimentos de onda? Qual é a importância de cada um desses comprimentos de onda? [Sugestão: *ver Figura 1-2*]

(a) 280 nm   (b) 400 nm   (c) 750 nm   (d) 4000 nm

PROBLEMA 1-2

O valor de $\Delta H°$ para a decomposição do ozônio em O_2 e oxigênio atômico é +105 kJ mol^{-1}:

$$O_3 \longrightarrow O_2 + O$$

Qual é o maior comprimento de onda de luz que poderia dissociar o ozônio desta maneira? Tomando como referência a Figura 1-6, determine a região da luz solar (UV, visível ou infravermelho) em que se encontra esse comprimento de onda.

PROBLEMA 1-3

Utilizando as informações das entalpias de formação dadas a seguir, calcule o comprimento de onda máximo que pode dissociar NO_2 em NO e oxigênio diatômico. Recalcule o comprimento de onda no caso da reação resultar na completa dissociação em átomos livres (i.e., N + 2O). A luz com este comprimento de onda está disponível na luz solar?

Valores de $\Delta H_f°$ (kJ mol^{-1}): NO_2: + 33,2; NO: + 90,2; N: + 472,7; O: + 249,2

Claro, para que um fóton suficientemente energético forneça a energia para produzir uma reação, ele deve ser absorvido pela molécula. Como pode ser deduzido dos exemplos dos espectros de absorção do O_2 e O_3 (Figuras 1-3 e 1-4), existem muitas regiões de comprimentos de onda nas quais as moléculas simplesmente não absorvem quantidades significativas de luz. Assim, por exemplo, como as moléculas de ozônio não absorvem luz visível ao redor de 400 nm, a incidência de luz neste comprimento de onda não causa sua decomposição, muito embora os fótons de 400 nm carreguem energia suficiente para dissociá-las em oxigênio atômico e molecular (ver Problema 1-2). Adicionalmente, como já discutido, o fato de que as moléculas das substâncias absorvem fótons de um dado comprimento de onda e que tais fótons são suficientemente energéticos para produzir uma reação não significa que a reação irá necessariamente ocorrer; a energia do fóton pode ser desviada pela molécula para outros processos sofridos pelo estado excitado. Desta forma, a disponibilidade de luz com fóton de energia suficiente é uma condição necessária, mas não suficiente, para a ocorrência da reação com qualquer molécula dada.

Formação do ozônio na estratosfera

Nesta seção, são analisadas a formação de ozônio na estratosfera e sua destruição por processos não catalíticos. Como veremos, a reação de formação gera calor suficiente para determinar a temperatura dessa região da atmosfera. *Acima* da estratosfera o ar é muito rarefeito e a concentração das moléculas é tão baixa que a maioria do oxigênio existe na forma atômica, como resultado da dissociação da molécula de O_2 pelos fótons UV-C da luz solar. As eventuais colisões dos átomos de oxigênio entre si leva à reformação de moléculas de O_2, as quais, subsequentemente, se dissociam de novo fotoquimicamente, à medida que mais luz solar é absorvida.

Na própria estratosfera, a intensidade de luz UV-C é muito menor, uma vez que grande parte dela é filtrada pelo oxigênio da parte superior. Além do mais, uma vez que o ar é mais denso, a concentração do oxigênio molecular é bastante superior. Em função dessa combinação de razões, a maioria do oxigênio da estratosfera existe como O_2 em vez de oxigênio atômico. Como a concentração de O_2 molecular é relativamente elevada e a concentração de oxigênio atômico é tão pequena, o destino mais provável dos átomos de oxigênio estratosféricos criados pela decomposição fotoquímica do O_2 não é a sua colisão mútua para regenerar novamente moléculas de O_2. O mais provável, a esta altitude, é sua colisão com moléculas de oxigênio diatômico intactas e não dissociadas, resultando, assim, na produção de ozônio:

$$O + O_2 \longrightarrow O_3 + calor$$

Esta reação é a fonte de todo o ozônio da estratosfera. Durante as horas de luz, o ozônio está sendo constantemente formado por esse processo, cuja velocidade depende da quantidade de luz UV e, portanto, da concentração de átomos e moléculas de oxigênio a uma dada altitude.

Na parte inferior da estratosfera, a abundância de O_2 é muito maior que na parte superior, uma vez que a densidade do ar aumenta progressivamente à medida que nos aproximamos da superfície. No entanto, uma quantidade relativamente pequena de oxigênio está dissociada neste nível e, dessa forma, pouco ozônio é formado uma vez que quase toda a luz UV de alta energia foi filtrada da luz solar antes de atingir esta altitude. Por essa razão, a camada de ozônio não se estende muito abaixo da estratosfera. De fato, o ozônio presente na baixa estratosfera é formado principalmente em alturas superiores e transportados até lá. Em contraste, na parte superior da estratosfera, a intensidade de UV-C é maior, mas o ar é rarefeito e, portanto, relativamente menos ozônio é produzido, uma vez que os átomos de oxigênio colidem e reagem entre si em vez de reagirem com o pequeno número de molécula intactas de O_2. Consequentemente, a produção de ozônio alcança um máximo onde o produto da intensidade UV-C e a concentração de O_2 é máximo. A densidade máxima de ozônio ocorre mais abaixo – a cerca de 25 km sobre as áreas tropicais, 21 km sobre latitudes intermediárias e 18 km sobre as regiões subárticas – já que a maior parte é transportada para baixo após sua produção. De forma geral, a maioria do ozônio está localizada entre 15 e 35 km, i.e., nas camadas inferior e média da estratosfera, na região conhecida informalmente como a **camada de ozônio** (ver Figura 1-1a).

Uma terceira molécula, que designaremos de M, tal como N_2 ou H_2O, ou mesmo outra molécula de O_2, é necessária para retirar a energia térmica gerada na colisão entre oxigênio atômico e o O_2, que produziu o ozônio. Então, a reação é escrita de forma mais real como

$$O + O_2 + M \longrightarrow O_3 + M + calor$$

A liberação de calor por essa reação resulta na temperatura mais elevada da estratosfera que a do ar *acima* e abaixo dela, como indicado na Figura 1-1b.

Observe na Figura 1-1b que na estratosfera o ar a uma dada altura é mais frio que aquele que se encontra acima dele. O nome geral para este fenômeno é **inversão térmica**. Pelo fato do ar frio ser mais denso que o ar quente, o primeiro não se eleva espontaneamente por causa da força da gravidade; consequentemente, a mistura vertical do ar na estratosfera é um processo muito lento comparado com a mistura na troposfera. O ar nesta região está, portanto, estratificado – daí o nome estratosfera.

Em contraste com a estratosfera, existe uma mistura vertical forte do ar dentro da troposfera. O sol aquece a superfície e, consequentemente, o ar em contato com ela, muito mais que o ar a alguns quilômetros de altitude. É por essa razão que a temperatura do ar cai com o aumento da altitude na troposfera; a taxa de decréscimo da temperatura com a altitude é chamada de *taxa de lapso*. O ar mais denso e quente sobe da superfície e propicia um aumento na troca vertical de ar dentro da troposfera.

PROBLEMA 1-4
Dado que a concentração total de moléculas no ar diminui com o aumento da altitude, você espera que a concentração *relativa* de ozônio, na escala de ppb, atinja o máximo a altitudes maiores, menores, ou a mesma altitude comparada com o máximo da concentração absoluta dos gases?

Destruição do ozônio estratosférico

Os resultados do Problema 1-2 mostram que os fótons de luz na região do visível, e mesmo uma porção da região do infravermelho da luz solar, possuem energia suficiente para separar um átomo de oxigênio de uma molécula de O_3. No entanto, esses fótons não são absorvidos eficientemente pela molécula de ozônio e consequentemente sua dissociação por este tipo de luz não é importante, com exceção da baixa estratosfera, onde há pouca penetração da luz UV. Como já visto, o ozônio absorve eficientemente a luz UV com comprimento de onda menor que 320 nm, e o estado excitado assim produzido sofre reação de dissociação. Assim, a absorção de um fóton de luz UV-C ou UV-B por uma molécula de ozônio na estratosfera resulta na sua decomposição. Essa reação fotoquímica resulta na maior parte da destruição do ozônio na média e alta estratosfera.

$$O_3 + UV \text{ fóton } (\lambda < 320 \text{ nm}) \longrightarrow O_2^* + O^*$$

Os átomos de oxigênio produzidos na reação do ozônio com a luz UV têm uma configuração eletrônica que difere dos átomos com energia mais baixa e, portanto, existem em um estado eletrônico excitado; as moléculas de oxigênio também são produzidas em um estado excitado.

PROBLEMA 1-5
Tomando como referência as informações do Problema 1-2, calcule o comprimento de onda de luz mais longo que decompõe o ozônio a O^* e O^*_2, considerando os seguintes dados termoquímicos:

$$O \longrightarrow O^* \quad \Delta H° = 190 \text{ kJ mol}^{-1}$$
$$O_2 \longrightarrow O_2^* \quad \Delta H° = 95 \text{ kJ mol}^{-1}$$

[*Sugestão: Expresse a reação global da decomposição do O_3 como a soma das reações individuais para as quais os valores de $\Delta H°$ estão disponíveis e combine seus valores de $\Delta H°$ de acordo com a lei de Hess, que diz que $\Delta H°$ para uma reação global é a soma dos valores de $\Delta H°$ para as reações simples.*]

A maioria dos átomos de oxigênio produzidos na estratosfera pela decomposição fotoquímica do ozônio ou do O_2 reage subsequentemente com moléculas intactas de O_2 para formar novamente o ozônio. No entanto, alguns átomos de oxigênio, em vez disso, reagem com moléculas intactas de ozônio, destruindo-as, uma vez que são convertidas a O_2:

$$O_3 + O \longrightarrow 2\, O_2$$

De fato, o átomo de oxigênio não ligado toma um átomo de oxigênio da molécula de ozônio. Essa reação é inerentemente ineficiente, uma vez que, embora seja uma reação exotérmica, sua energia de ativação de 17 kJ mol^{-1} é suficientemente elevada para que as reações atmosféricas a superem. Consequentemente, poucas colisões ocorrem ente O_3 e O com energia suficiente para que a reação se desenvolva.

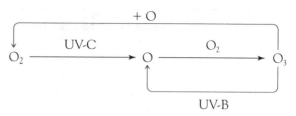

FIGURA 1-9 O mecanismo de Chapman.

Resumindo o processo, o ozônio da estratosfera está sendo constantemente formado, decomposto e regenerado durante as horas de luz por uma série de reações que ocorrem simultaneamente, embora a diferentes velocidades, dependendo da altitude. O ozônio é produzido na estratosfera porque há luz UV-C adequada procedente da luz solar para dissociar algumas moléculas de O_2 e, desse modo, produzir átomos de oxigênio, a maioria dos quais colide com outras moléculas de O_2 e forma o ozônio. O gás ozônio filtra UV-B e UV-C da luz solar, mas é destruído temporariamente por este processo ou pela reação com os átomos de oxigênio. O tempo de vida médio de uma molécula de ozônio a uma altitude de 30 km é de cerca de meia hora; na baixa estratosfera, dura por meses.

O ozônio não é formado abaixo da estratosfera por causa da ausência de UV-C exigida para produzir os átomos de O necessários para formar O_3, dado que este tipo de luz solar foi absorvida pelo O_2 e O_3 na estratosfera. Acima da estratosfera, os átomos de oxigênio são predominantes e geralmente colidem com outros átomos de O para formar novamente moléculas de O_2.

Os processos de produção e destruição de ozônio discutidos constituem o chamado **mecanismo (ou ciclo) de Chapman**, mostrado na Figura 1-9. Lembre-se que a série de etapas de reações simples que documentam como um processo químico global –, tal como a produção e destruição do ozônio ocorre em nível molecular –, é chamada de **mecanismo de reação**.

Mesmo na região da camada de ozônio da estratosfera, o O_3 não é o gás em maior abundância, nem mesmo a espécie dominante, entre as que contêm oxigênio; sua concentração relativa nunca ultrapassa 10 ppmv. Portanto, o termo camada de ozônio é de certa forma errôneo. Mesmo assim, essa pequena concentração de ozônio é suficiente para filtrar todo o UV-C remanescente e grande parte do UV-B da luz solar antes que este atinja a baixa atmosfera. Talvez o nome alternativo de escudo de ozônio seja mais apropriado que camada de ozônio.

Como no caso do ozônio estratosférico, não é incomum encontrar que a concentração de uma substância, natural ou sintética, em algum compartimento do meio ambiente ou em um organismo, não se altere muito com o tempo em algum compartimento do meio ambiente ou em um organismo. Isso não significa necessariamente que não exista um aporte ou sumidouro da substância. Isso ocorre, com mais frequência, porque a taxa de aporte e a taxa com que a substância decai ou é eliminada de algum compartimento no meio ambiente

> **QUADRO 1-1** | **Análise do estado estacionário das reações atmosféricas**

A aproximação do estado estacionário

Se conhecemos a natureza das etapas das reações de criação e destruição para uma substância reativa, podemos desenvolver, algebricamente, uma equação útil para sua concentração no estado fundamental.

Como um exemplo simples, considere a formação e destruição dos átomos de oxigênio na estratosfera superior. Como mencionado, os átomos são formados pela dissociação fotoquímica de moléculas de oxigênio diatômico:

$$O_2 \longrightarrow 2\,O \qquad \text{(i)}$$

Os átomos formam novamente o oxigênio diatômico quando dois deles colidem simultaneamente com uma terceira molécula, M, a qual pode dissipar a maior parte da energia liberada pela molécula recém-formada de O_2:

$$O + O + M \longrightarrow O_2 + M \qquad \text{(ii)}$$

Lembre-se da química fundamental, segundo a qual a velocidade nas etapas individuais nos mecanismos de reação pode ser calculada a partir das concentrações dos reagentes e da **constante de velocidade**, k, para a etapa. Então, a velocidade de reação (i) é igual a $k_i\,[O_2]$. A constante de velocidade k_i, neste caso, incorpora a intensidade da luz que colide com o oxigênio molecular. Portanto, como são formados dois átomos de O para cada molécula de O_2 que se dissocia,

$$\text{velocidade de formação de átomos de O} = 2k_i[O_2]$$

A velocidade de destruição de átomos de oxigênio pela reação (ii) é

$$\text{velocidade de destruição de átomos de O} = 2\,k_{ii}[O]^2[M]$$

onde elevamos ao quadrado a concentração de átomos de oxigênio, porque dois deles estão envolvidos nas etapas como reagentes.

A velocidade global da variação da concentração dos átomos de O com o tempo é igual a sua velocidade de formação menos a sua velocidade de destruição:

$$\text{variação de velocidade de } [O] = 2\,k_i[O_2] - 2\,k_{ii}[O]^2[M]$$

Quando o oxigênio atômico está em um estado estacionário, essa velocidade global deve ser zero; portanto, o termo à direita dessa equação também deve ser zero. Como consequência, segue-se que

$$k_{ii}[O]^2[M] = k_i[O_2]$$

Pelo rearranjo desta equação, obtemos a relação entre as concentrações do O e do O_2 no estado estacionário:

$$[O]_{ss}^2/[O_2]_{ss} = k_i/(k_{ii}[M])$$

Vemos agora por que a relação entre átomos de oxigênio e moléculas diatômicas aumenta à medida que nos deslocamos para regiões mais altas na estratosfera: é porque a pressão do ar cai; portanto, [M] também cai, de tal forma que a velocidade de formação do O_2 diminui.

Análise do estado estacionário do mecanismo de Chapman

Após a introdução, estamos prontos para aplicar as análises de estado estacionário ao mecanismo de Chapman. As quatro reações de interesse estão apresentadas novamente a seguir. Note que a recombinação dos átomos de O, i.e., reação (ii), não está incluída, dado que sua velocidade de reação na média e baixa estratosfera não é competitiva com as outras reações, uma vez que lá, a concentração dos átomos de oxigênio é pequena.

$$O_2 \longrightarrow 2\,O \qquad (1)$$
$$O + O_2 + M \longrightarrow O_3 + M \qquad (2)$$
$$O_3 \longrightarrow O_2 + O \qquad (3)$$
$$O_3 + O \longrightarrow 2\,O_2 \qquad (4)$$

Observando que o O é produzido ou consumido em todas as quatro reações, obtemos quatro termos na expressão de velocidade global e consideramos que o sistema encontra-se no estado estacionário:

variação de velocidade de [O] =
2 velocidade$_1$ − velocidade$_2$
+ velocidade$_3$ − velocidade$_4$ = 0   (A)

Outras informações úteis sobre as concentrações podem se obtidas considerando a expressão do estado estacionário para a concentração de ozônio:

variação de velocidade de [O$_3$] =
velocidade$_2$ − velocidade$_3$
− velocidade$_4$ = 0   (B)

Se somarmos as expressões das variações de velocidade em [O] e em [O$_3$], i.e., equações (A) e (B), verificamos que as velocidades das reações (2) e (3) se cancelam, e obtemos

2 velocidade$_1$ − 2 velocidade$_4$ = 0

Utilizando as expressões em termos de concentrações de reagentes para as duas velocidades, temos

$$2 k_1[O_2] - 2 k_4[O_3][O] = 0$$

ou

$$[O_3][O] = k_1[O_2]/k_4 \quad (C)$$

Outra expressão útil pode ser obtida subtraindo-se a equação (B) de (A). Obtemos

2 velocidade$_1$ − 2 velocidade$_2$
+ 2 velocidade$_3$ = 0

que por meio de rearranjos e cancelamentos torna-se

velocidade$_3$ = velocidade$_2$ − velocidade$_1$

Por razões experimentais sabe-se que velocidade$_2$ (e velocidade $_3$) são muito maiores que velocidade$_1$, então essa última pode ser omitida, restando simplesmente

velocidade$_3$ = velocidade$_2$

Empregando as expressões para as duas velocidades de reação em termos de concentrações de seus reagentes,

$$k_3[O_3] = k_2[O][O_2][M]$$

Rearranjando essa equação, podemos resolver para a razão entre o ozônio e o oxigênio atômico:

$$[O_3]/[O] = k_2[O_2][M]/k_3 \quad (D)$$

As equações (C) e (D) nos fornecem duas equações para os dois termos desconhecidos, [O] e [O$_3$]. Multiplicando-se seus lados esquerdos e igualando os resultados com os produtos de seus lados direitos, eliminamos o [O] e temos uma equação para a concentração de ozônio:

$$[O_3]^2 = [O_2]^2 [M] k_1k_2/k_3k_4$$

ou, extraindo a raiz quadrada de ambos os lados, obtemos uma expressão para a concentração de ozônio no estado estacionário em termos da concentração de oxigênio diatômico:

$$[O_3]_{ss}/[O_2]_{ss} = [M]^{0,5} (k_1k_2/k_3k_4)^{0,5} \quad (E)$$

Dessa forma, a razão entre ozônio e oxigênio diatômico no estado estacionário depende da raiz quadrada da densidade do ar através de [M]. A razão é também proporcional à raiz quadrada do produto das constantes de reação 1 e 2, em que o oxigênio atômico e, posteriormente, ozônio são produzidos, e inversamente proporcional à raiz quadrada do produto da constante de velocidade da reação de destruição do ozônio. A substituição de valores numéricos para as constantes de velocidade k e [M] na equação (E) permite prever a ordem de grandeza correta para a razão ozônio/oxigênio diatômico, i.e., de cerca de 10^{-4} na média es-

(continua)

> **QUADRO 1-1** — Análise do estado estacionário das reações atmosféricas
> *(continuação)*

tratosfera. O ozônio nunca é a principal das espécies que contêm oxigênio na atmosfera, nem mesmo na "camada de ozônio".

A equação (E) prevê que a concentração de ozônio, em relação ao oxigênio diatômico, deve cair lentamente com a subida na atmosfera, dado que ela é proporcional à raiz quadrada da densidade do ar, pela dependência de [M]. Isso ocorre porque a reação de formação de ozônio, por meio da equação 2, torna-se lenta com a diminuição de [M]. Essa diminuição com o aumento da altitude é observada na alta estratosfera e acima dela. Abaixo de cerca de 35 km, no entanto, a mudança mais importante nos termos da equação (E) envolve k_1 e, consequentemente, a razão $[O_3]/[O_2]$ não é simplesmente proporcional a $[M]^{0,5}$.

A constante de velocidade k_1 incorpora a intensidade de luz solar capaz de dissociar o oxigênio diatômico em seus átomos. Como o UV-C da luz solar necessário ($\lambda < 242$ nm) é sucessivamente filtrado por absorção durante o percurso até a superfície terrestre, o valor de k_1 diminui de maneira especialmente mais rápida na baixa estratosfera e abaixo dela. Então, a concentração de ozônio prevista pela aplicação da análise do estado estacionário ao mecanismo de Chapman prediz com sucesso que a concentração de ozônio terá seu máximo na estratosfera. No entanto, como já discutido, o máximo real da concentração de ozônio (~ 25 km acima do Equador) ocorre mais abaixo na estratosfera que na altitude de produção máxima (~ 40 km) devido ao movimento horizontal do ar, que transporta o ozônio para baixo.

A substituição da equação (E) em (C) permite deduzir uma expressão para a concentração dos átomos de oxigênio livres no estado estacionário:

$$[O]_{ss} = (k_1 k_2 / k_3 k_4)^{0,5} / [M]^{0,5}$$

Assim, estima-se que a concentração de oxigênio atômico aumente com a altitude, enquanto [M] diminui – como em nossas análises anteriores, para a atmosfera mais alta –, e enquanto k_1 e k_3 aumentam, uma vez que intensidade da luz UV aumenta com o aumento da altitude, embora, abaixo a cerca de 50 km, o ozônio seja sempre dominante.

A produção de ozônio por meio da reação (2) é decisivamente dependente do suprimento de átomos de oxigênio livres na reação (1). A velocidade de produção de átomos de oxigênio, em termos, é altamente dependente da intensidade de UV-C da luz solar. Como já observamos, essa intensidade diminui drasticamente quando descemos pela estratosfera. A intensidade da luz UV-C também depende bastante da latitude, sendo mais forte sobre o Equador e diminuindo continuamente em direção aos polos. Assim, a produção de ozônio é maior sobre o Equador.

O comportamento qualitativo da variação prevista está correto, mas a quantidade prevista de ozônio excede a observada – por aproximadamente um fator de 2 próximo da concentração máxima. Cientistas descobriram que eles haviam subestimado a velocidade da reação de destruição de ozônio (4) por aproximadamente um fator de quatro vezes, por existirem catalisadores na estratosfera que aumentam muito a velocidade da reação global. Essas reações são discutidas na próxima seção.

PROBLEMA 1

Considere o seguinte mecanismo de 3 etapas para produção e destruição dos átomos de oxigênio excitados, O*, na atmosfera:

$$O_2 \xrightarrow{luz} O + O^*$$

$$O^* + M \longrightarrow O + M$$

$$O^* + H_2O \longrightarrow 2\, OH$$

> Desenvolva uma expressão para a concentração de O* no estado estacionário em termos da concentração das outras substâncias químicas envolvidas.
>
> **PROBLEMA 2**
> Faça uma análise de estado estacionário para $d[Cl]/dt$ e para $d[ClO]/dt$ no seguinte mecanismo:
>
> $$Cl_2 \longrightarrow 2\,Cl \quad (1)$$
> $$Cl + O_2 \longrightarrow ClO + O_2 \quad (2)$$
> $$2\,ClO \longrightarrow 2\,Cl + O_2 \quad (3)$$
> $$ClO + NO_2 \longrightarrow ClONO_2 \quad (4)$$
>
> Obtenha as expressões para as concentrações do estado estacionário de Cl e ClO e, consequentemente, para a velocidade de destruição do ozônio.

tornaram-se iguais: dizemos que a substância alcançou um **estado estacionário**. O equilíbrio é um caso especial de estado estacionário; ele é alcançado quando o processo de decaimento é exatamente o oposto ao de aporte. O Quadro 1-1 explora as implicações matemáticas do estado estacionário em situações comuns envolvendo substâncias reativas.

Processos catalíticos de destruição do ozônio

No início da década de 60 foi constatado que existem outros mecanismos para a destruição de ozônio na estratosfera, além dos processos descritos no mecanismo de Chapman. Todos esses processos adicionais envolvem os catalisadores presentes no ar. A seguir, investigaremos dois mecanismos de reação gerais pelos quais o ozônio estratosférico é cataliticamente destruído, prestando particular atenção no papel do cloro e do bromo.

Existem várias espécies de átomos e moléculas, designadas em geral como X, que reagem eficientemente com o ozônio por abstração (remoção) de um átomo de oxigênio:

$$X + O_3 \longrightarrow XO + O_2$$

Nas regiões da estratosfera onde a concentração de átomos de oxigênio é apreciável, as moléculas de XO reagem subsequentemente com átomos de oxigênio para produzir O_2 e formar novamente a espécie X:

$$XO + O \longrightarrow X + O_2$$

A **reação global** correspondente a esse mecanismo de reação é obtida pela soma algébrica das etapas sucessivas que ocorrem seguidas vezes no ar em número igual de vezes. No caso de etapas adicionais do mecanismo, os reagentes descritos nas duas etapas são somados entre si e se tornam os reagentes da reação global, ocorrendo o mesmo para os produtos:

$$X + O_3 + XO + O \longrightarrow XO + O_2 + X + O_2$$

As moléculas que são comuns a ambos os lados da equação, neste caso X e XO, são então canceladas e os termos comuns são reunidos, resultando na reação global balanceada:

$$O_3 + O \longrightarrow 2 O_2 \quad \text{reação global}$$

Assim, as espécies X são chamadas de **catalisadores** para a destruição do ozônio na estratosfera, por acelerarem uma reação (aqui, entre O_3 e O), mas são eventualmente regeneradas intactas, sendo capazes de iniciar o ciclo novamente – levando, neste caso, à destruição de outras moléculas de ozônio.

$$O_3 + X \underset{O_2}{\overset{+O}{\rightleftarrows}} XO + O_2$$

Como já discutido (ciclo de Chapman), a reação global pode ocorrer com a simples colisão entre uma molécula de ozônio e um átomo de oxigênio, mesmo na ausência de um catalisador, mas quase todas essas reações diretas são ineficientes para completar a reação. Os catalisadores X aumentam muito a eficiência dessa reação, i.e., eles aumentam efetivamente o valor de k_4 na equação (E), diminuindo a concentração do ozônio no estado estacionário. Todas as preocupações ambientais relacionadas à depleção do ozônio originam-se do fato de estarmos aumentando inadvertidamente a concentração estratosférica de vários catalisadores X pela emissão de certos gases na superfície do planeta, especialmente aqueles que contêm cloro. Esse aumento na concentração do catalisador leva a uma redução na concentração de ozônio na estratosfera pelo mecanismo mostrado anteriormente e por um outro, que será discutido adiante.

A maior parte da destruição do ozônio pelo mecanismo catalítico (i.e., a combinação de etapas sequenciais) descrito anteriormente e que daqui em diante será designado **Mecanismo I**, ocorre na média e alta estratosfera, onde a concentração de ozônio é baixa para ser iniciada. Do ponto de vista químico, todos os catalisadores X são **radicais livres**, átomos ou moléculas contendo um número ímpar de elétrons. Como consequência desse número ímpar, um dos elétrons não está emparelhado com outro de spin contrário (como ocorre com todos os elétrons em quase todas as moléculas estáveis). Os radicais livres são geralmente muito reativos visto que existe uma força indutora para seu elétron desemparelhado se emparelhar com outro de spin oposto, mesmo que este último esteja localizado em uma molécula diferente. As determinações das estruturas apropriadas de ligações para os radicais livres simples serão descritas no Capítulo 5.

Uma análise de quais reações com radicais livres são mais prováveis no ar e quais não são, é apresentada no Quadro 1-2.

QUADRO 1-2 | Velocidades de reação dos radicais livres

A velocidade de uma dada reação química é afetada por uma variedade de parâmetros, principalmente pela magnitude da energia de ativação necessária para que a reação ocorrera. Assim, reações com energia de ativação apreciáveis são, inerentemente, processos muito lentos, podendo com frequência ser ignoradas quando comparadas com processos mais rápidos para as mesmas espécies químicas envolvidas. Nas reações envolvendo radicais livres simples em fase gasosa como reagentes, a energia de ativação excede àquela imposta pela sua endotermicidade por apenas uma pequena quantidade. Por isso, podemos considerar, reciprocamente, que toda reação exotérmica envolvendo radicais livres terá apenas uma pequena energia de ativação (Figura 1a). Dessa maneira, reações exotérmicas envolvendo radicais livres são usualmente rápidas (desde que, naturalmente, os reagentes existam em concentrações razoáveis na atmosfera). Um exemplo de uma reação radicalar exotérmica com uma barreira de energia pequena é

$$Cl + O_3 \longrightarrow ClO + O_2$$

Aqui a energia de ativação é somente de 2 kJ mol^{-1}.

As reações envolvendo a combinação de dois radicais livres geralmente são exotérmicas, uma vez que uma nova ligação é formada. Dessa forma, elas também prosseguem rapidamente com pequena energia de ativação, desde que as concentrações de radicais livres sejam suficientemente elevadas para permitirem que os reagentes colidam uns com os outros a uma velocidade mais alta.

Em contraste, as reações endotérmicas que ocorrem na atmosfera serão bem mais lentas, porque a barreira de ativação deve ser necessariamente muito maior (ver Figura 1b). Sob temperaturas atmosféricas, poucas, se algumas, colisões entre moléculas têm energia suficiente para su-

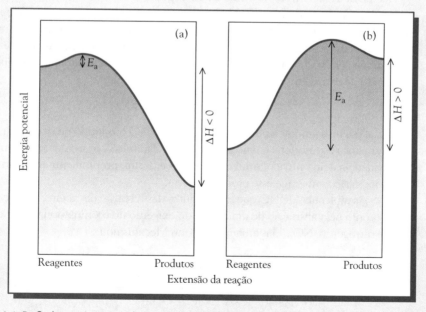

FIGURA 1 Perfis de energia potencial para reações típicas de radicais livres na atmosfera, mostrando padrões (a) exotérmico e (b) endotérmico.

(continua)

| QUADRO 1-2 | Velocidades de reação envolvendo radicais livres (*Continuação*) |

perar essa elevada barreira e permitir que a reação ocorra. Um exemplo é a reação endotérmica:

$$OH + HF \longrightarrow H_2O + F$$

Sua energia de ativação deve ser pelo menos igual a $\Delta H° = +69$ kJ mol e, consequentemente, a reação seria tão lenta a temperaturas estratosféricas, que podemos ignorá-las completamente.

PROBLEMA 1
Desenhe um diagrama de energia similar ao da Figura 1b, para a abstração de um átomo de hidrogênio da água por um oxigênio atômico no estado fundamental, considerando que a reação seja endotérmica por aproximadamente 69 kJ mol^{-1}. No mesmo diagrama, mostre o perfil de energia para a reação de O* com H_2O para gerar os mesmos produtos, considerando que O* está acima do estado fundamental do átomo de oxigênio (O) por 190 kJ mol. A partir dessas curvas prediga por que a abstração pelo O* ocorre mais rapidamente, enquanto a abstração pelo O é extremamente lenta na atmosfera.

Destruição catalítica de ozônio pelo óxido de nitrogênio

A destruição catalítica do ozônio ocorre mesmo em uma atmosfera "limpa" (aquela não poluída por contaminantes artificiais), uma vez que pequenas quantidades de catalisadores X sempre estiveram presentes na estratosfera. Uma versão natural importante de X – isto é, uma das espécies responsáveis pela destruição catalítica do ozônio em uma atmosfera não poluída – é a molécula de radical livre de **óxido de nitrogênio**, NO. Ele é produzido quando as moléculas de **óxido nitroso**, N_2O, sobem da troposfera para a estratosfera, onde podem eventualmente colidir com um átomo de oxigênio excitado produzido pela decomposição fotoquímica do ozônio. A maior parte dessas colisões resultará em $N_2 + O_2$ como produtos, e algumas poucas resultarão na produção de óxido de nitrogênio:

$$N_2O + O* \longrightarrow 2\,NO$$

Podemos ignorar a possibilidade de que o NO produzido na troposfera irá migrar para a estratosfera. Como explicado no Capítulo 2, o gás é, de modo eficiente, oxidado a ácido nítrico, solúvel na chuva e, assim, prontamente removido do ar troposférico antes que esse processo ocorra.

As moléculas de NO que são produtos dessa reação destroem cataliticamente o ozônio pela abstração de um átomo de oxigênio do ozônio, formando o dióxido de nitrogênio, NO_2. Elas atuam com X no Mecanismo I:

$$\begin{aligned}
NO + O_3 &\longrightarrow NO_2 + O_2 \\
NO_2 + O &\longrightarrow NO + O_2 \\
\hline
\text{global} \quad O_3 + O &\longrightarrow 2\,O_2
\end{aligned}$$

Capítulo 1 Química Estratosférica: A Camada de Ozônio

PROBLEMA 1-6

Nem todas as moléculas XO, como o NO_2, sobrevivem por tempo suficiente para reagir com os átomos de oxigênio; algumas são decompostas fotoquimicamente a X e oxigênio atômico, que então reage com O_2 para regenerar o ozônio. Escreva as três etapas (incluindo uma para a destruição do ozônio) para esse processo e combine-as para deduzir a reação global. Essa sequência destrói o ozônio total ou é um *ciclo nulo*, definido como um ciclo que envolve uma sequência de etapas com nunhuma mudança química global?

Outro importante catalisador X presente na estratosfera é o **radical livre hidroxila**, OH. Ele se origina da reação dos átomos de oxigênio excitados, O*, com as moléculas de água ou com o *metano*, CH_4:

$$O^* + CH_4 \longrightarrow OH + CH_3$$

O metano se origina na superfície terrestre, e uma pequena fração sobrevive por um tempo suficiente para migrar para a estratosfera.

PROBLEMA 1-7

Escreva o mecanismo de duas etapas pelo qual o radical livre hidroxila destrói cataliticamente o ozônio pelo Mecanismo I. Pela combinação das etapas, deduza a reação global.

PROBLEMA 1-8

Analogamente às reações com o metano, escreva uma equação balanceada para a reação pela qual o O* produz OH a partir de vapor de água.

Destruição catalítica do ozônio sem oxigênio atômico: Mecanismo II

Um fator que minimiza a destruição catalítica do ozônio pelo Mecanismo I em fase gasosa é a necessidade da presença de átomos de oxigênio para completar o ciclo pela reação com XO, que permite a regeneração do catalisador X sob uma forma utilizável:

$$XO + O \longrightarrow X + O_2$$

Como discutido acima, a concentração de átomos de oxigênio é muito baixa na baixa estratosfera (15-25 km de altitude), de tal forma que a destruição de ozônio na fase gasosa por reações que necessitam de oxigênio atômico é lenta neste local.

Existe um outro mecanismo catalítico geral, daqui em diante designado de **Mecanismo II**, que diminui o ozônio na baixa estratosfera, particularmente quando as concentrações dos catalisadores X são relativamente altas. Primeiro, duas moléculas de ozônio são destruídas pelos catalisadores discutidos e pela mesma reação inicial:

$$X + O_3 \longrightarrow XO + O_2$$
$$X' + O_3 \longrightarrow X'O + O_2$$

Empregamos X' para simbolizar o catalisador na segunda equação e para indicar que ele não precisa ser necessariamente idêntico a X, o catalisador da primeira equação. Tanto X quanto X'devem ser um átomo de cloro.

Nas etapas seguintes, as duas moléculas XO e X'O, que tiveram adicionadas um átomo de oxigênio, reagem entre si. Como consequência, os catalisadores X e X' são regenerados, normalmente após a formação e decomposição pelo calor ou pela luz da molécula combinada, mas instável, XOOX':

$$XO + X'O \longrightarrow [XOOX'] \longrightarrow X + X' + O_2$$

(Por convenção, em química, uma espécie apresentada em colchetes tem uma existência transitória.) Quando somamos essas etapas, a reação global é a seguinte

$$2\,O_3 \longrightarrow 3\,O_2$$

Veremos vários exemplos de Mecanismos catalíticos II ocorrendo nos buracos de ozônio (Capítulo 2) e na baixa estratosfera em latitudes médias. De fato, a maioria da perda de ozônio na baixa estratosfera ocorre de acordo com a reação global. Os Mecanismos I e II estão resumidos na Figura 1-10.

Finalmente, notamos que, enquanto a velocidade de produção do ozônio a partir de oxigênio depende somente das concentrações de O_2 e O_3 e da da luz UV a uma dada altitude, as razões que determinam a velocidade de destruição são mais complexas, de certa forma. A velocidade de decomposição pelo UV-B ou por catalisadores depende da concentração do ozônio multiplicada ou pela intensidade da luz solar ou pela concentração do catalisador, respectivamente. Em geral, a concentração do ozônio aumentará até que a velocidade global de destruição se iguale à velocidade de produção, permanecendo, assim, constante nessa condição de estado estacionário desde que a intensidade de luz solar permaneça a mesma. Se, no entanto, a velocidade de destruição for temporariamente aumentada pela introdução de moléculas adicionais de catalisadores, a concentração no estado estacionário do ozônio deverá, então, diminuir para um valor menor, no

Mecanismo I	Mecanismo II
$X + O_3 \rightarrow XO + O_2$	$X + O_3 \rightarrow XO + O_2$
$XO + O \rightarrow X + O_2$	$X' + O_3 \rightarrow X'O + O_2$
	$XO + X'O \rightarrow \rightarrow X + X' + O_2$
$O_3 + O \rightarrow 2\,O_2$ global	$2\,O_3 \rightarrow 3\,O_2$ global

FIGURA 1-10 Resumo dos Mecanismos I e II da destruição catalítica do ozônio.

qual as velocidades de formação e destruição são novamente iguais. Entretanto, deve ficar claro, a partir dessa discussão, que, em função das constantes reações de regeneração, o ozônio atmosférico não pode ser permanentemente e totalmente destruído, independentemente de quão elevada seja a concentração do catalisador. Deve-se também perceber que qualquer diminuição na concentração de ozônio a altitudes elevadas permite a penetração de mais UV a baixas altitudes, o que produz mais ozônio local; assim, existe uma espécie de "autorrestabelecimento" na perda total de ozônio.

Cloro e bromo atômicos como catalisadores X

A decomposição de gases sintéticos contendo cloro na estratosfera, durante as últimas décadas, tem gerado uma quantidade substancial de **cloro atômico**, Cl, nessa região. À medida que as concentrações de cloro estratosférico aumentam, também aumenta o potencial de destruição do ozônio, uma vez que o radical livre Cl é um eficiente catalisador X.

No entanto, os gases sintéticos não são as únicas fontes de cloro na camada de ozônio. Sempre existiu um pouco de cloro na estratosfera como resultado de uma lenta migração ascendente do gás **cloreto de metila**, CH_3Cl (também chamado clorometano), produzido na superfície da Terra – principalmente nos oceanos, como resultado da interação do íon cloreto com a vegetação em decomposição. Recentemente, uma outra grande fonte de cloreto de metila, as plantas tropicais, foi descoberta; essa pode ser a fonte do composto que os cientistas vêm procurando.

Somente uma porção das moléculas de cloreto de metila é destruída na troposfera. Quando essas moléculas intactas atingem a estratosfera, elas são decompostas fotoquimicamente pelo UV-C ou atacadas pelos radicais OH. Em ambos os casos, o cloro atômico, Cl, é inexoravelmente produzido.

$$CH_3Cl \xrightarrow{UV-C} Cl + CH_3$$

ou

$$OH + CH_3Cl \longrightarrow Cl + \text{outros produtos}$$

Os átomos de cloro são catalisadores X eficientes na destruição de ozônio pelo Mecanismo I:

$$Cl + O_3 \longrightarrow ClO + O_2$$
$$ClO + O \longrightarrow Cl + O_2$$
$$\text{global} \quad \overline{O_3 + O \longrightarrow 2\,O_2}$$

Cada átomo de cloro pode destruir cataliticamente milhares de moléculas de ozônio dessa maneira. Em qualquer momento, entretanto, a grande maioria do cloro estratosférico não existe normalmente como Cl nem como o radical livre **monóxido de cloro**, ClO, mas como uma forma que não é um radical livre e que é inativa como catalisador na destruição de ozônio. As duas principais moléculas **cataliticamente inativas** (ou *reservatórios*) contendo cloro na estratosfera são o gás **cloreto de hidrogênio**, HCl, e o gás **nitrato de cloro**, $ClONO_2$.

O nitrato de cloro é formado pela combinação entre monóxido de cloro e dióxido de nitrogênio; após poucos dias ou horas, a molécula de $ClONO_2$ formada é fotoquimicamente decomposta de volta a seus componentes, e então o ClO, que é cataliticamente ativo, é regenerado.

$$ClO + NO_2 \underset{\text{luz solar}}{\rightleftharpoons} ClONO_2$$

No entanto, sob circunstâncias normais existe mais cloro no estado estacionário como $ClONO_2$ do que como ClO. (Processos similares a essa reação ocorrem para vários outros constituintes da estratosfera; como veremos no final do Capítulo 5, as reações são facilmente sistematizadas, de maneira que o número de processos a ser aprendido torna-se muito reduzido.)

A outra forma cataliticamente inativa de cloro, HCl, é formada quando o cloro atômico abstrai um átomo de hidrogênio da molécula de metano estratosférico:

$$Cl + CH_4 \longrightarrow HCl + CH_3$$

Essa reação é ligeiramente endotérmica, de modo que sua energia de ativação não é zero, e ela ocorre, portanto, a uma velocidade lenta, mas significativa (ver Quadro 1-2). O *radical livre metila*, CH_3, não atua como um catalisador X, uma vez que se combina com uma molécula de oxigênio e, com o tempo, é degradado a dióxido de carbono pelas reações discutidas no Capítulo 5. No final, cada molécula de HCl é novamente convertida para a forma ativa, ou seja, átomos de cloro, pela reação com o radical hidroxila:

$$OH + HCl \longrightarrow H_2O + Cl$$

Novamente, é comum existir muito mais cloro como HCl do que como átomo de cloro em qualquer momento sob condições de estado estacionário normais.

$$\begin{array}{c} \xrightarrow{+O} \\ Cl + O_3 \longrightarrow ClO + O_2 \\ {}_{CH_4}\updownarrow{}_{OH} \qquad\qquad {}_{NO_2}\updownarrow{}_{luz} \\ HCl \qquad\qquad\qquad ClONO_2 \end{array}$$

Quando as primeiras previsões relacionadas à depleção de ozônio estratosférico foram feitas, na década de 70, não foi constatado que cerca de 99% do cloro estratosférico está normalmente latente em suas formas inativas. Quando a existência de cloro inativo foi descoberta, no início da década de 80, a extensão da perda de ozônio prevista para o futuro foi signficativamente diminuída. Como veremos, no entanto, existem condições sob as quais o cloro inativo pode tornar-se temporariamente ativo e pode destruir maciçamente o ozônio, descoberta que não havia sido feita até o final dos anos 80.

Embora alguma quantidade de cloro sempre tenha estado presente na estratosfera devido a emissão natural de CH_3Cl a partir da superfície, nas últimas décadas ela tem sido completamente suplantada por quantidades muito maiores de cloro produzido a partir de compostos gasosos sintéticos que são emitidos no ar durante sua produção ou uso. A maioria dessas substâncias são *clorofluorcarbonetos* (CFCs); sua natureza, uso e substituições serão discutidas em detalhes no Capítulo 2.

Como no caso do cloreto de metila, grandes quantidades de **brometo de metila**, CH_3Br, também são produzidas naturalmente e, com o tempo, parte dele eventualmente atinge a estratosfera, onde é decomposto fotoquimicamente para produzir bromo atômico. Como o cloro, os átomos de bromo podem destruir cataliticamente o ozônio pelo Mecanismo I:

$$Br + O_3 \longrightarrow BrO + O_2$$
$$BrO + O \longrightarrow Br + O_2$$

Em contraste ao cloro, quase todo o bromo na estratosfera permanece nas formas ativas de radicais livres Br e BrO, já que as formas inativas, o **brometo de hidrogênio**, HBr, e o **nitrato de bromo**, $BrONO_2$, são fotoquimicamente decompostas pela luz solar. Além disso, a formação de HBr pelo ataque do bromo atômico ao metano é uma reação mais lenta que o processo análogo envolvendo cloro atômico, muito mais endotérmico e, portanto, com uma energia de ativação mais elevada:

$$Br + CH_4 \longrightarrow HBr + CH_3$$

Uma porcentagem menor de bromo estratosférico existe na forma inativa quando comparado ao cloro, pelo fato da velocidade de reação ser mais lenta e por causa da eficiência das reações fotocatalíticas de decomposição. Por essas razões, o bromo estratosférico é mais eficiente na destruição do ozônio que o cloro (por um fator de 40 a 50 vezes), mas existe muito menos dele na estratosfera, de tal forma que, em geral, ele é menos importante.

Quando moléculas como HCl e HBr se difundem da estratosfera de volta à alta troposfera, elas se dissolvem em gotículas de água e são subsequentemente carregadas para altitudes menores, sendo transportadas até a superfície pela chuva. Assim, ainda que o tempo de vida do cloro e do bromo na estratosfera seja longo, não é infinito, e os catalisadores são por fim removidos. No entanto, átomos de cloro destroem em média cerca de 10.000 moléculas de ozônio antes de serem removidos!

Questões de revisão

As questões abaixo e dos capítulos seguintes foram planejadas para testar seu conhecimento, principalmente sobre o material apresentado no capítulo.

Os problemas abordados nos capítulos e os Problemas adicionais, mais elaborados, que sucedem as questões, foram planejados para testar sua capacidade de resolver problemas.

1. Quais são os três gases que constituem a maior parte da atmosfera da Terra?

2. Em qual faixa de altura situa-se a troposfera? E a estratosfera?

3. Qual é a faixa de comprimento de onda para a luz visível? A luz ultravioleta tem comprimentos de onda mais curtos ou mais longos que a luz visível?

4. Que gás atmosférico é o principal responsável pela filtração da luz solar na região entre 120 a 220 nm? Qual gás, se algum, absorve a maioria dos raios solares na região de 220 a 320 nm? Qual os absorve principalmente na região entre 320 a 400 nm?

5. Qual é o nome dado aos "pacotes" finitos de luz absorvidos pela matéria?

6. Quais são as equações que relacionam a energia dos fótons E com a frequência da luz ν e o comprimento de onda λ?

7. O que significa a expressão *dissociação fotoquímica* quando aplicada ao O_2 estratosférico?

8. Escreva a equação para a reação química pela qual o ozônio é formado na estratosfera. Quais são as fontes das diferentes formas de oxigênio usadas como reagentes?

9. Escreva as duas reações, além das reações catalisadas, que contribuem mais significativamente para a destruição do ozônio na estratosfera.

10. O que significa a expressão "estado excitado" quando aplicada a um átomo ou molécula? Simbolicamente, como um estado excitado é representado?

11. Explique por que o termo *camada de ozônio* é uma designação incorreta.

12. Defina o termo *radical livre* e dê dois exemplos relevantes na química estratosférica.

13. Quais são as duas etapas e a reação global pelas quais as espécies X, tais como o ClO, destroem cataliticamente o ozônio na estratosfera média e superior, via Mecanismo I?

14. O que significa o termo *estado estacionário* quando aplicado à concentração de ozônio na estratosfera?

15. Explique por que, átomo por átomo, o bromo estratosférico decompõe mais ozônio que o cloro.

16. Explique por que a destruição de ozônio, via reação de O_3 com oxigênio atômico, não ocorre de modo significativo na baixa estratosfera.

Problemas adicionais

1. Um possível mecanismo adicional que pode existir para a criação de ozônio na alta estratosfera começa com a criação de O_2 excitado (vibracionalmente) e oxigênio atômico no estado fundamental originados da absorção de fótons com comprimentos de ondas menores de 243 nm. O O_2^* reage com a molécula de O_2 no estado fundamental para produzir ozônio e outro átomo de oxigênio. Qual é a reação global, a partir dessas duas etapas? Qual é o destino dos dois átomos de oxigênio, e qual seria a reação global considerando tal destino?

2. Em uma atmosfera não poluída, um importante mecanismo para a destruição de ozônio na baixa estratosfera é:

$$OH + O_3 \longrightarrow HOO + O_2$$
$$HOO + O_3 \longrightarrow OH + 2\,O_2$$

Esse par de etapas corresponde ao Mecanismo I? Se não, qual é a reação global?

3. Um mecanismo proposto para a destruição de ozônio no final da primavera sobre as latitudes norte inicia-se na baixa estratosfera pela decomposição fotocatalítica do $ClONO_2$ a Cl e NO_3, seguida pela decomposição fotocatalítica deste último a NO e O_2. Deduza um ciclo de destruição catalítica do ozônio que não necessite de oxigênio e que incorpore essas reações. Qual é a reação global?

4. Deduza as etapas possíveis de reação, nenhuma delas envolvendo fotólise, para o Mecanismo II, partindo da etapa $X + O_3 \longrightarrow XO + O_2$, de tal forma que a soma de todas as etapas do mecanismo não destrua nem crie ozônio.

5. Como será discutido no Capítulo 2, cloro atômico é produzido sob as condições do buraco de ozônio pela dissociação do cloro diatômico, Cl_2. Dado que o gás de cloro diatômico é a forma estável do elemento e que o valor de ΔH_f^o para o cloro atômico é $+127{,}7$ kJ mol^{-1}, calcule o comprimento de onda máximo de luz que pode dissociar o cloro diatômico para a forma monoatômica. Tal comprimento de onda corresponde à luz na região do visível, UV-A ou UV-B?

6. Sob condições de baixa concentração de átomos de oxigênio, o radical HOO pode reagir reversivelmente com NO_2 para produzir uma molécula de $HOONO_2$;

$$HOO + NO_2 \longrightarrow HOONO_2$$

(a) Deduza por que a adição de óxidos de nitrogênio na estratosfera inferior poderia levar a um *aumento* na concentração do ozônio no estado estacionário como consequência desta reação.

(b) Deduza como a adição de óxidos de nitrogênio na média e alta estratosfera poderia *diminuir* a concentração de ozônio como consequência de outras reações.

(c) Dadas as informações fornecidas nos itens (a) e (b), em qual região da estratosfera poderiam voar os aviões supersônicos no caso de emitirem quantidades substanciais de óxido de nitrogênio em sua exaustão?

7. A uma altitude de cerca de 35 quilômetros, as concentrações médias de O* e de CH_4 são aproximadamente 100 e 1×10^{11} moléculas cm^{-3}, respectivamente; a constante de velocidade k para a reação entre eles é de aproximadamente 3×10^{-10} cm^3 moléculas^{-1} s^{-1}. Calcule a velocidade de destruição do metano em moléculas por segundo por centímetro cúbico e em gramas por ano por centímetro cúbico sob essas condições. [*Sugestão: Lembre-se de que a lei de velocidade para um processo simples é sua constante de velocidade k vezes o produto das concentrações de seus reagentes.*]

8. As constantes de velocidade das reações do cloro atômico e do radical hidroxila com o ozônio são $3 \times 10^{-11} e^{-250/T}$ e $2 \times 10^{-12} e^{-940/T}$, onde T é a temperatura em Kelvin. Calcule a razão das velocidades de destruição por esses catalisadores a 20 km, sabendo que a essa altura a concentração média de OH é cerca de 100 vezes a do Cl, e que a temperatura é aproximadamente $-50°C$. Calcule a constante de velocidade para a destruição do ozônio pelo cloro sob as condições do buraco de ozônio na Antártida, onde a temperatura é de cerca de $-80°C$, e a concentração de cloro atômico aumenta por um fator de 100 vezes, até cerca de 4×10^5 moléculas por centímetro cúbico e que a do O_3 é 2×10^{12} moléculas/cm^{-3}.

9. A equação de Arrhenius (consulte livro de Química Geral) relaciona a velocidade de reação com a temperatura via energia de ativação. Calcule a razão das velocidades a $-30°C$ (uma temperatura típica da estratosfera) para as duas reações tendo o mesmo fator A de Arrhenius e as mesmas concentrações iniciais, sendo uma delas endotérmica e com uma energia de ativação de 30 kJ mol^{-1}, e a outra, exotérmica, com energia de ativação de 3 kJ mol^{-1}. Em unidades de energia, R = 8,3 J K^{-1} mol^{-1}.

Leitura complementar

1. S. A. Montzka et al, "Present and future trends in the atmospheric burden of ozone-depleting halogens," *Nature* 398 (1999): 690-693.

2. R. McKenzie, B. Connor, and G. Bodeker, "Increased summertime UV Radiation in New Zealand in Response to Ozone Loss," *Science* 285 (1999): 1709-1711.

3. T. K. Tromp et al., "Potential Environmental Impact of a Hydrogen Economy on the Strato-sphere," *Science* 300 (2003): 1740.

4. (a) S. Madronich and F. R. de Gruijl, "Skin cancer and UV radiation," *Nature* 366 (1993): 23. (b) J.-S. Taylor, "DNA, sunlight, and skin cancer," *Journal of Chemical Education* 67 (1990): 835-841.

5. C. Biever, "Bring me sunshine," *New Scientist* (9 August 2003): 30-33.

Material online

Acesse o site www.bookman.com.br e leia o material complementar deste capítulo, com dicas sobre o que você pode fazer.

CAPÍTULO 2

Os Buracos na Camada de Ozônio

Neste capítulo, os seguintes tópicos introdutórios de química serão usados:
- Cinética: Mecanismos; catálises; ordem de reação

Fundamentos do Capítulo 1 utilizados neste capítulo:
- Decomposição fotoquímica
- Mecanismo II
- Radicais livres

Introdução

No Capítulo 1, foi explorada a química da fase gasosa da estratosfera não poluída. No entanto, desde o final da década de 70, o funcionamento normal da camada de ozônio estratosférico – e a proteção que essa nos promove – têm sido periodicamente perturbados por substâncias químicas antropogênicas contendo cloro presentes na atmosfera. Essas substâncias ficaram mais conhecidas por causarem um buraco na camada de ozônio, que se abre a cada primavera sobre o Polo Sul. Os níveis de ozônio na estratosfera sobre o Polo Norte, e em certo grau até mesmo sobre as nossas cabeças, também vem diminuindo. Neste capítulo, é discutida a extensão da perda do ozônio estratosférico e são descritos os processos químicos especiais que produzem tal destruição. Discutimos também como o conhecimento do comportamento dessas substâncias tem dirigido o ser humano a ações para prevenir perdas ainda mais drásticas do ozônio, o que poderá, no futuro, sanar a estratosfera.

Unidades Dobson para o ozônio estratosférico

O **ozônio**, O_3, é um gás que está presente em pequenas concentrações em toda a atmosfera. A quantidade total de ozônio atmosférico existente sobre um dado ponto é expressa em **unidades Dobson** (UD). Uma unidade Dobson equivale a espessura de 0,01 mm de ozônio puro, com a densidade que ele possuiria caso fosse submetido à pressão na superfície terrestre (1 atm) e a 0°C de temperatura.

Em média, a quantidade total de ozônio estratosférico em latitudes de climas temperados é de cerca de 350 UD; assim, se todo o ozônio fosse trazido para baixo, nivelado ao solo, a camada de ozônio puro teria somente 3,5 mm de espessura. Por causa dos ventos estratosféricos, o ozônio é transportado das regiões tropicais, onde a maioria dele é produzido, para as regiões polares. Assim, ironicamente, quanto mais perto do Equador você vive, menor é a quantidade de ozônio a protegê-lo da luz ultravioleta. As concentrações médias de ozônio nos trópicos geralmente são de 250 UD, enquanto as encontradas em regiões subpolares atingem 450 UD, exceto, naturalmente, quando buracos na camada de ozônio surgem sobre essas áreas. Existem variações naturais da concentração de ozônio em função da estação do ano, com níveis maiores no início da primavera e menores no outono.

O buraco anual no ozônio sobre a Antártida

O buraco no ozônio na Antártida foi descoberto pelo Dr. Joe C. Farman e seus colegas na British Antarctic Survey. Eles vêm registrando os níveis de ozônio sobre essa região desde 1957. Seus dados indicaram que a quantidade total de ozônio estava caindo gradualmente em cada mês de outubro, especialmente no período de meados de setembro a meados de outubro, tendo ocorrido uma súbita queda no final da década de 70. Isso é ilustrado na Figura 2-1b, na qual a quantidade mínima diária de ozônio sobre nós está assinalada em função do ano. O período entre setembro e outubro corresponde à estação da primavera no Polo Sul, o qual se segue após um período de noites de 24 horas de muito frio, comuns nos invernos polares. Em meados da década de 80, a perda de ozônio na primavera em algumas altitudes sobre a Antártida era total e resultava na perda de mais de 50% da quantidade total na estratosfera. Portanto, torna-se apropriado falar de um "buraco" na camada de ozônio que aparece atualmente a cada primavera sobre a Antártida, e que perdura por vários meses. A área geográfica média coberta pelo buraco de ozônio tem aumentado substancialmente desde seu início (ver Figura 2-1a) e agora é comparável em tamanho ao continente norte-americano.

A evolução e declínio sazonal do buraco de ozônio da Antártida nos anos recentes (2006) estão ilustrados na Figura 2-2. Por razões que serão explicadas mais adiante neste capítulo, a substancial diminuição do ozônio não se inicia até o final de agosto (Figura 2-2a, b) e começa a diminuir em novembro, com o aumento da temperatura da estratosfera (Figura 2-2c).

Inicialmente, não estava claro se o buraco seria atribuído a um fenômeno natural envolvendo forças meteorológicas, ou a mecanismos químicos envolvendo poluentes do ar. Considerando esta última possibilidade, o composto químico suspeito era o cloro, produzido principalmente a partir de gases que são lançados ao ar em grandes quantidades como resultado de sua utilização, por exemplo, em aparelhos de ar condicionado. Os cientistas haviam previsto que o cloro poderia

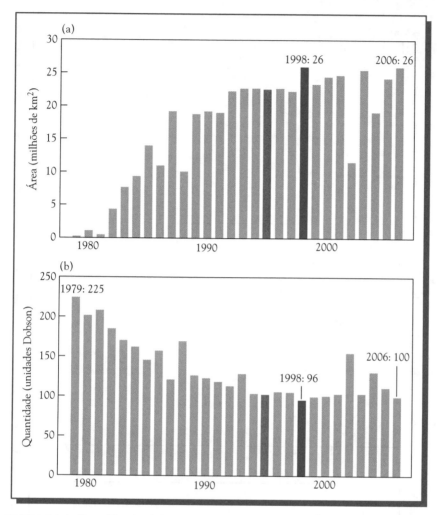

FIGURA 2-1 Avaliação histórica do buraco de ozônio na Antártida. (a) Área coberta pelo buraco (média de 7 de setembro a 13 de outubro), e (b) ozônio estratosférico mínimo (média de 21 de setembro a 16 de outubro). Depleção extrema de ozônio ocorreu em 1998 e 2006, como indicado. Nenhum dado foi obtido durante a estação de 1995. [Fonte: NASA, em http://ozonewatch.gsfc.nasa.gov/]

destruir o ozônio, mas apenas em pequena extensão e somente após um período de várias décadas. A descoberta do buraco de ozônio na Antártida foi uma enorme surpresa para todos. Investigações subsequentes, no entanto, confirmaram que o buraco é resultado da poluição por cloro. Os complicados processos químicos que causam a depleção são agora compreendidos e discutidos neste capítulo. Com base nesse conhecimento podemos prever que o buraco continuará a aparecer a cada primavera, até aproximadamente meados deste século, e que um buraco semelhante pode um dia aparecer sobre a região Ártica.

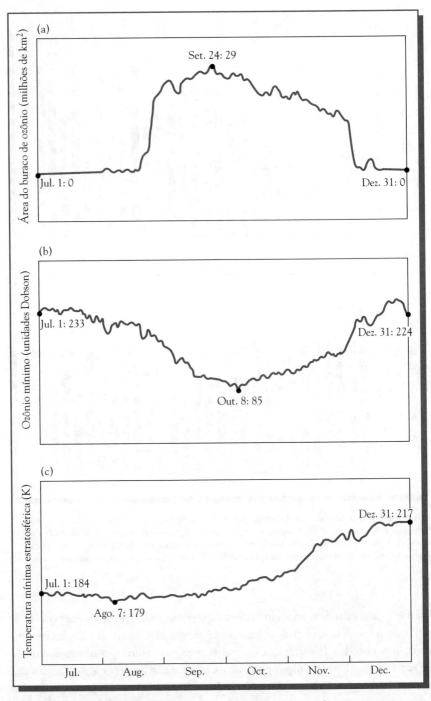

FIGURA 2-2 Evolução do buraco de ozônio na Antártida em 2006. (a) Área coberta pelo buraco em milhões de quilômetros quadrados; (b) quantidade mínima diária de ozônio estratosférico em unidades Dobson; e (c) temperatura mínima diária na baixa estratosfera em graus Kelvin. [Fonte: NASA, em http://ozonewatch.gsfc.nasa.gov/]

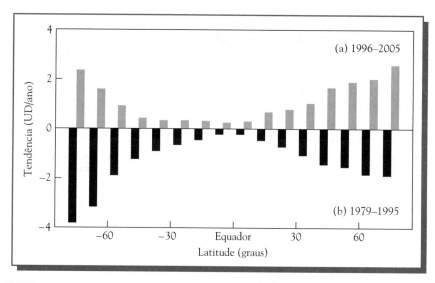

FIGURA 2-3 Mudanças na média de ozônio estratosférico em diferentes latitudes. (a) Aumento 1996-2005; (b) dimunuição 1979-1995. [Fonte: E. C. Weatherland and S.B. Anderson, *Nature* 441 (2006): 39.]

Em decorrência dessas descobertas, governantes do mundo inteiro mobilizaram-se rapidamente para, de maneira gradual, interromper a produção dos compostos químicos responsáveis. Assim, a situação não piora pelo desenvolvimento de uma depleção de ozônio ainda mais grave sobre áreas populosas e a consequente ameaça à saúde humana e a outros organismos.

Depleção de ozônio em regiões temperadas

O ozônio está diminuindo tanto no ar sobre a Antártida quanto no mundo todo. A perda média de ozônio estratosférico em médias latitudes chegou a 3% na década de 80. Como indicado pelos comprimentos das barras verticais negras na Figura 2-3b, as perdas durante os anos 80 e início dos anos 90 foram maiores em latitudes mais altas em ambos os hemisférios, norte e sul. No entanto, essa tendência na perda de ozônio inverteu-se no período de 1996 a 2005. O ganho no Hemisfério Norte, naquele período, praticamente anula a perda inicial (Figura 2-3a). Embora parte da recuperação possa decorrer do controle das emissões, a maior parte provavelmente ocorreu em virtude de tendências naturais observadas neste período em relação aos níveis de ozônio devido ao ciclo solar e à falta de atividades vulcânicas, bem como ao inverno relativamente quente do Ártico.

O buraco de ozônio e outros locais de depleção do ozônio

Como já discutido, cientistas descobriram em 1985 que o ozônio estratosférico sobre a Antártida é reduzido em cerca de 50% durante vários meses anualmente, devido principalmente à ação do cloro. Um episódio desta natureza, durante o qual é dito existir um buraco na camada de ozônio, ocorre de setembro até o início de novembro, o que corresponde à primavera no Polo Sul. O buraco vem aparecendo desde cerca de 1979, como mostra a Figura 2-1, que ilustra a variação nas concentrações mínimas de ozônio, entre setembro-outubro, sobre a Antártida em função do ano. Pesquisas extensivas realizadas no final da década de 80 nos levaram a compreender a química desse fenômeno. Nesta seção, discutimos o peculiar processo pelo qual o cloro na estratosfera se torna ativo para destruir o ozônio e vemos o mecanismo detalhado pelo qual a destruição ocorre. Consideramos depois as várias medidas de tamanho do buraco de ozônio, o que nos permite investigar se o buraco sobre a Antártida tem diminuído com o tempo, se ele existe sobre o Polo Norte, e os efeitos dos buracos na quantidade de luz UV à qual somos expostos na superfície.

A ativação do cloro cataliticamente inativo

O buraco de ozônio ocorre como resultado das condições atmosféricas especiais do inverno polar na baixa estratosfera, onde as concentrações de ozônio são normalmente as mais elevadas, que convertem temporariamente todo o cloro estocado nas formas inativas HCl e $ClONO_2$ nas formas ativas Cl e ClO, (ver Capítulo 1). Consequentemente, a elevada concentração de cloro ativo causa uma grande, embora temporária, depleção anual do ozônio.

A conversão do cloro inativo em ativo ocorre na superfície de partículas formadas por uma solução contendo água, **ácido sulfúrico** (H_2SO_4), e **ácido nítrico** (HNO_3), sendo este último formado a partir da combinação de **radical hidroxila** (OH) com o gás **dióxido de nitrogênio** (NO_2). As mesmas reações de conversão poderiam potencialmente ocorrer na fase gasosa, mas são tão lentas que sua importância é desprezível; elas se tornam rápidas somente quando ocorrem na superfície de partículas frias.

Na maior parte do mundo, mesmo no inverno, a estratosfera não tem nuvens. A condensação de vapor de água em gotículas líquidas ou cristais sólidos, que formaria as nuvens, normalmente não ocorre na estratosfera, uma vez que a concentração de água nessa região é extremamente baixa. No entanto, existem sempre pequenas gotículas de líquido, em sua maioria do ácido sulfúrico presente, além de algumas partículas sólidas de sulfato. Contudo, a temperatura na baixa estratosfera cai tanto ($-80°C$) sobre o Polo Sul nos meses escuros do inverno que a condensação de fato ocorre. O mecanismo de aquecimento estratosférico usual – a liberação de calor pela reação do O_2 + O – está ausente, devido à falta de produção de oxigênio atômico a partir de O_2 e O_3, quando a escuridão é total. Como a estratosfera polar se torna extremamente fria durante a escuridão total na metade do inverno, a pressão do ar cai, por ser proporcional à temperatura em Kelvin, de acordo com a lei dos gases ideais, $PV = nRT$. Esse fenômeno da pressão, combinado com a rotação da Terra, produz um **vórtice**, uma massa de ar dotada de um movimento giratório em que a velocidade do vento pode exceder 300 km (180 milhas) por hora. Como a matéria não pode penetrar no vórtice, o ar em seu interior fica isolado e permanece muito frio por vários meses. No Polo Sul o vórtice se mantém durante a primavera (outubro). (O vórtice em torno do Polo Norte normalmente se rompe em fevereiro ou no início de março, antes que a luz solar retorne com abundância à área, mas, recentemente, tem havido exceções para esta generalização, como será discutido adiante.)

As partículas produzidas pela condensação dos gases dentro do vórtice formam as **nuvens estratosféricas polares**, ou NEPs. À medida que a temperatura cai, os primeiros cristais que se formam são pequenos e contêm água e os ácidos sulfúrico e nítrico. Quando a temperatura do ar cai uns poucos graus a mais, abaixo de $-80°C$, um tipo maior de cristal – que consiste principalmente de água congelada e talvez ácido nítrico – também se forma.

As reações químicas que levam finalmente à destruição de ozônio ocorrem em uma fina camada aquosa presente na superfície dos cristais de gelo de NEP. Em contraste, **nitrato de cloro** gasoso, $ClONO_2$, reage na superfície com moléculas de água para produzir o **ácido hipocloroso**, HOCl:

$$ClONO_2(g) + H_2O(aq) \longrightarrow HOCl(aq) + HNO_3(aq)$$

Ainda na camada aquosa, o **cloreto de hidrogênio** gasoso se dissolve e forma íons

$$HCl(g) \xrightarrow{\text{camada aquosa}} H^+(aq) + Cl^-(aq)$$

A reação entre as duas formas de cloro dissolvido produz **cloro molecular**, Cl_2, que escapa para o ar circunvizinho:

$$Cl^-(aq) + HOCl(aq) \longrightarrow Cl_2(g) + OH^-(aq)$$

Esse processo está ilustrado de forma esquemática na Figura 2-4. No geral, quando as etapas são somadas, o processo corresponde à reação global

$$HCl(g) + ClONO_2(g) \longrightarrow Cl_2(g) + HNO_3(aq)$$

dado que os íons H^+ e OH^- formam novamente a água. Reações semelhantes também ocorrem, provavelmente, na superfície das partículas sólidas.

Durante os meses escuros do inverno, o cloro molecular se acumula dentro do vórtice na baixa estratosfera e, finalmente, torna-se o gás de cloro predominante. Uma vez que um pouco de luz reaparece no início da primavera da Antártida, ou a massa de ar se move para a extremidade do vórtice, onde existe um pouco de luz solar, as moléculas de Cl_2 são decompostas pela luz em cloro atômico:

$$Cl_2 + \text{luz solar} \longrightarrow 2\ Cl$$

De nodo similar, qualquer molécula gasosa de HOCl liberada da superfície dos cristais sofre decomposição fotoquímica para formar radicais hidroxila e cloro atômico:

$$HOCl + \text{luz solar} \longrightarrow OH + Cl$$

Ocorre então a destruição catalítica massiva do ozônio pelo cloro atômico.

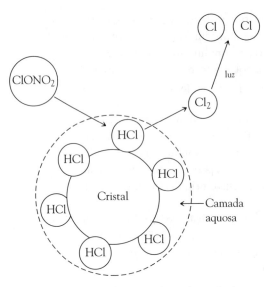

FIGURA 2-4 Esquema ilustrativo da produção de cloro molecular a partir de formas inativas de cloro na estratosfera durante o inverno e a primavera em regiões polares.

Como as temperaturas estratosféricas sobre a Antártida permanecem abaixo de −80°C mesmo no início da primavera (Figura 2-2c), os cristais persistem por meses. Qualquer Cl que seja convertido de volta a HCl pela reação com metano é, posteriormente, convertido de volta a Cl_2 no cristal e, em seguida, a Cl pela luz solar. A inativação do **monóxido de cloro**, ClO, pela conversão a $ClONO_2$ não ocorre, uma vez que todo o NO_2 necessário para essa reação está temporariamente ligado ao cristal como ácido nítrico. Os cristais maiores movem-se para baixo sob influência da gravidade até a troposfera superior, removendo dessa forma o NO_2 da baixa estratosfera sobre o Polo Sul e inibindo adicionalmente a desativação do cloro. Essa *desnitrificação* da baixa estratosfera estende a vida do buraco de ozônio da Antártida e aumenta a depleção do ozônio.

Somente quando as NEPs e o vórtice desaparecem o cloro retorna para as formas predominantemente inativas. A liberação de HNO_3 dos cristais remanescentes para a fase gasosa resulta na sua conversão a NO_2 pela ação da luz solar:

$$HNO_3 + UV \longrightarrow NO_2 + OH$$

Ainda mais importante, o ar contendo quantidades normais de NO_2 se mistura com o ar polar quando o vórtice se quebra, ao final da primavera. O dióxido de nitrogênio se combina rapidamente com o monóxido de cloro para formar o nitrato de cloro cataliticamente inativo. Consequentemente, os ciclos de destruição catalítica são fortemente interrompidos e a concentração de ozônio se recompõe até atingir seu nível normal poucas semanas após as NEPs terem desaparecido e o vórtice ter cessado, como ilustrado na Figura 2-2. Assim, o buraco de ozônio se fecha por mais um ano, apesar de os níveis de ozônio, hoje em dia, nunca retornarem totalmente aos níveis naturais, mesmo no outono. Contudo, antes dos níveis de ozônio crescerem de volta na primavera, algumas das massas de ar pobre em ozônio se movem para fora da Antártida e se misturam com o ar circunvizinho, baixando temporariamente as concentrações de ozônio estratosférico nas regiões geográficas adjuntas, como a Austrália, a Nova Zelândia e as regiões mais ao sul da América do Sul.

Reações que geram o buraco de ozônio

Na baixa estratosfera – a região onde as NEPs se formam e o cloro é ativado – a concentração de átomos livres de oxigênio é pequena; poucos átomos são produzidos neste local devido à escassez de luz UV-C, necessária para dissociar o O_2.

Além disso, qualquer átomo de oxigênio atômico produzido dessa maneira colide imediatamente com moléculas abundantes de O_2 para formar O_3. Dessa forma, os mecanismos de destruição do ozônio baseados na reação $O_3 + O \longrightarrow 2O_2$, mesmo quando catalisados, não são importantes aqui.

Preferivelmente, a maior parte da destruição do ozônio no buraco ocorre pelo processo chamado de Mecanismo II (ver Capítulo 1), com ambos, X e X', sendo o cloro atômico e a reação global sendo $2O_3 \longrightarrow 3\ O_2$. Assim, a sequência começa com a reação do cloro com o ozônio:

Etapa 1: $\quad Cl + O_3 \longrightarrow ClO + O_2$

Na Figura 2-5 as concentrações experimentais de ClO e O_3 estão relacionadas com a latitude, para parte do Hemisfério Sul, durante a primavera de 1987. Como já referido, as duas espécies exibem tendências opostas, i.e., elas mantêm uma anticorrelação muito estreita. A uma distância longe suficiente do Polo Sul (que está a 90°S), a concentração de O_3 é relativamente alta e a do ClO baixa, uma vez que o cloro está presente principalmente nas formas inativas. No entanto, à medida que nos deslocamos para mais perto do Polo Sul e entramos na região do vórtice, a concentração de ClO torna-se repentinamente alta e simultaneamente a de O_3 decai pronunciadamente (Figura 2-5): a maioria do cloro foi ativada e a maior parte do ozônio foi consequentemente destruída. A latitude na qual ambas as concentrações mudam bruscamente marca o início do buraco de ozônio, o qual continua ao longo da região sobre o Polo Sul. A anticorrelação das concentrações de ozônio e ClO, mostrada na Figura 2-5, foi considerada pelos pesquisadores como sendo a "a arma de fogo", provando que os compostos antropogênicos contendo cloro, tais como os CFCs emitidos para a atmosfera, foram de fato a causa da formação do buraco de ozônio.

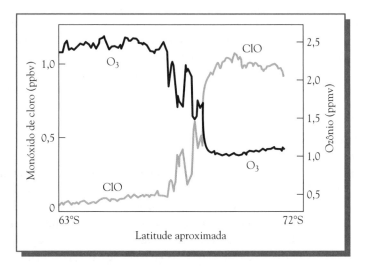

FIGURA 2-5 Concentrações de ozônio e monóxido de cloro estratosféricos em função da latitude nas proximidades do Polo Sul em 16 de setembro de 1987. [Fonte: Reimpressa com autorização de P.S. Zuer, *Chemical and Engineering News* (30 May 1988): 16. Copyright 1988 by the American Chemical Society.]

Na próxima reação da sequência, dois radicais livres de ClO, produzidos em dois eventos separados da etapa 1, combinam-se temporariamente para formar um dímero não-radical, o *peróxido de dicloro*, ClOOCl (ou Cl_2O_2):

Etapa 2a: $2\ ClO \longrightarrow Cl-O-O-Cl$

A velocidade dessa reação se torna importante para a perda de ozônio nessas condições, porque a concentração de monóxido de cloro aumenta abruptamente devido à ativação do cloro. Uma vez que a intensidade da luz solar tenha aumentado até uma quantidade apreciável na primavera da Antártida, a molécula de peróxido de dicloro, ClOOCl, absorve UV e libera um átomo de cloro. O radical livre resultante, ClOO, é instável, e se decompõe (em aproximadamente um dia), liberando o outro átomo de cloro:

Etapa 2b: $ClOOCl + UV\ luz \longrightarrow ClOO + Cl$

Etapa 2c: $ClOO \longrightarrow O_2 + Cl$

Somando as etapas 2a, 2b e 2c, vemos que o resultado global é a conversão de duas moléculas de ClO a cloro atômico por meio da intermediação do dímero ClOOCl, que corresponde ao segundo estágio do Mecanismo II:

$$2\ ClO \longrightarrow [ClOOCl] \xrightarrow{luz} 2\ Cl + O_2$$

Por esses processos, o ClO retorna à forma de cloro, Cl, que é destrutiva do ozônio. Se adicionarmos essa reação a duas vezes a etapa 1 (o fator de 2 requerido para produzir as duas espécies intermediárias de ClO necessárias na reação 2a de tal forma que nenhuma permaneça na equação global), obtemos a reação global

$$2\ O_3 \longrightarrow 3\ O_2$$

Assim, existe um ciclo completo de destruição catalítica do ozônio na baixa estratosfera sob estas condições climáticas especiais, ou seja, quando um vórtice está presente. O ciclo requer também temperaturas muito frias, dado que em condições mais aquecidas, o dímero ClOOCl é instável e retorna às duas moléculas de ClO anteriores antes de sofrer fotólise, interrompendo, assim, qualquer destruição de ozônio. Antes que uma quantidade apreciável de luz solar se torne disponível no início da primavera, a maioria do cloro existe como ClO e Cl_2O_2, uma vez que a etapa 2b requer níveis nitidamente intensos de luz. Tal atmosfera é considerada primordial para a destruição do ozônio.

Cerca de três quartos da destruição de ozônio no buraco de ozônio na Antártida ocorre pelo mecanismo descrito acima, no qual o cloro é o único catalisador. Esse ciclo de destruição de ozônio contribui grandemente para a criação do buraco de ozônio. Cada cloro destrói cerca de 50 moléculas de ozônio por dia durante a primavera. A etapa lenta no mecanismo é a etapa 2a, que é a combinação de duas moléculas de ClO. Como a lei de velocidade para a etapa 2a é de segunda ordem em relação à concentração de ClO (i.e., sua velocidade é proporcional ao quadrado da concentração), ela procede a uma velocidade substancial; consequentemente a destruição de ozônio é significativa somente quando a concentração de ClO é alta. O súbito aparecimento do buraco de ozônio é consistente com a dependência quadrática, em vez de linear, da destruição de ozônio na concentração de cloro pelo mecanismo de Cl_2O_2. Esperemos que não haja muitos outros problemas ambientais cujos efeitos apresentarão um comportamento não linear e que nos surpreenda de maneira similar!

PROBLEMA 2-1

Uma rota secundária para a destruição de ozônio no buraco de ozônio envolve o Mecanismo II com o bromo como catalisador X' e o cloro como X (ou vice-versa). As moléculas de radicais livres de ClO e BrO produzidas nesse processo colidem entre si e rearranjam seus átomos para finalmente fornecerem O_2 e cloro e bromo atômicos. Escreva o mecanismo para este processo e some as etapas para determinar a reação global.

PROBLEMA 2-2

Suponha que a concentração de cloro continue a aumentar na estratosfera, mas que o aumento do bromo não ocorra proporcionalmente. O mecanismo dominante envolvendo o peróxido de dicloro, ou o mecanismo "cloro mais bromo" do Problema 2-1 se tornará relativamente mais ou menos importante como destruidor de ozônio na primavera da Antártida?

PROBLEMA 2-3

Por que o mecanismo que envolve peróxido de dicloro é de importância desprezível na destruição de ozônio, comparado com aquele que procede a partir de ClO + O, nas camadas superiores da estratosfera?

Na baixa estratosfera sobre a Antártida, uma velocidade de destruição de ozônio de cerca de 2% ao dia ocorre a cada setembro, devido aos efeitos combinados de várias sequências de reações catalíticas. Como resultado, no início de outubro quase todo o ozônio está extinto entre as altitudes de 15 a 20 km, justamente na região do Polo Sul em que sua concentração é normalmente a mais alta. Esse resultado está ilustrado na Figura 2-6, que mostra a pressão parcial de ozônio medida, em função da altitude, sobre a Antártida, em meados dos anos anteriores à formação do buraco de ozônio (linha escura) e em 2001 (linha verde). Observe que a depleção de 13 a 19 km foi mais completa em 2001 do que na média dos anos anteriores (curva pontilhada).

Resumindo, as condições climáticas especiais do vórtice sobre a Antártida no inverno causam a desnitrificação e resultam na conversão de cloro inativo a Cl_2 e HOCl. Esses dois compostos produzem cloro atômico com o aparecimento da

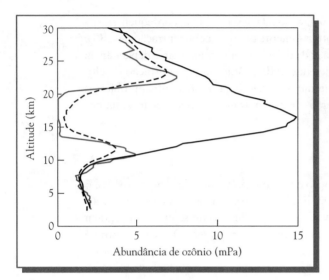

FIGURA 2-6 Distribuição vertical típica de ozônio sobre a Antártida, em meados da primavera (outubro) em 1962-1971 (curva preta, antes do início do buraco de ozônio), no período de 1991-2001 (curva pontilhada), e em 2001 (curva verde). Pressão parcial de ozônio está em milipascal. [Fonte: Redesenhado a partir de WMO/UNEP Scientific Assessment of Ozone Depletion 2006, Figure Q11-3]

luz solar. Os átomos de cloro destoem eficientemente o ozônio via Mecanismo II. Quando o vórtice desaparece, no final da primavera, somem também as partículas de gelo nas quais a ativação dos compostos de cloro ocorria, o cloro retorna à sua forma inativa, e o buraco se fecha.

O tamanho do buraco de ozônio Antártico

Considerando que (como será explicado mais adiante) a concentração de cloro na estratosfera continuou a aumentar até o final do século XX, a extensão da depleção de ozônio na Antártida aumentou desde o início dos anos 80 até o final dos anos 90. Existem várias medidas relevantes da extensão dessa depleção.

- Uma medida é a *área superficial* coberta por uma concentração baixa de ozônio; a Figura 2-1a mostra a área que se encontra dentro da linha de contorno de 220-UD para o período entre meados de setembro e meados de outubro em função do ano. Essa área aumentou rapidamente e de maneira aproximadamente linear durante os anos 80; o tamanho do buraco nos anos de depleção máxima (1998, 2006) é de alguma forma maior que nos anos 80, embora alguns buracos menores tenham aparecido em alguns anos recentes.

- De modo similar, a diminuição abrupta na *quantidade mínima* de ozônio estratosférico na primavera, que ocorreu entre 1978 até o final dos anos 80, foi substituída por um declínio mais lento, que agora pode ter cessado (ver Figura 2-1b).

- A *duração média* em que a depleção de ozônio ocorre também tem aumentado nos últimos anos. Uma redução parcial nos níveis de ozônio é observada hoje tanto em meados do inverno (pelo menos nas porções mais extremas do continente onde existe alguma luz solar naquele momento) quanto no verão e na primavera. De fato, alguma persistência da depleção de um ano para o outro pode ser observada.

- A *região vertical* sobre a qual ocorre a depleção quase total de ozônio 12-22 km, não tem aumentado desde meados dos anos 90.

Uma revisão dos possíveis sinais de recuperação da camada de ozônio, publicada em 2006, apontou que as variações naturais, tais como o ciclo solar e as temperaturas polares, podem mascarar qualquer tendência de recuperação do buraco de ozônio estratosférico na magnitude esperada nos dias atuais e nas próximas décadas.

As várias reações que levam à destruição catalítica de ozônio pelo cloro atômico, por vários mecanismos, estão resumidas na Figura 2-7.

Destruição do ozônio estratosférico sobre a região ártica

Considerando a similaridade no clima, pode ser surpreendente que um buraco de ozônio sobre o Ártico não tenha começado a se formar ao mesmo tempo que o da Antártida. Episódios de depleção parcial do ozônio sobre a região ártica na primavera têm ocorrido várias vezes desde meados dos anos 90. O fenômeno é menos severo que na Antártida porque a temperatura na estratosfera sobre o Ártico não cai tanto e nem por tanto tempo e a circulação do ar nas áreas circundantes não fica tão limitada. O fluxo de ar troposférico sobre as regiões montanhosas de média latitude (Himalaia, Montanhas Rochosas) no Hemisfério Norte criam ondas de ar

Etapa de destruição do ozônio

$$O_3 + Cl \longrightarrow O_2 + ClO$$

Reconstituição do cloro atômico

Média estratosfera

$$ClO + O \longrightarrow Cl + O_2$$

Buraco de ozônio/baixa estratosfera

$$2\ ClO \longrightarrow ClOOCl$$
$$ClOOCl + UV \longrightarrow ClOO + Cl$$
$$ClOO \longrightarrow Cl + O_2$$

Inativação do cloro

$$Cl + CH_4 \longrightarrow HCl + CH_3$$
$$ClO + NO_2 \longrightarrow ClONO_2$$

Ativação do cloro na superfície das partículas

$$HCl(g) \xrightarrow{H_2O} H^+(aq) + Cl^-(aq)$$
$$H_2O(aq) + ClONO_2(g) \longrightarrow HOCl(aq) + HNO_3(aq)$$
$$Cl^-(aq) + HOCl(aq) \longrightarrow Cl_2(g) + OH^-(aq)$$
$$Cl_2(g) + \text{luz solar} \longrightarrow 2\ Cl(g)$$
$$H^+(aq) + OH^-(aq) \longrightarrow H_2O(aq)$$

FIGURA 2-7 Resumo dos principais ciclos de reações de destruição de ozônio operando no buraco de ozônio da Antártida.

que podem se misturar com o ar polar, aquecendo a estratosfera do Ártico. Uma vez que o ar, em geral, não é tão frio, as nuvens estratosféricas polares se formam menos frequentemente sobre o Ártico do que sobre a Antártida e não duram o mesmo tempo. No passado, somente pequenos cristais eram formados; esses não são grandes o suficiente para cair da estratosfera e, consequentemente, desnitrificá-la. No entanto, durante a longa noite polar, nitrato de cloro e cloreto de hidrogênio reagem na superfície de pequenas partículas para produzir cloro molecular, que então se dissocia para formar cloro atômico, o qual reagindo com a molécula de ozônio se torna monóxido de cloro, como ilustrado na Figura 2-8. Note que, embora HCl seja convertido completamente em NEPs, o $ClONO_2$, que está presente em excesso, não é completamente eliminado na atmosfera sobre o Polo Norte. Uma vez que as NEPs desaparecem com o aumento da temperatura do ar, o nitrato de cloro inicialmente predomina, uma vez que se forma rapidamente a partir de ClO e dióxido de nitrogênio. A reação do cloro atômico com o metano é um processo lento, e como consequência, a concentração de HCl demora a aumentar.

Antes de meados dos anos 90, o vórtice contendo a massa de ar fria sobre o Ártico se quebrava ao final do inverno; portanto, o ar contendo NO_2 se misturava com o ar do vórtice antes do retorno de uma maior quantidade de luz solar à região polar, na primavera. Dado que a temperatura do ar estratosférico usualmente eleva-se acima dos $-80°C$ no começo de março, o ácido nítrico nas partículas era

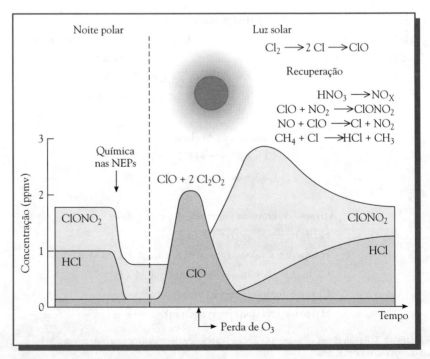

FIGURA 2-8 Evolução da química do cloro estratosférico sobre o Ártico em função do tempo durante o inverno e a primavera. [Fonte: redesenhado de C. R. Webster et al., *Science* 261 (1993): 1130.]

convertido de volta a dióxido de nitrogênio gasoso antes da luz solar intensa da primavera governar o mecanismo envolvendo Cl_2O_2. Em decorrência do aumento do NO_2 a partir dessas fontes, o cloro ativo era, em sua maioria, transformado de volta a $ClONO_2$, antes que pudesse destruir muito ozônio (Figura 2-8). Assim, a extensão total da destruição de ozônio sobre a área do Ártico era muito menor do que sobre a Antártida no passado.

Infelizmente, observaram-se maus sinais nas décadas recentes de que as condições na época da primavera sobre o Ártico estavam mudando para pior. Como resultado que a depleção de ozônio neste local acelerou na baixa estratosfera. O vórtice do Ártico no inverno e na primavera de 1995-1996 foi excepcionalmente frio e persistente, resultando em perdas significativas de ozônio catalisadas por cloro até a metade de abril. Partículas grandes, contendo ácido nítrico, foram formadas persistindo por tempo suficiente para caírem da estratosfera, desnitrificando, assim, certas regiões. Além disso, muitas vezes vórtex Ártico tem forma irregular, o que significa que existem ocasiões frequentes em que um "braço" dele passa sobre uma área ensolarada no final do inverno (antes do corpo do vortex ser iluminado); a depleção temporária do ozônio ocorre dentro desses braços. Por exemplo, uma porção do vórtice passou pela Grã-Bretanha durante o mês de março 1996, produzindo recordes mínimos de 195 UD no norte da Escócia.

No entanto, a extensão da perda de ozônio durante o período de inverno-primavera nas regiões do Ártico tem sido muito inconsistente, com quase nenhuma depleção nos invernos mais recentes, porém uma depleção significativa em outros, como indicado na Figura 2-9. A quantidade de perda de ozônio se correlaciona linearmente com as áreas associadas com as nuvens estratosféricas polares (Figura 2-9). Tanto a máxima extensão de depleção de ozônio quanto a máxima área de vortex parecem estar crescendo com o tempo, embora esses extremos tenham sido alcançados em poucos anos, quando o vortex de ar frio sobre o Ártico permanece estável até o final do inverno e início da primavera. A maior depleção sobre o Ártico observada até o momento, aproximadamente 135 UD, ocorreu no inverno muito frio de 2004-2005; em 2005-2006 foi consideravelmente menor, uma vez que as temperaturas não foram tão baixas.

Por razões que serão explicadas no Capítulo 6, ambos, a depleção de ozônio e o aumento dos níveis de dióxido de carbono, esfriam a estratosfera, e levarão a uma depleção ainda maior se o resfriamento ocorrer na primavera, e estendendo, assim, o período de permanência das NEPs. Alguns cientistas preveem que a recuperação da depleção de ozônio será mais lenta no Ártico que na Antártida, por causa dos efeitos de resfriamento do CO_2 e O_3. Os cientistas ainda não sabem se o súbito resfriamento no inverno de 2004-2005, que produziu a depleção recorde de ozônio, deveu-se, principalmente, aos efeitos do aumento do CO_2.

Como a magnitude de depleção do ozônio sobre o Ártico em alguns invernos recentes foi quase a mesma observada no Polo Sul no início da década de 80, alguns cientistas atmosféricos dizem que um buraco de ozônio tem se formado durante os últimos anos sobre o Ártico. Uma vez que a depleção do ozônio estratosférico nunca é 100% completa, a definição de que essas condições constituem um buraco é, de certa forma, arbitrária.

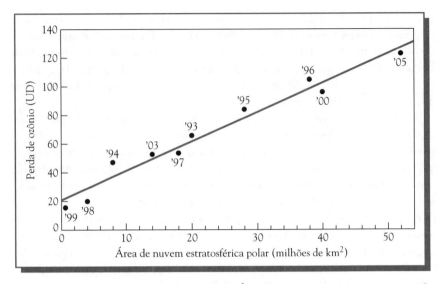

FIGURA 2-9 Perda de ozônio estratosférico sobre o Ártico *versus* o tamanho da nuvem estratosférica polar nos anos recentes. [Fonte: A partir de M. Rex et al., "Arctic Winter 2005: Implications for Stratospheric Ozone Loss and Climate Chage", *Geophysical Research Letters* 31 (2006): L04116.]

A química fundamental da perda de ozônio estratosférico em médias latitudes está apresentada no Quadro 2-1. Uma visão sistemática das várias reações químicas atmosféricas, apresentadas neste capítulo, está incluída no Capítulo 5, após as reações correspondentes na troposfera terem sido expostas.

Aumento do UV à superfície

Experimentalmente, a quantidade de UV-B da luz solar (ver Capítulo 1) que atinge a superfície terrestre aumenta por um fator de 3 a 6 vezes na Antártida durante a primeira parte da primavera, por causa do aparecimento do buraco de ozônio. Biologicamente, as doses mais perigosas de UV sob as condições do buraco ocorrem no final da primavera (novembro e dezembro), quando o Sol está mais alto no céu, comparado aos meses anteriores, e valores baixos de ozônio estratosférico ainda prevalecem. Níveis anormalmente altos de UV também foram detectados no sul da Argentina quando o ar estratosférico contendo pouco ozônio vindo da Antártida atravessou aquela região.

Aumentos na intensidade dos níveis de UV-B na superfície terrestre também têm sido quantificados nos meses de primavera nas regiões de média latitude na América do Norte, Europa e Nova Zelândia. Cálculos indicam que a extensão no aumento do UV ocorrida desde a década de 80 sobre as regiões de média e alta latitudes varia de 6 a 14%. A evidência experimental mais conclusiva vem da Nova Zelândia, onde o aumento de UV-B por um período maior durante o verão mas, como esperado, não em UV-A, chegou a 12% em 1998-1999. A situação sobre as médias latitudes é mais complicada porque parte do UV-B é absorvido pelo ozônio da superfície terrestre produzido pela poluição (como expli-

| QUADRO 2-1 | A química da destruição do ozônio estratosférico em médias latitudes |

Como já destacado, houve um decréscimo mundial de vários pontos percentuais na concentração do ozônio no estado estacionário na estratosfera sobre as áreas não polares durante a década de 80, e uma grande diminuição adicional a curto prazo, entre 1992 e 1994. A extensão da depleção reproduz de maneira fiel a concentração total de ozônio para cada mês; a maior depleção ocorreu no período março – abril e a menor, no início do outono.

Os cientistas tiveram um trabalho muito mais difícil buscando a origem da depleção do ozônio em médias latitudes do que sobre as regiões polares. Como na Antártida, quase toda a perda de ozônio nas regiões não polares ocorre na baixa estratosfera. Alguns cientistas têm especulado que as reações que levam à destruição de ozônio ocorrem não somente nos cristais de gelo, mas também na superfície de outras partículas presentes na baixa estratosfera. Eles sugerem que as reações possam ocorrer nas gotículas frias de líquido que compostas principalmente, de ácido sulfúrico, que ocorre naturalmente na baixa estratosfera em todas latitudes. As gotículas líquidas precisam ser frias o suficiente para que elas absorvam quantidades significativas de HCl gasoso, ou a reação não ocorrerá. Sempre há uma pequena quantidade residual do ácido, devido à oxidação do gás de ocorrência natural *sulfeto de carbonila*, COS, que sobrevive por tempo suficiente para alcançar a estratosfera. No entanto, a fonte dominante, embora flutuante, de H_2SO_4 a essas altitudes é a injeção direta na estratosfera do gás dióxido de enxofre emitido por vulcões, seguido pela sua oxidação ao ácido. De fato, observou-se uma diminuição acentuada do ozônio entre 1992-1993, após a massiva erupção vulcânica do Monte Pinatubo nas Filipinas, em junho de 1991, e uma depleção significativa do ozônio foi observada por vários anos após a erupção do El Chichon, no México, em 1982. Observe a queda significativamente mais baixa que as tendências comuns no nível de ozônio – em ambos os períodos houve um aumento temporário na concentração de gotas de ácido sulfúrico na baixa estratosfera.

A outra reação relevante que ocorre na superfície das gotículas de ácido sulfúrico resulta em uma desnitrificação parcial do ar estratosférico. Nas etapas da sequência que ocorrem em fase gasosa, o próprio ozônio converte uma certa quantidade de dióxido de nitrogênio, NO_2, a trióxido de nitrogênio, NO_3, que se combina a seguir com outras moléculas de NO_2 para formar o pentóxido de dinitrogênio, N_2O_5:

$$NO_2 + O_3 \longrightarrow NO_3 + O_2$$

$$NO_2 + NO_3 \longrightarrow N_2O_5$$

Esses processos em fase gasosa normalmente são reversíveis e não removem muito NO_2 do ar, mas na presença de grandes quantidades de gotículas líquidas, ocorre em seu lugar a conversão de N_2O_5 a ácido nítrico:

$$N_2O_5 + H_2O(\text{gotículas}) \xrightarrow[\text{gotículas}]{H_2SO_4} 2\ HNO_3$$

Por meio deste mecanismo, a maior parte do NO_2 que normalmente estaria disponível para fixar o monóxido de cloro como nitrato, $ClONO_2$, torna-se não disponível para essa finalidade; por isso, uma proporção maior de átomos de cloro ocorre na forma cataliticamente ativa, destruindo o ozônio. Deve ser entendido, no entanto, que mesmo na ausência de partículas, parte do NO_2 é convertido a ácido nítrico como resultado da sua reação com o radical hidroxila. O ácido nítrico sofre, por fim, decomposição fotoquímica durante os períodos com luz para reverter essa reação e produzir espécies

(continua)

> **QUADRO 2-1** — **A química da destruição do ozônio estratosférico em médias latitudes** *(continuação)*
>
> que são cataliticamente ativas na destruição de ozônio.
>
> Na baixa estratosfera de regiões de média latitude as reações de destruição catalítica do ozônio mais importantes envolvendo halogênios empregam o Mecanismo II, com o X sendo o cloro ou bromo atômico e X' sendo o radical hidroxila:
>
> $$Cl + O_3 \longrightarrow ClO + O_2$$
> $$OH + O_3 \longrightarrow HOO + O_2$$
> $$ClO + HOO \longrightarrow HOCl + O_2$$
> $$HOCl \xrightarrow{\text{luz solar}} OH + Cl$$
>
> e analogamente para o caso onde o bromo substitui o cloro. A sequência de reações envolvendo a colisão do ClO com BrO discutidas para o buraco de ozônio na Antártida também é valida neste caso.
>
> **PROBLEMA 1**
> Deduza a equação da reação global para a sequência mostrada acima.
>
> Esse mecanismo explica por que, na baixa estratosfera atual, contendo elevadas concentrações de cloro, as grandes erupções vulcânicas podem diminuir por alguns anos o ozônio estratosférico em médias latitudes, mas não considera a tendência global de diminuição de ozônio nos anos 80. Parte dessa diminuição ocorre provavelmente devido ao mecanismo que se baseia na existência de quantidades residuais de partículas de ácido sulfúrico na baixa estratosfera; sua magnitude teria aumentado continuamente durante esse período, dado que os níveis de cloro aumentaram continuamente. O aumento combinado de cloro e bromo resultou em um declínio de cerca de 4% nos níveis de ozônio em médias latitudes no período 1979-1995. No entanto, acredita-se que grande parte do declínio gradual sobre as médias latitudes decorra de outros fatores, como a diluição do ar polar pobre em ozônio na primavera e seu transporte para fora das regiões polares, variações no ciclo solar e mudanças de ambos os padrões, tanto naturais quanto antropogênicos, de transporte atmosférico e temperaturas.

cado no Capítulo 3), mascarando, assim, qualquer mudança no UV-B decorrente da pequena depleção do ozônio estratosférico, e também porque a obtenção de dados acerca do UV que atinge a superfície da Terra teve início somente na década de 90.

Os compostos químicos que causam a destruição do ozônio

O aumento nos níveis de bromo e cloro estratosféricos que ocorreu na última metade do século XX resultou, principalmente, da emissão para a atmosfera de compostos orgânicos contendo cloro e bromo que são **antropogênicos**, isto é, eles são produzidos pelo homem. Essas contribuições antropogênicas para os níveis de halogênio estratosférico mascaram completamente a emissão natural. Nesta seção, vamos investigar:

- por que os níveis de cloro e bromo aumentaram por causa da emissão, para o ar, de compostos contendo certas características;
- como acordos internacionais para o controle dessas substâncias foram colocados em prática;
- a estratégia de formulação de compostos substitutos dos halogenados originais e as dificuldades práticas e controvérsias sobre a eliminação do uso do brometo de metila; e
- como dois processos práticos para produção de compostos desenvolvidos pela química verde para substituir substâncias químicas hoje banidas podem ser empregados.

Os compostos contendo cloro e bromo que aumentam os níveis de halogênio na estratosfera são aqueles que não possuem **sumidouro** – i.e., um processo natural de remoção tal como a dissolução na chuva ou oxidação pelos gases atmosféricos – na troposfera. Após alguns anos "passeando" na troposfera, eles começam a se difundir para a estratosfera, onde sofrem decomposição fotoquímica pelo UV-C da luz solar no futuro, liberando dessa forma os seus átomos de halogênio.

A variação na concentração total de átomos de cloro e bromo na estratosfera, expressa como o equivalente de cloro em termos do poder de destruição do ozônio, medida durante os últimos vinte e cinco anos e projetada até meados do século XXI, está ilustrada pela curva superior na Figura 2-10. O pico de máxima concentração de cloro equivalente, de cerca de 3,8 ppbv ocorreu no final da década de 90 e foi quase quatro vezes maior que os níveis "naturais" em decorrência dos níveis de cloreto de metila e brometo de metila emitidos pelos oceanos. O buraco de ozônio da Antártida apareceu pela primeira vez quando a concentração de cloro atingiu cerca de 2 ppbv (linha horizontal pontilhada).

A decomposição de CFC aumenta o cloro atmosférico

Como fica claro por meio da análise da Figura 2-10, o aumento recente do cloro estratosférico é atribuído, principalmente, ao uso e emissão de **clorofluorcarbonetos** – compostos contendo somente cloro, flúor e carbono, comumente chamados de **CFCs**. Na década de 80, cerca de um milhão de toneladas métricas de CFC foram emitidas anualmente para a atmosfera. Esses compostos são atóxicos, não inflamáveis, não reativos e possuem propriedades úteis de condensação (adequadas para uso como refrigeradores, por exemplo); por causa dessas características favoráveis, encontrou-se uma variedade de usos para eles. Grandes volumes de inúmeros CFCs foram produzidos comercialmente e empregados em todo o mundo de meados até o final do século passado. A maior parte das quantias produzidas acaba vazando dos locais originalmente instalados e entra para a atmosfera como gás.

Os CFCs não possuem sumidouro na troposfera. Dessa forma, todas as suas moléculas atingem a estratosfera. Ao contrário do que se esperaria, o transporte vertical na atmosfera não é afetado pelo fato das massas dessas moléculas serem maiores que a massa molar média de nitrogênio e oxigênio presentes no ar, porque

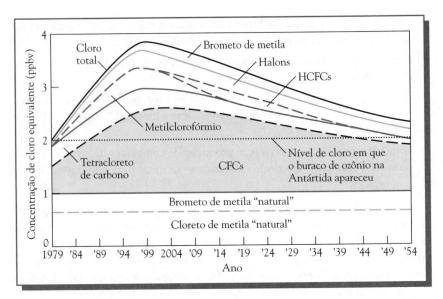

FIGURA 2-10 Concentrações de cloro estratosférico reais e previstas *versus* tempo, mostrando as contribuições de vários gases. Note que os efeitos na depleção de ozônio de átomos de bromo, em halons e brometo de metila, foram convertidos em seus equivalentes em cloro. [Fonte: DuPont.]

a força diferencial da gravidade é muito menor que as forças associadas às colisões constantes de outras moléculas, que tornam aleatórias as direções até mesmo de moléculas pesadas.

As moléculas de CFC eventualmente migram para a estratosfera média e alta, onde existe suficiente UV-C não filtrado da luz solar para decompô-las fotoquimicamente, liberando, assim, átomos de cloro. Os CFCs não absorvem luz solar com comprimento de onda maior que 290 nm e geralmente requerem comprimentos de onda de 220 nm, ou menores, para a fotólise. Os CFCs devem atingir a média estratosfera antes de se decompor, uma vez que o UV-C não penetra a baixas altitudes. Pelo fato do movimento vertical na estratosfera ser lento, seus tempos de vida na atmosfera são longos. É por causa desse longo tempo de vida que as concentrações de cloro na Figura 2-10 decai tão lentamente com o tempo.

PROBLEMA 2-4

Reações do tipo

$$OH + CF_2Cl_2 \longrightarrow HOF + CFCl_2$$

constituem um possível sumidouro troposférico para os CFCs. Você pode explicar por que elas não ocorrem, uma vez que as ligações C—F são muito mais fortes que as ligações O—F?

Outras substâncias contendo cloro depletivas de ozônio

Outro composto do tipo carbono-cloro largamente utilizado e com deficiência de sumidouro troposférico – embora uma parte possa acabar dissolvida nas águas oceânicas – é o **tetracloreto de carbono**, CCl_4, que também é fotoquimicamente decomposto na estratosfera. Como os CFCs, ele é classificado como uma **substância depletiva de ozônio** (SDO). Comercialmente, o tetracloreto de carbono foi usado como solvente e como intermediário na fabricação de vários CFCs; durante a produção, parte do CCl_4 foi perdida para a atmosfera. Seu uso como solvente para limpeza a seco foi interrompido há algumas décadas na maioria dos países desenvolvidos, mas continuou sendo utilizado até recentemente em muitos outros países. Por causa do tempo de vida relativamente longo na atmosfera (26 anos), ele continuará a ter uma contribuição significativa no cloro estratosférico por mais algumas décadas (ver Figura 2-10).

O **metilclorofórmio**, CH_3-CCl_3, ou *1,1,1-tricloroetano*, foi produzido e empregado em grandes quantidades na limpeza de metais, de tal forma que grande parte foi liberada para a atmosfera. Embora cerca da metade seja removida da troposfera por reações com o radical hidroxila, o restante sobrevive tempo suficiente para migrar à estratosfera. Neste caso, o tempo de vida médio é de somente cinco anos e sua produção tem sido majoritariamente descontinuada; assim, sua concentração na atmosfera tem diminuído rapidamente desde a década de 90. De acordo com a Figura 2-10, a contribuição do metilclorofórmio foi substancial na década de 90, mas em 2010 se tornará insignificante.

 Química Verde: A substituição dos CFCs e hidrocarbonetos empregados com dióxido de carbono como agentes de sopro na produção de espumas de poliestireno

Poliestireno é um polímero usado para produzir vários itens de uso diário. Esse polímero varia, em sua aparência, de um plástico rígido e sólido, a espuma de poliestireno. O plástico de poliestireno rígido é usado em talheres descartáveis, caixas de fitas cassete, CD e DVD, e caixas em geral. A espuma de poliestireno é utilizada como isolante em isopores e residências, copos, bandejas para carnes e frangos, caixas para ovos e, em alguns países, ainda é utilizado em recipientes de *fast-food*. Mundialmente, cerca de 10 milhões de toneladas de poliestireno são produzidas a cada ano; aproximadamente metade é utilizada na produção de formas para espumas.

Para se produzir espuma de poliestireno, o polímero fundido é combinado com um gás sob pressão. Essa mistura é então extrusada em um ambiente de baixa pressão onde o gás se expande, gerando a espuma que é aproximadamente 95% gás e 5% polímero.

No passado, os CFCs foram empregados como agentes de sopro na produção de espumas plásticas rígidas, e as espumas de poliestireno não foram exceção. Quando essas espumas são esmagadas ou sofrem degradação, os CFCs são liberados para a atmosfera, podendo migrar para a estratosfera e atuar na destruição do ozônio. Hidrocarbonetos com pequena massa molar como o pentano também vêm sendo utilizados como agentes de sopro; embora esses compostos não reduzam a camada de ozônio, eles contribuem para o smog à superfície, quando são emitidos para a atmosfera, como veremos no Capítulo 3. Hidrocarbonetos de baixa massa molar também são muito inflávies e reduzem a segurança dos trabalhadores.

A procura por substitutos para os CFCs e os agentes de sopro a base de hidrocarbonetos levou a Dow Chemical Company de Midland, Michigan, a desenvolver um processo empregando 100% de dióxido de carbono como agente de sopro para as lâminas de espuma de poliestireno. Por esta descoberta a Dow foi condecorada com o Presidential Green Chemistry Chalenge Award em 1996. O **dióxido de carbono**, CO_2, não é inflamável nem destrói a camada de ozônio. Todavia, como abordado no Capítulo 6, o dióxido de carbono é um gás estufa e, portanto, contribui para o problema ambiental do aquecimento global e, assim, podemos perguntar se estaríamos trocando um problema ambiental por outro. No entanto, resíduos de dióxido de carbono de outros processos (produção natural de gás e preparo de amônia), que de outra forma seriam emitidos para a atmosfera, podem ser capturados e usados como agentes de sopro. Além disso, também veremos no Capítulo 6 que os CFCs afetam dramaticamente a camada de ozônio, são gases estufa e significantemente mais poderosos que o dióxido de carbono.

A Dow Chemical descobriu e adicionou vantagens às lâminas de espuma de poliestireno produzidas com dióxido de carbono, uma vez que elas permanecem flexíveis por um tempo maior que aquelas produzidas com CFC. Isso resulta em menos quebra durante o uso e um tempo maior de prateleira. Além disso, lâminas de espuma feitas com CFC tinham que passar por um processo de remoção dos CFCs antes de serem recicladas, enquanto que o dióxido de carbono escapa rapidamente do poliestireno, deixando a lâmina composta por 95% de ar e 5% de poliestireno após alguns poucos dias.

Substitutos dos CFCs

Compostos como os CFCs e o CCl_4 não possuem sumidouros troposféricos uma vez que não sofrem qualquer um dos processos de remoção normal; eles não são solúveis em água e, logo, não são removidos do ar pela chuva; eles não são atacados pelo radical hidroxila ou qualquer outro gás atmosférico e por isso não se decompõem; e eles não se dissociam fotoquimicamente, tanto pela luz visível quanto pela luz UV-A.

Os compostos que estão sendo implementados como substitutos diretos para os CFCs contêm, em todos os casos, átomos de hidrogênio ligados ao carbono. Consequentemente, a maioria (embora não necessariamente 100%) das moléculas será removida da troposfera por uma sequência de reações que começa com a abstração do hidrogênio pelo OH:

$$OH + H-\overset{|}{\underset{|}{C}}- \longrightarrow H_2O \text{ radical livre baseado no } C \longrightarrow \text{ finalmente } CO_2 \text{ e outros produtos}$$

Reações desse tipo são discutidas em detalhes nos Capítulo 3 e 5. Como o cloreto de metila, o brometo de metila e o metilclorofórmio contêm átomos de hidrogênio; uma fração destas moléculas é removida na troposfera antes de ter a chance de chegar à estratosfera.

Os substitutos *temporários* dos CFCs empregados na década de 90 e nos primeiros anos do século XXI contêm hidrogênio, cloro, flúor e carbono; são chamados de **HCFCs, hidroclorofluorocarbonetos**. Um exemplo importante é o CHF_2Cl, o gás denominado *HCFC-22* (ou somente *CFC-22*). Ele tem sido empregado na maioria dos condicionadores de ar domésticos e em alguns refrigeradores e congeladores, e tem encontrado algum uso nas espumas sopradas, como nas embalagens de alimentos. Uma vez que contém um átomo de hidrogênio, sendo assim removido do ar antes que possa alcançar a estratosfera, seu potencial de redução do ozônio a longo prazo é pequeno – somente 5% quando comparado ao CFC que foi substituído. Contudo, essa vantagem é contrabalançada pelo fato do HCFC-22 se decompor para liberar cloro mais rapidamente que o CFC; portanto, seu potencial *a curto prazo* para a destruição de ozônio é maior que o indicado por essa porcentagem. Porém, como a maior parte do HCFC-22 é destruída em um período de poucas décadas após sua emissão, ele não é responsável pela destruição do ozônio a *longo prazo*, tendo produzido o equivalente a um valor global de 5%. No entanto, grande parte das preocupações sobre a destruição do ozônio estratosférico centraliza-se nas próximas décadas, antes de ocorrer uma redução substancial do cloro estratosférico por causa da interrupção no uso de CFC. Observe as contribuições dos HCFCs para a curva mostrada na Figura 2-10. Eles devem ser significativos somente até cerca de 2030.

A dependência exclusiva dos HCFCs na substituição dos CFCs levaria a um aumento renovado do cloro estratosférico, porque o volume de consumo de HCFC irá presumivelmente crescer com o aumento da população mundial e do conforto. Os produtos inteiramente livres de cloro, e que, portanto, não representam perigo para o ozônio estratosférico, serão os substitutos perfeitos para os CFCs e HCFCs.

Hidrofluorocarbonetos, HFC, substâncias que contêm hidrogênio, flúor e carbono, são os principais substitutos a longo prazo para os CFCs e HCFCs. O composto $CH_2F—CF_3$, chamado de *HFC-134a*, possui um tempo de vida atmosférico de várias décadas, antes de finalmente sucumbir ao ataque pelo OH. O HFC-134a é utilizado atualmente como fluido de trabalho em refrigeradores e alguns condicionadores de ar, incluindo os dos automóveis. Todos os HFCs reagem, no final das contas, formando o **fluoreto de hidrogênio**, HF. Infelizmente, uma rota de degradação atmosférica para o HFC-134a, e também para vários HCFCs, produz o **ácido trifluoroacético**, ATFA, $CF_3—COOH$, como intermediário, que é então removido do ar pela chuva. Alguns cientistas estão preocupados com o fato de o ATFA representar um problema ambiental para as terras alagadas, já que iria se acumular nas plantas aquáticas e poderia inibir seu crescimento. No entanto, parte do ATFA presente no meio ambiente vem da degradação sob aquecimento de polímeros tais como o Teflon, e não de substitutos do CFC. Os ácidos polifluorocarboxílicos, entre os quais a forma ácida do ATFA é um exemplo, foram utilizados em alguns produtos comerciais, mas agora estão sendo banidos, como discutido no Capítulo 12.

Outra preocupação ambiental envolvendo os HFCs considera seu acúmulo no ar após sua inadvertida emissão durante o uso. Enquanto presente na troposfera, antes de serem destruídos, os HFCs contribuem para o aquecimento global pelo aumento do efeito estufa, um tópico que será discutido em detalhes no Capítulo 6. Fora da América do Norte, as indústrias utilizam o ciclopentano ou o isobutano em vez de um HFC na refrigeração. Esses hidrocarbonetos possuem um tempo de vida mais curto no ar que os HFCs. Alguns ambientalistas esperam que os países em desenvolvimento sigam a rota do hidrocarboneto em vez do HFC quando começarem a fabricar produtos que necessitem de refrigeradores. Compostos totalmente fluorados não são substitutos apropriados para os CFCs porque eles não possuem sumidouros na troposfera ou na estratosfera e, se liberados no ar, podem contribuir para o aquecimento global por um longo período de tempo.

Halons

Halons são compostos químicos contendo bromo; são livres de hidrogênio e incluem compostos como o CF_3Br e CF_2BrCl. Como não possuem sumidouros troposféricos, acabam atingindo a estratosfera, onde são decompostos fotoquimicamente, com a liberação do bromo atômico (e cloro, se presente), o qual, como já discutido, é um excelente catalisador X na destruição do ozônio. Por isso, os halons também são substâncias depletivas do ozônio. O bromo proveniente dos halons continuará representando uma fração significativa do potencial destruidor do ozônio dos catalisadores halogenados estratosféricos por décadas (Figura 2-10).

Os halons são usados em extintores de incêndio. Eles funcionam como supressores de chama pela liberação de bromo atômico, que se combina com os radicais livres presentes no fogo para formar produtos inertes e radicais livres menos reativos. Os halons liberam seus átomos de bromo mesmo a temperaturas pouco elevadas, uma vez que a ligação C—Br é relativamente fraca. Como não são tóxicos e não deixam resíduos após a evaporação, os halons são muito úteis no combate a incêndios, particularmente em locais habitados, fechados como aeronaves militares e lojas de equipamentos eletrônicos domésticos (como lojas de computadores). A substituição de outros compostos químicos pelos halons nos testes com extintores de incêndios reduziram drasticamente a emissão de halons para a atmosfera, uma vez que somente uma pequena parte das emissões são procedentes da extinção do fogo propriamente dita. Pequenos sprays de água podem ser substituídos pelos halons no combate a inúmeros incêndios.

Os átomos de flúor são liberados na estratosfera como resultado da decomposição de halons bem como de CFC, HCFC e HFC. Em princípio, os átomos de flúor poderiam destruir cataliticamente o ozônio (ver Problema 2-6). No entanto, a reação do flúor atômico com metano e outras moléculas contendo hidrogênio na estratosfera é rápida e produz HF, uma molécula muito estável.

Como a ligação H—F é mais forte que a ligação O—H, a reativação do flúor pelo ataque do radical hidroxila às moléculas de fluoreto de hidrogênio é muito endotérmica. Consequentemente, sua energia de ativação é alta e a reação é extremamente lenta à temperatura atmosférica (ver Quadro 1-2). O flúor é rápida e permanentemente desativado antes que possa destruir qualquer quantidade significativa de ozônio.

PROBLEMA 2-5

O radical livre CF_3O é produzido durante a decomposição do HCF-134a. Mostre a sequência de reações pelas quais ele pode destruir o ozônio, atuando com um catalisador X de maneira similar ao OH. (Observe que a sua vida é muito curta para destruir muito ozônio.)

PROBLEMA 2-6

(a) Escreva o conjunto de reações pelas quais o flúor atômico pode atuar como um catalisador X pelos Mecanismos I e II na destruição de ozônio. (b) Uma alternativa na segunda etapa do Mecanismo I no caso do X = F é a reação do FO com o ozônio para gerar flúor atômico e duas moléculas de oxigênio. Escreva esse mecanismo e deduza sua reação global.

Acordos internacionais que restringem SDOs

Em contraste com quase todos os outros problemas ambientais, tais como o aquecimento global (Capítulo 7), um acordo internacional para a remediação da depleção de ozônio estratosférico foi alcançado e implementado com sucesso em um tempo razoavelmente curto. O uso de CFCs em muitos produtos à base de aerossóis foi banido no final da década de 70 na América do Norte e em alguns países escandinavos. Essa decisão foi tomada com base nas previsões feitas por Sherwood Rowland e Mario Molina, químicos da University of California, Irvine, relativas ao efeito do cloro sobre a espessura da camada de ozônio. Não existiam indicações experimentais de qualquer depleção na época da previsão. Rowland e Molina, com o químico alemão Paul Crutzen, foram agraciados com o Prêmio Nobel de Química em 1995 em reconhecimento à sua pesquisa científica relacionada à depleção do ozônio.

A conscientização crescente sobre seriedade do acúmulo de cloro na atmosfera gerou acordos internacionais para gradativamente eliminar a produção mundial de CFC. O início desse processo surgiu na conferência de Montreal, Canadá, em 1987, que gerou o **Protocolo de Montreal**; esse acordo foi fortalecido por várias outras conferências que se seguiram. Como resultado desse acordo internacional, todos os produtos químicos depletivos de ozônio devem ser gradualmente eliminados em todas as nações. Toda a *produção* legal de CFC nos países desenvolvidos terminou em 1995. Os países em desenvolvimento têm permissão até 2010 para atingir a mesma meta. A Figura 2-11 mostra como as concentrações troposféricas dos dois CFCs mais empregados mundialmente têm mudado nas décadas recentes. Os níveis de CFC-11 ($CFCl_3$), com tempo de vida médio na atmosfera de cerca de 15 anos, tiveram seu pico perto de 1994; sete anos depois, sua produção e emissão começaram a declinar de forma acentuada, e têm diminuído lentamente desde então; os níveis de CFC-12 (CF_2Cl_2), que tem um tempo de vida de um pouco mais de 100 anos, não alcançaram seu pico até cerca de 2002.

A produção de tetracloreto de carbono e de metilclorofórmio está em fase de eliminação. Os países desenvolvidos concordaram em encerrar a produção de HCFC até 2030, e países em desenvolvimento até 2040, com nenhum aumento permitido após 2015.

A produção de halons foi interrompida nos países desenvolvidos em 1994, de acordo com os termos do Protocolo de Montreal. No entanto, permanece o uso de estoques existentes, como aquele resultante da emissão a partir dos extintores de incêndio. Além disso, na década de 90 a China e a Coreia – que, como países em desenvolvimento têm até 2010 para encerrar a produção – aumentaram suas produções desses compostos químicos. Por essas razões, as concentrações atmosféricas das substâncias continuam a aumentar.

O outro SDO contendo bromo é o pesticida gasoso **brometo de metila,** CH_3Br. Cientificamente não temos ainda um bom entendimento sobre o brometo de metila atmosférico. Em particular:

- Novas fontes de emissões naturais deste gás para a atmosfera continuam sendo descobertas. Consequentemente, mesmo a razão aproximada entre as emissões sintéticas e as naturais são incertas, assim como o tempo de meia-vida, estimado em cerca de 1 ano.

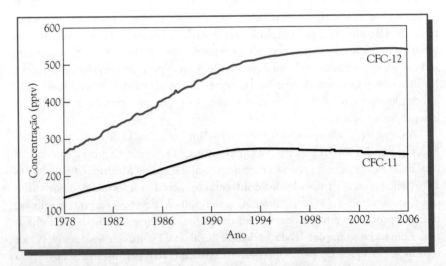

FIGURA 2-11 Concentrações troposféricas de CFC-11 e CFC-12. [Fonte: NOAA, em www.esrl.noaa.gov/gmd/aggi/].

- A concentração troposférica do gás tem mudado muito, desde 1999, em relação ao que foi previsto, em função dos níveis de produção e controle. Sua concentração ainda está em declínio, embora a uma velocidade mais lenta atualmente.

O brometo de metila foi incluído no Protocolo de Montreal durante a revisão dos tratados internacionais ocorrida em 1992. Foi acordado que os países desenvolvidos deveriam banir completamente a produção e importação de brometo de metila em 2005. Seu consumo em todos os países em desenvolvimento combinados, que somam menos da metade do usado nos Estados Unidos, deve ser congelado aos níveis de 1995-1998 em 2002, reduzido em 20% em 2005, e deve ser completamente eliminado até 2015. No entanto, o banimento de seu uso tem sofrido grande resistência por alguns fazendeiros norte-americanos, e os planos de redução têm sido adiados. Os prós e contras de implementar os controles do Protocolo de Montreal no caso dessa substância química controversa estão discutidos no Estudo de Caso *Plantações de Morango – A Proibição do Brometo de Metila* disponível no site da Bookman, www.bookman.com.br.

Como resultado direto da implementação gradual da eliminação das substâncias depletivas de ozônio, a concentração troposférica de cloro teve seu pico em 1993-1994 e declinou em aproximadamente 5% em 2000. Grande parte da queda inicial deveu-se à eliminação do metilclorofórmio, que tem um tempo de vida curto na atmosfera. As concentrações de CFCs deve demorar a diminuir porque eles foram utilizados em muitas aplicações, como em espumas e dispositivos de refrigeração que só os emitem lentamente para a atmosfera. O nível equivalente de cloro estratosférico foi previsto para ter um pico, menor que 4 ppbv, na virada do século, com um declínio gradual a partir de então (ver Figura 2-10). Observações de 2000 indicaram que o conteúdo real de cloro na estratosfera tinha alcançado seu pico, mas a abundância de bromo ainda estava aumentando. A demora no declínio do nível de cloro estratosférico é atribuído:

- ao longo tempo que as moléculas levam para alcançar a média ou alta estratosfera para, então, absorver um fóton e dissociar-se a cloro atômico;
- à demora da remoção do cloro e do bromo da estratosfera; e
- ao contínuo aporte de algum cloro ou bromo na atmosfera.

Como o ozônio é formado (e destruído) em processos naturais rápidos, seus níveis respondem muito rapidamente a uma mudança na concentração de cloro estratosférico. Então, o buraco de ozônio da Antártida provavelmente não continuará a aparecer após a metade do século XXI, i.e., uma vez que a concentração equivalente de cloro seja reduzida de volta a valores próximos de 2 ppbv (Figura 2-10). Sem o Protocolo de Montreal, aumentos catastróficos de cloro, muito maiores que o nível atual, poderiam ter ocorrido, particularmente porque o uso e a emissão de CFC para a atmosfera pelos países em desenvolvimento teriam aumentado drasticamente. Uma duplicação adicional nos níveis de cloro estratosférico teria, provavelmente, levado à formação de um buraco de ozônio substancial sobre a região do Ártico durante a primavera. E, com o aumento na depleção de ozônio, teria início um aumento catastrófico nos casos de câncer de pele.

PROBLEMA 2-7

Sabendo que suas energias de ligação C—H são menores que as do metano, você poderia explicar racionalmente porque o etano, C_2H_6, ou o propano, C_3H_8, representam uma escolha melhor que o metano para não ativar o cloro atômico na estratosfera?

PROBLEMA 2-8

Não têm sido propostos controles sobre a emissão de CH_3Cl, CH_2Cl_2 ou $CHCl_3$. O que pode ser deduzido sobre seus tempos de vida na atmosfera, comparados aos de CFCs, CCl_4 e metilclorofórmio?

Química Verde: Tecnologia Harpin – evocando as defesas da própria natureza contra doenças

No início deste capítulo, aprendemos que o brometo de metila é usado como pesticida (mais especificamente como fumegante do solo), e que parte desse encontra seu caminho para a estratosfera, onde se envolve na destruição da camada de ozônio. Uma iniciativa interessante, que oferece uma alternativa ao brometo de metila, é conhecida como *tecnologia harpin*. Essa tecnologia foi desenvolvida pelo EDEN Bioscience Corporation em Bethell, Washington, tendo sido agraciada com o prêmio *Presidential Green Chemistry Challenge Award*, em 2001.

Harpin é uma proteína bacteriana de ocorrência natural que foi isolada da bactéria *Erwinia amyloyora* na Universidade Cornell. Quando aplicada ao tronco e folhas de plantas, o harpin induz os mecanismos naturais de defesa da planta contra doenças causadas por bactérias, vírus, nematóides e fungos. A resposta hipersensível (RH) que é induzida pelo harpin é uma defesa inicial das plantas ao agente patológico invasor, que resulta na morte da célula no local da infecção. A morte das células circunvizinhas à infecção atua como uma barreira física para evitar a propagação do agente patológico. Além disso, as células mortas podem liberar compostos letais ao agente patológico.

Normalmente, as pragas desenvolvem imunidade aos pesticidas. No entanto, como o harpin não afeta diretamente a praga, é pouco provável que a imunidade a ela venha a se desenvolver. Além do uso tradicional de pesticidas no controle de plantas infestadas, recentemente, uma segunda abordagem para resolução desse problema tem sido o desenvolvimento de plantas geneticamente modificadas, cujo DNA é alterado para prover a planta de meios para defender-se de várias pragas. Embora essa abordagem seja frequentemente bem sucedida, não ocorre sem críticas, especialmente na Europa, onde plantas geneticamente modificadas encontram sérias restrições. Em contraste, o harpin não tem efeito sobre o DNA da planta: ele simplesmente ativa defesas que são próprias dela.

Os pesticidas tradicionais são geralmente produzidos pelos químicos empregando longos processos sintéticos, os quais, invariavelmente, criam grandes quantidades de efluentes, muitas vezes tóxicos. Além disso, os compostos (matéria-prima) a partir dos quais os pesticidas são produzidos são derivados do petróleo. Aproximadamente 2,7% de todo o petróleo são empregados para produzi-las assim, a produção desses compostos é, em parte, responsável pela depleção desse recurso não renovável. Em contraste, o harpin é produzido a partir de uma alteração geneticamente benigna de uma cepa de laboratório da bactéria *Escherichia coli*, pelo processo de fermentação. Após a fermentação ter se completado, as bactérias são destruídas e a proteína harpin é extraída. A maior parte dos resíduos é biodegradável. Assim, a produção de harpin gera somente efluentes biodegradáveis e não tóxicos e não depende do petróleo.

O harpin tem toxicidade muito baixa. Além disso, é aplicado em níveis de 0,005 – 0,15 kg/ha, o que representa uma redução nas quantidades aplicadas de aproximadamente 70% em relação a pesticidas tradicionais. Ele é rapidamente decomposto pela luz UV e microorganismos, o que é responsável em parte pela ausência de contaminação e acúmulo no solo, água e biota, e por não deixar resíduos em alimentos.

Outros benefícios adicionais do harpin: ele age como um estimulador no crescimento das plantas; e ajuda na fotossíntese e na absorção de nutrientes, resultando em aumento de biomassa, floração antecipada e aumento na produção de frutos. O harpin é vendido na forma de solução a 3% em produtos chamados de *Messenger*.

Questões de revisão

1. O que é uma unidade Dobson? Como é usada em relação aos níveis de ozônio atmosférico?

2. Se a concentração de ozônio em um dado ponto acima da superfície da Terra é de 250 UD, qual é a espessura equivalente em milímetros de ozônio puro a 1,0 atm de pressão?

3. Descreva o processo pelo qual o cloro torna-se ativado, no fenômeno do buraco de ozônio na Antártida.

4. Quais são as etapas no Mecanismo II pelas quais o cloro atômico destrói o ozônio na primavera sobre a Antártida?

5. Explique por que ainda não foram observados buracos de ozônio completos sobre o Ártico.

6. Quais são os dois efeitos sobre a saúde humana que os cientistas acreditam serão resultantes da depleção de ozônio?

7. Defina o que se entende por sumidouro estratosférico.

8. Explique o que são HCFCs e descreva quais os tipos de reações que representam um sumidouro estratosférico para eles. Sua destruição na troposfera é 100% completa? Por que os HCFCs não são considerados substitutos apropriados dos CFCs a longo prazo?

9. Quais tipos de produtos químicos são propostos como substitutos dos CFCs a longo prazo?

10. Quimicamente, o que são halons? Qual foi seu uso principal?

11. Quais gases estão sendo eliminados gradualmente em cumprimento aos acordos do Protocolo de Montreal?

Questões sobre Química Verde

Veja as discussões das áreas de foco e os princípios da Química Verde na Introdução antes de tentar resolver estas questões.

1. O desenvolvimento do dióxido de carbono como agente de sopro para espumas de poliestireno ganhou o prêmio Presidential Green Chemistry Challenge.

(a) Em qual das três áreas de foco dessas premiações melhor se enquadra este trabalho?

(b) Liste dois dos 12 princípios da Química Verde que são abordados no caso do processo do dióxido de carbono.

2. Que vantagem ambiental o uso do dióxido de carbono como agente de sopro tem sobre o uso de CFCs e hidrocarbonetos?

3. O dióxido de carbono utilizado como agente de sopro contribui para o aquecimento global?

4. O desenvolvimento de harpin ganhou o prêmio *Presidential Green Chemistry Challenge*.

(a) Em qual das três áreas de foco dessas premiações melhor se enquadra este trabalho?

(b) Liste quatro dos 12 princípios da Química Verde que são abordados no caso da Química Verde do uso do harpin.

5. Por que existe pouca preocupação de que as pragas possam desenvolver imunidade ao harpin?

6. Por que não é esperado que o harpin se acumule no meio ambiente?

Problemas adicionais

1. (a) Alguns autores usam centímetro miliatmosférico (matm cm) em vez da unidade Dobson equilavente para a quantidade de ozônio estratosférico; 1 matm cm = 1 UD. Demonstre que o número de mols de ozônio estratosférico por unidade de área de superfície da Terra é proporcional à altura da camada, como especificado na definição de unidades Dobson, e que 1 UD é igual a 1 matm cm.

(b) Calcule a massa total de ozônio que está presente na atmosfera se a quantidade média é de 350 UD, e sabendo que o raio da Terra é de cerca de 5.000 km. [*Sugestões: O volume de uma esfera, que você pode relacionar à Terra, é* $4\pi r^3/3$. *Considere que o ozônio se comporta como um gás ideal.*]

2. A fórmula química para um CFC, HCFC, ou HFC pode ser obtida pela adição de 90 ao seu número código. Os três números no resultado representam os números de átomos de C, H e F, respectivamente. O número de átomos de Cl pode então ser determinado usando a condição de que o número de átomos de H, F e Cl deve somar $2n + 2$, onde n é o número de átomos de carbono. A partir dessas informações, determine as fórmulas para os compostos com os seguintes códigos:

(a) 12   **(b)** 113   **(c)** 123   **(d)** 124

3. Usando as informações discutidas no Problema Adicional 2, determine os códigos numéricos para cada um dos seguintes compostos:

(a) CH_3CCl_3 **(b)** CCl_4 **(c)** CH_3CFCl_2

4. Usando as informações do Problema Adicional 2, mostre que 134 é o código numérico apropriado para o CH_2FCF_3. Por que uma designação a ou b também é necessária para caracterizar de forma única esse composto?

5. O mecanismo do dímero de cloro não implica em uma destruição significativa do ozônio na baixa estratosfera a médias latitudes, mesmo quando a concentração de partículas é incrementada pela erupção de vulcões. Deduza duas razões pelas quais esse mecanismo não é importante sob essas condições.

6. Como discutido no texto, a severidade do buraco de ozônio na Antártida em um dado ano pode ser analisada em termos de (a) concentração mínima alcançada, (b) média das concentrações em outubro (ou entre meados de setembro e meados de outubro), (c) área geográfica que o buraco cobre, ou (d) número de dias ou semanas em que os valores de ozônio medidos são muitos baixos. A partir da consulta a sites, construa gráficos atualizados de variação para cada um desses parâmetros. Os buracos anuais mostram qualquer sinal de diminuição, de acordo com qualquer um dos parâmetros?

7. Caso o bromo, em vez do cloro, tivesse sido usado para produzir compostos similares ao CFC, a depleção de ozônio estratosférico teria sido pior ou não tão severa sobre as regiões de média latitude? [*Sugestão: Lembre-se que existe normalmente mais bromo na forma cataliticamente ativa que o cloro.*]

8. Quando o Mecanismo II para a destruição de ozônio opera com $X = Cl$ e $X = Br$, os radicais ClO e BrO reagem juntos para formar novamente cloro e bromo atômicos (ver Problema 2-1). Uma fração desse último processo se processa pela formação de intermediários de BrCl, que sofre fotólise sob a luz do dia. Durante a noite, no entanto, todo o bromo termina como BrCl, que não se decompõe, nem recomeça o mecanismo, até o amanhecer. Demonstre por que todo o bromo existe como BrCl durante a noite, mesmo que somente uma fração das colisões de ClO com BrO levem a este produto.

9. Considere o seguinte grupo de compostos: $CFCl_3$, $CHFCl_2$, CF_3Cl e CHF_3. Levando em consideração que números iguais de mols de cada um deles foram liberados da troposfera à superfície, ordene os quatro compostos em termos do seu potencial de decompor ozônio cataliticamente na estratosfera. Explique sua classificação.

10. Quais são as vantagens de se usar hidrocarbonetos em vez de CFCs ou HCFCs como propelentes de aerossóis para substituir os CFCs? Qual é a maior desvantagem? Que tipo de agente seria necessário adicionar às embalagens de aerossóis contendo hidrocarbonetos como propelentes, para superar essa desvantagem e torná-los seguros?

Leitura complementar

1. M. J. Molina and F. S. Rowland, "Stratospheric Sink for Chlorofluoromethanes: Chlorine Atom-Catalyzed Destruction of Ozone," *Nature* 249 (1974): 810–812. [O artigo original a respeito da destruição de ozônio pelo CFC]

2. S. Solomon, "Stratospheric Ozone Depletion: A Review of Concepts and History," *Journal of Geophysics* 37 (1999): 275–316.

3. (a) E. C. Weatherhead and S. B. Andersen, "The Search for Signs of Recovery of the Ozone Layer," *Nature* 441 (2006): 39–45. (b) S. Solomon, "The Hole Truth," *Nature* 427 (2004): 289–291.

4. (a) A. E. Waibel et al., "Arctic Ozone Loss Due to Denitrification," *Science* 283 (1999): 2064–2068. (b) G. Walker, "The Hole Story," *New Scientist* (25 March 2000): 24–28.

5. M. Rex et al., "Arctic Winter 2005: Implica-tions for Stratospheric Ozone Loss and Climate Change," *Geophysical Research Letters* 31 (2006): L04116.

Material online

Acesse o site www.bookman.com.br e leia o material complementar deste capítulo, com dicas sobre o que você pode fazer.

CAPÍTULO 3

A Química da Poluição Atmosférica à Superfície

Neste capítulo, os seguintes tópicos introdutórios de química serão usados:
- Lei dos gases ideais
- Conceito de equilíbrio, incluindo reações redox e seus balanceamentos
- Teoria ácido-base, incluindo pH e cálculos envolvendo ácidos fracos

Fundamentos do Capítulo 1 utilizados neste capítulo:
- Estado excitado
- Energias de fótons
- Catálise em fase gasosa
- Conceito de sumidouro

*este maravilhoso dossel
– ora vede – o ar, este
excelente firmamento
que nos cobre,
este majestoso teto
incrustado de áureos
fogos, tudo isso, para
mim não passa de
um amontoado de
vapores pestilentos*

William Shakespeare,
Hamlet, II Ato, Cena 2

Introdução

Uma das principais características da atmosfera da Terra é que ela é um ambiente oxidante, um fenômeno que se deve à elevada concentração de **oxigênio diatômico**, O_2. Quase todos os gases liberados para o ar, sejam substâncias "naturais" ou "poluentes", são completamente oxidados na atmosfera, e seus produtos finais são depois depositados na superfície da Terra. As reações de oxidação são vitais para a limpeza do ar. O melhor exemplo conhecido de poluição do ar é o *smog* que ocorre em várias cidades ao redor do mundo. Os reagentes que produzem o tipo mais comum de *smog* são principalmente as emissões veiculares e de usinas geradoras de energia, embora em áreas rurais alguns dos ingredientes sejam fornecidos por emissões das florestas. O funcionamento de veículos automotivos produz mais poluição do ar que qualquer outra atividade humana. Ironicamente, o oxigênio diatômico também está envolvido na geração do *smog*.

Neste capítulo, a química que compreende a poluição do ar troposférico é examinada. Como introdução, começamos discutindo as unidades de concentração utilizadas para expressar a presença dos gases na atmosfera, e a constituição e reatividade química do ar limpo. Os efeitos da poluição do ar sobre o meio ambiente e sobre a saúde humana estão no Capítulo 4.

Unidades de concentração dos poluentes atmosféricos

Não há consenso a respeito das unidades apropriadas pelas quais se expressam as concentrações das substâncias no ar. No Capítulo 1, as razões envolvendo número de moléculas – o sistema "partes por" – foram enfatizadas como uma unidade. Outras unidades também são frequentemente encontradas e serão usadas neste capítulo:

Moléculas de gás por centímetro cúbico de ar, moléculas cm^{-3}

Microgramas de uma substância por metro cúbico de ar, $\mu g\ m^{-3}$

Mols de gás por litro de ar, $mol\ L^{-1}$

Em virtude da falta de consenso sobre uma escala única e apropriada, é importante estar capacitado para converter as concentrações de um gás de um conjunto de unidades para outro. Essa forma de manipulação é discutida no Quadro 3-1. Note que pressões parciais de gases na atmosfera são sinônimo de concentrações nas escalas "partes por", assim, por exemplo, uma pressão parcial de 0,002 atm no ar é equivalente a 2000 ppmv, uma vez que $2000 \times 10^{-6} = 0,002$.

O destino químico dos gases traço no ar limpo

Além dos constituintes bem conhecidos e estáveis da atmosfera (N_2, O_2, Ar, CO_2, H_2O), a troposfera contém uma variedade de gases que estão presentes somente em concentrações traço, uma vez que eles possuem sumidouros eficientes e, portanto, não se acumulam.

A partir das fontes biológicas e vulcânicas, a atmosfera recebe regularmente aportes dos gases parcialmente oxidados **monóxido de carbono**, CO, e **dióxido de enxofre**, SO_2, e de vários gases que são compostos simples de hidrogênio, alguns cujos átomos estão em uma forma mais reduzida (por exemplo, H_2S, NH_3); as mais importantes dentre essas substâncias "naturais" estão listadas na Tabela 3-1 na página 117.

Embora a maioria desses gases naturais seja gradualmente oxidada no ar, nenhum deles reage diretamente com as moléculas diatômicas de oxigênio. Em vez disso, suas reações começam quando eles são atacados pelo **radical livre hidroxila**, OH, mesmo que a concentração dessa espécie no ar seja extremamente pequena, cerca de um milhão de moléculas por centímetro cúbico em média (ver Problema 3-1). No ar troposférico limpo, assim como na estratosfera, o radical hidroxila é produzido quando uma pequena fração de átomos de oxigênio excitados resultantes da decomposição fotoquímica de quantidades traço de **ozônio**, O_3

| QUADRO 3-1 | A conversão de unidades de concentração para gases |

O número de mols de uma substância é proporcional ao seu número de moléculas (o número de Avogadro, $6{,}02 \times 10^{23}$, é a constante de proporcionalidade) e a pressão parcial de um gás é proporcional ao seu número de mols. Assim, a concentração de, por exemplo, 2 ppmv para um poluente gasoso presente no ar significa:

2 moléculas do poluente em 1 milhão de moléculas de ar;

2 mols do poluente em 1 milhão de mols de ar;

2×10^{-6} atm de pressão parcial do poluente por 1 atm de pressão total do ar;

2 L de poluente em 1 milhão de litros de ar (quando a pressão parcial e a temperatura do poluente e do ar foram ajustadas para serem iguais).

Vamos converter uma concentração de 2 ppmv para seu valor em moléculas (de poluente) por centímetro cúbico (cm^3) de ar para as condições de 1 atm de pressão total do ar e 25°C. Como o valor do numerador, 2 moléculas, na nova escala de concentração é o mesmo que na original, tudo que precisamos fazer é estabelecer o volume, em centímetros cúbicos, ocupado por 1 milhão de moléculas. Esse volume é fácil de ser estimado utilizando a lei dos gases ideais ($PV = nRT$), desde que saibamos que

$P = 1{,}0$ atm

$T = 25 + 273 = 298$ K

$n = (10^6 \text{ moléculas}) /$

$(6{,}02 \times 10^{23} \text{ moléculas mol}^{-1})$

$= 1{,}66 \times 10^{-18}$ mol

e a constante dos gases $R = 0{,}082$ L atm $mol^{-1} K^{-1}$.

Como $PV = nRT$, então

$V = nRT / P$

$= 1{,}66 \times 10^{-18}$ mol

$\times\ 0{,}082$ L atm $mol^{-1} K^{-1}$

$\times\ 298$ K / 1 atm

$= 4{,}06 \times 10^{-17}$ L

Como 1 L = 1000 cm^3, então $V = 4{,}06 \times 10^{-14}$ cm^3. Como 2 moléculas de poluente ocupam $4{,}06 \times 10^{-14}$ cm^3, segue que a concentração na nova unidade é 2,0 moléculas / $4{,}06 \times 10^{-14}$ cm^3, ou $4{,}9 \times 10^{13}$ moléculas/cm^3.

Em geral, a estratégia mais direta a se usar para mudar o valor de uma concentração a/b de uma escala para seu valor p/q em outra é converter independentemente as unidades do numerador a para as unidades do numerador p (as quais envolvem somente o poluente) e então converter o denominador b para seu novo valor q (as quais envolvem a amostra de ar total).

Para converter um valor em ppmv ou moléculas cm^{-3} para mol L^{-1}, precisamos alterar a unidade moléculas do poluente para número de mols do poluente; novamente, para uma concentração de 2 ppmv, podemos escrever

mols do poluente

$= (2 \text{ moléculas} \times 1 \text{ mol})/$

$(6{,}02 \times 10^{23} \text{ moléculas})$

$= 3{,}3 \times 10^{-24}$ mol

Assim, a molaridade é $(3{,}3 \times 10^{-24}$ mol$)/(4{,}06 \times 10^{-17}$ L$)$, ou $8{,}2 \times 10^{-8}$ mol L^{-1}.

Uma maneira alternativa de se abordar estas conversões é usar a definição de que 2 ppmv significa 2 L do poluente por 1 milhão de litros de ar, e achar o número de mols e moléculas do

(continua)

> **QUADRO 3-1** | **A conversão de unidades de concentração para gases** (*continuação*)

poluente contidos em um volume de 2 L a uma dada pressão e temperatura.

Uma unidade frequentemente utilizada para expressar as concentrações no ar poluído é microgramas por metro cúbico, i.e., $\mu g\, m^{-3}$. Se o poluente é uma substância pura, podemos converter tais valores para as unidades de concentração em mol por litro e "partes por", com a premissa de que a massa molar do poluente seja conhecida.

Considere como exemplo a conversão de 320 $\mu g\, m^{-3}$ para a unidade ppbv se o poluente é o SO_2, a pressão total do ar é 1,0 atm, e a temperatura é 27°C. Inicialmente a concentração é

$$\frac{320\ \mu g\ de\ SO_2}{1\ m^3\ de\ ar}$$

Primeiro convertemos o numerador de gramas de SO_2 para mols, visto que a partir dele podemos obter o número de moléculas de SO_2:

$$320 \times 10^{-6} g\ SO_2 \times \frac{1\ mol\ SO_2}{64,1\ g\ SO_2}$$

$$\times \frac{6,02 \times 10^{23}\ moléculas\ de\ SO_2}{1\ mol\ SO_2}$$

$$= 3,01 \times 10^{18}\ moléculas\ de\ SO_2$$

Então, utilizando a lei dos gases ideais, podemos mudar o volume do ar para mols e então para moléculas, usando $1\ L = 1\ dm^3 = 0,1\ m^3$:

$$n = PV/RT = 1,0\ atm \times 1,0\ m^3$$

$$\times \frac{\dfrac{1L}{(0,1\ m)^3} \Big/ 0,082\ L\ atm}{mol\ K \times 300\ K}$$

$$= 40,7\ mol$$

Agora, $40,7\ mol \times 6,02 \times 10^{23}$ moléculas/mol $= 2,45 \times 10^{25}$ moléculas, ou $2,45 \times 10^{16}$ bilhões de moléculas de ar.

Assim a concentração de SO_2 é

$$\frac{3,01 \times 10^{18}\ moléculas\ de\ SO_2}{2,45 \times 10^{16}\ bilhões\ de\ moléculas\ de\ ar}$$

$$= 123\ ppbv$$

Note que a conversão de mols para moléculas não era estritamente necessária, uma vez que os números de Avogadro se cancelam no numerador e denominador. Como já dito, ppbv se refere à razão entre número de mols bem com a razão entre número de moléculas.

É vital em todas as interconversões distinguir entre a quantidade e a associada ao poluente.

PROBLEMA 1

Converta a concentração de 32 ppbv para um poluente em seu valor na:

(a) unidade de ppmv

(b) unidade de moléculas por cm^3

(c) unidade de concentração em mol por litro.

Considere uma temperatura de 25°C e uma pressão total de 1,0 atm.

PROBLEMA 2

Converta a concentração de $6,0 \times 10^{14}$ moléculas cm^{-3} para a unidade de ppmv e para a unidade de mol por litro. Considere a temperatura de 25°C e uma pressão total de 1,0 atm.

PROBLEMA 3

Converta uma concentração de 40 ppbv de ozônio, O_3, a

(a) número de moléculas por cm^3

(b) microgramas por m^3

Considere que a temperatura da massa de ar é 27°C e a pressão total é 0,95 atm.

> **PROBLEMA 4**
> A concentração média de monóxido de carbono, CO, em ambientes externos é de aproximadamente 1000 μg m^{-3}. Qual é essa concentração expressa na unidade ppmv? Na unidade de moléculas por cm^3? Considere que a temperatura externa é 17°C e que a pressão do ar é 1,04 atm.

atmosférico reagem com vapor de água para abstrair um átomo de hidrogênio de cada molécula de H$_2$O:

$$O_3 \xrightarrow{UV\text{-}B} O_2 + O^*$$
$$O^* + H_2O \longrightarrow 2\,OH$$

O tempo de vida médio na troposfera de qualquer radical hidroxila é de cerca de apenas um segundo, uma vez que ele reage rapidamente com um ou outro dos vários gases atmosféricos. Como o tempo de vida dos radicais hidroxila é curto e a luz solar é necessária para formar mais desses radicais, a concentração de OH cai rapidamente durante a noite. Lembre-se do Problema 1 do Quadro 1-2: como a reação correspondente envolvendo oxigênio atômico não excitado é endotérmica, sua energia de ativação é alta e, consequentemente, ela ocorre muito devagar para ser uma fonte significativa de OH atmosférico. Embora o OH participe de muitas reações atmosféricas, foi descoberto recentemente que sua concentração é diretamente proporcional à concentração de O* a qualquer momento.

TABELA 3-1 Alguns gases importantes emitidos para a atmosfera a partir de fontes naturais

Fórmula	Nome	Principal fonte natural	Tempo de vida na atmosfera
NH$_3$	Amônia	Decaimento biológico anaeróbio	Dias
H$_2$S	Sulfeto de hidrogênio	Decaimento biológico anaeróbio	Dias
HCl	Cloreto de hidrogênio	Decaimento biológico anaeróbio, vulcões	
SO$_2$	Dióxido de enxofre	Vulcões	Dias
NO	Óxido nítrico	Relâmpagos	Dias
CO	Monóxido de carbono	Incêndios; oxidação do CH$_4$	Meses
CH$_4$	Metano	Decaimento biológico anaeróbio	Anos
CH$_3$Cl	Cloreto de metila	Oceanos	Anos
CH$_3$Br	Brometo de metila	Oceanos	Anos
CH$_3$I	Iodeto de metila	Oceanos	

PROBLEMA 3-1

Em um estudo, a concentração de OH determinada no ar em um dado momento foi de $8,7 \times 10^6$ moléculas por centímetro cúbico. Calcule a concentração em mol por litro e a concentração em partes por trilhão em volume, considerando que a pressão total do ar é 1,0 atm e a temperatura 15°C.

O radical livre hidroxila é reativo frente a uma variedade de outras moléculas, incluindo os hidretos de carbono, nitrogênio e enxofre listados na Tabela 3-1 e muitas moléculas contendo ligações múltiplas (ligações duplas ou triplas); incluindo CO e SO_2. Embora suspeitado por décadas de desempenhar um papel fundamental na química do ar, a presença de OH na troposfera foi confirmada somente recentemente, uma vez que sua concentração é muito pequena. A grande importância do radical hidroxila na química troposférica aumenta porque ele, e não o O_2, inicia a oxidação de *todos* os gases contidos na Tabela 3-1, exceto o HCl. Sem o OH e sua espécie reativa HOO relacionada, a maioria desses gases não seria removida de forma eficiente da troposfera, nem os gases mais poluentes, como os hidrocarbonetos não queimados emitidos dos veículos. De fato, o OH tem sido chamado de "aspirador troposférico" ou "detergente". As reações que ele inicia correspondem a uma "queima" sem chamas, a temperatura ambiente dos gases reduzidos na baixa atmosfera. Se esses gases se acumulassem, a composição da atmosfera poderia ser bem diferente, assim como as formas de vida na Terra. É interessante lembrar que o radical hidroxila não reage com o oxigênio molecular – em contraste com o comportamento de muitos outros radicais livres – e com o nitrogênio molecular, assim sobrevive tempo suficiente para reagir com muitas outras espécies.

Um exemplo de reações iniciadas pelo radical hidroxila é a oxidação simplificada do gás **metano**, CH_4, para o produto completamente oxidado **dióxido de carbono**, CO_2:

$$CH_4 + 2\, O_2 \xrightarrow{\text{OH catalisador}} CO_2 + 2\, H_2O$$

Como veremos no Capítulo 5, a reação global ocorre por meio de uma sequência de etapas, a primeira das quais envolve a reação do radical hidroxila com o metano; da seguinte até a última delas, envolve a reação do OH com monóxido de carbono. De fato, esse par de reações representa o destino da maioria dos radicais hidroxila na atmosfera limpa. No entanto, como um novo radical hidroxila é produzido ao final dessas reações envolvendo multietapas, ele acaba atuando como um catalisador. Visto que o OH é originalmente produzido a partir do O_3, pode-se dizer que é o ozônio quem realmente oxida a maioria dos gases atmosféricos. O oxigênio diatômico molecular reage com algumas das espécies radicalares produzidas pelas reações do OH, aparecendo na equação global como a substância que oxida os reagentes.

Os *haletos de hidrogênio* (HF, HCl, HBr) e os gases totalmente oxidados como o dióxido de carbono são relativamente inertes (do ponto de vista de oxidação-redução) na troposfera porque nenhuma outra oxidação é possível; eles finalmente se depositam na superfície da Terra, frequentemente como resultado de sua solubilização em gotas de chuva.

Ozônio urbano: O processo do smog fotoquímico
Origem e ocorrência do smog

Muitas áreas urbanas no mundo sofrem episódios de poluição do ar durante os quais são produzidos níveis elevados de ozônio, O_3 – um constituinte indesejável se presente em concentrações apreciáveis a baixas altitudes no ar que respiramos – como resultado das reações entre os poluentes induzidas pela luz. O fenômeno é chamado de **smog fotoquímico**, sendo algumas vezes caracterizado como "uma camada de ozônio no lugar errado", contrastando com os problemas da depleção do ozônio estratosférico, discutidos no Capítulo 1. A palavra *smog* é uma combinação de *smoke* (fumaça) e *fog* (névoa). O processo de formação do smog envolve centenas de diferentes reações, envolvendo inúmeras substâncias químicas, ocorrendo simultaneamente. De fato, as atmosferas urbanas têm sido definidas como reatores químicos gigantescos. As reações mais importantes que ocorrem nessas massas de ar serão discutidas no Capítulo 5. No material a seguir, investigamos a natureza e a origem dos poluentes – especialmente óxidos de nitrogênio – que se combinam para produzir o smog fotoquímico.

Os reagentes chefes originais em um episódio de smog fotoquímico são o **óxido nítrico**, NO, e os hidrocarbonetos não queimados que são emitidos para o ar como poluentes dos motores de combustão interna; óxido nitroso também é liberado das usinas termelétricas. As concentrações dessas substâncias químicas são algumas ordens de magnitude maiores que as encontradas no ar limpo. Os hidrocarbonetos gasosos e hidrocarbonetos parcialmente oxidados também estão presentes no ar urbano como resultado da evaporação de solventes, combustíveis líquidos e outros compostos orgânicos. Em conjunto, as substâncias, incluindo os hidrocarbonetos e seus derivados, que evaporam rapidamente para o ar, são chamadas de **compostos orgânicos voláteis**, ou COV. (Formalmente, COVs são definidos como os compostos orgânicos que possuem os pontos de ebulição entre 50°C e 260°C.) Por exemplo, vapor é liberado para o ar quando um tanque de gasolina é preenchido, a não ser que o bocal da mangueira seja especialmente projetado para minimizar essa perda. A gasolina não queimada, evaporada, também é emitida do escapamento dos veículos antes que os conversores catalíticos estejam suficientemente aquecidos para funcionar. Motores de dois tempos como os motores de barcos são particularmente notórios por emitir proporções significativas de sua gasolina não queimada para o ar. Embarcações pessoais fabricados na década de 90, antes do controle de poluição entrar em vigor, emitiam mais substâncias produtoras do smog em um dia de operação que um automóvel da mesma época dirigido por vários anos. Leis propostas recentemente na

Califórnia obrigam que as máquinas cortadoras de grama sejam equipadas com conversores catalíticos, embora este tópico seja controverso, dado que alguns fabricantes argumentam que um conversor aquecido poderia proporcionar um perigo de incêndio nos motores.

Outro ingrediente vital no smog fotoquímico é a luz solar, que aumenta a concentração de radicais livres que participam no processo químico de formação do smog. Embora os reagentes – NO e COV – sejam relativamente inócuos, os produtos finais da reação do smog – ozônio, **ácido nítrico**, HNO_3, e os compostos orgânicos parcialmente oxidados (e em alguns casos nitrados) – são muito mais tóxicos.

$$COVs + NO + O_2 + \text{luz solar} \longrightarrow \longrightarrow \text{mistura de } O_3, HNO_3 \text{ e compostos orgânicos}$$

Substâncias como NO, hidrocarbonetos e outros COVs que são emitidas diretamente no ar são chamadas de **poluentes primários**; as substâncias nas quais eles são transformados, como O_3 e HNO_3, são chamados de **poluentes secundários**. Um resumo da importância relativa de vários setores na emissão dos poluentes primários dióxido de enxofre, óxidos de nitrogênio e COV nos Estados Unidos e Canadá é mostrado na Figura 3-1.

Exceto por aquelas substâncias que absorvem a luz solar e sofrem decomposição, a maioria das transformações que ocorrem na atmosfera tem início pela reação com o radical livre hidroxila, OH, que é, consequentemente, a espécie reativa mais importante na troposfera. Os COVs mais reativos no ar urbano são os hidrocarbonetos que contêm uma ligação dupla carbono-carbono, C=C, e os *aldeídos*, uma vez que suas reações com o OH – e também com a luz solar nesse último

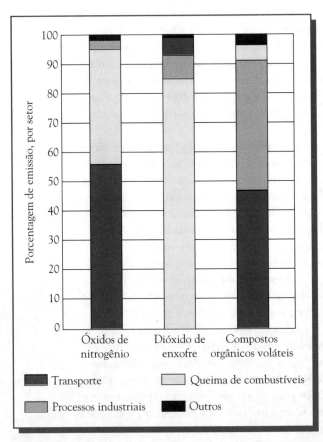

FIGURA 3-1 Emissões norte-americanas de gases poluentes primários do ar pelos vários setores. [Fonte: U.S. EPA 1999 National Air Quality Trends Report.]

caso – são muito rápidas. Outros hidrocarbonetos como o metano também estão presentes no ar, mas devido à alta energia de ativação necessária, sua reação com o OH é lenta. No entanto, sua reação pode se tornar importante nos estágios finais dos episódios de smog fotoquímico.

Produção de óxidos de nitrogênio durante a queima de combustíveis

Óxidos de nitrogênio gasosos são produzidos por duas reações diferentes sempre que um combustível é queimado na presença de ar com uma chama quente. Parte do óxido nitroso é produzido a partir da oxidação de átomos de nitrogênio contidos na combustível, e é chamado de **NO combustível**. Cerca de 30-60% de nitrogênio do combustível é convertido a NO durante a combustão. No entanto, a maioria dos combustíveis não contém muito nitrogênio; assim, esse processo é responsável por somente uma pequena fração das emissões de NO.

O óxido nitroso produzido pela oxidação do nitrogênio atmosférico nas combustões em altas temperaturas é chamado de **NO térmico**. Sob altas temperaturas, alguns gases contendo nitrogênio e oxigênio que passam através da chama se combinam para formar óxido nítrico, NO:

$$N_2 + O_2 \xrightarrow{\text{chama quente}} 2\,NO$$

Quanto maior a temperatura da chama, mais NO é produzido. Como essa reação é muito endotérmica, sua constante de equilíbrio é muito pequena a temperaturas normais, mas aumenta rapidamente conforme a temperatura sobe. Poderia-se esperar que as concentrações relativamente altas de NO produzidas sob condições de combustão seriam revertidas de volta a nitrogênio e oxigênio moleculares com o resfriamento dos gases de exaustão, uma vez que a constante de equilíbrio para esta reação é muito pequena a temperaturas mais baixas. No entanto, a energia de ativação para a reação inversa também é bem alta, assim, o processo não pode ocorrer em quantidades apreciáveis a não ser a altas temperaturas. Dessa forma, as concentrações relativamente altas de óxido nítrico produzidas durante a combustão são mantidas nos gases resfriados de exaustão; o equilíbrio não pode ser rapidamente restabelecido, e o nitrogênio fica "congelado" como NO.

Visto que a reação entre N_2 e O_2 tem uma energia de ativação elevada, ela é muito lenta exceto a temperaturas muito altas, tais como as que ocorrem nos motores de combustão dos veículos modernos – particularmente quando estão andando a altas velocidades – e em plantas geradoras de energia. Muito pouco NO é produzido pela queima de madeira e outros materiais naturais uma vez que as temperaturas das chamas envolvidas nesses processos de combustão são relativamente baixas.

Dois mecanismos distintos estão envolvidos no início da reação do nitrogênio e oxigênio moleculares para produzir óxido nítrico térmico; em um deles é o oxigênio atômico que ataca as moléculas intactas de N_2, enquanto que no outro são os radicais livres como o CH, que são derivados da decomposição de combustíveis. As reações iniciais do primeiro mecanismo são

$$O_2 \rightleftharpoons 2\,O$$
$$O + N_2 \longrightarrow NO + N$$

A velocidade da segunda etapa, mais lenta, é proporcional a [O] [N_2]. No entanto, como a partir do equilíbrio da primeira etapa [O] é proporcional à raiz quadrada de [O_2], segue-se que a velocidade de formação de NO será proporcional a [N_2] [O_2]$^{1/2}$.

O óxido nítrico liberado para o ar é gradualmente oxidado a **dióxido de nitrogênio**, NO_2, em um período de minutos a horas; a velocidade da reação depende da concentração dos gases poluentes. Em conjunto, NO e NO_2 presentes no ar são denominados NO_X, pronunciando-se "nox". A cor amarela do ar sobre uma cidade dominada pelo smog é atribuída ao dióxido de nitrogênio presente, uma vez que esse gás absorve a luz visível, especialmente próximo a 400 nm (veja o espectro na Figura 3-2), removendo o componente violeta da luz solar, enquanto permite a transmissão da maioria da luz amarela. Os baixos níveis de NO_X no ar limpo resultam em parte da ocorrência da reação acima em um ambiente muito energético dos relâmpagos e em parte da liberação de NO_X e **amônia**, NH_3, de fontes biológicas. Recentemente, foi descoberto que NO_X é emitido de árvores coníferas quando a luz solar as ilumina e quando as concentrações ambientes desses gases é baixa.

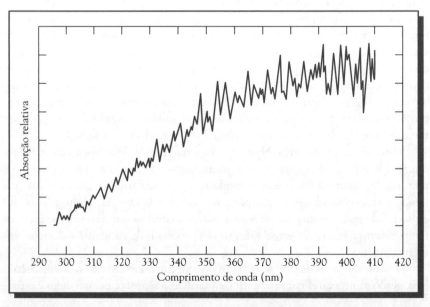

FIGURA 3-2 Espectro de absorção do NO_2 na região do ultravioleta solar. [Fonte: Reimpresso de A.M. Bass et al., *J. Res. U.S. Natl. Bur. Stand.* A80 (1976): 143.]

Ozônio à superfície no smog

Smog fotoquímico é um fenômeno muito comum no mundo moderno. Se formos prevenir ou limitar sua formação, devemos entender as principais reações químicas que nele ocorrem. Embora o mecanismo de reação detalhado do smog seja bem complicado (e apresentado no Capítulo 5), seus aspectos mais importantes são discutidos a seguir.

Para que uma cidade fique sujeita ao smog fotoquímico, várias condições devem ser satisfeitas. Primeiro, deve haver um tráfego de veículos substancial para emitir NO suficiente, hidrocarbonetos reativos, e outros COVs no ar. Segundo, deve haver calor e ampla luminosidade solar para que as reações cruciais, algumas delas fotoquímicas, ocorram a uma velocidade elevada. Finalmente, deve haver pouco movimento da massa de ar para que os reagentes não sejam rapidamente diluídos. Por razões geográficas (como a presença de montanhas) e elevada densidade populacional, cidades como Los Angeles, Denver, México, Tóquio, Atenas, São Paulo e Roma ajustam-se esplendidamente a essas condições e, por isso, estão sujeitas a frequentes episódios de smog. De fato, o fenômeno do smog fotoquímico foi primeiramente observado em Los Angeles na década de 40 e tem sido associado a essa cidade desde então, embora os controles de poluição tenham aliviado o problema do smog nas últimas décadas.

Como na estratosfera, o ozônio à superfície é produzido pela reação de átomos de oxigênio com o oxigênio diatômico. A principal fonte de átomos de oxigênio na troposfera, no entanto, é a dissociação fotoquímica das moléculas de dióxido de nitrogênio, NO_2, provocada pela luz solar:

$$NO_2 \xrightarrow{UV-A} NO + O$$
$$O + O_2 \longrightarrow O_3$$

De acordo com os resultados do Problema 1-3, a luz com comprimento de onda menor que 394 nm é capaz de produzir a decomposição fotoquímica do NO_2. O espectro de absorção do gás dióxido de nitrogênio na região UV-A, mostrado na Figura 3-2, indica que o gás de fato absorve nesta região, e a luz solar com comprimento de onda de cerca de 394 nm ou menor induz eficientemente a decomposição.

Como já discutido, é predominantemente o NO, em vez do NO_2, que é emitido dos veículos e das plantas geradoras de energia para o ar. Nos episódios de poluição fotoquímica do ar, o NO é oxidado gradualmente para o dióxido, durante um período de várias horas em sequências de reações complexas que envolvem radicais livres como catalisadores (Figura 3-3). De fato, pode-se ver que (Figura 3-4) as concentrações de NO primeiro aumentam em função das emissões de veículos que trafegam de manhã cedo e depois diminuem durante a manhã com a conversão a NO_2 nas atmosferas urbanas em dias de smog.

A concentração de ozônio não aumenta de forma significativa nas cidades geradoras de smog até o fim da manhã (ver Figura 3-4), quando a maior parte da

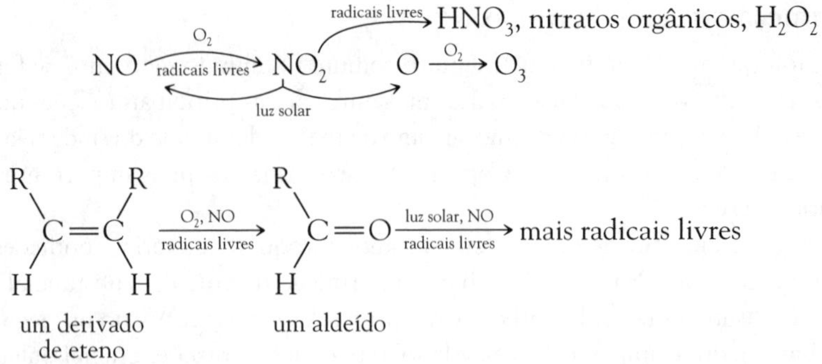

$$NO \xrightarrow[\text{radicais livres}]{O_2} NO_2 \xrightarrow{\text{radicais livres}} HNO_3, \text{nitratos orgânicos}, H_2O_2$$

$$NO_2 \underset{\text{luz solar}}{\longleftrightarrow} O \xrightarrow{O_2} O_3$$

$$\underset{\substack{H \quad H \\ \text{um derivado} \\ \text{de eteno}}}{\overset{R \quad R}{C=C}} \xrightarrow[\text{radicais livres}]{O_2, NO} \underset{\substack{H \\ \text{um aldeído}}}{\overset{R}{C=O}} \xrightarrow[\text{radicais livres}]{\text{luz solar, NO}} \text{mais radicais livres}$$

FIGURA 3-3 Resumo das reações do smog fotoquímico, discutidas em detalhe no Capítulo 5.

concentração de NO tenha sido reduzida. Isso ocorre porque o óxido nítrico residual reage com o ozônio formado na manhã para recriar o dióxido de nitrogênio e oxigênio, uma reação que também ocorre na estratosfera.

$$NO + O_3 \longrightarrow NO_2 + O_2$$

A soma das três últimas reações constitui um ciclo nulo, assim, não há acumulo de ozônio ou oxidação de NO a NO_2 por esse mecanismo.

De fato, a oxidação do NO para NO_2 ocorre rapidamente, antes da poluição ser difundida, em parte por causa das condições climáticas e em parte por causa das altas concentrações de radicais livres catalisadores que são geradas durante um episódio de smog. Mais radicais livres são produzidos do que consumidos no smog,

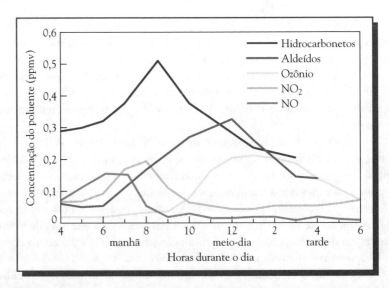

FIGURA 3-4 Variação da concentração de gases durante as horas do dia (período diurno) quando manifestou-se forte irritação nos olhos em Los Angeles nos anos 1960. [Fonte: Redrawn from D.J. Speeding, *Air Pollution* (Oxford: Oxford University Press, 1974).]

por causa das reações envolvendo COV, especialmente as que contêm ligações altamente reativas como C=C e C=O. Por exemplo, o eteno e seus derivados reagem em uma sequência complexa de reações com o NO, radicais livres e oxigênio atmosférico, para produzir dióxido de nitrogênio e aldeídos, cujas concentrações aumentam rapidamente pela manhã (ver Figura 3-4). Os aldeídos absorvem a luz solar com $\lambda < 350$ nm, i.e., luz UV-B e algum UV-A; alguns dos quais se decompõem fotoquimicamente sob a luz solar para produzir radicais livres adicionais, aumentando assim sua concentração (ver Figura 3-3). Uma vez produzido em quantidades significativas por meio da decomposição do dióxido de nitrogênio – e não destruído rapidamente, visto que o nível de NO foi diminuído – parte do ozônio também reage com COV para produzir mais radicais livres, acelerando ainda mais o processo de formação do smog.

Embora nossa análise tenha identificado o ozônio como principal produto do smog, na realidade a situação é mais complicada, como indica um estudo detalhado discutido no Capítulo 5. Parte do dióxido de nitrogênio reage com radicais livres para gerar ácido nítrico, HNO_3, e parte reage com radicais livres orgânicos para produzir outros nitratos orgânicos.

Políticas governamentais para a redução das concentrações de ozônio

Muitos países, bem como a Organização Mundial de Saúde, OMS, têm estabelecido objetivos para as concentrações máximas de ozônio no ar para cerca de 100 ppbv ou menos, em média, para um período de uma hora. Por exemplo, o padrão para o Canadá é de 82 ppbv, e o da OMS é 75-100 ppbv. Os Estados Unidos adotaram um padrão em que o nível médio de ozônio medido em um período de oito horas seja o regulamentado, em vez da média em uma hora; a média para oito horas foi estabelecida para 80 ppbv em 1997 no país, comparada com o padrão de oito horas da OMS, que é de 50-60 ppbv. De modo geral, quanto maior o período sobre o qual a concentração média é regulamentada, menor é o limite estabelecido, uma vez que se presume que a exposição a um nível maior é aceitável somente se ocorrer por um período de tempo mais curto.

O nível de ozônio no ar limpo chega a somente cerca de 30 ppbv. Em contraste, os níveis de ozônio no ar de Los Angeles chegavam a atingir 680 ppbv, mas os níveis de pico têm diminuído para 300 ppbv. Muitas grandes cidades na América do Norte, na Europa e no Japão excedem os níveis de ozônio de 120 ppb durante cinco a dez dias a cada verão.

O apagão elétrico que ocorreu em agosto de 2003 na costa leste da América do Norte gerou algumas informações interessantes com relação à contribuição das usinas termoelétricas naquela região. Medidas realizadas na Pensilvânia 24 horas após o início do apagão mostraram que os níveis de SO_2 diminuíram 90%, e os níveis de ozônio caíram cerca de 50%, comparados a um dia quente e ensolarado do ano anterior, e que a visibilidade aumentou em cerca de 40 km em decorrência da diminuição em 70% da neblina formada por partículas.

O smog fotoquímico ao redor do mundo

O ar na Cidade do México é tão poluído por ozônio, material particulado e outros componentes do smog, e por material fecal carregado pelo ar, que se estima ser responsável pela morte prematura de milhares de pessoas anualmente; de fato, os moradores do centro da cidade podem comprar oxigênio puro em barracas para ajudá-los a respirar mais facilmente! Em 1990, a Cidade do México excedeu os padrões de qualidade do ar da OMS em 310 dias; em 1992, os níveis de ozônio alcançaram valores de até 400 ppbv. Em contraste com áreas temperadas onde os ataques do smog fotoquímico ocorrem quase exclusivamente no verão – quando o ar está suficientemente quente para manter as reações químicas – a Cidade do México sofre sua pior poluição nos meses de inverno, quando as inversões de temperatura impedem os poluentes de se dissiparem. Parte do smog na Cidade do México origina-se do *buteno* que é um componente minoritário do gás liquefeito usado para cozinhar e aquecer as casas, parte do qual aparentemente vaza para o ar.

Atenas, Roma e Cidade do México se esforçam para limitar o tráfego veicular durante os episódios de smog. Uma estratégia usada em Atenas e em Roma é permitir o tráfego de metade dos veículos em dias alternados; a divisão foi baseada nos números das placas (números pares e ímpares).

Por causa do transporte a longas distâncias dos poluentes primários e secundários pelas correntes de ar, muitas áreas que por si geram pequenas emissões estão sujeitas a episódios regulares de elevadas concentrações de ozônio e outros oxidantes atmosféricos típicos do smog à superfície. De fato, algumas áreas rurais, e mesmo pequenas cidades, que estão no caminho de tais massas de ar poluídas sofrem com altos níveis de ozônio, quando comparadas a áreas urbanas maiores localizadas nas vizinhanças. Isso ocorre porque nas grandes cidades parte do ozônio transportado de outros locais é eliminado pela reação com o óxido nítrico que é liberado localmente para o ar pelos carros, como ilustrado na reação do NO com o O_3. Concentrações de ozônio de 90 ppbv são comuns em áreas rurais poluídas.

Quando as condições meteorológicas quentes do verão produzem uma grande quantidade de ozônio nas áreas urbanas, mas não permitem muita mistura vertical das massas de ar conforme elas viajam para as áreas rurais, níveis elevados de ozônio são observados frequentemente no leste da América do Norte e no oeste da Europa em zonas que se estendem por 1.000 km ou mais. Portanto, o controle do ozônio é um problema de qualidade do ar *regional* e não apenas local, em contraste com o que se pensava no passado. De fato, ocasionalmente, o ar poluído da América do Norte se move sobre o Atlântico até a Europa, norte da África e para o Oriente Médio; o ar da Europa pode se mover até a Ásia e o Ártico; e da Ásia pode alcançar a costa oeste da América do Norte. Alguns analistas acreditam que até 2010, mesmo os níveis basais de todo o Hemisfério Norte serão provavelmente superiores aos padrões atuais para ozônio.

Um mapa com as concentrações de ozônio para as tardes de verão nas condições de smog na América do Norte aparece na Figura 3-5a. A cada ponto ao longo de qualquer linha sólida, a concentração de ozônio tem o mesmo valor;

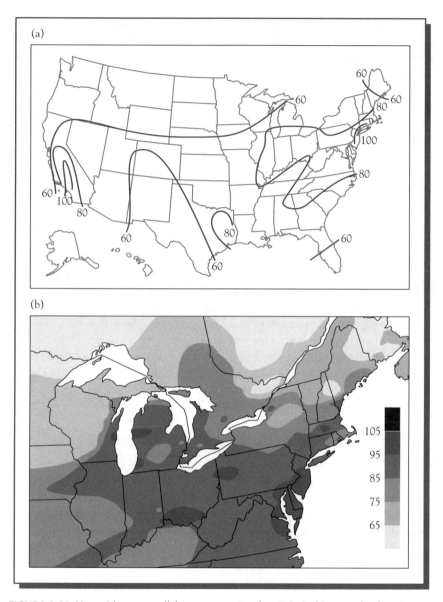

FIGURA 3-5A Nonagésimo percentil das concentrações de ozônio (ppb) nas tardes de verão medidas no ar à superfície sobre os Estados Unidos. Nonagésimo percentil significa que as concentrações estão maiores que isso 10% do tempo [Adaptado de A.M. Fiore, D.J. Jacob, J. A. Logan, and J. H. Yin, "Long-Term Trends in Ground-Level Ozone over the Contiguous United States, 1980-1995," *J. Geo-phys. Res.* 103 (1998): 1471–1480.]

FIGURA 3-5B Níveis máximos de ozônio na superfície, em ppbv, de 1996–1998 no leste da América do Norte. [Fonte: Environment Canada, "Interim Plan 2001 on Particulate Matter and Ozone," Government of Canada Publication (Ottawa: 2001).]

assim, contornos conectam regiões que possuem os mesmos níveis de ozônio. Os níveis mais elevados (100 ppbv) ocorrem nas áreas de Los Angeles e de Nova York-Boston, mas note o contorno de 80 ppbv sobre uma grande área ao sul dos Grandes Lagos e a sudeste, assim como nas áreas vizinhas a Houston. Os níveis de ozônio são particularmente maiores sobre Houston – alcançando 250 ppbv em certas ocasiões – em decorrência das emissões de COVs altamente reativos contendo ligações C=C das regiões que aglomeram as indústrias petroquímicas. De fato, no final da década de 90, Houston havia passado Los Angeles em números de dias por ano em que os padrões para ozônio haviam se excedido.

Quantidades consideráveis de ozônio são transportadas de sua origem no centro-oeste dos Estados Unidos para os estados vizinhos e províncias do Canadá, especialmente na região dos Grandes Lagos (ver Figura 3-5b). Um exemplo de uma área rural sujeita ao ozônio é a região de fazendas a sudoeste de Ontário, que frequentemente recebe ar carregado de ozônio das regiões industriais dos Estados Unidos que estão do outro lado do Lago Erie.

Níveis elevados de ozônio também afetam os materiais; eles endurecem a borracha, reduzindo o tempo de vida útil de produtos comerciais como pneus de automóveis, e removem as cores de materiais como tecidos.

A produção fotoquímica de ozônio também ocorre durante as estações secas nas áreas rurais tropicais onde a queima de biomassa para a limpeza de florestas ou mato é largamente utilizada. Embora grande parte do carbono seja transformado imediatamente em CO_2, algum metano e outros hidrocarbonetos são liberados, bem como o NO_X. O ozônio é produzido quando esses hidrocarbonetos reagem com o óxido de nitrogênio sob a influência da luz solar.

Limitando as emissões de COV e NO para reduzir o ozônio à superfície

Para melhorar a qualidade do ar no ambiente urbano que está sujeito ao smog fotoquímico, as quantidades dos reagentes, principalmente de NO_X e de hidrocarbonetos contendo ligações C=C e outros COVs reativos, emitidas no ar, precisam ser reduzidas. A estratégia de controle que vem sendo colocada em prática nos Estados Unidos resultou em alguma redução nos níveis de ozônio nas últimas décadas, não obstante o grande aumento do total de quilômetros percorridos por veículos – até 100% a mais nos últimos 25 anos.

Por razões econômicas e técnicas, a estratégia mais comum tem sido reduzir as emissões de hidrocarbonetos. No entanto, a não ser no centro de Los Angeles, a porcentagem de redução no ozônio e outros oxidantes que é alcançada por esta estratégia geralmente tem sido bem menor que a porcentagem de redução de hidrocarbonetos. Isso ocorre porque geralmente existe no início uma abundância de hidrocarbonetos em relação à quantidade de óxidos de nitrogênio, e a diminuição da emissão de hidrocarbonetos simplesmente reduz o excesso, sem diminuir as reações de forma significativa. Em outras palavras, é geralmente o óxido de nitrogênio, em vez dos hidrocarbonetos reativos, que determina a velocidade da reação

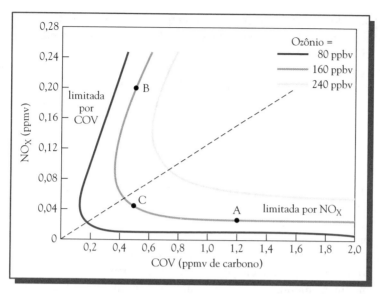

FIGURA 3-6 Relação entre as concentrações de NO_X e COV no ar e as concentrações resultantes de ozônio produzidas pelas suas reações. Os pontos A, B e C representam as condições discutidas no texto. [Fonte: Redrawn from National Research Council, *Rethinking the Ozone Problem in Urban and Regional Air Pollution* (Washington, DC: National Academy Press, 1991).]

global. Isso é especialmente verdadeiro para as áreas rurais que estão no caminho dos ventos contendo os poluentes gerados nos centros urbanos.

Em decorrência do grande número de reações que ocorrem no ar poluído, a dependência funcional da produção do smog com a concentração dos reagentes é complicada, e a consequência líquida de promover diminuições moderadas dos poluentes primários é difícil de se deduzir sem uma simulação computacional. Modelos computacionais indicam que a redução de NO_X, em vez da redução de COV, seria mais efetivo na redução do ozônio em quase todo o leste dos Estados Unidos. Um exemplo de previsões a partir de estudos com modelos computacionais está apresentado na Figura 3-6. São mostradas as relações entre as concentrações de NO_X e de COV que produzem três diferentes valores de concentração para o ozônio. O ponto A representa um conjunto típico de condições em que a produção de ozônio é *limitada pelo NO_X*. Por exemplo, a redução da concentração de COVs de 1,2 ppmv para 0,8 ppmv quase não tem efeito na concentração de ozônio, que permanece em 160 ppbv, uma vez que a curva nesta região é quase linear e corre paralela ao eixo horizontal. No entanto, a redução dos níveis de NO_X, de cerca de 0,03 ppmv no ponto A para um pouco menos da metade deste valor, pela diminuição para a curva diretamente abaixo, diminuiria os níveis de ozônio previstos pela metade, de 160 ppbv para 80 ppbv. Quimicamente, condições limitantes de NO_X ocorrem quando, devido a altas concentrações de reagentes COV, uma quantidade abundante de radicais livre HOO e ROO são produzidos, os quais oxidam rapidamente as emissões de NO a NO_2:

$$HOO + NO \longrightarrow OH + NO_2$$

O dióxido de nitrogênio então se decompõe fotoquimicamente para produzir átomos de oxigênio livres que reagem com o O_2 para gerar ozônio, como já discutido (ver Figura 3-3).

Na porção da região limitante de COV que fica à esquerda da linha pontilhada diagonal da Figura 3-6, existe um grande excesso de NO_X, sob tais condições, o radical OH tende a regir com NO_2, assim uma quantidade menor deste último estará disponível para iniciar a reação com mais COVs:

$$OH + NO_2 \longrightarrow HNO_3$$

Consequentemente, a diminuição da concentração de NO_X produzirá mais ozônio, não menos, uma vez que mais OH está disponível para reagir com COVs, embora a geração de outros produtos da reação do smog, como ácido nítrico, seja portanto reduzida. Assim, por exemplo, quando a concentração de COV é cerca de 0,5 ppm, baixando a concentração de NO_X de 0,21 ppmv – correspondente ao ponto B na Figura 3-6 – mesmo para dois terços desta quantidade, é previsto um aumento no nível de ozônio um pouco acima de 160 ppbv; reduções ainda maiores não começam a diminuir o ozônio até que o NO_X atinja cerca de 0,05 ppmv. Em situações onde os COVs estão relativamente abundantes, ou seja, do lado direito da linha tracejada na Figura 3-6, a redução de NO_X também reduz o ozônio. Assim, quando o nível de COV é 0,5 ppmv, a concentração de ozônio diminui para 160 ppbv quando o NO_X é reduzido para 0,04 ppmv (ponto C) e diminui ainda mais com um maior decréscimo de NO_X.

PROBLEMA 3-2

Utilizando a Figura 3-6, e considerando uma concentração de NO_X de 0,02 ppmv, estime o efeito nos níveis de ozônio com a redução da concentração de COV de 0,5 para 0,4 ppmv. Seus resultados suportam a caracterização da zona do gráfico como "limitada por COV"?

PROBLEMA 3-3

Utilizando novamente a Figura 3-6, dada uma concentração inicial de COV de 0,50 ppmv, estime o efeito no nível de ozônio com a diminuição da concentração de NO_X de 0,20 para 0,08 ppmv. Explique seus resultados em termos da química discutida anteriormente.

Algumas áreas urbanas como Atlanta, na Geórgia, e outros locais no sul dos Estados Unidos, pertencem ou margeiam áreas concentradas de florestas, cujas árvores emitem hidrocarbonetos reativos suficientes para sustentar o smog e a produção de ozônio, mesmo quando a concentração de hidrocarbonetos **antropogênicos**, i.e., aqueles que resultam de atividades humanas, é pequena. Árvores decíduas e arbustos emitem principalmente o gás *isopreno*, enquanto as coníferas emitem *pineno* e *limoneno*; todos os três hidrocarbonetos contêm ligações C=C.

As névoas azuis que são observadas sobre áreas de florestas como as *Great Smoky Mountains*, na Carolina do Norte, e as *Blue Mountains*, na Austrália, resultam da reação de tais hidrocarbonetos naturais, sob a luz solar, para produzir ácidos carboxílicos que se condensam para formar partículas suspensas de tamanhos capazes de desviar a luz solar e, assim, produzir a névoa. Algumas das moléculas de ozônio presentes sobre das florestas reagem com a ligação C=C de hidrocarbonetos naturais para produzir primeiro aldeídos, que são então oxidados no ar ao ácido carboxílico correspondente. No final, os ácidos no aerossol são atacados pelos radicais hidroxila, que iniciam sua decomposição caso a névoa não seja removida do ar com a chuva.

Em atmosferas urbanas a concentração desses hidrocarbonetos reativos naturais normalmente é muito menor que a dos hidrocarbonetos antropogênicos, e somente depois que esses últimos são substancialmente reduzidos, é que a influência das substâncias naturais se torna notável. Nas áreas afetadas pela presença de vegetação, portanto, somente a redução das emissões de óxidos de nitrogênio reduzirá substancialmente a geração do smog fotoquímico. Quando uma massa de ar se move de uma área urbana para uma rural com o vento, frequentemente as condições mudam, de limitada pelo COV para limitada pelo NO_X, uma vez que existem menos fontes de óxidos de nitrogênio, e substancialmente mais fontes de COVs reativos fora das cidades e também porque as reações que consomem óxidos nitrosos ocorrem mais rapidamente que as que consomem COVs.

Embora os hidrocarbonetos com ligações C=C e os aldeídos sejam os tipos mais reativos no processo de smog fotoquímico, outros COVs desempenham um papel significativo após as primeiras horas do episódio de smog terem se passado e ter ocorrido um aumento da concentração de radicais livres. Por essa razão, o controle da emissão de *todos* os COVs é necessário em áreas com sérios problemas de smog fotoquímico. A gasolina, que constitui uma mistura complexa de hidrocarbonetos, é hoje formulada de maneira a reduzir sua evaporação, já que o vapor do produto tem contribuído significativamente para a concentração de hidrocarbonetos na atmosfera. O controle de COVs no ar será discutido em maiores detalhes no Capítulo 16. Novas regulamentações na Califórnia (tendo Los Angeles como principal objetivo) limitam o uso de produtos contendo hidrocarbonetos, como os fluidos para acender churrasqueiras, aerossóis e sprays domésticos e tintas à base de óleo que consistem parcialmente de um solvente hidrocarbônico que evapora para o ar durante a secagem. A qualidade do ar nessas regiões tem melhorado em virtude dos atuais controles de emissão, mas o aumento na circulação de veículos e nas emissões de hidrocarbonetos derivados de fontes não associadas ao transporte, como solventes, tem impedido uma solução mais definitiva. Estudos recentes também têm indicado que qualquer aumento substancial nas emissões de metano para a atmosfera pode prolongar e intensificar os períodos de altos níveis de ozônio nos Estados Unidos, mesmo sendo o CH_4 usualmente considerado como um COV não reativo.

Controle tecnológico das emissões
Conversores catalíticos

Nas últimas décadas, a indústria automobilística tem empregado várias estratégias para diminuir as emissões de COV e NO_X a partir de seus veículos para alcançar os padrões governamentais. Uma estratégia inicial que teve algum sucesso no controle de NO_X foi a diminuição da temperatura da chama de combustão e a consequente diminuição da velocidade de produção de NO térmico. A diminuição da temperatura foi alcançada com a recirculação de uma parte das emissões do motor de volta para a chama, que presumidamente diminuía a temperatura da chama e, portanto, a produção de NO térmico pela diminuição dos níveis de oxigênio na combustão.

Também em décadas recentes um controle mais completo das emissões de NO_X dos automóveis e caminhões movidos à gasolina tem sido experimentado a partir do uso de **conversores catalíticos** colocados antes dos escapamentos nos sistemas de exaustão dos veículos. Os **conversores de duas vias** originais controlavam somente os gases contendo carbono, inclusive o monóxido de carbono, CO, completando sua combustão a dióxido de carbono. No entanto, com o uso de uma superfície impregnada com catalisadores de platina e ródio, os **conversores de três vias** modernos alteram os óxidos de nitrogênio de volta a nitrogênio e oxigênio elementares, utilizando os hidrocarbonetos não queimados e a combustão dos compostos intermediários CO e H_2 como agentes redutores:

$$2\ NO \longrightarrow N_2 + O_2 \quad \text{global}$$

via, por exemplo,

$$2\ NO + 2\ H_2 \longrightarrow N_2 + 2\ H_2O$$

> **PROBLEMA 3-4**
>
> Escreva e balanceie as reações nas quais o NO é convertido a N_2 pelo (a) CO e (b) C_6H_{14} [*Sugestão: O outro produto da reação é o CO_2, mais o H_2O no último caso.*]

Os gases contendo carbono, no exaustor, são cataliticamente oxidados quase completamente a CO_2 e água pelo oxigênio que está presente:

$$2\ CO + O_2 \longrightarrow 2\ CO_2$$

$$C_nH_m\ (n + m/4)\ O_2 \longrightarrow n\ CO_2 + m/2\ H_2O$$

$$CH_2O + O_2 \longrightarrow CO_2 + H_2O$$

O catalisador é disperso na forma de cristais muito pequenos, inicialmente com tamanhos menores que 10 nm. Um sensor de oxigênio no sistema de exaustão do veículo é monitorado por um microchip de computador que controla a razão ar/combustível na entrada do motor para que sejam mantidos os valores estequiométricos requeridos, para garantir um alto nível de conversão dos poluentes. O processo todo é ilustrado na Figura 3-7a. Se a mistura ar/combustível não está muito

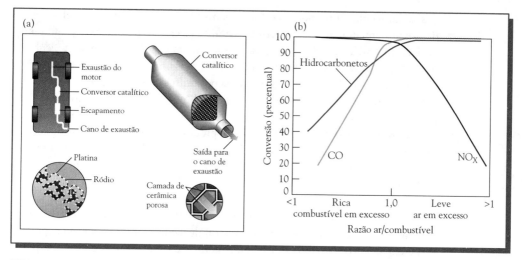

FIGURA 3-7 (a) Conversor catalítico moderno para automóveis, com sua posição indicada no sistema de exaustão. [Fonte: L. A. Bloomfield, "Catalytic Converter," *Scientific American* (February 2000): 108.] (b) Eficiência de conversão do conversor catalítico *versus* a razão ar/combustível. [Fonte: B. Harrison, "Emission Control," *Education in Chemistry* 37 (2000): 127.]

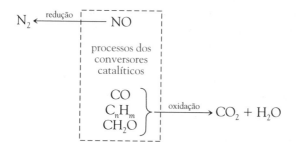

próxima da razão estequiométrica, o catalisador aquecido não será efetivo para a redução (se existir muito ar), causando a emissão de óxidos de nitrogênio no ar, ou para a oxidação (se existir pouco ar), causando a emissão de CO e hidrocarbonetos, como ilustrado na Figura 3-7b.

Recentemente, algum progresso tem sido divulgado em relação ao uso de metais menos valiosos como conversores catalíticos, como o cobre e o cromo, em vez dos metais caros do grupo da platina. Embora os metais sejam reciclados de conversores antigos, uma quantidade deles é inevitavelmente perdida durante o processo. Cientistas têm se preocupado nos últimos anos com o problema ambiental da ampla descarga das pequenas partículas de platina, paládio e ródio que são perdidas dos conversores durante sua operação.

O catalisador que reduz o óxido nitroso a nitrogênio também reduz o dióxido de enxofre, SO_2, a **sulfeto de hidrogênio**, H_2S. Os gases emitidos incluem compostos sulfurosos reduzidos como H_2S, que frequentemente dão às emissões veiculares seu característico odor de ovo podre. Além disso, pequenas quantidades de moléculas contendo enxofre presentes na gasolina – e no diesel – podem desativar parcialmente os conversores catalíticos caso as partículas de sulfato produzidas durante a combustão da gasolina se liguem e, consequentemente, cubram os sítios ativos do catalisador. Os níveis máximos anuais de enxofre na gasolina, que chegavam a várias centenas de partes por milhão no passado, foram reduzidos recentemente a 30 ppmv tanto nos Estados Unidos quanto no Canadá, e a 50 ppmv na União Europeia. Geralmente o enxofre é removido, durante o refino, pela **hidrodessulfurização**, ele próprio um processo catalítico, que reage moléculas orgânicas contendo enxofre na gasolina com o gás hidrogênio, H_2, para produzir sulfeto de hidrogênio, H_2S, que então é removido. De maneira alternativa, as moléculas contendo enxofre podem ser removidas do combustível por absorção durante o processo de refino.

Nos primeiros minutos após se ligar o motor do veículo, os catalisadores estão frios, assim os conversores não podem operar de forma efetiva e ocorrem explosões nos escapamentos. De fato, aproximadamente 80% de todas as emissões a partir dos carros equipados com conversores são produzidas nos primeiros minutos após a partida. Uma vez que o motor aquece e o catalisador é aquecido a cerca de 300°C pelos gases do motor, conversores catalíticos de três vias convertem entre 80-90% dos hidrocarbonetos, CO e NO_X a substâncias inócuas antes dos gases serem liberados para a atmosfera. No entanto, misturas ricas em combustíveis são introduzidas no motor nos primeiros minutos após o motor do veículo ser acionado, e também quando ocorre uma alta aceleração, dessa então, monóxido de carbono e hidrocarbonetos não queimados são liberados diretamente para o ar sob essas condições de falta de oxigênio.

Estudos estão sendo realizados para desenvolver conversores catalíticos que convertam as emissões iniciais, evitando que elas sejam liberadas para o ar. Várias abordagens estão sendo investigadas, incluindo

- desenvolvimento de um conversor que deverá operar a baixas temperaturas ou que pode ser pré-aquecido para que comece a operar imediatamente;
- armazenamento dos poluentes até que o motor e o conversor estejam aquecidos; e
- recirculação dos gases de exaustão através do motor até que as reações estejam completas.

Carros antigos (sem conversores ou somente com conversores de duas vias) que ainda estão em circulação continuam a poluir a atmosfera com óxidos de nitrogênio, mesmo durante operação normal.

As quantidades máximas de emissões que podem ser eliminadas legalmente de um motor veicular leve, como os de carros, têm sido gradualmente diminuídas para melhorar a qualidade do ar. Recentemente, alguns governos instituíram inspeções obrigatórias dos sistemas de exaustão para assegurar que eles continuem a operar de maneira adequada.

Os veículos cujos conversores catalíticos foram danificados ou adulterados produzem a maioria das emissões; tipicamente, 50% de hidrocarbonetos e monóxido de carbono são liberados a partir de 10% dos carros que circulam nas estradas. Por exemplo, um estudo recente sobre emissões de fuligem dos carros na Holanda detectou que 5% dos veículos são responsáveis por 43% da poluição. Em meados dos anos 90 uma pesquisa sobre o monóxido de carbono emitido pelo tráfego que passava em Denver, Colorado, produziu os resultados mostrados na Figura 3-8. A grande maioria dos veículos de Denver com até 12 anos de idade foram classificados como bons em termos de controle de emissões dos escapamentos. Grande parte do monóxido de carbono veio de carros entre 6 e 12 anos de idade, por serem tão numerosos e por causa da presença de carros com níveis de emissões pobres ou satisfatórias.

O controle sobre os níveis de monóxido de carbono na última metade do século passado em áreas urbanas dos países desenvolvidos tem sido uma das histórias de real sucesso no gerenciamento do meio ambiente. Nos Estados Unidos, por exemplo, a concentração média diminuiu em dois terços somente no período 1983-2002. A maior parte da redução foi resultado do uso de conversores catalíticos nos veículos, das regulamentações mais rígidas nas emissões veiculares e do aumento natural contínuo na fração de veículos fabricados após os padrões terem sido enrijecidos. A introdução de substâncias **oxigenadas**, que são hidrocarbonetos em que alguns de seus átomos são substituídos por oxigênio, na gasolina americana também tem reduzido as emissões de CO dos veículos (como será discutido no Capítulo 8). As emissões médias de veículos novos antes de qualquer controle de emissão ser introduzido nos Estados Unidos chegaram a cerca de 38 g CO/km, contra os atuais padrões de 1,5 g/km. De maneira geral, as emissões de monóxido de carbono dos veículos são maiores nos motores frios (e conversores catalíticos frios) e quando o motor tem um aumento na carga decorrente da rápida aceleração ou da subida de um morro, visto que sob tais condições, uma mistura rica em combustível não provém oxigênio suficiente para oxidar completamente a gasolina.

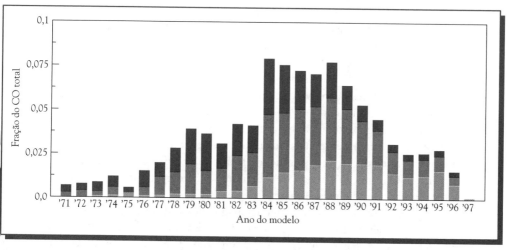

FIGURA 3-8 Contribuição de CO pelo peso da frota dos veículos por ano do modelo. [Fonte: G. A. Bishop et al., "Drive-By Motor Vehicle Emissions: Immediate Feedbach in Reducing Air Pollution," *Environ. Sci. Technol*. 34 (2000): 1110.]

Existem algumas cidades de países desenvolvidos que ainda estão vulneráveis ao excesso de concentração de CO no/durante o inverno, em decorrência de condições meteorológicas e topográficas. As inversões térmicas em Fairbanks, no Alasca, por exemplo, produzem a cada inverno vários dias com altos níveis de monóxido de carbono. Pessoas que trabalham ao ar livre em áreas de alto tráfego veicular, como policiais de trânsito, podem ser expostas a níveis elevados de CO por períodos prolongados.

No passado, padrões de emissão foram aplicados somente a veículos de passageiros. No entanto, a partir de 2004, novas regulamentações nos Estados Unidos obrigaram veículos utilitários esportivos (SUV) a gasolina – que hoje correspondem a cerca da metade das vendas de carros novos – e caminhonetes a também adotarem estes padrões.

Motocicletas e taxis *tuk-tuk* de três rodas, comuns na Ásia, são movidos a gasolina, e suas emissões, especialmente de CO e hidrocarbonetos não queimados, representam uma contribuição substancial para a poluição do ar. Em um estudo recente realizado na Suécia, lambretas e motocicletas (algumas possuindo conversores catalíticos) mostraram emitir mais CO e hidrocarbonetos em áreas urbanas, e significantemente mais NO_X nas autoestradas, por quilômetro viajado, que os carros.

A maior parte dos caminhões e ônibus são movidos com motores a diesel, assim como muitos carros na Europa e em outros locais fora da América do Norte. No passado, os conversores catalíticos usados nos veículos de motor a diesel eram muito menos eficientes que os dos veículos a gasolina. Os conversores removiam somente cerca de metade das emissões de hidrocarbonetos gasosos, comparados com os 80-90% alcançados para as emissões dos motores a gasolina. Essa diferença decorre da formulação menos ativa do catalisador utilizado com o diesel por causa do alto teor de enxofre no combustível; catalisadores mais ativos oxidariam o gás dióxido de enxofre a partículas de sulfato, que cobririam a superfície do catalisador, inativando-o. Conversores catalíticos mais efetivos estão sendo instalados atualmente em equipamentos a diesel para o uso de combustível com baixos teores de enxofre. Além disso, a perda de gases e partículas pelo escapamento – incluindo aqueles dentro do veículo – por meio das emissões da partida estão sendo eliminadas pelo redirecionamento das emissões de volta para o motor.

Conversores catalíticos usados nos motores a diesel não convertem o NO_X uma vez esses motores são movidos com "combustíveis leves", i.e., com a presença de excesso de oxigênio, e, portanto, as substâncias químicas necessárias às condições redutoras não existem. No entanto, as emissões de NO_X a partir da queima de diesel são inerentemente mais baixas que dos veículos a gasolina, uma vez que a temperatura de operação é significativamente mais baixa e, consequentemente, menos NO térmico é formado. A diminuição da temperatura de operação do motor diminuiu ainda mais a quantidade de NO_X produzido, como foi também realizado nos automóveis, como já mencionado. Novas regulamentações sobre as emissões na América do Norte, que serão efetivadas em meados e final deste século, demandam reduções substanciais nas emissões de NO_X a partir de veículos movidos a diesel. A Agência de Proteção Ambiental dos Estados Unidos (EPA) propôs recentemente que locomotivas de trens e navios movidos a diesel devam também ser forçados a reduzir substancialmente as emissões de óxidos de nitrogênio. Em um esquema para remoção de NO_X dos exaustores de diesel, o gás é temporariamente armazenado em um absorvente presente no conversor. Periodicamente, o diesel é injetado para dentro de onde o NO_X está armazenado, criando condições redutoras e promovendo a reação descrita para veículos a gasolina, a redução catalítica de NO_X a N_2.

Além dos gases CO, hidrocarbonetos, NO_X e SO_2, os gases de escape dos motores a diesel ainda incluem quantidades significativas de partículas sólidas e líquidas. O líquido consiste de combustível não queimado e óleos lubrificantes, além de ácido sulfúrico produzido a partir de enxofre presente no combustível. Os primeiros conversores catalíticos usados nos veículos movidos a diesel foram fabricados para oxidar os gases e líquidos contendo carbono, mas sem oxidar o SO_2 para ácido sulfúrico e sulfatos.

O diesel projetado para os novos veículos nos Estados Unidos teve recentemente o nível máximo permitido de enxofre diminuído de 500 ppmv para 15 ppmv; e o nível máximo foi diminuído para 50 ppmv na União Europeia. A diminuição do nível de enxofre no diesel irá também reduzir as emissões de partículas, de certa forma. Ironicamente, parte da fuligem de carbono reage com o dióxido de nitrogênio nos gases de exaustão para se oxidar:

$$C(s) + NO_2 \longrightarrow CO + NO$$

No entanto, um filtro – conhecido também como **armadilha de partículas** – é necessário para se alcançar uma redução adequada nas partículas de exaustão do diesel. As armadilhas podem remover fisicamente até 90% das emissões de partículas pequenas, prevenindo assim que elas escapem para o ar a partir do sistema de exaustão dos veículos pesados movidos a diesel. Para se prevenir o acúmulo de sólidos, que poderia restringir o fluxo de exaustão do motor ou derreter a armadilha, o sistema foi desenhado de tal forma que a fuligem irá se inflamar e queimar quando a temperatura chegar a pelo menos 500°C. Alternativamente, pequenas quantidades de compostos metálicos catalíticos contendo ferro ou cobre serão adicionadas para baixar a temperatura na qual a ignição irá ocorrer, assegurando uma regeneração mais contínua dos filtros. Certamente, o filtro necessitará de limpeza, já dado que componentes não orgânicos dos gases de exaustão irão se acumular com o tempo.

Cientistas e engenheiros estão desenvolvendo atualmente um novo tipo de motor de combustão interna que combine os melhores aspectos das tecnologias da gasolina e do diesel. No motor de *ignição por compressão de carga homogênea* (ICCH), o combustível e o ar são bem misturados antes da ignição, prevenindo assim a formação de partículas de fuligem, que ocorre nos motores a diesel. A alta compressão da mistura ar/combustível permite que a combustão se inicie em vários locais no cilindro, produzindo uma eficiência muito maior que nos motores a gasolina, reduzindo assim as emissões de CO_2. Como os motores funcionam com excesso ainda maior de ar que no diesel, e não ocorrem "locais quentes" quando as temperaturas de combustão são elevadas, quantidades bem menores de NO_X são produzidas.

Futuramente, os veículos utilizando combustão interna poderão ser substituídos por aqueles livres de emissões movidos a células combustíveis. Esse prospecto é discutido no Capítulo 8, no qual consideraremos vários combustíveis alternativos.

Controle de emissões de óxido nítrico das usinas geradoras de energia

Nos Estados Unidos, aproximadamente quantidades iguais de NO_X são emitidas a partir de veículos e de usinas geradoras de energia; somadas, elas constituem a maioria das fontes antropogênicas desses gases. Nesta Seção, investigaremos os processos que são usados para diminuir a quantidade de óxidos de nitrogênio emitidos para o ar pelas plantas de geração de energia.

- Para reduzir suas produções de NO_X, algumas usinas de energia utilizam queimadores especiais, fabricados para diminuir a temperatura da chama. De forma alternativa, a recirculação de uma pequena fração dos gases de exaustão através da zona de combustão tem o mesmo efeito.

- A formação de óxido nítrico nas usinas de energia também pode ser bastante reduzida pela realização da combustão em estágios. No primeiro, o estágio de alta temperatura, não é permitido qualquer excesso de oxigênio, limitando assim sua capacidade de reagir com N_2. No segundo estágio é fornecido oxigênio adicional para completar a queima do combustível, mas sob condições de temperaturas mais baixas, de tal forma que, de novo, pouco NO é produzido.

- Outras usinas, especialmente no Japão e na Europa, foram adaptadas com conversores catalíticos em versões de grande escala para transformar o NO_X de volta a N_2 antes de liberar os gases residuais no ar. A redução de NO_X para N_2 neste sistema de **redução catalítica seletiva** é realizada com 80-95% de rendimento com a adição de amônia, NH_3, à corrente de gás refrigerada. Este composto altamente reduzido de nitrogênio combina-se com o NO, um composto parcialmente oxidado, para produzir N_2 gasoso na presença de oxigênio:

$$4\,NH_3 + 4\,NO + O_2 \longrightarrow 4\,N_2 + 6\,H_2O$$

  No entanto, é preciso um controle estrito para regular a adição de amônia e evitar sua oxidação a NO_X. A mesma reação pode ser realizada sem catalisadores caros, porém com eficiência muito menor na remoção de óxido nítrico, utilizando gases refrigerados a cerca de 900°C. O processo catalítico ocorre a 250-500°C, dependendo do catalisador empregado.

- A lavagem dos gases de exaustão por uma solução aquosa também pode ser usada para prevenir a emissão de NO_X para a atmosfera. Uma vez que o NO é insolúvel em água e em soluções aquosas, metade ou mais do NO_X deve estar na forma mais solúvel de NO_2, para que a técnica seja efetiva. Soluções de *hidróxido de sódio*, NaOH, reagem com quantidades equimolares de NO e NO_2 para produzir *nitrito de sódio*, $NaNO_2$:

$$NO + NO_2 + 2\,NaOH \longrightarrow 2\,NaNO_2 + H_2O$$

PROBLEMA 3-5

Deduza a equação balanceada em que a amônia reage com o dióxido de nitrogênio para produzir nitrogênio molecular e água. Usando a equação balanceada, calcule a massa de amônia que é necessária para reagir com 1000 L de ar a 27°C, 1 atm, contendo 10 ppmv de NO_2. [*Sugestão: Lembre-se da Química Geral onde* $PV = nRT$ *e que uma equação balanceada indica o número de mols das substâncias que reagem umas com as outras*)

PROBLEMA 3-6

Por meio de uma tecnologia parecida, o nitrogênio reduzido, na forma do composto ureia, $CO(NH_2)_2$, é injetado diretamente na chama de combustão para se combinar com o NO e produzir N_2, e não mais tarde na presença de um catalisador. Deduza a equação balanceada que converte ureia, óxido nítrico e oxigênio a N_2, CO_2 e água.

Futuras reduções das emissões causadoras de smog

Embora as emissões diretas de cinco (CO, COV, SO_2, matéria particulada e chumbo) dos seis maiores poluentes atmosféricos nos Estados Unidos tenham diminuído significativamente entre 1970 e 2000, as emissões de NO_X aumentaram em 20%, com metade desse aumento tendo ocorrido durante a década de 90. Como o consumo de energia aumentou 45% e as distâncias percorridas pelos veículos aumentaram em 143% neste período, as restrições nas emissões de óxido de nitrogênio tiveram algum sucesso no controle parcial do crescimento desse poluente, mas não o suficiente para prevenir o aumento global. As emissões de NO das usinas de geração de energia elétrica, sua outra fonte majoritária, tem diminuído de maneira similar nos últimos anos.

Como consequência do aumento das emissões globais de NO, as concentrações do ozônio à superfície aumentaram nas regiões sul (especialmente perto de Houston, Texas) e nordeste dos Estados Unidos na década de 90. Este último efeito pode ser visto na Figura 3-5a, que mostra níveis elevados de ozônio centrados perto de Nova York-Boston e alguns locais no centro-oeste, e níveis um pouco menores cobrindo a costa leste e o centro-oeste, estendendo-se até o sul de Ontário. Níveis elevados de ozônio têm sido um problema no sul da Califórnia por muitas décadas.

Para ajudar a reduzir o aumento do smog de verão no centro-sul do Canadá e no nordeste dos Estados Unidos, os dois países assinaram recentemente um adendo ao seu Acordo de Qualidade de Ar. Os Estados Unidos se comprometeram a reduzir as emissões de NO_X originárias dos estados do norte e nordeste em 35% até 2007, e também a reduzir as emissões de COV durante os meses de verão quando a maioria do smog se forma nesta região. O Canadá concordou em reduzir suas emissões de NO_X das usinas de energia ao sul de Ontário em 50% até a mesma data. A redução drástica dos níveis de enxofre permitidos na gasolina deve ajudar na redução de NO_X a partir dos veículos. Os padrões para as emissões dos SUV, caminhões e ônibus estão sendo também restringidos para torná-los mais próximos dos automóveis comuns.

Espera-se que o *Protocolo de Gothenburg*, que controla as emissões de muitos poluentes na Europa, reduza as emissões de NO_X em mais de 40% até 2010, comparando-se aos níveis de 1990; uma redução de 30% foi atingida em 2000. A Grã-Bretanha – que viu as emissões diminuírem em cerca de 40% no final da década de 90 em comparação ao seu pico no final da década de 80 – terá que reduzir sua emissão em mais um terço dos níveis de 1998 até 2010, para satisfazer essas leis. As emissões europeias de COV deverão diminuir em 40% de acordo com o protocolo.

A tendência nas emissões antropogênicas de NO_X para o ar sobre a América do Norte, Europa (incluindo Rússia e o Oriente Médio e Próximo) e Ásia (leste, sudeste e sul) nas últimas décadas, estão mostradas na Figura 3-9. Como discutido, as contribuições europeias têm caído, as emissões na América do Norte mostram um aumento em alguns períodos, mas declinam em outros, permanecendo constante no geral, e as da Ásia têm aumentado de relativamente pouco para uma quantidade elevada. Consistente com essa tendência, uma comparação entre medições dos níveis de NO_2 troposférico em 2002, com níveis de 1996, mostra reduções significativas sobre grande parte da Europa, declínios sobre o Vale do Rio Ohio (onde as emissões diminuíram 40% até 2006, comparadas aos níveis de 1999), mas aumentaram nos estados do nordeste e no sul de Ontário. Houve ainda um grande aumento nas áreas industriais da China.

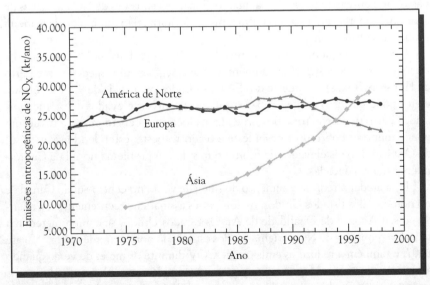

FIGURA 3-9 Emissões atmosféricas antropogênicas de NO_X. [Fonte: H. Akimoto, "Global Air Quality and Pollution," *Science* 302 (2003): 1716.]

Química Verde: Substituição de solventes orgânicos por dióxido de carbono supercrítico e líquido; desenvolvimento de surfactantes para esse composto

Além de seu papel em tintas, os solventes orgânicos são usados em muitos produtos e processos diferentes tanto em aplicações comerciais quanto domésticas. Estima-se que mais de 15 bilhões de quilogramas de solventes orgânicos sejam usados no mundo a cada ano em áreas como indústria eletrônica, de limpeza, automotiva, química, de mineração, alimentícia e de papel. Esses líquidos incluem não somente os solventes à base de hidrocarbonetos, mas também os solventes halogenados. Ambos os tipos contribuem tanto para a poluição do ar com COV como para a poluição da água (Capítulo 14). Solventes halogenados podem também contribuir para a depleção da camada de ozônio, como visto no Capítulo 2. As descobertas de solventes com menores impactos ambientais, e mesmo o desenvolvimento de processos que não usem solventes, são os objetivos de muitas iniciativas no contexto da química verde.

O dióxido de carbono, CO_2, é um solvente que está recebendo considerável atenção como substituto para os tradicionais solventes orgânicos. Embora o dióxido de carbono seja um gás a temperatura e pressão ambiente, ele pode ser liquefeito facilmente com a aplicação de pressão. Além do dióxido de carbono líquido, existe um considerável interesse no dióxido de carbono supercrítico (uma abordagem sobre fluidos supercríticos pode ser encontrada no Capítulo 16) como solvente na indústria eletrônica, tema abordado na seção de Química Verde no Capítulo 6. A descafeinização do café e do chá com o dióxido de carbono é uma aplicação bem conhecida desse solvente.

O dióxido de carbono líquido é atrativo como solvente por causa da sua baixa viscosidade e polaridade, e da sua habilidade de molhar. Por causa da baixa polaridade, o dióxido de carbono é capaz de dissolver muitas moléculas orgânicas pequenas. No entanto, as moléculas maiores, incluindo óleos, polímeros, ceras, gorduras e proteínas, são geralmente insolúveis nele. Para aumentar a solubilidade dos compostos em água, surfactantes como sabões e detergentes têm sido desenvolvidos para permitir que esses solventes muito polares dissolvam materiais menos polares como óleos e gorduras. De modo análogo, surfactantes para o dióxido de carbono têm sido desenvolvidos para aumentar a variedade de materiais que esse solvente pode dissolver.

Joseph DeSimone, da Universidade da Carolina do Norte e da Universidade Estadual da Carolina do Norte, ganhou o prêmio *Green Chemistry Challenge Award* em 1997 pela preparação e desenvolvimento de surfactantes poliméricos para o dióxido de carbono. DeSimone é atualmente o diretor Centro de Ciências e Tecnologia para Solventes e Processos Ambientalmente Responsáveis, da National Science Foundation (Fundação Nacional de Ciências norte-americana). Um exemplo de surfactante desenvolvido por DeSimone é o bloco de copolímeros mostrado na Figura 3-10a. Esta molécula possui regiões não polares que são CO_2-fílicas, e regiões polares, que são CO_2-fóbicas. Quando dissolvidas em dióxi-

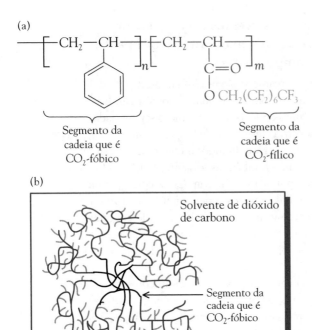

FIGURA 3-10 (a) Um copolímetro surfactante para o dióxido de carbono. (b) Uma micela em dióxido de carbono líquido.
[Fonte: M. C, Cann and M. E. Connelly, *Real-World Cases in Green Chemistry* (Washington, DC: American Chemical Society, 2000).]

do de carbono, as regiões CO_2-fílicas se orientam para interagir com o solvente dióxido de carbono da vizinhança, enquanto as regiões CO_2-fóbicas se agregam umas às outras. O resultado global é a formação de estruturas conhecidas como *micelas* (Figura 3-10b). Os surfactantes polares que normalmente não se dissolvem em dióxido de carbono se dissolverão na região polar central da micela.

DeSimone é um dos fundadores de uma rede de lavagens a seco que usa o dióxido de carbono, junto com as surfactantes que ele desenvolveu, para lavar roupas. O dióxido de carbono líquido utilizado é drenado das roupas após seu ciclo de lavagem (de forma semelhante às máquinas de lavar domésticas que drenam a água após a lavagem), e o dióxido de carbono é evaporado simplesmente pela redução da pressão. O vapor de dióxido de carbono é então capturado, liquefeito pelo aumento da pressão e reutilizado para outra lavagem. O dióxido de carbono é abundante e barato, uma vez que pode ser recuperado como um subproduto dos poços de gás natural ou na produção de amônia. Capturar o dióxido de carbono desses processos permite um bom uso do composto, que normalmente seria lançado para a atmosfera e contribuiria para o aquecimento global (ver Capítulo 6). Ao contrário, a maioria das lavagens a seco na América do Norte, atualmente, utiliza como solvente o *percloroetileno*, $Cl_2C=CCl_2$, conhecido como PERC. O PERC é um COV, uma vez que possui alta pressão de vapor e escapa rapidamente para a troposfera, se não for cuidadosamente controlado. Ele também é um poluente de águas subterrâneas (ver Capítulo 14) e suspeito de ser carcinogênico a seres humanos.

 Química Verde: Emprego de líquidos iônicos para substituir solventes orgânicos; celulose, um polímero de ocorrência natural substituto de polímeros derivados de petróleo

A celulose (Figura 3-11) é um polímero de glicose que está presente em cerca de 40% de todo o material orgânico da Terra. Existem cerca de 700 bilhões de toneladas de celulose no nosso planeta, com mais 40 bilhões de toneladas sendo produzidas a cada ano, por plantas, como componente principal da biomassa, a

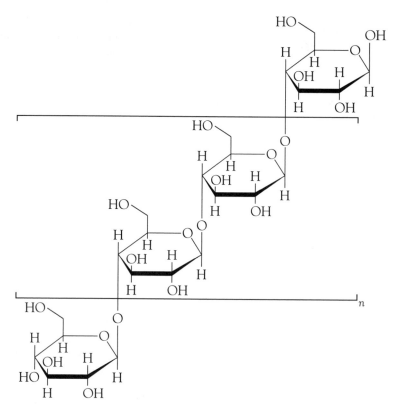

FIGURA 3-11 Estrutura da celulose.

partir de dióxido de carbono atmosférico e água, via fotossíntese. Essa remoção de dióxido de carbono da atmosfera ajuda a mitigar o aquecimento global causado pelas emissões antropogênicas deste gás.

Muitos polímeros produzidos a partir de óleo bruto são ubíquos em nosso dia a dia, incluindo **tereftalato de polietileno** (PET), que é encontrado nas garrafas de refrigerantes e roupas de poliéster; **polietileno**, que é empregado na produção de sacos plásticos e embalagens de leite; **cloreto de polivinila**, que é encontrado nos encanamentos plásticos e cortinas de chuveiros; e **poliestireno**, que discutimos na seção sobre química verde no Capítulo 2. Centenas de milhões de quilos destes polímeros à base de petróleo são produzidos todos os anos, exigindo como matéria-prima aproximadamente 700 milhões de barris de óleo bruto. Com o aumento no preço do óleo bruto e com a diminuição dos seus estoques, o foco principal da química verde é a produção de compostos orgânicos, incluindo polímeros, a partir de biomassa (ver a seção sobre química verde no Capítulo 7). Uma oportunidade ainda mais desafiadora é o uso de polímeros de ocorrência natural, como a celulose, para substituir os polímeros sintetizados a partir do petróleo.

O uso de celulose é muito limitado pela sua insolubilidade em água e em solventes orgânicos tradicionais. As fortes ligações intra e inter cadeias entre os vários

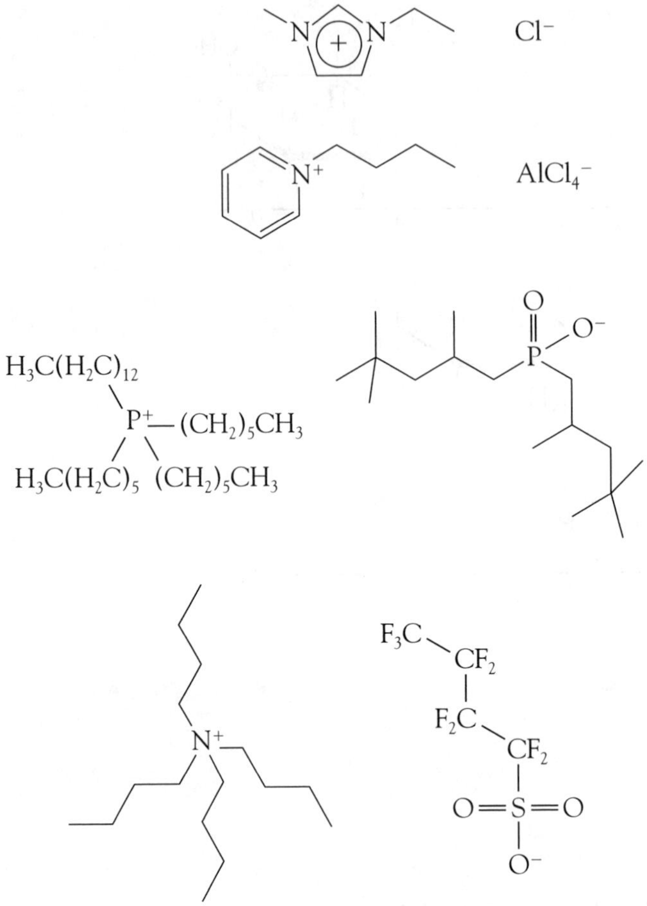

FIGURA 3-12 Pares de íons em quatro líquidos iônicos típicos.

grupos hidroxila presentes no polímero de celulose são provavelmente a razão para essa insolubilidade, que tem como resultado a muito pobre processabilidade da celulose. Consequentemente, apenas cerca de 0,1 bilhão de tonelada de celulose tem sido anualmente usada como matéria-prima para outros processos.

Na seção anterior de química verde, foi discutida a substituição de solventes orgânicos tradicionais por dióxido de carbono supercrítico e líquido. Um grupo de compostos muito interessantes e relativamente desconhecidos, que despertam um interesse crescente como substitutos dos tradicionais solventes orgânicos, é chamado de *líquidos iônicos a temperatura ambiente*, ou somente **líquidos iônicos** (LI). A maioria dos compostos iônicos possui caracteristicamente altos pontos de fusão devido a suas fortes ligações iônicas em rede. Por exemplo, o cloreto de sódio (sal de cozinha) possui temperatura de fusão de 801°C. Em contraste, poucos compostos iônicos possuem pontos de fusão abaixo ou moderadamente acima ($\leqslant 100$°C) da temperatura ambiente; tais compostos são conhecidos como líquidos iônicos (a temperatura ambiente). LIs são geralmente compostos de íons volumosos que frequentemente possuem cargas dispersas, em vez de localizadas, e grandes grupos não polares (Figura 3-12). Como consequência, seus íons de cargas opostas possuem somente uma fraca interação uns com os outros, o que resulta em um baixo ponto de fusão.

Uma característica benéfica dos LI é sua baixa pressão de vapor. Isso contrasta com a maioria dos solventes orgânicos, que, devido a suas expressivas pressões de vapor, são COVs e contribuem para a poluição troposférica. Uma vez que os LI são iônicos, eles não são voláteis e então seu potencial para substituir COVs é de grande interesse. Líquidos iônicos também podem ser purificados e reciclados, adicionando assim características verdes a estes solventes. Além disso, eles não são inflamáveis, e muitos são estáveis até 300°C, tornando-os atraentes para processos e reações que necessitam de altas temperaturas.

Outro forte interesse da comunidade da química verde é o uso de fornos de micro-ondas para facilitar as reações e processos químicos. Fontes convencionais de calor – como as mantas aquecedoras, bico de Bunsen, e banho de óleo – aquecem o material de fora para dentro, transferindo energia da fonte aquecedora para o fundo do frasco de reação, para o solvente dentro desse, e finalmente para os reagentes dissolvidos. Em cada etapa, calor do aquecimento é perdido para a vizinhança com sua transferência. Um solvente ou reagente que absorve micro-ondas, no entanto, pode ser alvo das micro-ondas e, assim pode ser aquecido diretamente pela irradiação em um reator ou forno a micro-ondas. Então, com o aquecimento por micro-ondas, os conteúdos podem ser diretamente aquecidos sem aquecer o frasco. Muitas pessoas experimentaram esse fenômeno ao aquecer um copo de água no forno a micro-ondas doméstico. A água aquece rapidamente enquanto o copo permanece relativamente frio. Os químicos descobriram que muitas reações e processos podem ser acelerados no forno a micro-ondas, cuja eficiência de aquecimento tem o potencial de reduzir a energia necessária.

Para ser eficientemente aquecida por uma fonte de micro-ondas, uma substância deve ser polar e/ou iônica. LIs se aquecem muito rapidamente sob micro-ondas já que são iônicos por natureza. Eles podem alcançar temperaturas de até 300°C em 15 segundos nesse tipo de aquecimento.

Robin Rogers e seu grupo na Universidade do Alabama receberam o prêmio Green Chemistry Challenge em 2005 pela descoberta de que certos LIs dissolvem rapidamente a celulose quando aquecidos em fornos a micro-ondas. O processo que eles desenvolveram inclui o uso de aquecimento em forno a micro-ondas doméstico na potência fraca e pulsada para acelerar a dissolução da celulose em LI. Seus estudos indicaram que empregando 1 L de cloreto de 1-butil-3-metilimidazolina, eles podem produzir soluções com até 25% (em massa) de celulose.

Existem evidências de que o íon cloreto presente nesse composto quebra a ligação de hidrogênio interna na celulose, levando assim à sua dissolução. A adição de pequenas quantidades de água solvata os íons cloreto, permitindo que a ligação de hidrogênio da celulose se refaça. A celulose se precipita na solução e pode então ser depositada na forma de filmes, membranas e fibras.

Pela dispersão de aditivos no LI tanto antes como depois da dissolução da celulose, materiais compósitos ou encapsulados à base de celulose podem ser formados quando o polímero é regenerado. Por exemplo, a lacase, uma enzima encontrada no fungo que degrada compostos polifenólicos, pode ser encapsulada no suporte de celulose sem a perda de sua atividade. A enzima, quando suportada no filme de celulose, pode ser imersa em soluções aquosas e pode ser facilmente removida ao final da reação retirando-se o filme, que pode ser reutilizado.

Muitos outros materiais em celulose têm sido suspensos, com sucesso, pelo grupo de Roger. Esses materiais incluem corantes que podem ser usados para detectar metais, tais como mercúrio e magnetita (Fe_3O_4), que produzem um compósito com propriedades magnéticas uniformes. Usando esse método, a celulose pode ser combinada com outros polímeros para produzir misturas. Quando misturada com polipropileno, um compósito que possui excelente propriedade de cisalhamento é formado. O uso desse material em embalagens parece ser promissor. O encapsulamento de compostos com atividade medicinal em materiais magnéticos tem o potencial de produzir microcápsulas que podem ser direcionadas para uma parte específica do corpo. Além disso, a infusão de dióxido de titânio nas fibras de celulose pode produzir tecidos para vestuários e roupas de cama com propriedades antibacterianas. O desenvolvimento de materiais a base de celulose tem o potencial de produzir novos materiais com várias características que necessitam menores quantidades de petróleo que os polímeros convencionais.

Fontes e abate de dióxido de enxofre e sulfeto de hidrogênio

Em uma escala global, a maior parte do SO_2 é produzida pelos vulcões e pela oxidação de gases sulfurados decorrente da decomposição de plantas. Em virtude desse dióxido de enxofre natural ser lançado na atmosfera em grandes altitudes, ou longe de centros populacionais, a concentração residual do gás no ar puro é bem pequena, cerca de 1 ppbv. No entanto, uma quantidade mensurável de dióxido de enxofre é atualmente emitida para o ar à superfície, particularmente sobre extensões de terra localizadas no Hemisfério Norte, devido a atividades industriais. A principal fonte antropogênica de SO_2 é a combustão de carvão, um sólido que, dependendo da área geográfica de onde é extraído, contém de 1 a 6% de enxofre. Em muitos países, incluindo os Estados Unidos, o principal uso do carvão é na geração de eletricidade. Geralmente, metade ou mais do enxofre é aprisionado na forma de inclusões na composição mineral do carvão. Se o carvão é pulverizado antes da combustão, esse tipo de enxofre pode ser mecanicamente removido, como discutido a seguir. O resto do enxofre, que geralmente corresponde a cerca de 1% da massa do carvão, está ligado a uma estrutura complexa do carbono do sólido e não pode ser removido sem um processo oneroso que quebra a ligação covalente.

O enxofre está presente em pequenas porcentagens no óleo cru (e em altos teores no alcatrão e no óleo de xisto), mas apresenta-se em níveis de poucas centenas de miligramas por litro, ou menos, em produtos como a gasolina. O dióxido de enxofre é emitido para a atmosfera diretamente como SO_2 ou indiretamente como H_2S, pela indústria petrolífera, quando o óleo é refinado e o gás natural é purificado antes da distribuição. De fato, o componente predominante nos poços de gás natural, algumas vezes, é o H_2S, em lugar do CH_4! As quantidades substanciais de sulfeto de hidrogênio obtidas pela sua remoção do óleo e do gás natural são frequentemente convertidas em enxofre elementar sólido, uma substância benigna ao meio ambiente, por meio do processo em fase gasosa chamado de **reação de Claus**:

$$2\,H_2S + SO_2 \longrightarrow 3\,S + 2\,H_2O$$

Um terço da quantidade molar do sulfeto de hidrogênio extraído de combustíveis fósseis é primeiro queimado a dióxido de enxofre para fornecer o outro reagente para esse processo. Grandes quantidades de enxofre elementar são produzidas pela remoção de enxofre, especialmente a partir de gás natural. Observe a analogia entre a reação de Claus e o processo de redução catalítica seletiva para o controle de óxido nítrico: ambos envolvem a reação conjunta de formas oxidadas e reduzidas de um elemento (N ou S) para formar as formas elementares inócuas.

É muito importante remover o sulfeto de hidrogênio dos gases antes da sua dispersão no ar, por tratar-se de uma substância altamente venenosa, muito mais que o dióxido de enxofre. A concentração de H_2S algumas vezes se torna elevada nas áreas vizinhas aos poços de gás natural durante a queima dos gases que não podem ser imediatamente capturados. A chama queima apenas cerca de 60% do sulfeto de hidrogênio contido no gás, de tal forma que o restante é disperso no ar da vizinhança. O sulfeto de hidrogênio é também um poluente comum nas emissões para o ar das indústrias de polpa celulósica e de papel.

Além do H_2S, vários outros gases de odor forte contendo enxofre em estado altamente reduzido são emitidos como poluentes do ar em processos petroquímicos, esses incluem CH_3SH, $(CH_3)_2S$, e CH_3SSCH_3. O termo **enxofre total reduzido** é usado para referir-se à concentração total do enxofre a partir do H_2S e desses três compostos. (A palavra *reduzido* não é empregada aqui para denotar um decréscimo nas emissões de enxofre, mas se refere ao estado de oxidação do enxofre.)

Grandes **fontes pontuais** – locais individuais que emitem grandes quantidades de um poluente – de SO_2 estão também associadas com a indústria de fundição de metais não ferrosos (i.e., a conversão de minério em metais puros). Muitos metais valiosos e úteis, como o cobre e o níquel, ocorrem na natureza como minérios à base de **íons sulfeto**, S^{2-}. No primeiro estágio de sua conversão para o metal livre, usualmente eles eram "calcinados" ao ar para remover o enxofre, que era convertido a SO_2, e, então, era tradicionalmente liberado para o ar. Por exemplo,

$$2\,NiS(s) + 3\,O_2(g) \longrightarrow 2\,NiO(s) + 2\,SO_2(g)$$

Minérios como o sulfeto de cobre podem ser fundidos em um processo que força o uso de oxigênio puro na câmara de fundição, e o dióxido de enxofre muito concentrado que é obtido a partir dessa reação pode ser rapidamente extraído, liquefeito e vendido como um subproduto. Por outro lado, a concentração de SO_2 nos gases residuais nos processos de torrefação convencionais (como o utilizado para o níquel) é alta. Consequentemente, torna-se viável a passagem do gás sobre um catalisador oxidante que converta grande parte do SO_2 a trióxido de enxofre, ao qual pode-se adicionar água para produzir ácido sulfúrico comercial:

$$2\,SO_2(g) + O_2(g) \longrightarrow 2\,SO_3(g)$$

$$SO_3(g) + H_2O(aq) \longrightarrow H_2SO_4(aq)$$

A última reação (que apresenta somente os reagentes iniciais e produtos finais) é, de fato, realizada em duas etapas (não mostradas) para assegurar que nenhuma substância escape para o ambiente: primeiro o trióxido é combinado com o ácido sulfúrico, e em seguida a água é adicionada à solução resultante.

A oxidação de dióxido de enxofre nas gotas de água suspensas

Embora parte do dióxido de enxofre presente no ar seja oxidado por reações em fase gasosa, a sua maior parte é convertida a ácido sulfúrico após ser dissolvido em pequenas gotas de água suspensas presentes nas nuvens, névoas, etc. A oxidação não catalisada do SO_2 dissolvido pelo oxigênio dissolvido ocorre a uma velocidade muito lenta a não ser que um catalisador, por exemplo, Fe^{3+} ou íons de outros metais de transição, estejam também presentes nas gotículas. Os agentes oxidantes mais importantes nas gotículas, embora presentes em concentrações muito pequenas, são os gases atmosféricos dissolvidos ozônio e **peróxido de hidrogênio**, H_2O_2. A concentração desses dois poluentes é muito maior nas massas de ar que sofrem smog fotoquímico do que no ar limpo.

Em geral, a concentração do gás dissolvido em fase líquida pode ser determinada considerando o equilíbrio entre as duas formas. Assim, para o peróxido de hidrogênio, temos

$$H_2O_2(g) \rightleftharpoons H_2O_2(aq)$$

A forma útil de constante de equilíbrio para este processo é a **constante da lei de Henry**, K_H, que é igual à concentração das espécies dissolvidas dividida pela pressão parcial do gás. Para a equação acima, temos

$$K_H = \frac{[H_2O_2]}{P_{H_2O_2}}$$

Se a concentração é expressa em quantidade de matéria, e a unidade de pressão é dada em atmosferas, a partir de dados experimentais

$$K_H = 7,4 \times 10^4 \text{ mol L}^{-1} \text{ atm}^{-1}$$

Utilizando essa informação, podemos determinar a concentração em mol por litro de H_2O_2 na gota de chuva para condições típicas de ar limpo de 0,1 ppb, i.e., equivalente a $0,1 \times 10^{-9}$ atm.

$$[H_2O_2] = K_H P_{H_2O_2}$$
$$= 7,4 \times 10^4 \text{ mol L}^{-1} \text{ atm}^{-1} \times 0,1 \times 10^{-9} \text{ atm}$$
$$= 7,4 \times 10^{-6} \text{ mol L}^{-1}$$

Embora a concentração de 7,4 µmol L^{-1} pareça pequena em comparação a valores rotineiramente encontrados em laboratórios, ela é suficiente para oxidar o SO_2 a uma velocidade apreciável. A concentração do peróxido de hidrogênio em uma atmosfera sob condições de smog é uma ou mais ordens de magnitude maior que no ar limpo, assim sua concentração nas gotas de água aumenta proporcionalmente, bem como a velocidade de oxidação do dióxido de enxofre. (Recentemente foi descoberto que, por razões desconhecidas, os níveis de peróxido de hidrogênio em gotículas de aerossol suspensas no ar em vários locais da Califórnia são ordens de magnitude maiores mesmo do que aquelas previstas pela lei de Henry.)

O cálculo da solubilidade do SO_2 em gotas de chuva é mais complicado, uma vez que em fase aquosa ele existe na forma do **ácido sulfuroso**, H_2SO_3:

$$SO_2(g) + H_2O(aq) \rightleftharpoons H_2SO_3(aq)$$

A expressão da lei de Henry não inclui a concentração do solvente, água

$$K_H = [H_2SO_3]/P_{SO_2}$$

Como $K_H = 1,0$ mol L^{-1} atm^{-1} para SO_2, e como sua concentração em uma amostra de água simples é de cerca de 0,1 ppm, i.e., equivalente a $0,1 \times 10^{-6}$ atm, a concentração de ácido sulfuroso é

$$[H_2SO_3] = K_H P_{SO_2}$$
$$= 1,0 \text{ mol L}^{-1} \text{ atm}^{-1} \times 0,1 \times 10^{-6} \text{ atm}$$
$$= 1,0 \times 10^{-7} \text{ mol L}^{-1}$$

Este valor de cerca de 10^{-7} mol L^{-1} para a concentração no equilíbrio de H_2SO_3 é enganoso visto que não representa de forma alguma todo o dióxido de enxofre que se dissolve na gota de água (ver Figura 3-13). O ácido sulfuroso é um ácido fraco cuja ionização a **íon bissulfito**, HSO_3^-, também deve ser considerada nos cálculos de solubilidade do dióxido de enxofre:

$$H_2SO_3 \rightleftharpoons H^+ + HSO_3^-$$

A **constante de dissociação ácida** K_a para H_2SO_3 é igual a $1,7 \times 10^{-2}$, onde K_a está relacionado às concentrações pela expressão

$$K_a = \frac{[H^+][HSO_3^-]}{[H_2SO_3]}$$

As concentrações em tais expressões são valores no *equilíbrio*. Como o equilíbrio molar do H_2SO_3 é determinado na gota da chuva pela sua interação com o SO_2 no ar, podemos substituir os valores conhecidos na expressão do K_a

$$K_a = \frac{[H^+][HSO_3^-]}{1,0 \times 10^{-7}}$$

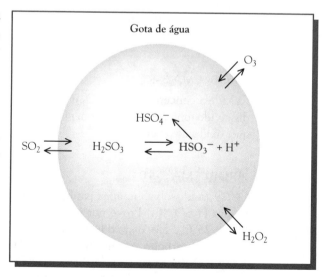

FIGURA 3-13 Dissolução de gases atmosféricos SO_2, O_3 e H_2O_2 em gotículas de água e suas subsequentes reações.

Rearranjando a equação para resolver para as concentrações dos íons, que a partir da estequiometria são iguais em valor, obtemos

$$[HSO_3^-]^2 = 1{,}7 \times 10^{-2} \text{ mol L}^{-1} \times 1{,}0 \times 10^{-7} \text{ mol L}^{-1}$$

e assim

$$[HSO_3^-] = 4 \times 10^{-5} \text{ mol L}^{-1}$$

Assim, a razão de equilíbrio entre íons bissulfito e ácido sulfuroso em água é de cerca de 400:1. Consequentemente, a concentração do dióxido de enxofre total dissolvido é de cerca de 4×10^{-5} mol L^{-1}, em vez de somente 1×10^{-7} mol L^{-1}, que representa a contribuição do ácido não ionizado.

Visto que a concentração do íon hidrogênio produzido pela reação é também 4×10^{-5} mol L^{-1}, o pH de tais gotas de chuva é 4,4. A chuva não se torna muito mais ácida que isso, caso um ácido forte não esteja dissolvido nas gotículas.

PROBLEMA 3-7

Íon bissulfito pode agir como um ácido fraco e se dissociar ainda mais

$$HSO_3^- \rightleftharpoons H^+ + SO_3^{2-}$$

Dado que K_a para HSO_3^- é $1{,}2 \times 10^{-7}$, calcule a concentração de SO_3^{2-} que está presente na gota de chuva com pH 4,4. [*Sugestão: As concentrações de íons bissulfito e hidrogênio serão muito próximas dos valores estabelecidos anteriormente.*]

PROBLEMA 3-8

Calcule o pH da água da chuva em equilíbrio com SO_2 em uma massa de ar poluída na qual a concentração de dióxido de enxofre é 1,0 ppm. [*Sugestão: Lembre-se da relação entre pressão parcial e concentração em ppm discutida neste capítulo.*]

PROBLEMA 3-9

Calcule a concentração de SO_2 que deve ser necessária no ar poluído caso o gás dissolvido tenha que produzir um pH de 4,0 na gota de chuva sem que ocorra qualquer oxidação do enxofre.

PROBLEMA 3-10

O CO_2 se dissolve em água para produzir H_2CO_3 do mesmo modo que o SO_2 produz H_2SO_3. (a) Prove por meio de cálculos que o pH da água saturada de CO_2 a 25°C é 5,6, dado que a concentração de CO_2 no ar é 365 ppmv. Para o dióxido de carbono, a constante da lei de Henry $K_H = 3{,}4 \times 10^{-2}$ mol L^{-1} atm^{-1} a 25°C. O K_a para o ácido carbônico, H_2CO_3, é $4{,}5 \times 10^{-7}$. (b) Recalcule o pH para a concentração de dióxido de carbono de 560 ppmv, i.e., o dobro daquela da era pré-industrial.

Carvão limpo: Redução das emissões de dióxido de enxofre das usinas geradoras de energia

Quando o dióxido de enxofre presente nos gases de exaustão é diluído, como no caso das emissões das usinas de geração de energia, sua extração a partir da oxidação não é viável. Em seu lugar, o SO_2 é removido por uma reação ácido-base com **carbonato de cálcio** (calcário), $CaCO_3$, ou óxido de cálcio (cal), na forma de sólidos úmidos pulverizados. Os gases emitidos são passados através de uma suspensão do sólido umedecido ou bombardeados por um jato da suspensão. Em algumas aplicações, finos grãos de óxido de cálcio, em vez de uma suspensão de carbonato de cálcio, são usados para aprisionar o dióxido de enxofre das emissões gasosas. Até 90% do gás pode ser removido por esse processo de **lavagem**, formalmente conhecido como **dessulfurização em gasoduto**. Em algumas operações, notadamente no Japão e na Alemanha, o produto é totalmente oxidado pela reação com o ar, e o **sulfato de cálcio** resultante, $CaSO_4$, é desidratado e vendido como *gesso*. Em geral, o produto, uma mistura de **sulfito de cálcio**, $CaSO_3$, e sulfato de cálcio em suspensão – ou um sólido seco se óxido de cálcio granular for utilizado – e é usualmente disposto em aterro. As reações com o carbonato de cálcio são

$$CaCO_3 + SO_2 \longrightarrow CaSO_3 + CO_2$$

$$2\ CaSO_3 + O_2 \longrightarrow 2\ CaSO_4$$

Alternativamente, o dióxido de enxofre pode ser capturado pelo uso de suspensões de sulfito de sódio ou óxido de magnésio, ou sais de aminas, e esses compostos e o gás de SO_2 concentrado são posteriormente recuperados pela decomposição térmica dos produtos.

Recentemente, **tecnologias limpas de carvão** têm sido desenvolvidas para se utilizar o carvão por meios que sejam mais limpos e frequentemente com maior eficiência energética do que as utilizadas no passado. Em tais tecnologias, a limpeza pode ocorrer na pré-combustão, durante a combustão, após a combustão ou pela conversão do carvão em outro combustível.

No processo de **limpeza na pré-combustão**, o carvão tem o enxofre associado ao seu conteúdo mineral – usualmente *enxofre pirítico*, FeS_2 – removido e assim ele não pode produzir o dióxido de enxofre, na sequência. O carvão é primeiramente pulverizado a um tamanho de partículas muito pequeno, que efetivamente separa as partículas minerais das partículas de carbono. Por possuírem diferentes densidades, os dois tipos de partículas podem ser separados pela mistura dos sólidos pulverizados em um líquido de densidade intermediária e permitindo que a porção correspondente ao combustível suba para a superfície, onde pode ser separado. Como alternativa para tal processo físico, métodos biológicos e químicos podem ser empregados. Por exemplo, bactérias criadas para consumir o enxofre orgânico presente no carvão podem ser utilizadas. Quimicamente, o enxofre pode ser lixiviado do carvão com uma solução cáustica de sódio ou potássio a quente.

Na **limpeza durante a combustão**, as condições de queima podem ser modificadas para reduzir a formação dos poluentes, e/ou substâncias que os absorvem podem ser injetadas no combustível para capturá-lo assim que ele se forma. Na

combustão em leito fluidizado, carvão e calcário pulverizados são misturados e então suspensos em jatos de ar (fluidizados) na câmara de combustão. Virtualmente, todo o dióxido de enxofre é então capturado na forma sólida como sulfito e sulfato de cálcio antes que o gás possa escapar. Esse procedimento permite a combustão em temperaturas mais reduzidas e, portanto, também diminui grandemente a quantidade de óxido de nitrogênio que é formado e liberado.

Algumas das técnicas avançadas utilizadas na **limpeza pós-combustão** – como o uso de soluções de óxido de cálcio ou sulfito de sódio – já foram descritas. No processo *SNOX* desenvolvido na Europa, gases combustíveis refrigerados são misturados com o gás amônia para remover o óxido nítrico pela redução catalítica a nitrogênio molecular (pela reação já discutida). O gás resultante é reaquecido e o dióxido de enxofre é oxidado cataliticamente a trióxido de enxofre, que é então hidratado pela água a ácido sulfúrico, condensado e removido.

Na conversão do carvão a outros combustíveis, ele é primeiro gaseificado pela reação com vapor, como será descrito no Capítulo 8. A mistura gasosa é limpa dos poluentes e o gás purificado é queimado em uma turbina a gás que gera eletricidade. O calor perdido na combustão dos gases é utilizado para produzir o vapor para uma turbina convencional para então gerar mais eletricidade. Alternativamente, o carvão gaseificado pode ser convertido em combustível líquido adequado para uso veicular.

As emissões de dióxido de enxofre das usinas geradoras de energia podem também ser reduzidas queimando óleo, gás natural ou carvão com baixo teor de enxofre como combustíveis, embora esses combustíveis sejam algumas vezes mais onerosos que o carvão com alto teor de enxofre.

PROBLEMA 3-11

Qual a massa de carbonato de cálcio necessária para reagir com o dióxido de enxofre que é produzido pela queima de 1 tonelada (1000 kg) de carvão que contém 5% de enxofre em massa?

PROBLEMA 3-12

Escreva as equações balanceadas pelas quais o hidróxido de sódio pode ser usado para lavar o dióxido de enxofre dos gases de exaustão pela reação que produz água e sulfito de sódio, Na_2SO_3? Qual substância você teria que reagir com essa solução para produzir sulfito de cálcio e regenerar o hidróxido de sódio? Escreva a equação balanceada para o último processo e deduza a reação global para o ciclo.

A alternativa ao controle do dióxido de enxofre – de simplesmente permitir que o gás poluente seja emitido para o ar – pode causar devastação da vida vegetal pelo SO_2 nas áreas circunvizinhas a não ser que chaminés extremamente altas sejam usadas. A chaminé mais alta em todo o mundo está localizada em Sudbury, em Ontário, no Canadá, e alcança 400 m de altura. No entanto, o uso de chaminés altas simplesmente resolve o problema local do SO_2 à custa da criação de um problema mais adiante. Por exemplo, emissões oriundas de regiões continentais da América do Norte podem algumas vezes ser detectadas na Groelândia.

Leis federais, a quantidade de dióxido de enxofre emitida para o ar na América do Norte têm levado a cair substancialmente – aproximadamente 38% dos níveis de pico (em 1973) em 1998 nos Estados Unidos e 45% no Canadá, até 2000. O Acordo sobre Qualidade do Ar, de 1991, firmado entre os Estados Unidos e o Canadá, exigia que ambos os países reduzissem substancialmente suas emissões de dióxido de enxofre além daquilo que fora estabelecido em leis e acordos prévios. Tais emissões nos Estados Unidos são regulamentadas de acordo com o Ato do Ar Limpo, especialmente as emendas de 1990. A concentração média de dióxido de enxofre no ar nos Estados Unidos caiu em 43%, de 13,2 ppbv para 7,5 ppbv, de 1975 a 1991. Enquanto a Fase I (vigorou em 1995) do Ato do Ar Limpo impôs controle somente sobre as maiores usinas a carvão, a Fase II, que começou em 2000, impôs exigências mais restritivas, ampliadas para quase todas as usinas. Existe um valor limite em toneladas de SO_2 para cada usina de energia que emite esse gás, baseado na energia produzida, bem como um limite para as emissões globais naquele país. Até 2010, as emissões de SO_2 das plantas de energia deverão ser reduzidas em 50%, quando comparadas aos níveis de 1980.

As reduções nas emissões de dióxido de enxofre das plantas de energia no meio-oeste dos Estados Unidos têm sido alcançadas com custos menores que os esperados; isso tem ocorrido, em parte, pela disponibilidade de carvão barato, com baixo teor de enxofre (1% S *versus* 3% S no carvão com muito enxofre utilizado), e lavadores mais acessíveis, e em parte pela implementação de um sistema de licenças negociáveis de emissão. Esse sistema, em operação desde o começo dos anos 80, permite que as indústrias comprem créditos de emissão, se elas precisarem exceder seus níveis permitidos, ou vendam créditos em excesso no mercado aberto (por meio do Comitê de Negociação de Chicago) se elas não precisarem de todo o seu crédito. Um programa similar está tendo início para as emissões de óxido de nitrogênio.

A União Europeia emitiu uma diretiva em 1988 especificando reduções das grandes usinas de energia de 50-70% de emissões de SO_2 dos níveis de 1980 até 2003. O declínio nas emissões de SO_2 na Grã-Bretanha de 1970 a 1998 chegou a 75%. Essa diminuição foi alcançada principalmente pela troca do carvão pelo gás natural nas plantas de energia e pelo uso de carvão com menos enxofre e lavagem das emissões nas usinas em que o carvão normal ainda é queimado. De acordo com o Protocolo de Gothenburgo, de 1999, as emissões de dióxido de enxofre na Europa em 2020 devem ser diminuídas em 63%, considerando os níveis emitidos em 1999.

As emissões globais de SO_2 estão previstas para seguir aumentando até 2020, principalmente pelo aumento das emissões na Ásia. A China se tornou o líder mundial na emissão de dióxido de enxofre. Devido a sua rápida expansão econômica, o crescimento na queima de carvão – que alimenta cerca de dois terços da energia da China – foi recentemente de cerca de 20% por ano. Como consequência, suas emissões de SO_2 têm aumentado rapidamente – a emissão, em 2005, foi 27% maior que em 2000.

Por causa do fechamento de várias pequenas usinas de energia movidas a carvão e da limpeza do carvão antes da combustão ou da limpeza dos gases emitidos, as emissões de dióxido de enxofre na China devem diminuir até 2010. No entanto, está previsto que a quantidade de ácido nítrico (decorrente de emissões de NO_X) em sua chuva ácida aumentará devido ao rápido aumento no uso de veículos particulares.

O Japão iniciou controles restritivos das emissões de SO_2 na década de 70, e em 1980 suas usinas de energia tinham quase eliminado tais emissões pela instalação maciça de sistemas de lavagem. As altas taxas de emissões do antigo bloco dos países soviéticos têm diminuído nas décadas recentes, mais em função de problemas econômicos do que controles intencionais, embora existam locais onde as emissões continuem a fazer da acidificação um problema.

Material particulado na poluição do ar

A fumaça preta liberada para o ar pelos caminhões a diesel é frequentemente a forma de poluição mais óbvia que podemos encontrar rotineiramente. A fumaça é composta em sua maioria de material particulado. Os **materiais particulados** são sólidos pequenos ou partículas líquidas – outras que não a água pura – que estão suspensas no ar e que são geralmente invisíveis individualmente a olho nu. De forma coletiva, no entanto, tais partículas formam uma neblina que restringe a visibilidade. De fato, em muitos dias de verão o céu sobre as cidades da América do Norte e da Europa é branco leitoso em vez de azul. Mais importante, respirar o ar que contém material particulado é reconhecidamente perigoso para a saúde humana. Nos materiais que seguem, investigamos uma grande variedade de tamanhos de partículas suspensas e suas origens.

Os materiais particulados que estão suspensos em uma dada massa de ar não são todos do mesmo tamanho e formato e nem todos têm a mesma composição química. Os menores materiais particulados são de cerca de 0,002 μm (i.e., 2 nm) em tamanho; em contraste, o tamanho de uma molécula gasosa típica é 0,0001 a 0,001 μm (0,1 – 1 nm). O limite superior para partículas suspensas corresponde às dimensões de cerca de 100 μm (i.e., 0,1 mm). Quando gotículas de água atmosférica se unem para formar partículas maiores que isso, formam as gotas de chuva que caem tão rápido que não são consideradas suspensas. A faixa de tamanho das partículas para os tipos comuns de materiais em suspensão está ilustrada na Figura 3-14.

Embora poucas das partículas suspensas sejam exatamente esféricas em seu formato, é conveniente e convencional se falar de todas as partículas como se assim fossem. De fato, o **diâmetro** dos materiais particulados é a sua propriedade mais importante. Qualitativamente, materiais particulados individuais são classificados como **grosso** ou **fino**, dependendo do diâmetro ser maior ou menor que 2,5 μm. (Cerca de 100 milhões de partículas de diâmetro de 2,5 μm seriam necessárias para cobrir a superfície de uma pequena moeda).

Existem muitos nomes para as partículas atmosféricas: *poeira* e *fuligem* referem-se a sólidos, enquanto *névoa* e *neblina* referem-se a líquidos, o último significando uma alta concentração de gotículas de água. Um **aerossol** é uma coleção de materiais particulados, quer sejam partículas sólidas ou gotículas líquidas, dispersas no ar. Um aerossol verdadeiro (ao contrário, digamos, das gotículas um pouco maiores dispersas a partir de um spray para cabelo) possui partículas muito pequenas; seus diâmetros são menores que 100 μm.

Intuitivamente, pode-se pensar que todas as partículas se assentam sobre a influência da gravidade e se depositam rapidamente na superfície da Terra, mas isso não é verdade para as de menor tamanho. De acordo com a *lei de Stoke*, a velocidade, em distância por segundo, na qual as partículas se assentam aumenta com o quadrado de seu diâmetro. Em outras palavras, uma partícula que tem a metade do tamanho de outra, cai quatro vezes mais lentamente. As partículas pequenas se assentam tão lentamente que elas estão suspensas quase indefinidamente no ar (a não ser que elas se fixem a algum objeto que encontram). Como veremos mais adiante, as muito pequenas se agregam para formar partículas maiores, geralmente ainda na categoria de tamanho fino. Partículas finas, em geral, permanecem no ar por dias ou semanas, enquanto as partículas grosseiras se assentam rapidamente. Além do processo de sedimentação, as partículas podem também ser removidas do ar pela absorção nas gotas de chuva.

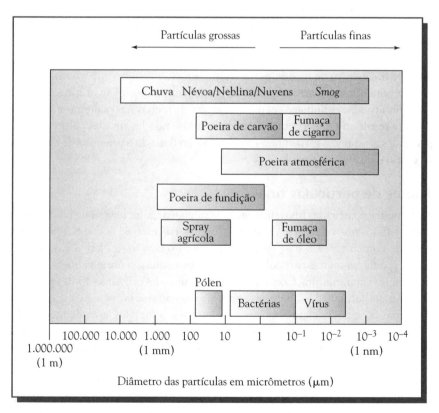

FIGURA 3-14 Tamanhos de partículas comuns finas e grossas. [Fonte: Adaptado de J. G. Henry and G.W. Heinke, *Environmental Science and Engineering* (Upper Saddle River, NJ: Prentice Hall, 1989).]

Fontes de partículas grossas

A distinção entre poluentes atmosféricos gasosos primários *versus* secundários também é aplicada para as partículas suspensas. A maioria das partículas grossas é primária, embora elas frequentemente iniciem sua existência como materiais ainda mais grosseiros, uma vez que elas se originam principalmente a partir da desintegração de pedaços maiores de matéria. Os minerais constituem um tipo de partículas grossas no ar. Uma vez que muitas das partículas maiores na poeira atmosférica, particularmente em áreas rurais, se originam do solo e rochas, sua composição elementar é similar a da crosta terrestre, com concentrações elevadas de Al, Ca, Si e O na forma de silicatos de alumínio (ver Capítulo 16), alguns dos quais contêm também íons cálcio.

Os ventos das tempestades nos desertos carregam grandes quantidades de areia fina para o ar. Tempestades de areia na Ásia, cujos efeitos alcançam regiões tão distantes quanto a América do Norte, estão aumentando em função de contínua transformação de solo fértil em deserto como consequência do aquecimento global, desmatamento e aumento das áreas para pastagem. O vento gera partículas grossas pela desintegração mecânica da folhagem. O pólen liberado das plantas também consiste de partículas grossas primárias. Incêndios e erupções vulcânicas geram ambos, material particulado fino e grosso. Ao redor e acima dos oceanos, a concentração de NaCl sólido é bastante alta, visto que o spray marinho deixa partículas de cloreto de sódio no ar quando a água se evapora. De fato, aerossóis marinhos são de longe a maior massa de particulados primários no ar, seguidos pela poeira e fragmentos de incêndios naturais.

Embora a maior parte do material particulado grosseiro se origine de fontes naturais, atividades humanas como a moagem de rochas nas pedreiras e o cultivo da terra resultam em partículas de rocha e solo sendo levantadas pelo vento. As partículas grossas em várias áreas são alcalinas, refletindo a presença de carbonato de cálcio e outros sais no solo.

Fontes de partículas finas

As principais partículas finas de origem antropogênica incluem aquelas do uso de pneus e freios nos veículos e a poeira da fundição de metais. A combustão incompleta de combustíveis à base de carbono, como o carvão, o óleo, a gasolina e o diesel, produzem muitas partículas finas de fuligem, que são principalmente cristais de carbono em miniatura. Consequentemente, uma das principais fontes primárias de materiais particulados à base de carbono, ambos finos e grossos, é o escapamento dos veículos, especialmente aqueles com motores a diesel. Cerca de metade dos conteúdos orgânicos dos veículos pesados a diesel é o carbono elementar; pode-se facilmente observar essa fuligem como uma fumaça negra que emana desses equipamentos. A maioria das emissões contendo carbono, a partir dos motores a gasolina, são formadas de compostos orgânicos em vez de carbono elementar.

Enquanto as partículas grossas resultam principalmente da quebra de partículas maiores, as partículas finas são formadas principalmente pelas reações químicas entre os gases e pela coagulação de espécies ainda menores, incluindo moléculas no estado de vapor; elas são, portanto, classificadas como partículas secundárias.

Embora a maioria da massa atmosférica de partículas finas origine-se de fontes naturais, aquelas sobre as áreas urbanas possuem muitas vezes origem antropogênica.

A média de conteúdo orgânico de partículas finas é geralmente maior que as das grossas. Em áreas como Los Angeles, mais da metade dos compostos orgânicos na fase das partículas formada a partir das reações dos COVs e óxidos de nitrogênio nas reações de smog fotoquímico e correspondem a hidrocarbonetos parcialmente oxidados que possuem oxigênio incorporado para formar ácidos carboxílicos, etc. e nitrogênio para formar grupos nitro, etc. Hidrocarbonetos aromáticos com pelo menos sete átomos de carbono (por exemplo, tolueno) que entram no ar, entre outros, das cidades em torno de Los Angeles a partir da evaporação da gasolina também formam aerossóis. Hidrocarbonetos com menos de sete carbonos geram produtos oxidados com grande pressão de vapor e, portanto, permanecem na fase gasosa.

Uma outra partícula fina em suspensão importante na atmosfera consiste predominantemente de compostos inorgânicos de enxofre e de nitrogênio. A maioria do enxofre natural no ar tem origem no *dimetilsulfeto*, $(CH_3)_2S$, emitido a partir dos oceanos. Um subproduto de sua oxidação no ar é o *sulfeto de carbonila*, COS, um componente atmosférico traço de longa duração que também resulta da oxidação atmosférica do *disulfeto de carbono*, CS_2, e das emissões diretas dos oceanos e de biomasa. Parte do COS chega até a estratosfera, onde se oxida e produz os aerossóis naturais de sulfato encontrados a tais altitudes. Ambos, dimetilsulfeto e sulfeto de hidrogênio são oxidados no ar, principalmente a dióxido de enxofre, SO_2. O gás dióxido de enxofre também é emitido diretamente em grandes quantidades tanto por fontes naturais como os vulcões quanto por poluentes das plantas de geração de energia e das fundições. Esse gás torna-se oxidado em um período de horas ou dias, a ácido sulfúrico e sulfatos no ar. O ácido sulfúrico, H_2SO_4, viaja no ar, não como um gás, mas como um aerossol de gotículas finas, uma vez que possui uma grande afinidade pelas moléculas de água. Uma grande erupção vulcânica ocorrida na Islândia em 1783 produziu partículas de ácido sulfúrico suficientes para cobrir a Europa em um "grande fog seco" por todo verão, matando muitas pessoas. Naquele país, o fluoreto emitido pelo vulcão foi o pior problema, uma vez que foi comprovado ter sido fatal para plantações, gado e pessoas.

Outra fonte natural de partículas atmosféricas foi descoberta recentemente. Compostos de iodeto de alquila como o CH_2I_2 são emitidos pelas algas marinhas para o ar acima das regiões costeiras. A absorção de componentes ultravioleta da luz é suficiente para separar os átomos de iodo de tais moléculas gasosas. Em reações subsequentes análogas àquelas do cloro na estratosfera, os átomos de iodo reagem com o ozônio para formar *monóxido de iodo*, IO, que se dimeriza para formar I_2O_2. O dímero e os outros compostos de iodo e oxigênio se condensam para formar partículas finas.

PROBLEMA 3-13

De forma análoga às reações do cloro atômico discutidas no Capítulo 2, escreva as equações balanceadas para a reação do iodo atômico com o ozônio e para a dimerização do IO.

Partículas finas em muitas áreas são ácidas, pelo conteúdo de ácidos sulfúrico e nítrico. O ácido nítrico é o produto final da oxidação dos gases atmosféricos contendo nitrogênio, como NH_3, NO, e NO_2. Por que o HNO_3 possui uma pressão de vapor maior que o H_2SO_4, há uma menor condensação do ácido nítrico sobre as partículas pré-existentes do que ocorre com o H_2SO_4.

Ambos os ácidos, sulfúrico e nítrico, no ar troposférico frequentemente encontram o gás amônia que é eliminado como resultado do processo de decaimento biológico que ocorre à superfície. Os ácidos sofrem reações ácido-base com a amônia, que os transforma em sais de **sulfato de amônio**, $(NH_4)_2SO_4$, e **nitrato de amônio**, (NH_4NO_3). Visto que o ácido sulfúrico contém dois íons hidrogênio, a reação de neutralização ocorre em dois estágios, o primeiro produzindo **bissulfato de amônio**, NH_4HSO_4:

$$H_2SO_4(aq) + NH_3(g) \longrightarrow NH_4HSO_4(aq)$$

$$NH_4HSO_4(aq) + NH_3(g) \longrightarrow (NH_4)_2SO_4(aq)$$

A amônia presente na urina animal aparece no líquido como **ureia**, $CO(NH_2)_2$, que subsequentemente se hidrolisa:

$$CO(NH_2)_2 + H_2O \longrightarrow 2\,NH_3 + CO_2$$

A neutralização da acidez pelo gás amônia liberado para o ar a partir da criação de gado e do uso de fertilizantes, e pelo íon carbonato suspenso no ar da poeira levantada pelas atividades agrícolas, são as principais razões do porquê das precipitações sobre o centro dos Estados Unidos não serem ácidas, e de forma similar para regiões da China. No entanto, parte da acidificação resulta da ionização do **íon amônio**, NH_4^+, um ácido fraco, produzido pela neutralização da amônia:

$$NH_4^+ \rightleftharpoons NH_3 + H^+$$

Embora os sais de nitrato e sulfato inicialmente sejam formados dos ácidos presentes nas partículas aquosas, a evaporação da água pode resultar na produção de partículas sólidas. Os íons predominantes em partículas finas são os ânions sulfato, SO_4^{2-}; bissulfato, HSO_4^- e nitrato, NO_3^-; e os cátions amônio, NH_4^+ e hidrogênio, H^+. Aerossóis dominados por compostos oxidados de enxofre são chamados de aerossóis de sulfato.

Na costa oeste da América do Norte, o nitrato é o ânion predominante em vez do sulfato, porque a poluição resulta inicialmente dos óxidos nitrosos em vez do dióxido de enxofre, uma vez que o carvão minerado no oeste dos Estados Unidos tende a ter menos enxofre. Na Grã-Bretanha, a maior parte das partículas finas nos meses de inverno se origina como fuligem dos escapamentos dos carros e poluição das indústrias, enquanto que no verão elas surgem da oxidação do enxofre e óxidos de nitrogênio.

Se existir gás amônia em grande quantidade no ar, o ácido nítrico irá reagir com ele para formar o sal nitrato de amônio, um sólido que ocorre na fase particulada. Simulações recentes sobre a formação do smog no sul da Califórnia indicam que, embora as reduções nas concentrações de COV sem nenhuma mudança no NO_X, reduzam a formação de ozônio, a produção de partículas contendo nitrato produz ácido nítrico e depois o íon nitrato. O controle simultâneo do ozônio e do material particulado representa um desafio formidável para os legisladores!

Em resumo, partículas grossas geralmente são fuligem ou inorgânicas (como solo) em natureza, enquanto as finas são principalmente aerossóis de fuligem, ou de sulfato ou de nitrato. Partículas finas normalmente são ácidas pela presença de ácidos não neutralizados, enquanto as grossas normalmente são básicas por causa do conteúdo proveniente do solo.

Índices de qualidade do ar e características de tamanho para o material particulado

Como veremos nas seções subsequentes, o efeito do material particulado em suspensão no ar sobre a saúde dos seres humanos depende significativamente do tamanho da partícula envolvida. Nos textos que seguem, investigamos os índices de poluição empregados pelas agências governamentais para caracterizar o nível de poluição do ar presente em uma amostra de ar, bem como o efeito do tamanho da partícula na visibilidade através da massa de ar.

O índice MP

Quando a qualidade do ar é monitorada, a medida mais comum de concentração de partículas suspensas é o índice **MP**, que é a quantidade de *material particulado* presente em um dado volume. Uma vez que a matéria envolvida não é usualmente homogênea, a massa molar para ela não pode ser determinada e então as concentrações são dadas em termos de massa, em vez de número de mols, de partículas. As unidades usuais são *microgramas* de material particulado *por metro cúbico* de ar, i.e., $\mu g\ m^{-3}$. Uma vez que as partículas menores possuem um efeito danoso maior na saúde dos seres humanos que as maiores, como ainda veremos neste capítulo, em geral somente as que possuem um diâmetro menor que o especificado são coletadas e notificadas. Esse diâmetro limite, em μm, está listado como subscrito ao MP.

Nos últimos anos, as agências governamentais em muitos países, incluindo os Estados Unidos e Canadá, têm monitorado MP_{10}, i.e., a concentração total de todas as partículas com diâmetros menores que 10 μm, que corresponde à faixa de todas as partículas finas mais uma pequena fração da faixa das grossas. Estas são chamadas partículas **inaláveis**, uma vez que podem ser aspiradas para os pulmões. Um valor típico para MP_{10} em um local urbano é de 20-30 μg m^{-3}. De forma crescente, os reguladores estão usando o índice $MP_{2,5}$, i.e., aquele que inclui todas e apenas as partículas finas, que também são chamadas de partículas **respiráveis**. A faixa das respiráveis inclui somente partículas que podem penetrar fundo nos pulmões, onde não existe um mecanismo natural como os cílios que se alinham nas paredes dos tubos bronquiais para capturar as partículas e movê-las para cima e para fora. Os valores urbanos de $MP_{2,5}$ são usualmente na faixa de 10 a 20 μg m^{-3} na América do Norte, embora as concentrações basais sejam somente 1-5 μg m^{-3}. O novo termo **ultrafino** é aplicado a partículas com diâmetros bem menores, usualmente menores que 0,1 μm. A maioria da partículas ultrafinas são de origem antropogênica. No passado, os **particulados suspensos totais**, PST, concentração de todos os particulados suspensos no ar, foi utilizado frequentemente no lugar do índice MP.

Os Padrões de Qualidade do Ar nos Estados Unidos, em 1987, estabeleceram um valor máximo nos níveis de 24 h para MP_{10} de 150 μg m^{-3} e uma média anual máxima de 50 μg m^{-3}. A Grã-Bretanha instituiu um padrão de 24 h para MP_{10} de 50 μg m^{-3} que legalmente não pode ser excedido em mais de quatro dias por ano. Em 1997, a EPA decidiu regulamentar os níveis de $MP_{2,5}$ – para uma média de não mais que 15 μg m^{-3} anualmente e 65 μg m^{-3} diariamente. A EPA estimou que o novo padrão de materiais particulados deve evitar 15 mil mortes prematuras, bem como 250 mil ataques de asma por dia, anualmente. De fato, os níveis de $MP_{2,5}$ nos Estados Unidos em 2003 foram os menores desde 1999, pelo menos, quando eles foram monitorados pela primeira vez pela EPA. Embora 30 estados tenham atingido o novo padrão de $MP_{2,5}$ em 2003, os outros 20 – a maioria na costa leste – não o atingiram. Em 2006, a EPA propôs baixar os níveis diários de $MP_{2,5}$ para 35 μg m^{-3}, o que poderia diminuir as taxas de mortalidade pela exposição a particulados em mais 22%. O padrão correspondente canadense é 30 μg m^{-3}, para ser eficaz em 2010. A União Europeia propôs que seus membros reduzam seus níveis de $MP_{2,5}$ em 20% entre 2010 e 2020, para um máximo de 25 μg m^{-3}.

> **PROBLEMA 3-14**
>
> Qual seria o símbolo MP correto para um índice que inclui somente partículas ultrafinas? Qual seria o símbolo MP para o índice PST? Numericamente, o valor para os componentes de uma dada massa de ar seria maior ou menor que seu PST?

Como discutido em detalhes no Quadro 3-2, a distribuição de partículas suspensas no ar tem picos na região de micrômetros, porque as menores se coagulam para formar partículas nesta faixa de tamanho e o crescimento é lento, porque as partículas maiores se depositam rapidamente. Um aumento na área superficial que ocorre quando uma partícula grande é dividida em menores está explorado no Problema 3-15.

| QUADRO 3-2 | Distribuição de tamanhos de partículas em amostras de ar urbano |

Pelo fato das partículas suspensas na atmosfera serem de origens e composições diferentes, e serem formadas e interagirem uma com as outras por algum tempo e de forma casual, existe uma ampla distribuição de tamanhos de partículas presentes em uma massa de ar.

Um modo de se olhar a distribuição de tamanhos é representar graficamente o *número* de partículas com um certo diâmetro contra o diâmetro, o que está ilustrado pela linha sólida na Figura 1 para uma amostra típica de ar urbano. Note que as escalas logarítmicas são usadas em ambos os eixos, de modo que os detalhes da distribuição das partículas de vários tamanhos podem ser claramente observados. O pico na distribuição ocorre a cerca de 0,01 μm, e possui um ombro perto de 0,1 μm. A distribuição global é provavelmente a soma de várias distribuições simétricas (formato de sino), distribuições com picos a diferentes diâmetros. As partículas com o menor diâmetro (pico a 0,01 μm) são formadas pela condensação dos vapores dos poluentes formados pelas reações químicas, como o ácido sulfúrico formado pela oxidação do dióxido de enxofre gasoso e as partículas de fuligem formadas pela combustão. A coagulação de tais partículas para formar partículas maiores (que pode ocorrer em minutos) e a deposição das moléculas de gás sobre elas dá lugar à distribuição com pico a cerca de 0,1 μm. Partículas desse tamanho também são criadas quando a água presente em gotas aquosas contém sólidos dissolvidos evaporados. O crescimento além desse tamanho é lento, uma vez que quanto maior a partícula, mais lento, é o seu movimento e menos provável de se encontrar e coagular com partículas de tamanhos

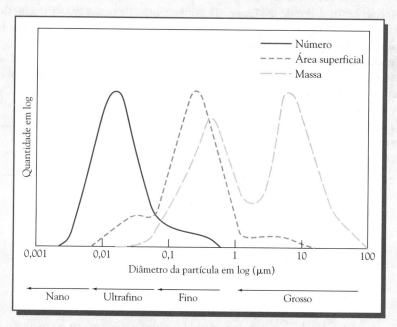

FIGURA 1 Distribuição das partículas por tamanho em um ambiente urbano típico. [Fonte: G. Oberdorster and M. J. Utell, *Environmental Health Perspectives* 110 (2002): A440.]

(*continua*)

QUADRO 3-2	Distribuição de tamanhos de partículas em amostras de ar urbano (*continuação*)

comparáveis. O crescimento pela condensação dos gases também é lento para partículas maiores uma vez que sua razão superfície-massa é menor que aquela das partículas menores.

As partículas associadas com a cauda da distribuição, com quase 1 μm, são principalmente fuligem ou consistem de material produzido pela desintegração mecânica de partículas de solo, etc. Existem poucas partículas maiores que uns poucos micrômetros de diâmetro, porque tais partículas sedimentam rapidamente, embora partículas maiores que tenham sedimentado nas rodovias frequentemente se tornem suspensas temporariamente pela ação do tráfego de veículos.

Os gráficos de números de partículas podem ser enganosos de algum modo porque as partículas pequenas com massas e áreas superficiais muito pequenas dominam a amostra e, portanto, as distribuições. Um modo alternativo de representar os dados de uma maneira inteligível é colocar em gráfico a massa total de todas as partículas de um dado tamanho em uma amostra de ar contra o diâmetro e verificar como a massa está distribuída em relação aos diferentes tamanhos. Esse tipo de gráfico está representado pela curva com tracejados longos na Figura 1. A função de distribuição para a massa está deslocada para os diâmetros maiores em comparação àqueles de números de partículas pela seguinte razão: a massa (ou volume) de uma partícula é proporcional ao cubo do seu diâmetro d (visto que para uma esfera, o volume é proporcional ao cubo do raio), então a altura da curva de distribuição a um dado diâmetro pela curva com tracejados longos na Figura 1 corresponde ao valor do número de distribuição para essa massa de ar vezes d^3. Consequentemente, nas distribuições de massa, as alturas dos picos para partículas maiores são mais enfatizadas que aquelas para partículas menores, e a distribuição total aparente mudar para diâmetros maiores. Duas curvas simétricas de distribuição, uma centrada na região fina próxima de 0,3 μm e a outra na região das partículas grossas, de cerca de 7 μm, parecem ser sobrepostas para produzir uma distribuição final bimodal. Note que a faixa da massa total de partículas grossas (i.e., a soma da área sob a curva sólida para $d > 2,5$ μm) na Figura 1 é maior que a da região das partículas finas; essa razão é ainda maior para massas de ar limpo na zona rural.

A função representando a distribuição da área superficial *versus* o tamanho é a curva de linhas tracejadas curtas na Figura 1. Os pontos nela são proporcionais àqueles para o número de distribuição vezes d^2, em vez de d^3, visto que a área superficial é proporcional ao quadrado do raio ou diâmetro da partícula.

PROBLEMA 3-15

Sendo k uma dada medida de comprimento, suponha que uma partícula cúbica de dimensões $3k \times 3k \times 3k$ é dividida em 27 partículas de tamanho $k \times k \times k$. Calcule o aumento relativo na área superficial quando isso ocorre comparando a área superficial (comprimento vezes largura) das seis faces do cubo maior para a soma de todas as faces do menor. A partir de sua resposta, deduza se a área superficial total de uma dada massa de partículas atmosféricas é maior ou menor quando isso ocorre na forma de um grande número de partículas menores em vez de um número menor de partículas maiores.

Questões de revisão

1. Na escala de concentração expressa em microgramas por metro cúbico, a quais substâncias o micrograma e o metro cúbico se referem?

2. Em termos gerais, o que significa *smog fotoquímico*? Quais são os reagentes iniciais desse processo? Por que a luz solar é necessária?

3. O que significa um *poluente primário* e um *poluente secundário*? Dê exemplos.

4. Qual é a reação química pela qual *NO térmico* é produzido? Quais são as duas fontes que originam a maioria do NO urbano? O que significa o termo NO_X?

5. Descreva as estratégias usadas na tentativa de redução dos níveis de ozônio urbano. Que dificuldades foram encontradas nestes esforços?

6. Descreva a operação pela qual o *catalisador de três vias* transforma as emissões liberadas por um motor de automóvel. O catalisador funciona quando o motor está frio? Por que é importante nos conversores que o nível de enxofre na gasolina seja minimizado?

7. Descreva a reação utilizada na *redução catalítica seletiva* dos óxidos de nitrogênio.

8. Quais são as principais fontes antropogênicas do dióxido de enxofre? Descreva as estratégias pelas quais as emissões podem ser reduzidas. O que é a *reação de Claus*?

9. Que espécies estão incluídas no índice de poluição do ar chamado de *enxofre total reduzido*?

10. Descreva as várias estratégias utilizadas na *limpeza do carvão*.

11. Escreva a reação balanceada correspondente à captura do gás dióxido de enxofre pelo sulfito de sódio aquoso e água para produzir bissulfito de cálcio.

12. Qual é a diferença entre *deposição seca* e *úmida*?

13. Defina o termo *aerossol* e diferencie entre *particulados grossos* e *finos*. Quais são as origens usuais desses dois tipos de partículas atmosféricas?

14. Quais são os componentes químicos usuais de um *aerossol de sulfato*?

15. Escreva uma equação balanceada ilustrando as reações que ocorrem entre uma molécula de amônia e (a) uma molécula de ácido nítrico, e (b) uma molécula de ácido sulfúrico.

16. Quais são as unidades de concentração usuais para os particulados em suspensão? O que significa a designação MP_{40}? O que significam os termos *respirável* e *ultrafino*?

17. Qual é o mecanismo de duas etapas pelo qual o radical livre hidroxila é produzido no ar puro?

Questões sobre Química Verde

Veja as discussões das áreas de foco e os princípios da Química Verde na Introdução antes de tentar resolver estas questões.

1. O *PERC* substituiu a gasolina e o querosene no processo de limpeza a seco.

(a) Descreva problemas ambientais ou perigos aos trabalhadores que estariam associados a estes solventes.

(b) Esses problemas ambientais e perigos aos trabalhadores seriam eliminados pelo uso do PERC?

(c) E pelo uso do dióxido de carbono?

2. O desenvolvimento de surfactantes de dióxido de carbono por Joseph DeSimone recebeu o prêmio Green Chemistry Challenge.

(a) Quais das três áreas de foco (ver a Introdução à Química Verde) é a mais adequada para este prêmio?

(b) Liste dois dos 12 princípios da Química Verde (ver a Introdução à Química Verde) tratados pela Química Verde desenvolvida por DeSimone.

3. Os íons nos líquidos iônicos (LI) possuem atrações iônicas fracas uns pelos outros. Essa interação fraca decorre de um ou mais fatores incluindo

- a presença de grupos não polares no corpo que previne a interação mais próxima das regiões carregadas dos íons, e
- cargas deslocalizadas e/ou dispersas resultando em baixa densidade de carga.

Inspecione os LI na Figura 3-12 e discuta os aspectos estruturais desses compostos que resultam em interações fracas entre íons de cargas opostas.

4. A descoberta da dissolução de celulose com líquidos iônicos e a formação de vários compósitos de celulose por Robin Rogers recebeu o Presidential Green Chemistry Challenge.

(a) Em qual das três áreas de foco este prêmio melhor se encaixa?

(b) O uso de um polímero abundante e de ocorrência natural, uma fonte de micro-ondas e os líquidos iônicos são três importantes aspectos da química verde deste estudo. Para cada um destes aspectos, liste pelo menos dois entre os doze princípios da química verde que são citados neste estudo.

Problemas adicionais

1. A constante de velocidade para a oxidação do óxido nítrico pelo ozônio é 2×10^{-14} molécula^{-1} cm^3 s^{-1}, enquanto que para a reação competitiva na qual ele é oxidado pelo oxigênio, ou seja

$$2\,NO + O_2 \longrightarrow 2\,NO_2$$

é 2×10^{-38} molécula^{-2} cm^6 s^{-1}. Para concentrações típicas encontradas em episódios matutinos de smog, isto é, 40 ppbv de ozônio e 80 ppbv de óxido nítrico, deduza as velocidades dessas duas reações e decida qual delas é o processo dominante.

2. Em uma massa de ar em particular, a concentração de OH encontrada foi de $8{,}7 \times 10^6$ moléculas cm^{-3}, e de monóxido de carbono foi 20 ppm.

(a) Calcule a velocidade de reação do OH com o CO atmosférico a 30°C, dado que a constante de velocidade para o processo é $5 \times 10^{-13}\, e^{-300/T}$ molécula^{-1} cm^3 s^{-1}.

(b) Calcule o tempo de meia vida das moléculas de OH no ar a 30°C, assumindo que seus tempos de vida são determinados pela sua reação com CO. [*Sugestão: reexpresse a lei da velocidade como um processo de pseudo primeira ordem com o nível de CO fixado em 20 ppmv. Consulte seu livro de química geral para encontrar a relação entre o tempo de meia vida de uma substância e a constante de velocidade para o decaimento de primeira ordem.*]

3. Na reação global que gera o óxido nítrico a partir de N_2 e O_2, a etapa mais lenta no mecanismo é a reação entre o oxigênio atômico e o nitrogênio molecular para produzir óxido nítrico e nitrogênio atômico.

(a) Escreva a equação química para a etapa lenta e a equação de velocidade.

(b) Dado que sua constante de velocidade a 800°C é $9{,}7 \times 10^{10}$ L mol^{-1} s^{-1}, e que sua energia de ativação é de 315 kJ mol^{-1}, calcule o fator pelo qual a constante de velocidade aumenta se a temperatura é elevada para 1.100°C.

4. Na temperatura de combustão, a constante de equilíbrio para a reação do N_2 com O_2 é cerca de 10^{-14}. Calcule a concentração de óxido nitroso que está em equilíbrio com os níveis atmosféricos de nitrogênio e oxigênio. Repita os cálculos para a temperatura atmosférica normal, em que a constante de equilíbrio é cerca de 10^{-30}. Considerando que a concentração de NO que sai da zona de combustão no veículo é muito maior que o valor no equilíbrio, quais as implicações sobre o equilíbrio na mistura reacional? [*Sugestão: Use a estequiometria da reação para reduzir o número de incógnitas na expressão para K.*]

5. A concentração de ozônio no ar à superfície pode ser determinada permitindo que o gás reaja com uma solução aquosa de iodeto de potássio, KI, na reação redox que produz iodo molecular, oxigênio molecular e hidróxido de potássio.

(a) Deduza a equação balanceada para o processo global.

(b) Determine a concentração de ozônio, em ppb, em uma amostra de 10,0 L de ar exterior se ele requer 17,0 μg de KI para reagir.

6. Desenvolva uma análise de estado estacionário no mecanismo de reação de três etapas abaixo. Considere que ambos, ozônio e oxigênio atômico, estão no estado estacionário, e derive uma expressão para $[NO_2]/[NO]$.

$$NO_2 \longrightarrow NO + O$$

$$O + O_2 \longrightarrow O_3$$

$$NO + O_3 \longrightarrow NO_2 + O_2$$

7. A porcentagem de enxofre no carvão pode ser determinada pela queima de uma amostra de sólido e pela passagem do dióxido de enxofre gasoso resultante em uma solução de peróxido de hidrogênio, que causa sua oxidação a ácido sulfúrico, e então se titula o ácido. Calcule a porcentagem em massa de enxofre na amostra, se o gás de uma amostra de 8,05 g necessitou de 44,1 mL de 0,114 mol L^{-1} de NaOH na titulação do ácido diprótico.

8. Calcule o volume, a 20°C e 1,00 atm de SO_2 produzidos pela queima convencional de 1,00 t (10.000 kg) de minério de sulfeto de níquel, NiS. Qual a massa de ácido sulfúrico puro que seria produzida a partir dessa quantidade de SO_2?

9. A velocidade de deposição das partículas no ar é diretamente proporcional ao quadrado de seus diâmetros (lei de Stokes), quando suas densidades são iguais. Se as partículas emitidas com um dado diâmetro se sedimentarem após dois dias, quanto tempo levarão as partículas do mesmo material com a metade do diâmetro para se assentarem, se elas foram emitidas pela mesma chaminé alta?

10. A espécie de enxofre que é oxidada na gotícula de água é o íon bissulfito, HSO_3^-, assim a velocidade de oxidação é proporcional a sua concentração multiplicada pela do agente oxidante. Calcule como a mudança no pH na gotícula irá afetar a velocidade de oxidação se (a) O_3 reage com íon bissulfato e se (b) peróxido de hidrogênio na forma protonada, $H_3O_2^+$, formado no equilíbrio,

$$H_2O_2 + H^+ \rightleftharpoons H_3O_2^+$$

é a espécie que reage com o bissulfito.

Leitura complementar

1. O. Klemm, "Local and Regional Ozone: A Student Study Project," *Journal of Chemical Education* 78(2001): 1641–1646.

2. R. J. Chironna and B. Altshuler, "Chemical Aspects of NO_X Scrubbing," *Pollution Engineering* (April 1999): 33–36; R. K. Agrawal and S. C. Wood, "Cost-Effective NO_X Reduction," *Chemical Engineering* (February 2001): 78–82.

3. A. Sheth and T. Giel, "Understanding the PM-2.5 Problem," *Pollution Engineering* (March 2000): 33–35.

4. (a) A-M. Vasic and M. Weilenmann, "Comparison of Real-World Emissions from Two-Wheelers and Passenger Cars," *Environmental Science and Technology* 40 (2006): 149–154. (b) A. Kurniawan and A. Schmidt-Ott, "Monitoring the Soot Emissions of Passing Cars," *Environmental Science and Technology* 40 (2006): 1911–1915.

5. D. Mage et al., "Urban Air Pollution in Megacities of the World," *Atmospheric Environment* 30 (1996): 681–686.

6. R. M. Heck and R. J. Farrauto, "Automobile Exhaust Catalysts," *Applied Catalysis A: General* 221 (2001): 443–457.

7. "Fires from Hell," *New Scientist* 31 (August 2002): 34–37.

Material online

Acesse o site www.bookman.com.br e leia o material complementar deste capítulo, com dicas sobre o que você pode fazer.

CAPÍTULO 4

As Consequências da Poluição do Ar (Exterior e Interior) para o Ambiente e para a Saúde

Neste capítulo, os seguintes tópicos introdutórios de química serão usados:
- Conceitos de pH e equilíbrio ácido-base
- Balanceamento de equações redox

Fundamentos do Capítulo 3 utilizados neste capítulo:
- Smog fotoquímico; NO térmico
- Material particulado grosso e fino
- Aerossóis
- Índice MP_x
- Escala de concentração de gases ppmv, ppbv e $\mu g\ m^{-3}$

Introdução

O smog, seja à base de enxofre ou fotoquímico, frequentemente possui um odor desagradável, em função de alguns de seus componentes gasosos. Mais do que isso, os poluentes iniciais, os intermediários e os produtos finais das reações no smog afetam a saúde humana e podem causar danos a plantas, animais e alguns materiais. Neste capítulo, descrevemos os efeitos danosos em animais, plantas e materiais dos gases e partículas presentes na poluição do ar – incluindo o ar de interiores – e métodos pelos quais a poluição do ar pode ser combatida. Estão incluídos na discussão os efeitos ambientais da chuva ácida, um fenômeno que resulta da poluição do ar.

Neblina

A manifestação mais óbvia de smog fotoquímico é a neblina amarelo-marrom-acinzentada que ocorre em decorrência da presença no ar de pequenas gotículas de água contendo produtos de reações químicas envolvendo poluentes atmosféricos. Essa neblina, familiar para muitos de nós que vivemos em áreas urbanas, agora se estende periodicamente para áreas antes primitivas tais como o Grand Canyon, no Arizona.

Partículas cujo diâmetro é aproximadamente o mesmo do comprimento de onda da luz visível, i.e., $0,4 - 0,8$ μm, podem desviar a luz e interferir na transmissão, reduzindo assim a claridade visual, a visibilidade a longa distância, e a quantidade de luz que atinge a superfície. Uma alta concentração de partículas de diâmetros entre 0,1 e 1 μm no ar produz uma neblina. De fato, uma técnica convencional para medir a extensão da poluição por partículas na massa de ar é determinando sua nebulosidade. A existência de smog no ar pode, muitas vezes, ser determinada simplesmente olhando para os prédios ou montanhas a distância e observando se sua vista encontra-se parcialmente encoberta pela neblina.

A neblina comum na atmosfera do Ártico no inverno deve-se ao aerossol de sulfato que se origina da queima de carvão, especialmente na Rússia e na Europa. A intensa nebulosidade no verão sobre a América do Norte resulta, principalmente, ao aerossol de sulfato procedente das áreas industrializadas nos Estados Unidos e Canadá. As partículas finas são em grande parte responsáveis pela neblina associada a episódios de smog fotoquímico em Los Angeles e outras localidades. Os aerossóis do smog contêm ácido nítrico que foi neutralizado para gerar sais. Também estão presentes nesses aerossóis produtos contendo carbono que são intermediários nas reações do smog fotoquímico; no entanto, os intermediários formados a partir de moléculas combustíveis que possuem cadeias curtas de carbono usualmente têm pressão de vapor tão elevada que existem como gases em vez de condensados nas partículas. A composição típica de componentes finos de um aerossol suspenso sobre áreas continentais é ilustrada na Figura 4-1.

Uma vez que a maioria das partículas no ar urbano é secundária, seu número pode ser controlado somente por meio da redução da emissão de gases poluentes primários de onde são criados. Assim, os governantes têm sucessivamente solicitado mais e mais restrições no controle de emissões nos veículos, nas usinas de força, etc., como discutido no Capítulo 3. A mudança para a gasolina e diesel com baixo teor de enxofre deve tornar os conversores catalíticos mais eficientes na redução de emissões.

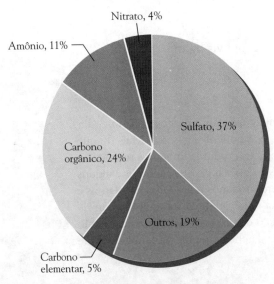

FIGURA 4-1 Composição típica de aerossol continental fino. [Adaptado de J. Heintzenberg, *Tellus* 41B (1989): 149-160.]

Chuva ácida

Um dos problemas ambientais mais sérios que muitas regiões do mundo têm enfrentado é a **chuva ácida**. Este termo genérico abrange uma variedade de fenômenos, incluindo neblina ácida e neve ácida, todos eles correspondentes à precipitação atmosférica de quantidades substanciais de ácidos. Nesta seção, é discutida a natureza dos ácidos presentes na precipitação.

O fenômeno da chuva ácida foi descoberto por Angus Smith na Grã-Bretanha em meados de 1880, mas permaneceu esquecido até os anos 1950. Ele refere-se à precipitação que seja significativamente *mais* ácida que a da chuva "natural" (i.e., não poluída), que é ligeiramente ácida pela presença de dióxido do carbono atmosférico dissolvido, que forma o **ácido carbônico**, H_2CO_3.

$$CO_2(g) + H_2O(aq) \rightleftharpoons H_2CO_3(aq)$$

O ácido fraco H_2CO_3 ioniza-se parcialmente para liberar um **íon hidrogênio**, H^+, com uma consequente redução no pH do sistema:

$$H_2CO_3(aq) \rightleftharpoons H^+ + HCO_3^-$$

Por causa desta fonte de acidez, o pH da chuva natural, não poluída, é de cerca de 5,6 (ver Problema 3-10). Somente a chuva que é significativamente mais ácida que isso – i.e., com um pH menor que 5 – é que pode ser verdadeiramente considerada como sendo chuva "ácida", uma vez que a presença de quantidades traço de ácidos fortes torna a acidez da chuva no ar puro um pouco maior que isso devido apenas ao dióxido de carbono. Os ácidos fortes como o ácido clorídrico, HCl, produzido pela emissão de gás cloreto de hidrogênio pelas erupções vulcânicas, podem produzir temporariamente chuva ácida "natural" em regiões como o Alaska e a Nova Zelândia. Por outro lado, o pH da chuva não poluída pode ser maior que 5,6 por causa da presença de bases fracas originárias de partículas de solo no ar, que estão parcialmente dissolvidas nas gotículas.

Os dois ácidos predominantes na chuva ácida são o **ácido sulfúrico**, H_2SO_4, e o **ácido nítrico**, HNO_3, ambos ácidos fortes. Em termos gerais, a chuva ácida precipita-se segundo a direção do vento longe da fonte dos poluentes primários, isto é, **dióxido de enxofre**, SO_2, e **óxido de nitrogênio**, NO. Os ácidos fortes são criados durante o transporte da massa de ar que contém os poluentes primários.

$$SO_2 \xrightarrow[H_2O]{O_2} H_2SO_4$$

$$NO_X \xrightarrow[H_2O]{O_2} HNO_3$$

Consequentemente, a chuva ácida é um problema de poluição que não respeita fronteiras administrativas em razão do deslocamento. Por exemplo, a maior parte da chuva ácida que cai sobre a Noruega, a Suécia e a Holanda tem origem nos óxidos de enxofre e de nitrogênio emitidos em outros países da Europa. De fato, o reconhecimento moderno da chuva ácida como um problema teve origem a partir de observações feitas na Suécia entre 1950 e 1960, que teve início devido a emissões fora de suas fronteiras. A China hoje possui sérios problemas com a chuva ácida em decorrência das altas emissões de SO_2. A acidificação é mais séria no sul e sudoeste que no norte do país, onde a poeira alcalina originária do deserto neutraliza o ácido. Parte da chuva ácida que se origina na China é carregada pelos ventos até o Japão e, em certas ocasiões, até à América do Norte. Como o filósofo e economista John Kenneth Galbraith mencionou, "A chuva ácida cai sobre o justo e o injusto e igualmente também sobre o rico e o pobre".

Os efeitos ecológicos da chuva ácida e do smog fotoquímico

A chuva ácida possui uma variedade de consequências ecologicamente danosas, e a presença de partículas ácidas no ar também pode ter efeitos diretos na saúde humana. No entanto, os efeitos da chuva ácida no solo variam drasticamente de região para região. Nesta seção, investigamos os processos químicos responsáveis pelos efeitos ecológicos da chuva ácida.

O óxido nítrico não é especialmente solúvel em água, e o ácido (sulfuroso) que o dióxido de enxofre produz pela dissolução em água é um ácido fraco. Consequentemente, os poluentes primários NO e SO_2 em si não fazem a água da chuva tornar-se particularmente ácida. No entanto, parte desses poluentes primários é convertida, após um período de horas ou dias, nos poluentes secundários ácido sulfúrico e ácido nítrico, ambos muito solúveis em água e ácidos fortes. De fato, virtualmente toda a acidez na chuva ácida deve-se à presença desses dois ácidos. No leste da América do Norte, o ácido sulfúrico predomina porque grande parte da energia elétrica é gerada em usinas de energia que usam carvão com alto teor de enxofre. No oeste da América do Norte, o ácido nítrico atribuído às emissões veiculares predomina, uma vez que o carvão minerado e queimado é de baixo teor em enxofre.

A Figura 4-2 mostra um mapa de contornos de valores médios de pH na precipitação em diferentes regiões do mundo. O pH mais baixo registrado, 2,4, ocorreu em uma chuva de abril de 1974 na Escócia. Ressalta-se que o centro-oeste da Europa, incluindo o Reino Unido, possui um sério problema com a chuva ácida, como pode ser visto na Figura 4-2 a partir dos contornos de pH = 4,0 e 4,5 que cercam a área. Na América do Norte, a maior acidez ocorre no leste dos Estados Unidos e no sul de Ontário, no Canadá, visto que ambas as regiões situam-se no caminho do ar originalmente poluído pelas emissões das plantas de energia no Vale do Ontário. Por outro lado, grande parte da acidez que cai sobre o estado de Nova York origina-se das emissões ao sul de Ontário.

Além dos ácidos depositados na superfície durante a precipitação, uma quantidade comparável é depositada na superfície da Terra por meio de **deposição seca**, processo pelo qual substâncias químicas não aquosas são depositadas como poluentes nas superfícies sólida e líquida quando o ar que as contêm passa sobre a

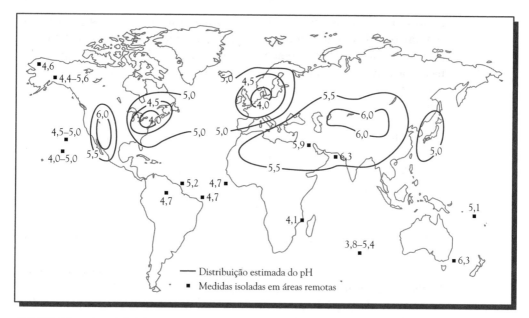

FIGURA 4-2 Padrão global de precipitação ácida. [Fonte: A partir de J. H. Seinfeld and S.N. Pandis, *Atmospheric Chemistry and Physics* (Chichester: John Wiley, 1998).]

superfície. Grande parte do gás SO_2 original não é oxidada no ar e sim removida pela deposição seca do ar antes que a reação possa ocorrer: oxidação e conversão a ácido sulfúrico ocorrem após a deposição. O processo de **deposição úmida** inclui a transferência dos poluentes para a superfície da Terra pela chuva, neve ou neblina – ou seja, por soluções aquosas.

Neutralização da chuva ácida pelo solo

A extensão pela qual a precipitação ácida afeta a biota em uma dada área depende muito da composição do solo e das rochas nesta área. Se a rocha é calcária ou giz, o ácido pode ser eficientemente neutralizado ("tamponado"), uma vez que essas rochas são compostas de **carbonato de cálcio**, $CaCO_3$, que atua como uma base e reage com o ácido, produzindo **íons bicarbonato,** HCO_3^-, como um intermediário:

$$CaCO_3(s) + H^+(aq) \longrightarrow Ca^{2+}(aq) + HCO_3^-(aq)$$

$$HCO_3^-(aq) + H^+(aq) \longrightarrow H_2CO_3(aq) \longrightarrow CO_2(g) + H_2O(aq)$$

As reações apresentadas prosseguem quase até a totalidade, devido ao excesso de H^+ presente. Assim, a rocha se dissolve, produzindo dióxido de carbono e íon cálcio para substituir o íon hidrogênio. Essas mesmas reações são responsáveis pela deterioração de estátuas de calcário e mármore: detalhes finos, como orelhas, nariz e outros traços faciais estão gradualmente sendo perdidos como resultado da reação com o ácido e com o próprio dióxido de enxofre. Além disso, a neutralização pelo carbonato de cálcio e compostos similares, que estão comumente presentes na forma de partículas suspensas na poeira atmosférica, é o mecanismo que garante que o ácido carbônico, presente na chuva normal e na chuva ácida que cai sobre algumas áreas, possua um pH maior que o esperado.

Em contraste, áreas fortemente afetadas pela chuva ácida são aquelas que possuem rochas de granito ou quartzo, porque o solo dessas regiões possui pouca capacidade de neutralizar o ácido. A Figura 4-3 mostra as áreas da América do Norte com solo de baixa alcalinidade, isto é, com baixas quantidades de compostos alcalinos com os quais o ácido pode reagir. Grandes áreas suscetíveis a acidez são as regiões do Escudo Pré-Cambriano do Canadá e Escandinávia. A chuva ácida resultante do processamento massivo de areias de alcatrão para produzir óleo cru sintético no norte de Alberta, e as consequentes emissões de SO_2 e NO_X, estão hoje afetando áreas em Manitoba e ao norte de Saskatchewan, que fica no sentido dos ventos, uma vez que o solo nestas duas áreas possui uma capacidade de neutralização muito pequena (Figura 4-3).

A acidez das precipitações leva à deterioração do solo. Quando o pH do solo é diminuído, nutrientes de plantas como os cátions potássio, cálcio e magnésio são trocados pelo H^+ sendo consequentemente lixiviados.

Embora os níveis de emissão do dióxido de enxofre tenham diminuído significativamente nas últimas décadas, tanto na Europa quanto na América do Norte, não houve uma mudança tão grande correspondente ao pH das precipitações, especialmente no nordeste da América do Norte. A falta de uma redução correspondente na acidez é atribuída a um declínio, no mesmo período, das emissões de partículas de fuligem de chaminés e de outras partículas sólidas; todas elas eram alcalinas e neutralizavam uma certa quantidade de dióxido de enxofre e de ácido sulfúrico, do mesmo modo que o carbonato de cálcio se comporta no solo. Assim, a diminuição da acidez na precipitação no nordeste dos Estados Unidos chegou a somente 11%, de 1983 a 1994, embora a concentração molar do íon sulfato

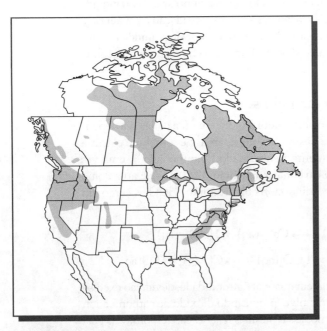

FIGURA 4-3 Regiões da América do Norte com solo de baixa alcalinidade para neutralizar a chuva ácida. [Fonte: D. J. Jacob, *Introduction to Atmospheric Chemistry* (Princeton, NJ: Princeton University Press, 1999, p. 233.)]

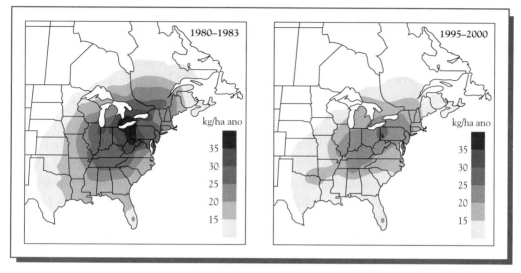

FIGURA 4-4 Deposição úmida de sulfato no leste da América do Norte, média de quatro anos (quilogramas/hectare por ano). [Fonte: Canadian National Atmospheric Chemistry Database, Meteorological Service of Canada, Environment Canada.]

na precipitação tenha diminuído não em 5,5% (metade do H^+), mas em 15%. Os níveis muito menores de nitrato essencialmente não se alteraram no mesmo período para esta região. A mudança na deposição no nordeste dos Estados Unidos e no centro-sul do Canadá, desde o início da década de 80 até o final da década de 90, está apresentada na Figura 4-4. Na Grã-Bretanha, a acidez da chuva diminuiu em cerca de 40% no período de 1986-1997 em decorrência do controle das emissões locais.

Dezenas de milhares de lagos nas regiões do Escudo, tanto do Canadá como da Suécia, têm se tornado fortemente acidificados, devido à chuva ácida que cai e escoa até eles. Esse número é menor nos Estados Unidos, na Grã-Bretanha e Finlândia. Lagos em Ontário sofrem particularmente um forte ataque por duas razões: situam-se exatamente no caminho do ar poluído e o solo apresenta menos calcário. Em alguns casos, tem havido tentativas de neutralizar a acidez com a adição de calcário ou **hidróxido de cálcio**, $CA(OH)_2$, nos lagos; no entanto, esse processo deve ser repetido todo ano para manter o pH em um nível aceitável. A adição de fosfato nos lagos também pode controlar a acidez, por estimular o crescimento das plantas, que convertem o **íon nitrato**, NO_3^-, em formas reduzidas de nitrogênio com o consumo de grandes quantidades de íons hidrogênio, como mostrado na semirreação de redução

$$2\,NO_3^- + 12\,H^+ + 10\,e^- \longrightarrow N_2 + 6\,H_2O$$

Nos últimos anos, uma nova fonte de ácido sulfúrico apareceu nos lagos – a oxidação do enxofre em manguezais rasos que se tornaram secos e, assim, expostos ao ar pelo aquecimento global.

Como mostra o Problema 4-1, a oxidação do **íon amônio**, NH_4^+, a nitrato produz íons hidrogênio. De fato, as grandes emissões de amônia para o ar, provenientes do esterco em áreas de fazendas de criação de animais e de frango, resultam na deposição atmosférica do íon amônio, que é então oxidado pelos microrganismos do solo. O H^+ resultante contribui para a acidificação do solo.

PROBLEMA 4-1

Deduza a semirreação balanceada para a conversão do íon amônio, NH_4^+, a íon nitrato, NO_3^-, e assim mostre que H^+ também é produzido nesse processo.

Na Austrália, a acidez do solo possui uma origem completamente diferente. A acidificação está associada à remoção de íons nitrato pela colheita de plantas e criação de gado e pela lixiviação do solo. Presumidamente, a perda de nitrato previne o tamponamento natural da acidez pela reação mostrada. Como nos lagos canadenses, os efeitos da acidificação podem ser parcialmente revertidos na Austrália pela adição de cal no solo.

Até recentemente, nos Estados Unidos a chuva ácida era considerada como um problema da região nordeste. De fato, uma das regiões mais castigadas são as montanhas Catskill, no estado de Nova York, cuja superfície rochosa consiste de arenito pobre em cálcio e de onde muitos dos nutrientes não têm sido lixiviados. Na Floresta Experimental de Hubbard Brook, em New Hampshire, metade do cálcio e magnésio do solo foram lixiviados até 1996 e, como resultado, o crescimento da vegetação local quase parou. No entanto, como consequência da redução das emissões de SO_2, em 2003 mais da metade dos lagos das Montanhas Adirondack, no estado de Nova York, mostraram uma recuperação significativa frente à chuva ácida. Em média, a habilidade da água do lago de neutralizar ácidos aumentou de 1,6 micromols de H^+ por litro por ano na década de 90. Infelizmente, a previsão para uma recuperação total desses lagos, ou seja, de uma capacidade de neutralizar 50 micromols de H^+ por litro, é que sejam necessários mais 25-100 anos.

A chuva ácida hoje é também uma preocupação no sudeste dos Estados Unidos. Lá os solos são geralmente mais densos e capazes de neutralizar mais a acidez. No entanto, grande parte da capacidade de lixiviação tem sido exaurida e os níveis de acidez, em muitos cursos de água, têm aumentado substancialmente. Foi descoberto que a recuperação de tais solos, e de solos na Alemanha, é lenta, uma vez que a precipitação ácida diminuiu porque o íon sulfato previamente armazenado está sendo liberado, causando mais lixiviação de cátions e penetração mais profunda da acidez no solo.

A intenção regulatória que se originou nos Estados Unidos de impor reduções obrigatórias nas emissões de dióxido de enxofre em certas regiões geográficas tem sido estendida por cientistas e legisladores europeus a um conceito de **carga crítica**. Este conceito reconhece que níveis diferentes de risco causados pela chuva ácida são enfrentados em diferentes regiões. Regiões geográficas com capacidade de tamponamento podem resistir a uma carga muito maior de chuva ácida antes de ocorrer algum dano, do que aquelas sem essa capacidade. Assim, grandes emissões de dióxido de enxofre de uma região em particular podem ser permitidas se a área na qual o ácido sulfúrico resultante for usualmente depositado possui uma elevada carga crítica. Para determinar as cargas críticas, os cientistas utilizam modelos computacionais que incorporam a química do solo, a queda de chuva, a topografia, etc. O uso desse conceito tem sido um grande sucesso na Suécia, por exemplo.

Utilizando a carga crítica, o controle da poluição se torna *baseado no efeito* e não *baseado na fonte*. Apesar de o conceito de carga crítica ter sido implementado em regulamentações na Europa e no Canadá, e ser defendido por muitos cientistas e políticos nos Estados Unidos, ele não foi implementado neste país. Embora progressos significativos tenham sido alcançados na redução das emissões de SO_2, e mais reduções estão programadas tanto para esta espécie como para o NO, os cientistas preveem que esse esforço será insuficiente para permitir a total recuperação dos lagos e florestas no nordeste dos Estados Unidos e centro-sul do Canadá.

A acidificação reduz a habilidade de algumas plantas em crescer, inclusive aquelas em sistemas de água doce. Por causa da diminuição na produtividade dos lagos e dos riachos que os alimentam, a quantidade de **carbono orgânico dissolvido** (COD) em águas superficiais tem diminuído. O COD contém moléculas que absorvem UV da luz solar; desse modo, uma diminuição nos níveis de COD tem permitido maior penetração da luz UV a níveis mais profundos nos lagos. Além disso, o aquecimento global (ver Capítulos 6 e 7) tem secado alguns riachos que forneciam COD para os lagos. Mais do que isso, a depleção do ozônio estratosférico também tem permitido que mais UV alcance a superfície da Terra, incluindo lagos, em primeiro lugar. Assim, lagos de água doce têm sofrido uma "praga tripla" devido aos problemas ambientais globais.

Liberação de alumínio para o solo e para corpo aquáticos devido à chuva ácida

De forma semelhante, lagos acidificados possuem concentrações elevadas de **alumínio** dissolvido, Al^{3+}, e nos dias atuais é sabido que muitos dos efeitos biológicos da chuva ácida ocorrem em função do aumento nos níveis de íons alumínio dissolvidos em água em vez do íon hidrogênio.

Íons alumínio são lixiviados das rochas em contato com a água acidificada pela reação com os íons hidrogênio; sob condições normais de pH, próximas da neutralidade, o alumínio é imobilizado na rocha por sua baixa solubilidade.

$$\text{Compostos de Al (s)} \xrightarrow{H^+} Al^{3+}$$

Gráficos de concentração de alumínio dissolvido em função da acidez da água de lagos nas Montanhas Adirondack, no estado de Nova York, e para lagos na Suécia estão ilustrados na Figura 4-5. (A química por trás destes processos e as razões pelas quais as águas possuem valores de pH de 7 ou 8 em vez de 5,3 da chuva estão apresentadas no Capítulo 13.)

Os cientistas acreditam que ambas, a própria acidez e as altas concentrações de alumínio, são responsáveis pela devastadora diminuição da população de peixes que tem sido observada em muitos sistemas aquáticos acidificados. Tipos di-

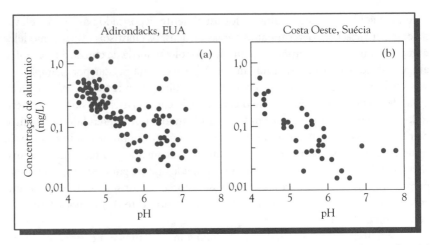

FIGURA 4-5 Concentrações de alumínio *versus* o pH da água em diferentes lagos de água doce (a) nas Montanhas Adirondacks e (b) no oeste da Suécia. Note a escala logarítmica no eixo vertical.
[Fonte: M. Havas and J. F. Jaworski, *Aluminum in the Canadian Environment* (Ottawa: National Research Council of Canada Report 24759, 1986).]

ferentes de peixes e plantas aquáticas variam em sua tolerância ao alumínio e ao ácido; assim, a composição biológica de um lago varia com o gradual aumento da acidez. De modo geral, a reprodução de peixes é muito diminuída mesmo em níveis baixos de acidez que podem, no entanto, ser tolerados pelos peixes adultos. Peixes muito jovens, nascidos no início da primavera, estão também sujeitos ao choque da água muito ácida que ocorre quando a neve ácida do inverno derrete em um curto espaço de tempo e entra para os sistemas aquáticos.

Lagos saudáveis apresentam um pH de cerca de 7 ou um pouco superior; poucas espécies de peixes sobrevivem e se reproduzem quando o pH diminui para níveis muito abaixo de 5. Como resultado, muitos lagos e rios em áreas afetadas perderam seus peixes de valor; por exemplo, 30% dos rios onde existem salmões, da Nova Escócia, estão muito ácidos para a sobrevivência do salmão Atlântico. A água em muitos lagos acidificados é cristalina devido à morte de sua fauna e flora.

No entanto, os níveis de alumínio drenado do solo em regiões de média e alta altitude nos Estados Unidos diminuíram significativamente no período entre 1984 e 1998 e, se a tendência continuar, não será mais uma ameaça para os peixes até cerca de 2012.

Efeitos da poluição do ar nas árvores e na colheita

Recentemente se tornou evidente que a poluição do ar pode provocar sérios efeitos sobre as árvores. O fenômeno da deterioração das florestas foi primeiro observado em grande escala no oeste da Alemanha e ocorre principalmente em grandes altitudes. No entanto, esclarecer a relação entre causa e efeito por trás desta deterioração das florestas tem sido muito difícil para os cientistas. Como já discutido, a acidificação do solo pode lixiviar os seus nutrientes e, como ocorre nos lagos, solubilizar o alumínio. Esse elemento pode interferir na absorção de nutrientes pelas árvores e outras plantas. Aparentemente, tanto a acidez da chuva que cai sobre as florestas quanto o ozônio troposférico e outros oxidantes no ar aos quais elas estão expostas apresentam um estresse significativo para as árvores. Os dois fenômenos em separado não matariam as árvores, mas quando eles são combinados com a estiagem, temperaturas extremas, doenças, ou ataque de insetos, as árvores tornam-se muito vulneráveis.

Florestas a grandes altitudes são mais afetadas pela precipitação ácida, possivelmente porque são expostas na base das nuvens mais baixas, onde a acidez é mais concentrada. Nevoeiros e cerrações são mais ácidos que as precipitações, uma vez que existe muito menos água para diluir o ácido. Por exemplo, as árvores brancas de bétula ao longo da costa do Lago Superior morrem nas regiões onde a neblina ácida se desenvolve, como frequentemente ocorre por lá. Árvores decíduas (i.e., aquelas que perdem suas folhas anualmente) afetadas pela chuva ácida morrem gradualmente do topo para a base; as folhas localizadas em seu extremo secam e caem prematuramente e não são reabastecidas na próxima primavera. As árvores se tornam fracas como resultado dessas mudanças e se tornam mais suscetíveis a outros agentes estressantes. Em algumas regiões da Europa e América do Norte, os solos das florestas recebem calcário para combater os efeitos da acidez nas árvores.

O ozônio à superfície possui um efeito em algumas culturas agrícolas em função da sua habilidade em atacar as plantas. Aparentemente, o ozônio reage com o gás (eteno) que as plantas emitem, gerando radicais livres que danificam os tecidos das plantas. A velocidade da fotossíntese é lenta; assim, a quantidade total de material da planta é reduzida pela ação do ozônio. Como no caso das árvores, a poluição do ar atua como um agente estressante para as plantas. Danos coletivos nas safras da América do Norte, por exemplo, a alfafa nos Estados Unidos e o feijão branco no Canadá, são estimados em cerca de US$ 3 bilhões por ano. Outras culturas cujos ganhos são afetados desfavoravelmente pelos níveis atuais de ozônio incluem trigo, milho, cevada, soja, algodão e tomates. A fração da colheita mundial de cereais que são cultivados em regiões sob ozônio elevado e, portanto, sujeitos a seus danos, está prevista para ser mais que o triplo até 2025.

Os efeitos de poluentes atmosféricos externos sobre a saúde humana

É reconhecido que respirar ar poluído pode ter influências drásticas na saúde do ser humano. Nesta seção, são descritos os efeitos mais importantes dos poluentes do ar externo, e são discutidas as variações nas concentrações dos poluentes dominantes do ar em diferentes países.

O efeito que os poluentes têm sobre a saúde humana não pode ser deduzido a partir de leis gerais da biologia ou fisiologia; eles devem ser estabelecidos experimentalmente. Alguém pode imaginar experiências envolvendo animais ou seres humanos voluntários, nas quais sejam estudados os efeitos à saúde causados pela exposição por um breve período a elevados níveis de poluição produzidos artificialmente. No entanto, é difícil extrapolar a informação obtida em estudos de curto período sobre poluentes em altas concentrações para exposições a longos períodos em níveis mais baixos de poluição. Em particular, para alguns poluentes, pode existir uma concentração **basal** do poluente, ou uma exposição abaixo da qual um particular efeito à saúde não ocorra. Nesses casos, as previsões obtidas por considerar uma proporcionalidade direta entre a exposição e o efeito podem não ter garantia. Ademais, podem existir efeitos danosos à saúde que não se manifestam quando a exposição, mesmo intensa, aos poluentes ocorre durante um breve período de tempo.

Por essas razões, as melhores informações com relação aos efeitos dos poluentes na saúde provêm de "experimentos" em larga escala em que todos estamos envolvidos como "animais testes" – ou seja, vivendo em uma sociedade em que estamos expostos de forma rotineira a esses poluentes por toda a vida. Em função do nível de exposição a um dado poluente variar consideravelmente de lugar para lugar, os cientistas podem coletar informações sobre a saúde e os níveis de poluição em locais diferentes e os correlacionar, utilizando a estatística para estabelecer o efeito de um sobre o outro.

Como pode ser esperado, o maior efeito da poluição do ar na saúde humana ocorre nos pulmões. Por exemplo, as pessoas asmáticas sofrem mais com a doença quando o dióxido de enxofre, o ozônio ou a concentração de material particulado aumenta no ar que eles respiram. Estudo realizado nos Estados Unidos demonstrou que os ataques de asma aumentam em 3% para cada aumento de 10 $\mu g\ m^{-3}$ no índice MP_{10} (discutido no Capítulo 3). Um estudo recente na Califórnia constatou que a asma pode ser *causada* pela poluição do ar, especificamente pelo ozônio, e especialmente entre as crianças altamente ativas, que naturalmente inalam mais ar para os pulmões.

Outro gás poluente preocupante é o **1,3-butadieno**, que tem a estrutura $CH_2=CH-CH=CH_2$. Esse hidrocarboneto é conhecido como **agente tóxico no ar** uma vez que existem evidências de que causa câncer – especialmente leucemia e *linfoma* do tipo *não Hodgkin* – e também pode afetar negativamente a reprodução humana. Ele é gerado como um subproduto da queima incompleta de combustíveis, é produzido em incêndios florestais e também é um componente da fumaça do cigarro.

Os efeitos do smog sobre a saúde humana

Na metade do século XX, várias cidades industrializadas do ocidente experimentaram episódios tão intensos de smog no inverno, a partir da poluição composta de fuligem e enxofre, que a taxa de mortalidade aumentou de forma expressiva. Por exemplo, em Londres, na Inglaterra, em dezembro de 1952 cerca de 4000 pessoas morreram em alguns dias – e mais 8000 óbitos ocorreram nos meses seguintes – como resultado da alta concentração desses poluentes, que se acumularam em uma massa de ar estagnada de névoa presa pela inversão térmica próxima à superfície. As pessoas expostas a um risco maior foram crianças pequenas e idosos que já sofriam de problemas brônquicos. A proibição do uso da queima de carvão nas residências, de onde a maior parte do poluente se originava, eliminou tais problemas em grande parte. Os cientistas estão ainda inseguros se o principal agente contendo enxofre que causou esses problemas tão sérios em Londres foi o SO_2, as gotículas de ácido sulfúrico ou as partículas de sulfato.

Hoje, por causa do controle da poluição, *smogs de fuligem e enxofre* não são mais os principais problemas nos países do ocidente. Por exemplo, mortes por bronquite caíram em mais da metade no Reino Unido, como resultado de mudanças na qualidade do ar (e do hábito de fumar). No entanto, a qualidade do ar era muito ruim, no inverno, em algumas áreas do antigo bloco dos países soviéticos, como o sul da Polônia, a República Tcheca e o leste da Alemanha, até muito recentemente por causa da queima de grandes quantidades de "carvão marrom" com alto teor de enxofre (mais de 15% de S) tanto para fins industriais quanto para aquecimento de casas. Por exemplo, embora o limite aceitável para a concentração de SO_2 no ar seja de 80 $\mu g\ m^{-3}$, em muitos países, o nível desse gás em Praga tem ultrapassado em algumas ocasiões 3000 $\mu g\ m^{-3}$. Por isso, quatro entre cinco crianças admitidas no hospital em algumas áreas da antiga Tchecoslováquia no início da década de 90 foram para tratamento de problemas respiratórios. No entanto, o nível médio de SO_2 em Praga diminuiu em 50% do início dos anos 80 aos 90. A grande melhora na qualidade do ar no leste da Alemanha desde 1990, onde os níveis médios de SO_2 diminuíram de 113 para 6 $\mu g\ m^{-3}$, tem acarretado uma diminuição nas infecções respiratórias em crianças e aumento na capacidade pulmonar.

Os efeitos do dióxido de enxofre são também evidentes nas cidades como Atenas, onde a taxa de mortalidade aumenta em 12% quando a concentração do gás supera 100 $\mu g\ m^{-3}$. Detalhes nas estátuas e monumentos históricos de Atenas também têm sofrido seriamente pela erosão por dióxido de enxofre e seus poluentes secundários. Níveis altos de dióxido de enxofre e de partículas finas, ambos provenientes de veículos movidos a diesel, causaram anualmente cerca de 350 mortes prematuras em Paris no final da década de 80. E o ar em Londres não está tão melhor que não afete a saúde humana; um estudo recente concluiu que um em cada 50 ataques do coração é causado pela poluição existente no ar externo, pela combinação de fumaça, CO, SO_2 e NO_2.

As cidades europeias não são as únicas afetadas pela poluição do ar. Tanto os níveis de dióxido de enxofre quanto de material particulado superam regularmente os limites estabelecidos pela Organização Mundial da Saúde (OMS) em Pequim, Seul e Cidade do México. Em 2002, 13 de 20 cidades do mundo que possuíam as maiores concentrações médias de material particulado no ar estavam localizadas na China, as outras são o Cairo, Jacarta, e cinco cidades na Índia. Em muitas grandes cidades nos países em desenvolvimento, o carvão ainda é o combustível predominante e em alguns casos os veículos movidos a diesel pioram substancialmente o problema. Em Pequim, altas emissões de SO_2 provenientes da queima de carvão para aquecer os prédios mais a fumaça das fundições nos arredores da cidade, assim como o vento que carrega poeira e areia do Deserto de Gobi, se combinam para produzir a pobre qualidade do ar. A neblina sobre a China, produzida pela poluição do ar, reduz tanto a intensidade da luz solar que poderá diminuir a produção de alimentos em até 30% em um terço daquele país. Na verdade, existem várias cidades na China em que a qualidade do ar está entre as piores do mundo. De acordo com as recentes projeções, se não houver uma tentativa para reduzir as emissões de SO_2 com o aumento da industrialização, em 2020 as concentrações do gás em Bombaim e nas cidades chinesas de Xangai e Chongqing serão aproximadamente quatro vezes o limite máximo de segurança da OMS.

É uma característica histórica: cada vez que um país não desenvolvido inicia seu desenvolvimento industrial, a qualidade do ar externo piora significativamente. A situação continua a piorar até que um grau significativo de riqueza seja atingido, momento no qual os controles de emissão são estabelecidos e fiscalizados, e o ar começa a ser limpo. Assim, embora a qualidade do ar esteja melhorando com o passar do tempo na maioria dos países desenvolvidos, está piorando nas grandes cidades dos países em desenvolvimento. A cidade do México e várias áreas urbanas na China, especialmente Pequim, geralmente são consideradas as cidades que possuem hoje, os piores casos de poluição do ar urbano no mundo. Metade das doenças respiratórias na China é causada pela poluição do ar. Um relatório do Programa Ambiental das Nações Unidas estima que as mortes ao redor do mundo devido a todas as formas de poluição do ar somaram de 2,7-3,0 milhões em 2001, um valor que pode aumentar para 8 milhões em 2020.

Embora episódios agudos de smog a partir de fuligem e compostos químicos à base de enxofre tenham sido eliminados no Ocidente, muitas residências nestes países ainda estão cronicamente expostas a níveis mensuráveis de partículas contendo ácido sulfúrico e sulfato, por causa do transporte a longa distância dessas substâncias a partir das regiões industrializadas que ainda emitem SO_2 para o ar. Por exemplo, pesquisas mostram uma correlação positiva entre as concentrações de enxofre oxidado e ozônio e a internação em hospitais por problemas respiratórios no sul de Ontário. Existem evidências de que a acidez da poluição é o principal agente ativo causador das disfunções do pulmão, incluindo chiados e bronquite em crianças. Indivíduos asmáticos parecem ser desfavoravelmente afetados pelos aerossóis ácidos de sulfato, mesmo a concentrações muito baixas.

O smog fotoquímico, que se forma a partir dos óxidos nitrosos, é mais importante hoje que o smog a base de enxofre na maioria das cidades, particularmente aquelas com grande densidade populacional e de veículos. Como discutido no Capítulo 3, ele consiste de gases como o ozônio e uma fase aquosa contendo compostos orgânicos e inorgânicos solúveis em água, na forma de partículas suspensas. Em contraste aos "smogs de Londres", que quimicamente eram redutores em natureza em decorrência ao dióxido de enxofre, os smogs fotoquímicos são oxidantes.

O ozônio é um poluente do ar nocivo. Ao contrário dos compostos químicos à base de enxofre, seu efeito nas pessoas fortes e saudáveis é tão sério quanto naquelas com problemas respiratórios preexistentes. Os experimentos com voluntários humanos têm mostrado que o ozônio produz irritações passageiras no sistema respiratório, aumentando tosse, irritação nasal e da garganta, falta de ar e dores no peito com a respiração profunda. Pessoas com problemas respiratórios podem notar pelos sintomas – como aperto no peito ou início da tosse – quando a qualidade do ar está ruim. Até mesmo as pessoas saudáveis e mais jovens com frequência sentem esses sintomas enquanto se exercitam ao ar livre praticando ciclismo ou corrida durante os episódios de smog. De fato, existem evidências de que o tempo gasto no atletismo pelos corredores de *cross-country* intensifica com o aumento da concentração do ozônio no ar que eles respiram. Uma pequena porcentagem das flutuações diárias nas taxas de mortalidade em Los Angeles é explicada pela variação na concentração dos poluentes do ar. Uma análise de 95 centros urbanos nos Estados Unidos descobriu que o período de altas concentrações de ozônio aumentou a mortalidade diária cardiovascular e respiratória em cerca de 0,5% para cada incremento em 10 ppbv, após alguns dias de exposição contínua. Ainda não está claro qual, se alguma, disfunção a longo prazo resulta da exposição ao ozônio. Este, realmente, é um assunto controverso entre os cientistas. A exposição ao ozônio também produz inúmeros efeitos indiretos à saúde – incluindo uma diminuição na contagem de espermatozoides.

Um efeito antecipado do ozônio é o decréscimo na resistência a doenças infecciosas por causa da destruição dos tecidos do pulmão. Muitos cientistas acreditam que a exposição crônica a altos níveis de ozônio urbano leva a um envelhecimento precoce dos tecidos pulmonares. Em nível molecular, o ozônio ataca rapidamente as substâncias contendo componentes com ligação C=C, como nos tecidos dos pulmões. Como discutido mais adiante, as partículas finas produzidas no processo de smog fotoquímico podem ocasionar um efeito danoso para a saúde dos serem humanos.

As nações mais industrializadas decretaram padrões que regulamentam as concentrações máximas de dióxido de enxofre, **dióxido de nitrogênio**, NO_2, e **monóxido de carbono**, CO, bem como de ozônio e partículas finas (ver Tabela 4-1) em alguns casos do enxofre reduzido total, visto que todos esses gases causam efeitos à saúde a concentrações suficientemente altas. Por exemplo, vários estudos norte-americanos recentes têm relacionado estatisticamente a taxa de hospitalização por paradas cardíacas congestivas entre pessoas idosas à concentração de monóxido de carbono no ar externo. A Cidade do México possui atualmente os maiores níveis de monóxido de carbono entre as cidades mais poluídas do mundo.

TABELA 4-1 Padrões de qualidade do ar, em partes por bilhão em volume para poluentes gasosos

Poluente	Período de tempo para a média	Estados Unidos	Canadá	União Europeia	Austrália
O_3	8 h	80	65*	60	80
CO	1 h	35	31		
	8 h	9	13	9	9
	1 dia	140	115		80
SO_2	1 ano	30	23	48	20
NO_2	1 ano	53	53	21	30
$MP_{2,5}$ (em $\mu g\ m^{-3}$)	1 dia	35	30*	50	25

*A ser implementado até 2010.

Ambos, CO e NO_2, em geral são mais problemáticos no ar de interiores e serão discutidos em detalhes numa seção posterior.

Tem-se especulado que a poluição atribuída ao SO_2 e a sulfatos causa a diminuição na resistência ao câncer de colo e mama nas pessoas vivendo nas latitudes situadas mais ao norte. O mecanismo sugerido para esta ação é a redução na quantidade de UV-B disponível, é necessário para formar a vitamina D, um agente protetor para os dois tipos de câncer. Uma vez que o dióxido de enxofre absorve UV-B e as partículas de sulfato as dispersam, concentrações significativas de qualquer uma das duas substâncias no ar irá reduzir a quantidade de UV-B atingindo a superfície. Assim, da mesma forma muito pouco UV-B pode ter um efeito danoso para a saúde humana, bem como muito dele, como discutido no Capítulo 2.

Finalmente, nota-se que existem alguns efeitos positivos da poluição do ar para a saúde humana! Por exemplo, a taxa de câncer de pele nas áreas fortemente poluídas por ozônio é provavelmente reduzida por causa da habilidade do gás para filtrar o UV-B da luz solar.

Partículas como riscos à saúde

O material particulado na forma de fumaça de carvão queimado tem sido um problema de poluição do ar por muitas centenas de anos, especialmente em outros pontos, Grã-Bretanha no Reino Unido. John Evelyn escreveu em seu diário, em janeiro de 1684, que "Londres, em virtude do ar excessivamente frio, que impede a ascensão da fumaça, foi tomada por uma intensa névoa fuliginosa, que dificilmente permite a alguém ver do outro lado da rua, e ela preenche os pulmões com suas grossas partículas obstruindo fortemente a respiração, de modo que mal pode-se respirar". De fato, tentativas fracassadas de controlar a queima de carvão e punir transgressores começaram no século XIII na Grã-Bretanha. Talvez Shakespeare estivesse se referindo a esse tipo de poluição do ar na citação de *Hamlet* que abre o Capítulo 3.

Embora sérios episódios de tais smogs de fuligem e enxofre tenham sido em grande parte eliminados nos países ocidentais industrializados, o parâmetro da poluição do ar que se correlaciona mais fortemente com o aumento na taxa de doenças ou mortalidades naquelas regiões é a concentração de partículas respiráveis (finas), $MP_{2,5}$. Parece que a poluição do ar baseada em partículas tem um efeito maior na saúde humana que aquela produzida diretamente por gases poluentes.

Substâncias que se dissolvem no corpo de uma partícula são ditas serem **absorvidas** por ela; aquelas que simplesmente colam na superfície da partícula são ditas estarem **adsorvidas** (ver Figura 4-6). Um importante exemplo deste último é representado pela adsorção de moléculas orgânicas grandes na superfície de partículas de carbono (fuligem), como discutido no Capítulo 12. Muitas partículas insolúveis presentes no ar estão circundadas por um filme de água, que pode dissolver outras substâncias. A adsorção de átomos de metais e moléculas orgânicas na superfície de partículas do ar pode aumentar os perigos para a saúde que essas partículas representam.

Partículas grandes – as grossas, de acordo com a definição na Capítulo 3 – são menos preocupantes para a saúde humana que as pequenas (finas), por várias razões:

- Visto que as partículas grossas sedimentam-se rapidamente, a exposição humana a elas via inalação é reduzida.
- Quando inaladas, as partículas grossas são eficientemente filtradas pelo nariz (incluindo seus pelos) e pela garganta e geralmente não são transportadas até os pulmões. Em comparação, as partículas finas inaladas usualmente alcançam os pulmões (e por isso elas são chamadas respiráveis), podem ser adsorvidas nas células da superfície, e podem, consequentemente, afetar a saúde.

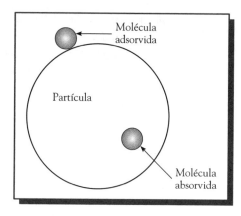

FIGURA 4-6 Contraste entre adsorção e absorção de moléculas no/sobre uma partícula transportada pelo ar (esquema).

- A área superficial por unidade de massa para as partículas grandes é menor que para as pequenas, assim, quando comparamos uma mesma massa, a capacidade de transportar molécula de gás adsorvidas até os órgãos do sistema respiratório, onde podem catalisar reações químicas e bioquímicas, é bem menor.
- Dispositivos como precipitadores eletrostáticos, torres de spray e coletores a base de ciclone, usados para remover partículas do ar, são eficazes somente para as partículas grossas. Embora um dispositivo possa remover 95% da massa total de partículas, a redução da área superficial e de partículas respiráveis é bem menor (ver Problema 4-2). *Filtros de manga*, que são sacos de tecido fino através do qual o ar é forçado, são altamente eficientes tanto na remoção de partículas finas, na faixa de 1 μm, quanto das maiores.

O gás de escape dos motores a diesel são classificados como "possíveis causadores de câncer aos seres humanos" pela Agência de Proteção Ambiental norte-americana (EPA). Estudos conduzidos na Califórnia e em Seattle concluíram que 70% ou mais dos riscos à saúde a partir de toxinas surgem do escapamento de veículos a diesel. Em obediência a decisões judiciais, os Estados Unidos irão instituir até 2010 uma série de novas regulamentações limitando as emissões dos veículos a diesel.

PROBLEMA 4-2

Um dispositivo para filtrar o ar é testado e constatou-se que remove rodas as partículas maiores que 1 μm em diâmetro, mas quase nada das partículas menores. Calcule a porcentagem da área superficial removida pelo dispositivo para uma amostra de particulados na qual 95% da massa das partículas têm 10 μm e 5% das partículas têm diâmetro de 0,1 μm. Suponha que todas as partículas são esféricas e tenham a mesma densidade. [*Sugestão: Lembre-se que a área superficial* de uma esfera é $4\pi r^2$. Calcule as áreas superficiais das partículas de cada tamanho a partir dessa fórmula.]

Vários estudos têm correlacionado a taxa de morbidez (doenças) do cotidiano urbano, medida pelas taxas de internações em hospitais, para tratamento de problemas respiratórios, com os níveis de poluição durante o mesmo curto período de tempo. Por exemplo, existem diversos documentos relativos aos efeitos imediatos de poluentes – gás ozônio e partículas de sulfato – sobre a população do sul de Ontário. Em um estudo, o número médio de internações hospitalares por problemas respiratórios relaciona-se melhor com os níveis de ozônio do dia anterior, e com um grau um pouco menor com o nível de sulfato do dia anterior, para os verões de 1983 a 1988. A poluição do ar foi responsável por cerca de 6% das internações hospitalares no verão, uma magnitude perto da encontrada em investigações anteriores nos estados de Ontário e de Nova York. Outro estudo recente encontrou que as internações hospitalares estão significativamente correlacionadas tanto com as concentrações de MP_{10} quanto de ozônio em Spokane, no estado de Washington – uma área onde o dióxido de enxofre atmosférico praticamente não existe e assim pode-se eliminá-lo como culpado pelas doenças.

As fortes evidências ligando a saúde humana à exposição ao material particulado atmosférico estão baseadas em estudos recentes envolvendo cidades nos Estados Unidos e são o assunto do Estudo de Caso O *Efeito do Material Particulado no Ar das Grandes Cidades na Mortalidade Humana*, disponível no site da Bookman, www.bookman.com.br.

Fumaça

A queima de lenha em lareiras domésticas produz uma grande quantidade de particulados, que são liberados pelas chaminés para o ar exterior, a não ser que tenha um conversor catalítico na torre. De fato, nas áreas residenciais nas quais a madeira é o combustível predominantemente utilizado para o aquecimento, os fogões a lenha contribuem com até 80% das partículas finas do ar durante os meses de inverno. Caldeiras a lenha, utilizadas para aquecer a água em saunas e piscinas, têm crescido em popularidade e o material particulado que elas emitem tem se tornado um problema significativo. Alguns fogões a lenha novos possuem conversores catalíticos ou câmaras de combustão secundárias nas quais as partículas e gases não queimados são oxidados mais eficientemente, reduzindo assim as emissões para o ar externo.

Episódios sérios de poluição por fumaça e neblina sobre extensas áreas ocorreram nos últimos anos no sul da Ásia, especialmente na Malásia e Indonésia. A fumaça se origina principalmente dos incêndios em florestas que são intencionalmente iniciados para limpar a terra que pode ser utilizada em seguida para a agricultura e para o plantio de árvores para produzir borracha, óleo de palmeira ou polpa. Uma fonte secundária de fumaça é a combustão sem chama que queima lentamente nos depósitos de carvão e turfa subterrâneos. De fato, estima-se existir um quarto de milhão de fornos individuais de carvão queimando atualmente na Indonésia, China e Índia, e existem também muitos fornos de turfa na Malásia. Os incêndios são iniciados quando depósitos de carvão à superfície, ou de turfa que foi seca após drenagem, são acesos, tipicamente durante as queimadas para limpar a terra. O fogo também pode ser aceso pelo carvão, uma vez exposto ao ar, por relâmpagos, e até por combustão espontânea quando a pirita superficial é oxidada e a característica exotérmica da reação leva o carvão à brasa. Esses incêndios subterrâneos podem continuar por décadas após o incêndio florestal original ter sido apagado.

A chamada *nuvem asiática marrom* de partículas e gases de incêndios florestais, do escapamento de veículos e da cozinha doméstica – especialmente nas áreas rurais – que queimam lenha, esterco e resíduos agrícolas, predomina sobre a maioria do leste e sudeste da Ásia anualmente, de dezembro a maio, durante a principal estação para o aquecimento das casas. A nuvem marrom sobre o Oceano Índico consiste principalmente de fumaça de esterco seco queimado em fornos para cozimento. Essa neblina diminui os níveis de luz solar em 15%, com um correspondente declínio na produção de safras como a do arroz, assim como resulta em alterações nos padrões de chuva e das monções. Ao contrário da poluição por aerossol sobre a América do Norte e Europa, à qual é comparável em magnitude, o conteúdo de "carbono negro" da nuvem na Ásia é significativo. A absorção da luz solar por este carbono elementar altera tanto o ciclo hidrológico local quanto o clima sobre o norte do Oceano Índico. A falta de óxido nítrico produzido nas chamas de baixas temperaturas da queima de biomassas atualmente limita a produção de ozônio sobre a área, mas isso provavelmente será revertido com o aumento do uso de combustíveis fósseis nos veículos, no futuro.

Grandes incêndios florestais ao norte do Canadá produzem enormes quantidades de monóxido de carbono e compostos orgânicos voláteis (COVs) que viajam para regiões tão distantes quanto o sul dos Estados Unidos, e que podem aumentar as concentrações de ozônio e particulados no ar desta região.

Poluição do ar em interiores

As concentrações de alguns poluentes comuns do ar são frequentemente maiores em ambientes internos do que externos, embora as concentrações dos poluentes variem significativamente de um prédio a outro. Considerando que muitas pessoas passam mais tempo em ambientes fechados, a exposição aos poluentes do ar de interiores é um importante problema ambiental e pode causar mais problemas para a saúde humana que o ar exterior. Na verdade, a ventilação inadequada, prática encontrada em países desenvolvidos que queimam carvão, madeira, resíduos de safras e outros combustíveis à base de biomassa não processada cria fumaça e poluição de monóxido de carbono que causa problemas respiratórios e doenças em um grande número de pessoas nesses países. As mulheres e as crianças pequenas são particularmente afetadas, por passarem mais tempo em casa. A fumaça da cozinha decorrente da queima de biomassa aumenta a incidência de asma entre homens e mulheres idosos. As emissões de particulado dos fogões tradicionais utilizados nas casas nos países em desenvolvimento podem ser reduzidas em 90% com a substituição da lenha por carvão. Estima-se que mais de 400 mil mortes prematuras na China são atribuídas à exposição à fumaça das casas e outros poluentes do ar, anualmente.

No material que segue, investigamos os vários poluentes do ar de interiores que, acredita-se, possam causar os efeitos para a saúde humana mais sérios. Para assegurar que os fundamentos mais importantes tenham sido abordados, a discussão envolvendo vários outros poluentes do ar de ambientes interiores, de interesse para a saúde humana, será estendida até os últimos capítulos: o radônio será discutido no Capítulo 9; pesticidas, no Capítulo 10; e hidrocarbonetos policíclicos aromáticos (HPA), no Capítulo 12. O clorofórmio atmosférico será considerado quando o tema for a purificação da água, junto com a contaminação de atmosferas interiores por solventes orgânicos clorados, no Capítulo 14.

Formaldeído

O poluente gasoso orgânico de interiores mais controverso é o gás **formaldeído**, $H_2C{=}O$. Ele é um constituinte traço bastante difundido na atmosfera, visto que ocorre como um intermediário estável na oxidação do metano e de outros COVs. Enquanto sua concentração no ar externo limpo é muito baixa para ser importante – cerca de 10 ppbv em áreas urbanas, exceto durante os episódios de smog fotoquímico – os níveis do gás formaldeído em *interiores* têm, com frequência, ordens de magnitude maiores, em certos casos excedendo 1000 ppbv (1 ppmv). Uma pesquisa em casas americanas no final dos anos 90 constatou que a concentração de formaldeído estava geralmente na faixa de 5 a 20 ppbv.

As principais fontes de exposição a esse gás em interiores são as emissões da fumaça de cigarros e de materiais sintéticos que contêm resinas de formaldeído usado na espuma à base de ureia-formaldeído empregada na calefação e nos adesivos utilizados na fabricação de madeira compensada e aglomerada. Muitas resinas úteis (que são materiais poliméricos rígidos) são preparadas pela combinação do formaldeído com outra substância orgânica. O formaldeído é utilizado na secagem e colagem de carpetes e outros tecidos. Nos primeiros meses e anos após sua fabricação, no entanto, tais materiais liberam quantidades pequenas de gás formaldeído livre para o ar circunvizinho. Consequentemente, novas estruturas pré-fabricadas, como residências que contêm madeira compensada, geralmente possuem níveis muito altos de formaldeído no ar, quando comparadas com casas antigas e convencionais. Muitos fabricantes de produtos de madeira prensada modificaram seus processos de produção para reduzir a taxa na qual o formaldeído é liberado.

A taxa de emissão de formaldeído dos materiais sintéticos aumenta com a temperatura e a umidade relativa, e diminui com o envelhecimento do material. Inicialmente, o formaldeído temporariamente preso como um gás ou simplesmente adsorvido sobre os materiais é liberado no ar ao redor. Existe também a liberação de formaldeído decorrente do rearranjo e da dissociação dos grupos terminais da amida na resina polimérica, de $R{-}NH{-}CH_2OH$ para $R{-}NH_2 + H_2CO$. Depois, reações lentas porém contínuas do vapor de água presente no ar úmido com as pontes de metileno ligam os grupos amida com a cadeia do polímero, gerando uma emissão constante de formaldeído:

$$R{-}NH{-}CH_2{-}NH{-}R + H_2O \longrightarrow 2\,R{-}NH_2 + H_2CO$$

O formaldeído tem um odor pungente, com uma detecção basal por seres humanos de cerca de 100 partes por bilhão em volume, i.e., 0,1 ppmv; seu odor é frequentemente detectável em lojas que vendem carpetes e tecidos sintéticos. Em concentrações mais altas, muitas pessoas sentem problemas de irritação nos olhos, especialmente se usam lentes de contato, e no nariz, na garganta e na pele. O formaldeído presente na fumaça do cigarro pode causar irritação nos olhos. Os sintomas comuns de exposição aguda ao formaldeído (i.e., curto tempo, alta concentração) incluem tosse, dificuldade na respiração, bronquite e dores no peito. Exposições crônicas a níveis baixos de formaldeído produzem efeitos similares e problemas respiratórios. O formaldeído no ar pode provocar asma em crianças, que tendem a ter mais infecções respiratórias, alergias e ataques de asma, embora as evidências sobre esses efeitos sejam controversas. A umidade nas casas, que propicia a proliferação de ácaros, fungos e bactérias, também possui um papel significativo no aumento das doenças do trato respiratório inferior, especialmente nas crianças.

Acredita-se que o formaldeído é o COV mais importante na produção da chamada **síndrome do edifício doente**. Este termo é usado para descrever situações em que os ocupantes de um prédio experimentam efeitos agudos na saúde e no conforto que parecem estar ligados ao tempo que eles permanecem em um prédio em particular, embora nenhuma doença específica esteja aparente. As reclamações mais comuns são:

- dores de cabeça
- irritação nos olhos, nariz ou garganta; tosse seca
- tontura e náusea; fadiga
- dificuldade de se concentrar
- pele seca ou coceira

Além dos COVs emitidos de fontes interiores, outros fatores que contribuem para a síndrome incluem a ventilação inadequada, poluentes provenientes do lado de fora do prédio e contaminações biológicas do ar causadas por bactérias, bolores, pólen e vírus que se proliferam na água estagnada que se acumula nos sistemas de ventilação, etc.

Os compostos relacionados **acetona** $(CH_3)_2C\!\!=\!\!O$, e **4-butanona** (também chamado de *metil-etil-cetona*, MEK) são as cetonas mais comuns presentes no ar de ambientes interiores nas residências dos Estados Unidos, devido ao seu uso como solventes de esmaltes e removedores de tinta, etc.

O formaldeído é um reconhecido agente **carcinogênico** (um agente causador de câncer) em cobaias e pode também ser carcinogênico para seres humanos; ele foi classificado como um provável carcinógeno humano pela EPA em 1987. Os locais esperados de ocorrência de câncer são os do sistema respiratório, incluindo o nariz. O câncer em tais locais tem sido encontrado em pessoas expostas ao gás em ambientes ocupacionais. No entanto, estudos de populações humanas expostas ao formaldeído não têm levado a conclusões claras em relação a um aumento na frequência de câncer a partir de exposições não ocupacionais. A partir de estudos com animais, um limite superior para o possível efeito em seres humanos pode ser estimado: ele corresponde a um aumento na taxa de câncer de um ou dois casos em 10 mil pessoas após 10 anos vivendo em uma casa ou trailer com altas concentrações de formaldeído. No entanto, o limite inferior do efeito pode muito bem ser um aumento a partir de zero nas taxas de câncer. Em resumo, nenhum consenso científico foi alcançado ainda quanto aos perigos da exposição a baixos níveis de formaldeído à saúde humana.

Benzeno e outros hidrocarbonetos relacionados à gasolina

Como o formaldeído, o benzeno é classificado como um **poluente perigoso do ar**, PPA, também conhecido como *toxinas do ar*. O **benzeno**, C_6H_6, é um hidrocarboneto estável e líquido volátil que ao longo dos tempos modernos encontrou uma variedade de usos. Ele é um constituinte minoritário da gasolina e foi comumente utilizado como solvente em muitos produtos orgânicos, incluindo tintas de pintura e de impressão. O público é exposto ao vapor de benzeno em interiores a partir do uso de solventes e gasolina, por meio do fumo (principalmente para o fumante, mas em menor extensão para os que o inalam como fumantes passivos), e da importação do benzeno do ar exterior para dentro da casa. Os níveis de benzeno geralmente são menores no exterior e em prédios maiores do que em uma casa, especialmente aquelas onde vivem fumantes. Uma fração significativa da exposição ao vapor de benzeno ocorre enquanto as pessoas dirigem veículos motorizados e nos postos de combustíveis.

O benzeno é classificado pela EPA como um *conhecido carcinógeno humano*. Exposições crônicas a níveis ocupacionais altos aumentam a taxa de leucemia nas pessoas. De fato, existiram muitas mortes entre os trabalhadores, na primeira metade do século XX, pela exposição ao benzeno a partir de solventes à base de petróleo, como os utilizados nas indústrias de borracha e cola; na fabricação de tintas, adesivos e revestimentos; e em lavagens a seco. Também causa a *anemia aplástica*, uma situação em que o indivíduo está cronicamente cansado, estando sujeito a infecções porque a medula não produz células vermelhas em quantidade suficiente. Continuam a existir incertezas: a exposição ocupacional ou doméstica a níveis baixos de concentração de vapor de benzeno realmente aumenta o risco de leucemia e mieloma múltiplo? Recentemente, foi estimado que o benzeno é responsável por um quarto das mortes por câncer por causa das toxinas do ar nos Estados Unidos.

Devido aos sérios problemas de saúde que causa, o uso do benzeno como solvente foi amplamente proibido. Além disso, suas concentrações máximas permitidas na gasolina foram reduzidas. O benzeno pode ser substituído por **tolueno**, $C_6H_5CH_3$, em várias aplicações, que é o benzeno com um átomo de hidrogênio substituído por um grupo metila. O grupo $-CH_3$ no tolueno fornece às enzimas do fígado um sítio que é muito mais fácil de se atacar e, portanto, o metabolismo da quebra das ligações mais forte no benzeno se inicia. O tolueno e os correspondentes benzenos di-metilados chamados de **xilenos**, o 1,2,4-trimetil benzeno, e **etilbenzeno** estão presentes na gasolina moderna, que não contém chumbo; são comumente detectados no ar de interiores, bem como os hidrocarbonetos não aromáticos *ciclohexano* e *decano*. A concentração de tolueno supera geralmente em muito a do benzeno. No entanto, há evidências de que benzenos metilados são desmetilados nos conversores catalíticos e que, como consequência, mais benzeno é emitido para o ar sob certas condições de funcionamento.

Dióxido de nitrogênio

As concentrações interiores de NO_2 frequentemente ultrapassam os valores externos nas casas que possuem fogões, aquecedores de ambientes, e aquecedores de água que são à base de gás. A temperatura da chama nesses equipamentos é suficientemente alta para que parte do nitrogênio e do oxigênio do ar se combinem para formar NO, que futuramente é oxidado a dióxido de nitrogênio. Em um estudo, foi estabelecido que os níveis de NO_2 em casas que utilizam gás para cozinhar ou que possuem fogão a querosene são, em média, de 24 ppbv, quando comparados com os 9 ppb em casas que não os possuem. As concentrações máximas nas proximidades dos fogões podem chegar a ultrapassar 300 ppbv.

Alguns óxidos nítricos são liberados a partir da queima de madeira e outros combustíveis a base de biomassa, uma vez que esses materiais naturais contêm nitrogênio. No entanto, a temperatura da chama na queima de tais combustíveis é muito mais baixa que na queima de gás, assim, pouco NO térmico é produzido a partir do nitrogênio do ar.

O dióxido de nitrogênio é solúvel em tecidos biológicos e é um oxidante, assim seu efeito na saúde, se existir, é esperado que ocorra no sistema respiratório. Foram realizados vários estudos sobre seus efeitos nas doenças respiratórias em crianças, devido à exposição a baixos níveis de NO_2, emitidos por aparelhos a gás, mas os resultados não são mutuamente consistentes e são inadequados para estabelecer uma relação de causa e efeito. Pesquisadores da Universidade de Harvard constataram que um aumento de 15 ppbv na concentração média de NO_2 nas casas leva a um aumento de cerca de 40% em sintomas no sistema respiratório inferior entre crianças na idade de 7 a 11 anos. O dióxido de nitrogênio é o único óxido de nitrogênio que é danoso à saúde nas concentrações comumente encontradas em residências.

O dióxido de nitrogênio é provavelmente responsável por se encontrar, em interiores, concentrações de **ácido nitroso**, HNO_2, superiores às encontradas no ar externo, visto que o gás reage com a água para formar os ácidos nitroso e nítrico:

$$2\ NO_2 + H_2O \longrightarrow HNO_2 + HNO_3$$

As concentrações em interiores de ácido nitroso são inversamente proporcionais às concentrações de ozônio, provavelmente porque o ácido nitroso é oxidado a ácido nítrico pelo gás.

Monóxido de carbono

O **monóxido de carbono**, CO, é um gás sem cor ou cheiro cuja concentração em interiores pode aumentar bastante com a queima incompleta de combustíveis contendo carbono, como madeira, gasolina, querosene, ou gás. Altas concentrações em interiores usualmente são resultado de um mau funcionamento de aparelhos de combustão, como aquecedores a querosene. Mesmo os aquecedores a querosene ou gás que estejam em bom funcionamento em locais pouco ventilados podem resultar em níveis de CO na faixa entre 50 e 90 ppmv. As concentrações médias de CO em interiores e exteriores geralmente são de algumas partes por milhão em volume, embora valores elevados, na faixa de 10 a 20 ppmv, sejam comuns em estacionamentos, por causa do monóxido de carbono emitido pelos veículos. Fumaças contendo CO e outros poluentes podem entrar nas casas que possuem garagem interligada. Nos países desenvolvidos, o envenenamento por monóxido de carbono é um sério perigo quando combustíveis à base de biomassa são utilizados para aquecer locais pouco ventilados com pessoas dormindo.

O maior perigo do monóxido de carbono vem da sua característica, quando inalado, em se misturar à hemoglobina no sangue, impossibilitando o transporte de oxigênio para as células. A afinidade da hemoglobina por CO é 234 vezes a do oxigênio, e uma vez que um CO é ligado a uma hemoglobina, a velocidade de liberação das moléculas de oxigênio para as células é reduzida. Pesquisas recentes demonstraram que as funções mentais são reduzidas durante um curto período de exposição a altas concentrações de CO e talvez também como resultado da exposição por longos períodos a baixas concentrações, porque o cérebro, assim como o coração, é um órgão do corpo que requer muito oxigênio.

Um aspecto importante da redução das emissões de poluentes veiculares ao longo das últimas décadas tem sido a substancial diminuição nas mortes acidentais atribuídas ao envenenamento agudo por monóxido de carbono. Somente nos Estados Unidos, estima-se que mais de 11 mil mortes tenham sido evitadas.

A fumaça de tabaco é uma fonte significativa de monóxido de carbono em interiores. Embora os não fumantes tenham menos que 1% de sua hemoglobina ligada na forma do complexo com o CO, o valor para os fumantes é muitas vezes superior devido ao monóxido de carbono que eles inalam quando fumam. Estudos mostram que o aumento da mortalidade por doenças cardíacas pode ocorrer mesmo se somente alguma porcentagem da hemoglobina estiver cronicamente ligada como complexo de CO. Exposições a concentrações muito altas de CO resultam em dor de cabeça, fadiga, perda dos sentidos, e em alguns casos em morte (se a exposição é sustentada por longos períodos).

Detectores baratos e de fácil instalação que alertam os moradores nas casas e escritórios quando altas concentrações de CO ocorrem estão disponíveis atualmente no mercado. No entanto, os cientistas têm se preocupado com o pouco conhecimento dos efeitos à saúde de exposições crônicas a baixos níveis de CO e de que estas exposições possam ser muito comuns.

Fumaça de tabaco no ambiente

É sabido que a fumaça de tabaco é a principal causa de câncer de pulmão e é um dos principais contribuintes para doenças cardíacas. Não fumantes são frequentemente expostos à fumaça de cigarro, embora em concentrações menores que os fumantes, uma vez que esta se dilui pelo ar. A **fumaça de tabaco no ambiente**, FTA, tem sido objeto de muitos estudos para determinar se é ou não danosa para as pessoas expostas a ela.

A FTA consiste tanto de gases como de partículas. A concentração de alguns produtos tóxicos da combustão parcial é, na realidade, *maior* na corrente secundária que na corrente principal, uma vez que a combustão ocorre a uma menor temperatura – e portanto, é menos completa – na combustão sem chama que naquela onde o ar está sendo inalado. No entanto, as concentrações dos poluentes que alcançam os pulmões de não fumantes são muito menores que aquelas chegando nos pulmões dos fumantes.

Os constituintes químicos da fumaça de tabaco são complexos; contêm centenas de componentes, algumas dúzias das quais são carcinógenas. Os gases da fumaça incluem

- monóxido de carbono e dióxido de carbono;
- formaldeído e muitos outros aldeídos, cetonas e ácidos carboxílicos;
- óxidos de nitrogênio, cianeto de hidrogênio, amônia e uma variedade de compostos orgânicos nitrogenados;
- cloreto de metila;
- tolueno, benzeno, e várias centenas de diferentes HPA, discutidos nos Capítulos 8 e 12; e
- cádmio e elementos radioativos, como o polônio (ver Capítulo 9).

Incluídos nos compostos de nitrogênio estão várias **nitrosaminas**, compostos orgânicos nitrogenados de fórmula $R_2N-N=O$, que, em conjunto com os HPA são provavelmente os compostos carcinogênicos respiratórios mais importantes na fumaça.

A fase particulada da fumaça de cigarro é chamada de **alcatrão**, e grande parte dela é respirável. A zona no cigarro que queima ativamente quando um fumante inala uma baforada é bem quente (700-950 °C) e produz CO e H_2 bem como CO_2 e vapor de água. Imediatamente abaixo dessa área, encontra-se uma zona mais fria (200-600 °C) na qual constituintes da fumaça como a nicotina são destilados para fora do tabaco. Quando esse vapor esfria junto com a fumaça em direção ao fumante, grande parte dela se condensa em aerossóis que constituem a fase particulada da fumaça.

Muitas pessoas sentem irritação nos olhos e nas vias respiratórias pela exposição ao FTA. Os componentes gasosos do FTA, especialmente o formaldeído, cianeto de hidrogênio, *acetona*, tolueno e amônia, causam a maior parte do odor e da irritação. As exposições à FTA agravam os sintomas de muitas pessoas que sofrem de asma ou de **angina peitoral**, dores no peito provocadas por esforço. FTA, em particular quando originado de fumantes gestantes, induz novos casos de asma em crianças, especialmente aquelas em idade pré-escolar. Alguns estudos recentes estabeleceram correlações entre a taxa de doenças respiratórias agudas e os níveis de $MP_{2,5}$ interiores (que inclui a quantidade total de partículas respiráveis de todas as fontes, incluindo a fumaça do tabaco). Os cientistas acreditam que o **fumo passivo** – que envolve a inalação de corrente secundária bem como da fumaça já exalada – causa bronquite, pneumonia e outras infecções, como do ouvido, de mais de 300 mil crianças pequenas e milhares de mortes súbitas infantis nos Estados Unidos a cada ano. O fumo passivo pode até reduzir a habilidade cognitiva das crianças, quer elas sejam expostas em estágio pré-natal ou quando muito novas. Estar exposto como fumante passivo, seja no trabalho ou vivendo com um fumante, aproximadamente duplica as chances do não fumante de desenvolver asma.

Em 1993 a EPA classificou a FTA como um *agente carcinogênico comprovado* e estimou que ela causa aproximadamente três mil mortes por câncer de pulmão anualmente. A FTA também é considerada responsável por matar cerca de 60 mil americanos anualmente de doenças cardíacas. Em um estudo com enfermeiras americanas descobriu-se que as mulheres não fumantes expostas regularmente a FTA tiveram uma taxa de 91% mais ataques de coração do que as mulheres que não são expostas. Aparentemente, a fumaça leva a um endurecimento das artérias, a principal causa de ataques do coração. Uma análise de todos os estudos recentes relacionados a fumantes passivos leva à conclusão de que os riscos de se desenvolver câncer de pulmão e doenças cardíacas são incrementados em cerca de um quarto para os companheiros não fumantes de fumantes. Trabalhadores de longa data em bares e restaurantes em que o fumo é permitido também têm um aumento na taxa de câncer de pulmão, mesmo que eles não sejam fumantes. Um estudo britânico estima que a FTA mata 140 mil europeus anualmente de câncer e doenças cardíacas.

Amianto

O termo **amianto** (asbesto) se refere a uma família de seis silicatos minerais de ocorrência natural que são fibrosos (ver Capítulo 16). Estruturalmente, eles são compostos de redes de duplo filamento de átomos de silício conectados por meio de átomos de oxigênio; a carga líquida negativa dessa estrutura de silicato é neutralizada pela presença de cátions como o magnésio.

A forma mais comumente utilizada de amianto, **crisotila**, tem a fórmula $Mg_3Si_2O_5(OH)_4$. É um sólido branco cujas fibras individuais são onduladas. A crisotila é extraída de minas principalmente na Rússia, na China, no Brasil, no Canadá (Quebec) e no Cazaquistão, e é o principal tipo de amianto utilizado na América do Norte. Tem sido utilizado em grandes quantidades pela resistência ao calor, força e relativo baixo custo. As aplicações mais comuns do amianto incluem seu uso como isolante e revestimento de materiais à prova de fogo em construções públicas, em revestimentos de freios de automóveis, como aditivo para reforçar o cimento usado em telhas e tubulações e como uma fibra pra tecidos à prova de fogo.

O uso do amianto tem sido drasticamente reduzido desde os anos 70 nos países desenvolvidos porque é hoje reconhecido, nos estudos envolvendo mineiros de amianto e outros trabalhadores que lidam com amianto, como carcinogênico. Ele causa *mesotelioma*, um tipo normalmente raro e incurável de câncer da parte interna do peito e abdômen. Além disso, as fibras de amianto no ar e a fumaça de cigarro agem **sinergicamente**: seus efeitos combinados são maiores que a soma dos efeitos individuais (neste caso, igual ao produto dos dois) em causar câncer de pulmão.

Existem muitas controvérsias se a crisotila deve ser banida de usos futuros e se o amianto existente nas construções deveria ser removido. Muitos especialistas acham que o amianto existente deve ser deixado onde está a não ser que se torne muito danoso a ponto de existir uma chance de que suas fibras se desloquem para o ar. De fato, a sua remoção pode aumentar drasticamente os níveis de amianto no ar em um prédio a não ser que sejam tomadas outras precauções. Um cientista declarou, "A remoção de amianto é como acordar um pit bull terrier cutucando sua orelha com uma vara. Melhor deixar o cão dormindo". Alguns ambientalistas, no entanto, acham que o amianto existente é como uma bomba relógio – que deveria ser removido o quanto antes, uma vez que ninguém pode prever quando o isolamento de um prédio será danificado.

Grande parte da preocupação inicial sobre o amianto está relacionada com a **crocidolita**, o *amianto azul*, e a **amosita**, o *amianto marrom*. Evidências relacionando a crocidolita como causadora de câncer em seres humanos já foram bem estabelecidas há algumas décadas. É um material com fibras finas, retas e relativamente curtas que penetram com maior facilidade na via pulmonar e é um carcinógeno mais potente que a forma branca. A crocidolita e a amosita são extraídas de minas no sul da África do Sul e na Austrália e não são muito usadas na América do Norte, mas foram utilizadas em muitas áreas da Europa, incluindo o Reino Unido.

Mais de 15 países, incluindo a União Europeia e a Austrália, baniram todas as formas de amianto. Alguns ambientalistas e médicos se preocupam com o fato de que, embora os trabalhadores nos países desenvolvidos utilizem máscaras e capas, e manipulem o amianto de forma apropriada para minimizar ao máximo sua exposição, essa prática ainda não é comum em países em desenvolvimento. O Canadá, entre outros países, tem resistido aos apelos das agências das Nações Unidas de colocar a crisotila na lista das substâncias mais perigosas.

Questões de revisão

1. Discuta a relação entre particulados da atmosfera e neblina.

2. O que é *chuva ácida*? Quais são os dois ácidos que predominam nela?

3. Explique por que o ácido predominante na chuva ácida difere no leste e no oeste da América do Norte.

4. Usando equações químicas, explique como a chuva ácida é neutralizada pelo calcário que está presente no solo.

5. Descreva os efeitos da precipitação ácida sobre (a) os níveis de alumínio dissolvido, (b) na população de peixes, e (c) nas árvores.

6. Qual é a diferença no significado entre *absorvido* e *adsorvido*, quanto eles se referem a particulados?

7. Descreva os efeitos mais importantes dos poluentes do ar exterior sobre a saúde.

8. Liste quatro razões importantes que explicam por que as partículas grossas são usualmente menos danosas à saúde humana que as partículas finas.

9. Quais são as principais fontes de formaldeído no ar interior? Quais são seus efeitos?

10. Quais são as principais fontes de dióxido de nitrogênio e monóxido de carbono no ar interior? E do benzeno?

11. Quais são as três formas como o amianto é chamado? Por que o amianto é um problema ambiental?

Problemas adicionais

1. Uma amostra de precipitação ácida apresenta um pH de 4,2. Após análise, determinou-se que a concentração total de enxofre é de 0,000010 mol L^{-1}. Calcule a concentração de ácido nítrico na amostra, e, a partir da razão de ácido nítrico e ácido total, decida se a amostra de ar é originada provavelmente do leste ou do oeste da América do Norte.

2. Se o pH de chuvas ocorridas na parte superior do estado de Nova York é 4,0, e se metade da acidez é devido ao ácido nítrico e a outra metade aos dois íons hidrogênio liberados pelo ácido sulfúrico, calcule as massas dos poluentes primários óxido nítrico e dióxido de enxofre que são necessárias para acidificar 1 L de tal chuva.

3. O pH de um lago com dimensões de 3,0 km $\times$ 8,0 km e uma profundidade média de 100 m é de 4,5. Calcule a massa de carbonato de cálcio que deve ser adicionada à água do lago para aumentar seu pH a 6,0.

4. O pH de uma amostra de chuva é 4,0. Calcule a porcentagem de HSO_4^- que está ionizada nesta amostra, dado que a constante de dissociação do ácido para o segundo estágio de ionização do H_2SO_4 é $1,2 \times 10^{-2}$ mol L^{-1}. Repita o cálculo para o pH 3,0. A tendência mostrada por esses cálculos é consistente com as previsões qualitativas de acordo com o princípio Le Châtelier (que diz que a posição do equilíbrio muda de forma a minimizar o efeito de qualquer perturbação)? *[Sugestão: Escreva a expressão para a constante de dissociação ácida para o ácido fraco em termos das concentrações de reagentes e produtos, e use a estequiometria da equação balanceada para reduzir o número de incógnitas a uma.]*

5. Calcule a massa de partículas finas inaladas por um adulto a cada ano, considerando que ele/ela inala cerca de 350 L de ar por hora e que o índice médio de $MP_{2,5}$ desse ar é 10 $\mu g\ m^{-3}$. Levando em conta que cada partícula tem um diâmetro de cerca de 1 μm e que a densidade das partículas é de cerca de 0,5 g mL, calcule a área superficial total desta carga de partículas anuais. *[Sugestão: A área superficial da partícula é igual a $4\pi r^2$, onde r é o seu raio.]*

6. O limiar de detecção do formaldeído pelo ser humano é de cerca de 100 ppb. Um ser humano típico seria capaz de detectar formaldeído a uma concentração de 250 $\mu g\ m^3$? (Considere 23 °C e 1,00 atm).

7. Qual a massa de gás formaldeído que deve ser liberada a partir de materiais de construção, carpetes, etc. de forma a produzir uma concentração de 0,50 ppmv deste gás em uma sala que mede 4 m $\times$ 5 m $\times$ 2 m?

Leitura complementar

1. C. T. Driscoll et al., "Acidic Deposition in the Northeastern United States: Sources and Inputs, Ecosystem Effects, and Management Strategies," *Bioscience* 51 (2001): 180–198; J. A. Lynch et al, "Acid Rain Reduced in Eastern United States," *Environmental Science and Technology* 34 (2000): 940–949; M. Heal, "Acid Rain: Is the UK Coping?" *Education in Chemistry* (July 2002): 101–104.

2. R. F. Wright et al., "Recovery of Acidified European Surface Waters," *Environmental Science and Technology* 39 (2005): 64A–72A.

3. F. Laden et al., "Association of Fine Particulate Matter from Different Sources with Daily Mortality in Six U.S. Cities," *Environmental Health* Perspec-tives 108 (2000): 941–947.

4. D. W. Dockery et al., "An Association Between Air Pollution and Mortality in Six U.S. Cities," *New England Journal of Medicine* 329 (1993): 1753–1759; J. Schwartz et al., "The Concentration-Response Relation Between $PM_{2,5}$ and Daily Deaths," *Environmental Health Perspectives* 110 (2002): 1025–1029; C.A. Pope III et al., "Review of Epidemiological Evidence

of Health Effects of Particulate Air Pollution," *Inhalation Toxicology* 7 (1995): 1–18.

5. D. R. Gold, "Environmental Tobacco Smoke, Indoor Allergens, and Childhood Asthma." *Environmental Health Perspectives* 108, supplement 4 (2000): 643–646; "Secondhand Smoke—Is It a Hazard?" *Consumer Reports* (January 1995): 27–33.

Material online

Acesse o site www.bookman.com.br e leia o material complementar deste capítulo, com dicas sobre o que você pode fazer.

CAPÍTULO 5

A Química Detalhada da Atmosfera

Neste capítulo, os seguintes tópicos introdutórios de química serão usados:
- Estruturas de Lewis (para não radicais)
- Energia de ativação; mecanismos de reação
- Química orgânica básica (ver Apêndice)

Fundamentos dos capítulos anteriores usados neste capítulo:
- Conceitos de radicais livres (Capítulo 1)
- Estrutura atmosférica (Capítulo 1)
- Reações fotoquímicas (Capítulos 1 e 3)
- Química estratosférica (Capítulos 1 e 2)
- Poluição fotoquímica do ar, smog, NO_x (Capítulo 3)

Introdução

Nos Capítulos 1 a 4 discutimos, em termos gerais, os processos químicos na estratosfera e na troposfera, respectivamente, enfatizando os problemas ambientais deles decorrentes. Neste capítulo, as reações que ocorrem no ar troposférico puro e os processos encontrados no ar poluído das cidades modernas são analisados mais detalhadamente. Além disso, os processos que destroem o ozônio na estra-

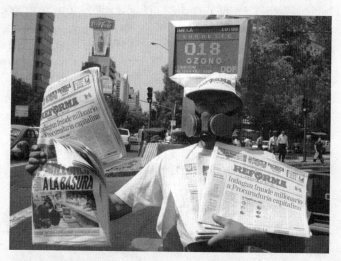

Este jornaleiro da Cidade do México usa uma máscara para ajudar a protegê-lo da poluição do ar durante um episódio de smog fotoquímico.

QUADRO 5-1 | Estruturas de Lewis de radicais livres simples

A maioria dos radicais livres que são importantes na química atmosférica tem seus elétrons desemparelhados localizados no átomo de carbono, oxigênio, hidrogênio ou halogênio. Em uma fórmula mostrando a localização e posição das ligações, a localização atômica específica pode ser denotada colocando um ponto sobre o símbolo atômico relevante para representar o elétron desemparelhado, por exemplo, na notação Ḟ. Caracteristicamente, tal átomo forma uma ligação a menos que o usual – seu elétron desemparelhado não está em uso como um elétron ligante. Assim, um átomo de carbono no qual um elétron desemparelhado está localizado forma três ligações em vez de quatro, um oxigênio forma uma ligação em vez de duas, e um halogênio ou hidrogênio não forma ligação se for o local do radical. Usualmente, o elétron desemparelhado existe como um elétron não ligante localizado sobre um átomo, não como um elétron ligante dividido entre átomos.

Para muitos radicais livres poliatômicos, a escolha do átomo para o qual o elétron desemparelhado será designado na dedução da estrutura de Lewis é óbvia a partir das ligações átomo-átomo. Assim, no radical hidroperoxila HOO, o átomo de hidrogênio não pode ser o local do radical, uma vez que para ser parte da molécula ele deve formar uma ligação com o oxigênio adjacente, e nem o oxigênio central pode ser o local, visto que ele deve formar duas ligações, uma com cada vizinho (ou um deles não seria parte da molécula). Isso deixa o oxigênio terminal como o local do radical, e podemos mostrar as ligações como H—O—Ȯ. Se desejado, o elétron desemparelhado também pode ser mostrado:

H—Ö—Ö:

O processo é mais complicado para moléculas que contêm ligações múltiplas. Assim, no caso do HOCO não é óbvio, inicialmente, se é o carbono ou o oxigênio terminal que carrega o elétron desemparelhado. Após uma pequena manipulação com vários esquemas de ligações, se torna claro que o elétron desemparelhado não pode estar localizado sobre o oxigênio, pois para o carbono preencher sua valência requerida de quatro, deveria formar três ligações com o outro oxigênio. Assim, a única estrutura razoável é H—O—Ċ=O.

Se somente uma fórmula simples em vez de uma estrutura de Lewis parcial ou completa é desenhada para um radical, o ponto sobrescrito é colocado seguindo a fórmula e não indica qual o átomo carrega o elétron desemparelhado. Um exemplo é o HCO•, no qual a localização real do elétron desemparelhado é o carbono e não o oxigênio.

Para alguns radicais livres envolvendo ligações não usuais, como o $NO_2^•$, essas regras geram uma estrutura de Lewis que não é a estrutura dominante; maiores discussões de tais sistemas estão além do escopo deste livro.

PROBLEMA 1

Desenhe estruturas simples de Lewis, mostrando as localizações das ligações e do elétron desemparelhado para os seguintes radicais livres.

(a) OH• (b) $CH_3^•$ (c) $CF_2Cl^•$
(d) $H_3COO^•$ (e) $H_3CO^•$ (f) ClOO•
(g) ClO• (h) HCO• (i) NO•

tosfera são sistematizados. Somente entendendo a ciência por trás de problemas ambientais tão complicados é que podemos esperar resolvê-los.

Uma das características importantes que determinam a reatividade de uma espécie é se ela possui ou não elétrons desemparelhados. Para enfatizar que um átomo ou uma espécie molecular é um radical livre, neste capítulo colocaremos um ponto sobrescrito ao final da fórmula molecular, sinalizando a presença de um elétron desemparelhado. Por exemplo, a notação OH˙ é usada para o **radical livre hidroxila**. A posição do elétron desemparelhado na estrutura de Lewis é frequentemente importante na determinação da reação de um radical livre. O Quadro 5-1 aborda a dedução da estrutura de Lewis para os radicais livres.

Química troposférica

Os princípios da reatividade na troposfera

A maioria dos gases na troposfera é gradualmente oxidada por uma sequência de reações envolvendo radicais livres. Para um dado gás, a sequência pode ser prevista a partir dos princípios discutidos abaixo, os quais estão também esquematizados na Figura 5-1. Estas reações troposféricas são similares em muitos modos àquelas encontradas na estratosfera, que serão discutidas mais adiante neste capítulo.

Como mencionado no Capítulo 3, a etapa inicial mais comum na oxidação de um gás atmosférico é a reação com um radical livre hidroxila em vez do **oxigênio molecular**, O_2. Com moléculas que contêm uma ligação múltipla, em geral o radical hidroxila, reage por *adição* à molécula na posição da múltipla ligação. Lembre-se do princípio geral de que as reações radicalares espontâneas são aquelas que produzem produtos estáveis, i.e., produtos contendo ligações fortes. Assim, é compreensível que a adição de OH˙ *não* ocorra a um átomo de oxigênio uma vez que as ligações O—O resultantes são fracas. De modo similar, a adição de OH˙ *não* ocorre à ligação *dupla* CO visto que elas são muito fortes em relação às ligações simples de O—O ou C—O que seriam produzidas. Por exemplo, o radical OH˙ se adiciona ao átomo de enxofre, formando uma ligação forte, mas não a um átomo de oxigênio, no **dióxido de enxofre**, SO_2:

$$O=S=O + OH^{\cdot} \longrightarrow O=\overset{\displaystyle O}{\underset{\displaystyle OH}{S^{\cdot}}}$$

(Aqui e em qualquer outro lugar neste livro escrevemos as estruturas de Lewis que consideram que o orbital *d* nos átomos como o enxofre e o fósforo permitem a estes elementos formar ligações duplas). O radical hidroxila não se adiciona ao **dióxido de carbono**, $O=C=O$, visto que a molécula contém somente ligações muito fortes $C=O$. No entanto, a adição de OH˙ ocorre ao átomo de carbono no

(a)
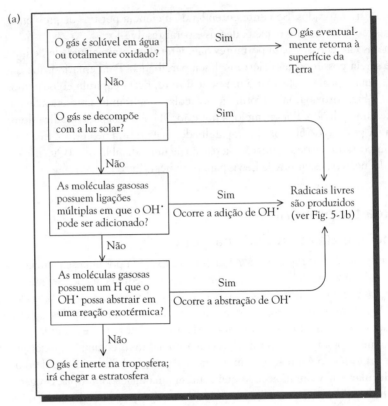

(b)
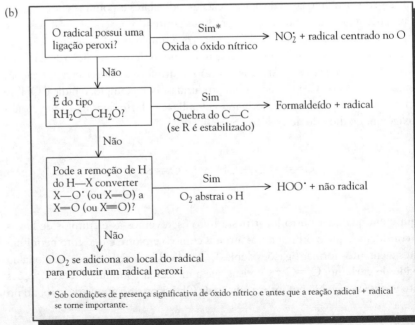

FIGURA 5-1 (a) Árvore de decisões ilustrando o destino dos gases emitidos para o ar. (b) Árvore de decisões ilustrando o destino de radicais livres no ar.

monóxido de carbono, CO, visto que a ligação tripla é convertida a uma ligação dupla muito mais estável e uma nova ligação simples também é formada:

$$^{\ominus}C\equiv O^{\oplus} + OH^{\cdot} \longrightarrow HO-\dot{C}=O$$

Esse processo é exotérmico porque a terceira ligação C–O no monóxido de carbono é fraca em relação às outras duas.

Geralmente, o OH· não se adiciona a ligações múltiplas em qualquer espécie totalmente oxidada como o CO_2, SO_3 e N_2O_5, visto que tais processos são endotérmicos e, assim, muito lentos para ocorrer a temperaturas atmosféricas. De modo similar, o N_2 não reage com o OH· porque a componente da ligação nitrogênio-nitrogênio que seria destruída é mais forte que a ligação N—O que seria formada. Ele não reage com o O_2 porque uma energia de ativação alta é necessária para que a reação ocorra.

Para moléculas que *não* possuem uma ligação múltipla reativa, mas contêm hidrogênio, o OH· reage com elas pela **abstração** de um átomo de hidrogênio para formar uma molécula de água e um novo radical livre reativo. Para CH_4, NH_3, H_2S e CH_3Cl, por exemplo, as reações são

$$CH_4 + OH^{\cdot} \longrightarrow CH_3^{\cdot} + H_2O$$

$$NH_3 + OH^{\cdot} \longrightarrow NH_2^{\cdot} + H_2O$$

$$H_2S + OH^{\cdot} \longrightarrow SH^{\cdot} + H_2O$$

$$CH_3Cl + OH^{\cdot} \longrightarrow CH_2Cl^{\cdot} + H_2O$$

Visto que a ligação H–OH formada nessas reações é muito forte, os processos são todos exotérmicos; assim, existe somente uma pequena barreira de energia de ativação para impedir essas reações (ver Quadro 1-2).

PROBLEMA 5-1

Por que os gases como o CF_2Cl_2 (um CFC) não são oxidados na troposfera? O mesmo seria verdade para CH_2Cl_2?

PROBLEMA 5-2

A abstração do átomo de hidrogênio do HF pelo OH· é endotérmica. Comente brevemente se a velocidade de reação esperada: seria (pelo menos potencialmente) rápida, ou necessariamente muito lenta na troposfera?

PROBLEMA 5-3

O radical hidroxila não reage com o óxido nitroso gasoso, N_2O, mesmo esta molécula contendo ligações múltiplas. O que você pode deduzir sobre a provável energia (caráter endotérmico ou exotérmico) dessa reação a partir da falta de reatividade observada?

Alguns gases emitidos para o ar podem absorver algum componente da luz solar, tanto do UV-A ou do visível, e esse ganho de energia é suficiente para quebrar uma das ligações na molécula, produzindo assim dois radicais livres. Por exemplo, a maioria das moléculas do gás **formaldeído**, H_2CO, da atmosfera reage pela decomposição fotoquímica após absorção de UV-A da luz solar:

$$H_2CO \xrightarrow{UV\text{-}A\ (\lambda<338\ nm)} H^{\bullet} + HCO^{\bullet}$$

Em todos os casos discutidos, a reação inicial de um gás emitido para o ar produz um radical livre, os quais são, quase todos, extremamente reativos. O destino predominante no ar troposférico para a maioria dos radicais simples é a reação com o oxigênio diatômico, frequentemente por um processo de adição: um dos átomos de oxigênio se liga, ou "se adiciona", a um outro reagente, em geral no local do elétron desemparelhado. Por exemplo, O_2 reage por adição com o **radical metila**, $CH_3^{\bullet}$:

$$CH_3^{\bullet} + O_2 \longrightarrow CH_3OO^{\bullet}$$

Note que o $CH_3OO^{\bullet}$ é um radical livre; o oxigênio terminal forma somente uma ligação e carrega o elétron desemparelhado:"

$$H_3C-\ddot{O}-\ddot{O}: \quad \text{ou somente} \quad H_3C-O-\dot{O}$$

Espécies como $HOO^{\bullet}$ e $CH_3OO^{\bullet}$ são chamadas de radicais **peroxi**, visto que elas contêm uma ligação do tipo peróxido, $O-O$; lembre-se que $HOO^{\bullet}$ é o **radical hidroperoxi**.

Os radicais peroxi são menos reativos que a maioria dos radicais. Eles *não* abstraem facilmente o hidrogênio visto que o peróxido resultante não seria muito estável energeticamente. Uma vez que a transferência do H para o radical peroxi seria endotérmica e assim possuiria uma grande energia de ativação, reações de abstração por radicais peroxi são, em geral, tão lentas que são desprezíveis em importância (em comparação àquelas com o $OH^{\bullet}$). Os radicais peroxi na troposfera não reagem com o oxigênio atômico por causa das concentrações extremamente baixas do átomo livre nessa região da atmosfera. O destino mais comum dos radicais no ar troposférico, exceto para o ar muito limpo, tal como aquele sobre os oceanos, é a reação com o **óxido nitroso**, $NO^{\bullet}$, pela transferência de um átomo de oxigênio "perdido" (ver a última seção sobre química atmosférica), formando assim o **dióxido de nitrogênio**, $NO_2^{\bullet}$, e um radical que possui um átomo de oxigênio a menos:

$$HOO^{\bullet} + NO^{\bullet} \longrightarrow OH^{\bullet} + NO_2^{\bullet}$$

$$CH_3OO^{\bullet} + NO^{\bullet} \longrightarrow CH_3O^{\bullet} + NO_2^{\bullet}$$

É por esse tipo de reação que a maioria do $NO^{\bullet}$ atmosférico é oxidado a $NO_2^{\bullet}$, pelo menos no ar poluído. Lembre-se que essa reação também é característica dos tipos encontrados na química estratosférica (ver Capítulos 1 e 2) e que a oxidação do $NO^{\bullet}$ pelo ozônio em condições de luz solar leva a uma reação nula.

Para os radicais livres que contêm átomos não peroxi de oxigênio, a reação com o oxigênio molecular frequentemente envolve a abstração de um átomo de H pelo O_2. Esse processo ocorre *desde que*, como resultado, uma nova ligação dentro do sistema seja formada: uma ligação simples envolvendo o oxigênio é convertida para uma dupla, ou uma dupla ligação envolvendo oxigênio é convertida a uma tripla. Como exemplo, considere as três reações abaixo em que uma ligação simples C—O (ou dupla) é convertida a uma dupla (ou tripla) como consequência da perda de um átomo de hidrogênio:

$$CH_3-\dot{O} + O_2 \longrightarrow H_2C=O + HOO^\cdot$$

$$HO-\dot{C}=O + O_2 \longrightarrow O=C=O + HOO^\cdot$$

$$H-\dot{C}=O + O_2 \longrightarrow {}^{\ominus}C\equiv O^{\oplus} + HOO^\cdot$$

Tais processos não ocorrem a não ser que uma nova ligação seja criada no radical livre produzido, visto que somente a força da nova ligação H—OO criada não é suficiente para compensar a quebra da ligação original do hidrogênio.

Se não existe um átomo de hidrogênio apropriado para ser abstraído pelo O_2, então quando este colide com um radical, ele, ao contrário, se *adiciona* a este no local do elétron desemparelhado, como foi previamente discutido para radicais livres. Por exemplo, radicais do tipo R—$\dot{C}$=O, onde o R é uma cadeia de átomos de carbono, adicionam O_2 para formar um radical peroxi:

$$R-\dot{C}=O + O_2 \longrightarrow R-C\overset{O}{\underset{O-\dot{O}}{\diagup}}$$

A única exceção para a generalização que os radicais contendo oxigênio reagem com o O_2 ocorre quando o radical pode se decompor espontaneamente em um modo termoneutro ou exotérmico. Um exemplo deste raro fenômeno é discutido mais adiante, na seção sobre smog fotoquímico.

Essas generalizações estão resumidas na forma da *árvore de decisões* mostrada na Figura 5-1. Utilizando esses diagramas você pode deduzir a sequência de reações pelas quais a maioria dos gases atmosféricos na troposfera é oxidada.

A oxidação troposférica do metano

O **metano** gasoso, CH_4, é liberado para a atmosfera em grandes quantidades como resultado do processo de decaimento **anaeróbio** (i.e., sem O_2) e do uso de carvão, óleo e, especialmente, gás natural. É o hidrocarboneto predominante na atmosfera. Os detalhes relativos à sua produção, e os efeitos provocados no clima pelo metano atmosférico, são discutidos no Capítulo 6. Aqui, contudo, estamos preocupados com sua conversão a dióxido de carbono. Uma série similar de reações é seguida por outros alcanos e outros COVs sem ligações múltiplas.

A sequência de reações pelas quais o metano é lentamente oxidado na atmosfera pode ser deduzida pela aplicação dos princípios assinalados anteriormente e resumidos na Figura 5-1, como discutido a seguir.

Como o CH_4 não é muito solúvel em água, não absorve luz solar e não contém ligações múltiplas, a sequência é iniciada por um radical hidroxila abstraindo um átomo de hidrogênio da molécula de metano, gerando o *radical metila*, $CH_3^•$:

$$CH_4 + OH^• \longrightarrow CH_3^• + H_2O \tag{1}$$

Visto que o radical $CH_3^•$ não contém oxigênio, deduzimos que ele adiciona O_2, produzindo um radical peroxi:

$$CH_3^• + O_2 \longrightarrow CH_3OO^• \tag{2}$$

Além disso, como o $CH_3OO^•$ é um radical peroxi, deduzimos que, exceto no ar muito limpo, ele reage com moléculas de $NO^•$ no ar para oxidá-las pela transferência de um átomo de oxigênio:

$$CH_3OO^• + NO^• \longrightarrow CH_3O^• + NO_2^• \tag{3}$$

O radical $CH_3O^•$ contém uma ligação C—O que pode se tornar C=O com a perda de um hidrogênio; assim, concluímos, a partir dos nossos princípios, que, na próxima etapa, o O_2 abstrai um átomo de H, produzindo o formaldeído, H_2CO, um produto não radicalar:

$$CH_3O^• + O_2 \longrightarrow H_2CO + HOO^• \tag{4}$$

Assim, o metano é convertido a formaldeído como o primeiro intermediário estável nesta oxidação. Como o formaldeído é reativo como um gás na atmosfera, o mecanismo não está completo neste ponto. Após várias horas ou dias sob luz solar, a maioria das moléculas de formaldeído se decompõe fotoquimicamente pela absorção de UV-A da luz solar, resultando na quebra da ligação C—H e na consequente formação de dois radicais:

$$H_2CO \xrightarrow{\text{UV-A }(\lambda<338 \text{ nm})} H^• + HCO^• \tag{5}$$

Uma minoria das moléculas de formaldeído reage com o $OH^•$ pela abstração do átomo de H, gerando o mesmo radical $HCO^•$; ver Problema 5-7 para as implicações dessa rota alternativa.

O átomo de hidrogênio da fotólise do formaldeído é ele mesmo um radical simples, e assim reage por adição com o O_2 para formar $HOO^•$:

$$H^• + O_2 \longrightarrow HOO^• \tag{6}$$

Enquanto isso, o radical $H-\dot{C}=O$ reage para formar um átomo de $H^•$ para o O_2, para produzir monóxido de carbono e $HOO^•$, uma vez que, por esse caminho, uma ligação dupla é convertida a uma tripla:

$$HCO^• + O_2 \longrightarrow CO + HOO^• \tag{7}$$

Assim, o monóxido de carbono também é um intermediário na oxidação do metano. De fato, a maioria do CO na atmosfera limpa é derivada dessa fonte. Considerando que o CO não é um radical e não absorve luz visível ou UV-A, deduzimos que ele reage basicamente pela adição do radical hidroxila a esta ligação tripla:

$$^{\ominus}C\equiv O^{\oplus} + OH^{\cdot} \longrightarrow H-O-\dot{C}=O \quad (8)$$

Esse radical pode converter sua ligação O—C a O=C pela perda de H. Assim, deduzimos que o O_2 abstrai o hidrogênio:

$$H-O-\dot{C}=O + O_2 \longrightarrow O=C=O + HOO^{\cdot} \quad (9)$$

O carbono na forma totalmente oxidada de dióxido de carbono é finalmente produzido a partir do metano nessa sequência de etapas, que são resumidas na Figura 5-2. Se adicionarmos as nove etapas envolvidas e cancelarmos os termos comuns, a reação global pode ser resumida a

$$CH_4 + 5\,O_2 + NO^{\cdot} + 2\,OH^{\cdot} \xrightarrow{UV\text{-}A}$$
$$CO_2 + H_2O + NO_2^{\cdot} + 4\,HOO^{\cdot}$$

Se a esse resultado é adicionada a conversão dos quatro radicais $HOO^{\cdot}$ de volta a $OH^{\cdot}$ pela reação com quatro moléculas de $NO^{\cdot}$, a reação global revisada é

$$CH_4 + 5\,O_2 + 5\,NO^{\cdot} \xrightarrow{UV\text{-}A} CO_2 + H_2O + 5\,NO_2^{\cdot} + 2\,OH^{\cdot}$$

Concluímos, portanto, que o $NO^{\cdot}$ é oxidado a $NO_2^{\cdot}$ sinergicamente, i.e., em um processo de cooperação múltipla, quando o metano é oxidado a dióxido de carbono. Note também que o número de radicais livres $OH^{\cdot}$ aumenta com o resultado do processo, devido à decomposição fotoquímica do formaldeído. Assim, o radical hidroxila não é somente um catalisador na reação global, mas também um dos produtos.

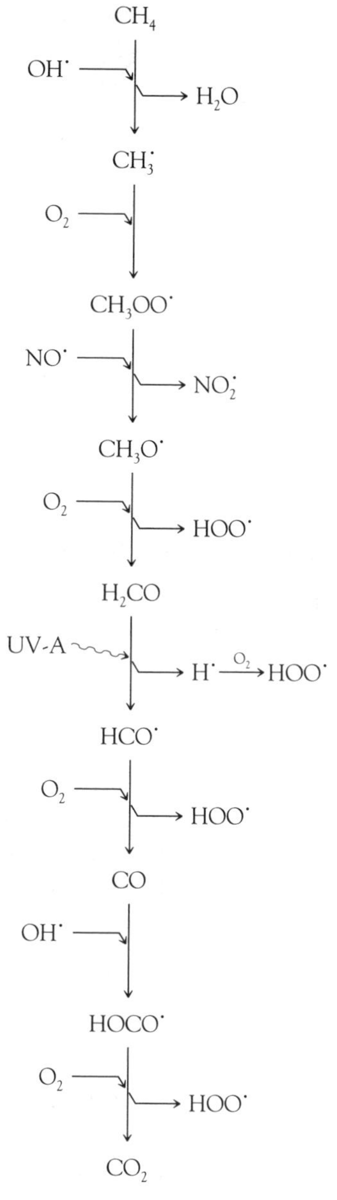

A etapa inicial do mecanismo – a abstração de um átomo de hidrogênio do metano pelo $OH^{\cdot}$ – é um processo relativamente lento, que requer cerca de uma década uma para ocorrer, em média. Uma vez que isso aconteça, no entanto, as etapas subsequentes que levam ao formaldeído ocorrem muito rapidamente. A lentidão da etapa inicial na oxidação do metano e o crescente aumento da emissão do gás pela superfície da Terra têm levado, recentemente, a um aumento na concentração atmosférica de CH_4, como discutido no Capítulo 6.

Sob condições de baixas concentrações de óxido de nitrogênio, como sobre os oceanos, o mecanismo de oxidação do metano difere em algumas etapas. Em

FIGURA 5-2 Etapas envolvidas na oxidação atmosférica do metano a dióxido de carbono.

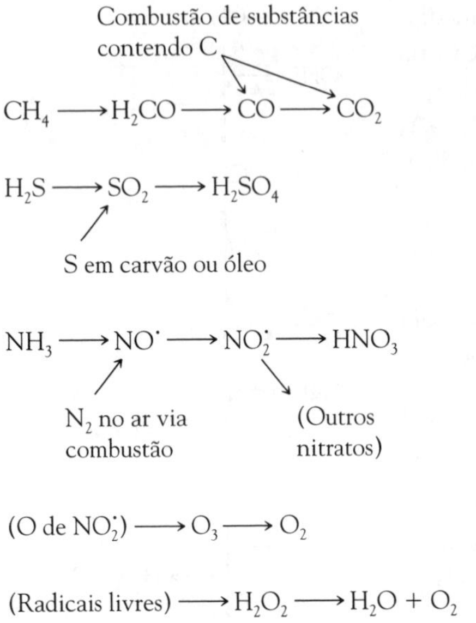

Combustão de substâncias contendo C

$CH_4 \longrightarrow H_2CO \longrightarrow CO \longrightarrow CO_2$

$H_2S \longrightarrow SO_2 \longrightarrow H_2SO_4$

S em carvão ou óleo

$NH_3 \longrightarrow NO^{\cdot} \longrightarrow NO_2^{\cdot} \longrightarrow HNO_3$

N_2 no ar via combustão

(Outros nitratos)

(O de $NO_2^{\cdot}$) $\longrightarrow O_3 \longrightarrow O_2$

(Radicais livres) $\longrightarrow H_2O_2 \longrightarrow H_2O + O_2$

FIGURA 5-3 Espécies estáveis (i.e., não transientes) e suas fontes adicionais durante o processo de oxidação atmosférica sequencial.

particular, em vez de oxidar o $NO^{\cdot}$, os radicais peroxi frequentemente reagem entre si, combinando-se para produzir um (não radical) peróxido:

$$2\ HO_2^{\cdot} \longrightarrow H_2O_2 + O_2$$

Sob essas condições, então, o mecanismo de oxidação do metano no ar puro diminui a concentração de radicais livres, em vez de aumentá-la, a concentração de radicais livres.

Em geral, durante a oxidação atmosférica de qualquer dos hidretos (moléculas simples contendo hidrogênio, como CH_4, H_2S e NH_3), uma ou mais das espécies estáveis são encontradas no decorrer da sequência de reações antes do produto totalmente oxidado ser formado. Estes intermediários são também formados independentemente por vários processos de poluição. A Figura 5-3 resume as sequências para os hidretos e para os materiais parcialmente oxidados a partir do ponto de vista da espécie estável; uma reflexão detalhada irá persuadi-lo de que o resultado final é a oxidação induzida pelo $OH^{\cdot}$ dos gases reduzidos e parcialmente oxidados emitidos para o ar a partir de fontes naturais e poluidoras. Em poucos casos, por exemplo para o metano e o cloreto de metila, a iniciação da reação é suficientemente lenta para que uma pequena porcentagem destes gases sobreviva tempo suficiente para penetrar na estratosfera por meio da difusão ascendente do ar troposférico. A maioria dos hidrocarbonetos reage muito mais rapidamente que o metano (visto que suas ligações C—H são fracas ou reagem de forma rápida com o $OH^{\cdot}$ antes que a abstração do hidrogênio seja possível) sendo classificados como **hidrocarbonetos não metano** (HNM) para enfatizar esta distinção.

PROBLEMA 5-4

Utilizando os princípios das reações desenvolvidas (as árvores de decisão da Figura 5-1 irão ajudar), prediga a sequência de etapas de reações pelas quais o H_2 gasoso atmosférico será oxidado na troposfera. Qual é a reação global?

PROBLEMA 5-5

Deduza duas séries curtas de etapas pelas quais as moléculas de metanol, CH_3OH, são convertidas a formaldeído, H_2CO, no ar. Os mecanismos devem diferir de acordo com qual átomo de hidrogênio você decidir que irá reagir primeiro, ou seja, do CH_3 ou do OH.

PROBLEMA 5-6

Escreva as equações mostrando as reações pelas quais o monóxido de carbono é oxidado a dióxido de carbono. A seguir, pela incorporação do processo pelo qual o HOO˙ retorna a OH˙, deduza a reação global.

PROBLEMA 5-7

Deduza as séries de etapas, e igualmente a reação global, para a oxidação de uma molécula de formaldeído a CO_2, considerando que para uma molécula de H_2CO particularmente envolvida, a reação inicial é a abstração do H pelo OH˙, em vez da decomposição fotoquímica. De modo geral, existe um aumento no número de radicais livres como resultado da oxidação, se a reação se processar dessa maneira?

Smog fotoquímico: A oxidação dos hidrocarbonetos reativos

Apesar da grande complexidade do processo, o ponto mais importante do fenômeno de smog fotoquímico pode ser entendido a partir de suas principais categorias de reações, as quais se diferem daquelas que ocorrem no ar puro na velocidade, mas não muito em relação ao tipo, .

Vamos restringir nossa atenção aos COVs mais reativos, os hidrocarbonetos que contêm uma ligação C=C. (Leitores não familiarizados com a base da química orgânica estão aconselhados a consultar o Apêndice, no qual a natureza de tais moléculas é explorada.) O exemplo mais simples é o **eteno** (etileno), C_2H_4; sua estrutura pode ser escrita de forma condensada como $H_2C=CH_2$; e a fórmula estrutural completa é

$$\begin{array}{c} H \\ \diagdown \\ C=C \\ \diagup \\ H \end{array} \begin{array}{c} H \\ \diagup \\ \\ \diagdown \\ H \end{array}$$

Em hidrocarbonetos similares, um ou mais dos quatro hidrogênios são substituídos por outros átomos de carbono, como CH_3— ou CH_3CH_2—, que serão designados simplesmente como R, considerando que, em geral, não é a cadeia, mas sim a parte C=C da molécula que é o sítio reativo nos processos atmosféricos.

Considere um hidrocarboneto geral RHC=CHR. No ar ele reage com o radical hidroxila por *adição* à ligação C=C:

$$\begin{array}{c} R \\ \diagdown \\ C=C \\ \diagup \\ H \end{array} \begin{array}{c} R \\ \diagup \\ \\ \diagdown \\ H \end{array} + OH˙ \longrightarrow \begin{array}{c} R \\ \diagdown \\ C-C-OH \\ \diagup \\ H \end{array} \begin{array}{c} R \\ \diagup \\ \\ \diagdown \\ H \end{array}$$

Essa reação de adição é um processo mais rápido, em função da sua baixa energia de ativação, que a alternativa de abstrair o hidrogênio; assim, podemos omitir o processo de abstração nas moléculas contendo uma ligação C=C. Visto que a reação de adição do OH˙ a uma ligação múltipla é muito mais rápida que a abstração de H do metano e outros hidrocarbonetos, as moléculas de RHC=CHR em geral reagem mais rapidamente que os alcanos.

Como antecipado pelos princípios de reação, o radical baseado em carbono produzido a partir da reação com o hidrocarboneto adiciona O_2 para gerar um radical peroxi, que oxida NO˙ a $NO_2˙$:

$$\underset{H\ \ \ \ H}{\overset{R\ \ \ \ R}{C-C-OH}} \xrightarrow{O_2} \underset{H\ \ \ \ H}{\overset{R\ \ \ \ R}{C-C-OH}} \xrightarrow{NO˙} NO_2˙ + \underset{H\ \ \ \ H}{\overset{R\ \ \ \ R}{C-C-OH}}$$

Após a maioria do NO˙ ter sido oxidado a $NO_2˙$, a decomposição fotoquímica pela luz solar deste último gera NO˙ mais O, que então se combina rapidamente com oxigênio molecular para formar ozônio, como discutido no Capítulo 3. É uma característica da poluição do ar gerada pelo processo fotoquímico, que o ozônio formado a partir da fotodecomposição do $NO_2˙$ se acumula em níveis muito mais altos que os encontrados no ar puro. O dióxido de nitrogênio é a única fonte troposférica significativa de oxigênio atômico pelo qual o ozônio pode ser formado.

Como já mencionado, a concentração de ozônio não se acumula substancialmente como resultado dessa sequência até que a maioria do NO˙ tenha sido convertido a $NO_2˙$, visto que o NO˙ e o O_3 se autodestroem caso ambos estejam presentes em concentrações expressivas. Somente após a maior parte do NO˙ ter sido oxidada a $NO_2˙$ como resultado das reações com os radicais livres peroxi é que o característico acúmulo de **ozônio urbano** ocorre, como pode ser visto na Figura 3-4, que ilustra a transição que ocorre por volta das 9h naquele dia particular de smog na década de 60 em Los Angeles (quando os níveis de smog estavam acima daqueles observados em anos mais recentes).

Poderíamos antecipar a partir dos nossos princípios de reatividade (Figura 5-1) que o radical com dois carbonos mencionado (RCHȮCH(R)OH), perderia o H por abstração pelo O_2, mas em vez disso, ele se decompõe espontaneamente pela clivagem da ligação C—C para formar uma molécula não radicalar contendo uma ligação C=C e outro radical, RHĊOH:

$$\underset{H\ \ \ \ H}{\overset{R\ \ \ \ R}{C-C-OH}} \longrightarrow \underset{H}{\overset{R}{C}}=O + R-\underset{H}{\overset{OH}{Ċ}}$$

Acontece que a reação não necessita de ganho de energia, i.e., ΔH está perto do zero, porque neste caso a formação de uma ligação C=O a partir do C—O compensa energeticamente a perda da ligação C—C. Uma vez que a decomposição desse radical não é endotérmica, sua energia de ativação é menor e assim o processo ocorre espontaneamente no ar.

O radical baseado no carbono RHĊOH produzido na reação precedente reage subsequentemente com uma molécula de O_2. Considerando que a perda do hidrogênio hidroxila deste radical permite que a ligação C—O se torne C=O, o oxigênio molecular abstrai o átomo de H produzindo o aldeído.

$$R-\overset{OH}{\underset{H}{\overset{|}{\overset{\cdot}{C}}}} + O_2 \longrightarrow HOO^{\cdot} + \overset{R}{\underset{H}{\overset{\diagdown}{\diagup}}}C=O$$

Se somarmos todas as reações acima, a reação global até agora será

$$RHC{=}CHR + OH^{\cdot} + 2\,O_2 + NO^{\cdot} \longrightarrow 2\,RHC{=}O + HOO^{\cdot} + NO_2^{\cdot}$$

Assim, a molécula poluente original RHC=CHR é convertida a duas moléculas de aldeído, cada uma delas possuindo metade do número de átomos de carbono. De fato, como mostrado na Figura 3-4, aproximadamente ao meio-dia, em um dia com muito smog em Los Angeles, a maioria dos hidrocarbonetos reativos emitidos para o ar, durante o tráfego intenso da manhã, foi convertida a aldeídos. No meio da tarde, a maioria dos aldeídos desaparece, visto que a maioria deles foi decomposta fotoquimicamente a radicais livres HCO$^{\cdot}$ e R$^{\cdot}$ (alquila).

$$RHCO \xrightarrow{\text{luz solar}} R^{\cdot} + HCO^{\cdot}$$

A decomposição dos aldeídos e do ozônio induzida pela luz solar leva a um grande aumento no número de radicais livres no ar de uma cidade sofrendo smog fotoquímico, embora em termos absolutos a concentração de radicais ainda seja muito pequena.

As etapas envolvidas na conversão de uma molécula RHC=CHR original a aldeídos, e então deste último a dióxido de carbono (ver Problema 5-8), estão resumidas na Figura 5-4. Como indicado pelos resultados do Problema 5-8, o efeito global da oxidação sinérgica do óxido nítrico e RHC=CHR é a produção de dióxido de carbono, dióxido de nitrogênio e mais radicais hidroxila. Assim, a reação é **autocatalítica** – sua velocidade global aumentará com o tempo, visto que um de seus produtos, nesse caso o OH$^{\cdot}$, catalisa a reação para outras moléculas reagentes.

PROBLEMA 5-8

Reescreva a reação global mostrada acima para RHC=CHR, considerando que R é H. Deduza as séries de etapas pelas quais as moléculas de formaldeído irão de-

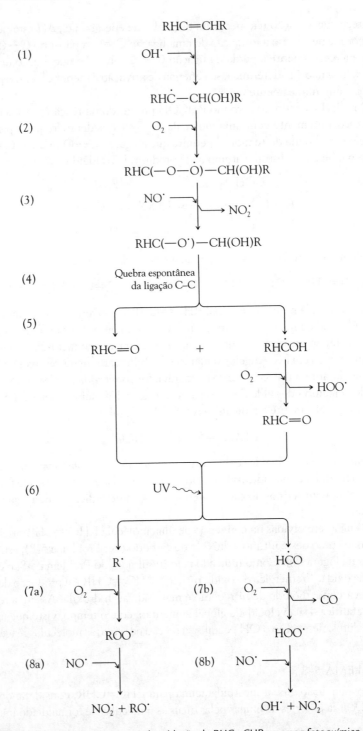

FIGURA 5-4 Mecanismo do processo de oxidação do RHC=CHR no smog fotoquímico.

pois se oxidar a dióxido de carbono. Some essas etapas à reação global. Adicione também as reações pelas quais o HOO˙ oxida o NO˙. Qual é a reação global obtida pela adição de todos esses processos juntos?

PROBLEMA 5-9

Repita o Problema 5-8, mas desta vez considere que o grupo alquila R do aldeído RHCO produzido pelo smog fotoquímico é um grupo metila simples, CH_3, e que, quando o aldeído sofre a decomposição fotoquímica pela luz solar, os radicais $CH_3\!\dot{}$ e HCO˙ são produzidos. Usando os princípios de reatividade do ar, deduza a sequência de reações pelas quais estes radicais são oxidados a dióxido de carbono e determine a reação global de conversão do RHCO a CO_2. Considere que o formaldeído sofre fotólise.

Smog fotoquímico: O destino dos radicais livres

Nos estágios finais da formação do smog fotoquímico, as reações que ocorrem entre os dois radicais não são mais negligenciáveis, já que suas concentrações se tornam bem altas. Uma vez que suas velocidades são proporcionais ao *produto* das concentrações dos dois radicais, esses processos são importantes quando as concentrações dos radicais são altas, i.e., eles ocorrem rapidamente sob essas condições. Geralmente, a reação dos dois radicais livres gera um produto estável e não radicalar:

$$\text{radical} + \text{radical} \longrightarrow \text{molécula não radicalar}$$

Um importante exemplo de uma reação radical-radical é a combinação da hidroxila e do dióxido de nitrogênio para gerar o **ácido nítrico**, HNO_3, um processo que, como visto no Capítulo 1, também ocorre na estratosfera:

$$OH\dot{} + NO_2\dot{} \longrightarrow HNO_3$$

Essa reação é o principal sumidouro dos radicais hidroxila na troposfera. O tempo de vida médio para uma molécula de HNO_3 é de vários dias. Até lá ele se dissolverá na água, sendo levado com a chuva, ou será decomposto fotoquimicamente de volta a seus componentes.

De forma similar, a combinação do OH˙ com NO˙ gera o **ácido nitroso**, HONO, também escrito como HNO_2. Sob luz solar, o ácido nitroso é quase imediatamente decomposto fotoquimicamente de volta a OH˙ e NO˙, mas durante a noite ele é estável e, assim, sua concentração aumenta. O gigantesco aumento observado ao amanhecer da concentração dos radicais OH˙ no ar de cidades que sofrem com o smog, que serve como o início da oxidação dos hidrocarbonetos, deve-se à grande decomposição do HONO gerada na noite anterior:

$$OH\dot{} + NO\dot{} \longrightarrow HONO \xrightarrow{\text{luz solar}} OH\dot{} + NO\dot{}$$

É uma característica dos estágios finais no dia de um episódio de smog que os agentes oxidantes como o ácido nítrico sejam formados em quantidades substanciais. A reação dos dois radicais OH•, ou de dois radicais hidroperoxi, HOO•, produz outro agente oxidante atmosférico, **peróxido de hidrogênio**, H_2O_2, que, como já visto, também é produzido dessa maneira em atmosferas limpas livres de óxidos de nitrogênio:

$$2\ OH^{\bullet} \longrightarrow H_2O_2$$

$$2\ HOO^{\bullet} \longrightarrow H_2O_2 + O_2$$

A última reação ocorre também no ar puro quando a concentração de NO_X está especialmente baixa (ver química estratosférica no Capítulo 1).

O destino dos radicais $R-\dot{C}=O$, produzidos pela abstração do átomo de H pelo OH• dos aldeídos nos caminhos discutidos acima, é se combinar com o O_2 e, assim, produzir o radical livre

$$R-\underset{O-\dot{O}}{\overset{O}{\underset{\|}{C}}}$$

Quando a presença de NO• é abundante, essa espécie complexa, como esperado, se comporta como um radical peroxi e oxida o óxido nítrico. Durante a tarde, quando a concentração de NO• é muito pequena, o radical reage num processo radical-radical pela *adição* ao $NO_2^{\bullet}$ para gerar o nitrato. Para o caso comum em que R = CH_3, o produto contendo nitrato formado é o **peroxiacetilnitrato**, ou PAN, um potente irritante dos olhos em seres humanos e tóxico para plantas.

$$CH_3-\underset{O-\dot{O}}{\overset{O}{\underset{\|}{C}}} + NO_2^{\bullet} \longrightarrow CH_3-\underset{O-O-NO_2}{\overset{O}{\underset{\|}{C}}}$$
$$\text{PAN}$$

Resumindo, o estágio vespertino do episódio de smog fotoquímico é caracterizado pelo acúmulo de agentes como peróxido de hidrogênio, ácido nítrico e PAN, bem como o ozônio.

Outra importante espécie que está presente nos estágios finais dos episódios de smog é o **radical nitrato**, $NO_3^{\bullet}$, produzido quando concentrações altas de $NO_2^{\bullet}$ e ozônio ocorrem simultaneamente:

$$NO_2^{\bullet} + O_3 \longrightarrow NO_3^{\bullet} + O_2$$

Embora o $NO_3^\cdot$ seja rapidamente dissociado de forma fotoquímica a $NO_2^\cdot$ e O durante o dia, é estável durante a noite e possui uma importância similar ao $OH^\cdot$ no ataque aos hidrocarbonetos nas horas seguintes ao pôr do sol:

$$NO_3^\cdot + RH \longrightarrow HNO_3 + R^\cdot$$

Assim, à noite, quando a concentração de radicais livres hidroxila, com curto tempo de vida, chega quase a zero, visto que nenhuma nova molécula está sendo produzida por causa da ausência de $O^\cdot$, o $NO_3^\cdot$, em vez do $OH^\cdot$, inicia a oxidação de gases reduzidos na troposfera. A semelhança entre o $OH^\cdot$ e $NO_3^\cdot$ não é uma surpresa, já que ambos reagem como radicais —Ȯ e formam ligações muito estáveis O—H quando eles abstraem hidrogênio.

Em resumo, um episódio de smog fotoquímico em cidades como Los Angeles, começa ao amanhecer, quando a luz solar inicia a produção de radicais hidroxila a partir de ácido nitroso e do ozônio que sobrou do dia anterior. O aporte inicial do óxido nítrico e hidrocarbonetos reativos do tráfego dos veículos durante a manhã reage primeiro para produzir aldeídos (ver Figura 3-4), a fotólise desses aumenta a concentração dos radicais livres e, portanto, aumenta a velocidade da reação global. O aumento nos radicais livres pela manhã serve para oxidar o óxido nítrico a dióxido de nitrogênio; a fotólise deste último causa o característico aumento na concentração de ozônio perto do meio-dia. Oxidantes como o PAN e o peróxido de hidrogênio são também produzidos especialmente durante a tarde devido às altas concentrações de radicais livres nesse horário. O tráfego intenso no período da tarde produz mais óxido nítrico e hidrocarbonetos, que presumivelmente reagem rapidamente sob condições de altas concentrações de radicais livres. As reações de smog cessam grandemente ao entardecer por causa da falta de luz solar, mas alguma oxidação de hidrocarbonetos continua pela presença do radical nitrato. O ácido nitroso que se forma após o anoitecer é estável até o amanhecer, quando sua decomposição ajuda a iniciar o processo por mais um dia.

PROBLEMA 5-10

Faça uma anotação (a lápis) no alto da Figura 2-4 para mostrar a reação *dominante* que ocorre no ar poluído nos seguintes seguimentos de tempo: (a) 5h – 8h; (b) 8h – 12h.

PROBLEMA 5-11

Algumas moléculas de formaldeído se decompõem fotoquimicamente para formar os produtos moleculares H_2 e CO em vez dos radicais livres. Deduza o mecanismo e a reação global para a oxidação a CO_2 das moléculas de formaldeído que inicialmente geram os produtos moleculares.

PROBLEMA 5-12
Deduza as séries de etapas pelas quais o gás etileno, $H_2C{=}CH_2$, é oxidado a CO_2 quando ele é liberado para a atmosfera que está sofrendo o processo de smog fotoquímico. Considere, nesse caso, que os aldeídos reagem completamente pela decomposição fotoquímica em vez do ataque pelo $OH^•$.

PROBLEMA 5-13
As reações radical-radical também podem ocorrer no ar puro, em particular quando a concentração de óxido de nitrogênio é muito baixa. Prediga o produto que será formado quando o radical $CH_3OO^•$ intermediário da oxidação do metano se combina com o radical livre $HOO^•$. Note que cadeias longas de oxigênio não são estáveis quanto à expulsão do O_2.

Oxidação do SO_2 atmosférico: O mecanismo homogêneo em fase gasosa

Quando o céu está limpo ou quando as nuvens ocupam somente uma pequena porcentagem do volume troposférico, o mecanismo predominante para a conversão de SO_2 a H_2SO_4 é uma reação homogênea em fase gasosa que ocorre em várias etapas sequenciais. Como sempre, para os gases traço na atmosfera, o radical hidroxila inicia o processo. Considerando que as moléculas de SO_2 possuem ligações múltiplas, mas não hidrogênio, é esperado (ver Figura 5-1) que o $OH^•$ irá se *adicionar* à molécula no átomo de enxofre:

$$O{=}S{=}O + OH^• \longrightarrow O{=}\overset{O}{\underset{OH}{S^•}}$$

Uma vez que uma molécula estável, denominada **trióxido de enxofre**, SO_3 pode ser produzida a partir deste radical pela remoção de um átomo de hidrogênio, os princípios de reação preveem que a próxima reação em sequência é aquela entre o radical e uma molécula de O_2 para abstrair H:

$$O{=}\overset{O}{\underset{OH}{S^•}} + O_2 \longrightarrow HOO^• + O{=}\overset{O}{\underset{O}{S}}$$

A molécula de trióxido de enxofre se combina rapidamente com a molécula de água gasosa para formar **ácido sulfúrico**. Finalmente, as moléculas de H_2SO_4 reagem com a água, ou na forma de vapor ou como uma névoa, para formar um aerossol de gotículas, sendo cada qual uma solução aquosa de ácido sulfúrico. A sequência de etapas a partir do SO_2 gasoso até o H_2SO_4 aquoso é

$$SO_2 + OH^\cdot \longrightarrow HSO_3^-$$

$$HSO_3^- + O_2 \longrightarrow SO_3 + HOO^\cdot$$

$$SO_3 + H_2O \longrightarrow H_2SO_4(g)$$

$$H_2SO_4(g) + \text{vários } H_2O \longrightarrow H_2SO_4(aq)$$

A soma dessas etapas de reação é

$$SO_2 + OH^\cdot + O_2 + \text{vários } H_2O \longrightarrow HOO^\cdot + H_2SO_4(aq)$$

Quando incluímos o retorno do $HOO^\cdot$ a $OH^\cdot$ via reação com $NO^\cdot$, a reação global parece ser catalisada pelo $OH^\cdot$ na cooxidação de SO_2 e $NO^\cdot$:

$$SO_2 + NO^\cdot + O_2 + \text{vários } H_2O \xrightarrow{\text{catálise pelo } OH^\cdot} NO_2^- + H_2SO_4(aq)$$

Para concentrações representativas do radical $OH^\cdot$ no ar relativamente puro, uma pequena porcentagem de SO_2 atmosférico é oxidada durante horas por esse mecanismo. A velocidade é mais rápida para massas de ar sofrendo reações de smog fotoquímico, visto que a concentração de $OH^\cdot$ é muito alta. No entanto, em geral, somente uma pequena quantidade de dióxido de enxofre é oxidada no ar sem nuvens; o restante é removido pela deposição seca antes que a reação tenha tempo de ocorrer.

Dióxido de enxofre dissolvido, SO_2, é oxidado a **íon sulfato**, SO_4^{2-}, por quantidades traço de peróxido de hidrogênio, H_2O_2, um conhecido agente oxidante, e ozônio, O_3, que estão presentes em gotículas dispersas no ar, como discutido no Capítulo 3. De fato, tais reações frequentemente são conhecidas como constituintes do principal caminho de oxidação do SO_2 atmosférico, exceto sob condições de céu limpo, quando o mecanismo homogêneo em fase gasosa predomina. O ozônio e o peróxido de hidrogênio resultam principalmente de reações induzidas pela luz solar no smog fotoquímico. Consequentemente, a oxidação do SO_2 ocorre mais rapidamente no ar que também está poluído por hidrocarbonetos reativos e óxidos de nitrogênio. Uma vez que as reações envolvendo o smog ocorrem predominantemente no verão, a rápida oxidação do SO_2 a sulfato também é característica dessa estação.

Sistemática da química estratosférica

Existem muitas similaridades entre as reações químicas discutidas nos Capítulos 1 e 2, para a estratosfera, e aquelas destacadas anteriormente para a troposfera. Por exemplo, um processo característico em ambas as regiões da atmosfera é a abstração do átomo de hidrogênio. A estratosfera difere da troposfera, no entanto, em quais reações são predominantes. Na estratosfera OH$^{\bullet}$, O*, Cl$^{\bullet}$ e Br$^{\bullet}$ são todos importantes na abstração de um átomo de hidrogênio de moléculas estáveis como o metano, enquanto que somente os radicais hidroxila e nitrato são importantes nesse sentido na troposfera. A seguir, sistematizamos a química dos Capítulos 1 e 2 que é importante na estratosfera, especialmente em relação ao processo de depleção do ozônio.

Processos envolvendo átomos de oxigênio fracamente ligados

Muitas das espécies na estratosfera possuem um **átomo de oxigênio fracamente ligado**, denominado Y, que é facilmente isolado do resto da molécula de várias maneiras características. Na Tabela 5-1 listamos as moléculas Y—O que contêm um oxigênio fracamente ligado. Em todos os casos, a dissociação desse átomo de oxigênio necessita de muito menos energia que aquela necessária para romper qualquer ligação remanescente. Assim, a unidade Y remanescente permanece intacta. Note que as espécies Y, exceto para o O_2, são os radicais livres que, nos Capítulos 1 e 2, chamamos de X quando discutimos a destruição catalítica do ozônio. Em termos de estrutura eletrônica, todos os oxigênios "soltos" estão ligados por uma ligação simples a um outro átomo eletronegativo que possui um ou mais pares de elétrons não ligados. A interação entre os pares de elétrons não ligados neste átomo e aqueles no oxigênio enfraquecem a ligação simples.

As reações características envolvendo os oxigênios soltos são assim descritas:

- *Reação com Oxigênio Atômico*   Aqui o átomo de oxigênio desloca o átomo de oxigênio solto pela combinação entre eles:

$$Y\text{—}O + O \longrightarrow Y + O_2$$

Essas reações são todas exotérmicas, já visto que a ligação O=O no O_2 é mais forte que a ligação Y—O.

- *Decomposição Fotoquímica*   As espécies Y–O absorvem UV-B, e em alguns casos até mesmo luz de comprimentos de onda mais longos, da luz solar e subsequentemente liberam o átomo de oxigênio solto;

$$Y\text{—}O + \text{luz solar} \longrightarrow Y + O$$

- *Reações com NO$^{\bullet}$*   O óxido nítrico abstrai o átomo de oxigênio solto:

$$Y\text{—}O + NO^{\bullet} \longrightarrow Y + NO_2^{\bullet}$$

TABELA 5-1 Moléculas contendo átomos de oxigênio fracamente ligados

Molécula Y—O	Estrutura de Y—O	Energia da ligação Y—O em kJ mol^{-1}	Comentários
O_3	O_2—O	107	O oxigênio mais fracamente ligado
BrO·	Br—O	235	
HOO·	HO—O	266	
ClO·	Cl—O	272	
$NO_2^·$	ON—O	305	O oxigênio menos fracamente ligado

Essa reação é exotérmica já que a força da ligação ON—O (ver Tabela 5-1) é a maior entre aquelas envolvendo o oxigênio solto. (Lembre dos princípios gerais de que as reações exotérmicas envolvendo radicais livres são relativamente rápidas.)

- *Abstração do Oxigênio do Ozônio*   A abstração do átomo de oxigênio solto do ozônio (somente) para formar espécies Y—O é característica de OH·, Cl·, Br· e NO·. Assim, todos esses radicais agem como destruidores catalíticos do ozônio, denominados X:

$$O_2\text{—}O + X \longrightarrow O_2 + XO$$

A reação envolvendo o ozônio é exotérmica uma vez que o ozônio contém a mais fraca das ligações envolvendo oxigênio solto. As outras espécies YO não sofrem essa reação em uma extensão importante ou porque são endotérmicas e, portanto, lentas a ponto de poderem ser desconsideradas ou porque as espécies X atmosféricas reagem mais rapidamente com outras substâncias químicas.

- *Combinação de duas Moléculas YO*   Se as concentrações das espécies YO se tornam altas, elas podem reagir pela colisão entre duas delas (espécies idênticas ou diferentes). Se pelo menos uma é o O_3 ou HOO·, uma cadeia não estável de três ou mais átomos de oxigênio é criada quando elas colidem e se juntam; nessas circunstâncias, os oxigênios soltos se combinam para formar uma ou mais moléculas de O_2 que são expelidas:

$$2\ O_2\text{—}O \longrightarrow 3\ O_2$$

$$2\ \text{HO—O}^· \longrightarrow \text{HOOH} + O_2$$

$$\text{HO—O}^· + \text{O—}O_2 \longrightarrow \text{OH}^· + 2\ O_2$$

$$\text{HO—O}^· + {}^·\text{O—Cl} \longrightarrow \text{HOCl} + O_2$$

Quando não são nem o O_3 nem o HOO•, as duas moléculas de Y—O se combinam para formar uma molécula maior, que depois, com frequência, se decompõe fotoquimicamente:

$$2\ NO_2^{\bullet} \longrightarrow N_2O_4$$

$$2\ ClO^{\bullet} \longrightarrow ClOOCl \xrightarrow{\text{luz solar}} 2\ Cl^{\bullet} + O_2$$

$$ClO^{\bullet} + NO_2^{\bullet} \underset{\text{luz solar}}{\rightleftharpoons} ClONO_2$$

$$ClO^{\bullet} + BrO^{\bullet} \longrightarrow Cl^{\bullet} + Br^{\bullet} + O_2$$

As moléculas Y—O—O—Y possuem pouca estabilidade térmica, e mesmo a temperaturas moderadas podem se dissociar de volta aos componentes Y—O antes que haja tempo para que a absorção de luz e a fotólise ocorram.

PROBLEMA 5-14
Quais das seguintes espécies *não* contêm um oxigênio solto?

(a) HOO•   (b) OH•   (c) NO•   (d) O_2 (e) ClO•

PROBLEMA 5-15
De qual espécie Y—O

(a) o NO• abstrai um átomo de oxigênio?
(b) o oxigênio atômico abstrai um átomo de oxigênio?
(c) a luz solar desloca um átomo de oxigênio?
(d) a espécie Y—O—O—Y (que é idêntica a um grupo Y) é formada na estratosfera?
(e) o O_2 é produzido quando duas espécies idênticas de Y—O reagem?

PROBLEMA 5-16
Utilizando os princípios anteriores, prediga qual seria o destino provável das moléculas de BrO• na região da estratosfera que está particularmente (a) rica em oxigênio atômico, (b) rica em ClO•, (c) rica em BrO• propriamente dito, e (d) rica em intensidade de luz solar.

PROBLEMA 5-17
Utilizando os princípios anteriores, deduza qual(is) reação(ões) pode(m) ser fontes atmosféricas de (a) $ClONO_2$ (b) ClOOCl   (c) átomos de Cl•

PROBLEMA 5-18
Desenhe a estrutura de Lewis para o radical livre FO•. Com base nesta estrutura, você poderia prever se ela apresenta um oxigênio solto?

PROBLEMA 5-19

Qual é o produto esperado quando o ClO• reage com NO•? Quais são os possíveis destinos do(s) produto(s) dessa reação? Imagine um mecanismo incorporando (a) essa reação, (b) a reação do Cl• com ozônio, e (c) a decomposição fotoquímica do $NO_2^•$ a NO• e oxigênio atômico. O resultado final deste ciclo, que opera na baixa estratosfera, é a destruição do ozônio?

Questões de revisão

1. Explique por que o OH• reage mais rapidamente que o HOO• na abstração do hidrogênio de outras moléculas.

2. Por que o OH• reage com moléculas que contêm hidrogênio mas não com aquelas que têm ligações múltiplas?

3. Quais são as duas diferentes etapas iniciais pelas quais o formaldeído atmosférico, H_2CO, é decomposto no ar?

4. Qual é a reação pela qual a maioria das moléculas de óxido nítrico na troposfera é oxidada a dióxido de nitrogênio?

5. Quais são as duas reações comuns pelas quais o oxigênio diatômico reage com radicais livres?

6. Explique por que o smog fotoquímico é um processo autocatalítico.

7. Qual é o destino dos radicais OH• que reagem com o NO•? E com $NO_2^•$? E com outro OH•?

8. Qual é o destino das moléculas que se fotodissociam? E das que reagem com ozônio? E das que reagem com radicais RCOO•?

9. Por que a produção de concentrações elevadas de $NO_2^•$ leva a um aumento nos níveis de ozônio no ar? Por que isso não ocorre se NO• está presente em grande concentração?

10. Qual é a fórmula dos radicais nitrato? Explique como eles são similares em reatividade com os radicais hidroxila.

11. Explique como o dióxido de enxofre atmosférico é oxidado por reações em fase gasosa na atmosfera.

12. Explique qual é o significado do termo *oxigênio fracamente ligado*. Quais são suas quatro reações características na química atmosférica?

Problemas adicionais

1. Escreva o mecanismo de duas etapas pelo qual o CO é oxidado a CO_2. Inclua também a sequência de reações nas quais o radical hidroperoxi produzido oxida o NO• a $NO_2^•$, o dióxido de nitrogênio é fotolisado a NO• e oxigênio atômico, e os átomos de oxigênio produzem ozônio. Pela soma das etapas, mostre que a oxidação atmosférica do monóxido de carbono pode aumentar a concentração de ozônio por um processo catalítico.

2. Usando os princípios de reatividade desenvolvidos neste capítulo, deduza as séries de etapas e a reação global pelas quais o etano, H_3C-CH_3, é oxidado na atmosfera. Considere que os aldeídos formados no mecanismo sofram decomposição fotoquímica a R• e HCO•.

3. Quando a concentração do óxido de nitrogênio numa região do ar é muito baixa, radicais peroxi se combinam com outras espécies em vez de oxidar o óxido nítrico. Deduza o mecanismo, incluindo a equação global, para o processo pelo qual o monóxido de carbono é oxidado a dióxido de carbono sob essas condições, considerando que os radicais hidroperoxi reagem com o ozônio. A partir dos resultados, você seria capaz de prever se os níveis de ozônio seriam absurdamente altos ou baixos nas massas de ar contendo baixas concentrações de óxido de nitrogênio? [Sugestão: Veja as generalidades na seção sobre sistemáticas da química estratosférica relacionadas às reações que produzem longas cadeias de oxigênio.]

4. Prediga a reação mais provável (se existir) que ocorreria entre um radical hidroxila e cada um dos seguintes gases atmosféricos:

(a) $CH_3CH_2CH_3$ (b) $H_2C=CHCH_3$

(c) HCl (d) H_2O

5. Desenhe estruturas de Lewis completas para NO_2, $HONO$, e HNO_3. (Estruturas de ressonância e cargas formais não são necessárias.)

6. No Problema 1-2, o maior comprimento de onda de luz que poderia dissociar o átomo de O do O_3 foi calculado e determinado como ocorrendo na região do infravermelho do espectro. Usando a informação contida na Tabela 5-1, calcule o maior comprimento de onda de luz que pode clivar fotoquimicamente o átomo de oxigênio solto no caso de cada uma das moléculas remanescentes listadas nessa tabela. Qual a região do espectro eletromagnético a que cada uma corresponde?

Leitura complementar

1. R. Atkinson, "Atmospheric Chemistry of VOCs and NO_X," *Atmospheric Environment* 34 (2000): 2063–3101.

2. B. J. Finlayson-Pitts and J. N. Pitts, *Atmospheric Chemistry* (New York: Wiley, 1986). [Um guia completo e detalhado sobre atmosférica.]

3. B. J. Finlayson-Pitts and J. N. Pitts, Jr., "Tropospheric Air Pollution: Ozone, Airborne Toxics, Polycyclic Aromatic Hydro-carbons, and Particles," *Science* 276 (1997): 1045–1051.

4. J. H. Seinfeld and S. N. Pandis, *Atmospheric Chemistry and Physics* (New York: Wiley, 1998). [Outro guia amplo e detalhado sobre atmosférica.]

ANÁLISE INSTRUMENTAL AMBIENTAL I

Determinação instrumental de NO_x via quimiluminescência

Nos capítulos anteriores, vimos que os óxidos de nitrogênio desempenham um papel importante na química atmosférica, tanto na estratosfera quanto na superfície. Neste quadro, veremos como a concentração de gases NO e NO_2 nas amostras de ar pode ser determinada utilizando um método de análise moderno e sofisticado.

Quando as substâncias químicas reagem para produzir luz, o processo é chamado de **quimiluminescência**. Se as condições para uma reação em particular são bem conhecidas e podem ser controladas em um instrumento analítico, a quimiluminescência pode ser empregada como uma forma sensível e seletiva de determinar a concentração de componentes da reação. Algumas reações químicas bem conhecidas que produzem quimiluminescência se constituem na base de métodos de análise ambientais na troposfera e estratosfera. Um dos métodos mais comuns é a detecção de óxido nítrico (NO) e dióxido de nitrogênio (NO_2).

A reação quimiluminescente que produz luz nesse método é a reação do NO com o ozônio (O_3) em fase gasosa:

$$NO + O_3 \longrightarrow NO_2^* + O_2$$

No detector NO, essa reação ocorre em um frasco reacional de aço mantido sob condições controladas. O dióxido de nitrogênio no estado excitado criado nessa reação, designado por NO_2^*, muito rapidamente retorna ao estado fundamental liberando luz na região do vermelho e infravermelho do espectro de luz (600 a 2800 nanômetros):

$$NO^* \longrightarrow NO_2 + luz\ (\lambda = 600\ a\ 2800\ nm)$$

A quantidade de luz produzida por essa reação depende da pressão e da temperatura. Uma pressão baixa é mantida constante no recipiente reacional pelo uso de uma bomba de vácuo que evacua constantemente a câmara. Pressões típicas em células são aproximadamente de 1 a 100 torr. A quantidade de luz produzida na reação é proporcional à quantidade do reagente que não estiver presente em excesso na câmara de reação. Se ozônio é fornecido em excesso (a partir de um gerador estável de ozônio, neste caso), então a luz gerada reflete mudanças na concentração de NO. A luz criada pela reação é detectada por um tubo fotomultiplicador (TFM) cuja saída está conectada a um computador. O software correlaciona a quantidade de luz produzida com a quantidade de reagentes, relacionando a intensidade de luz com a concentração de NO que é obtida pela calibração prévia do sistema. Nos instrumentos desse tipo, o sinal do TFM é frequentemente integrado sobre um curto período de tempo (por exemplo, 10 segundos) utilizando o que é chamado de sistema contador de fótons, que aumenta a sensibilidade.

O diagrama esquemático desse instrumento, mostrado na figura abaixo, inclui câmara de reação, gerador de ozônio, TFM, computador e bomba de vácuo. O gás da atmosfera é sugado diretamente para dentro da câmara de reação

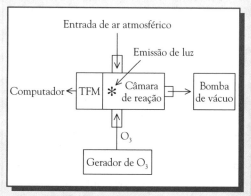

(continua)

> **ANÁLISE INSTRUMENTAL AMBIENTAL I** | **Determinação instrumental de NO_x via quimiluminescência**
> *(continuação)*

e imediatamente se mistura com o excesso de O_3 (i.e., mais O_3 que NO). Volumes típicos de amostragem são 1000 centímetros cúbicos padrão por minuto (ccpm). Alguns instrumentos possuem a superfície interna banhada a ouro para prevenir as reações na superfície e aumentar a habilidade de coletar a luz da câmara de luz. A luz produzida é detectada pelo TFM montado imediatamente adjacente à câmara de reação e separado por uma janela transparente ou um filtro que pode bloquear a luz de reações interferentes.

Esse mesmo instrumento pode ser usado para determinar NO_2 incorporando uma etapa de redução para o ar de entrada, em que NO_2 é reduzido a NO por um metal catalítico aquecido antes da entrada na câmara de reação. NO é então determinado como antes, mas agora o sinal inclui dados da presença de NO e NO_2 no ar. Se sinais alternados são gerados em um curto período de tempo – um com o fluxo de ar atmosférico que tenha sido induzido e outro sem indução – por meio de uma válvula interruptora, então a concentração de ambos os óxidos de nitrogênio pode ser determinada:

- Concentração de NO = sinal gerado pelo fluxo de ar não reduzido
- Concentração de NO_2 = sinal gerado pelo fluxo de ar reduzido – sinal do fluxo de ar não reduzido

Os limites de detecção e seletividade (habilidade para determinar NO ou NO_2 na presença de interferentes) sobre O_3, SO_2 e CO – todos gases comuns na atmosfera – são muito bons. Menos de 1 ppbv de NO pode ser rotineiramente determinado utilizando esse método (Department of Environment UK, 2004). Interferências a partir de componentes reduzidos na fase gasosa também comumente presentes, como NH_3, podem ser minimizadas pela diminuição da temperatura na câmara catalítica descrita anteriormente (Serviço Nacional de Proteção Ambiental, 2000).

Instrumentos desse tipo têm sido usados nas bases de aviões nos projetos de amostragem estratosférica e troposférica pela NASA e pelo Centro Nacional de Pesquisa Atmosférica (NCAR). Instrumentação similar tem sido empregada em estudos troposféricos sobre poluição urbana, usando "câmaras de smog" em escala laboratorial, e em estudos de poluição do ar de interiores.

A figura abaixo mostra a variação na concentração de NO à medida que uma expedição científica aérea equipada com esse tipo de detector de NO voou através de nuvens cúmulos-nimbo verticalmente desenvolvidas e ativamente chuvosas (Ridley et al., 1987).

Os pesquisadores voaram a cerca de 9,3 km de altitude enquanto amostravam o ar troposférico sobre o Oceano Pacífico a oeste do Havaí. As regiões no caminho do voo que envolviam nuvens estão anotadas. A concentração

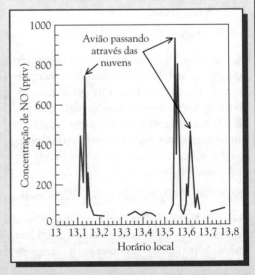

de NO em partes por trilhão em volume está presente no gráfico no eixo y e o horário local, no eixo x. Esses dados demonstram a produção de NO nas nuvens eletricamente ativas.

Esse método de medição de NO e NO_2 também tem sido utilizado em experimentos realizados na Antártida, no Polo Sul (Davis et al., 2004). Hipóteses anteriores presumiam que nenhum óxido nítrico era produzido nessa região primitiva, uma vez que motores de combustão interna, que são as maiores fontes de NO no ambiente urbano, não estão presentes. No entanto, no verão austral de 24 horas de luz do dia, o óxido nítrico é produzido continuamente pela fotólise de ânions nitrato presente nas camadas de neve, provocada da luz solar. E assim, diferentemente das variações diurnas de NO como vistas nos ambientes urbanos (veja figura neste quadro), estudos em um período de tempo de 24 horas realizados em um laboratório localizado no Polo Sul mostraram uma concentração relativamente constante de NO na superfície de neve. As concentrações globais de NO naquele local do Polo Sul foram também significativamente maiores que em outras regiões polares (algumas vezes em ordem de magnitude), onde determinações similares têm sido realizadas. Isso sugere que as condições meteorológicas interessantes presentes a 90° S – incluindo luz solar constante durante o verão austral – afetam diretamente a produção de NO. Se você olhar o gráfico com cuidado, poderá ver uma queda na concentração de NO que ocorreu perto de meia-noite (0h). Isso ocorreu quando uma sombra de um prédio vizinho encobriu temporariamente o local de amostragem, diminuindo a produção de NO a partir dos íons nitrato da neve. Na mesma figura está ilustrada no gráfico a concentração de NO do ar urbano para um ponto de amostragem localizado em Houston, Texas, em 17 de agosto de 2006 (TCEQ, 2006). A variação diurna urbana normal do NO é clara.

Referências: D. Davis, G. Chen, M. Buhr, J. Crawford, D. Lenschow, B. Lefer, R. Shetter, F. Eisele, L. Mauldin, and A. Hogan, "South Pole NO_X Chemistry: An Assessment of Factors Controlling Variability and Absolute Levels," *Atmospheric Environment* 38 (2004): 5375–5388.

Department for Environment UK, "Nitrogen Dioxide in the United Kingdom, 2004," disponível em http://www.defra.gov.uk/environment/airquality/aqeg/nitrogen-dioxide/ index.htm.

Environmental Protection National Service UK, "Monitoring Methods for Ambient Air, 2000," disponível em http://publications.environment-agency.gov.uk/pdf/ GEHO1105BJYB-e-e.pdf.

B. A. Ridley, M. A. Carroll, and G. L. Gregory, "Measurements of Nitric Oxide in the Boundary Layer and Free Troposphere over the Pacific Ocean," *Journal of Geophysical Research* 92(D2) (1987): 2025–2047.

TCEQ (Texas Commission on Environmental Quality), disponível em http://www.tceq.state.tx.us.

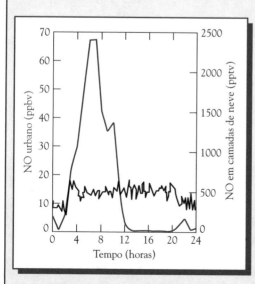

PARTE II

Energia e Mudanças Climáticas

Conteúdos da Parte II

Capítulo 6   O Efeito Estufa

Capítulo 7   Energia a partir de Combustíveis Fósseis, Emissões de CO_2 e Aquecimento Global

Capítulo 8   Fontes Renováveis de Energia, Combustíveis Alternativos e a Economia de Hidrogênio

Capítulo 9   Radioatividade, Radônio e Energia Nuclear

Análise Instrumental Ambiental II
- Determinação Instrumental de Metano Atmosférico

Artigo da *Scientific American*
- Um Plano para Manter o Carbono sob Controle

CAPÍTULO 6

O Efeito Estufa

Neste capítulo, os seguintes tópicos introdutórios de química serão usados:

- Combustão
- Forma molecular, ângulos e distâncias de ligação
- Polímeros

Fundamentos dos capítulos anteriores usados neste capítulo:

- Comprimentos de onda da luz solar (UV, visível e IV) (Capítulo 1)
- Espectro de absorção (Capítulo 1)
- Escala de concentração em ppmv/ppbv para gases (Capítulo 1)
- CFCs e seus substitutos (Capítulo 2)
- Ozônio troposférico, óxido nitroso (Capítulo 3)
- Aerossóis, dióxido de enxofre (Capítulo 3)

Introdução

Todos têm ouvido previsões de que o efeito estufa irá afetar significativamente, no futuro, o clima ao redor do mundo. Os termos *efeito estufa* e *aquecimento global*, de uso comum, significam simplesmente que espera-se que a média global das tempera-

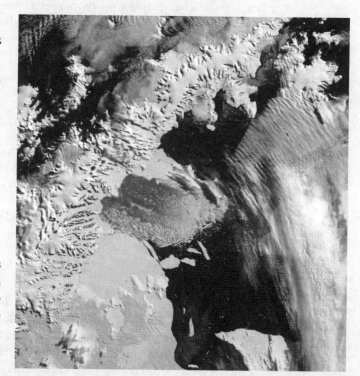

O aquecimento global pode ter levado a uma drástica ruptura da Plataforma de Gelo Larsen na Antártida em 2002. [GSFC/LaRC/JPL/MISR Team/ NASA.]

turas do ar aumente em vários graus, como resultado do aumento do dióxido de carbono e de outros gases estufa na atmosfera. De fato, a maioria dos cientistas atmosféricos acredita que o **aquecimento global** está acontecendo já há algum tempo e que ele é responsável pelo aumento da temperatura do ar de cerca de dois terços de um grau Celsius que vem ocorrendo desde 1860.

O fenômeno do rápido aquecimento global – e suas demandas por ajustes em grande escala – é considerado, geralmente, como sendo o nosso mais decisivo problema mundial em relação ao meio ambiente, embora ambos os efeitos positivos e negativos possam estar associados a qualquer aumento significativo na temperatura média global. Ninguém tem certeza, até o momento, da extensão ou da duração do aumento da temperatura no futuro, nem é provável que uma previsão confiável para regiões individuais estará disponível com grande antecedência dos eventos em questão. Se os modelos atuais sobre a atmosfera estiverem corretos, no entanto, um aquecimento significativo irá ocorrer nas próximas décadas. É importante que possamos entender os fatores que estão levando a esse aumento para que possamos, se quisermos, tomar providências para evitar potenciais catástrofes causadas pela rápida mudança do clima no futuro.

Neste capítulo, é explicado o mecanismo pelo qual o aquecimento global poderia ocorrer, e são analisadas a natureza e as fontes das substâncias químicas responsáveis por esse efeito. A extensão do aquecimento global até o momento e outras indicações de que a mudança está a caminho também são discutidas. As previsões em relação ao aquecimento global no futuro, e uma análise das medidas que poderiam ser tomadas para minimizá-lo, estão apresentadas nos Capítulos 7 e 8.

O mecanismo do efeito estufa

A fonte de energia da terra

A superfície e a atmosfera da Terra são mantidas aquecidas quase exclusivamente pela energia do Sol, que irradia energia na forma de luz de vários tipos. Em suas características de radiação, o sol se comporta como um **corpo negro**, i.e., um objeto que é 100% eficiente em emitir e em absorver luz. O comprimento de onda λ_{pico}, em micrômetros, no qual a energia *máxima* de emissão por um corpo negro radiante ocorre diminui inversamente com o aumento da temperatura Kelvin, T, de acordo com a relação

$$\lambda_{pico} = 2897/T$$

Visto que para a superfície do Sol, a partir de onde essa estrela emite luz, a temperatura $T \sim 5800$ K, então, pela equação pode-se concluir que λ_{pico} é de cerca de 0,50 μm, um comprimento de onda que está na região visível do espectro (e que corresponde à luz verde). De fato, a potência solar máxima observada (ver a porção tracejada da curva na Figura 6-1) está na região da luz visível, i.e., aquela entre os comprimentos de onda 0,40 e 0,75 μm (400-750 nm). Além do "limite vermelho", o comprimento de onda máximo para a luz

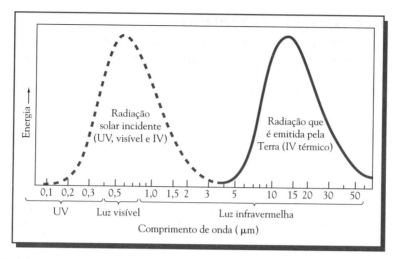

FIGURA 6-1 Distribuição dos comprimentos de onda (usando diferentes escalas) para a luz emitida pelo Sol (curva tracejada) e pela superfície da Terra e troposfera (curva sólida). [Fonte: Redrawn from J. Gribbin, " Inside Science: The Greenhouse Effect," *New Scientist*, supplement (22 October 1988).]

visível, a Terra recebe luz **infravermelha** (IV) na região de 0,75-4 μm do Sol. Da energia solar recebida no topo da atmosfera da Terra, pouco mais da metade é infravermelha e a maioria remanescente é de luz visível. No outro oposto do espectro de comprimentos de onda na região do visível a partir do IV, além do limite "violeta", se encontra a **luz ultravioleta** (UV), que possui comprimentos de onda menores que 0,4 μm e é um componente minoritário da luz solar, como discutido no Capítulo 1.

Do total da luz de todos os comprimentos de onda que alcança a Terra, cerca de 50% são absorvidos em sua superfície pelos corpos d'água, solo, vegetação, prédios, e assim por diante. Mais de 20% da luz que chega são absorvidos pelas gotículas de água presentes no ar (principalmente na forma de nuvens) e pelas moléculas de gases – o componente UV pelo **ozônio** estratosférico, O_3, e **oxigênio diatômico**, O_2, e o IV pelo **dióxido de carbono**, CO_2, e especialmente vapor de água.

Os 30% restantes da luz solar são refletidos de volta para o espaço pelas nuvens, partículas em suspensão, gelo, neve, areia e outros corpos refletores, sem serem absorvidos. A fração de luz solar refletida de volta para o espaço por um objeto é chamada de **albedo**, que é cerca de 0,30 para a Terra em geral. As nuvens são bons refletores, com albedos variando de 0,4 a 0,8. A neve e o gelo também são superfícies altamente refletoras da luz visível (alto albedo), enquanto o solo e os corpos d'água são pobres refletores (baixo albedo). Assim sendo, o derretimento do gelo marinho nas regiões polares para produzir água aumenta em muito a fração de luz solar absorvida na região e diminui o albedo global da Terra. O plantio de árvores em florestas cobertas de neve reduz o albedo da superfície e pode, na realidade, contribuir para o aquecimento global.

Tendências históricas da temperatura

As tendências para a temperatura média da superfície para os 2000 últimos anos, da maneira como reconstruídas para a maioria do período a partir de evidências indiretas como os anéis de crescimento de árvores, são mostradas na Figura 6-2a. (O Período de Aquecimento Medieval no início do milênio foi aparentemente restrito à região do Atlântico Norte, assim não é tão evidente no gráfico global.) Observe a tendência geral de diminuição na temperatura até o início da Revolução Industrial.

O aquecimento do clima durante o século XX se sobressai em completo contraste com a gradual tendência de resfriamento nos 900 anos anteriores do milênio, produzindo um formato do tipo "taco de hóquei" no gráfico da temperatura geral na Figura 6-2a. A tendência na temperatura global média da superfície ao longo dos últimos 150 anos está ilustrada em detalhes na Figura 6-2b. A temperatura do ar não aumentou de *forma contínua* no decorrer do século XX. Uma tendência

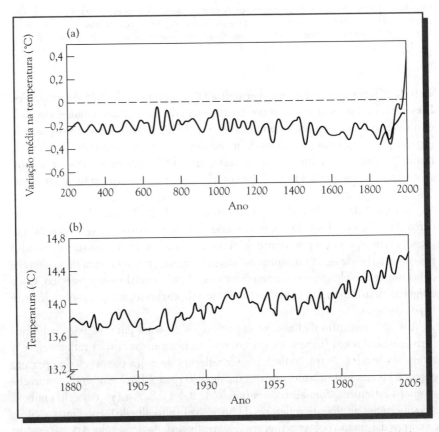

FIGURA 6-2 (a) Reconstrução das mudanças na média da temperatura da superfície global nos dois últimos milênios. [Fonte M.E. Mann and P. D. Jones, "Global Surface Temperatures over the Past Two Millennia", *Geophysical Research Letters* 30 (2003): 1820.]
(b) Temperatura média global dos oceanos e continentes na superfície da Terra de 1880 a 2005. [Fonte: L. Brown et. al., *Vital Signs 2006–7* (New York: Norto, 2007).]

significativa de aumento ocorreu no período de 1910-1940, em decorrência da falta de atividades vulcânicas e de um pequeno aumento na intensidade da luz solar. Esse período foi seguido por um resfriamento nas três décadas seguintes, por causa dos aerossóis resultantes do aumento da atividade vulcânica. Essas décadas foram sucedidas, por sua vez, por um período de aquecimento que tem sido mantido desde 1970 até o presente e que tem, até o momento, alcançado um aumento de temperatura de cerca de 0,6°C; isso é atribuído quase que inteiramente às influências antropogênicas, como discutido em detalhes neste capítulo. Dos 12 anos do período 1995-2006, 11 estão entre os 12 mais quentes desde 1850, quando os registros instrumentais se iniciaram. Os anos mais quentes registrados foram 1998 e 2005.

Emissões de energia pela Terra e o efeito estufa

Como qualquer corpo quente, a Terra emite energia; de fato, a quantidade de energia que o planeta absorve e a quantidade que ele libera deve ser igual se a sua temperatura permanecer constante. (Atualmente, o planeta está absorvendo um pouco mais do que está emitindo, aquecendo, assim, o ar e os oceanos.) A energia emitida (ver a porção sólida da curva na Figura 6-1) não é luz visível nem UV, porque a Terra não é quente o suficiente para emitir luz nesta região. Como a temperatura da superfície da Terra é aproximadamente 300 K, então, de acordo com a equação dada para λ_{pico}, se a Terra age como um corpo negro, seu comprimento de onda de máxima emissão será de cerca de 10 µm. De fato, a emissão da Terra tem um pico próximo dessa região, na realidade em cerca de 13 µm, e consiste de luz infravermelha com comprimentos de onda começando em 5 µm e extinguindo, ainda que fracamente, além de 50 µm (Figura 6-1, curva sólida). A região entre 5-100 µm é chamada de região do **infravermelho térmico**, visto que a energia está na forma de calor, o mesmo tipo de energia que uma panela de ferro aquecida irradia.

A luz infravermelha é emitida tanto pela superfície da Terra quanto pela sua atmosfera, embora em quantidades diferentes a diferentes altitudes, uma vez que a velocidade de emissão é muito sensível à temperatura: em geral, *quanto mais quente o corpo, mais energia é emitida por segundo*. A velocidade de emissão de energia luminosa por um corpo negro aumenta em proporção à quarta potência de sua temperatura em Kelvin:

$$\text{Velocidade de emissão de energia} = kT^4$$

onde k é a constante de proporcionalidade. Dessa forma, um incremento de duas vezes na temperatura absoluta resulta em um aumento de dezesseis vezes (2^4) na velocidade com que o corpo libera energia. De forma mais realística, para as condições contemporâneas da superfície da Terra, um aumento de um grau na temperatura poderá aumentar a velocidade de liberação da energia em 1,3%.

PROBLEMA 6-1

Calcule a velocidade de liberação de energia de dois corpos negros idênticos, um que está a 0°C e o outro a 17°C. Em qual temperatura a velocidade de liberação de energia é duas vezes daquela a 0°C?

Alguns gases presentes no ar podem absorver a luz infravermelha térmica – embora somente a comprimentos de onda característicos – e, portanto, o IV emitido pela superfície e atmosfera da Terra não escapam diretamente para o espaço. Logo após sua absorção pelos gases atmosféricos como o CO_2, o fóton IV pode ser reemitido. De forma alternativa, a energia absorvida pode rapidamente ser redistribuída como calor entre as moléculas que colidem com a molécula absorvedora, e pode ser finalmente reemitida como IV por estas. Seja reemitida imediatamente pela molécula absorvedora inicial ou mais tarde por outras nas proximidades, a direção do fóton é completamente aleatória (Figura 6-3). Consequentemente, parte deste IV térmico é redirecionado de volta em direção à superfície da Terra, sendo ali reabsorvido ou no ar acima dela.

Pelo fato de o ar absorver fótons IV e redistribuir a energia como calor para as moléculas vizinhas, a temperatura do ar na região da molécula absorvedora aumenta. No entanto, essa massa de ar não se aquece ilimitadamente enquanto as moléculas aprisionam mais e mais da luz infravermelha liberada, porque existe um fenômeno oposto que previne tal catástrofe. Como explicado anteriormente, a velocidade de emissão de energia aumenta com a temperatura, assim, as moléculas que dividiram o excesso de energia entre elas emitem mais e mais energia como luz infravermelha enquanto se aquecem (Figura 6-3). As gotículas de vapor de água nas nuvens também são muito eficientes em absorver luz infravermelha emitida abaixo delas. A temperatura na parte de cima das nuvens é bem fria em relação ao ar abaixo delas, assim as nuvens não irradiam tanta energia quanto elas absorvem. No geral, a temperatura do ar aumenta somente o suficiente para restabelecer a igualdade planetária entre a energia recebida e a emitida.

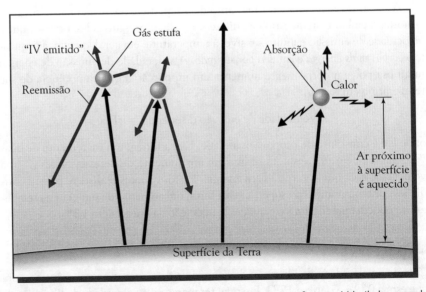

FIGURA 6-3 O efeito estufa: IV emitido e absorvido pelos gases estufa é reemitido (lado esquerdo do diagrama) ou convertido em calor (lado direito).

O fenômeno de interceptação do IV emitido pelos constituintes atmosféricos e sua distribuição como calor para aumentar a temperatura da atmosfera (como ilustrado na Figura 6-3) é chamado de **efeito estufa**. Ele é responsável pela temperatura média da superfície do ar perto da Terra e ser próxima de $+15°C$ em vez de aproximadamente $-18°C$, temperatura que seria caso não houvesse a absorção de IV pelos gases na atmosfera. A superfície é aquecida tanto por esse mecanismo indireto quanto pela energia solar absorvida diretamente! O fato de que o nosso planeta não é inteiramente coberto por uma grossa camada de gelo deve-se à ocorrência natural do efeito estufa, que está em operação há bilhões de anos.

A atmosfera funciona de modo semelhante a um cobertor, retendo sob ela uma parte do calor liberado por um corpo e, assim, aumentando a temperatura. O fenômeno que preocupa os cientistas ambientais é que o aumento da concentração daqueles gases traço que absorvem a luz IV térmica presente no ar (colocando mais camadas de cobertor, por assim dizer) resultaria na conversão de calor para uma fração ainda maior de energia infravermelha do que ocorre atualmente, o que poderia, consequentemente, aumentar a temperatura média da superfície para bem acima dos 15°C. Esse fenômeno é chamado de **intensificação do efeito estufa** (ou *aquecimento global artificial*) para diferenciá-lo do aquecimento que vem ocorrendo naturalmente por milênios.

Os principais constituintes da atmosfera, N_2, O_2 e Ar são incapazes de absorver a luz IV; as razões para isso serão discutidas na próxima Seção. Os gases atmosféricos que no passado produziram a maioria do aquecimento estufa são o vapor de água (responsável por cerca de dois terços do efeito) e o dióxido de carbono (responsável por aproximadamente um quarto). Ressalta-se que a ausência de vapor de água e de nuvens no ar seco sobre áreas desertas leva a baixas temperaturas durante a noite, uma vez que muito pouco do IV emitido é redirecionado de volta à superfície, mesmo que a temperatura durante o dia seja bem alta por causa da absorção direta da energia solar pela superfície. Mais familiar para as pessoas que vivem em climas temperados é o frio no ar de inverno em dias sem nuvens e à noite. Noites nubladas são, em geral, mais quentes que as limpas, porque as nuvens reemitem o IV que absorveram a partir das emissões da superfície.

O efeito estufa pode ser melhor compreendido considerando o seguinte modelo aproximado. Usando a física, a temperatura de uma Terra que não teria os gases estufa no seu ar, mas que estaria balanceada em relação à energia recebida e emitida, seria de $-18°C$, ou 255 K. Considerando que, de acordo com a equação kT^4, a velocidade de emissão a partir de tal planeta seria $k(255)^4$, tem-se que a velocidade da energia recebida pelo sol, tendo ou não a atmosfera da Terra gases estufa, também seria $k(255)^4$. De forma global, a Terra real age como se cerca de 60% da energia que emite como luz infravermelha fosse transmitida para o espaço, sendo o restante a fração que não somente foi absorvida pelos gases estufa mas aquela que é também rerradiada para baixo e aquecendo ainda mais a superfície e a atmosfera. Assim, a velocidade na qual a Terra perde energia na forma de IV para o espaço não é simplesmente kT^4, mas sim $0,6\ kT^4$. Como sabemos que

velocidade de perda de energia da Terra = velocidade de energia recebida do sol segue que para a Terra real

$$0,6\, kT^4 = k(255)^4$$

Calculando a raiz à quarta potência dos dois lados, obtemos uma expressão para a temperatura:

$$T = (255)/0,6^{0,25}$$

assim

$$T = 290\, K$$

A partir desse modelo, a temperatura calculada da superfície da Terra é 290 K, i.e., +17°C, um aumento de 35 graus pela existência do efeito estufa natural.

Na realidade, no entanto, muito pouco do IV emitido pela superfície da Terra, ou próximo a ela, escapa para o espaço. Em vez disso ele é absorvido pelo ar próximo à superfície, e então reemitido. Um modelo simples da atmosfera que incorpora este efeito é discutido no Quadro 6-1. O IV a partir do ar próximo à superfície que é emitido para cima é absorvido principalmente pela próxima camada de ar, que é aquecida por essa última, embora em uma extensão menor que a camada abaixo, e é parcialmente reemitido. Com o aumento da altitude, a fração de IV recebida do ar logo abaixo de um determinado nível é menor e menos provável de ser absorvida, visto que a atmosfera se torna mais rarefeita. Assim, é provável que mais e mais IV seja direcionado para o espaço. De fato, muito pouco do IV emitido para a alta troposfera é absorvido, uma vez que o ar é rarefeito a tal altitude. Uma vez que menos e menos IV é absorvido com o aumento da altitude, seja menos e menos é degradado para gerar calor; existe, portanto, uma tendência natural para o ar se esfriar com o aumento da altitude. Na realidade, outros fatores, como as correntes de convecção no ar também representam um papel importante na determinação do declínio da temperatura com a altitude. A temperatura no topo da troposfera, a partir da qual o IV emitido atinge o espaço, é somente −18°C, assim, de forma global, a Terra real irradia energia para o espaço na mesma temperatura que aquela contabilizada se não existissem os gases estufa. Ou seja, a Terra emite a mesma quantidade de energia – igual a quantidade absorvida do sol – para o espaço com e sem a existência do efeito estufa.

Balanço de energia na Terra

As atuais entrada e saída de energia da Terra, em watts (i.e., joules por segundo) por metro quadrado da superfície, e registradas como a média durante o dia e a noite, em todas as latitudes e longitudes, e durante todas as estações do ano, estão resumidas na Figura 6-4. Um total de 342 watts/m^2 (W/m^2) estão presentes na luz solar fora da atmosfera da Terra. Destes, 235 W/m^2 são absorvidos pela atmosfera e a superfície; essa energia a mais deve ser reemitida para o espaço para que o planeta mantenha uma temperatura estável. Por causa da presença dos gases estu-

QUADRO 6-1 | Um modelo simples do efeito estufa

O cálculo da temperatura da superfície da Terra apresentado no texto principal considerou um valor específico para a fração de IV emitida da superfície que foi transmitida através da atmosfera para o espaço. No entanto, essa fração – e a temperatura – pode ser calculada a partir de princípios de física. Considere um modelo de Terra contendo uma atmosfera que consiste em uma única e uniforme camada de ar completamente não transparente para o IV emitido pela superfície, i.e., uma atmosfera que absorve todo o IV e que o converte temporariamente em calor. Considera-se que a camada de ar atua como um corpo negro que emite IV igualmente para o espaço e para a superfície (Figura 1).

Se um balanço entre a energia recebida e a emitida deve ser alcançado na Terra, a massa de ar no modelo deve emitir duas vezes mais energia (2X) por segundo enquanto ela absorve (X) da luz solar pela superfície, já que somente metade da energia do ar escapa para cima e é liberado para o espaço. Define-se a velocidade$_b$ como a velocidade de energia total liberada da massa de ar e velocidade$_a$ como a velocidade da luz solar. Como sabemos que a velocidade da energia de emissão aumenta com a quarta potência da temperatura, segue que para cada duas temperaturas em Kelvin T_a e T_b envolvendo o mesmo tipo de corpo negro, a razão entre as velocidades de emissão de energia é dada por

$$(\text{velocidade}_b/\text{velocidade}_a) = (T_b/T_a)^4$$

No nosso caso, a razão das velocidades deve ser 2/1, e sabemos que T_a é 255 K. Assim,

$$(T_b/255)^4 = 2,0$$

Tirando a raiz quadrada em ambos os lados duas vezes, obtemos

$$(T_b/255) = 2,0^{0,25} = 1,189$$

assim,

$$T_b = 303 \text{ K}$$

Esse modelo simples prevê a temperatura da superfície da Terra como sendo 303 K, ou 30°C, comparada com o valor real de 15°C. O modelo não é realista e leva a um valor superestimado do efeito estufa, pois considera que *todo* o IV que está escapando da superfície é absorvido e que a atmosfera é completamente uniforme e age como um corpo negro. A temperatura atual da superfície da Terra, de 15°C, é mais consistente com um modelo um pouco mais complicado, em que cerca de um terço do IV emitido da superfície passa através da atmosfera sem ser absorvido, e aproximadamente dois terços são absorvidos pelo ar e subsequentemente reemitidos. O modelo mais exato consiste em uma sequência de várias camadas de ar, com temperaturas diminuindo com a altitude, cada camada agindo como um corpo negro.

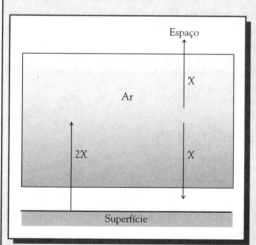

FIGURA 1 Energia liberada pela superfície da Terra e absorvida e liberada pela atmosfera de acordo com o modelo.

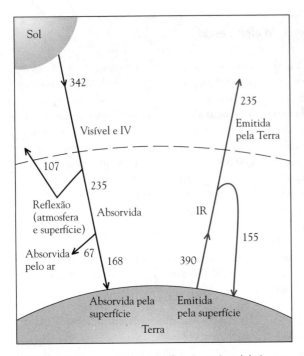

FIGURA 6-4 Fluxos de energias médias sazonais e globais para dentro e fora da Terra, em watts por metro quadrado à superfície. [Fonte: Data from Chapter 1 of J. T. Houghton et al., Climate Change 1995—*The Science of Climate Change* (Intergovernmental Panel on Climate Change) (Cambridge: Cambridge University Press, 1996).]

fa, no entanto, a emissão de somente 235 W/m² da superfície pode não ser suficiente para assegurar esse balanço. Uma vez que a absorção de IV pelos gases estufa aquece a superfície e a baixa atmosfera, a quantidade de IV liberada por esses aumenta. Dada a atual concentração dos gases estufa no ar, o balanço é alcançado e 235 W/m² escapam do topo da atmosfera para o espaço, se 390 W/m² são emitidos da superfície, i.e., quando 155 W/m² do IV não escapam para o espaço.

Ironicamente, está previsto que um aumento na concentração dos gases estufa irá causar um *resfriamento* da estratosfera. Esse fenômeno ocorre por duas razões.

- Primeiro, mais IV térmico emitido é absorvido a baixas altitudes (a troposfera), assim resta menos para ser absorvido e para aquecer os gases na estratosfera.

- Segundo, a temperaturas atmosféricas o CO_2 emite mais IV térmico para cima em direção ao espaço e para baixo em direção à troposfera do que absorve como fóton – a maior parte da absorção a essas altitudes decorre do vapor de água e do ozônio –, assim, um aumento em sua concentração resfria a estratosfera.

O resfriamento observado na estratosfera tem sido considerado um sinal de que o efeito estufa está de fato sofrendo uma intensificação.

Vibrações moleculares: energia de absorção pelos gases estufa

A luz é absorvida de forma praticamente total quando sua frequência quase se iguala à frequência do movimento interno de uma molécula. Para as frequências na região do infravermelho, os movimentos internos relevantes são as **vibrações** dos átomos que constituem as moléculas entre si.

O movimento vibracional mais simples em uma molécula é o movimento oscilatório de dois átomos ligados, X e Y, entre si. Nesse movimento, chamado de **estiramento de ligação**, a distância entre X e Y aumenta além de seu valor médio R, retornando a R, contraindo-se a um valor menor e, finalmente, retornando a R, como ilustrado na Figura 6-5a. Tal movimento oscilatório ocorre em todas as ligações de todas as moléculas sob todas as condições de temperatura, mesmo no zero absoluto. Um grande número (cerca de 10^{13}) de tais ciclos vibracionais ocorre a cada segundo. A exata frequência do movimento oscilatório depende principalmente do tipo de ligação – i.e., se é simples, dupla ou tripla – e da identidade dos dois átomos envolvidos. Para muitos tipos de ligações, como a ligação C—H no metano e a ligação O—H na água, a frequência de estiramento não cai dentro da região do infravermelho térmico. A frequência de estiramento da ligação carbono-fluor, no entanto, ocorre dentro da região do infravermelho térmico (4-50 μm); assim, qualquer molécula na atmosfera com ligações C—F irá absorver a luz IV térmica que está sendo emitida e aumentar o efeito estufa.

O outro tipo relevante de vibração é uma oscilação na distância entre os átomos X e Z ligados a um átomo comum Y, mas não ligados entre si. Tal movimento, chamado de **vibração de deformação angular**, altera o ângulo de ligação XYZ de seu valor médio ϕ. Todas as moléculas contendo três ou mais átomos possuem deformações angulares. O ciclo de oscilações, no qual o ângulo de ligação aumenta, depois diminui, e então aumenta novamente, etc., é ilustrado na Figura 6-5b. As frequências de muitos tipos de vibrações angulares em muitas moléculas orgânicas ocorrem dentro da região do infravermelho térmico.

Se a luz infravermelha é absorvida por uma molécula durante uma vibração, deve existir uma diferença na posição relativa entre seus centros de carga positiva (seu núcleo) e negativa (sua "nuvem" de elétrons) em algum momento durante o movimento. Resumindo, para que haja absorção de luz IV, a molécula deve ter um momento dipolar durante algum estágio da vibração. Tecnicamente, deve haver uma *mudança* na magnitude do momento dipolar durante a vibração, mas isso é mais ou menos garantido de ocorrer no caso de existir um momento dipolar não nulo em algum ponto da vibração. Os centros de carga positivos e negativos coincidem em átomos livres e (por definição) em moléculas diatômicas homonucleares como o O_2 e o N_2, e as moléculas possuem momento dipolar zero a todo tempo em seu momento vibracional. Assim, o gás argônio, Ar, o gás nitrogênio diatômico, N_2, e o oxigênio diatômico, O_2, não absorvem luz IV.

Para o dióxido de carbono, durante o movimento vibracional em que ambas as ligações C—O se estiram e encurtam simultaneamente, i.e., de modo sincroni-

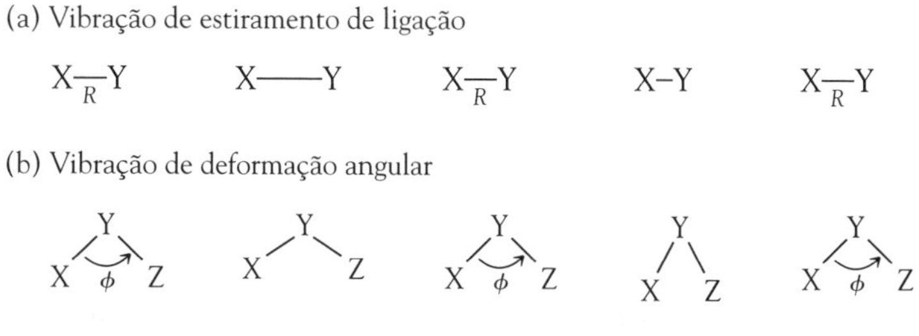

(a) Vibração de estiramento de ligação

(b) Vibração de deformação angular

FIGURA 6-5 Dois tipos de vibração molecular interna. Estiramento da ligação (a) é ilustrado para uma molécula diatômica XY. A variável *R* representa o valor médio da distância X-Y. Em (b), a vibração de deformação angular é mostrada para uma molécula triatômica XYZ. O ângulo médio XYZ é indicado por ϕ.

zado, não existe em tempo algum qualquer diferença na posição entre os centros positivo e negativo de cargas, já que ambos estão precisamente no núcleo central. Consequentemente, durante essa vibração, chamada de **estiramento simétrico**, a molécula não pode absorver luz IV. No entanto, na vibração de **estiramento assimétrico** no CO_2, a contração de uma ligação C—O ocorre quando a outra é estirada, ou vice-versa, de tal forma que, durante o movimento, os centros de carga necessariamente não se coincidem. Assim, nessa frequência de vibração, a luz IV *pode* ser absorvida, visto que em algum ponto na vibração, a molécula possui um momento dipolar.

$$\overset{\longleftarrow}{O}=C=\overset{\longrightarrow}{O} \qquad \overset{\longrightarrow}{O}=C=\overset{\longrightarrow}{O}$$
$$\text{estiramento} \qquad \text{estiramento}$$
$$\text{simétrico} \qquad \text{assimétrico}$$

De modo similar, a deformação angular em uma molécula de CO_2, na qual os três átomos se distanciam de uma geometria colinear, é uma vibração que pode absorver luz IV, uma vez que os centros de carga positiva e negativa não coincidem quando a molécula não é linear.

Moléculas com três ou mais átomos geralmente possuem algumas vibrações que absorvem IV, uma vez que mesmo que o seu formato médio seja altamente simétrico com um momento dipolar zero, elas sofrem vibrações que reduzem essa simetria e produzem um momento dipolar não zero. Por exemplo, a molécula de CH_4 possui uma estrutura média que é exatamente tetraédrica, e consequentemente um momento dipolar médio zero, pois as polaridades das ligações C—H cancelam-se exatamente umas com as outras nessa geometria. O dipolo zero é mantido durante a vibração na qual as quatro ligações se estiram e se contraem simultaneamente. No entanto, durante o movimento vibracional em que algumas das ligações se estiram enquanto outras se contraem, e naquela em que alguns ângulos de ligação H—C—H se tornam maiores que o tetraedro enquanto outros se tornam menores, a molécula possui um momento dipolar diferente de zero. Moléculas de CH_4 que sofrem tal assimetria vibracional podem absorver luz infravermelha.

PROBLEMA 6-2

Deduza se as seguintes moléculas absorvem luz infravermelha decorrentes de movimentos vibracionais internos:

(a) H_2 (b) CO (c) Cl_2 (d) O_3 (e) CCl_4 (f) NO

PROBLEMA 6-3

Nenhuma das quatro moléculas diatômicas listadas no Problema 6-2 realmente absorve muita, se é que absorve alguma, radiação emitida pela Terra na região do infravermelho *térmico*. O que isso significa em termos das frequências do movimento vibracional de estiramento das ligações dessas moléculas que podem, em princípio, absorver luz IV?

Os principais gases estufa

Dióxido de carbono: Absorção de luz infravermelha

Como mencionado, a absorção da luz por uma molécula ocorre mais eficientemente quando as frequências da luz e de uma das vibrações da molécula se igualam quase que exatamente. No entanto, de alguma forma, a luz de frequência menor ou maior que a da vibração é absorvida por um conjunto de moléculas. Essa habilidade das moléculas de absorver luz infravermelha sobre uma curta faixa de frequência, em vez de apenas a uma única frequência, ocorre porque não é apenas a energia associada à vibração que é alterada quando um fóton infravermelho é absorvido; ocorre também uma mudança na energia associada com a rotação (giro) da molécula em torno do seu eixo interno. Essa **energia rotacional** de uma molécula pode ser ou um pouco aumentada ou um pouco diminuída quando a luz IV é absorvida para aumentar a **energia vibracional**. Consequentemente, a absorção do fóton ocorre a uma frequência um pouco acima ou um pouco abaixo daquela correspondente à frequência de vibração. Geralmente, a tendência de absorção de um gás diminui para frequências de luz que estão cada vez mais longe em qualquer direção da frequência vibracional.

O espectro de absorção para o **dióxido de carbono** na porção da região do infravermelho é mostrado na Figura 6-6. Para o CO_2, o máximo de absorção de luz na região do infravermelho térmico ocorre em um comprimento de onda de 15,0 μm, que corresponde a uma frequência de 2×10^{13} ciclos por segundo (hertz). A absorção ocorre nesta frequência particular porque ela se iguala àquela das vibrações da molécula de CO_2, chamada vibração de deformação angular OCO. O dióxido de carbono também absorve fortemente a luz IV tendo comprimento de onda de 4,26 μm, que corresponde a 7×10^{13} ciclos por segundo (hertz) frequência de vibração de deformação assimétrica OCO.

PROBLEMA 6-4

Calcule a energia absorvida por mol e por molécula de dióxido de carbono quando absorvem luz infravermelha (a) a 15,0 μm e (b) a 4,26 μm. Expresse as energias por mol como frações daquelas necessárias para dissociar o CO_2 a CO e oxigênio atômico, dado que as entalpias de formação das três espécies gasosas são $-393,5$, $-110,5$ e $+249,2$ kJ mol^{-1}, respectivamente. [*Sugestão: Lembre-se da relação entre o comprimento de onda e a energia no Capítulo 2. Constante de Avogadro* $= 6,02 \times 10^{23}$.]

As moléculas de dióxido de carbono presentes atualmente no ar absorvem coletivamente cerca de metade da luz infravermelha térmica emitida com comprimento de onda na região de 14-16 μm, junto com uma porção considerável da região entre 12-14 e 16-28 μm. É por causa da absorção do CO_2 que a curva sólida na Figura 6-7, representando a quantidade de luz IV que realmente escapa de nossa atmosfera, cai tão abruptamente em torno de 15 μm; a separação vertical entre a curva é proporcional à quantidade de IV de um dado comprimento de onda que está sendo absorvida em vez de emitida. Aumentos adicionais na con-

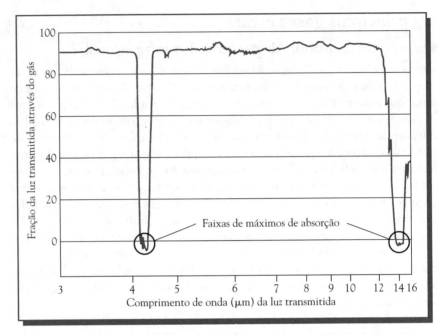

FIGURA 6-6 Espectro de absorção infravermelho para o dióxido de carbono. A escala para o comprimento de onda é linear quando expressa em número de ondas, que possui unidades de cm^{-1}; número de ondas = 10.000/comprimento de onda em nm. [Fonte: A partir de A. T. Schwartz et al., *Chemistry in Context: Applying Chemistry to Society*, American Chemical Society (Dubuque, IA: Wm. C. Brown, 1994).]

centração de CO_2 na atmosfera irão impedir o escape de mais IV remanescente, especialmente na região do "ombro" perto de 15 μm, e irão aquecer ainda mais o ar. (Embora o dióxido de carbono também absorva luz IV em 4,3 μm devido à vibração de estiramento assimétrico, existe pouca energia emitida pela Terra neste comprimento de onda – ver Figura 6-1 – assim, seu potencial de absorção não é muito importante.)

Dióxido de carbono: Concentrações no passado e tendências de emissão

Medidas feitas com amostras de ar aprisionado no interior de blocos de gelo da Antártida e da Groelândia indicam que a concentração atmosférica de dióxido de carbono em épocas pré-industriais (i.e., antes de 1750) era aproximadamente 280 ppmv. A concentração aumentou em um terço, para 382 ppmv, até 2006. Um gráfico do aumento na concentração de CO_2 atmosférico anual em função do tempo é mostrado na Figura 6-8. O inserto na figura mostra detalhes do aumento nos anos recentes. No período entre 1975 e 2000, a concentração cresceu a uma velocidade média anual de cerca de 0,4%, ou 1,6 ppmv, quase o dobro dos anos 60. A velocidade de aumento na primeira metade da década do século XXI aumentou em cerca de 2,0 ppmv anualmente.

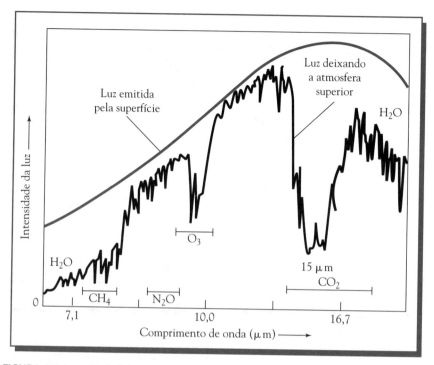

FIGURA 6-7 Intensidade de luz infravermelha térmica (linha preta) medida experimentalmente, que escapa da superfície da Terra e baixa atmosfera (acima do deserto do Saara) comparada com a intensidade teórica (linha verde) que seria esperada sem a absorção pelos gases estufa atmosféricos. As regiões nas quais os vários gases possuem suas absorções mais elevadas estão indicadas. [Fonte: E. S. Nesbit, *Leaving Eden* (Cambridge: Cambridge University Press, 1991).]

As flutuações sazonais nas concentrações do CO_2 são atribuídas ao intenso crescimento da vegetação na primavera e no verão, que remove o CO_2 do ar, e ao ciclo de decomposição da vegetação no outono e inverno, que aumenta sua quantidade. Em particular, grandes quantidades de CO_2 são extraídas do ar a cada primavera e verão pelo processo de fotossíntese das plantas:

$$CO_2 + H_2O \xrightarrow{\text{luz solar}} O_2 + CH_2O \text{ polimérico}$$

O termo CH_2O *polimérico* usado para o produto nesta equação é um termo geral para as fibras das plantas, tipicamente a celulose, que fornece à madeira sua massa e volume. O CO_2 "capturado" pelo processo de fotossíntese não está mais livre para funcionar como um gás estufa – ou como qualquer gás – enquanto estiver empacotado nessa forma polimérica. O carbono que é aprisionado dessa maneira é chamado de **carbono fixado**. No entanto, a decomposição biológica desse material vegetal, a reação inversa, que ocorre principalmente no outono e no inverno, libera o dióxido de carbono retirado. Note que a flutuação global do dióxido de carbono segue as estações do ano do Hemisfério Norte, onde existe muito mais massa de terra – e assim, muito mais vegetação – comparado ao Hemisfério Sul.

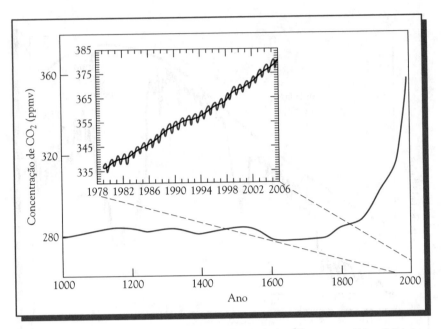

FIGURA 6-8 Variação histórica na concentração de dióxido de carbono atmosférico. O inserto mostra a tendência, com flutuações sazonais, nos anos recentes. [Fonte: Main graph: Adapted from J. L. Sarmiento and N. Gruber, "Sinks for Antropogenic Carbon," *Physics Today* 55 (August 2002): 30; Insert: NOAA.]

Grande parte do considerável acréscimo nas contribuições antropogênicas para o aumento da concentração de dióxido de carbono no ar decorre da queima de **combustíveis fósseis** – principalmente carvão, óleo e gás natural – que foram formados eras atrás, quando plantas e animais foram cobertos por depósitos geológicos antes que pudessem ser decompostos pela oxidação do ar.

Em média, cada pessoa, em um país industrial, é responsável pela liberação de aproximadamente 5 toneladas métricas (uma tonelada métrica equivale a 1000 kg, i.e., 2200 lb, embora uma tonelada convencional seja 2000 lb) de CO_2 a partir de combustíveis contendo carbono, a cada ano! Existe uma considerável variação na liberação *per capita* dentre os diferentes países industrializados; isto é discutido no Capítulo 7. Algumas das emissões *per capita* de dióxido de carbono são diretas, por exemplo, as liberadas como gases quando os veículos são dirigidos e residências são aquecidas pela queima de combustível fóssil. O restante é indireto, e tem origem quando a energia é usada para produzir e transportar bens; aquecer e esfriar fábricas, salas de aulas e escritórios; produzir e refinar óleo – enfim, para realizar realmente qualquer atividade econômica construtiva em uma sociedade industrializada. Esse tópico também será discutido em detalhes no Capítulo 7.

Uma quantidade significativa de dióxido de carbono é introduzida na atmosfera quando as florestas são derrubadas e a madeira é queimada para fornecer terra para a agricultura. Esse tipo de atividade ocorreu em uma escala massiva em zonas de clima temperado nos séculos passados (considere o imenso desflorestamento que acompanhou o estabelecimento dos Estados Unidos e sul do Canadá), mas mudou agora para os trópicos. O único grande desflorestamento atual ocorre no Brasil e envolve tanto a floresta Amazônica quanto a floresta decídua úmida, mas a velocidade de desflorestamento anual em termos percentuais é, na realidade, maior no sudeste da Ásia e na América Central do que na América do Sul. De forma geral, o desflorestamento é responsável por aproximadamente um quarto da liberação anual antropogênica de CO_2, os outros três quartos originando-se principalmente na queima de combustíveis fósseis. A despeito das operações de ceifa da floresta, a quantidade total de carbono contida nas florestas do Hemisfério Norte (incluindo seu solo) está aumentando, e nas recentes décadas o aumento anual aproximadamente igualou-se ao decréscimo em carbono estocado na Ásia e Américas Central e do Sul.

PROBLEMA 6-5

Dióxido de carbono também é liberado para a atmosfera quando rochas de carbonato de cálcio (calcário) são aquecidas para produzir cal viva, i.e., óxido de cálcio, usado na fabricação de cimento:

$$CaCO_3(s) \longrightarrow CaO(s) + CO_2(g)$$

Calcule a massa de CO_2 produzida por tonelada métrica de calcário usado nesse processo. Qual é a massa de carbono que o ar ganha para cada grama de dióxido de carbono que entra na atmosfera? Note que pelo menos a mesma quantidade de dióxido de carbono é liberada pela queima de combustível fóssil necessária para aquecer o calcário, que é a mesma liberada pelo próprio calcário.

O crescimento do total anual das *emissões* nos anos recentes, em termos de massa de carbono, do dióxido de carbono dos combustíveis fósseis e a produção de cimento desde o início da Revolução Industrial são ilustrados na curva da Figura 6-9. As contribuições desse total estão ilustradas pelas outras curvas. Historicamente, a velocidade de emissão na segunda metade do século XX cresceu rapidamente, sendo a velocidade de aumento cerca de cinco vezes maior que a da primeira metade. A velocidade de crescimento anual nas emissões entre 2000 e 2005 aumentou em 3%, comparados a 1% na década de 90, devido, principalmente, à retomada na produção de carvão (curva cinza) e o contínuo crescimento no uso de petróleo (curva verde) e gás natural (curva pontilhada).

Dióxido de carbono: Tempo de vida atmosférico e destino de suas emissões

O tempo de vida de uma molécula de dióxido de carbono na atmosfera é uma medida complicada, visto que, em contraste à maioria dos gases, ela não é decomposta química ou fotoquimicamente. Em média, após alguns anos da sua liberação para o ar, uma molécula de CO_2 provavelmente se dissolverá na superfície do mar ou será absorvida por uma planta em crescimento. No entanto, muitas dessas moléculas de dióxido de carbono são liberadas de volta para o ar em média, alguns anos depois, de modo que essa disposição é somente um sumidouro *temporário* do gás. O único sumidouro *permanente* para ele é a deposição em águas profundas dos oceanos e/ou

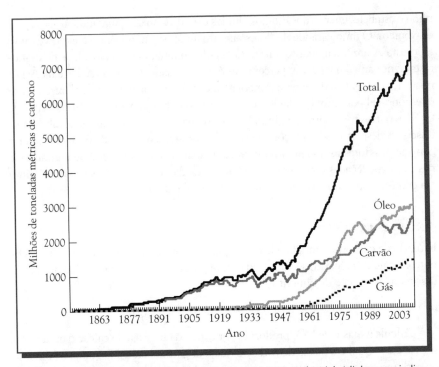

FIGURA 6-9 Emissões globais de CO_2 anuais desde a Revolução Industrial. A linha preta indica as emissões totais a partir de combustíveis fósseis e fabricação de cimento. As contribuições de sólidos (principalmente do carvão) estão ilustradas pela linha cinza; dos líquidos (principalmente de petróleo), pela linha verde; e dos gases (principalmente do gás natural), pela linha pontilhada.
[Fonte: U.S. Department of Energy Carbon Dioxide Information Analysis Center, disponível em: cdiac.ornl.gov/trends/emis/glo.htm]

a precipitação nos mesmos, na forma de carbonato de cálcio insolúvel. Contudo, as primeiras centenas de metros de profundidade da água do mar se misturam devagar com as águas profundas; assim, o dióxido de carbono que foi recentemente dissolvido na superfície da água requer centenas de anos para penetrar nas profundezas do oceano. Consequentemente, embora os oceanos irão, em última instância, dissolver a maioria do excesso de CO_2 atualmente no ar, a escala de tempo associada a este sumidouro permanente é muito longa, de centena de anos.

Pelo fato do processo envolvendo o intercâmbio do dióxido de carbono entre o ar e a biomassa e as águas superficiais oceânicas, e entre as águas superficiais e profundas ser complicado, não é possível citar um tempo de vida médio efetivo apenas para o gás no ar. Em vez disso devemos pensar nas emissões de CO_2 dos combustíveis fósseis como sendo rapidamente partilhados entre o ar, as águas superficiais dos oceanos e a biomassa, com um intercâmbio entre esses três compartimentos ocorrendo continuamente. Então, lentamente, ao longo de um período de muitas décadas e mesmo séculos, quase todo esse novo dióxido de carbono entrará finalmente no sumidouro final, o oceano profundo. De fato, a atmosfera se livra de quase metade de qualquer dióxido de carbono novo no decorrer de uma década ou duas, mas requer um período de tempo muito maior para dispor o restante. É comumente mencionado que leve de 50 a 200 anos para os níveis de dióxido de carbono ajustarem-se à sua nova concentração de equilíbrio, caso sua fonte aumente. Em resumo, o tempo de vida efetivo do CO_2 adicional na atmosfera deve ser considerado como sendo longo, da ordem de muitas décadas ou séculos, em vez de alguns anos necessários para ocorrer sua dissolução inicial na água do mar ou absorção pela biomassa.

O aporte e a retirada anuais de dióxido de carbono para e da nossa atmosfera, como no início dos anos 2000, estão resumidos na Figura 6-10. (Emissões e absorções por processos naturais estão em balanço global e não estão incluídos no diagrama.) A queima de combustíveis fósseis e a produção de cimento liberam 7,2 gigatoneladas (Gt – i.e., bilhões de toneladas, equivalente a petagramas, 10^{15} g) da componente carbono (somente) do CO_2 por ano para o ar, do qual 4,4 Gt (aproximadamente 60%) ainda não encontraram um sumidouro. A camada superior dos oceanos absorveu em torno de 22 Gt de carbono mas liberou 20 Gt, dando uma absorção líquida deste principal sumidouro de quase 2 Gt. O carbono emitido pelo corte e queima de florestas tropicais e outras mudanças no uso do solo somam aproximadamente 1 Gt menos que o absorvido pelo crescimento de florestas e conservação do solo. Uma vez que, em geral, mais da metade das emissões de CO_2 antropogênicas é rapidamente removida, estima-se que de curto a médio período de tempo o gás continue a se acumular na atmosfera.

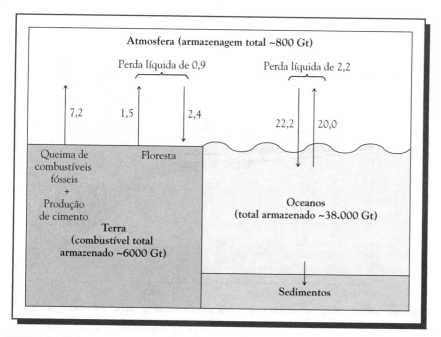

FIGURA 6-10 Fluxos anuais de CO_2 para e da atmosfera, em unidades de megatoneladas de carbono. A quantidade total estocada em vários locais está apresentada em negrito. Note que a troca ar/oceano inclui carbono natural e antropogênico. [Fonte: UNESCO SCOPE Policy Briefs 2006 #2. *The Global Carbon Cycle*.]

As variações anuais do CO_2 observadas para as várias fontes e sumidouros durante os últimos 150 anos estão resumidas na Figura 6-11. Observe a variação de ano a ano nas quantidades de gás absorvidas pelos oceanos e especialmente naquelas absorvidas pelo sumidouro em terra (biomassa). Embora a fração de novas emissões que permanece na atmosfera sofra variações substanciais, seu incremento médio está aumentando com o passar do tempo.

O aumento na velocidade de crescimento de certos tipos de árvores decorrente do aumento da concentração de dióxido de carbono no ar é chamado de **fertilização por CO_2**. Alguns cientistas suspeitam que a velocidade da fotossíntese é acelerada com o aumento dos níveis de CO_2 e da temperatura do ar, e que a formação de quantidades maiores de carbono fixado representam um importante sumidouro para esse gás. De fato, um aumento na biomassa das florestas temperadas do Hemisfério Norte é o mais provável sumidouro responsável pela perda de CO_2 atmosférico anual para o qual os cientistas foram incapazes de contabilizar a causa no passado. Esse aumento na atividade fotossintética tem sido confirmado pelos dados de satélite para a região entre 45°N e 70°N. Somente as florestas boreais (sempre verdes) do Hemisfério Norte armazenam atualmente quase 1 Gt de carbono dentro da biomassa em pé. A maior parte deste aumento na biomassa das florestas temperadas a altas latitudes ocorre no solo, especialmente como turfa. As liberações

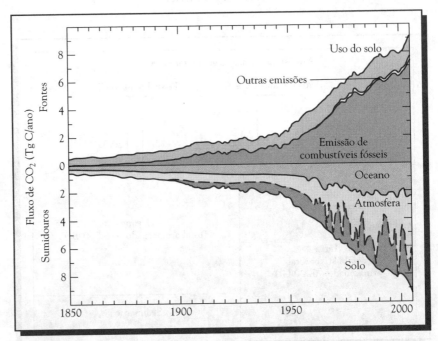

FIGURA 6-11 Fluxo anual de CO_2 antropogênico para e de várias fontes e sumidouros de 1850 a 2005. Note que a unidade teragramas (10^{12}) é equivalente à unidade megatonelada usada na Figura 6-10, visto que 1 megatonelada = 10^6 toneladas, 1 tonelada = 1000 kg e 1 kg = 1000 g).
[Fonte: M. Raupach (Global Carbon Project), *Carbon in the Earth System: Dynamics and Vulnerabilities* (Beijing, November, 2006).]

antropogênicas de CO_2 somam apenas 4% da enorme quantidade produzida pela natureza, assim, uma variação muito pequena na velocidade em que o carbono é absorvido como biomassa pode ter um grande efeito na quantidade de CO_2 residual que se acumula na atmosfera. Infelizmente, os cientistas ainda não entendem completamente o ciclo global do carbono. Como a Figura 6-8 indica, no entanto, não existem dúvidas de que a concentração de CO_2 atmosférico está aumentando.

PROBLEMA 6-6

(a) Considerando que a carga de dióxido de carbono (como CO_2) atmosférico cresce aproximadamente 4,7 Gt por ano, calcule o aumento em ppm de dióxido de carbono que isso acarreta. (b) Considerando que sua concentração total seja de 382 ppm em 2006, calcule a massa total de CO_2 que estava presente na atmosfera. Após converter seu resultado em massa de carbono, confira se ele concorda com o valor listado na Figura 6-10. Observe que a massa da atmosfera = $5,1 \times 10^{21}$ g; e que a massa molar média do ar = 29,0 g mol^{-1}. [*Sugestão: expresse as quantidades de CO_2 e de ar em mols, e lembre-se da definição da unidade de ppmv em mols.*]

 Química Verde: Dióxido de carbono supercrítico na produção de chips de computador

Neste exemplo de química verde, vemos como o CO_2 residual – que normalmente escaparia para a atmosfera – pode ser aproveitado como solvente. Veremos também como o uso do CO_2 como solvente paga dividendos adicionais tanto em termos de conservação da energia e recursos naturais quanto na redução de lixo.

Como a tecnologia permeia nosso planeta, a demanda por circuitos integrados (CI) e chips de computador aumenta drasticamente a cada ano. Chips de computador são usados em quase todos equipamentos eletrônicos imaginados, incluindo telefones, televisores, rádios, automóveis, caminhões, computadores, aviões, foguetes, bombas inteligentes, calculadoras e câmeras. Estima-se que a combinação de microcomputador pessoal, teclado, monitor e impressora tem uma massa de aproximadamente 25 kg e contém cerca de 9 g de silício e metal no CI, que compõem o coração de cada computador.

A fabricação dos computadores, outros equipamentos eletrônicos e chips envolve alta tecnologia, alto custo, alta habilidade e alta demanda por empregos. Empresas envolvidas nessas atividades são consideradas por muitos como indústrias "limpas", especialmente quando comparadas às indústrias automobilísticas e químicas. É um fato pouco conhecido, exceto para aqueles que trabalham no ramo ou estudam o processo de fabricação do chip, que essa fabricação gera mais lixo que qualquer outro processo envolvido na fabricação de computadores, e envolve muito energia intensiva! De alguma forma, a fabricação de circuitos integrados é ordens de magnitude mais geradora de lixo e poluente que a produção de automóveis. É estimado que a fabricação dos chips contidos em seu computador gere aproximadamente 196 kg de lixo (4500 vezes a massa média de um chip) e use cerca de 10.600 L de água. A razão entre a massa dos materiais (químicos e combustíveis fósseis) necessários para produzir um chip e a sua massa é de cerca de 630:1, enquanto a razão análoga para a produção de um automóvel é de aproximadamente 2:1. Consequentemente, existe um esforço para encontrar métodos que sejam menos intensivos em recursos e menos geradores de lixo para a produção do chip.

O processo de produção de 2 g de chip de computador possui muitas etapas e requer 72 g de substâncias químicas, 32 L de água (em sua maioria para enxágue), e 700 g de gases no processo. Para a produção e uso, considerando um tempo de vida de quatro anos, um chip de 2 g requer 1,6 kg de combustível fóssil. Uma fábrica típica de chip usa milhões de litros de água purificada por mês. Algumas dessas etapas estão destacadas na Figura 6-12. O processo começa com a limpeza mecânica e química da superfície de silício super puro, seguido pela deposição de dióxido de silício e, então, por um processo conhecido como fotolitografia. A fotolitografia define o formato e o padrão dos componentes individuais em um CI.

A fotolitografia começa com a deposição de um polímero fotorresistente, seguido pelo aquecimento e exposição à luz de áreas selecionadas do polímero. A luz provoca a reticulação do polímero, i.e., formação de ligações que unem as cadeias do polímero entre si em várias posições ao longo de cada cadeia (ver Figura 6-13). O chip é então revelado (um processo que remove o polímero fotorresistente das áreas não expostas) e calcinado; o SiO_2 é atacado e o polímero fotorresistente remanescente é removido, criando um padrão na superfície do chip. A remoção do

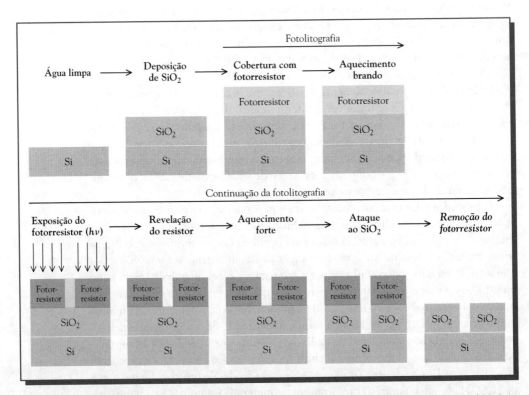

FIGURA 6-12 A fabricação de circuitos integrados. [Fonte: L. Rothman, G. Jacobson, and C. Taylor, "*Supercritical CO_2 Resist Remover-SCORR*," a proposal submitted to the Presidential Green Chemistry Challenge Awards Program, 2002.]

fotorresistor é obtida com uma grande quantidade de soluções aquosas de ácido forte (sulfúrico ou clorídrico) ou base, ou pelo uso de solventes orgânicos (halogenados ou policíclicos aromáticos). O chip é enxaguado várias vezes com grandes quantidades de água purificada e é seco com álcool. A remoção do fotorresistor demanda muitos produtos e energia e cria uma grande quantidade de efluentes. O processo de deposição em camadas, revelação e ataque é repetido várias vezes para cada chip.

Os cientistas do Los Alamos National Laboratory, no Novo México, e SC Liquids em Nashua, New Hampshire, nos Estados Unidos, receberam o prêmio Green Chemistry Challenge Award em 2002 pelo desenvolvimento de um novo processo para remoção do fotorresistor na fabricação de chips, conhecido como *SCORR* (remoção resistente de dióxido de carbono supercrítico). O processo emprega dióxido de carbono supercrítico (ver Quadro 6-2) como solvente para a remoção do fotorresistor (a etapa final da Figura 6-12). O uso do SCORR oferece vários benefícios ambientais em relação aos métodos tradicionais, entre eles:

- A etapa de enxágue não é mais necessária, eliminando a demanda por milhões de litros de água altamente purificada, pela energia necessária para produzir essa água e pelo efluente associado. Isto também reduz a quantidade de combustível fóssil necessária para produzir a água altamente purificada e a formação de dióxido de carbono que acompanha o processo.
- A demanda reduzida – ou até mesmo eliminada (assim como a produção de efluentes) – por compostos químicos perigosos e tóxicos, como ácidos ou bases fortes, ou ainda solventes orgânicos na etapa de remoção do fotorresistor. Isso também melhora a segurança dos trabalhadores.
- A necessidade do uso de álcool para secagem após a etapa de enxágue aquoso é eliminada.
- O dióxido de carbono é recuperado após cada uso e reúso.
- O único efluente produzido após a evaporação (e recuperação) do dióxido de carbono é o fotorresistor gasto, que não é regulamentado.

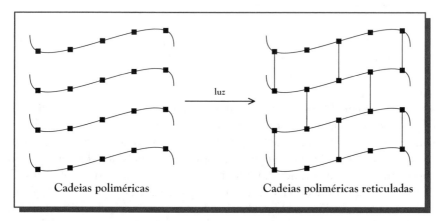

FIGURA 6-13 Reticulação de cadeias poliméricas.

| QUADRO 6-2 | Dióxido de carbono supercrítico |

O estado de **fluido supercrítico** de uma substância é produzido quando gases ou líquidos estão sujeitos a uma pressão muito alta e, em alguns casos, a temperaturas elevadas. Sob pressões e temperaturas acima ou no **ponto crítico**, fases separadas de gases e líquidos da substância não mais existem. Sob essas condições, existe somente o estado supercrítico, com propriedades que ficam entre as do gás e as do líquido. Para o dióxido de carbono, a pressão crítica é 72,9 atm e a temperatura crítica é somente 31,3°C, como ilustrado no diagrama de fases na Figura 1. Dependendo de quanto exatamente de pressão é exercido, as propriedades físicas do fluido supercrítico variam entre as do gás (baixas pressões) e as de um líquido (pressões elevadas); a variação da propriedade em função de P e T é particularmente precisa próximo ao ponto crítico. Assim a densidade do dióxido de carbono supercrítico varia em uma faixa considerável, dependendo de quanto de pressão (além de 73 atm) é aplicado a ele.

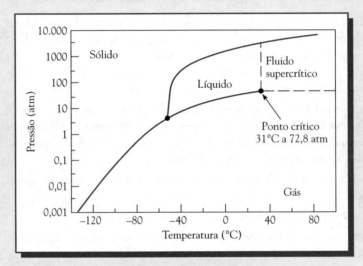

FIGURA 1 Diagrama de fases para o dióxido de carbono.

O dióxido de carbono utilizado nesse processo pode ser obtido como subproduto de outros processos (como indicado no Capítulo 1 quando abordado o uso de dióxido de carbono como um agente de sopro). Processos como a produção de amônia e a exploração de gás natural produzem grandes quantidades desse gás, que seria normalmente liberado para a atmosfera e somado à concentração de dióxido de carbono. Se pudermos capturar este subproduto "indesejado" e encontrar usos construtivos (e ambientalmente seguros) para o dióxido de carbono, então não só preveniremos sua liberação para a atmosfera, mas também reduziremos nossa dependência de fontes valiosas, minimizando a geração de outros poluentes. O SCORR, o emprego de dióxido de carbono como agente de sopro (Seção Química Verde, Capítulo 2), e o uso de dióxido de carbono como solvente para vários propósitos de limpeza (Seção Química Verde, Capítulo 3) são todos exemplos disso. Em geral, os químicos procuram caminhos para encontrar usos benéficos para subprodutos de outros processos e reações que normalmente seriam considerados efluentes e aumentariam a carga ambiental sobre o planeta. O uso do dióxido de carbono como agente de sopro e como solvente para limpeza e remoção de fotorresistores representa três exemplos significativos desse paradigma.

O emprego do processo SCORR representa várias outras vantagens. Como a arquitetura do chip de computador se torna cada vez menor, a água (em função de sua tensão superficial) não será mais capaz de penetrar nesses pequenos espaços. Fluidos supercríticos possuem baixa viscosidade, baixa tensão superficial e alta difusividade. Por causa dessas propriedades, eles são ideais para limpar superfícies ásperas e irregulares com pequenas aberturas. O dióxido de carbono supercrítico oferece uma resposta para os problemas de limpeza associados às pequenas proporções dos chips de última geração. Outras vantagens do processo SCORR incluem o fato que (1) o tempo de limpeza é diminuído pela metade; (2) a eliminação da etapa de enxágue permite maior produção (mais chips em menor tempo) e (3) o dióxido de carbono é mais barato que os solventes convencionais.

Vapor de água: Sua absorção infravermelha e o papel na realimentação

Moléculas de água, sempre abundantes no ar, absorvem luz IV térmica por meio da vibração da deformação angular H—O—H; o pico de absorção no espectro para essa absorção ocorre a aproximadamente 6,3 μm. Como consequência, quase toda a pequena quantidade de luz IV liberada na região entre 5,5 e 7,5 μm é interceptada pelo vapor de água (ver Figura 6-7). (As vibrações de estiramento simétrica e assimétrica para a água ocorrem próximo a 2,7 μm, fora da região IV. O estiramento simétrico em uma molécula simétrica mas não linear, como a H_2O, absorve IV). A absorção de luz que leva a um aumento na energia rotacional das moléculas de água, sem nenhuma mudança na energia vibracional, remove a luz infravermelha de 18 μm e comprimentos de ondas maiores. De fato, a água é o mais importante gás estufa na atmosfera da Terra, dado que ela produz mais aquecimento estufa que qualquer outro gás, embora em termos de uma molécula, seja um absorvedor menos eficiente de IV que o CO_2.

Embora atividades humanas como a queima de combustíveis fósseis gere água como produto, a concentração de vapor de água no ar é determinada principalmente pela temperatura e por outros aspectos climáticos. Virtualmente toda a água na atmosfera vem da evaporação da água líquida ou sólida na superfície da Terra e em nuvens. A velocidade com que a água evapora e a quantidade máxima de vapor de água que uma massa de ar pode sustentar aumentam rapidamente com o aumento da temperatura. De fato, o equilíbrio da pressão de vapor da água líquida aumenta exponencialmente com a temperatura. O aumento na temperatura que é causado pelo incremento da concentração de outros gases estufa, e por outros fatores do aquecimento global, aquece a água superficial e o gelo, causando assim mais evaporação. De fato, a quantidade média de vapor de água na atmosfera tem aumentado desde, pelo menos, a década de 1980.

O consequente aumento na concentração de vapor de água a partir do aquecimento global, decorrente do aumento de CO_2, etc. produz uma quantidade *adicional* de aquecimento global por causa do $H_2O(g)$, que é comparável em magnitude à quantidade original devido a outros gases estufa, porque o vapor de água é um gás estufa! Esse comportamento da água é um exemplo do fenômeno geral chamado de **realimentação positiva**: *a ocorrência de um fenômeno produz um resultado que por sua vez amplia ainda mais o resultado*. A realimentação é uma reação às mudanças; com uma realimentação positiva, a reação acelera o ritmo de mudanças futuras. Por outro lado, um sistema no qual o resultado reduz o nível subsequente do resultado, possui uma **realimentação negativa**. Um exemplo de realimentação negativa no cotidiano é a tentativa de um comerciante de aumentar seus lucros aumentando os preços. O aumento do preço frequentemente resulta na diminuição da demanda para o item em questão e o aumento no lucro é menor que o previsto. (Não está implícito aqui um julgamento de valor considerando desejável ou não nos termos *positivo* e *negativo*; trata-se apenas do aumento ou decréscimo no ritmo das mudanças.)

Como se trata de um efeito indireto do aumento dos níveis de outros gases, e como não está sob nosso controle, o incremento no aquecimento decorrente da água é usualmente desconsiderado na questão dos efeitos diretos de outros gases no aquecimento. Consequentemente, a água geralmente não está listada de forma explícita com os gases cujo aumento nas concentrações está aumentando o efeito estufa.

Água na forma de gotículas líquidas também absorve IV térmico. No entanto, as nuvens também refletem parte da luz solar, tanto UV quanto visível, de volta para o espaço. Ainda não está claro se a cobertura de nuvens adicional produzida pelo aumento do conteúdo de água na atmosfera terá uma contribuição líquida positiva ou negativa para o aquecimento global. A cobertura de nuvens em regiões tropicais é conhecida por ter um efeito global zero na temperatura, mas aquelas nas latitudes norte produzem um efeito líquido refrescante visto que a sua habilidade de refletir a luz solar ultrapassa a habilidade de absorver IV. Assim, se o aumento na temperatura do ar produz mais deste último tipo de nuvens, o aumento do aquecimento global pelo efeito estufa seria descartado. Contudo, ninguém está seguro que uma adicional cobertura de nuvens no Hemisfério Norte irá ocorrer na mesma latitude e agir da mesma forma como as nuvens atuais. De modo geral, o efeito líquido das nuvens no aquecimento global ainda está sujeito a algumas incertezas.

A janela atmosférica

Como resultado da absorção de luz IV de outros comprimentos de onda, principalmente pelo dióxido de carbono, metano e água, é essencialmente a luz infravermelha de 8 a 13 μm que escapa eficientemente da atmosfera (ver Figura 6-7). Como a luz nesses comprimentos de onda passa sem qualquer impedimento, esta porção do espectro é chamada de **janela atmosférica**.

A injeção para a atmosfera, mesmo de quantidades traço, de gases que possam absorver luz IV térmica levará a um aquecimento global adicional, i.e., um incremento do efeito estufa. Particularmente sérios são os gases poluentes que absorvem IV térmico na atmosfera na região da janela, visto que a absorção pelo H_2O e CO_2 em outras regiões já é tão grande que restam poucas das radiações que os gases traço possam absorver. Em particular, a fração de luz absorvida por um gás ao passar pela atmosfera está logaritmicamente relacionada à sua concentração, C (lei de Beer-Lambert). Assim, o aquecimento global adicional produzido pelo dióxido de carbono está logaritmicamente relacionado com o aumento na sua concentração. No entanto, em virtude de as funções logarítmicas serem quase lineares próximo a C = 0, o aquecimento produzido por gases traço é linearmente proporcional ao seu aumento da concentração (ver Problema Adicional 5).

Considerando qual poluente em potencial irá contribuir para o aquecimento global, lembre-se que podemos deixar de lado os átomos livres e as moléculas diatômicas homonucleares, pois eles não podem absorver luz IV. As moléculas diatômicas heteronucleares como o CO e NO também não causam preocupação direta, visto que suas únicas vibrações – estiramento de ligação – têm uma frequência que está fora da região do IV térmico. Em geral, no entanto, a maioria dos gases de tempo de vida longos consistindo de moléculas com três ou mais átomos são preocupantes, uma vez que elas possuem muitas vibrações que absorvem IV, uma ou mais das quais usualmente caem na região do infravermelho térmico. Os gases traço de efeito estufa que são importantes, i.e., aqueles cujas concentrações são pequenas em termos absolutos, mas cuja habilidade, mesmo nesses níveis, em aquecer o ar é substancial, são detalhados a seguir. Também se apresenta uma discussão sobre seus tempos de vida na atmosfera.

Tempo de residência atmosférico

A extensão na qual uma substância se acumula em algum compartimento do meio ambiente, tal como na atmosfera, depende da velocidade, R, na qual é recebido a partir de fontes e dos mecanismos pelos quais é eliminado, i.e., seu sumidouro. Comumente, a velocidade de eliminação via o sumidouro é diretamente proporcional à concentração, C, da substância no organismo ou no compartimento ambiental. Em química, isso é conhecido como uma relação de *primeira ordem*, visto que o poder na qual a variável independente é aumentada é unitário. Se a constante de velocidade do processo de eliminação é definida como k, a velocidade de eliminação é kC:

$$\text{velocidade de introdução} = R$$

$$\text{velocidade de eliminação} = kC$$

Em alguns casos, como no sumidouro atmosférico do metano, reações envolvendo uma segunda substância estão envolvidas, e k é incorporado na concentração de estado estacionário desta outra substância.

Se nenhuma das substâncias está presente inicialmente, ou seja, se $C_0 = 0$, então inicialmente a velocidade de eliminação deve ser zero. A concentração irá aumentar somente em função da sua introdução ou ingestão, como ilustrado perto da origem na Figura 4-13. No entanto, como C aumenta, a velocidade de eliminação cresce e aumenta, por ser proporcional a C; por fim, iguala-se com a velocidade de introdução, se R é uma constante. Uma vez que essa igualdade é atingida, C

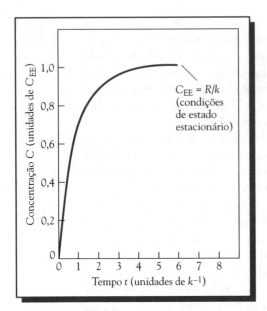

FIGURA 6-14 Aumento na concentração com o tempo alcançando finalmente o valor do estado estacionário, C_{EE}.

não varia mais; está em estado estacionário, o qual, como vimos no Capítulo 1, é definido como o estado onde $dC/dt = 0$. Como nessas condições de estado estacionário

velocidade de eliminação ou perda
= velocidade de introdução

$$kC = R$$

Segue-se que o valor do estado estacionário para a concentração, C_{EE}, é

$$C_{EE} = R/k$$

Frequentemente a velocidade de eliminação ou perda de uma substância é discutida em termos de **período de tempo de meia-vida**, $t_{½}$, o tempo necessário para que metade dela degrade sob a condição de que toda nova introdução tenha cessado. Sob essa última condição, sabemos que

$$dC/dt = -kC$$

Colocando do lado esquerdo da equação todos os termos que envolvem C e colocando do lado direito a dependência com o tempo, temos

$$dC/C = -kdt$$

Se integrarmos os dois lados da equação podemos saber como C varia com o tempo:

$$\int dC/C = -k \int dt$$

Integrando, obtemos

$$\ln C = -kt + \text{constante}$$

Assim vemos que o logaritmo da concentração da substância irá diminuir com o tempo. No tempo $t = 0$, temos $\ln C = $ a uma constante, vemos então que a constante (integração) é igual ao logaritmo da concentração inicial, C_0, a concentração em $t = 0$. Então

$$\ln C - \ln C_0 = -kt$$

Pela propriedade logarítmica de que $\log x - \log y = \log(x/y)$, obtemos a equação mais simples

$$\ln(C/C_0) = -kt$$

ou, na forma exponencial,

$$(C/C_0) = e^{-kt}$$

É conveniente discutir a velocidade de diminuição de uma substância em termos de seu tempo de meia-vida. Substituindo $C = 0{,}5C_0$ na equação logarítmica temos

$$\ln(0{,}5C_0/C_0) = -kt_{1/2}$$

Mas $\ln(0{,}5) = -0{,}693$, assim obtemos

$$t_{1/2} = 0{,}693/k$$

Podemos usar esse último resultado para aproveitar e substituir k na equação para a concentração no estado estacionário que uma substância alcança quando está sendo criada e destruída:

$$C_{EE} = R/k$$

Obtemos

$$C_{EE} = R\, t_{0{,}5}/0{,}693 \quad \text{ou} \quad C_{EE} = 1{,}44R\, t_{0{,}5}$$

Claramente, *quanto maior o tempo de meia-vida de uma substância no processo de eliminação, maior acúmulo no nível de estado estacionário* será atingido. As variações de concentrações com o tempo e a velocidade dos sistemas desse tipo, ilustrados na Figura 4-13, são para o caso específico onde R e k (e a partir disso C) são expressas em unidades de C_{EE} e o tempo t é expresso em unidades de k.

Todo gás atmosférico que está presente no estado estacionário, ou próximo a ele, possui seu próprio e característico **tempo de residência**, $t_{médio}$, que é igual a quantidade média de tempo que uma de suas moléculas existe no ar, antes de ser removida de uma ou outra forma. O *tempo de vida médio* ou o tempo de residência, $t_{médio}$, de uma substância é igual matematicamente ao tempo necessário para que a sua concentração global caia $1/e$ vezes o valor inicial, onde e é a base natural logarítmica. Como no tempo $C = C_0/e$, então

$$\ln\left(\frac{C_0/e}{C_0}\right) = -kt_{médio}$$

Mas $\ln(1/e) = -1$, então

$$t_{médio} = 1/k$$

Substituindo k nesta expressão por C_{EE} temos $C_{EE} = R/t_{médio}$. Algumas vezes essa expressão é mais útil na forma

$$t_{médio} = C_{EE}/R$$

já que informa o tempo de vida de uma substância, caso se conheça a concentração no estado estacionário e a velocidade de aporte no meio ambiente.

Para se avaliar o impacto de qualquer substância no aumento do efeito estufa, é necessário saber por quanto tempo se espera que a substância permaneça na atmosfera, visto que quanto maior seu tempo de vida atmosférico, maior será seu efeito total. Assim, por exemplo, se a concentração de um gás atmosférico no estado estacionário é 6,0 ppm, e se sua velocidade global de aporte, como determinado dividindo a quantidade introduzida anualmente pelo volume da atmosfera, é 2,0 ppm/ano, então de acordo com a equação anterior, seu tempo de vida médio é 6,0 ppm/2,0 ppm/ano, ou 3 anos.

Os tempos de residência dos gases estufa como o óxido nitroso e os CFCs são todos de muitas décadas, assim a influência das recentes emissões desses irá se estender por muito tempo. Em contraste, o metano possui um tempo de residência de somente cerca de uma década.

As análises anteriores são aplicáveis somente para substâncias que possuam um processo de sumidouro de primeira ordem. Assim, não se aplica ao dióxido de carbono, por exemplo, esse gás possui inúmeros sumidouros diferentes (dissolução nos oceanos, absorção por plantas, etc.) e fontes.

PROBLEMA 6-7

Se o tempo de residência médio no estado estacionário de um gás traço atmosférico é 50 anos e sua velocidade de introdução é $2,0 \times 10^6$ kg/ano, qual é a quantidade total dele na atmosfera?

PROBLEMA 6-8

A concentração no estado estacionário de um gás atmosférico de massa molar 42 g mol^{-1} é 7,0 μg g^{-1} de ar e seu tempo de residência é 14 anos. Qual é a emissão total anual do gás para a atmosfera como um todo? Ver Problema 6-6 para dados adicionais.

Outros gases estufa

Metano: Absorção e sumidouros

Depois do dióxido de carbono e da água, o **metano**, CH_4, é o gás estufa mais importante. Uma molécula de metano contém quatro ligações C—H. Embora as vibrações de estiramento da ligação C—H ocorra bem fora da região IV térmica, as vibrações de deformação angular HCH absorvem em 7,7 μm, próximo do limite da janela do IV térmico; consequentemente, o metano atmosférico absorve IV nesta região.

Em comparação com o longo tempo de vida de um século do dióxido de carbono emitido, as moléculas de metano no ar possuem um tempo de vida de somente cerca de uma década. Como discutido nos Capítulos 3 e 5, o sumidouro predominante para o metano atmosférico, que é responsável por cerca de 90% de sua remoção do ar, é sua reação com as moléculas de **radical hidroxila**, OH, o gás mais reativo presente no ar em concentrações muito baixas:

$$CH_4 + OH \longrightarrow CH_3 + H_2O$$

Essa reação é a primeira etapa de uma sequência que transforma metano em CO e então em CO_2 (ver Capítulo 5 para detalhes).

$$CH_4 \longrightarrow \longrightarrow CH_2O \longrightarrow \longrightarrow CO \longrightarrow \longrightarrow CO_2$$

A perda anual de metano por essa reação é aproximadamente 507 Tg (onde 1 Tg, ou teragrama, é 10^{12} – 1 milhão de toneladas métricas) e o sumidouro líquido de todas as fontes chega a cerca de 577 Tg/ano.

Os outros dois sumidouros para o gás metano são a sua reação com o solo e sua perda para a estratosfera, para a qual uma pequena porcentagem da emissão é liberada. O metano reage com OH, com cloro ou bromo atômico, ou, ainda, com oxigênio atômico excitado; a reação com esse último produz radical hidroxila e finalmente moléculas de água:

$$O^* + CH_4 \longrightarrow OH + CH_3$$
$$OH + CH_4 \longrightarrow H_2O + CH_3$$

O vapor de água estratosférico age como um gás estufa importante. Cerca de um quarto do aquecimento global total causado pelas emissões de metano não é direto, ou seja, decorre desse efeito na estratosfera, onde a quantidade de água na região tem aumentado. Por causa da diminuição nos níveis de ozônio e do aumento nas concentrações de dióxido de carbono, a estratosfera tem sofrido um resfriamento nas últimas décadas; o aumento no vapor de água tem reduzido a quantidade desse resfriamento, o que tem contribuído para o aquecimento da atmosfera como um todo.

Por molécula, o aumento da quantidade de metano no ar causa um efeito de aquecimento muito maior que o incremento de dióxido de carbono, uma vez que é muito mais provável que cada molécula de CH_4 absorva fóton IV térmico que passa através dela em vez de uma molécula de CO_2. No entanto, o efeito do metano está restrito à primeira ou segunda década após sua emissão, porque é altamente provável que ele seja oxidado durante esse período. Quando se considera o período de um século após sua emissão, um quilograma de metano é ainda 23 vezes mais efetivo em aumentar a temperatura do ar que a mesma massa de dióxido de carbono; a razão é cerca de três vezes o valor sobre os primeiros 20 anos. No entanto, como o CO_2 possui um tempo de vida muito maior na atmosfera e sua concentração tem aumentado 80 vezes mais, o metano tem tido uma menor importância no aquecimento da atmosfera. Até o momento, estima-se que o metano tenha produzido perto de um terço do aquecimento global causado pelo dióxido de carbono.

Metano: Fontes de emissão

Cerca de 70% das atuais emissões de metano são de origem antropogênica. A maneira pela qual as *emissões* de metano aumentaram no século passado é ilustrada pela linha negra na Figura 6-15. Como no caso do dióxido de carbono, as taxas pós II Guerra Mundial aumentaram anualmente muito mais rápido que anterior-

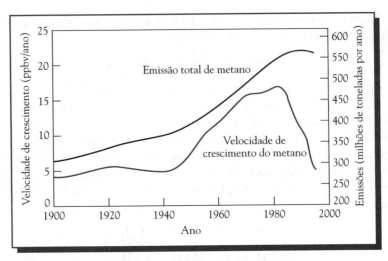

FIGURA 6-15 Mudanças ao longo do século XX na emissão anual (linha negra) e no crescimento anual da concentração atmosférica (linha verde) do metano. [Fonte: "Global Methane Rise Slows," *Atmosphere* (CSIRO Newsletter) (April 1999).]

mente. Nos últimos 20 anos, no entanto, a taxa de emissão para o metano tem-se nivelado (Figura 6-15).

A maior parte do metano produzido pela degradação das plantas resulta de processos de **decomposição anaeróbia**, que é a decomposição de matéria viva na ausência de ar, i.e., sob condições de ausência de oxigênio. Esses processos convertem a celulose em metano e dióxido de carbono.

$$2\ CH_2O \longrightarrow CH_4 + CO_2$$

A decomposição anaeróbia ocorre em grande escala onde a decomposição de plantas tem lugar em locais alagados, por exemplo, em pântanos e brejos, e terrenos de cultivo de arroz. Em realidade, os nomes originais para o metano eram *gás do pântano* e *gás do brejo*. Terras alagadas são a maior fonte *natural* de emissões de metano, embora as emissões a partir dessa fonte tenham diminuído de forma drástica durante o século passado, com a seca das terras alagadas. Um grande aumento na produção de arroz no mesmo período teria presumidamente levado ao correspondente aumento nas emissões de metano a partir dessa fonte.

A expansão de terrenos alagados que ocorre pelo alagamento deliberado de terras para a construção de mais usinas hidrelétricas soma-se às emissões naturais totais desse gás. Reservatórios profundos e pequenos produzem e emitem muito menos metano que aqueles mais rasos que contêm um grande volume de biomassa alagada, como os localizados na Amazônia Brasileira, especialmente se as árvores não são removidas. De fato, os efeitos combinados do metano e do dióxido de carbono no aquecimento global produzido por um reservatório grande e raso criado para gerar energia hidrelétrica pode, por muitos anos, ultrapassar o efeito do dióxido de carbono que seria emitido por uma usina de carvão utilizada para gerar a mesma quantidade de energia elétrica! As usinas hidrelétricas não são formas de produção de energia de emissão zero se terrenos precisam ser alagados para a sua criação.

A decomposição anaeróbia da matéria orgânica no lixo em aterros sanitários é outra importante fonte de metano para o ar. Restos de comida presentes nos aterros produzem uma grande quantidade de metano. Em algumas comunidades, o metano dos aterros é coletado e queimado para gerar calor, em vez de permitir que escape para o ar. Embora a combustão do metano produza um número igual de moléculas de dióxido de carbono, já que o efeito *por molécula* do CO_2 é muito menor que do CH_4, o efeito estufa líquido da emissão é, dessa forma, grandemente reduzido em relação à quantidade de CO_2 absorvida do ar quando as plantas estão crescendo.

Animais ruminantes – incluindo gado bovino, ovelhas e certos animais selvagens – produzem grandes quantidades de metano como subproduto em seus estômagos, onde digerem a celulose de seus alimentos. Os animais emitem o metano para o ar por meio do arroto ou da flatulência. A diminuição na população de alguns animais selvagens que emitem metano (por exemplo, búfalos) nos últimos séculos é ultrapassada pelo grande aumento na população de gado bovino e ovino. O resultado líquido tem sido um grande aumento nas emissões de metano por fontes animais.

Em 2006, pesquisadores publicaram que plantas, especialmente aquelas que crescem em áreas tropicais, emitem metano para o ar como parte de seu metabolismo aeróbio, não somente pela ação das bactérias nos ambientes anaeróbios. A velocidade de emissão do metano aumenta rapidamente com a temperatura do ar, aproximadamente dobrando para um aumento de $10°$. Se o metano aeróbio liberado pelas plantas de fato ocorre, parte do decréscimo na velocidade de emissão global do metano observado na década de 1990 pode ter ocorrido por causa do extensivo desmatamento de florestas tropicais durante esse período, o que teria diminuído muito a quantidade de metano emitida pelas plantas. De forma irônica, as florestas tropicais desmatadas para a criação de gado podem ter produzido tanto metano quanto os ruminantes que hoje são criados nestas terras! No entanto, pesquisas de outros cientistas publicadas em 2007 falharam em confirmar que o metano é produzido aerobicamente e emitido pelas plantas vivas.

O metano é liberado para o ar quando há um vazamento nos dutos de gás natural, quando o CH_4 preso no carvão é liberado durante a mineração do carvão e quando os gases dissolvidos no óleo cru são liberados – ou queimados de forma incompleta – para o ar quando o óleo está sendo coletado ou refinado. As emissões a partir dessas fontes têm se nivelado na última década. A técnica pela qual os cientistas determinam o componente do metano em fontes de combustíveis fósseis é discutida no Quadro 6-3.

Em resumo, existem seis diferentes fontes significativas de metano atmosférico, das quais as áreas alagadas naturais têm a maior contribuição (~25%). A importância atual relativa das cinco fontes antropogênicas majoritárias de metano atmosférico é:

produção de energia/distribuição ~ criação de gado ruminante > plantação de arroz ~ queima de biomassa ~ aterro sanitário

> **QUADRO 6-3** — Determinação de emissões a partir de fontes de metano de "carbono antigo"
>
> A abundância relativa de isótopos de carbono no dióxido de carbono atmosférico pode ser usada para ajudar a deduzir sua origem pela seguinte lógica. O carbono em toda matéria viva contém uma pequena e constante fração de um isótopo radioativo, carbono-14 (^{14}C), absorvido via ciclo do carbono quando a fotossíntese captura o CO_2 atmosférico e os animais, por sua vez, se alimentam de matéria vegetal. Esse fato serve de base para os métodos de datação usados por arqueólogos e antropólogos: quando um organismo morre, seu conteúdo de ^{14}C diminui a uma taxa de primeira ordem conhecida, que torna calculável a data de sua morte. (As hipóteses que justificam estes métodos são que o carbono biótico e o carbono atmosférico no CO_2 estão balanceados – em equilíbrio um com o outro – e que o nível de ^{14}C atmosférico é constante. Os princípios do decaimento radioativo são discutidos no Capítulo 9.)
>
> No entanto, no caso do metano atmosférico, a fração média de ^{14}C é menor que o valor encontrado no tecido vivo. Isso indica que uma fração significativa do CH_4 que escapa para o ar deve ser de "carbono antigo" que foi aprisionado na terra por tanto tempo que seu conteúdo de ^{14}C diminuiu a quase zero como resultado do decaimento radioativo ao longo dos anos. A maioria do metano contendo carbono antigo é liberado para o ar como subproduto de mineração, processamento e distribuição de combustíveis fósseis. O metano aprisionado no carvão é liberado para a atmosfera durante a mineração, como o metano no óleo é liberado quando bombeado da terra. A transmissão de gás natural, que é quase inteiramente metano, envolve perdas para o ar por causa de vazamentos nos dutos e é a maior fonte de carbono antigo. Medidas dos níveis de metano no ar de várias cidades indicam que grande parte da perda pelos dutos, no passado, ocorreu no leste europeu. Finalmente, existe provavelmente uma pequena contribuição da fonte de carbono antigo do metano estocado no permafrost* em latitudes situadas ao norte; o metano foi formado pelo decaimento de plantas que viveram ali há vários milhares de anos, quando o clima polar era mais quente do que é hoje.

Acredita-se que atualmente, o sumidouro global para o metano é maior que suas fontes em aproximadamente 47 Tg/ano, produzindo um pequeno decréscimo geral na concentração de metano na atmosfera.

Metano: Tendência na concentração e possíveis aumentos futuros

Historicamente (i.e., antes de 1750), a concentração de metano no ar era aproximadamente constante em cerca de 0,75 ppmv, i.e., 750 ppbv. Desde o tempo pré-industrial sua concentração mais que dobrou, para 1,77 ppmv; quase todo esse aumento ocorreu no século XX porque a emissão cresceu rapidamente, especialmente no período entre 1950-1980 (ver Figura 6-15). No começo dos anos

---

* N. de R. T.: Solo formado por terra, rochas e gelo que permanece congelado em toda a faixa do Ártico, por exemplo. A maior parte desse tipo de solo permanece congelada há milhares de anos, absorvendo carbono e armazenando-o como matéria orgânica.

90, no entanto, a taxa de aumento da concentração diminuiu pela metade em comparação a dos anos 80, e desde então tem diminuído a zero em alguns anos (ver Figura 6-16b). Assim, a concentração de metano no ar atualmente tem sido quase constante (Figura 6-16a). Presume-se que o aumento no nível de concentração de CH_4 que ocorreu desde a época pré-industrial é consequência de atividades humanas, como o aumento da produção de alimentos, uso e produção de combustíveis fósseis.

Não se sabe com certeza por que a taxa de crescimento da concentração de metano diminuiu recentemente. Visto que a taxa de variação na concentração é proporcional à diferença entre a taxa de mudança na velocidade de emissão e a taxa de mudança na velocidade de destruição, alterações em qualquer uma ou em ambas as velocidades podem ser responsáveis; nenhuma delas pode ser diretamente medida com exatidão. Tubulações de gás natural carregam aproximadamente 90% de metano, cerca de 1,5% dos quais é perdido para a atmosfera. Parte do declínio na velocidade de emissão do metano para o ar era provavelmente devido à grande diminuição das emissões a partir das tubulações na antiga União Soviética, que há poucas décadas perdia muito mais gás do que hoje. No entanto,

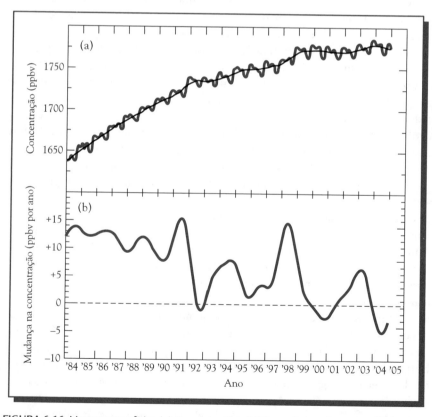

FIGURA 6-16 Metano atmosférico (a) Concentração e (b) flutuação anual na concentração nas recentes décadas. [Fonte: NOAA.]

o aumento no uso de combustíveis fósseis no norte da Ásia provavelmente tem substituído hoje algumas dessas emissões. A perda de terras alagadas provocada pelo aquecimento global tem resultado em um decréscimo nas emissões de metano a partir dessa fonte natural nas décadas recentes. Alguns cientistas especulam que a diminuição, no início da década de 90, está relacionada com a diminuição da temperatura do ar associada com a erupção do Monte Pinatubo. A taxa de oxidação do CH_4 pelo OH também aumentaria caso a concentração global de radical hidroxila aumentasse.

PROBLEMA 6-9

A concentração de metano atmosférico era 1,77 ppmv, e a constante de velocidade para reação entre CH_4 e OH é $3,6 \times 10^{-15}$ cm^3 molécula^{-1} s^{-1}. Calcule a velocidade, em Tg por ano, de destruição do metano pela reação com o radical hidroxila, cuja concentração é $8,7 \times 10^5$ moléculas cm^{-3}. Veja o Problema 6-6 para dados adicionais.

Alguns cientistas especulam que a velocidade de liberação do metano no ar possa crescer no futuro como *consequência* do aumento da temperatura decorrente do acréscimo do efeito estufa. Por exemplo, altas temperaturas podem acelerar o decaimento anaeróbio da biomassa de matéria à base de plantas, como ocorre em um aterro comum. Além disso, uma liberação adicional de metano causaria por si só um aumento maior na temperatura. Este é outro exemplo de realimentação positiva.

O metano liberado da degradação da biomassa dos pântanos e das tundras no Canadá, na Rússia e na Escandinávia também pode aumentar com o aumento da temperatura do ar e também se constitui em uma realimentação positiva. Contudo, a velocidade de decaimento da biomassa e, por isso, da produção de CH_4, também depende da umidade do solo e, portanto, da chuva, que provavelmente será afetada pelas mudanças climáticas com direções incertas. Desta forma, a rede de realimentação a partir dessa fonte pode ser positiva ou negativa.

Existe atualmente muito metano imobilizado em permafrost em regiões mais ao norte; esse metano foi produzido pela degradação de plantas durante os períodos mais quentes na região, mas ficou aprisionado por causa da glaciação com as temperaturas se tornando cada vez mais baixas no início da última era glacial. O derretimento do permafrost atribuído ao aquecimento global pode liberar grandes quantidades desse metano. O degelo também permitiria a decomposição da matéria orgânica atualmente presa no permafrost, com a consequente liberação de mais metano.

Além disso, existem quantidades monumentais de metano presas no fundo dos oceanos e plataformas continentais na forma de *metano hidratado*. Essa substância tem a fórmula aproximada $CH_4 \cdot 6\ H_2O$ e é um exemplo de um **composto clatrato**, i.e., uma estrutura bastante notável que se forma quando pequenas moléculas ocupam espaços vazios (buracos) em uma rede de estrutura poliédrica formada por outras moléculas. Neste caso, o metano está *engaiolado* em um látice de uma estrutura 3-D formada pelas moléculas de água. O ponto de fusão da estrutura é +18°C, de alguma forma mais elevado que aquele do gelo puro. Os clatratos se formam sob condições de alta pressão e baixa temperatura, tais como as encontradas em águas frias e sob os sedimentos oceânicos. O metano foi produzido durante milhares de anos pelas bactérias que facilitam a decomposição anaeróbia da matéria orgânica nos sedimentos.

Caso o aquecimento da água do mar decorrente do efeito estufa penetre até o fundo dos oceanos, os compostos clatratos poderiam se decompor e liberar seu metano, bem como os reservatórios de metano puro atualmente aprisionados abaixo deles, para o ar. O metano preso mais abaixo do permafrost nas áreas ao norte e áreas costeiras no Ártico também existe na forma de clatratos e seria liberado caso o Ártico se aqueça suficientemente. As medições realizadas até o momento não indicam qualquer emissão significativa a partir dessas fontes. Alguns cientistas sugerem que o CH_4 liberado a partir dos clatratos poderia ser oxidado a CO_2 antes de atingir o ar, assim reduzindo em muito o potencial de aquecimento global.

Embora as incertezas relacionadas à realimentação do metano sejam grandes, as controvérsias são ainda maiores que para qualquer outro gás. Poucos cientistas acreditam que vários mecanismos de realimentação positiva no clima, incluindo aqueles envolvendo o metano, poderiam possivelmente se combinar para iniciar um aquecimento desenfreado do globo. Esse é considerado o pior cenário, sendo chamado de *efeito estufa galopante*. Tal mudança climática ameaçaria toda a vida na Terra, à medida que a temperatura aumentaria significativamente, as correntes oceânicas se deslocariam e os padrões das chuvas seriam bem diferentes daquilo que conhecemos hoje. A possibilidade de que a corrente oceânica do Atlântico Norte, que transporta água quente do sul e assim aquece a Europa, pode entrar em colapso por causa do rápido aquecimento global – induzido pelo rápido aumento no metano e dióxido de carbono – é uma das previsões mais dramáticas sobre possíveis consequências da intensificação do efeito estufa.

PROBLEMA 6-10

Calcule a massa de gás metano presa em cada quilograma de metano hidratado.

Óxido nitroso

Outro significativo gás estufa traço é o **óxido nitroso**, N_2O, também conhecido como "gás hilariante", cuja estrutura molecular é NNO em vez da estrutura mais simétrica NON. Sua vibração de deformação absorve luz IV na banda de 8,6 μm, i.e., dentro da região da janela, e além disso, sua vibração de estiramento de ligação está centrada a 7,8 μm, no ombro da janela e no mesmo comprimento de onda que uma das absorções do metano. Por molécula, o N_2O é 296 vezes mais efetivo que o CO_2 em causar um aumento imediato no aquecimento global. Do mesmo modo que o metano, a concentração atmosférica do óxido nitroso foi constante até cerca de 300 anos atrás, embora o nível tenha aumentado somente 16%, de 275 ppbv (pré-industrial), para 320 ppbv. A taxa de crescimento anual nos anos 80 era de aproximadamente 0,25% mas caiu significativamente no início da década de 90 por razões ainda incertas. O incremento nas quantidades de óxido nitroso que tem se acumulado no ar desde os tempos pré-industriais tem produzido cerca de um terço da quantidade adicional de aquecimento que o metano tem induzido.

Menos de 40% das emissões atuais de óxido nitroso são de fontes antropogênicas. Nos anos 90 descobriu-se que o processo tradicional de síntese do *ácido adípico* (uma matéria-prima na preparação do nylon), usando *ácido nítrico*, HNO_3, resulta na formação e liberação de grandes quantidades de óxido nitroso. Desde então, os produtores de nylon instituíram um plano para acabar com a emissão de N_2O.

A maior parte do suprimento natural do gás óxido nitroso vem da liberação a partir dos oceanos, e a maioria do restante vem de processos que ocorrem nos solos das regiões tropicais. O gás é um subproduto do processo de desnitrificação biológica em ambientes aeróbios (ricos em oxigênio) e no processo biológico de nitrificação em ambiente anaeróbio (pobre em oxigênio); a química de ambos os processos está ilustrada na Figura 6-17. Na **desnitrificação**, nitrogênio totalmente oxidado na forma de **íons nitrato**, NO_3^-, é reduzido em grande parte para nitrogênio molecular, N_2. Na **nitrificação**, nitrogênio reduzido na forma de amônia ou íons amônio é oxidado em grande parte a **nitrito**, NO_2^-, e íons nitrato. Quimicamente, a existência de óxido nitroso, subproduto em ambos os processos, é simples de ponderar: nitrificação (oxidação) sob condições limitadas de oxigênio produz pequenas quantidades de N_2O, que possui menos oxigênio que o íon nitrito desejado, e a desnitrificação (redução) sob condições abundantes de oxigênio gera algum N_2O, que possui mais oxigênio que a molécula de nitrogênio pretendida. A nitrificação é mais importante que a desnitrificação como fonte global de N_2O. Normalmente, cerca de 0,001 mol de óxido nitroso é emitido por mol de nitrogênio oxidado, mas esse valor aumenta substancialmente quando a concentração de amônia ou amônio é alta e o oxigênio está presente em quantidades relativamente pequenas. De modo global, o aumento no uso de fertilizantes para fins agrícolas provavelmente seja a maior fonte de emissão antropogênica do óxido nitroso. A decomposição do esterco produzido pelo gado sob condições aeróbias, incluindo o seu uso como fertilizante, contribui significativamente para as emissões de óxido nitroso; esterco produz muito pouco N_2O se decomposto anaerobiamente.

Aparentemente, a liberação do óxido nitroso a partir de novas pastagens é particularmente significativa nos anos que se seguem à queima de uma floresta. Uma parte dos fertilizantes à base de nitrato ou amônio usados na agricultura, em particular nas áreas tropicais, é convertido de forma similar (um efeito certamente não desejado) a óxido nitroso e liberado para o ar. As florestas tropicais em áreas úmidas são provavelmente uma grande fonte desse gás.

Em um dado momento acreditou-se que a queima de combustíveis fósseis liberasse óxido nitroso como um subproduto da combinação química entre N_2 e O_2 no ar, mas essa suposição estava baseada em experimentos equivocados. Somente quando o próprio combustível contém nitrogênio, como no exemplo do carvão e da biomassa (mas não gasolina ou gás natural), o N_2O é formado; aparentemente o N_2 do ar não entra nesse processo de forma alguma. No entanto, parte do NO produzido a partir do N_2 atmosférico durante a queima de combustíveis nos automóveis é inevitavelmente convertido a N_2O em vez de N_2 nos conversores catalíticos

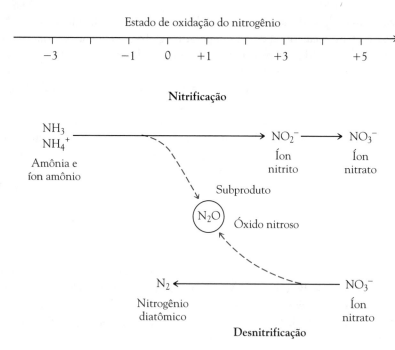

FIGURA 6-17 Produção de óxido nitroso como subproduto durante o ciclo biológico do nitrogênio.

de três fases atualmente em uso e é subsequentemente liberado para o ar. Alguns dos novos catalisadores desenvolvidos para uso em automóveis não apresentam essa deficiência de produzir e liberar óxido nitroso durante sua operação.

Como mencionado no Capítulo 1, não existem sumidouros para o óxido nitroso na troposfera. Assim, todo ele sobe para a estratosfera, onde cada molécula absorve luz UV e se decompõe, geralmente a N_2 e oxigênio atômico, ou reage com o oxigênio atômico.

CFCs e seus substitutos

Compostos gasosos consistindo de moléculas com átomos de carbono ligados exclusivamente a átomos de flúor e/ou cloro possuem talvez o maior potencial dentre os gases traço para induzir o aquecimento global, uma vez que eles são ambos muito persistentes e absorvem fortemente entre 8 e 13 μm na região da janela atmosférica. Absorções decorrentes do estiramento da ligação C—F estão centradas a 9 μm. O estiramento da ligação C—Cl e várias vibrações de deformação angular envolvendo os átomos de carbono ligados aos halogênios também ocorrem a frequências que se situam dentro da região da janela.

Como discutido no Capítulo 2, os **clorofluorocarbonos** (CFCs) já foram liberados em grandes quantidades para a atmosfera e possuem longos tempos de residência. Por causa dessa persistência e da sua alta eficiência em absorver IV térmico na região da janela, cada molécula de CFC possui um potencial de causar a mesma quantidade de aquecimento global que dez mil moléculas de CO_2. No entanto, o efeito *final* dos CFCs na temperatura global é pequeno. O aquecimento que os CFCs produzem pelo redirecionamento do infravermelho térmico é parcialmente cancelado por um efeito separado, o resfriamento que eles induzem na estratosfera atribuído à destruição do ozônio. (Lembre-se do Capítulo 1: a estratosfera é aquecida quando átomos de oxigênio recentemente separados fotoquimicamente das moléculas de ozônio se colidem com moléculas de O_2 para produzir uma reação exotérmica.) No entanto, a diminuição do ozônio estratosférico permite que mais luz UV alcance a baixa atmosfera e a superfície, sendo absorvida nesses locais. Os efeitos de resfriamento e aquecimento produzidos pelos CFCs ocorrem a altitudes bem diferentes, de tal forma que seu efeito final no clima da Terra pode ser substancial.

Ironicamente, o uso de CFCs em congeladores, refrigeradores e condicionadores de ar tem reduzido os requisitos energéticos desses equipamentos e, por isso, tem reduzido as emissões de CO_2 resultantes da produção de eletricidade.

A influência dos CFCs sobre o clima no futuro será reduzida como resultado das exigências do Protocolo de Montreal, que proibiu sua produção nos países desenvolvidos após 1995, como discutido no Capítulo 2. A grande parte dos seus substitutos **HCFC** e **HFC** (com a exceção notável do HFC-143a) possui tempos de vida curtos e absorvem menos eficientemente no centro da região da janela atmosférica, e assim, considerando molécula por molécula, eles representam uma menor ameaça ao efeito estufa. No entanto, caso seus níveis de produção e liberação se tornem elevados nas décadas futuras, por causa da expansão da população mundial e do aumento da riqueza, eles trarão contribuições significativas ao aquecimento global caso sejam liberados para o ar. Por essa razão, muitas pessoas acham que tais substâncias devem ser usadas em sistemas fechados, de onde vazamentos para a atmosfera não ocorram, e que eles possam ser recuperados dos equipamentos antes de seu eventual descarte. De fato, a prevenção da liberação crônica de gases de todos os tipos para a atmosfera é um princípio atualmente unânime para muitos grupos de cientistas, empresários e governantes. Medidas realizadas em 2002 indicam que a perda de HFC-134a (ver Capítulo 2) a partir de aparelhos de ar condicionado de veículos modernos possui um impacto no aquecimento global que é aproximadamente de 4-5% do observado com a emissão do dióxido de carbono dos carros.

PROBLEMA 6-11

Compostos totalmente fluorados, como o tetrafluormetano e hexafluoretano são liberados como subprodutos residuais para o ar na produção de alumínio. Eles também foram considerados, durante um curto período, como substitutos dos CFCs. Essas moléculas teriam um sumidouro na troposfera? Elas atuariam como gases estufa? As suas respostas seriam as mesmas para monofluormetano e monofluoretano?

Enxofre hexafluorado

O **enxofre hexafluorado**, SF_6, é um gás estufa pouco conhecido. Possui alguma importância, no entanto, por ser um bom absorvedor de IV térmico – 23.900 vezes maior que o CO_2 no potencial de aquecimento global – e por também ser, como outros componentes totalmente fluorados, um composto perene na atmosfera (3200 anos). É empregado em equipamentos elétricos e na indústria de semicondutores como gás isolante. No começo, era liberado para o ar durante a manutenção de rotina de equipamentos, mas hoje é quase totalmente reciclado.

Ozônio troposférico

Do mesmo modo que o metano e o óxido nitroso, o **ozônio** troposférico, O_3, é um gás estufa "natural", mas que possui um tempo de residência troposférico curto. Embora a molécula de ozônio seja homonuclear, em sua estrutura angular o átomo de oxigênio central não é equivalente aos átomos de oxigênio centrais; consequentemente, as ligações O—O são, de certa forma, polares. Por essa razão o momento dipolar das moléculas de O_3 muda durante o estiramento vibracional simétrico, que ocorre na janela atmosférica na região entre 9 e 10 μm, e as moléculas podem absorver luz IV. A queda próxima a 9 μm na região da janela de distribuição do IV térmico liberado (Figura 6-7) decorre da absorção por essas vibrações nas moléculas de ozônio atmosférico. As vibrações de deformação do ozônio ocorrem a 14,2 μm, próximo daquela do CO_2, e assim elas não contribuem muito para o aumento do efeito estufa, já que o dióxido de carbono atmosférico remove grande parte da luz refletida nessa frequência. A vibração de estiramento assimétrico do O_3 ocorre a 5,7 μm, onde existe muito pouco IV sendo liberado.

Como explicado no Capítulo 3, o ozônio é formado na troposfera como resultado da poluição a partir de usinas de energia e veículos automotores, do fogo nas florestas e campos e de processos naturais. Como resultado dessas atividades antrópicas, os níveis de ozônio na troposfera provavelmente devem ter aumentado desde os tempos pré-industriais. A melhor hipótese é que aproximadamente 10% do aumento do potencial de aquecimento global da atmosfera seja resultado do aumento do ozônio troposférico, embora esse valor ainda seja incerto. A quantidade de IV térmico absorvido pelo ozônio troposférico tem provavelmente diminuído um pouco pela recente diminuição nos níveis de ozônio.

Os efeitos modificadores do clima dos aerossóis

No Capítulo 2 vimos que a negligência inicial dos cientistas quanto aos efeitos atmosféricos das partículas de aerossol, especificamente cristais de gelo na estratosfera, levaram a uma grande subestimação da quantidade de ozônio que seria destruída pelo cloro. Uma negligência parecida dos efeitos dos aerossóis provocou um erro na previsão sobre a extensão do aquecimento global esperada. Sabe-se hoje que os aerossóis compensam e, assim, mascaram uma fração significativa do aumento de temperatura que iria ocorrer de outra forma em função das emissões antropogênicas de gases estufa. Os tipos de material particulado de maior importância neste contexto são partículas expelidas para a atmosfera superior por meio de poderosas erupções vulcânicas *e* aquelas produzidas por processos industriais e emitidas na baixa troposfera. Para entender como os aerossóis podem afetar o aquecimento global, é necessário entender como eles interagem com a luz.

A interação da luz com as partículas

Todos os sólidos e líquidos – incluindo as partículas atmosféricas – possuem alguma habilidade em **refletir** a luz. As partículas atmosféricas podem refletir a luz solar incidente, com a consequência de que parte dessa é direcionada de volta ao espaço, tornando-se assim indisponível posteriormente para a absorção na superfície (ver Figura 6-18). As partículas podem refletir a luz IV emitida, com a consequência de que parte dela é redirecionada de volta à superfície da Terra em vez de escapar da atmosfera. O redirecionamento da luz por uma partícula é algumas vezes chamado de **espalhamento**; a reflexão de volta é *reespalhamento*.

Certos tipos de partículas suspensas no ar refletem parte da luz solar, que as ilumina de volta para o espaço e, assim, possuem um valor significativo de albedo; essa reflexão da luz solar pelo aerossol resfria a massa de ar e a superfície abaixo dela, uma vez que nenhuma luz refletida é subsequentemente absorvida e então convertida em calor.

Alguns tipos de partículas aerossóis podem **absorver** certos comprimentos de onda da luz (Figura 6-18a). Uma vez absorvida, a energia que estava associada à luz é rapidamente convertida em calor, que então é compartilhado com as moléculas no ar circunvizinho como resultado de suas colisões com a partícula aquecida. Assim, a absorção da luz por uma partícula leva ao aquecimento do ar imediatamente vizinho a essa. A absorção da luz solar, com consequente aquecimento, é significativa somente para partículas de coloração escura, como as compostas

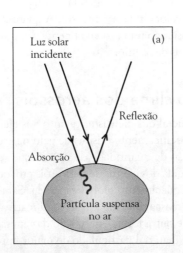
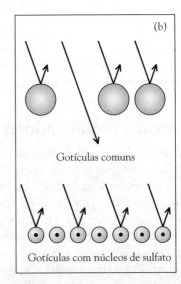

FIGURA 6-18 Interação da luz solar com partículas atmosféricas em suspensão. (a) Modos de interação. (b) Ilustração do efeito indireto do aumento da reflexão produzido por pequenas gotículas de água comparadas com as maiores possuindo o mesmo volume total.

principalmente de fuligem, chamadas frequentemente de *carbono negro*, e das cinzas dos vulcões. A contribuição do carbono negro para o aquecimento global só foi avaliada recentemente. A emissão do carbono negro para a atmosfera é maior nos países desenvolvidos, nos quais a combustão incompleta do carvão e biomassa é bem comum. Seu efeito global consiste em aumentar a temperatura do ar pela absorção da luz solar, com a subsequente exportação deste ar troposférico para outras áreas. No entanto, seu efeito *local* pode ser de resfriamento, porque ele impede a luz solar de alcançar a superfície. Os efeitos do carbono negro no clima local podem ser substanciais, aumentando a seca em algumas áreas e provocando inundações em outras.

Lembre-se do Capítulo 3: o gás *dióxido de enxofre* liberado predominantemente como um poluente da queima de combustíveis fósseis – especialmente carvão – e a partir da fundição de metais não ferrosos, cria um **aerossol de sulfato**. Aerossóis de sulfato puro não absorvem a luz solar, uma vez que nenhum de seus constituintes – água, ácido sulfúrico e sais de amônio – absorve luz nas regiões do visível e UV-A. Os aerossóis de sulfato não são particularmente efetivos em aprisionar as emissões de IV emitidas. Apenas se os aerossóis de sulfato troposférico incorporarem alguma fuligem, a absorção da luz solar por essas partículas será significativa.

De modo geral, no entanto, aerossóis ricos em sulfato antropogênico produzidos em abundância – especialmente no Hemisfério Norte – refletem a luz solar de volta ao espaço de forma mais efetiva que a absorvem, dessa forma, eles aumentam significativamente o albedo médio da Terra. Como consequência, menos luz solar está disponível para ser absorvida e convertida em calor na baixa troposfera e na superfície. Assim, o efeito final dos aerossóis de sulfato é resfriar o ar próximo da superfície e, com isso, diminuir um pouco os efeitos do aquecimento global induzido pelos gases estufa.

Além do efeito direto dos aerossóis de sulfato na reflexão da luz solar, existe um **efeito indireto** que aumenta pelo fato de as partículas de sulfato agirem como núcleos na formação de mais gotículas de água.

- Tais gotículas pequenas são mais efetivas no reespalhamento da luz que as partículas maiores (Figura 6-18b).
- Pequenas gotículas também são pouco prováveis de coalescerem em gotas de chuva, assim suas nuvens possuem tempo de vida maior que o esperado e podem, então, refletir a luz solar por um período mais longo.

Os efeitos indiretos resultam em mais luz solar sendo refletida de volta ao espaço, consequentemente resfriando a superfície da Terra. Além disso, a "nuvem marrom asiática" (Capítulo 4), formada por aerossóis de particulados, reduz a força das monções que ocorrem sobre a Índia e a Ásia.

Alguns cientistas propuseram que partículas de sulfato poderiam ser injetadas artificialmente na estratosfera, onde refletiriam a luz solar e, então, diminuiriam um pouco alguns dos efeitos do aquecimento global. O tempo de vida das partículas na estratosfera é de vários anos, dependendo da altitude, assim o sulfato deve ser reposto regularmente. Embora a injeção de partículas de sulfato seja considerada uma solução a curto prazo, até que o controle das emissões de dióxido de carbono esteja funcionando, alguns cientistas propuseram injetar sólidos macroscópicos refletores de tamanho grande acima da atmosfera, onde podem refletir a luz solar e conter o aquecimento a longo prazo. A assim chamada *geoengenharia* do clima da Terra é considerada controversa por muitos cientistas e políticos por causa das incertezas envolvidas em seus potenciais efeitos colaterais.

A curto prazo, um exemplo dramático dos efeitos dos aerossóis atmosféricos no clima ocorreu como consequência da erupção massiva de substâncias para a troposfera e estratosfera pelo vulcão no Monte Pinatubo, nas Filipinas, em 1991. Inicialmente, a baixa estratosfera foi aquecida devido ao efeito dominante das grandes partículas de cinzas vulcânicas, que absorvem parte da luz solar incidente e subsequentemente a converte em calor, e pela interceptação do infravermelho emitido pela superfície. Por causa do seu tamanho relativamente grande, as partículas de cinzas não apresentaram tempos de vida longos na estratosfera. Os efeitos a longo prazo da erupção do Pinatubo na temperatura do ar à superfície foram significativamente diminuídos. O aerossol estratosférico que permaneceu em suspensão após alguns meses foi formado pela oxidação de 30 milhões de toneladas de SO_2 que o vulcão havia lançado diretamente para as regiões mais baixas. O aerossol de sulfato permaneceu por vários anos, durante os quais ele refletiu de forma eficiente a luz solar de volta ao espaço. Muitas regiões, incluindo a América do Norte, viveram vários verões mais frios no início da década de 90. A gradual sedimentação do aerossol, em 1995, provocou o retorno das temperaturas observadas em 1990-1991.

Aerossóis e aquecimento global

O efeito de resfriamento do aerossol de sulfato está concentrado quase que inteiramente no Hemisfério Norte, uma vez que a maior parte das atividades industriais está nessa metade do globo. Assim, é lá que a maior parte das emissões ocorre. O tempo de vida relativamente curto dos aerossóis de sulfato impede seu alastramento para o hemisfério sul e, consequentemente, as concentrações de partículas de sulfato são muito maiores sobre o Hemisfério Norte. O curto tempo de vida das partículas de sulfato pode ser compreendido considerando a sua remoção do ar. O diâmetro médio do aerossol de sulfato troposférico é de cerca de 0,4 μm e sua altitude média é de aproximadamente 0,5 km. Para partículas desse tamanho e nessa altitude o tempo de vida atmosférico esperado antes da deposição gravitacional para a superfície é de vários anos. No entanto, como as gotículas de aerossol de sulfato são também removidas eficientemente pela chuva, seu tempo de vida real na baixa troposfera é da ordem de dias em vez de anos.

O aumento das emissões globais de SO_2 a partir da queima de combustíveis fósseis desde 1850 é mostrado na Figura 6-19. Até 20% a mais de dióxido de enxofre é emitido pela fundição, etc. Presumivelmente, a tendência na produção de aerossol de sulfato antropogênico tem seguido aproximadamente o padrão de emissões de SO_2 mostrado na figura. O aumento inicial aproximadamente linear do tempo de emissão de dióxido de enxofre mudou para um com uma inclinação mais pronunciada após a II Guerra Mundial, um comportamento que vimos anteriormente para CO_2 e CH_4. No entanto, a razão das velocidades de emissões globais entre o SO_2 e o CO_2, expressas como porcentagem de enxofre no carbono dos combustíveis, diminuiu de cerca de 2,2%, nas décadas de 30 e 40, para um constante 1,1% nas recentes décadas, devido provavelmente pela substituição gradual do carvão pelo petróleo e gás natural.

Como ilustrado pelos diagramas de contorno na Figura 6-20, grande parte do aerossol produzido antropogenicamente na América do Norte está centrado sobre o Vale Ohio e reflete diretamente a luz solar sobre a área acima dele. Efeitos iguais ou mesmo maiores são observados sobre o sul da Europa e sobre algumas partes da China. De fato, de acordo com alguns cálculos, o efeito de resfriamento a partir dos aerossóis se sobrepõe ao efeito de aquecimento devido aos gases estufa para algumas regiões dessas áreas.

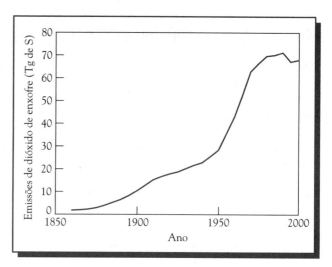

FIGURA 6-19 Emissões históricas estimadas de dióxido de enxofre a partir de fontes antropogênicas. [Fonte: Adapted from S. J. Smith, H. Pitcher, and T. M. L. Wigley, "Global and Regional Anthropogenic Sulfur Dioxide Emissions," *Global and plenetary Change* 29 (2001): 99.]

Não está claro como a quantidade de aerossol de sulfato troposférico irá variar no futuro. Emissões de dióxido de enxofre de plantas de geração de energia na

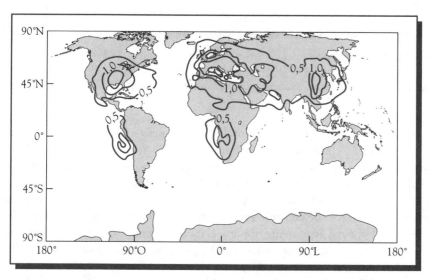

FIGURA 6-20 A quantidade de luz solar refletida para o espaço pelos aerossóis antropogênicos pelo mecanismo direto, em unidades de watts por metro quadrado, à superfície da Terra. [Fonte: J. T. Houghton et al., *Climate Change 1994—Radiative Forcing of Climate Change* (Intergovernmental Panel on Climate Change) (Cambridge: Cambridge University Press, 1995).]

> **QUADRO 6-4** | **Resfriamento sobre a China devido à neblina**
>
> Medidas da quantidade de luz solar que incide na superfície da China indicam uma diminuição significativa durante a última metade do século XX (Figura 1). O bloqueio da intensidade solar é resultado dos aerossóis no ar sobre a região, produzidos principalmente pelo dióxido de enxofre emitido pela queima de carvão. Como consequência do aumento da presença de aerossóis, as temperaturas máximas no verão em locais muito populosos do leste da China têm caído em cerca de 0,6°C por década. Efeitos semelhantes são observados na região da Amazônia brasileira devido à fuligem e cinzas emitidas para o ar local a partir das queimadas florestais e das pastagens para desmatar a área, e na Zâmbia, país da África, a partir da queima de pastagens.
>
>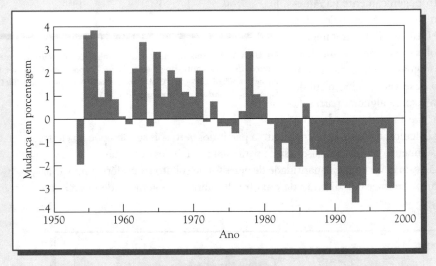
>
> **FIGURA 1** Mudança na quantidade de luz solar incidindo sobre a China relativa à média de 50 anos. [Fonte: F. Pearce, "Pollution Is Plunging Us into Darkness," *New Scientist* (14 December 2002): 6.]

América do Norte e Europa ocidental são agora mais estritamente controladas para combater a chuva ácida assim, a razão SO_2/CO_2 nas emissões a partir destas áreas deve diminuir. No entanto, as concentrações de aerossóis de sulfato antropogênico sobre o sul da Europa e em partes da Rússia e China são consideravelmente maiores que os valores máximos atuais na América do Norte e não serão afetadas por essas legislações de controle (ver Quadro 6-4). A única fonte de energia doméstica substancial atualmente disponível na China para a sua rápida industrialização é o carvão; assim, as emissões de SO_2 a partir desta fonte, e também da Índia, poderão continuar a aumentar (Capítulo 3).

Aerossóis também resultam da oxidação do gás **dimetil sulfeto** (DMS), $(CH_3)_2S$, que é produzido por fitoplânctons marinhos, sendo subsequentemente liberado para o ar sobre os oceanos. Uma vez na troposfera, o DMS sofre oxidação, parte dele a SO_2 que então pode se oxidar a ácido sulfúrico, e parte para *ácido metanossulfônico*, CH_3SO_3H. Ambos os ácidos formam partículas de aerossóis, que levam à formação de gotículas de água e, então, de nuvens sobre os oceanos. Tanto as partículas quanto as gotículas refletem a luz incidente do sol. Alguns cientistas acreditam que o aumento da emissão de dimetil sulfeto dos oceanos irá ocorrer quando a água do mar aquecer, como resultado do aumento do efeito estufa, e que essa realimentação negativa irá atenuar o aquecimento global.

Embora o aerossol de sulfato tenha um tempo de vida curto, novos suprimentos estão constantemente sendo formados a partir da poluição pelo dióxido de enxofre, que é liberado para a atmosfera diariamente. Consequentemente, existe uma quantidade estacionária de aerossol na troposfera; emissões de dióxido de enxofre retardam os efeitos do aquecimento global induzido pelo aumento nas concentrações de gases estufa.

Aquecimento global na atualidade

Distribuição dos fatores de aquecimento naturais e antropogênicos

As melhores estimativas do aquecimento ou resfriamento global, em 2005, em função dos vários fatores discutidos, estão resumidas no gráfico de barras da Figura 6-21; o efeito de cada fator está expresso como uma porcentagem do efeito antropogênico total. A ordem dos gases estufa em termos da quantidade de calor extra que eles produzem é

$$CO_2 > CH_4 > O_3 > CFCs > N_2O$$

O valor na Figura 6-21 para os CFCs inclui o resfriamento da estratosfera induzido pela sua destruição no ozônio, e a do metano inclui o aquecimento da estratosfera produzido a partir do vapor de água adicional formado pela sua decomposição. O resfriamento denominado *superfície albedo* é o total resultante do resfriamento devido a mudanças no uso do solo menos o aquecimento atribuído à deposição de fuligem negra que absorve luz solar sobre a neve e o gelo. De forma geral, o resfriamento a partir dos aerossóis antropogênicos cancela atualmente 40% do aquecimento total provocado pelos gases estufa. No entanto, o efeito aerossol – que é a soma da contribuição dos efeitos diretos e indiretos na nuvem albedo – tem, de longe, a maior incerteza de qualquer dos fatores na Figura 6-21.

Emissões de gases estufa a partir de aviões viajando a longas distâncias na alta troposfera são particularmente efetivas em produzir aquecimento global. Eles emitem, para dentro da massa de ar de baixa densidade por onde voam, dióxido de carbono e vapor de água que resultam da queima de seu combustível à base de hidrocarbonetos. Pelo fato da temperatura do ar naquela região ser tão baixa, é improvável que o IV absorvido pelo CO_2 e pelo H_2O seja reemitido; em vez disso, aquece o ar da vizinhança e, portanto aumenta o efeito estufa.

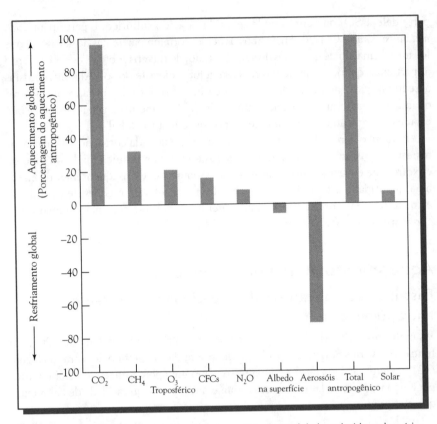

FIGURA 6-21 Contribuições para o aquecimento e resfriamento global produzidas pelos vários fatores, expressos com porcentagem do aquecimento antropogênico total. [Fonte: Intergovernmental Panel on Climate Change, *Climate Change 2007: The Physical Science Basis. Summary for Policymakers* (February, 2007).]

Aquecimento global: Geografia

As variações anuais da temperatura média mundial na superfície, de 1880 até o presente, estão ilustradas na Figura 6-2. No entanto, o aumento na temperatura não ocorreu de forma uniforme ao redor do globo, como indicado pela Figura 6-22, que mostra as mudanças na média global das temperaturas no período 2001-2005, relativas à média de 1951-1980. Na Figura 6-22, quanto mais escuro o sombreamento em verde, maior é o aumento da temperatura; as poucas áreas mostradas em cinza sofrem diminuição na temperatura. Em geral, as temperaturas do ar sobre áreas continentais têm aumentado mais que aquelas sobre os oceanos. Aerossóis de sulfato mantêm as regiões leste dos Estados Unidos e Canadá mais frias que o esperado.

A região Ártica é a que mais se aqueceu, com a consequência do gelo oceânico estar desaparecendo. O derretimento produz um efeito de resposta positivo: como o gelo reflete a luz solar de forma mais efetiva que a água líquida, o aumento da quantidade de luz solar absorvida por conta do gelo estar sendo substituído pela água aumenta a temperatura da água e do ar, induzindo assim, ainda mais, derretimentos. No entanto, cientistas constataram recentemente que a evaporação da água tem produzido mais nuvens que cobrem a região, sendo um efeito de resposta negativo que parcialmente anula o positivo, uma vez que as nuvens refletem a luz solar e assim aumentam o albedo.

O incremento na diminuição da temperatura do ar decorrente dos altos níveis de aerossol de sulfato não cancela *permanentemente* todo o aquecimento atribuído aos gases estufa por causa dos tempos de vida muito diferentes das partículas quando comparados com os dos gases. Os aerossóis troposféricos perduram somente alguns dias, portanto, eles não se acumulam com o tempo e seu efeito é de curto prazo. Ao contrário, as emissões atuais de dióxido de carbono para a atmosfera irão exercer efeitos por décadas ou séculos por vir: emissões de CO_2 são acumulativas em termos médios. Isso também é verdade para os CFCs e o óxido nitroso, que também são importantes gases estufa, mas é menor para o metano, visto que seu tempo de vida é de cerca de uma década. Assim, embora as emissões de SO_2 que produzem sulfato possam temporariamente cancelar os efeitos das emissões de CO_2, no final os efeitos acumulativos do dióxido de carbono e de outros gases estufa acabam se sobrepondo.

Em resumo, o aquecimento global tem sido observado em muitas áreas na última metade do século passado. A maior parte do aquecimento se deve às emissões de dióxido de carbono na atmosfera, com menor quantidade de aquecimento a partir do aumento nos níveis de metano, ozônio troposférico, óxido nitroso e ao

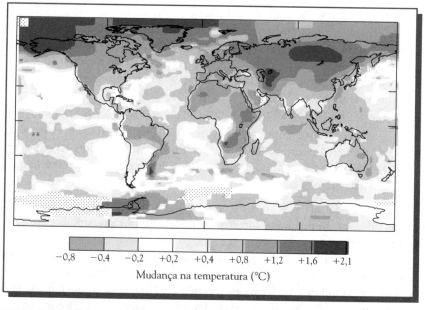

FIGURA 6-22 Mudanças, em graus Celsius, na temperatura média da superfície em 2001-2005 em relação à média entre 1951-1980. As regiões pontilhadas indicam áreas nas quais os dados são insuficientes. [Fonte: J. Hansen et al., "Global Temperature Change", *Proceedings of the National Academy of Science* 103 (2006): 14.288.]

aporte de CFC. O aumento do vapor de água na atmosfera que resulta do aquecimento provocado por esses gases tem por sua vez produzido pelo menos o mesmo aquecimento adicional. O aumento nas emissões de dióxido de enxofre que acompanham a queima de combustíveis fósseis tem produzido aerossóis que cancelam parte, mas não todo o aquecimento produzido pelos gases estufa.

Modelos de circulação global

Em uma pesquisa em andamento desde 1980, cientistas têm tentado, por meio de modelos computacionais, prever as consequências do aumento dos gases atmosféricos e partículas no clima do planeta do passado, presente e futuro. Existem algumas incertezas nesse tipo de esforço, incluindo o fato de que não entendemos completamente todas as fontes e sumidouros dos gases estufa ou a rede de efeitos dos aerossóis. Provavelmente o problema mais importante que permanece com esses **modelos de circulação global** refere-se ao tratamento dado às nuvens. Em particular, a resposta para a pergunta: a realimentação global a partir do aumento de nuvens esperado devido a uma atmosfera mais quente é negativa, positiva ou neutra? As nuvens operam tanto para resfriar quanto para aquecer a atmosfera. Elas resfriam por refletirem a luz solar incidente de volta ao espaço; nós sentimos isso quando o sol se esconde por trás das nuvens em um dia quente de verão, quando sentimos o ar se resfriar imediatamente. Também sabemos que as gotas de água nas nuvens absorvem luz infravermelha emitida abaixo delas.

- Nuvens *baixas* são quentes, e por isso reemitem quase toda a energia absorvida em direções aleatórias, em vez de converter em calor e consequentemente aquecer o ar em sua vizinhança. Visto que parte do IV emitido por estas nuvens baixas é direcionado para baixo, a superfície é aquecida. O fato de que o IV é todo reemitido, no entanto, significa que essas nuvens não aquecem muito a atmosfera por esse efeito. Assim, o efeito final das nuvens baixas sobre um dia inteiro é de resfriamento da Terra, uma vez que a reflexão da luz incidente é dominante.

- Ao contrário, as nuvens *altas* absorvem o IV emitido, mas não o reemite muito, visto que elas são frias; todo o IV absorvido é convertido em calor, aquecendo o ar circunvizinho. Assim, o efeito final das nuvens altas é de aquecer a Terra, visto que a conversão do IV emitido em calor é mais importante que a reflexão da luz solar incidente.

Uma vez que não sabemos ao certo se o aquecimento global irá produzir mais nuvens baixas ou altas, ainda é incerto se a realimentação a partir desse fator será positiva ou negativa.

Não é absolutamente certo que todo, ou melhor, que alguma parte dos aumentos de temperatura observados nos últimos 100 anos seja atribuída ao incremento no efeito estufa induzido de forma antropogênica. No entanto, uma tendência de aquecimento ou resfriamento global de duração de um século, de forma natural, tão grande quanto meio grau Celsius, observada recentemente, acontece somente uma ou duas vezes no milênio. Existe uma probabilidade de 80-90% que o aumento no século XX não tenha sido uma flutuação climática totalmente natural. Além disso, com base em simulações computacionais como as discutidas anteriormente, o grupo de **Painel Intergovernamental sobre Mudanças Climáticas** (IPCC), apoiado pelas Nações Unidas, concluiu em seu relatório de 2007 que "a maior parte do aumento nas temperaturas médias no globo observado desde a metade do século XX é *muito provavelmente* devido ao aumento nas concentrações dos gases estufa antropogênicos".

Alguns céticos têm chamado a atenção para o fato de que as evidências indicando que o aquecimento global iniciou estão baseadas nas temperaturas do ar somente à superfície da Terra, e que dados de satélite indicam que a baixa troposfera como um todo tem se resfriado ao invés de se aquecido. No entanto, esse resfriamento tem sido mencionado por outros cientistas como sendo suspeito e, aparentemente, aparece por problemas na manipulação de dados de dois satélites diferentes, com calibrações um pouco diferentes, e outros artefatos de incertezas nos dados.

Outros sinais do aquecimento global

Além do aumento na temperatura média global do ar à superfície, existem inúmeras outras mudanças que indicam que o clima de fato está se alterando:

- *O inverno se tornou mais curto, em pelo menos 11 dias.* No Hemisfério Norte, a primavera tem chegado mais cedo e o outono tem começado mais tarde. Nas últimas três décadas, o período da primavera – como observado pelo aparecimento de brotos, folhas e flores nas plantas – tem avançado em uma média de seis dias na Europa, enquanto o início do outono – tal como definido pela data em que as folhas começam a mudar de coloração e a cair – tem sido atrasado por cerca de cinco dias. Recentemente, no Alasca e noroeste do Canadá, as temperaturas médias têm aumentado um grau por década, resultando na antecipação do último dia "gelado" e um significativo derretimento do permafrost. Consequentemente, em muitas regiões existem menos "dias de gelo" atualmente do que era de costume – 19 a menos no oeste dos Estados Unidos e três a menos na parte leste. A resposta das plantas deve-se ao aumento na média diária das temperaturas do ar. Além disso, as faixas limítrofes de algumas plantas têm aumentado em direção aos polos, e a fenologia (comportamento que depende da estação do ano) tem mostrado um início prematuro da primavera para a grande maioria de plantas e animais. O desaparecimento antecipado das camadas de neve das montanhas na primavera, assim como as temperaturas mais elevadas na primavera e verão, têm levado a um aumento substancial no número, duração e intensidade de incêndios naturais na costa oeste dos Estados Unidos desde meados da década de 1980.

- *A cobertura de gelo da Terra está encolhendo rapidamente.* Geleiras, coberturas de gelo polar e gelo marítimo polar estão derretendo e desaparecendo a velocidades sem precedentes, como consequência do aquecimento global. Por exemplo, as geleiras remanescentes no Glacier National Park nas Montanhas Rochosas dos Estados Unidos pode desaparecer em 30 anos caso a velocidade de derretimento atual continue. Cerca de 10% da cobertura mundial de neve no inverno tem desaparecido desde o final da década de 60. Gelo marítimo no Ártico não só diminuiu em área, em cerca de 9% a cada década recentemente, mas tem também afinado drasticamente. Climas mais quentes também têm atrasado a formação sazonal de gelo marítimo. Todas essas mudanças têm causado um declínio acentuado em algumas populações de pinguins da Antártida e de alces do Ártico.

- *A água aquecida está matando grande parte do coral em recifes oceânicos e ameaçando a vida marinha.* Recifes de corais em águas tropicais nutrem e protegem peixes e atraem mergulhadores. Com o aquecimento das águas, os corais se "descolorem" por meio da expulsão de algas que lhes dão a cor e a nutrição. Mais de 95% do coral já está morto em algumas partes das Ilhas Seychelles. Até agora, recifes no centro do Oceano Pacífico têm escapado da descoloração, que se iniciou recentemente no Caribe. A morte de recifes de coral não afeta somente o turismo, mas também ameaça a pesca de espécies que dependem da comida dos recifes. As praias irão sofrer erosão caso os recifes se quebrem e não atuem mais como proteção.

- *Doenças causadas por mosquitos têm alcançado grandes altitudes.* Por causa das temperaturas mais quentes, os mosquitos são capazes de sobreviver atualmente em regiões nas quais eles normalmente não sobreviviam. Como resultado, esses insetos têm levado a malária para regiões montanhosas mais altas em partes da África e *dengue* para novas regiões na América Central. Casos de malária foram observados no Texas, Flórida, Michigan, Nova York, Nova Jersey, e até mesmo no sul de Ontário na década passada. Clima mais quente e mudanças nos padrões de precipitação permitiram que o vírus do Oeste do Nilo, outra doença de transmissão por mosquito, se estabelecesse na área da cidade de Nova York no final da década de 90, e no sul do Canadá e virtualmente toda adjacência dos Estados Unidos por volta do início de 2000.

- *Aumento nos níveis dos mares representa ameaças de inundações das ilhas do Pacífico.* O aquecimento do ar eventualmente levará a um aumento nos níveis dos mares, pelas razões que serão abordadas no Capítulo 7. As mudanças no nível médio dos oceanos de 1870 até o presente estão ilustradas na Figura 6-23. O aumento desde 1930 soma mais de 15 cm, um acréscimo brusco na velocidade de aumento para esse processo quando comparado ao passado.

- *As precipitações têm aumentado na maioria das áreas.* Um importante aspecto do clima é a quantidade de precipitação – chuva ou neve – que cai em vários locais na Terra. No século XX, a precipitação anual total no Hemisfério Norte aumentou, com a maior parte das regiões de médias e altas latitudes do leste da América do Norte e do Sul, Europa e Ásia tornando-se de alguma forma mais úmidos. No entanto, muitas áreas um pouco ao norte e um pouco ao sul do Equador, especialmente na África e partes do sul da Ásia, se tornaram mais secas, com consequências desastrosas para a produção de alimentos. Um aumento geral na precipitação global é esperado, já que o aquecimento do ar esquenta as águas superficiais de lagos e oceanos, e as águas quentes evaporam mais rápido e, logo, aumenta o conteúdo de água da atmosfera.

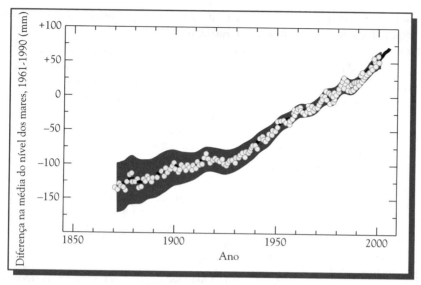

FIGURA 6-23 Mudanças no nível médio global dos oceanos, relativas à média entre 1961-1990. A curva suavizada (negra) representa a média da década, enquanto os círculos em branco mostram os valores anuais. A área sombreada em verde representa o intervalo de incerteza. [Fonte: Intergovernmental Panel on Climate Change, Climate Change 2007: *The Physical Science Basis. Summary for Policymakers* (February, 2007).]

- *Climas extremos estão se tornando mais comuns.* A frequência de eventos climáticos extremos e violentos tem aumentado em muitas áreas do mundo. Tais eventos incluem fortes nevascas e tempestades com muita neve e granizos nas áreas ao norte e, em outras, ondas de calor recordes, furacões e secas. Por exemplo, o número de ondas de calor durando três ou mais dias quase que duplicou nos Estados Unidos entre 1949 e 1995. A onda de calor na Europa no verão de 2003 foi um exemplo trágico desse fenômeno. Além disso, a frequência de tempestades com precipitações pesadas ou extremas aumentou em muitas regiões não tropicais na última metade do século XX. Os danos econômicos causados pelas tempestades, incluindo os furacões, aumentaram de forma marcante ao longo das últimas duas décadas.

Questões de revisão

1. Desenhe um gráfico mostrando como a temperatura global do ar tem mudado desde 1850.

2. Qual é a faixa de comprimento de onda, em µm, para a luz infravermelha? Em que porção dessa faixa a Terra recebe IV do sol? Quais são os comprimentos de onda limites para a faixa do IV térmico?

3. Explique, em termos do mecanismo envolvido, o que significa o efeito estufa. Explique o que significa a intensificação do efeito estufa.

4. Explique qual é o significado dos termos vibrações de *estiramento de ligação simétrico e assimétrico* e por vibrações de *deformação angular*.

5. Explique a relação entre a frequência das vibrações em uma molécula e as frequências da luz que ela irá absorver.

6. Por que o N_2 e o O_2 não absorvem IV térmico? Por que não consideramos CO e NO como sendo gases traço que podem contribuir para intensificar o efeito estufa?

7. Quais são as duas fontes antropogênicas principais de dióxido de carbono na atmosfera? Qual é o seu principal sumidouro? O que é *carbono fixado*?

8. O vapor de água é um gás estufa? Em caso afirmativo, por que ele não está usualmente presente na lista de tais substâncias?

9. Explique o significado de *realimentação positiva e negativa*. Cite um exemplo de cada e como elas afetam o aquecimento global.

10. Qual o significado do termo *janela atmosférica* quando aplicada à emissão de IV a partir da superfície da Terra? Qual é a faixa de comprimentos de onda dessa janela?

11. Qual o significado de *tempo de residência* de um gás no ar? Como ele está relacionado com a sua taxa R de aporte/remoção e com a sua concentração total C?

12. Quais são os quatro gases traço mais importantes que contribuem para o efeito estufa?

13. Quais são as seis fontes mais importantes de metano?

14. Quais são os três sumidouros mais importantes para o metano na atmosfera? Qual deles é predominante? O que significa o termo "composto clatrato"?

15. A intensificação do efeito estufa pela liberação de metano a partir dos clatratos em função do aumento de temperatura é um exemplo de realimentação? Em caso afirmativo, é uma realimentação positiva ou negativa? Um aumento na taxa e na quantidade de fotossíntese com o aumento das temperaturas e níveis de CO_2 constitui um caso de realimentação positiva ou negativa?

16. Explique em termos químicos o que significa *nitrificação e desnitrificação*. Quais são as condições nas quais a produção de óxido nitroso é intensificada como um subproduto desses dois processos?

17. Quais são as principais fontes e sumidouros para o N_2O na atmosfera?

18. Os substitutos propostos para o CFC são gases estufa? Por que suas emissões são consideradas menos problemáticas na intensificação do efeito estufa do que eram os CFCs?

19. Por quais dois mecanismos a luz interage com as partículas atmosféricas?

20. Explique como os aerossóis de sulfato na troposfera afetam a temperatura do ar na superfície da Terra pelos mecanismos direto e indireto.

21. Liste quatro sinais importantes, outros que não o aumento na temperatura média do ar, de que o aquecimento global está acontecendo.

 Questões sobre Química Verde

Veja as discussões das áreas de foco e os princípios da Química Verde na Introdução antes de tentar resolver estas questões.

1. O desenvolvimento de dióxido de carbono supercrítico para a remoção de fotorresistor (SCORR) ganhou o prêmio Presidential Green Chemistry Challenge.

(a) Em qual das três áreas de enfoque melhor se encaixa o prêmio?

(b) Liste quatro dos doze princípios da química verde que estão abordados pela química verde desenvolvida pelos fluidos Los Alamos e SC.

2. Qual vantagem ambiental o processo SCORR oferece em relação aos métodos convencionais de remoção de fotorresistor?

Problemas adicionais

1. Os gases poluentes troposféricos comuns SO_2 e NO_2 possuem estruturas moleculares que, tais como o CO_2, possuem um átomo central conectado a dois átomos de oxigênio, mas, diferentemente do CO_2, eles não são lineares. Os comprimentos de onda de suas vibrações são dados na tabela abaixo. (a) Quais das vibrações são capazes de absorver energia infravermelha? (b) Baseado nos comprimentos de onda para vibrações que absorvem IV e no espectro na Figura 6-7, determine, se for o caso, quais vibrações contribuem mais para o aquecimento global. (c) Que tempo de vida característico destes gases limitariam seu papel no aquecimento global?

Gás	Estiramento simétrico	Estiramento assimétrico	Deformação angular
SO_2	8,7 μm	7,3 μm	19,3 μm
NO_2	7,6 μm	6,2 μm	13,3 μm

2. (a) Como o fato do óxido nitroso possuir três vibrações que absorvem luz infravermelha pode ser usado para provar que a sua estrutura é NNO em vez de NON? (b) As moléculas de metano absorvem IV durante a vibração em que todas as ligações C—H se estiram ou contraem em fase?

3. As emissões antropogênicas de dióxido de carbono para a atmosfera foram quantificadas como sendo 178 Gt de janeiro de 1990 a dezembro de 1997. Calcule a fração desse dióxido de carbono emitido que permanece no ar, dado que no mesmo período de oito anos a concentração de dióxido de carbono no ar aumentou em 11,1 ppmv. Note que as massas atômicas de C, O e ar são, respectivamente, 12,0; 16,0 e 29,0 g; que a massa da atmosfera é $5,1 \times 10^{21}$ g e que 1 Gt é 10^{15} g.

4. A quantidade total de metano na atmosfera em 1992 era de cerca de 5000 Tg e vem aumentando em cerca de 0,6% anualmente pelo fato de que a taxa anual de aporte supera a taxa anual de remoção de 530 Tg ano^{-1}. Calcule a porcentagem em que a liberação antropogênica de metano, que contribui com dois terços do total, deve ser reduzida se a concentração atmosférica desse gás for estabelecida nos níveis de 1992.

5. Como mencionado no texto, a fração F da luz que é absorvida por qualquer gás no ar está relacionada de forma logarítmica com a concentração C do gás e distância d pela qual a luz viaja; esta relação é chamada de lei de Beer-Lambert:

$$\log_e(1 - F) = -KCd$$

onde K é a constante de proporcionalidade. Mostre por meio de cálculos simples de tentativa e erro que para as concentrações próximo de zero (por exemplo, onde $KCd = 0,001$), F está relacionado quase linearmente a C, enquanto que para maiores valores de KCd (por exemplo, próximo de 2), dobrando-se a concentração a absorção de luz não é proporcionalmente o dobro.

6. A pressão de vapor P de um líquido aumenta de forma exponencial quando ele é aquecido, de acordo com a equação

$$\ln(P_2/P_1) = -\Delta H/R \, (1/T_1 - 1/T_2)$$

Aqui, P_2 e P_1 são pressões de vapor do líquido às temperaturas T_2 e T_1, em Kelvin, após e antes do aumento da temperatura, R é a constante dos gases 8,3 J/K mol e ΔH é a entalpia de vaporização do líquido, que para a água é 44 kJ mol^{-1}. Calcule a porcentagem de aumento da pressão de vapor da água que ocorre, se a temperatura é aumentada de 15°C para 18°C. Cite várias razões do porquê da quantidade de infravermelho térmico emitido nas bandas de absorção da água não aumentarem pela porcentagem exata que você calculou, se a temperatura é aumentada para 18°C.

7. Suponha que uma espécie de crise climática incite a população da Terra a mudar para sistemas de geração de energia que não emitam dióxido de carbono e que a transição ocorra dentro de uma década. Qual seria o efeito imediato previsto para a temperatura média do ar na Terra a essa mudança, dado que tanto as emissões de dióxido de carbono como as de dióxido de enxofre a partir da queima de combustíveis fósseis diminuiriam rapidamente?

8. Explique por que CHF_2Cl (HCFC-22) possui mais bandas de absorção IV com uma faixa maior de comprimentos de onda IV absorvidos, e absorve IV muito mais eficientemente por molécula que o CH_4, o hidrocarboneto do qual ele é derivado.

9. Calcule o volume de CO_2 produzido a 1 atm e 20°C a partir da combustão completa de 1L de gasolina. Embora a gasolina seja uma mistura de hidrocarbonetos C_7 e C_8 (como descrito no Capítulo 7), para os propósitos deste cálculo considere a gasolina como tendo a fórmula química C_8H_{18} e a mesma densidade do n-octano: 0,702g/ml. Calcule o volume de CO_2 produzido ao se dirigir 100 quilômetros em uma estrada em um carro médio (sedan) comparado a um utilitário SUV, dado que seus consumos de combustível são 14 e 8 km/L, respectivamente.

10. Dado que em 2002 a concentração de CH_4 na atmosfera era de 1,77 ppmv, calcule a massa total de CH_4 na atmosfera em 2002. Note que a massa total da atmosfera é $5,1 \times 10^{18}$ kg e a massa molar média da atmosfera é 29g/mol.

Leitura complementar

1. J. T. Houghton et al., *Climate Change 2001: The Scientific Basis* (Cambridge: Cambridge University Press, 2001). (Published for the Intergovernmental Panel on Climate Change.)

2. E. Claussen, ed., *Climate Change: Science, Strategies, and Solutions* (Arlington, VA: Pew Center on Global Climate Change, 2001).

3. D. Rind, "The Sun's Role in Climate Variations," *Science* 296 (2002): 673–677.

4. V. Ramanathan et al., "Aerosols, Climate, and the Hydrological Cycle," *Science* 294 (2001): 2119–2124.

5. F. W. Zwiers and A. J. Weaver, "The Causes of 20th Century Warming," *Science* 290 (2000): 2081–2137.

6. J. Hansen et al., "Global Temperature Change," *Proceedings of the National Academy of Science* 103 (2006): 14288–14293.

7. D. F. Ferretti et al., "Unexpected Changes to the Global Methane Budget over the Past 2000 Years," *Science* 309 (2005): 1714–1716.

8. P. Bousquet et al., "Contribution of Anthro-pogenic and Natural Sources to Atmospheric Methane Variability," *Nature* 443 (2006): 439–443.

9. C. Parmesan and G. Yohe, "A Globally Coherent Fingerprint of Climate Change Impacts Across Natural Systems," *Nature* 421 (2003): 37–42.

10. L. D. D. Harvey, *Global Warming: The Hard Science* (New York: Prentice-Hall, 2000).

11. T. Flannery, *The Weather Makers* (Toronto: Harper-Collins, 2005).

12. A. Gore, *An Inconvenient Truth* (Emmaus, PA: Rodale, 2006).

13. O. Morton, "Is This What It Takes to Save the World?" *Nature* 447 (2007): 132.

14. B. Lomberg, "The Skeptical Environmentalist" (Cambridge: Cambridge University Press, 2001), Chapter 24.

Material online

Acesse o site www.bookman.com.br e leia o material complementar deste capítulo, com dicas sobre o que você pode fazer.

CAPÍTULO 7

Energia a partir de Combustíveis Fósseis, Emissões de CO_2 e Aquecimento Global

Neste capítulo, os seguintes tópicos introdutórios de química serão usados:

- Porcentagem de composição, estequiometria
- Combustão; calor de combustão
- Estrutura química dos hidrocarbonetos (ver Apêndice)
- Acidez; ácidos fracos; pH
- Diagrama de fases; condensação de líquidos; sublimação de sólidos; destilação
- Catálise
- Densidade
- Polimerização

Fundamentos dos capítulos anteriores usados neste capítulo:

- Efeito estufa e gases estufa; aerossóis (Capítulo 6)
- Sumidouros (Capítulo 6)
- Concentração de gases em escala ppmv (Capítulo 1)
- Clatratos (Capítulo 6)
- Albedo (Capítulo 6)

Introdução

Como vimos no Capítulo 6, o clima da Terra provavelmente já está sendo afetado pelo incremento do efeito estufa em função do aumento das concentrações atmosféricas de dióxido de carbono e outros gases. O contínuo acúmulo de CO_2 no ar leva à conclusão de que estamos armazenando para aumentos maiores nas temperaturas globais do ar e outras mudanças no nosso clima. Neste capítulo, questionaremos as previsões das possíveis tendências no consumo de energia e, consequentemente, das emissões de dióxido de carbono que irão ocorrer no restante do século XXI. A natureza dos combustíveis fósseis e seu papel na geração de CO_2 também são analisados, e é explorada a perspectiva de "enterrar" as emissões assim que elas são geradas. Finalizamos por considerar as previsões das consequências para o clima e as ramificações para civilizações que se seguem, caso as emissões de gases estufa continuem sem proibição ou somente com controles muito fracos.

Reservas e consumo de energia

Desde a Revolução Industrial, o consumo mundial de **energia comercial** – que é vendida para os usuários e, em geral, é derivada em grande escala de combustível fósseis, usinas hidrelétricas e nucleares, em oposição à energia associada à biomassa coletada e utilizada pelas famílias de modo individual – tem aumentado a cada ano; a taxa de crescimento anual global é de cerca de 2%. O período de crescimento mais acentuado começou após a Segunda Guerra Mundial, quando o consumo comercial de energia anual global era de somente cerca de um décimo dos níveis atuais.

Pelo fato das quantidades serem tão elevadas, torna-se útil discutir as quantidades globais de energia em termos de unidades de energia de grande escala, o **exajoule**, EJ, que é 10^{18} joules. A quantidade total de energia comercial consumida pelos serem humanos chega atualmente a 400 EJ a cada ano, sendo com o consumo dos Estados Unidos cerca de 100 EJ.

Determinantes do crescimento no consumo de energia

Embora o aumento no consumo de energia muitas vezes esteja relacionado diretamente ao aumento da população, esse é um fator dominante somente para países menos desenvolvidos, onde o consumo de energia *per capita* é, de qualquer forma, pequeno. O consumo de energia comercial por um país depende de vários fatores, incluindo não somente a população, geografia e clima, mas também o custo da energia. No entanto, o fator mais importante no consumo total de energia aparenta ser o **produto interno bruto** (PIB) de um país. Nas sociedades industrializadas são necessários atualmente 11 megajoules (11 milhões de joules) em média para produzir produtos e serviços equivalentes a um dólar americano. Interessantemente, a razão entre a energia e o PIB para muitos países em desenvolvimento, incluindo a China, tem aproximadamente o mesmo valor. A razão para a Índia é menor que dos países desenvolvidos, e para os países não desenvolvidos são menores ainda.

No passado, foi constatado que, embora a razão entre energia e PIB em geral aumentem quando um país começa a se industrializar, ela diminui gradualmente mais tarde quando a infraestrutura se torna mais substancial e eficiente. Por exemplo, a razão para os Estados Unidos caiu em 44% de 1970 a 2000.

O fantástico aumento no consumo de energia global na segunda metade do século XX decorreu principalmente da expansão industrial e do aumento nos padrões de vida dos países hoje desenvolvidos. O consumo de energia nesses países continua a expandir-se, embora hoje mais devagar. A energia *per capita* usada nos Estados Unidos atualmente chega a 10.000 J s^{-1} (i.e., 10.000 watts, o equivalente a100 lâmpadas de 100 W ligadas continuamente), aproximadamente duas vezes a da União Europeia e a do Japão, e cerca de cinco vezes a média mundial.

No entanto, o crescimento econômico nos países desenvolvidos – que contêm três quartos de toda a população mundial – está crescendo mais rapidamente, e com isso, o seu consumo total de energia. Assim, embora o uso *per capita* na China seja somente metade da média global, ele está aumentando. Os países em desenvolvimento coletivamente utilizaram somente 30% da energia comercial mundial em 1993, mas espera-se que seu consumo seja maior que a metade desse total a partir de qualquer momento na próxima década. De acordo com a *Agência Internacional de Energia*, entre 1994 e 2010, a taxa de aumento para os países em desenvolvimento de forma coletiva deverá ser de 4% anualmente, o que, se computado, produziria o dobro daquele período. Para os países desenvolvidos, o aumento anual no mesmo período deverá ser de 1,5%, somando 28% caso computado sobre todo o período. O aumento global no consumo de energia deverá ser de 2% anualmente durante as próximas décadas.

PROBLEMA 7-1

Qualquer quantidade V cujo valor aumenta em um intervalo de tempo t de uma certa porcentagem sobre seu valor prévio exibe crescimento exponencial de acordo com a seguinte equação

$$V = V_0 e^{kt}$$

onde V_0 é o valor inicial e k é o aumento fracionário em cada período de tempo. Considerando que essa equação seja aplicada ao crescimento do consumo de energia à taxa percentual idêntica a cada ano, derive uma fórmula geral que relacione o número de anos necessários para que o consumo de energia dobre como uma função do crescimento fracionário anual k. Qual é o tempo para a duplicação no consumo quando consideramos uma taxa de crescimento de 4% (i.e., $k = 0,04$) na operação? E considerando valores de 3, 1,5 e 1,0% de taxas de crescimento anual? Se $k = 0,02$, quantos anos seriam necessários para que o consumo de energia aumentasse 10 vezes? Se o consumo de energia cresceu de um fator de dez em um período de 50 anos, qual é a taxa anual de crescimento durante esse período?

O uso de energia envolve sua transformação de uma forma para outra, até resultar na sua degradação em perda de calor; desse modo, não apresenta qualquer problema ambiental por si. No entanto, existem usualmente efeitos colaterais associados com a produção e/ou consumo de energia que são sérios problemas ambientais, como veremos no resto deste capítulo e no próximo.

O problema ambiental mais sério em longo prazo associado com o uso de energia é a emissão para a atmosfera de **dióxido de carbono**, CO_2, quando os combustíveis fósseis são queimados para produzir calor. O restante deste capítulo explora esse problema e suas possíveis soluções, bem como a natureza e propriedades dos combustíveis fósseis, ou seja, carvão, petróleo e gás natural. O dióxido de carbono é produzido quando qualquer substância contendo carbono sofre combustão completa:

$$C \text{ na substância} + O_2 \longrightarrow CO_2$$

Como vimos no Capítulo 6, o CO_2 é um importante gás estufa, e o aumento em sua concentração atmosférica é responsável pela maior fração do aquecimento global de qualquer fator antropogênico.

Países desenvolvidos são responsáveis por aproximadamente três quartos de todas as emissões de dióxido de carbono a partir da queima de combustíveis fósseis e da produção de cimento desde o começo da Revolução Industrial. As emissões dessas fontes a partir de vários países no período recente (1980-2004) estão ilustradas na Figura 7-1. Note que:

- Os Estados Unidos foram o maior país emissor, embora dados recentes indiquem que a China o ultrapassou em 2007.

- A emissão dos países desenvolvidos, somadas e definidas pela parte de cima da figura como "Outros países desenvolvidos", tem aumentado lentamente, como também o uso total de energia, já discutido, e agora soma cerca de 60% do total.

- Emissões a partir dos países da antiga União Soviética diminuíram significativamente no início da década de 90, após a queda do comunismo; a diminuição na década de 90 iguala-se, aproximadamente, ao aumento nas emissões dos países em desenvolvimento durante aquele período.

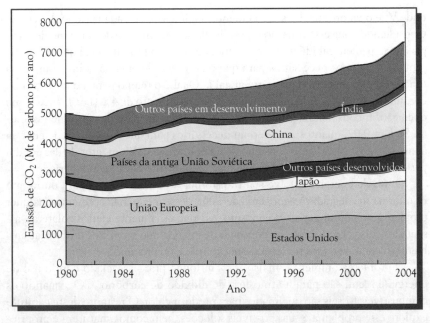

FIGURA 7-1 Emissões de CO_2 a partir da queima de combustíveis fósseis de diferentes países e regiões desde 1980. [Fonte: M. Raupach et al., *Proceeding of the National Academy of Sciences* 104 (2007): 10288.]

- Emissões a partir da China têm aumentado abruptamente nos anos recentes, com um pico que começou em 2002.

Quase todo esse aumento das emissões de CO_2 surgiu a partir do aumento no uso de energia derivada dos combustíveis fósseis. No entanto, a razão entre dióxido de carbono e energia varia entre os países e com o tempo devido às diferenças na fração de energia produzida pela combustão e porque diferentes combustíveis fósseis produzem quantidades muito diferentes de gás por joule, conforme será exposto ainda neste capítulo. Pela importância do CO_2, o termo **intensidade de carbono**, definido como a razão entre emissões de CO_2 por dólar do PIB, tornou-se amplamente discutido pelos legisladores.

A intensidade de carbono global diminuiu ao longo da última metade do século XX, especialmente nas duas últimas décadas, quando a diminuição foi de cerca de um quarto. No entanto, como a linha cheia na Figura 7-2 indica, a intensidade global continua aproximadamente constante desde 2000 a até pelo menos 2005. Atualmente, a produção de materiais e serviços equivalentes a um dólar resulta, em média, na emissão de cerca de 730 g de dióxido de carbono para a atmosfera. Intensidades de carbono são frequentemente expressas somente como o conteúdo de carbono de CO_2 emitido, ou aproximadamente 200 g de carbono por dólar no presente caso. (Note que as curvas na Figura 7-2 não são absolutas, mas relativas a valores de 2000.)

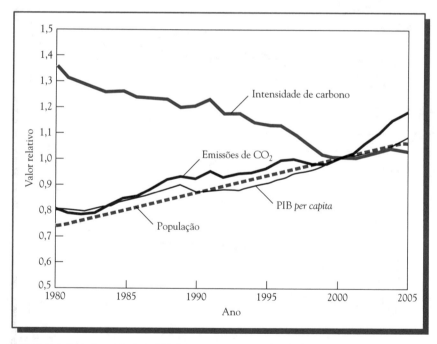

FIGURA 7-2 Emissões globais de CO_2 (curva escura em negrito; inclui tanto a queima de combustível fóssil quanto produção de cimento) e importantes fatores que as influenciam. Curva pontilhada em verde = população; curva escura fina = PIB *per capita*; curva sólida em verde = intensidade de carbono do PIB; curva escura em negrito = emissões de CO_2. Note que todos os parâmetros estão normalizados em relação aos valores de 2000. [Fonte: M. Raupach (Global Carbon Project), *Carbon in the Earth System: Dynamics and Vulnerabilities*, Beijing, November, 2006.]

PROBLEMA 7-2

Mostre que a massa de carbono contida em 730 g de CO_2 é 199 g.

Embora Estados Unidos e China, as duas maiores potências mundiais, tenham valores de intensidade de carbono muito similares no começo dos anos 2000, esse índice evoluiu de modo muito diferente com o tempo, como ilustrado pela curva sólida em verde na Figura 7-3. A intensidade de carbono norte-americana tem diminuído de forma gradual e quase contínua, enquanto a da China caiu vertiginosamente após o início da grande industrialização, atingindo um valor mínimo perto do ano 2000, e aumentou significativamente pelo menos na metade da década que se seguiu. Presumidamente, a grande parte da diminuição na intensidade dos Estados Unidos pode ser atribuída à conversão contínua da economia de produção em economia de conhecimento, enquanto o aumento na China surge a partir de seu desenvolvimento como uma economia de energia intensiva, responsável por grandes quantidades de produtos manufaturados.

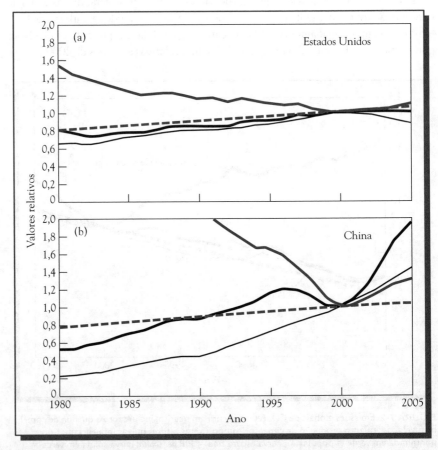

FIGURA 7-3 Emissões de CO_2 e importantes fatores que as influenciaram a partir (a) dos Estados Unidos e (b) da China. Ver a Figura 7-2 para a identificação das curvas. [Fonte: M. Raupach (Global Carbon Project), *Carbon in the Earth System: Dynamics and Vulnerabilities*, Beijing, November, 2006.]

CAPÍTULO 7 Energia a partir de Combustíveis Fósseis, Emissões de CO_2 e Aquecimento Global

A força motriz por trás das mudanças nas últimas décadas nas emissões de CO_2 global e regional pode ser compreendida considerando-se as várias curvas nas Figuras 7-2 e 7-3; todos os fatores nesses gráficos estão normalizados em relação aos valores de 2000. Os aumentos contínuos na população mundial em relação ao tempo estão indicados pela linha pontilhada em verde, na Figura 7-2. Com o desenvolvimento da economia mundial, a média do PIB por pessoa também aumentou, como mostrado pela curva escura fina. O produto dessas duas quantidades é o PIB global, que aumentou de forma mais rápida que a linear (não mostrado) visto que cada um desses fatores aumentou de maneira mais ou menos linear com o tempo. No entanto, no período até perto do ano 2000, a intensidade de carbono do PIB global (linha sólida em verde na Figura 7-2) *diminuiu* quase linearmente com o tempo, assim, a velocidade de emissão total de dióxido de carbono – que é o produto dos três fatores – aumentou somente de forma gradual e mais ou menos linear naquele período (curva escura em negrito na Figura 7-2). De 2000 a pelo menos 2005, visto que a intensidade de carbono não caiu, a velocidade de emissão de dióxido de carbono aumentou drasticamente.

Velocidade de emissão de CO_2 = população $\times$ PIB *per capita* $\times$ intensidade de carbono

A curva de emissão correspondente para os Estados Unidos (Figura 7-3a) envolve a mesma combinação de fatores, com emissões estáveis após 2000 em função do contínuo declínio na intensidade de carbono. Em contraste, o contínuo e forte aumento no PIB *per capita* da China, combinado com o aumento da intensidade de carbono, produziu um súbito aumento nas emissões (Figura 7-3b).

Outro modo de medir as emissões de carbono dos diferentes países é considerar a emissão *per capita* desse gás para a atmosfera. Atualmente as emissões de dióxido de carbono somam cerca de 4 toneladas por pessoa por ano quando se calcula a média da população global; esse fator é usualmente expresso como 1 tonelada de *carbono*, e é essa referência para o carbono que será utilizada de agora em diante. A emissão média de carbono global permanece notavelmente estável, em cerca de 1,1 tonelada, desde o aumento desse valor no início da década de 70, embora tenha aumentado um pouco nos anos recentes.

Nos países desenvolvidos as pessoas possuem emissões médias anuais muito maiores que dos países em desenvolvimento: 3 *versus* 0,5 tonelada de carbono por pessoa. Os Estados Unidos lideram em ambas as emissões de CO_2, total e *per capita*, de acordo com o gráfico de barras na Figura 7-4, no qual listamos em ordem os 20 maiores países emissores de dióxido de carbono em 2003. As barras escuras indicam o percentual do país no total das emissões globais, e as barras em verde mostram as emissões *per capita*. Note que, comparados com os países da Europa e do Japão, os Estados Unidos, o Canadá e a Austrália possuem as maiores taxas de emissão de CO_2 *per capita*, em parte por causa da alta necessidade de transporte desses vastos países. Também é verdade que, nos três países, a energia a partir de combustível fósseis é muito mais barata que nos países europeus. Os outros países desenvolvidos possuem emissões *per capita* similares – cerca de 2 toneladas – que talvez seja o valor que os países em desenvolvimento atinjam quando alcançarem o total desenvol-

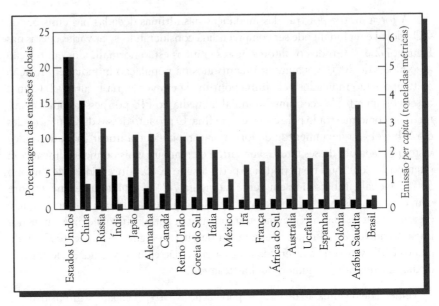

FIGURA 7-4 Emissões de dióxido de carbono total (barras escuras) e *per capita* (barras em verde) pelos 20 países maiores emissores em 2003. [Fonte: Data from Carbon Dioxide Information Analysis Center.]

vimento. As emissões *per capita* a partir dos Estados Unidos, da União Europeia e do mundo como um todo permaneceram notavelmente constantes nas últimas décadas do século XX, os aumentos no PIB começaram a se igualar pelo decréscimo na intensidade de ambos, energia e carbono.

Uma vez que as populações de diferentes países variam muito, as suas emissões de gases estufa *per capita* ou por dólar de PIB não são indicativas de suas emissões *totais*. Assim, na Figura 7-4, observamos que a China e a Índia possuem contribuições substanciais para as emissões totais globais, pela numerosa população, embora a taxa de emissão *per capita* ainda seja muito modesta. Esses dois países geram a maioria de sua energia queimando carvão. As emissões totais de CO_2 da China desde a virada do milênio têm excedido até o seu rápido crescimento da década de 80 e começo dos anos 90. As emissões da Índia têm crescido quase linearmente, atualmente em cerca de 3-4% a cada ano desde 1980, embora ainda possua as menores emissões *per capita* de qualquer um dos 20 países mais emissores.

Padrões de crescimento nas concentrações de CO_2

Uma vez que o dióxido de carbono possui um tempo de vida tão longo na atmosfera, um século ou mais em média, o gás se *acumula* no ar. Por isso, quase todas as emissões de CO_2 a partir de 1990, por exemplo, que não encontraram um sumidouro temporário, irão permanecer no ar por décadas, adicionando valor ao volume de emissões dos anos 80 e 70 e dos anos anteriores. As moléculas reais de dióxido de carbono que constituem essa massa adicional irão mudar ano a ano, com algumas moléculas de CO_2 deixando o sumidouro temporário e entrando para a atmosfera, enquanto um número igual do ar entra para um sumidouro temporário.

O padrão de crescimento da concentração de CO_2 no ar é determinado principalmente pelos padrões de emissões de CO_2. Suponha, por exemplo, que a mesma quantidade de emissões de dióxido de carbono foi adicionada para o ar a cada ano e não encontrou um sumidouro temporário (Figura 7-5a, linha preta). A quantidade total de CO_2 no ar – e portanto sua concentração – aumentaria anualmente a uma quantidade constante. A concentração de dióxido de carbono aumenta linearmente com o tempo nesse caso (Figura 7-5a, linha verde). Se o mundo pudesse manter as emissões de dióxido de carbono nos valores do ano 2000, então a concentração de CO_2 aumentaria linearmente, em um valor anual de aumento de 2 ppmv, e iria consequentemente se tornar maior que 500 ppmv em 2060. Atualmente, as emissões globais de CO_2 estão crescendo lentamente, aumentando a cada ano em somente 1% (ver Figura 6-8), então a concentração atmosférica de dióxido de carbono está crescendo quase de forma linear com o tempo (ver inserção na Figura 6-8).

Outro cenário, que há algum tempo foi mais realístico que a situação aqui descrita, é que as emissões de CO_2 não foram as mesmas a cada ano, mas *aumentaram linearmente*, ou seja, por uma quantidade constante k a cada ano. Então, se as emissões de um ano somarem A, o próximo ano eles serão A + k, e no ano seguinte A + 2k, etc. (Figura 7-5b, curva preta). Neste caso, se a fração de gás que entra no sumidouro oceânico é constante, o crescimento na *concentração* de CO_2 será quadrática, mais acentuada que linear: o gráfico resultante da concentração de CO_2 se curva para cima, como ilustrado na Figura 7-5b (curva verde). De fato, nas décadas anteriores a meados dos anos 70, a concentração de CO_2 aumentou quadraticamente (ver inserção na Figura 6-8), porque as emissões de dióxido de carbono estavam aumentando rapidamente (ver Figura 6-9). No entanto, desde então, a concentração de CO_2 tem aumentado de maneira quase linear refletindo o aumento mais lento nas emissões nesse período, dentre outros fatores – incluindo o fato de que a fração de emissões que encontra um sumidouro temporário varia com o tempo (como discutido no Capítulo 6).

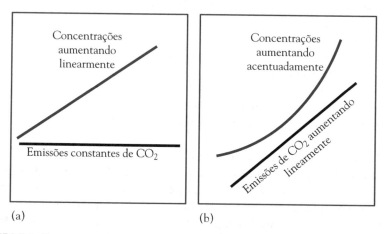

FIGURA 7-5 Concentração de CO_2 relacionado a seu nível de emissão. (a) Emissões constantes de CO_2 produzem um aumento linear da concentração do gás. (b) Emissões com aumentos lineares produzem um aumento quadrático da concentração do gás.

Combustíveis fósseis

Como mencionado, a maior parte da energia comercial no mundo é produzida atualmente pela queima de combustíveis fósseis. Nesta seção, discutiremos a natureza e o futuro das reservas desses combustíveis e vamos comparar a capacidade de cada um produzir o gás estufa dióxido de carbono. Mais adiante no capítulo, veremos que o principal problema no uso de combustíveis fósseis deste século será a emissão de CO_2 que resulta a partir da queima em vez da diminuição da oferta.

Combustíveis fósseis: Carvão

A principal reserva de combustível fóssil é o carvão, que está disponível em abundância em várias regiões do mundo, incluindo países em desenvolvimento, e que possui baixo custo de mineração e transporte. Cinco países – Estados Unidos, Rússia, China, Índia e Austrália – possuem 75% das reservas mundiais de carvão. Com a velocidade de consumo atual, estima-se que essas reservas durarão por mais 200 anos, período maior do que para o óleo e o gás (ver adiante). De fato, alguns observadores acreditam que o mundo irá retornar ao carvão como sendo seu principal combustível fóssil até o final deste século. As 2100 plantas de energia movidas a carvão no mundo são responsáveis coletivamente por aproximadamente um terço de todas as emissões do CO_2 antropogênico. Atualmente, o carvão produz cerca de metade da energia elétrica nos Estados Unidos e 80% na China.

Embora seja uma mistura, em uma primeira aproximação, o carvão é o carbono grafítico, C. Foi formado a partir de porções bem pequenas de material de plantas antigas que foram cobertas pela água e não puderam ser recicladas de volta a CO_2. Esse fato também contribuiu para o acúmulo de O_2 na atmosfera. O carvão foi formado a partir de componentes poliméricos altamente aromáticos de plantas que formam a madeira, chamados de *lignina*; uma fórmula empírica aproximada para a lignina é C_3H_3O. Durante um longo período de tempo, em que esse material foi sujeito a altas pressões e temperaturas, água e dióxido de carbono foram perdidos. O material se polimerizou ainda mais no processo para formar este material duro e rico em carbono conhecido como carvão. Infelizmente, o carvão também incorporou quantidades mensuráveis de virtualmente qualquer elemento de ocorrência natural durante sua formação. Por isso, quando é queimado, emite não somente CO_2 e H_2O, mas também quantidades substanciais de muitos poluentes do ar – principalmente dióxido de enxofre, fluoretos, urânio e outros metais radioativos, além de metais pesados incluindo mercúrio. Dessa forma, o carvão possui uma reputação de ser um "combustível sujo". A remoção de algumas dessas impurezas, especialmente o enxofre, por várias tecnologias modernas foi abordada no Capítulo 3.

A queima de carvão domesticamente, em fornos e fogões, produz uma grande quantidade de fuligem e por isso seu uso tem diminuído em países desenvolvidos. No entanto, o carvão é ainda utilizado em muitos países desenvolvidos e em desenvolvimento para a produção de energia elétrica. Quando é queimado em usinas elétricas, o problema da fuligem é facilmente resolvido, mas as emissões de dióxidos enxofre e de nitrogênio e de mercúrio requerem equipamentos mais sofisticados e caros para controle, temas também discutidos no Capítulo 3 e no estudo de caso associado ao Capítulo 8.

O calor que a queima de combustível fóssil produz é utilizado para gerar vapor de alta pressão, empregado para mover as turbinas e, assim, produzir eletricidade. Como discutido mais adiante neste capítulo, no entanto, a razão de CO_2 para a produção de energia a partir de carvão é substancialmente maior que para os outros combustíveis fósseis. O carvão também pode ser usado para produzir combustíveis alternativos – como discutido no Capítulo 8 – mas, infelizmente, os processos de conversão não são energeticamente eficientes. Embora a emissão de dióxido de carbono não seja reduzida por tais conversões, elas permitem a remoção de dióxido de enxofre e de outros poluentes e, portanto, são maneiras "limpas" de se usar o carvão.

Em uma primeira aproximação, a quantidade de calor liberado quando substâncias contendo carbono são queimadas é diretamente proporcional à quantidade de oxigênio consumida. A partir desse princípio, podemos comparar os diferentes combustíveis fósseis pela quantidade de CO_2 liberado quando estes são queimados para produzir uma dada quantidade de energia.

Considere as reações de carvão (principalmente carbono), petróleo (essencialmente polímeros de CH_2) e gás natural (predominantemente CH_4) com oxigênio atmosférico, e representadas de tal forma que a produção de dióxido de carbono seja idêntica em cada caso:

$$C + O_2 \longrightarrow CO_2$$

$$CH_2 + 1{,}5\, O_2 \longrightarrow CO_2 + H_2O$$

$$CH_4 + 2\, O_2 \longrightarrow CO_2 + 2\, H_2O$$

Segue a partir da estequiometria dessas reações que, por mol de O_2 consumido e, portanto, aproximadamente por joule de energia produzida, o gás natural gera menos dióxido de carbono que o petróleo, que por sua vez é superior ao carvão, numa razão de 1:1,3 3:2. (A razão real está calculada no Problema 7-3.)

PROBLEMA 7-3

Considerando os seguintes dados termoquímicos, determine a real razão de CO_2 por joule de calor liberado na combustão de metano, CH_2 e carbono elementar (grafite). Valores de ΔH_f em kJ mol^{-1}: CH_4, –74,9; $CO_2(g)$, –393,5; $H_2O(l)$, –285,8; C(grafite), 0,0; CH_2, –20,6.

PROBLEMA 7-4

As quantidades relativas de oxigênio necessárias para oxidar compostos orgânicos para dióxido de carbono e água podem ser deduzidas por meio dos cálculos de *mudança* no número (estado) de oxidação do átomo de carbono indo da molécula combustível para o produto. Mostre que a razão de oxigênio necessária para queimar C, CH_2 e CH_4 segue a razão de 2:3:4 de acordo com tais cálculos.

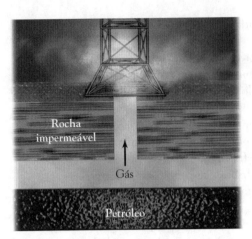

FIGURA 7-6 Liberação de depósitos de gás natural da Terra.

Combustíveis fósseis: Gás natural

Petróleo e gás natural são essencialmente misturas de hidrocarbonetos que se originaram de pequenas frações de organismos marinhos e plantas que foram enterrados e, portanto, retirados da presença do oxigênio que seria necessário para sua completa oxidação. As altas temperaturas e pressões às quais esses materiais enterrados foram mais tarde submetidos contribuíram para sua decomposição posterior para formar hidrocarbonetos líquidos e gasosos. Assim como o petróleo, os depósitos de gás natural são encontrados em formações geológicas nas quais as misturas de gases foram presas por uma massa de rocha impermeável. A escavação de um buraco através da rocha libera o gás em um fluxo estável para a superfície (Figura 7-6).

Em termos de seus componentes de hidrocarbonetos, o gás natural como ele existe no solo consiste predominantemente (60-90%) de **metano**, CH_4. Os outros componentes à base de alcanos – *etano*, *propano* e os dois isômeros de *butano* – são gases presentes em várias concentrações, dependendo da origem geográfica do depósito. (Ver Apêndice I se você não é familiarizado com a terminologia e o sistema de numeração das moléculas orgânicas.)

O ponto de ebulição do metano é tão baixo (−164°C) que ele não se condensa facilmente a líquido, mesmo a pressões razoavelmente elevadas. Em contraste, os outros alcanos gasosos possuem pontos de ebulição substancialmente maiores. Isso torna possível remover a maioria dos outros alcanos do gás natural por meio da diminuição da temperatura da mistura e consequentemente condensando esses outros hidrocarbonetos a líquidos.

Compostos de enxofre são também uma impureza importante no gás natural; como já mencionado, parte dos depósitos de gás natural contém mais H_2S que CH_4! Os compostos de enxofre podem ser removidos do gás pela reação de Claus, como exposto no Capítulo 3. Após processar a remoção dos outros alcanos e dos compostos de enxofre, o gás natural – que agora é predominantemente metano – é transportado sob pressão em dutos para os consumidores.

Infelizmente, como apresentado no Capítulo 6, uma pequena fração do metano sendo transportado de sua fonte para o consumidor é perdida para a atmosfera quando as tubulações de gás natural vazam. O aumento do efeito estufa deste metano pode superar algumas das vantagens que o metano possui em produzir menos CO_2 por joule sob queima em comparação ao petróleo e, especialmente, quando comparado ao carvão (ver Problema Adicional 3).

As enormes quantidades de gás natural presas em *hidratos de metano* (clatratos) nos sedimentos oceânicos e permafrost[*], como mencionado no Capítulo 6,

---

[*] N. de R. T.: Camada subterrânea do solo permanentemente congelada, mantida a temperaturas abaixo de 0°C.

poderiam dobrar as reservas de combustíveis fósseis caso estes pudessem ser perfurados. A tecnologia para extração de clatratos, muitos dos quais estão em forma diluída e misturados com sedimentos que estão bem longe do leito dos oceanos, ainda não existe.

Combustíveis à base de gás natural e propano

No mundo desenvolvido, o **gás natural** é usado extensivamente como combustível. Consiste principalmente de metano, mas contém pequenas quantidades de etano e propano. Normalmente o gás é transportado por tubulações a partir da fonte até os consumidores domésticos, cujo uso é para cozimento e aquecimento; e para algumas usinas, que o queimam no lugar de carvão ou petróleo em plantas de geração de energia, para produzir eletricidade.

$$CH_4(g) + 2\,O_2(g) \longrightarrow CO_2(g) + 2\,H_2O(l) \quad \Delta H = -890 \text{ kJ mol}^{-1}$$

Infelizmente, onde as tubulações não existem, o gás natural produzido como subproduto da produção de petróleo nos poços petrolíferos, etc. é simplesmente jogado pela ventilação ou queimado, dessa forma, adicionando à atmosfera uma sobrecarga de gases estufa.

Gás natural altamente comprimido (GNV) é usado como combustível, especialmente no Canadá, na Itália, na Argentina, nos Estados Unidos, na Nova Zelândia e na Rússia. Por causa do custo para converter o motor a gasolina a aceitar o gás natural como combustível, o atual uso de GNV em veículos está restrito a táxis e caminhões comerciais que estão em constante serviço. Para tais veículos, o custo adicional para a conversão do sistema de combustível é muito menor, a longo prazo, do que as economias a partir do baixo custo do combustível. Considerando que o gás comprimido deve ser mantido a pressões muito altas para ser estocado em volumes razoáveis, tanques de combustíveis pesados com paredes grossas são necessários. Para manter o peso e tamanho do tanque dentro de valores razoáveis, a autonomia (antes de reabastecer) do GNV é consideravelmente curta em comparação aos veículos movidos a gasolina.

O gás natural veicular possui vantagens e desvantagens como combustível veicular quando comparado à gasolina. As moléculas de metano não contêm cadeias de carbono, nem particulados orgânicos, nem mesmo hidrocarbonetos reativos são formados ou emitidos para o ar como resultado de sua combustão; no entanto, uma pequena quantidade de cada tipo de poluente é formada a partir de etano e propano componentes do gás natural. De forma global, a qualidade do ar regional é melhorada pelo uso do gás natural em vez da gasolina ou óleo diesel. No entanto, a liberação do gás metano das tubulações durante sua transmissão ou dos escapamentos dos veículos devido à sua combustão incompleta pode levar a um aumento do aquecimento global, visto que o metano é um poderoso gás estufa. Uma conversão massiva na América do Norte para GNV como combustível veicular poderia ser limitada pelo suprimento do gás, que é usado atualmente de forma intensiva para o aquecimento e cozimento domésticos e cada vez mais como combustível nas novas usinas geradoras de energia.

Algumas propostas interessantes têm sido feitas para melhorar o desempenho do gás natural como combustível veicular. Uma queima mais eficiente do metano acontece, caso uma menor quantidade – cerca de 15% por volume – de gás hidrogênio seja adicionado a ele. De forma alternativa, um volume de armazenamento menor resulta se esse for liquefeito em vez de simplesmente comprimido, porém, mais energia é necessária para esse processo.

De forma similar, essas considerações também se aplicam ao **propano**, C_3H_8, igualmente um componente principal do **gás liquefeito de petróleo** (GLP), no seu uso como substituto da gasolina nos veículos. A energia térmica produzida por grama de propano queimado, 50,3 kJ, não é tão alta quanto os 55,6 kJ do metano. O calor liberado por cada grama pela queima da gasolina depende da composição da mistura a ser considerada, mas é geralmente um pouco menor que a do propano. Ambos, GLP e propano, são rapidamente liquefeitos sob pressão, assim eles podem ser armazenados muito mais eficientemente que o gás natural.

Combustíveis fósseis: Petróleo

O **petróleo**, ou *óleo cru*, é uma mistura complexa de centenas de compostos, muitos dos quais são hidrocarbonetos; as proporções dos compostos variam de um campo petrolífero a outro. O tipo mais abundante de hidrocarboneto é a série de *alcanos*, que podem ser genericamente designados pela fórmula C_nH_{2n+2}. No petróleo, as moléculas de alcano variam muito, desde um simples metano, CH_4 (i.e., n = 1), até moléculas contendo quase 100 carbonos. A maioria das moléculas de alcano no óleo cru é de dois tipos estruturais: um tipo é simplesmente uma longa e contínua cadeia de carbonos; a outra possui uma cadeia principal e somente ramificações pequenas – por exemplo, 3-metilhexano.

O petróleo também contém quantidades substanciais de **cicloalcanos**, principalmente aqueles com cinco ou seis carbonos por anel, tais como os sistemas C_6H_{12} *metilciclopentano* e *ciclohexano*:

metilciclopentano   ciclohexano

O petróleo contém alguns hidrocarbonetos aromáticos, principalmente o benzeno e seus derivados simples nos quais um ou dois átomos de hidrogênio foram substituídos por grupos metila ou etila. Lembre-se do exposto no Capítulo 4: o tolueno é o benzeno com um hidrogênio substituído por um grupo metila; os xilenos são os três isômeros tendo dois grupos metila.

PROBLEMA 7-5

Deduza as estruturas de todos os benzenos trimetilados. [*Sugestão: Para cada um dos três benzenos dimetilados, desenhe todas as estruturas que correspondem às substituições dos três grupos metila. Verifique cada par de estruturas que você desenhou para eliminar duplicatas.*]

O componente do petróleo contendo esses hidrocarbonetos aromáticos é o mais tóxico para os moluscos e outros peixes quando um derramamento de petróleo ocorre no oceano, seja de um navio petroleiro ou de um campo de perfuração na zona costeira. Hidrocarbonetos de alta massa molar formam bolhas pegajosas parecidas com alcatrão que se aderem a pássaros, mamíferos marinhos, rochas e outros objetos que entram em contato com o óleo.

O petróleo é encontrado em certas formações rochosas no solo e é bombeado para a superfície nos campos de perfuração. A forma como existe no solo, o óleo cru, não é uma substância muito útil porque é uma mistura de muitos compostos. Para ganhar utilidade, ele precisa primeiro ser separado em componentes, cada um dos quais possuindo vários usos particulares.

Os compostos líquidos presentes no óleo cru consistem de hidrocarbonetos contendo de 5 a cerca de 20 átomos de carbono cada. Embora não sejam feitos esforços para isolar individualmente os compostos dessa mistura, o óleo cru é separado em várias **frações** – soluções líquidas diferentes em que todos os componentes fervem dentro de uma faixa relativamente pequena de temperatura. Essa separação do óleo em frações é realizada por um processo chamado **destilação**, que envolve a vaporização pelo aquecimento da mistura líquida, seguido do resfriamento do vapor, de forma a causar sua condensação de volta ao estado líquido como descrito no Quadro 7-1. Os diferentes pontos de ebulição dos constituintes permitem separar a mistura em componentes. A cada dia, um total de cerca de 10 bilhões de litros de óleo cru são destilados por esse processo, em centenas de *refinarias de petróleo* localizadas em diferentes partes do mundo.

Além dos hidrocarbonetos, o petróleo também contém enxofre (até 4%) na forma de compostos: gás de **sulfito de hidrogênio**, H_2S e compostos de enxofre orgânico que são análogos a álcoois e éteres nos quais um átomo de S substitui o oxigênio. Essas substâncias são muito mais rapidamente removidas do óleo que o enxofre do carvão, tornando os produtos de petróleo inerentemente limpos. O diesel destilado a partir do petróleo contém uma maior porcentagem de enxofre residual do que a gasolina, e o resíduo a partir da destilação contém a maior concentração de enxofre de todos – bem como a maioria de metais vanádio e níquel a partir do óleo cru, em geral em níveis de várias partes por milhão. O enxofre que está presente nos combustíveis é geralmente convertido durante a queima do combustível em *dióxido de enxofre*, que é um sério poluente se liberado para o ar (Capítulo 3). Alguns compostos orgânicos de nitrogênio também ocorrem no petróleo e são a fonte do "NO combustível" (Capítulo 3) formado quando a gasolina ou diesel são queimados.

O petróleo e os combustíveis feitos a partir deste, como a gasolina e o óleo diesel, possuem a grande vantagem de serem líquidos de densa energia, que são convenientes, relativamente seguros para o uso e relativamente baratos para se produzir. Virtualmente, todos os sistemas de transportes não elétricos, tanto no mundo desenvolvido quanto no em desenvolvimento, são baseados nos baratos combustíveis de petróleo. A possibilidade de mudança para combustíveis alternativos, no caso dos meios de transporte, é discutida em detalhes no Capítulo 8. Será

| QUADRO 7-1 | Refinando o petróleo: Destilação fracionária |

Como mencionado no texto, a destilação fracionada separa o óleo cru em inúmeras frações que têm moléculas de tamanhos similares. A mistura contendo óleo cru é primeiro continuamente alimentada por tubulações que passam através de um forno que aquece o óleo a 360-400 °C. Temperaturas mais altas não são empregadas por causa da tendência do óleo de se decompor sob tais condições. Nas temperaturas usadas, a maior parte do óleo é convertida a gás. A porção do óleo que *não* é vaporizada é um líquido quente, chamado de *borra* ou de *resíduo*, que contém as moléculas mais pesadas encontradas no óleo. Esse é retirado e subsequentemente separado em componentes que são usados como produtos sólidos, como ceras e asfalto, ou é usado para preparar uma forma de carbono chamado de *coque*, que é empregado na produção de aço. Também é possível, por meio da redução da pressão quase até o vácuo, ferver a fração da borra do óleo cru e, por várias técnicas, separar as moléculas longas vaporizadas dessa fração em outras menores, para uso na gasolina e no diesel.

O óleo vaporizado é injetado dentro de um destilador vertical ou torre de *fracionamento*, que tem vários metros de diâmetro e até 30 metros de altura. As temperaturas na torre diminuem com os gases se movendo para cima; assim o vapor resfria conforme sobe (ver Figura 1). Como correspondem a compostos com pontos de ebulição elevados e consequentemente com altas temperaturas de condensação, as primeiras moléculas gasosas a recondensar a líquidos com a ascensão do vapor através da torre são aquelas com 17, 18 ou mais átomos de carbono. Por meio de uma série de pratos situados na torre nas posições onde a temperatura cai para cerca de 350°C, essa fração líquida do óleo pode ser coletada e drenada para fora, sendo assim separada do restante, que continua a subir pela torre. Esta primeira fração do petróleo, chamada de *óleo diesel*, é um líquido bem viscoso quando resfriado à temperatura ambiente e encontra uso comercial como óleo lubrificante.

Outras séries de pratos coletores e tubulações são colocados em locais mais elevados na torre, onde a temperatura é resfriada o suficiente, para aproximadamente 300°C, para permitir que hidrocarbonetos na faixa de C_{16} a C_{18} se condensem e sejam coletados. Esta segunda fração, usada como diesel e óleo de aquecimento industrial, é chamada de *destilado médio*. A fração final, chamada de *querosene* ou *nafta pesada*, que contém predominantemente hidrocarbonetos com 12 a 16 carbonos, é coletada pelos pratos próximos ao topo da torre, onde as temperaturas caem para aproximadamente 150°-275°C. A fração querosene é usada como diesel e combustível de aviões a jato e como óleo para aquecer as casas.

Não existe uma razão em particular para que as frações descritas anteriormente, com essas faixas de pontos de ebulição em particular, sejam as únicas coletadas. Na realidade, torres de destilação de petróleo diferentes coletam diferentes frações utilizando diferentes temperaturas de coleta, não somente aquelas aqui discutidas. A decisão de qual fração exatamente será coletada é feita considerando o uso final dos vários produtos.

No topo da torre, o vapor remanescente não condensado contém hidrocarbonetos que consistem predominantemente de moléculas tendo de 1 a 12 átomos de carbono. Esse vapor é resfriado até quase a temperatura ambiente em uma unidade separada, um processo que condensa as moléculas com 5 a 12 carbonos a um líquido conhecido como *gasolina* ou *nafta leve*. Essa fração, que constitui cerca de um quinto do óleo original, é a base da gasolina utilizada para mover os veículos.

Os alcanos com mais de 12 carbonos não podem ser usados como gasolina, já que não

Capítulo 7 Energia a partir de Combustíveis Fósseis, Emissões de CO_2 e Aquecimento Global

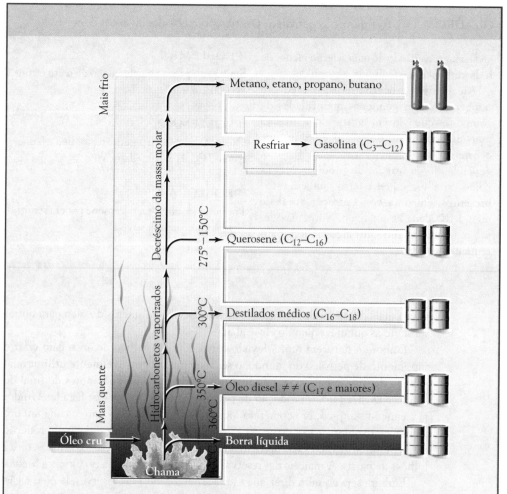

FIGURA 1 Frações do petróleo em uma torre de refino.

evaporam dentro do motor suficientemente para queimar de forma apropriada.

Gases C_1 a C_4 – chamados metano, etano, propano e butano – que permanecem sem condensar no topo da torre podem ser coletados e utilizados para as finalidades anteriormente descritas para os componentes do gás natural. Os alcanos C_4 (butanos) são usados como componentes tanto na gasolina como no gás liquefeito de petróleo. Infelizmente, há ocasiões em que os gases C_1 a C_3 são simplesmente queimados para o ar, caso não exista, meios para sua condensação ou transporte no local da refinaria.

Em resumo, a torre de fracionamento separa o petróleo cru em inúmeros materiais, cada um sendo uma mistura de hidrocarbonetos na qual os diferentes constituintes têm aproximadamente o mesmo número de átomos de carbono e na qual todos fervem dentro de uma pequena faixa de temperatura relativa à grande faixa do óleo cru. Para muitas aplicações, uma separação adicional de uma fração em subfrações,

(continua)

QUADRO 7-1 — Refinando o petróleo: Destilação fracionária (*continuação*)

cada uma consistindo de uma seleção menor de hidrocarbonetos, é realizada em seguida.

Além dos hidrocarbonetos, o óleo cru também contém pequenas quantidades de compostos que contêm outros elementos. O mais predominante deles é o enxofre, que ocorre no óleo a uma extensão de 0,5-6%, dependendo da origem do produto. Metais como vanádio, níquel e ferro também estão presentes, em uma concentração total de mais de 1000 mg/kg em alguns casos, mas eles são normalmente encontrados predominantemente nas borras.

PROBLEMA 1
Explique o processo pelo qual o óleo cru é convertido em frações úteis.

PROBLEMA 2
Quais são as diferenças ente a gasolina e o querosene? Quais as semelhanças?

PROBLEMA 3
Por que a gasolina e a querosene podem ser utilizadas como combustíveis?

---

muito mais difícil mudar a produção de fármacos e polímeros do óleo para outras substâncias químicas quando ele acabar.

Embora a natureza tenha levado cerca de meio bilhão de anos para criar o suprimento de petróleo do mundo, o ser humano irá provavelmente utilizar quase todo durante o período de 200 anos que começa um pouco antes do final do século XIX. De fato, a produção de petróleo em 48 estados dos Estados Unidos já alcançou seu pico. No comércio, o petróleo é medido em barris, cada um dos quais é equivalente a 159 litros, ou 42 galões norte-americanos. A atual produção anual mundial de óleo soma aproximadamente 4 *trilhões* (4×10^{12}) de litros, ou 27 bilhões de barris. A maioria das reservas de óleo está localizada no Oriente Médio.

Embora seja comum dizer que estamos "esgotando" as reservas de óleo e gás, isso provavelmente não ocorrerá globalmente a curto e médio prazos. Avanços nas tecnologias de extração de petróleo permitem que maiores proporções do óleo em um dado depósito sejam extraídas. A extração inicial do petróleo de uma reserva geralmente ocorre sem dificuldades. No entanto, mais tarde, o óleo remanescente apresenta-se em sua maioria em poros como gotículas que são maiores que os dutos que as conectam aos poros de formação; consequentemente ele não flui por causa da tensão superficial. Em uma *extração secundária*, surfactantes, água ou dióxido de carbono pressurizado podem ser utilizados para diminuir a tensão superficial e extrair mais óleo da reserva. Na extração terciária, vapor é injetado para diminuir a viscosidade do óleo remanescente e permitir que seja bombeado. Quando os suprimentos mais acessíveis se esgotam e o preço do óleo sobe, tais processos de extração se tornam mais economicamente viáveis. Na verdade, a maioria dos campos de petróleo estão realizando hoje extrações secundárias.

Alguns analistas acreditam que a produção de óleo global atingirá o pico em algum momento entre 2005 e 2015, enquanto outros argumentam que isso não ocorrerá até pelo menos 2030. Uma pesquisa realizada em 2006 com geólogos de petróleo revelou que a maioria acredita que o pico ocorrerá entre 2020 e 2040. Uma estimativa recente sobre como a produção de óleo deve variar com o tempo está apresentada na curva em sino modificada na Figura 7-7. Observe que a produção de óleo convencional fora da área do Golfo Pérsico (curva acima de "Outros") provavelmente tenha atingido o pico alguns anos atrás. De fato, a produção dos Estados Unidos alcançou um máximo em 1972. As zonas no topo do gráfico representam as fontes não convencionais de óleo (incluindo aquelas a partir de perfurações em águas profundas), hidrocarbonetos líquidos obtidos a partir de gás natural, e óleo pesado a partir de areias de alcatrão etc.; é esperado que a última fonte tenha um aumento importante no seu papel na reserva de óleo nas próximas décadas.

Hidrocarbonetos de cadeias muito longas de *xisto betuminoso*, um tipo de rocha sedimentária, e *areia de alcatrão*, que é areia ou rocha porosa impregnada com um óleo cru muito viscoso, podem aumentar a reserva de petróleo. De fato, o potencial para extração de petróleo a partir de areia de alcatrão em Alberta, Canadá, supera as reservas de óleo da Arábia Saudita. No entanto, existem hoje altos custos econômicos, energéticos e ambientais para explorar esta potencial reserva em larga escala. Por exemplo, cerca de 2 toneladas de uma mistura parecida com asfalto de areia e alcatrão no depósito de óleo pesado no norte de Alberta são necessárias para produzir um barril de óleo. A energia na forma de gás natural deve então ser empregada para separar o óleo da areia e dividir as moléculas de hidrocarbonetos de cadeias longas do alcatrão em cadeias menores para o uso na gasolina (ver Problema Adicional 4). O processo de extração também consome várias vezes mais água do que o volume de óleo produzido, e já existem preocupações de que o suprimento de água não seja suficiente para toda a expansão planejada para a produção.

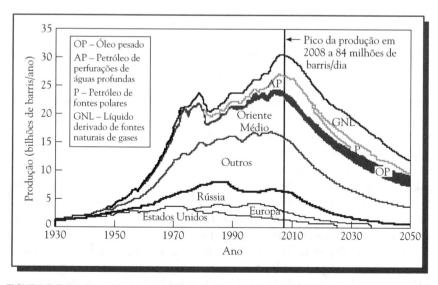

FIGURA 7-7 Produção histórica e projetada de petróleo para 1930-2050 de várias áreas geográficas. [Fonte: C. J. Campbell, *The Coming Global Oil Crisis*, 2004. www.hubbertpeak.com/campbell].

Gasolina

A gasolina comum contém predominantemente hidrocarbonetos C_5 a C_{11}; o óleo diesel, com 9-11 átomos de carbono. De forma geral, quanto mais átomos de carbono no alcano, maior o seu ponto de ebulição e menor a sua pressão de vapor – e consequentemente menor a sua tendência em se vaporizar – a uma dada temperatura. Por essa razão, a gasolina destinada para condições de verão quente é formulada com pequenas quantidades de alcanos, menores e mais facilmente vaporizáveis, tais como os butanos e pentanos do que aquelas preparadas para climas de inverno rigoroso. A presença de hidrocarbonetos voláteis na gasolina é vital em climas frios para que os motores dos automóveis possam dar a partida.

A gasolina que consiste predominantemente em alcanos de cadeira linear e cicloalcanos possui características de combustão pobres quando queimada no motor de combustão interna. Uma mistura de ar e vapor de gasolina desse tipo tende a inflamar-se espontaneamente no cilindro do motor antes de ser completamente comprimida e antes da descarga elétrica; assim, o motor "bate", tendo como resultado uma perda de potência. Consequentemente, toda gasolina é formulada para conter substâncias que irão prevenir essa batida.

Em contraste aos alcanos não ramificados, os altamente ramificados, como o isômero octano 2,2,4-*trimetilpentano*, "isoctano" (ilustrado abaixo), possuem excelentes características de queima. Infelizmente, eles não ocorrem naturalmente em quantidades significativas no óleo cru. A capacidade de uma dada gasolina de gerar energia sem o motor bater é medida pelo seu **índice de octanas**. Para definir a escala, é dado ao isoctano o número 100, e ao n-heptano é arbitrariamente designado um valor zero.

$$H_3C-\underset{\underset{CH_3}{|}}{\overset{\overset{CH_3}{|}}{C}}-CH_2-\underset{}{\overset{\overset{CH_3}{|}}{CH}}-CH_3$$

2,2,4-trimetilpentano ("isoctano")

A gasolina produzida simplesmente pela destilação do óleo cru tem uma octanagem de aproximadamente 50, muito baixa para ser utilizada nos veículos atuais. No entanto, quando adicionadas à gasolina em uma pequena quantidade, os compostos **tetrametilchumbo**, $Pb(CH_3)_4$, e seu equivalente etila previnem o motor de bater e, consequentemente, aumentam bastante a octanagem da gasolina. Por décadas, eles foram adicionados mundialmente na gasolina formada predominantemente por alcanos não ramificados e cicloalcanos. No entanto, esses aditivos estão banidos na maioria dos países desenvolvidos por causa dos problemas ambientais do chumbo, tópico discutido no Capítulo 15.

Em alguns países europeus e no Canadá, compostos de chumbo foram substituídos por pequenas quantidades de um composto orgânico de manganês chamado **MMT**, que significa *metilciclopentadienila manganês tricarbonila*. O uso do MMT tem sido controverso por razões de saúde, uma vez que a concentração de manganês no ar e no solo aumenta como resultado de seu uso, e também por razões tecnológicas: alguns fabricantes de veículos alegam que ele danifica os componentes do sistema de emissão nos veículos. Até 1995, o MMT era banido nos Estados Unidos, e mesmo tendo sido revogado, seu uso neste país é muito pequeno.

A alternativa ao uso de aditivos de chumbo ou manganês para melhorar o índice de ocatanas é misturar na gasolina quantidades significativas de alcanos altamente ramificados, BTX, ou substâncias orgânicas como MTBE (discutido mais adiante), todos os quais com altos índices de octanas. Uma lista de aditivos comuns está na Tabela 7-1. De forma coletiva, a mistura **benzeno** + *tolueno* + *xileno* presente na gasolina é chamada de **BTX**.

$$\underset{\text{benzeno}}{\bigcirc} \quad \underset{\text{tolueno}}{\overset{CH_3}{\bigcirc}} \quad \underset{p\text{-xileno}}{\overset{CH_3}{\underset{CH_3}{\bigcirc}}}$$

Frequentemente, a gasolina também contém benzenos trimetilados e *etilbenzeno*; a mistura é então chamada de BTEX. Atualmente, a maior parte da gasolina sem chumbo vendida nos Estados Unidos contém quantidades significativas de BTX (de até 40% no passado), etanol (especialmente no centro-oeste) ou MTBE, para aumentar o índice de octanas. Infelizmente, os hidrocarbonetos BTX são mais reativos que os alcanos que eles substituem, causando poluição fotoquímica atmosférica. Por conta disso, a poluição por chumbo foi reduzida ao preço de produção de mais smog. Além disso, o uso de BTX na gasolina sem chumbo em países como os do Reino Unido, onde poucos carros estavam equipados com conversores catalíticos, resultou no passado no aumento das concentrações de BTX no ar atmosférico. O benzeno, em particular, é um preocupante poluente do ar, já que a altas concentrações ele foi associado com o aumento na incidência de leucemia (ver Capítulo 4).

A **gasolina reformulada**, usada na segunda metade da década de 90 na América do Norte, continha um máximo de 1% de benzeno e 25% (em volume) de

TABELA 7-1 Índice de octanas de aditivos comuns da gasolina

Composto	Índice de octanas
Benzeno	106
Tolueno	118
p-Xileno (1,4-dimetilbenzeno)	116
Metanol	116
Etanol	112
MTBE	116

aromáticos no total, com um mínimo de 2% de oxigênio (por massa). A segunda fase da gasolina reformulada, que entrou no mercado dos Estados Unidos em 2000, reduziu o benzeno e os componentes BTX ainda mais e diminuiu a quantidade de enxofre para 30 mg/L. Os Estados Unidos planejavam cortar o nível de benzeno na gasolina em 75% a partir de 2005.

O uso de álcoois e compostos derivados destes como aditivos ou como combustíveis "oxigenados" para motores é discutido no Capítulo 8.

Sequestro de CO_2

No futuro, o CO_2 poderá ser removido quimicamente a partir de gases de exaustão de fontes pontuais majoritárias, que, caso contrário, o liberariam para a atmosfera, como por exemplo de usinas elétricas que queimam combustíveis fósseis e coletivamente são responsáveis por uma fração entre 25 e 33% do total das emissões. O gás dióxido de carbono assim recuperado seria então **sequestrado**; i.e., depositado no subsolo ou nos oceanos, o que poderia prevenir sua liberação para o ar. Por exemplo, o CO_2 poderia ser sequestrado sendo submerso no oceano profundo, onde se dissolveria, ou em aquíferos muito profundos sob a terra ou oceanos, ou em poços vazios de óleo e gás natural ou, ainda, em fendas de carvão. A quantidade total de dióxido de carbono que será produzida pela queima de combustíveis fósseis neste século deve somar mais que um trilhão de toneladas, fazendo com que o armazenamento de uma vasta quantidade de CO_2 seja necessário (Problema 7-6).

PROBLEMA 7-6

Calcule o volume, e a partir dele o comprimento em quilômetros, de cada lado de um cubo de dióxido de carbono líquido ou sólido, cuja massa é um trilhão (10^{12}) de toneladas.

Como não é economicamente viável transportar e armazenar os gases emitidos das usinas de energia, o dióxido de carbono diluído (em geral 12-14% em volume) na mistura de gases necessita ser capturado e concentrado. A energia necessária para a fase de concentração do CO_2 no esquema de **sequestro de carbono** representaria uma fração substancial – de um terço a metade –, do total da energia produzida pela planta. Assim sendo, mais combustível seria queimado e mais poluentes atmosféricos seriam produzidos. O equipamento necessário para capturar e concentrar CO_2 é muito grande, considerando que grandes volumes de ar estão envolvidos. A captura/concentração do gás compõe cerca de três quartos do custo de todo o processo de sequestro sendo estimado um custo de US$ 100 (cem dólares) por tonelada de carbono. Contudo, alguns observadores acham que poderia ser ainda mais barato sequestrar carbono a partir dos combustíveis fósseis do que a conversão para uma economia à base de combustíveis alternativos.

A captura de dióxido de carbono é geralmente alcançada passando o gás emitido resfriado (a aproximadamente 50°C) através de um solvente aquoso contendo

15-30% em massa de uma *amina*, R_2NH (ou RNH_2), que se combina com o CO_2 para produzir um ânion, em um processo análogo ao que ocorre entre o gás e a água:

$$R_2NH + CO_2 \rightleftharpoons R_2N\text{---}CO_2^- + H^+$$

$$H_2O + CO_2 \rightleftharpoons HCO_3^- + H^+$$

Com o tempo, a solução de amina se torna saturada com o gás, uma vez que todas as moléculas de amina se unem ao CO_2. A seguir, calor é usado para reverter essa reação (cerca de 120°C), produzindo um vapor concentrado de dióxido de carbono para futura disposição e regenerando a solução de amina após ser suficientemente resfriada. As aminas comumente empregadas nesta tecnologia química de absorção são *monoetanolamina* e *dietanolamina*, visto que elas podem absorver grandes quantidades de gás e necessitam de relativamente pouco aquecimento para liberá-lo mais tarde. Com essas aminas, uma recuperação do CO_2 de mais de 95% pode ser alcançada. Uma base forte como o hidróxido de sódio pode ser empregada para absorver o CO_2, mas o sal de bicarbonato produzido requer uma quantidade muito maior de calor para se decompor e liberar o dióxido de carbono. As pesquisas atuais estão centradas em encontrar um solvente que se ligue ao CO_2 de forma eficiente, mas menos firme, necessitando, assim, de menos energia para decompor o gás na forma concentrada.

Nitrogênio e óxido de enxofre devem ser removidos do gás emitido antes da interação com o solvente, caso contrário eles podem reagir com a amina, degradando-a. Aquecer a solução para liberar o CO_2 e recuperar o solvente amina, e comprimir o gás uma vez produzido são as etapas mais energo intensivas do processo. Além disso, grandes quantidades de solução devem ser transportadas de um local a outro. A decomposição de parte da amina, produzindo amônia e sal, ocorre inevitavelmente durante os ciclos de repurificação.

Dióxido de carbono também pode ser quimicamente absorvido por certos óxidos de metais, que irão liberar o gás quando aquecidos. Por exemplo, **óxido de cálcio**, CaO, pode rapidamente remover CO_2 das emissões gasosas quentes formando o **carbonato de cálcio**, $CaCO_3$:

$$CaO(s) + CO_2(g) \rightleftharpoons CaCO_3(s)$$

Um aquecimento subsequente do sólido a cerca de 900°C, após ter sido na maior parte convertido a carbonato, reverte a reação e produz CO_2 concentrado e recupera o CaO. Infelizmente, o óxido de cálcio é desativado de forma relativamente rápida após vários ciclos de absorção/dessorção, assim óxidos novos devem ser constantemente adicionados para manter a atividade absortiva do sólido.

Três outras técnicas estão disponíveis, nas quais o dióxido de carbono pode ser retirado dos gases de exaustão:

- **Separação por membrana** – Membranas poliméricas que permitem ao CO_2 passar através delas, enquanto os outros gases são excluídos, podem ser empregadas para recuperar cerca de 85% do dióxido de carbono. Essa tecnologia tem sido usada por várias décadas na indústria do óleo, por ser mais econômica que a absorção química quando a concentração de dióxido de carbono na fonte gasosa é relativamente alta. Atualmente, existem várias pesquisas e projetos sendo realizados para projetar membranas eficientes e econômicas para as emissões de plantas geradoras de energia.

- **Adsorção física** – Certos sólidos, como algumas zeólitas e carvão ativado, que possuem grandes áreas superficiais, irão adsorver o CO_2 da mistura de gases, liberando-o após aquecimento. Metanol e glicol são também usados como solventes para capturar o dióxido de carbono dos gases de emissão concentrados.

- **Separação criogênica** – Uma vez que o CO_2 possui uma temperatura de condensação maior que o nitrogênio ou o oxigênio, ele pode ser isolado como um líquido condensando a mistura de gases a uma temperatura muito baixa sob alta pressão. No entanto, a energia necessária para esta técnica é aproximadamente o dobro daquela da adsorção química usando aminas.

Um modo de evitar o alto custo e o consumo de energia necessários para isolar e concentrar o CO_2 a partir de usinas geradoras de energia convencionais é por **oxicombustão**. Nesta técnica, atualmente em desenvolvimento, o combustível fóssil é queimado não na presença de ar, mas do *gás oxigênio*, O_2. Se a quantidade estequiométrica de oxigênio é fornecida, o gás de exaustão da oxicombustão consistirá inteiramente de dióxido de carbono e não necessita de uma etapa de isolamento. (Em contraste, como o ar tem somente 19% de oxigênio em volume, o nível máximo de CO_2 quando o ar é usado para a combustão é também de somente 19%.) Logicamente, o isolamento inicial do oxigênio do ar necessita de energia, e o local de combustão deve ser redesenhado para ser capaz de usar oxigênio puro. Na prática, como a combustão em oxigênio produz uma chama muito quente (3500°C) para os materiais da planta de energia, ele é diluído com parte do CO_2 da combustão para reduzir a temperatura da chama. O gás da saída da oxicombustão é comprimido e secado do vapor de água produzido durante a combustão. Ele pode então ser transportado pela tubulação como um denso fluido supercrítico (ver Capítulo 6).

Outro esquema proposto para o futuro envolve a conversão do combustível fóssil, tanto o carvão ou o gás natural, a **gás hidrogênio**, H_2, que seria empregado como combustível tanto na usina de energia como nos veículos, em uma reação que não gera dióxido de carbono adicional. Na essência, o valor do combustível do carvão ou gás natural é transferido para o hidrogênio pelo processo de gaseificação. Tais técnicas para gerar H_2 para uso como combustíveis estão descritas em detalhes no Capítulo 8; em geral, o processo corresponde à reação

$$\text{combustível de carbono-hidrogênio} + \text{água} \longrightarrow CO_2 + H_2$$

A alta concentração do CO_2 pressurizado na mistura de gases (em princípio, 50% em volume) permite isolar de forma mais econômica o gás, neste caso usando o solvente líquido glicol, e então a captura dos gases de emissão na planta geradora de energia convencional. De forma alternativa, uma membrana que permite somente ao hidrogênio passar através dela pode ser empregada para produzir uma corrente de gás composta em sua maioria de CO_2. Protótipos de plantas-piloto em que o metano é primeiro convertido a hidrogênio e dióxido de carbono, com este último sendo extraído e bombeado para um campo subterrâneo de óleo, estão sendo projetados na Escócia e na Califórnia, Estados Unidos. O projeto *Future-Gen*, do Departamento de Energia dos Estados Unidos, envolve a construção de uma usina a carvão gaseificado de "emissão zero" que irá capturar e armazenar todo o dióxido de carbono produzido.

A transferência do valor de energia de um combustível fóssil para hidrogênio elimina a tarefa impraticável de isolar e coletar o dióxido de carbono quando o combustível é usado para mover veículos e aquecer ou resfriar edificações. Outros processos industriais, nos quais o dióxido de carbono presente sob concentrações relativamente altas pode ser separado pela técnica de membrana, incluem a purificação do gás natural e fermentação por plantas. A concentração de CO_2 nos gases de emissão de fábricas de cimento, que produzem o gás pelo aquecimento do carbonato de cálcio para liberar óxido de cálcio, alcança 15-30% e deve ser susceptível a métodos de captura mais econômicos que aqueles usados para emissões mais diluídas das usinas de energia.

Inúmeros métodos diferentes e localizações para armazenar o dióxido de carbono têm sido propostos e estão sob investigação, como discutido nas seções a seguir.

Disposição de CO_2 em oceano profundo

Vários esquemas para fixar quantidades massivas de dióxido de carbono nos oceanos, denominados como *oceano acidificado* na Figura 7-8, possuem o potencial de

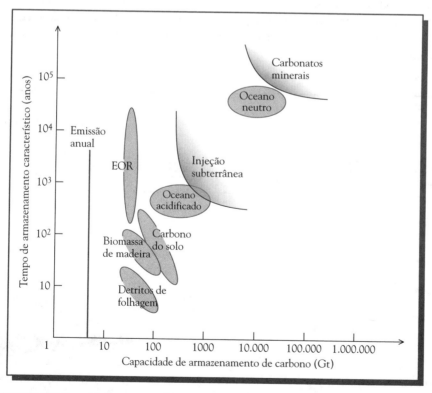

FIGURA 7-8 Capacidades e tempos de armazenamento para várias tecnologias de sequestro de CO_2. [Fonte: Adapted from K. S. Lackner, "A Guide to CO_2 Sequestration," *Science* 300 (2003): 1677.]

armazenar várias centenas de gigatoneladas de dióxido de carbono por centenas de anos. Os esquemas são relatados como acídico porque a dissolução direta do gás dióxido de carbono na água do mar produz *ácido carbônico*, H_2CO_3, um ácido fraco que aumentará a acidez do oceano em sua proximidade:

$$CO_2(g) + H_2O(aq) \rightleftharpoons H_2CO_3(aq)$$

$$H_2CO_3(aq) \rightleftharpoons H^+ + HCO_3^-$$

A adição de grandes quantidades de dióxido de carbono diminuirá o pH das águas dos oceanos em décimos de unidade, embora uma diminuição bem maior de várias unidades de pH possa ocorrer próximo do ponto de injeção.

Dióxido de carbono destinado ao armazenamento nos oceanos pode ser transportado por tubulações, originárias da costa ou de um navio parado acima do local de descarte, até a profundidade necessária (Figura 7-9). Mesmo injeções relativamente rasas do gás nos oceanos, a 200-400 m de profundidade, irão produzir um resultado satisfatório, desde que o fundo do oceano seja inclinado o suficiente para permitir que a densa água rica em CO_2 seja transportada por gravidade para grandes profundidades. Simulações mostram que a maioria do gás retornaria à superfície e entraria na atmosfera em poucas décadas caso a água rica em CO_2 fosse simplesmente diluída pela mistura com a água ao redor, em vez de afundar. Em um período de séculos, o excesso de dióxido de carbono por fim retornaria para a atmosfera. No entanto, é provável que nesse período fontes alternativas de energia tenham substituído os combustíveis fósseis, e o problema do CO_2 atmosférico será menos sério.

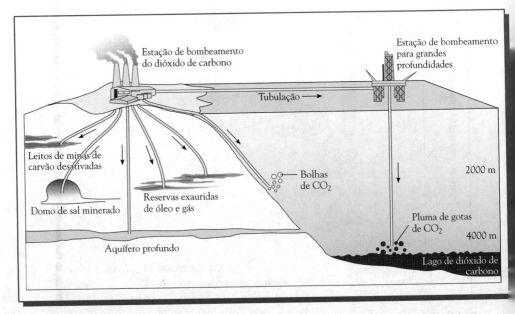

FIGURA 7-9 Potenciais locais para sequestro de dióxido de carbono. [Fonte: A partir de *Scientific American* (Feb. 2000): 72–79.]

Um diagrama de fases para o CO_2 está ilustrado na Figura 7-10a. Abaixo de aproximadamente 500 m, a pressão da água irá forçar o dióxido de carbono puro a ser um líquido comprimido, o qual acima de 2700 m é menos denso que a água e se deslocaria para cima. Abaixo dessa profundidade, ele é mais denso que a água e irá afundar.

No entanto, uma vez que as temperaturas dos oceanos são menores que 9°C, o líquido ou gás concentrado abaixo de 500 m poderá combinar-se com a água para formar um sólido, o hidrato clatrato, parecido com o gelo, $CO_2 \cdot 6\ H_2O$, que, se totalmente formado, será mais denso que a água do mar e irá afundar no oceano profundo. Assim, lagos de líquido e/ou clatrato de dióxido de carbono poderão se formar no leito do oceano. A Figura 7-10b ilustra um experimento no qual um béquer de dióxido de carbono líquido foi colocado a quase 4 km de profundidade na Baía de Monterrey, na Califórnia.

A disposição direta do CO_2 no oceano profundo exigirá que a tubulação penetre a profundidades de 3000 a 5000 m, produzindo uma piscina de dióxido de carbono liquefeito mais denso que a água do mar nessa profundidade (ver Figura 7-10b). Uma parte – talvez somente na superfície – ou todo o líquido de dióxido de carbono seria convertido a clatrato sólido. A piscina de dióxido de carbono líquido iria se dissolver nas águas que a circundam provavelmente depois de séculos. Infelizmente, a vida marinha sob esta piscina seria exterminada. Existe também um temor de que terremotos ou impactos com asteroides possam desestabilizar a piscina, resultando na liberação de quantidades massivas de gás dióxido de carbono para o ar na superfície.

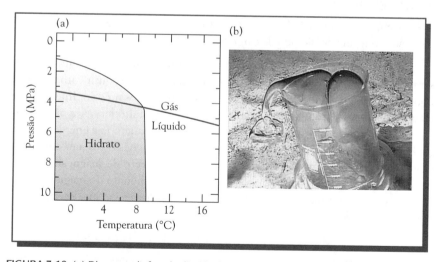

FIGURA 7-10 (a) Diagrama de fase do dióxido de carbono. A linha verde mostra o limite de fase entre CO_2 gasoso e líquido. A área sombreada indica as condições sob as quais o hidrato é estável se CO_2 suficiente está presente. (b) Dióxido de carbono líquido de um béquer colocado no fundo do oceano a 3650 m de profundidade. Uma massa de hidrato transparente formada na interface superior se desloca para o fundo do béquer, e empurra para fora parte do CO_2 líquido. [Fonte: P. G. Brewer et al., "Direct Experiments on the Ocean Disposal of Fossil Fuel CO_2", *Science* 284 (1999): 943.]

Perto do fundo do mar, dióxido de carbono dissolvido pode eventualmente reagir com o carbonato de cálcio sólido, $CaCO_3$, nos sedimentos formados a partir de conchas, etc. para produzir **bicarbonato de cálcio** solúvel, $Ca(HCO_3)_2$:

$$CO_2(g) + H_2O(aq) + CaCO_3(s) \longrightarrow Ca(HCO_3)_2(aq)$$

(Essa reação está discutida em detalhes no Capítulo 11.) Por razões práticas, o CO_2, agora quimicamente preso na forma de bicarbonato, permaneceria indefinidamente no estado dissolvido.

Em um esquema alternativo, chamado de *oceano neutro*, ilustrado na Figura 7-8, carbonato de cálcio ou alguma outra substância apropriada como o *silicato de cálcio* (um mineral barato e abundante) poderia reagir com o dióxido de carbono para transformá-lo em *dióxido de silício* sólido, SiO_2, e bicarbonato de cálcio aquoso, que poderia ser drenado para as profundezas dos oceanos:

$$2 CO_2 + H_2O + CaSiO_3 \longrightarrow SiO_2(s) + Ca(HCO_3)_2(aq)$$

Dessa maneira, problemas de acidez associados com a dissolução direta do dióxido de carbono na água do mar seriam evitados.

Grandes quantidades de cal ou silicato de cálcio seriam necessárias para essa forma de sequestro, mas o potencial para armazenamento do CO_2 por esse método é muito maior e o tempo de armazenamento do gás é de muitos milhares de anos (Figura 7-8). Além disso, pode ser possível reagir as emissões das usinas geradoras de energia diretamente com o mineral, evitando, consequentemente, a etapa onerosa de extração e concentração do dióxido de carbono.

PROBLEMA 7-7

Calcule a massa, em toneladas, de carbonato de cálcio que é necessária para reagir com cada tonelada de dióxido de carbono.

De forma alternativa, rochas superficiais contendo silicatos alcalinos podem ser moídas para reagir com o dióxido de carbono a fim de produzir carbonatos sólidos insolúveis que poderiam simplesmente ser enterrados no solo. Infelizmente, reações diretas de carbonatação envolvendo CO_2 são muito lentas, a não ser que o mineral seja aquecido, uma etapa que seria onerosa monetária e energeticamente. Em um esquema indireto, rochas de silicato de magnésio reagem com **ácido clorídrico**, HCl, para produzir dióxido de silício e **cloreto de magnésio**, $MgCl_2$. Reações deste sal com o ácido carbônico produzem **carbonato de magnésio** insolúvel, $MgCO_3$, e formam novamente o cloreto de hidrogênio, que, em princípio, pode ser reciclado:

$$Mg_2SiO_4 + 4 HCl \longrightarrow 2 MgCl_2 + 2 H_2O + SiO_2$$

$$MgCl_2 + H_2CO_3 \longrightarrow MgCO_3 + 2 HCl$$

No entanto, ainda existem custos energéticos e de produção adicionais associados a tais processos.

Um esquema alternativo proposto recentemente para armazenar dióxido de carbono consiste na sua injeção dentro do sedimento abaixo do fundo do mar. Uma vez que estará sob alta pressão e a baixa temperatura, ele existiria no local como um líquido denso ou poderia se combinar com a água existente nos sedimentos para formar hidratos sólidos. Embora custoso, esse processo de injeção pode ser útil para usinas elétricas localizadas no litoral.

Armazenamento de CO_2 em subsolos profundos

Sugestões têm sido feitas de que o CO_2 emitido pelas usinas elétricas possa ser bombeado para o subsolo profundo, dentro de rachaduras e poros em rochas alcalinas comuns como o *aluminossilicato de cálcio*. Ali, as rochas poderiam reagir com o gás, em processos catalisados por micro-organismos, para produzir carbonato de cálcio e assim armazenar o CO_2. Sabe-se que tais minerais carbonatados estão presentes em cavernas profundas no Havaí e em outras partes, assim o processo pode ser exequível se as reações ocorrerem de forma suficientemente rápida. Recentemente, a Noruega começou a bombear CO_2 concentrado para dentro de rochas arenosas localizadas a quilômetros de profundidade no Mar do Norte; os poros nas rochas foram deixados vazios pela extração de gás natural no passado. O CO_2 pode reagir com a rocha e então ser imobilizado.

A curto prazo, a rota mais fácil para começar o sequestro do dióxido de carbono é provavelmente injetá-lo dentro de reservatórios contendo óleo cru ou gás natural. No entanto, a capacidade total de armazenamento do dióxido de carbono por esta **recuperação acentuada de óleo**, chamada de EOR na Figura 7-8, é menor que 100 Gt. Essa tecnologia já está sendo usada para aumentar a recuperação de óleo em alguns campos, embora atualmente a maior parte do CO_2 seja novamente recuperada e reutilizada.

Em um projeto internacional interessante em progresso, 500 toneladas por dia de CO_2 liquefeito são enviadas por 325 km de tubulação a partir de uma usina de gaseificação de carvão no estado de Dakota do Norte, nos Estados Unidos, para um campo de petróleo em Weyburn, Saskatchewan, no Canadá. O gás é injetado a 1500 m no subsolo, permitindo que mais óleo seja extraído do campo e sequestrando mais dióxido de carbono na salmoura do reservatório de petróleo. Em 2004, após o projeto estar funcionando por quatro anos, cerca de 3,5 milhões de toneladas de gás dióxido de carbono comprimidos (de uma quantidade projetada de 20 milhões de toneladas) haviam sido sequestrados em Weyburn. O CO_2 injetado que acompanha a extração do óleo do campo é capturado e reinjetado no subsolo. Monitoramentos do local não mostram quantidades significativas de gás escapando pelas rochas ou solo da área. Qualquer dióxido de carbono escapando da área pode ser identificado pela característica da baixa razão de isótopo $^{13}C/^{12}C$ das fontes de combustível fóssil da Dakota do Norte; gases marcadores artificiais também foram adicionados no gás injetado para monitorar as potenciais emissões no local. Análises do fluido que acompanha a produção de óleo revelam que o dióxido de carbono tem sido dissolvido na salmoura do reservatório e aprisionado por minerais do reservatório. Um projeto de sequestro similar está planejado para a

Noruega, pelo qual as emissões de dióxido de carbono das empresas que produzem metanol a partir de gás natural seriam encanadas para fora dos campos de petróleo e injetadas dentro de reservatórios submarinos para ajudar a forçar o óleo para a superfície do leito oceânico.

Reservatórios exauridos de petróleo e gás poderiam ser usados para armazenar dióxido de carbono (Figura 7-9). Essas cavernas subterrâneas são conhecidas por serem estáveis, uma vez que armazenaram o material original por milhões de anos. Armazenar dióxido de carbono em fendas de carvão que estão muito longe no subsolo para serem escavadas pode também ser viável. Bombear CO_2 para dentro do carvão ajuda a liberar o metano adsorvido, que pode então ser bombeado para a superfície, para ser utilizado. Várias centenas de gigatoneladas de dióxido de carbono podem ser sequestradas pelo carvão.

Muito maior em volume e capacidade que os reservatórios de óleo e gás são os *aquíferos salinos*, grandes formações de rochas porosas que estão saturadas com água salgada, embora estejam no subsolo, bem abaixo dos suprimentos de água doce. Dióxido de carbono injetado em um aquífero permanece inicialmente como um gás comprimido ou um líquido supercrítico, mas parte se dissolve lentamente em uma salmoura muito alcalina (Figura 7-9). A salmoura está contida principalmente em pequenos espaços nos poros, chegando a ocupar cerca de 10% do volume da rocha porosa. Se o dióxido de carbono precisa ser armazenado no subsolo, uma profundidade de mais de um quilômetro é necessária para que sua densidade seja comparável a da água. Mesmo assim, é provável que suba ao topo qualquer que seja a formação geológica circundada e se espalhe lateralmente. Consequentemente, a rocha-tampa localizada acima da formação deve ser segura caso não se deseje que, com o tempo, quantidades significativas de CO_2 migrem para cima através do solo e para a atmosfera. A estabilidade de cada aquífero a potenciais atividades sísmicas e vazamento de gases pode ser individualmente estudada antes de seu uso.

A companhia de energia da Noruega, *Statoil*, já tem demonstrado a viabilidade deste caminho, armazenando anualmente cerca de um milhão de toneladas de dióxido de carbono (uma impureza de 9% que deve ser removida de seu gás natural) em um aquífero salino está localizado a 1000 m abaixo do leito do Mar do Norte. A Statoil observou ser mais barato sequestrar o CO_2 dessa forma do que pagar US$ 50 por tonelada de taxa de carbono que o governo norueguês instituiu. Os aquíferos do Mar do Norte são suficientemente grandes para absorver todas as emissões de dióxido de carbono produzidas na Europa por muitas centenas de anos. Experimentos para armazenar dióxido de carbono em aquíferos salinos estão sendo realizados em vários locais do mundo, incluindo o estado norte-americano do Texas e o Japão. Nos Estados Unidos, grandes aquíferos salinos são encontrados nos estados logo abaixo aos Grandes Lagos, no sul da Flórida, no nordeste do Texas, e nos estados do norte e meio-oeste.

Remoção de CO_2 da atmosfera

Uma técnica em potencial para extrair parte do dióxido de carbono que já está disperso na atmosfera e se depositando nas profundezas dos oceanos é a proposta de *fertilização de ferro*. Experimentos indicam que grandes porções dos oceanos, especialmente o Pacífico tropical e os oceanos ao sul (que circundam a Antártida), são deficientes em plâncton porque são deficientes em ferro. A adição artificial de ferro nessas áreas resultaria em uma floração massiva de plâncton, alguns dos quais, pelo menos nos oceanos ao sul, rapidamente submergiriam para o fundo dos oceanos, e dessa forma, prenderiam o dióxido de carbono que foi utilizado na atividade fotossintética. Experimentos estão sendo testados para verificar a aplicabilidade dessa proposta. Em particular, cientistas estão ainda determinando se grande parte do plâncton adicional entrará na cadeia alimentar animal, sendo convertido de volta a dióxido de carbono. Além disso, alguns cientistas apontam que a decomposição do fitoplâncton consome oxigênio e encoraja bactérias que produzem metano e óxido nitroso, aumentando assim a concentração desses gases estufa no ar com sua liberação dos oceanos. Outros efeitos secundários da fertilização poderiam produzir mais efeitos negativos do ponto de vista ambiental.

Dióxido de carbono pode também ser removido da atmosfera pelo cultivo de plantas especificamente para esse propósito. Algumas companhias e países propuseram um programa pelo qual estão dando créditos para contrabalancear parte de suas emissões de CO_2, plantando florestas que absorveriam e sequestrariam temporariamente o dióxido de carbono com o seu crescimento. No entanto, esse esquema é controverso. Por exemplo, a liberação de CO_2 do solo para o ar que ocorre quando o solo é limpo para o cultivo de árvores pode ultrapassar o total de dióxido de carbono absorvido pelas árvores novas por uma década ou mais. Além disso, o carbono armazenado nas árvores seria liberado de volta para a atmosfera, caso a floresta fosse queimada ou apodrecesse. A conversão por pirólise – a decomposição do material pelo calor na ausência de oxigênio, de madeira e outras biomassas em carvão ou carvão animal –, produz uma forma de carbono que é muito mais durável.

Em outra proposta, dióxido de carbono das usinas elétricas pode ser usado para cultivar grandes quantidades de algas, que podem então ser usadas como combustível por meio da sua queima. Vários protótipos de usinas desse tipo já foram construídos. A exaustão de pequenas usinas de energia é passada através de tubos limpos, onde algas de rápido crescimento são produzidas em um ambiente aquoso usando a luz solar para ativar a fotossíntese. As algas cultivadas por esse processo são secas para a combustão ou convertidas em combustível biodiesel e etanol (ver Capítulo 8).

Alguns cientistas propuseram remover o dióxido de carbono quimicamente do ar, por exemplo, com ventos de alta velocidade usados para girar turbinas eólicas, usando substâncias químicas como as aminas ou algum outro absorvente químico. A praticidade da extração química do dióxido de carbono do ar, no qual sua concentração é de somente 0,04%, comparado com cerca de 13% nas emissões das usinas, está ainda por ser determinada.

Redução das emissões de CO_2 pela melhora na eficiência de energia

Alguns escritores notaram que grande parte da energia utilizada nas esferas industrial e doméstica poderia ser salva pela adoção de tecnologias mais *eficientes* para todos os propósitos. Por exemplo, o uso de lâmpadas fluorescentes compactas de baixa wattagem em vez de lâmpadas incandescentes reduziria significantemente a quantidade de energia elétrica utilizada nos lares; o *período para pagamento* – até que grande parte do custo elevado dessas lâmpadas iguale os custos economizados na eletricidade – é de alguns anos. De modo similar, os automóveis podem ser produzidos com maior eficiência de energia e assim utilizar menos gasolina para viajar uma dada distância.

No entanto, melhorar a eficiência de energia não leva necessariamente a uma redução na sua demanda, nem à redução nas emissões de dióxido de carbono. A razão é que, caso o equipamento para consumo de energia seja produzido com mais eficiência, o custo monetário para realização de um dado trabalho diminui, e surge a tendência natural de se utilizar mais equipamentos, já que é muito menos oneroso para operar. Por exemplo, se você compra um carro mais eficiente em energia, você será capaz de realizar mais viagens com ele, por ele ser mais barato que um "bebedor de gasolina". Assim, alguns legisladores acreditam que em decorrência deste efeito ricochete, a economia na energia e redução de CO_2 a partir da eficiência não seria alcançada a longo prazo por tornar os equipamentos mais eficientes no consumo de energia. Aumento de eficiência deveria ser acompanhada pelo aumento do preço no combustível, talvez na forma de impostos, para que o consumo seja reduzido de modo geral.

Redução nas emissões de metano

Embora nosso foco até o momento tenha sido a redução nas emissões de dióxido de carbono da atmosfera, o aquecimento global pode ser combatido pela diminuição da quantidade de metano sendo liberado. As principais oportunidades para a redução de metano são:

- melhor manutenção dos dutos de gás natural para reduzir seu vazamento, prática já realizada na Rússia;
- captura e queima do metano liberado pelos aterros, minas de carvão subterrâneas e produção de petróleo; e
- mudanças nas técnicas de produção de arroz, pela drenagem dos campos alguns dias antes que as plantas floresçam, ponto em que o máximo de emissão se inicia.

Energia e emissões de dióxido de carbono no futuro

Crescimento no uso de energia

Desde a Revolução Industrial, a taxa de emissão de CO_2 para a atmosfera tem subido palmo a palmo com a expansão do uso comercial de energia, visto que muito deste último (atualmente 78%) é obtido a partir de fontes de combustível fóssil. Com exceção do imprevisto, espera-se que a mudança massiva para energia nuclear ou combustível renovável iguale as taxas de emissão de CO_2 ao aumento na taxa de produção de energia comercial, com os países em desenvolvimento se industrializando e os países desenvolvidos se expandindo. Uma tributação de 2003 pela União Europeia prevê que, durante as primeiras três décadas deste século, as emissões de dióxido de carbono irão aumentar de forma global em uma média de 2,1% decorrente de um aumento anual de 1,8% no consumo de energia. Espera-se que a fração de energia por combustível fóssil obtida a partir do carvão *aumente* durante este período – devido a preços elevados para o óleo e o gás natural conforme se tornam mais escassos – e, portanto, aumentando a intensidade de carbono da mistura combustível. O relatório prevê um aumento acumulativo no consumo de energia para os Estados Unidos, de 50%, e para a União Europeia, de 18%. De acordo com o relatório, o consumo de energia pelos países em desenvolvimento irá triplicar (correspondendo a 4%, um crescimento composto), com a consequência de que eles serão responsáveis por 58% das emissões de CO_2 até 2030, embora eles ainda estarão atrás de muitos países industrializados em emissões *per capita*. Se países em desenvolvimento podem implementar tecnologias a partir de fontes renováveis de energia (discutido no Capítulo 8) enquanto constroem sua economia, eles evitarão a grande dependência por combustíveis fósseis e as intensas emissões de dióxido de carbono características de todos os atuais países desenvolvidos.

Cenários do IPCC para emissões e concentrações de CO_2

Em seu relatório de 2001, o International Panel on Climate Change das Nações Unidas (IPCC) descreve inúmeros cenários diferentes para as emissões de gases estufa para o resto do século. As magnitudes das emissões previstas para o final do século variam drasticamente: 5, 13,5, 20 e 29 Gt de carbono anualmente, na faixa de 0,6 a 3,5 vezes o valor atual de cerca de 8 Gt C/ano. As concentrações de dióxido de carbono projetadas para 2100 pelos cenários do IPCC variam de 500 a mais de 900 ppmv, comparado aos 373 atuais e os níveis pré-industriais de 280 ppmv.

Mesmo com emissões constantes de dióxido de carbono, nos níveis atuais ou um pouco menores, a concentração de dióxido de carbono na atmosfera continuará a crescer. Alguns políticos propuseram que, por meio de programas de distribuição e acordos internacionais, o mundo controlasse as emissões futuras de CO_2 de tal forma que o nível atmosférico do gás nunca excedesse uma *concentração* específica. Embora não exista um consenso sobre qual o valor mais apropriado, para a nossa discussão usaremos 500 ppmv. Esse é o dobro do valor pré-industrial – em outras palavras, uma situação em que as ações do ser humano duplicaram a concentração natural de dióxido de carbono atmosférico.

Um cenário em que as *emissões* globais de CO_2 deve aumentar e cair com o tempo de modo a atingir a concentração alvo de 550 ppmv está mostrado pela curva na Figura 7-11a. Na Figura 7-11b mostramos como a *concentração* de CO_2 atmosférico correspondente mudaria com o tempo para esse cenário de emissão desenvolvido, assumindo que o acordo internacional de emissões de CO_2 possa ser alcançado em um futuro próximo. Consequentemente, ele assume um crescimento modesto na liberação de CO_2 até cerca de 2060, quando um pequeno declínio deve acontecer. O aumento da temperatura – que acompanha a curva de concentração de CO_2 bem perto – até 2100 estará abaixo somente 2°C (relativo àquele

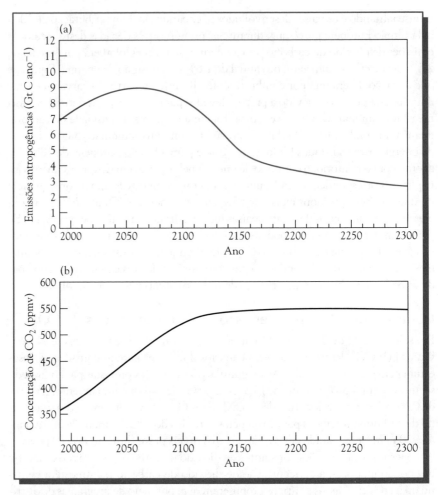

FIGURA 7-11 (a) Velocidade de emissão anual de CO_2 aproximadas, (b) concentrações atmosféricas resultantes de CO_2 para atingir a meta de estabilização de 550 ppmv.

para o ano 2000). O aumento nos níveis dos mares seria reduzido em um terço caso iniciássemos o quanto antes o cenário, para nunca exceder a concentração de dióxido de carbono em 550 ppmv.

Cenários alternativos ao mostrado na Figura 7-11a e 7-11b, em que os controles efetivos de CO_2 não são implementados até muitas décadas depois, irão necessitar de um declínio acentuado nas emissões e irão alcançar o limite de 550 ppmv muito mais cedo. Tais propostas alternativas permitem mais tempo para desenvolver mais tecnologias de substituição, tais como as técnicas de energia solar discutidas no Capítulo 8, antes que comecemos a perder nossa dependência nos combustíveis fósseis. Tais cenários requerem que o mundo gere mais energia livre de emissões do que o consumo de energia total atual até cerca da metade do século, um grande desafio a ser alcançado. Até o final do século quase toda a energia terá de ser livre de emissões. Não é possível adiar as reduções de emissão indefinidamente caso queiramos atingir o alvo de concentração de 550 ppmv.

Química Verde: Ácido polilático – a produção de polímeros biodegradáveis de fontes renováveis; redução de necessidade de petróleo e o impacto no meio ambiente

Nosso dia a dia está repleto de substâncias químicas em produtos como os farmacêuticos, plásticos, pesticidas, de higiene pessoal, de limpeza, fibras, corantes, tintas, materiais de construção, chips de computador, pacotes e alimentos. A grande maioria dessas substâncias químicas é fundamentalmente feita a partir de petróleo, consumindo aproximadamente 2,7% da produção dessa fonte natural. Os compostos que são isolados a partir do óleo e usados para produzir esses compostos químicos são conhecidos como *matérias-primas químicas*. Aproximadamente 60 bilhões de quilogramas de matéria-prima são empregados para criar 27 bilhões de quilogramas de polímeros (muitos são frequentemente denominados como plásticos) a cada ano. Entre os polímeros mais familiares (como será discutido no Capítulo 16) que são produzidos a partir do óleo cru estão o *polietileno teraftalato* (PET), que é utilizado para produzir garrafas de plásticos de bebidas e fibras para roupas; o polietileno, que é usado para produzir plásticos de supermercados e sacos de lixo; e o poliestireno, abordado na seção de Química Verde do Capítulo 1. Nomes comerciais, como *Dacron, Teflon, Styrofoam e Kevlar*, representam polímeros que são parte de nosso vocabulário diário.

Aproximadamente 2 bilhões de quilogramas de PET são produzidos a cada ano. PET é um dos principais produtos-alvo para a reciclagem de plásticos, mesmo assim, menos de um quarto desse total é reciclado nos Estados Unidos, com o resto sendo jogado em aterros ou incinerado. Mesmo quando o PET é reciclado, ele geralmente não pode ser reutilizado em garrafas de bebidas; ele é reciclado em fibras de poliéster e utilizado em produtos como carpetes, camisetas, jaquetas de *fleece*, sacos de dormir e forro de caminhonetes, ou em produtos termoformados como frascos de sabão em pó, frascos para produtos não alimentares e para frutas.

Quando utilizamos óleo para produzir itens que são dispostos ou incinerados (incluindo o uso do óleo como combustível), estamos consumindo uma fonte que a natureza levou milhões de anos para produzir. O petróleo é uma fonte finita e não renovável. Embora ainda existam reservas de óleos consideráveis, com a velocidade atual de uso, diminuiremos o suprimento do óleo barato e acessível dentro de 30 a 40 anos. Devemos aprender a usar fontes renováveis como a biomassa em vez do petróleo para produzir matérias-primas químicas.

Cientistas da *NatureWorks LLC* (antiga Cargill Dow LLC) desenvolveram um método para produzir um polímero chamado **ácido polilático** (PLA) a partir de fontes renováveis – como o milho (chamado *maize* na Grã-Bretanha e outros locais) e beterraba – pelo qual receberam o prêmio Presidential Green Chemistry Challenge em 2002. A NatureWorks produz PLA em uma indústria em Blair, Nebraska. No final, o objetivo é utilizar efluente de biomassa como a fonte desse polímero. Como nas etapas mostradas na Figura 7-12, o milho é moído a amido, que reage com a água para gerar glucose, e, depois, convertido a ácido lático pela

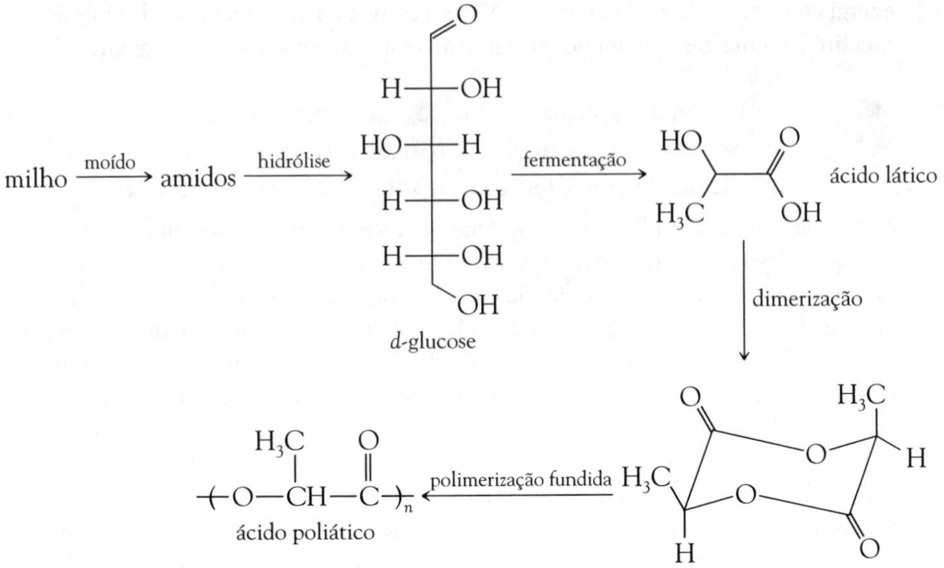

FIGURA 7-12 A síntese do ácido poliático.

fermentação natural. Esse composto de ocorrência natural é então convertido a seu dímero, seguido pela polimerização a PLA.

As vantagens ambientais do PLA sobre os polímeros à base de petróleo incluem o seguinte:

- É feito a partir de uma fonte anualmente renovável (milho, beterraba e até efluente de biomassa).
- A produção de PLA consome 20-50% menos fontes de combustível fóssil que os polímeros à base de petróleo.
- Utiliza fermentação natural para produzir ácido lático; não são utilizados solventes orgânicos ou outras substâncias perigosas.
- Utiliza catalisadores, resultando na diminuição de energia e recursos consumidos.
- Alto rendimento: > 95% são obtidos.
- O uso de água reciclada ajuda a reduzir o efluente.
- O PLA pode ser reciclado: convertido de volta aos seus monômeros via hidrólise, e então repolimerizado para produzir polímeros virgens (i.e., reciclagem de ciclo fechado).
- O PLA pode ser compostado (é biodegradável); a degradação completa ocorre em algumas semanas sob condições de decomposição normal.

Outra consideração ambiental é que as plantas, tais como o milho, usadas para produzir este polímero consomem dióxido de carbono atmosférico, reduzindo assim as concentrações desse gás estufa. Quando o PLA biodegrada, libera este dióxido de carbono para a atmosfera em quantidades aproximadamente iguais ao do dióxido de carbono absorvido pelas plantas usadas para produzi-lo, tornando a produção de PLA, em teoria, neutra em carbono. No entanto, combustíveis fósseis são necessários durante a produção de PLA. Estudos sobre o ciclo de vida (ver Capítulo 16) indicam que o PLA necessita de 25-55% menos energia gerada por combustível fóssil que os polímeros de petróleo.

O PLA pode ser usado para produzir materiais que são atualmente feitos a partir de polímeros à base de petróleo, como copos, frascos rígidos de alimentos, sacos ou plásticos para alimentos, sacos de lixo, mobília para casas e escritórios (carpete, tapeçaria, barraca e painéis de parede industriais) além de fibras para roupas, travesseiros e fraldas. Pequenos fornecedores de comidas naturais têm utilizado pacotes de PLA por vários anos. Em 2005 o PLA recebeu um significativo impulso quando o Wal-Mart anunciou planos de usar 114 milhões de containeres de PLA por ano. De acordo com a companhia, isso iria economizar 800 mil barris de petróleo por ano.

Polímeros biodegradáveis produzidos a partir de recursos renováveis ajudam a reduzir nosso consumo de óleo e possuem um potencial de oferecer significativas vantagens ambientais e econômicas sobre os polímeros à base de petróleo. No entanto, devemos lembrar que mesmo a produção de substâncias químicas a partir de recursos anualmente renováveis, como a biomassa, não oferece a completa solução para os problemas de energia e meio ambiente. O crescimento das safras, para a produção de alimento ou produto químico, requer fertilizantes e pesticidas. É necessário energia para plantar, cultivar e colher; para produzir, transportar e aplicar fertilizantes e pesticidas; para fazer e utilizar tratores; para transportar sementes, biomassa, monômeros e polímeros. O uso da terra para produzir a safra para substâncias químicas, e mais significantemente para biocombustíveis, também remove terra que pode ser usada para produzir alimento e também aumenta o preço deste.

A extensão e as potenciais consequências do aquecimento global

Como vimos no Capítulo 6, o clima da Terra provavelmente já está afetado pela intensificação do efeito estufa devido ao aumento das concentrações atmosféricas de dióxido de carbono e outros gases. O contínuo aumento de CO_2 no ar leva à conclusão de que estamos aguardando por mais aumentos na temperatura global do ar e outras mudanças no nosso clima.

Nesta seção, resumiremos o que as projeções nos dizem qualitativamente sobre as mudanças climáticas esperadas para as próximas décadas e algumas de suas consequências para a saúde humana.

Aqueles que sofrem a cada ano com invernos rigorosos podem estar animados com o aquecimento climático associado com o aumento do efeito estufa. Afinal, nos séculos XI e XII, um aumento de alguns décimos de um grau na temperatura da zona norte foi suficiente para permitir a agricultura na costa da Groelândia, para os vinhedos florescerem extensivamente na Inglaterra e para os vikings viajarem pelo Atlântico Norte e se instalarem nas Terras Novas.

No entanto, as mudanças climáticas previstas para o século XXI e além não apresentam um prospecto uniformemente agradável. A *velocidade* da mudança no nosso clima, que até hoje tem sido modesta, será dramática até a metade do século. De fato, a rápida velocidade de mudança global irá provavelmente ser o maior problema com o qual a humanidade terá que conviver. Uma mudança mais gradual, tendo os mesmos resultados finais, seria muito mais fácil de suportar, não somente para os seres humanos mas para todos os organismos vivos no planeta.

É muito difícil para os cientistas modelar o clima – mesmo com a ajuda dos computadores mais rápidos do mundo – para estimar quais mudanças irão ocorrer em regiões particulares no futuro. Sabemos que haverá mudanças substanciais no clima, mas não somos capazes de especificar exatamente como elas serão.

Previsões para as mudanças climáticas até 2100

As mudanças significativas no clima da Terra que ocorreram na última metade do século e estão previstas a continuar durante o século XXI, e provavelmente foram parcialmente causadas por efeitos antropogênicos, como previsto pelo IPCC em seu relatório de 2007, estão resumidas na Tabela 7-2.

De acordo com simulações computacionais sofisticadas referentes ao clima do futuro descritas pelo IPCC, o aumento na média global da temperatura do ar até 2100 (comparado a 1990) pode ser tão pequena quanto 1,4°C ou tão grande quanto um estarrecedor 4,0°C. Como no século XX, o maior aquecimento ocorrerá durante a noite se comparado ao dia. A magnitude do aumento da temperatura dependerá muito das emissões (incluindo de dióxido e enxofre) estarem controladas ou não. No mínimo, entretanto, o mundo irá se aquecer em ritmo superior a duas vezes mais rapidamente neste século do que no século passado. Parte da ampla faixa de valores prevista deve-se às incertezas quanto à exata sensibilidade do clima ao dióxido de carbono. De fato, pesquisas realizadas em 2003 indicam que os aerossóis têm contrabalanceado mais o aquecimento estufa no passado do que foi previamente imaginado; consequentemente, os cientistas podem ter subestimado significativamente a sensitividade da temperatura ao CO_2, concluindo que os aumentos previstos devem ser revisados para cima.

Um aumento de poucos graus pode parecer pequeno, mas nossa atual temperatura do ar média é menos que 6°C mais quente que nos períodos mais frios da era glacial! As áreas de cobertura de neve e gelo oceânico continuarão a diminuir. Deve haver um derretimento suficiente no gelo da região do Ártico para a Passagem do Noroeste poder ser usada para transporte comercial, visto que o aquecimento de toda a região do Ártico no inverno está projetado para ser muito maior que em toda a média global. De fato, as regiões Árticas do Alasca e oeste do Canadá esquentaram a uma taxa de 0,3-0,4°C por década no período de 1961-2004. O sul do Oceano Ártico provavelmente se tornará livre de gelo no verão, uma situação que não ocorre há pelo menos um milhão de

TABELA 7-2 Tendências recentes e projeções para eventos de clima extremo que sofreram mudanças recentes

Fenômeno e direção da tendência	Indício que a tendência ocorreu no final do século XX (tipicamente após 1960)	Indício da contribuição humana para a tendência observada	Indício de futuras tendências baseado nas projeções para o século XXI
Dias mais quentes e menos dias e noites frias sobre a maioria das áreas em terra	Muito provavelmente	Provavelmente	Virtualmente certo
Dias mais quentes e maior frequência de dias e noites quentes sobre as áreas em terra	Muito provavelmente	Provavelmente (noites)	Virtualmente certo
Períodos/ondas de calor. Aumento da frequência sobre a maioria das áreas em terra	Provavelmente	Mais provável que sim do que não	Muito provavelmente
Eventos intensos de precipitações. Aumento da frequência (ou proporção do total de chuvas de tempestades) sobre a maioria das áreas em terra	Provavelmente	Mais provável que sim do que não	Muito provavelmente
Aumento das áreas afetadas pela seca	Provavelmente em muitas regiões desde a década de 70	Mais provável que sim do que não	Provavelmente
Aumento da atividade de ciclones tropicais intensos	Provavelmente em algumas regiões desde 1970	Mais provável que sim do que não	Provavelmente
Aumento na incidência de elevação extrema do nível do mar (excluindo tsunamis)	Provavelmente	Mais provável que sim do que não	Provavelmente

Fonte: IPCC, *Climate Change 2007: The Physical Science Basis. Summary for Policymakers*: www.ipcc.ch

anos. Uma situação semelhante está ocorrendo sobre a terra; devido ao aquecimento global, a terra tem estado coberta de neve por um período mais curto no inverno e tem um albedo muito mais alto que o solo e a vegetação exposta na primavera. Além disso, a maioria da região do permafrost – terras no norte do Canadá, do Alasca, da Sibéria e do norte da Escandinávia que permanecem congelados durante o ano todo – provavelmente irá derreter a uma profundidade de 3 m ou mais durante este século.

A quantidade total de chuva global está projetada para aumentar, visto que mais água irá evaporar a temperaturas superficiais mais altas. A média global de precipitação aumenta em cerca de 2% para cada grau centígrado de aumento na temperatura. Embora o mundo, de modo geral, se torne mais úmido, algumas áreas se tornarão mais secas. Para tornar as coisas ainda piores, muitas áreas do mundo que hoje sofrem com a estiagem estão previstas para se tornar mais secas. Interiores continentais de médias latitudes terão um contínuo risco de estiagem no verão decorrentes da contínua seca do solo e do aumento da taxa de evaporação devido a temperaturas do ar mais altas sendo maiores que o aumento na taxa de precipitação. Áreas subtropicais terão menos precipitação, e regiões equatoriais e regiões de alta latitudes irão sofrer mais, continuando as tendências do século XX.

Um aumento na média da temperatura atmosférica significa que o ar e a água da superfície da Terra contêm mais energia, o que poderia resultar em mais distúrbios violentos do clima, principalmente o efeito do aquecimento global que irá afetar muitos de nós. O número de dias por ano com chuvas fortes ou temperaturas muito altas pode aumentar. Intensidades de tempestades de vento e fortes precipitações irá aumentar em algumas regiões de áreas tropicais.

Previsões sobre os níveis dos mares

Embora o ar e a superfície da Terra se aqueçam rapidamente com um aumento na média da temperatura global, o mesmo não é verdadeiro para a água do mar. Leva muitos séculos para um aumento na temperatura do ar seguir gradualmente seu caminho para águas mais profundas no oceano. Por essa razão, o aumento nos níveis dos mares resultando de qualquer quantidade de aquecimento global é atrasado por muitos anos. Consequentemente, mesmo que os níveis de dióxido de carbono atmosférico não aumentem em nada a partir de hoje e não ocorra mais aquecimento global, os níveis dos mares *continuariam* a aumentar pelos próximos séculos, com o aquecimento de camadas mais profundas dos oceanos – e expandidas – pela absorção de calor do ar que já foi aquecido.

A previsão é que os níveis dos mares subam em cerca de meio metro até 2010 – além dos 10-25 cm ocorridos nos últimos 100 anos – embora exista uma grande incerteza nesse valor. Cerca da metade das previsões do aumento nos níveis dos mares decorre do derretimento dos glaciares, e a maior parte se deve à **expansão térmica** da água do mar. A expansão ocorre por causa da densidade da água que *diminui* gradualmente com a água aquecida a mais de 4°C, temperatura na qual ela alcança sua densidade máxima, como ilustrado na Figura 7-13. Considerando que a densidade é a massa dividida pelo volume, e a massa de uma dada amostra de água não pode mudar, o volume ocupado deve aumentar caso sua densidade diminua. Com o aquecimento da água do mar (acima de 4°C), o volume ocupado por um grama ou quilograma dela aumenta; e isso só pode ocorrer se o topo da água – o nível do mar – aumentar.

Cientistas preveem que a camada de gelo da Groenlândia pode derreter totalmente por causa do aquecimento global, aumentando o nível dos oceanos em cerca de sete metros, mas eles não estão seguros quanto ao destino da camada de gelo da Antártida. No entanto, o derretimento completo necessitará de um milênio para se completar. Parte de ambas as camadas de gelo se situa acima do nível do mar sobre a terra. Consequentemente, a transferência pelo derretimento de sua superfície de gelo e a resultante drenagem da água líquida para os oceanos causa um aumento no nível do mar, assim como a transferência para os oceanos de icebergs desprendidos de geleiras. O colapso das geleiras, que são as extensões no mar dos glaciares, como o Larsen-B na Antártida, que se rompeu no começo do ano 2000, permite que glaciares que foram bloqueados migrem mais rapidamente para o mar aberto.

Embora um aumento de meio metro no nível do mar não pareça muito, existem países, como Bangladesh e algumas ilhas, como a Tuvalu, no Pacífico Sul, em que grande parte da população atual vive sobre a terra que seria inundada por um aumento no nível do mar como esse. Danos a partir de tempestades tropicais aumentariam, atribuídos aos níveis mais altos do mar.

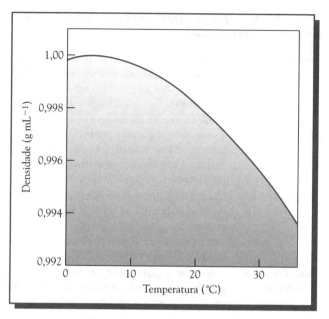

FIGURA 7-13 Densidade da água líquida *versus* temperatura.

A longo prazo, o mais dramático – embora não provável – efeito do substancial aquecimento global seria uma mudança nos padrões de circulação da água no Oceano Atlântico. Atualmente, águas superficiais mais quentes vão para o norte a partir dos trópicos para o Atlântico Norte, levando calor para a Europa e em menor extensão para o leste da América do Norte. Alguns cientistas especulam que um rápido aumento na temperatura e níveis de chuva irão enfraquecer ou mesmo eliminar esse padrão de circulação, como os dados geológicos indicam ter acontecido no passado.

Previsões climáticas para regiões específicas

É muito mais difícil para os cientistas realizarem previsões específicas e confiáveis para regiões individuais do que para o globo como um todo. As mudanças climáticas que parecem comuns para vários continentes, de acordo com o relatório do IPCC de 2007, estão resumidas na Tabela 7-3.

São esperados aumentos de temperaturas substancialmente maiores para as altas latitudes do Hemisfério Norte que para a média global. Aquecimentos sobre áreas terrestres, incluindo os Estados Unidos e o Canadá, deverão ser notados mais rapidamente que a taxa média para o globo.

TABELA 7-3 Impactos significativos das mudanças climáticas que provavelmente ocorrerão nos continentes no século XXI

Região	Impactos
Ártico	Significativo recuo do gelo; distúrbio de habitat da megafauna polar; perda acelerada do gelo da Groenlândia e glaciares das montanhas; mudanças na indústria da pesca; substituição da maioria da tundra por floresta boreal; grande exposição à radiação UV.
América do Norte	Redução da camada de neve na primavera; mudança na vazão dos rios; alteração de ecossistemas, com a perda de nichos ambientais; elevação do nível do mar e aumento da intensidade e energia dos furacões Atlânticos e aumento da inundação costeira e dos danos com as tempestades; ondas de calor e incêndios mais frequentes e intensos; aumento da produtividade agrícola e florestal por algumas décadas.
Europa	Chuvas mais intensas no inverno, inundação de rios e outros perigos; aumento das ondas de calor no verão e derretimento dos glaciares das montanhas; grande estresse das águas nas regiões sul; intensificação regional das diferenças climáticas; grande estresse biótico, causando alteração da flora; mudança do turismo na região do Mediterrâneo.
Ásia Central e do Norte	Derretimento generalizado do permafrost, rompendo transportes e construções; grandes alagamentos e estresse do ecossistema decorrente do aquecimento; aumento da emissão de metano; erosão costeira decorrente da retração do gelo oceânico.
América Central e Oeste da Índia	Grande probabilidade de chuvas intensas e furacões mais potentes; aumento da descoloração dos corais; inundações atribuídas à elevação do nível do mar; perda de biodiversidade.
Sul da Ásia	Elevação do nível do mar e ciclones mais intensos, inundando os deltas e as costas; grande perda de mangues e recifes de corais; derretimento dos glaciares das montanhas reduzindo a vazão vital dos rios; aumento da pressão nos recursos de água com o crescimento populacional e necessidade de irrigação; possíveis perturbações nas monções.
Pacífico e pequenas ilhas	Inundação das ilhas de coral devido à elevação do nível do mar; salinização dos aquíferos; descoloração generalizada dos corais; tufões mais potentes; e possível intensificação de extremos ENSC.
Oceanos Globais	Tornam-se mais ácidos pelo aumento da concentração de CO_2; recirculação mais profunda possivelmente reduzida pelo aquecimento e frescor na América do Norte.
África	Declínio do redimento agrícola e diminuição da segurança de alimentar; distúrbios dos ecossistemas e perda da biodiversidade, incluindo algumas espécies principais; inundações costeiras.
América do Sul	Distúrbio da floresta tropical e perda significativa da biodiversidade; derretimento dos glaciares reduzindo os suprimentos de água; aumento do estresse da umidade nas regiões agrícolas; ocorrências mais frequentes de intensos períodos de chuva, levando a mais inundações.
Austrália e Nova Zelândia	Perda substancial de coral ao longo da Grande Barreira de Recifes; diminuição significativa dos recursos hídricos; inundações costeiras de algumas áreas assentadas; aumento do risco de incêndios; alguns benefícios iniciais na agricultura.
Antártica e Sul dos oceanos	Aumento do risco de perda significativa do gelo da camada de gelo do Oeste da Antártica, com o risco de uma elevação muito maior do nível dos mares nos séculos a frente; aceleração da perda de gelo do mar, distúrbio da vida marinha e dos pinguins.

Fonte: Scientific Expert Group Report on Climate Change and Sustainable Development, *Confronting Climate Change*, United Nations Foundation (2007): www.confrontingclimatechange.org.

Na região centro-oeste dos Estados Unidos e nas áreas logo ao norte do país, no Canadá, bem como no sul da Europa, o solo provavelmente irá se tornar muito menos úmido por causa do aumento na taxa de evaporação no ar e no solo mais quentes. Isso pode afetar a contínua estabilidade dessas áreas para o crescimento de grãos. Regiões de alta latitude, no entanto, podem ter um aumento de produtividade, pelo menos onde o solo é sustentável para a agricultura. Nas áreas que se tornam mais secas, o efeito de fertilização positiva de CO_2 nas plantas irá cancelar parte dos efeitos negativos do decréscimo de chuva. Haverá longos períodos de estações sem gelo a latitudes norte, mas aumentarão as chances de que o estresse pelo calor afete as colheitas produzidas nesses locais. A produção de comida nas áreas temperadas provavelmente também será afetada pelo ataque de insetos que, no passado, morriam durante o inverno, mas sobreviviam e prosperavam sob condições mais quentes.

Mudanças na temperatura e na umidade irão ocorrer rapidamente em comparação àquelas ocorridas no passado e, consequentemente, alguns ecossistemas serão desestabilizados. Ecossistemas costeiros como os recifes de corais estão particularmente em risco. As espécies que compõem as florestas estão provavelmente sob mudança, especialmente nas regiões mais longe do Equador. Por exemplo, as florestas a leste da América do Norte estão sob risco de extinção caso as zonas climáticas mudem mais rapidamente que sua migração possa acompanhar. A floresta boreal do Canadá central pode ser eliminada pelo fogo até 2050; na verdade, a frequência de incêndios nessas áreas já está aumentando.

Efeitos previstos na saúde humana

Muitos cientistas concluíram que a saúde humana será afetada de forma adversa pelo aquecimento global. Provavelmente haverá mais ondas de calor extremo nos verões, mas menos frios prolongados nos invernos. A esperada duplicação no número anual de dias muito quentes em zonas temperadas afetará as pessoas que são especialmente vulneráveis ao calor extremo, tais como os mais jovens, os mais idosos e aqueles com doenças respiratórias crônicas, doenças cardíacas, ou hipertensão. Esses problemas serão particularmente mais graves para as pessoas mais pobres, as quais têm menos acesso a instalações com ar condicionado. A onda de calor no verão de 2003 na Europa foi um fator causador da morte de pelo menos 10 mil pessoas somente na França.

A violência doméstica e as perturbações públicas provavelmente aumentariam, uma vez que existe a tendência em ocorrer mais frequentemente em climas quentes. Por outro lado, provavelmente haverá um decréscimo em doenças relacionadas com o frio, por causa do inverno mais ameno. A qualidade do ar no verão irá provavelmente se degradar ainda mais, uma vez que a concentração de basal de ozônio à superfície irá potencialmente aumentar de forma significativa. Maiores concentrações de CO_2 e climas mais quentes irão aumentar a produção e liberação de pólen de plantas como a erva de Santiago, exacerbando assim as respostas alérgicas.

De forma menos direta, o aquecimento global pode estender a faixa de insetos carregando doenças como a malária para regiões onde as pessoas não desenvolveram imunidade e pode intensificar a transmissão em regiões onde tais doenças já predominam. Existem previsões de que a malária possa atingir um milhão de vítimas a mais anualmente caso o aumento de temperatura seja suficiente para permitir a propagação de mosquitos portadores de parasitas para áreas ainda não afetadas. Na América do Norte, o habitat adequado para os mosquitos vem se perdendo, de modo que felizmente esse não será um grande problema para os americanos e canadenses. Um tipo diferente de mosquito é portador dos vírus da dengue e da febre amarela, e sua área de atuação poderá aumentar com o aquecimento, e assim alastrar essas doenças. Existem também evidências de que os índices de cólera aumentem com o aquecimento das águas superficiais dos oceanos, porque a multiplicação de algas costeiras constitui a base para essa enfermidade, e ela aumenta com a temperatura da água. Alguns especialistas em controle de doenças discordam dessas previsões, argumentando que outros efeitos, como o aumento das precipitações, poderiam anular ou mesmo reverter os efeitos do aumento da temperatura.

A saúde dos animais também pode ser afetada pelo alastramento de doenças transmitidas por parasitas. Além disso, espécies como os ursos polares e os alces que vivem em regiões muito frias podem estar em risco de extinção porque as transformações em seu habitat ameaçam as práticas de caça.

Acordos internacionais nas emissões dos gases estufa

Diante da perspectiva de que o aumento das emissões de CO_2 no próximo século resulte em um aumento significativo na temperatura global do ar com suas resultantes modificações no clima, alguns governos e organizações vêm debatendo como as futuras emissões podem ser minimizadas enquanto ainda permitem o crescimento econômico.

O primeiro acordo nas emissões de gases estufa foi alcançado no Encontro Rio-92; cada país desenvolvido deveria assegurar que suas taxas de emissões de CO_2 não seriam em 2000 superiores ao que eram em 1990. Esse alvo foi alcançado, de fato, por poucos países; a maioria está atualmente emitindo a níveis bem acima de seus objetivos.

O segundo acordo foi alcançado em negociações realizadas em Kyoto, no Japão, em 1997. Trinta e nove países industrializados concordaram em diminuir coletivamente 5,2% das emissões equivalentes de CO_2 até o período de 2008-2012 em comparação aos níveis de 1990. Os gases estufa afetados pelo Protocolo de Kyoto são dióxido de carbono, metano, óxido nítrico, hidrofluorcarbonos, perfluorocarbonos e hexafluoreto de enxofre.

Sob esse acordo, os Estados Unidos foram obrigados a cortar as emissões em 7% menos que seus níveis em 1990, o Canadá e o Japão em 6% e a União Europeia coletivamente em 8% (com grandes variações para países individuais dentro dessa unidade). Alguns países, como a Austrália, foram permitidos a aumentar suas emissões além dos níveis de 1990. As emissões pelos países em desenvolvimento não foram controladas pelo Protocolo de Kyoto, uma vez que não foram significativos em emitir gases estufa no passado e, portanto, não contribuíram muito para o atual aquecimento.

Se os países devem alcançar os níveis do acordo de Kyoto, as emissões anuais *per capita* de CO_2 em 2010 nos países desenvolvidos deverá diminuir de 3,1 toneladas de carbono em 1997 para 2,8 toneladas, enquanto, devido ao desenvolvimento econômico, as emissões nos países em desenvolvimento deverão provavelmente aumentar de 0,5 para 0,7 tonelada. A concentração de CO_2 no ar poderia ser um pouco acima de 1 ppmv menos que de outra maneira. No entanto, os Estados Unidos e Austrália em seguida se retiraram do acordo. Como alternativa para diminuir as emissões de gases estufa na linha do protocolo de Kyoto, o governo dos Estados Unidos propôs em 2003 reduzir a intensidade de carbono da economia do país em 18% até 2012. Apesar disso, alguns estados norte-americanos – Califórnia e vários na região da Nova Inglaterra – decidiram por si só limitar as emissões de gases estufa. No entanto, o índice que a maioria dos países irá atingir em suas metas até 2012 é uma dúvida. O Canadá, por exemplo, aumentou suas emissões em 30% em 2006 em vez de diminuir, em comparação aos níveis de 1990.

O aumento do nível de CO_2 atmosférico existente, de um terço, e o aumento de temperatura e modificações climáticas que ele provavelmente causou, resultaram em grande parte da industrialização e do aumento no padrão de vida nos países desenvolvidos. Sem uma mudança significativa nos métodos pelos quais a energia é produzida e estocada, e/ou a implementação do sequestro de carbono em grande escala, os mesmos países continuarão a necessitar a mesma taxa de emissões de CO_2 no futuro para manter sua economia crescendo.

Em vez de um procedimento no qual os países possuem emissões alvo de CO_2 negociados em encontros internacionais, também estão sendo discutidos programas baseados em distribuições que podem ser trocadas entre países no mercado aberto. De maneira similar ao modo que o direito de emissão de SO_2 é atualmente negociado nos Estados Unidos, os países que necessitam emitir mais que sua distribuição coletiva de CO_2 podem comprar distribuições não utilizadas de países com excesso. Um bônus deste programa é que proporciona um incentivo ao desenvolvimento e investe em tecnologias limpas, visto que evitar as emissões de CO_2 pode ser mais barato que comprar mais direitos – especialmente no futuro, quando poucas nações terão excesso de capacidade de emissão e o preço dos direitos de emissão serão altos.

A questão de como a distribuição de CO_2 pode ser feita de modo justo para iniciar o mercado livre de transações de emissão de CO_2 é um programa complexo. No programa mais simples, cada país teria disponibilizado uma cota baseada estritamente na sua população (atual). Por exemplo, se for concluído que a média atual de emissão anual de 1 tonelada de carbono como CO_2 *per capita* seria sustentável indefinidamente, então essa quantidade seria distribuída para um país por cada residente. Caso seja decidido diminuir os níveis de emissão global atual, por exemplo, em um quarto, então somente 0,75 tonelada *per capita* poderiam ser alocados, etc.

Uma consequência imediata desse método de alocação *per capita* seria a transferência anual de fundos de todos os países desenvolvidos para os em desenvolvimento e não desenvolvidos, considerando que, de acordo com os dados da Figura 7-4, todos os primeiros excedem a média de 1 tonelada, por fatores que variam de dois a cinco. Embora esse método promova fundos externos de tal forma que os países em desenvolvimento possam estabelecer infraestruturas de energia eficientes, não seria popular entre os países desenvolvidos, já que aumentariam os custos de sua energia.

Um programa de distribuição alternativo está baseado em quanta energia é necessária para a produção industrial de um país e quão eficiente é o seu consumo de energia. Assim, uma distribuição de dióxido de carbono do país seria diretamente proporcional ao seu PIB. Esse método de distribuição premia países desenvolvidos com eficiência compacta de energia em relação a ambos – países desenvolvidos e em desenvolvimento – que emitem mais CO_2 por unidade de PIB. No entanto, tal programa permitiria um crescimento econômico contínuo pelos países em desenvolvimento, visto que suas distribuições de CO_2 acompanhariam seu crescimento econômico. A razão global de dióxido de carbono permitido e dólar de PIB deverá diminuir com o tempo, caso as emissões sejam controladas, uma vez que o PIB global cresce muitos pontos percentuais a cada ano. Interessantemente, a razão $CO_2/\$$ PNB é muito mais independente do nível de desenvolvimento econômico que a razão baseada na população. Por exemplo, a China emite cerca de 1,0 kg de dióxido de carbono para cada dólar de produção, comparados com 0,9 kg dos Estados Unidos, 0,5 kg do Japão, 1,0 kg da Alemanha, e 0,7 kg da Índia.

Alguns legisladores acreditam que os **impostos sobre o carbono**, i.e., taxas baseadas na quantidade de carbono contida em um combustível em vez de sua massa total, deve ser instituída como um não incentivo ao uso de combustíveis fósseis, especialmente carvão, visto que ele gera mais CO_2 por joule de energia produzida que o gás natural. De fato, a razão hidrogênio-carbono da média global da mistura combustível tem sido continuamente aumentada no último século e meio, com a mudança de uma economia cuja fonte de energia foi dominada pela madeira (razão H/C de cerca de 0,1), para o carvão (razão de 1,0), para o petróleo (cerca de 2,0), e, agora, para o gás natural (4,0); esta é a mesma direção para chegar a uma razão menor de CO_2/energia, como mostrado anteriormente. Impostos sobre carbono podem ser implementados durante um período de décadas dando tempo para as tecnologias de baixa emissão de carbono serem melhores desenvolvidas e implementadas.

Concluímos comentando o paradoxo que a humanidade enfrenta em relação à intensificação do efeito estufa. Por um lado, existe a possibilidade de que dobrando ou quadruplicando a concentração de CO_2 não haverá um efeito mensurável no clima, e que os esforços para prevenir tal aumento não só representariam um ônus econômico para ambos os mundos, desenvolvido e em desenvolvimento, mas seriam talvez desnecessários. Por outro lado, se as previsões dos cientistas que modelam o clima da Terra se tornarem realidade, mas não fizermos nada para prevenir futuros acúmulos de gases, ambas as gerações, presente e futura, irão sofrer coletivamente com a rápida e talvez cataclísmica mudança do clima da Terra.

Questões de revisão

1. Defina o termo *energia comercial*. Sob quais fatores um país depende da magnitude de seu uso?

2. Qual é a equação que relaciona o crescimento exponencial ao aumento anual em uma quantidade?

3. Defina o termo *intensidade de carbono*. Descreva como a intensidade de carbono mudou nas últimas décadas (a) globalmente, (b) para os Estados Unidos e (c) para a China.

4. Como a taxa de emissão de CO_2 por um país depende de sua população, da sua intensidade de carbono e de seu PIB?

5. Explique por que se espera que a concentração de CO_2 no ar aumente linearmente com o tempo se sua velocidade de emissão permanecer constante.

6. Quais são as origens fundamentais de carvão, petróleo e gás natural? Qual combustível possui a maior reserva em abundância?

7. Qual é a classe mais importante de hidrocarbonetos presente no óleo cru?

8. O que significa a *fração* BTX da gasolina? Ela é tóxica?

9. Qual é o significado da expressão *batendo o motor*?

10. Como é definida a escala do *índice de octanas* para combustíveis?

11. Liste vários modos nos quais o índice de octanas do combustível pode ser aumentado pela adição de outros componentes na mistura de alcanos de cadeia saturada.

12. Qual é o principal componente do *gás natural*? Escreva a equação química balanceada ilustrando sua combustão.

13. Por que o gás natural é considerado um combustível ambientalmente superior ao petróleo e ao carvão? Qual fenômeno envolvido na sua transmissão pela tubulação pode tirar essa vantagem?

14. Qual é o significado do termo GNV? Quais são as vantagens e desvantagens de se abastecer o veículo com GNV?

15. O que significa o termo *sequestro de carbono*?

16. Cite três técnicas pelas quais o dióxido de carbono pode ser retirado dos gases emitidos nas plantas geradoras de energia.

17. Defina *oxicombustão* e cite suas vantagens.

18. Explique a diferença entre as técnicas "oceano ácido" e "oceano neutro" de armazenamento de CO_2 nos oceanos.

19. Defina *recuperação intensificada de petróleo* e explique sua relação com o armazenamento no subsolo de dióxido de carbono.

20. Explique por que se espera que os níveis do mar aumentem com o aumento da temperatura global do ar.

21. Liste algumas consequências, incluindo aquelas que afetam a saúde humana, que podem ocorrer em decorrência do aquecimento global no futuro. Por que o solo pode, em algumas áreas, se tornar tão seco para a agricultura embora chova mais sobre ele?

22. O que é o *Protocolo de Kyoto*? Qual gás possui limitações de suas emissões sob esse protocolo? O acordo de Kyoto parou o aquecimento global?

23. Descreva o programa pelo qual a alocação de emissões de dióxido de carbono por um país poderia ser comercializada em um mercado. Descreva dois programas pelos quais as alocações iniciais poderiam ser realizadas.

24. O que é o *imposto de carbono*, e quais são os argumentos a seu favor? Por que você acha que muitas pessoas são contrárias a esse imposto?

Questões sobre Química Verde

Veja as discussões das áreas de foco e os princípios da Química Verde na Introdução antes de tentar resolver estas questões.

1. A formação de ácido polilático (PLA) a partir da biomassa desenvolvida pela Cargill Dow recebeu o prêmio Presidential Green Chemistry.

(a) Em qual das três áreas de foco este prêmio melhor se encaixa?

(b) Liste três dentre os doze princípios da Química Verde que são tratados na Química Verde desenvolvida pela Nature Works LLC.

2. Quais são as vantagens ambientais do uso de PLA no lugar dos polímeros à base de petróleo?

3. Por que o uso de polímeros biodegradáveis (para substituir os polímeros à base de petróleo) não oferecem uma solução completa para os problemas de energia e meio ambiente?

Problemas adicionais

1. Usando uma régua e calculadora, estime, a partir da Figura 7-1, a fração das emissões de CO_2 em 2004 em comparação a 1990 (a) dos Estados Unidos e (b) coletivamente da China, Índia e outros países em desenvolvimento. A fração de emissões dos países da União Europeia aumentou ou diminuiu neste período?

2. Liste várias razões pelas quais você pensa que os adeptos das alocações de dióxido de carbono, baseados unicamente na população mundial, apoiam a defesa de sua posição. Quais argumentos contrários podem surgir sua posição? Repita este exercício para um programa de alocação baseado no PIB.

3. A substituição de óleo ou carvão por gás natural usados nas usinas elétricas tem sido proposta como um mecanismo pelo qual as emissões de CO_2 podem ser reduzidas. No entanto, a maior parte das vantagens da troca para o gás seria cancelada pelo vazamento de metano para a atmosfera a partir dos dutos, visto que é 23 vezes mais eficaz, com base em molécula a molécula, em causar o aquecimento global do que o dióxido de carbono. Calcule a porcentagem máxima de CH_4 que pode escapar caso a substituição do óleo pelo gás natural seja empregada para reduzir a taxa de aquecimento global. [*Sugestão: Lembre-se que o calor das saídas de energia térmica dos combustíveis são proporcionais à quantidade de O_2 que os mesmos consomem. Assuma que a fórmula empírica para o óleo é CH_4*].

4. O Canadá possui grandes quantidades de óleo pesado em areia de alcatrão, que estão sendo usadas para preparar gasolina combinando-as com gás natural. Considere que as fórmulas empíricas desses três combustíveis sejam CH, CH_2 e CH_4, respectivamente, e que a gasolina é preparada pela hidrogenação do alcatrão com o hidrogênio produzido a partir do gás natural na sua reação com água para produzir CO_2 e H_2. Combine as equações de hidrogenação e a produção de hidrogênio de tal forma a utilizar todo o H_2 e, por meio disso, deduza a reação global do CH e CH_4 com o vapor para produzir gasolina e dióxido de carbono.

5. Considerando que a densidade do gelo seco (CO_2 sólido) é $1{,}56$ g cm^{-3}, calcule que diâmetro da bola de gelo seco (em metros) seria produzido a partir de 5 toneladas métricas de CO_2 produzidas em média por pessoa em um país industrializado a cada ano?

6. Uma placa foi avistada fora de um mercado com a seguinte propaganda: "Ajude a parar a mudança climática: compre produtos locais".

Explique a razão por trás dessa propaganda, e discuta se seguindo essa sugestão realmente iríamos "ajudar a parar a mudança climática".

7. Usando uma régua e calculadora, estime, a partir da Figura 7-7, as frações de petróleo que estão previstas para até 2050 terem origem (a) a partir do óleo pesado e (b) a partir dos líquidos do gás natural. Qual é a fração de óleo de todos os tipos produzida em 2050 relativa ao ano de 2008?

Leitura complementar

1. A. Witze, "That's Oil, Folks," *Nature* 445 (2007): 14–17.

2. J. L. Sarmiento and N. Gruber, "Sinks for Anthropogenic Carbon," *Physics Today* 55 (Aug. 2002): 30–36.

3. H. H. Khoo and R. B. H. Tan, "Life Cycle Investigation of CO_2 Recovery and Sequestration," *Environmental Science and Technology* 40 (2006): 4016–4024.

4. E. Rubin et al., IPCC *Special Report: Carbon Dioxide Capture and Storage:* www.ipcc.ch/activity/srccs/index.htm

5. R. H. Socolow, "Can We Bury Global Warming?" *Scientific American* (July 2005): 49–55.

6. H. Inhaber and H. Saunders, "Road to Nowhere," *The Sciences* (November/December 1994): 20–25. (Argumenta que a conservação de energia leva a um aumento no consumo.)

Material online

Acesse o site www.bookman.com.br e leia o material complementar deste capítulo, com dicas sobre o que você pode fazer.

CAPÍTULO 8

Fontes Renováveis de Energia, Combustíveis Alternativos e a Economia de Hidrogênio

Neste capítulo, os seguintes tópicos introdutórios de química serão usados:

- Lei dos gases ideais
- Cálculos de termodinâmica
- Eletroquímica: número de oxidação; semirreações redox; baterias; eletrólise
- Sólidos cristalinos *versus* amorfos
- Estrutura de química orgânica básica: álcoois, éteres, ácidos carboxílicos, ésteres, açúcares, carboidratos
- Pressão de vapor de líquidos
- Destilação

Fundamentos dos capítulos anteriores usados neste capítulo:

- Gases de efeito estufa (dióxido de carbono, metano, óxido nitroso) (Capítulo 6)
- Decomposição anaeróbia; clatratos (Capítulo 6)
- Combustíveis fósseis (Capítulo 7)
- Absorção de luz como energia; fótons (Capítulo 1)
- Poluição do ar: smog fotoquímico, particulados, poluentes gasosos (Capítulo 3 e 5)
- Conversores catalíticos; NO térmico (Capítulo 3)

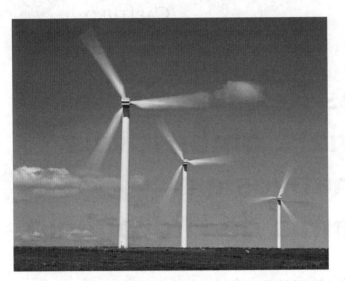
Uma estação eólica na Escócia (Image State)

Introdução

Nos capítulos 3 a 7, vimos como a atmosfera tem sido afetada pela emissão de gases poluentes, como os óxidos de enxofre e de nitrogênio, além dos gases estufa, como o dióxido de carbono e o metano. A ênfase neste capítulo é sobre as tecnologias alternativas em desenvolvimento que poderiam reduzir a produção antropogênica de tais gases no futuro, enquanto permitem que o crescimento econômico possa ocorrer. Vamos iniciar considerando algumas das possíveis soluções em relação ao aumento do CO_2 atmosférico a partir da mudança parcial de combustíveis fósseis por fontes renováveis de energia, especialmente a energia solar. Faremos então uma extensa discussão sobre os vários combustíveis alternativos, incluindo os biocombustíveis e o hidrogênio, que podem ser ambientalmente mais amigáveis do que aqueles utilizados até o momento, e que também poderiam ser mais efetivos na redução da poluição atmosférica. A geração de energia a partir de fontes nucleares é discutida no Capítulo 9.

Energias renováveis

O Sol envia energia suficiente à Terra para suprir todas as nossas necessidades energéticas concebíveis, cerca de 10 mil vezes mais do que consumimos atualmente e mesmo no futuro, se apenas pudéssemos tratá-la eficientemente. Além de ser abundante e confiável, a energia solar é **renovável**; uma energia que não se esgotará e cuja captação e uso não resultam na emissão direta de gases estufa ou outros poluentes.

O mundo atualmente utiliza cerca de 12 **terawatts** ($1TW = 10^{12}$ watts) de potência, e aproximadamente 85% são gerados pela queima de combustíveis fósseis. Como 1 watt equivale a 1m joule por segundo, e um ano possui $3,2 \times 10^7$ segundos, nosso consumo energético anual é de cerca de $3,8 \times 10^{20}$ J, 380 EJ. Dado que uma lâmpada elétrica normal é de 60W, estamos usando o equivalente a 200 bilhões dessas lâmpadas ao mesmo tempo, uma média de 35 lâmpadas por pessoa, com funcionamento contínuo. Evidentemente, este valor corresponde a uma média por pessoas em países desenvolvidos e em desenvolvimento; se os cálculos forem feitos para os norte-americanos, serão cerca de 200 lâmpadas de 60 W para cada homem, mulher e criança.

O gráfico na Figura 8-1 ilustra as fontes de energia comercial no mundo em 2004; as porcentagens de energias empregadas para gerar eletricidade são mostradas em parênteses. Claramente, a maioria da energia renovável é gerada atualmente pela queima de biomassa e por hidroeletricidade, sendo que esta última é usada para gerar eletricidade. Uma avaliação feita em 2003 pela União Europeia (UE) para o uso de energia no ano de 2030 prevê que a energia renovável, incluindo a eólica, geotérmica e formas diretas de energia solar, não acompanharão o aumento da demanda de energia. Uma vez que as pessoas das regiões rurais da Ásia e África queimarão menos lenha, devido à migração para as cidades e ao desaparecimento das florestas, as energias renováveis coletivamente cairão dos atuais 13% (somente 2% dos quais não são de biomassa) para somente 8% do fornecimento global.

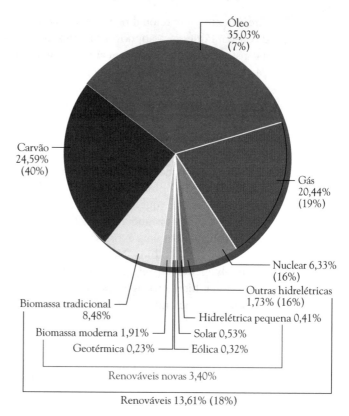

FIGURA 8-1 Fontes de abastecimento de energia primária no mundo em 2004. [Fonte: J.Goldemberg, "Ethanol for a Sustainable Future", *Science* 315 (2007): 808-810.]

Energia hidrelétrica

De todas as formas de energia renovável, a energia hidrelétrica é de longe a mais importante. Mundialmente, ela constitui acima de 80% da energia renovável (outras que são baseadas em biomassa) e 2% da energia comercial do planeta.

A energia hidrelétrica é uma forma indireta de energia solar. No ciclo hidrológico, a energia do sol provoca a evaporação das águas dos oceanos, lagos, rios e solos, e transporta as moléculas de água para a atmosfera pelo vento. Mesmo após as moléculas de água terem se condensado em gotas de chuva, elas ainda possuem uma considerável quantidade de energia potencial para sua ascensão e, apenas parte dessa energia é dissipada se elas se precipitarem nos solos ou em um corpo aquático que se encontra acima do nível do mar. Podemos utilizar uma parte dessa energia potencial remanescente fazendo com que essa água passe por uma turbina e, desse modo, produza eletricidade.

Embora existam pequenas instalações hidrelétricas que usam o fluxo da correnteza de um rio, a maioria das usinas de grande porte utiliza represas e quedas d'água, nas quais a pressão da água – e a potência energética gerada – é muito maior. Em particular, a energia transmitida para uma turbina pela queda de água é diretamente proporcional não somente ao volume de água, mas também à altura da queda. Por essa razão, novos projetos de hidrelétricas normalmente envolvem a construção de uma barragem alta ao longo do rio. A água é então coletada além da barragem e seu nível aumenta para uma altura considerável. A água que pode passar do topo da barragem cai de uma distância considerável antes de chegar às turbinas posicionadas próximas ao solo. Infelizmente, a coleta de água antes da barragem inunda áreas consideráveis de terra, criando um lago com problemas ambientais como os que serão discutidos a seguir.

Se todos esses locais ao redor do mundo fossem explorados, a quantidade total de energia que poderia ser obtida a partir dessas fontes hidrelétricas seria aproximadamente 100 EJ/ano; cerca de 20% deste total são obtidos atualmente. A maioria dos lugares que requerem poucas modificações para o uso, e que estão localizados a uma distância razoável de centros que usam energia elétrica, já foi explorada; para usar uma expressão comum, a maioria da "fruta que está ao alcance da mão" já foi colhida. No entanto, há muitos sistemas pluviais em países em desenvolvimento, especialmente na África, nos quais um número considerável de novas usinas hidrelétricas está sendo montada pela construção de barreiras.

Embora a energia hidrelétrica seja normalmente livre de poluição, há alguns custos ambientais e sociais associados a ela, especialmente os resultantes da criação dos reservatórios antes das barragens. Os mais importantes desses custos incluem:

- o deslocamento da população das terras inundadas para criar os reservatórios;
- a eutrofização das águas do reservatório;
- a liberação de gases de efeito estufa, especialmente metano, das áreas inundadas;
- a liberação de mercúrio para os reservatórios de água e, consequentemente, para os peixes que nadam nesta água e a população que come o peixe (este tópico é discutido em mais detalhes no Estudo de Caso disponível no site da Bookman, www.bookman.com.br, *A Poluição por Mercúrio e o Projeto da Hidrelétrica da Baía de James (Canadá)* e no Capítulo 15);
- a devastação para a população de peixes como o salmão, do bloqueio de suas rotas migratórias pelas barreiras; e
- a deposição de lama antes das barragens, com a consequência de que menos sedimento é carregado para locais mais distantes do curso de água.

Infelizmente, a construção de novos projetos de hidrelétricas envolvendo o bloqueio de sistemas pluviais, especialmente em países em desenvolvimento, frequentemente ocorre sem a adequada avaliação ambiental e planejamento diante do tempo. O Banco Mundial e vários outros grandes financiadores de tais instalações hidrelétricas insistem em uma avaliação independente dos projetos de impacto antes de fornecer financiamentos.

O maior projeto de hidrelétrica no mundo é o de reservatório de 26 turbinas das Três Gargantas que está localizado na China, o qual, quando estiver completo em 2009, fornecerá 18 MW de energia – o equivalente a cinco grandes usinas termelétricas – e terá um custo de $25 bilhões para ser construído. Embora cerca de um milhão de pessoas tenha sido deslocada para permitir a inundação e formação do lago artificial, a barragem também controla a inundação no Rio Yangtze e, portanto, salva milhares de vidas.

A expansão de pântanos que ocorre pela inundação deliberada de terras para produzir um grande e profundo reservatório de água geralmente cria um grande lago coberto de centenas ou milhares de quilômetros quadrados. A barragem das Três Gargantas resultará em um lago que tem 600 km de comprimento. A água profunda desses lagos é altamente anaeróbia, especialmente se não foi retirada da área a ser inundada. A decomposição anaeróbia de árvores e arbustos originais, etc. presentes no solo produz dióxido de carbono e metano em volumes quase iguais; ambos os gases escapam da superfície e aportam na atmosfera. As emissões desses reservatórios são significativas, especialmente para o metano, visto que este é um poderoso gás estufa (Capítulo 6). Reservatórios pequenos e profundos produzem e emitem muito menos metano do que um raso que contém uma grande área de biomassa inundada, como os encontrados na Amazônia brasileira. De fato, os efeitos combinados do aquecimento global do metano e dióxido de carbono produzidos por um reservatório grande e raso criado para gerar energia hidrelétrica podem, por muitos anos, exceder o montante que seria emitido se uma usina termelétrica tivesse sido usada para gerar a mesma quantidade de energia elétrica. Mesmo depois que a vegetação original tenha sido decomposta, novas plantas que cresceram nas margens dos lagos durantes as estações de secas, quando o nível de água recua, são mais tarde cobertas pelo aumento de nível que ocorre na estação úmida e eventualmente se decompõem, liberando mais metano.

Energia eólica

Ventos são fluxos de ar que resultam da tendência de massas de ar que passam por diferentes quantidades de aquecimento e que, portanto, desenvolveram pressões diferentes, para equalizar essas pressões. O ar flui das regiões de alta pressão para as de baixa pressão. O aquecimento do ar resulta diretamente ou indiretamente da absorção de luz solar; e de fato, cerca de 2% da energia do sol recebida pela Terra é transformada em energia eólica. Uma grande quantidade de energia solar indireta, cerca de 300 EJ, anualmente, está potencialmente disponível como energia eólica, muito embora apenas 0,05% dessa energia esteja sendo utilizada.

Áreas polares recebem menos luz solar e, portanto, aquecem menos do que os trópicos. Para compensar o resultado das diferenças de temperatura entre os trópicos e as regiões polares, os ventos se formam no ar como fazem as correntes no oceano. O ar quente e a água são carregados em direção aos polos, enquanto o ar e a água fria são transportados na direção oposta, para o Equador. No entanto, esses fluxos não seguem uma trajetória simples, por causa de fatores como o movimento de rotação da Terra e os efeitos topográficos locais.

A força dos ventos pode ser explorada para realizar trabalho útil ou para gerar energia elétrica da mesma maneira que a força da corrente de água é usada em usinas de energia hidrelétricas. Historicamente, os ventos fortes e persistentes que existem no centro da América do Norte foram explorados para o funcionamento de moinhos de vento que bombeavam água e, mais tarde, para gerar pequenas quantidades de eletricidade em fazendas até a metade do século XX. É obvio que moinhos de vento também têm sido usados há séculos na Europa, especialmente na Holanda.

Nas últimas décadas, a geração de energia em larga escala por enormes moinhos de vento dotados de alta tecnologia, e agrupados em "campos eólicos" tem se tornado viável. A energia eólica é atualmente a fonte de energia que cresce mais rapidamente no mundo. A Figura 8-2 (curva verde) ilustra o aumento da taxa anual das instalações de energia eólica em anos recentes. Somente em 2001, a capacidade global da energia eólica cresceu um terço e aumentou cerca de 25% por ano, de forma combinada, desde então. Como consequência, no período de 1995-2005, houve um aumento de 12 vezes no total. Em 2005, cerca de 60 mil megawatts (MW) de energia eólica foram instalados. Um grande crescimento das instalações de energia eólica ocorreu na Alemanha (atual líder mundial em energia eólica, com 40% de energia instalada), na Espanha, nos Estados Unidos (que foi o líder nos anos 90), na Índia e Dinamarca (que gera mais de um quinto de sua eletricidade desta forma). Esta tecnologia poderia ser útil também em muitas outras partes do mundo. Um relatório da União Europeia de 2003 previa que 4% da energia mundial será produzida por energia eólica em 2030.

Tecnicamente, o equivalente a seis vezes a produção de eletricidade mundial em 2001 poderia ser produzida pelo vento, mas somente 0,5% foi produzida globalmente desta forma em 2005, embora o índice na Europa tenha alcançado os 3%. Uma área do tamanho da China seria necessária para satisfazer a demanda de eletricidade mundial a partir do vento sozinho. Mais realisticamente, a energia eólica poderia ser expandida para fornecer até um quinto da eletricidade mundial.

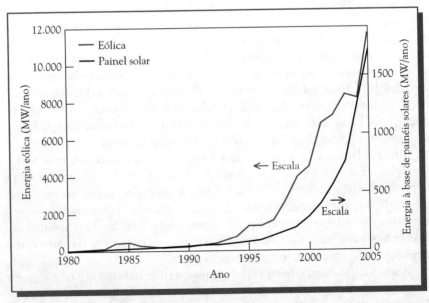

FIGURA 8-2 Produção anual de energias e à base de painéis solares. [Fonte: Reproduzido de L.R. Brown et al., *Vital Signs 2006-2007* (New York: W.W. Norton, 2007).]

Se o preço não for levado em consideração, então o país com o mais alto potencial da energia eólica são os Estados Unidos. Cerca de 90% do potencial para produzir a energia eólica estão em 12 estados do meio-oeste, indo de Dakota do Norte até o norte do Texas (ver Figura 8-3), ainda que a demanda por eletricidade esteja distante da maioria dessas áreas. De fato, os Estados Unidos têm potencial de energia eólica suficiente para suprir toda a sua eletricidade – agora e num futuro próximo. O maior campo eólico do mundo cobre 130 km² nos estados do Oregon e de Washington e no final das contas envolverá o uso de 460 turbinas.

Velocidade do vento e tamanho do gerador eólico

Como seria esperado intuitivamente, quanto maior a velocidade, v, do vento, maior a quantidade de energia que um gerador eólico ou uma turbina eólica produzirá. De fato, a energia aumenta muito rapidamente com a velocidade do vento. O rendimento de energia do vento é proporcional a v^3, ou seja, a terceira potência da velocidade do vento. Consequentemente, um pequeno aumento na velocidade produz um grande aumento na produção de energia; por exemplo, um aumento de 35 para 42 km/h aumenta a produção de energia em dois terços.

A dependência cúbica da energia sobre a velocidade do vento é resultado de dois fatores. Primeiro, a *energia cinética* do movimento da massa de ar na direção do vento é proporcional ao quadrado da velocidade do ar, já que a partir de conceitos de Física sabemos que, para qualquer corpo em movimento, a energia cinética é dada por $mv^2/2$. Segundo, a quantidade de vento passando sobre as hélices por unidade de tempo aumenta linearmente em proporção direta à velocidade do vento. A energia disponível para a turbina de vento é igual ao produto desses

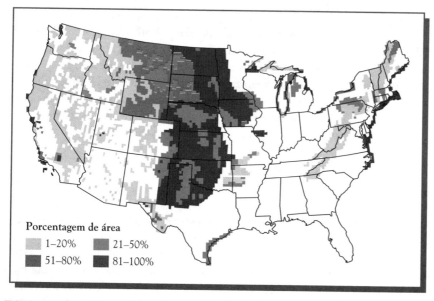

FIGURA 8-3 Porcentagem de área de terra estimada para ter energia eólica de classe 3 ou superior nos Estados Unidos. [Fonte: "Wind Energy Resources Atlas of the United States", Capítulo 2: http://rredc.nrel.gov/wind/pubs/atlas/maps/chap2/2-10m.html.]

dois fatores; sendo assim, é proporcional a v^3. Portanto, a maior parte da energia disponível para os geradores eólicos ocorre em curtas explosões de alta velocidade em decorrência dessa forte dependência de energia sobre a velocidade do vento.

A energia que o gerador eólico pode colher é proporcional ao quadrado do comprimento de suas hélices, sendo que a área da hélice estendida é proporcional ao comprimento elevado ao quadrado. Uma vez que a velocidade do vento aumenta com a altura acima do solo, uma turbina alta é mais eficiente também por esta razão.

Cada gerador em um campo eólico extrai energia do fluxo de ar, tanto que os geradores individuais devem ser fisicamente separados um dos outros em alguma extensão. Por razões técnicas, não mais do que aproximadamente um terço da energia que passa por um gerador pode ser extraída do fluxo de ar ao seu redor.

Locais com potencial para energia eólica

Como consequência das características topográficas locais, algumas regiões geográficas possuem condições de vento quase constantes. As áreas geográficas são comumente divididas em sete classes de densidade para potencial de energia eólica, com a classe 7 tendo o maior potencial. Localizações ideais para campos eólicos são aquelas que possuem um fluxo quase que constante de ventos não turbulentos em todas as estações do ano. Embora a energia eólica aumente acentuadamente com a velocidade do vento, locais com rajadas de vento repentinas de alta velocidade não são consideradas favoráveis. Locais com menos de 2 km de altitude, com uma velocidade média de vento de no mínimo 5 m/s, correspondente a 18 km/h, são geralmente necessárias para que um local seja considerado economicamente viável. Alguns autores usam o critério da média anual da velocidade do vento ≥ 6,9 m/s (25 km/h) medida a 80 m, a extremidade da altura da hélice dos modernos geradores eólicos, como adequada para geração de energia eólica de baixo custo. Tais locais são considerados como sendo de classe 3 até 7 em termos de potencial de energia eólica. As regiões de alto potencial de geração de energia eólica a custos razoáveis estão nos Estados Unidos, Canadá, América do Sul e países europeus que são membros da Organização para a Cooperação e Desenvolvimento Econômico (OECD) e os países membros da extinta União Soviética. As áreas com o mais baixo potencial são a África, o leste da Europa e o sudeste da Ásia. Na maioria das áreas, o potencial excede o uso de eletricidade atual.

Considerações econômicas e ambientais

As maiores e mais eficientes turbinas comerciais de vento atualmente são as unidades de 2 MW, três vezes maiores do que os modelos existentes em meados da década de 90 do século XX. Turbinas gigantescas com hélices de 120 m estão em fase de desenvolvimento, e deverão produzir 5 MW de energia. Cerca de 660 casas na América do Norte poderão ser abastecidas com eletricidade de um sistema de 2 MW em tardes quentes típicas, quando o consumo de energia apresenta um pico pelo uso de ar condicionado. Em contraste, usinas modernas de energia termelétricas geram de 125 MW a 1000 MW, e assim centenas de geradores eólicos seriam necessários para substituir a energia gerada por uma planta movida a carvão.

Em termos de **retorno energético** – a quantidade de tempo necessária para gerar a energia usada para construir a unidade – para a energia eólica é somente de três a quatro meses. As emissões de dióxido de carbono da energia eólica são menores do que aquelas geradas por qualquer outra fonte de energia (ver Figura 8-4).

De todas as formas de energia renovável, a energia eólica é a mais econômica. O custo de gerar eletricidade usando geradores eólicos dotados de tecnologia moderna – e alimentar redes elétricas existentes – é atualmente quase competitivo com as fontes de energia convencional. Em um relatório de 2004, a energia eólica de custo mais baixo foi cotada como sendo 5 centavos de dólar americano por quilowatt hora (kWh, a energia de 1 quilowatt usado continuamente por uma hora). Esse custo é aproximadamente o mesmo que de novas usinas termoelétricas, quase tão baixo quanto o gerado por gás natural, e menos do que um décimo de seu custo 20 anos atrás. Como mencionado, no entanto, haveria também uma significativa transferência de custos se a energia eólica tivesse sido expandida nos estados do meio-oeste dos Estados Unidos. Se o mundo mudar eventualmente para uma economia à base de hidrogênio, o potencial de geração de hidrogênio pelo vento nesta área poderia gerar muito do abastecimento nos Estados Unidos. Atualmente, os eletrolisadores requeridos para esse processo são caros.

Alguns edifícios individuais, incluindo residências que também são remotas para serem conectadas à linha de energia, geram sua própria eletricidade utilizando um gerador eólico em cima do telhado. Quando toda a energia gerada não é necessária para ativar equipamentos de 12 V, etc. localizados no interior do edifício, o excesso é estocado em baterias de 12 V, para ser utilizada em momentos de baixo ou nenhum vento.

Normalmente há uma resistência pública para colocar geradores eólicos em áreas povoadas porque eles são pouco atrativos. Por essa razão, colocá-los em áreas

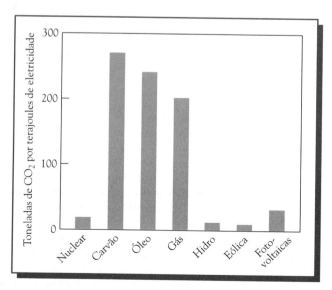

FIGURA 8-4 Emissão de CO_2 associada a diferentes fontes de energia. [Fonte: "The Power to Choose", *New Scientist*, (6 september 1997): 18.]

agrícolas ou ainda em alto mar está se tornando uma alternativa popular. Um campo eólico novo e gigantesco de 1000 MW, envolvendo mais de 300 turbinas, está planejado para o leste do Canadá. Uma das vantagens deste projeto é sua localização afastada, centenas de quilômetros da área habitada, tanto que qualquer mudança na estética percebida não é um problema. Os prós e contras da energia eólica estão resumidos na Tabela 8-1.

Brisas de verão durante o dia na costa aumentam por causa das diferenças de densidade entre o ar sobre a água e sobre terrão continente adjacente. Uma vez que a luz solar aquece terrão solo seco mais rapidamente do que a água, o ar sobre terrão continente também se torna mais quente do que sobre o lago ou mar. Como o ar quente sobe – por causa da sua densidade mais baixa (de acordo com a lei dos gases, a densidade é inversamente proporcional à temperatura em Kelvin) – e bem

TABELA 8-1 Prós e contras da energia eólica

Argumentos contra a energia eólica	Argumentos a favor da energia eólica
Muitos locais – incluindo aqueles situados fora das áreas continentais – estão distantes dos centros de demanda, sendo necessário construir longas linhas de transmissão	Esses argumentos também valem para novos projetos hidrelétricos.
A energia eólica necessita de incentivos nos impostos para competir com as formas tradicionais de produção de eletricidade.	Usinas de energia nuclear e convencional recebem muito mais subsídios, embora indiretos
A construção de campos eólicos em locais mais afastados requer estradas, derrubada de florestas e outras infraestruturas destrutivas.	
As usinas eólicas matam animais selvagens, especialmente morcegos e pássaros de rapina.	Estudos mostram que poucos pássaros são mortos pelas turbinas de vento, especialmente se comparados ao número de mortes por carros, gatos, etc.
Grandes áreas de terra e, portanto, de habitat, são necessárias para construir usinas eólicas suficientes para ter um efeito substancial no fornecimento de energia.	O nível de ruído é comparável ao tráfego de carros.
O movimento contínuo das hélices produz poluição sonora de baixa frequência nas proximidades.	Locais afastados de áreas densamente povoadas podem ser usados.
Campos eólicos terrestres são uma forma de "poluição visual".	O excesso da energia eólica pode ser estocado mecanicamente pelo bombeamento de água para instalações de estocagem elevadas ou em baterias e, então, usado quando necessário para produção de eletricidade.
A energia eólica é normalmente intermitente, com um baixo fator de aporte anual, e requer instalações de apoio que usam recursos tradicionais para permanecer constantemente funcionando.	A baixa emissão de gases estufa está associada com a energia eólica, se comparada à queima de combustíveis fósseis. Não há lixo nuclear para estocar ou potenciais problemas de radiação comparados à energia nuclear.

acima da superfície se move para o mar, o ar remanescente sobre terrão continente tem a densidade e a pressão mais baixas do que sobre o mar. Consequentemente, para equalizar a pressão, o ar da superfície flui do mar para o continente, criando uma brisa fresca do mar. À noite, a situação é invertida, uma vez que a terra se resfria mais rapidamente do que a água, produzindo uma brisa para o mar pelo mesmo mecanismo.

Consistentemente, brisas em áreas rasas em alto mar, tais como os bancos de área da costa da Dinamarca e da Irlanda, são locais ideais e estão agora sendo usados extensivamente para campos eólicos. Na verdade, os locais em alto do mar são populares na Europa, e a maioria é ancorada em águas de profundidades de 8-10 metros. Um estudo recente indicou que locais na Nova Inglaterra, nos Estados Unidos, sobre o Lago Erie, e distantes da costa dos estados do meio Atlântico sozinhos poderiam gerar até 20% do abastecimento de energia dos Estados Unidos. No entanto, as condições físicas para alguns locais potenciais em áreas oceânicas são mais difíceis, e é difícil fazer a manutenção de turbinas quebradas em mar aberto. As águas da costa oeste da América do Norte são também muito profundas para tais propósitos, e no sudeste dos Estados Unidos estão muito propensas a ocorrência de furações.

Em resumo, existe um considerável potencial para que a energia eólica forneça uma fração significativa do futuro abastecimento de eletricidade em muitos países a um custo ambiental mais baixo do que aquele oferecido atualmente pelas outras formas de energia alternativas. O preço para novas ofertas de energia eólica é comparável ao de uma usina recém-construída de carvão ou nuclear e, provavelmente, seria mais baixo se qualquer cálculo realístico do custo ambiental associado a fontes convencionais for estimado no futuro. No entanto, há problemas ainda não solucionados de armazenamento de energia para muitos locais que possuem ventos intermitentes, e que impedem a adoção do vento como a principal fonte de geração de energia elétrica. De fato, muitas redes de eletricidade relutam em contar com o vento para além de uma pequena fração de seu fornecimento de energia, em função da sua natureza intermitente. No entanto, o desenvolvimento de *baterias de fluxo*, nas quais os compostos químicos formados quando eles estão sendo carregados – por exemplo, por excesso da capacidade de vento – podem ser removidos das baterias, estocados em contêineres e, em seguida, recarregados durante a descarga, pode ajudar a solucionar os problemas de estocagem.

Biomassa

A **biomassa** produzida no mundo inteiro pelo processo da fotossíntese constitui-se em uma forma de energia solar. O montante anual de energia normalmente produzido a partir dessa fonte é cerca de 55 EJ; e uma quantidade ainda maior está potencialmente disponível. O uso de madeira, resíduos da agricultura e excremento animal (esterco seco obtido das fezes de animais herbívoros) têm sido uma fonte tradicional de obtenção de energia em países em desenvolvimento, mas seu uso doméstico e em pequena escala polui muito o ar e é ineficiente. De pequena escala, os queimadores da biomassa são geralmente abandonados e substituídos por diferentes fontes de energia comercial, tais como combustíveis fósseis e eletricidade, à medida que a economia do país se desenvolve. Apesar disso, a biomassa foi a segunda forma de produção de energia renovável nos Estados Unidos no final do século XX, ficando atrás apenas da energia proveniente de hidrelétricas.

Recentemente, tecnologias têm sido desenvolvidas para o uso da biomassa em instalações de grande escala que não poluem o ar. Por exemplo, aparas de madeira podem ser queimadas para produção de vapor. Alternativamente, madeira pode ser gaseificada ou digerida por bactérias e convertida em álcool combustível (como será discutido mais adiante neste capítulo). Plantações de árvores de crescimento rápido poderiam ser utilizadas para este fim, usando áreas impróprias ou não necessárias para a agricultura. Atualmente, plantações de milho e cana-de-açúcar têm sido cultivadas para a produção de etanol, mas, frequentemente, essas instalações consomem tanto combustível fóssil em suas operações, que pouco é economizado em termos de emissão de CO_2 (também será discutido neste capítulo).

De forma geral, a densidade de energia obtida da fotossíntese (cerca de 0,6 W/m^2) é muito baixa para suprir toda a necessidade de energia do planeta. A densidade de energia é baixa por causa da baixa eficiência da conversão da luz solar em energia química na fotossíntese, não mais do que 1 a 2 %, mesmo nas áreas mais produtivas. Para os níveis de consumo atuais, a quantidade de área de terra requerida para suprir nossas necessidades energéticas pela biomassa é equivalente a toda área que está sendo utilizada para agricultura, ou seja, mais que 10% de toda a superfície continental da Terra.

Energia geotérmica

Energia geotérmica, mesmo não baseada na energia solar, é outra forma útil de energia renovável. Essa energia tem sido particularmente útil em países que não possuem fontes de combustíveis fósseis. A energia geotérmica é o calor que emana de baixo da superfície da Terra e que resulta do decaimento radiativo de elementos e da condução desde o núcleo fundido (> 5000 °C) do nosso planeta. Por causa do movimento das placas da crosta (tectônica), há zonas vulcânicas nas quais o calor é trazido para mais perto da superfície do que o usual. Um exemplo do gradiente de calor com o aumento da profundidade para uma zona geotérmica é comparada ao de uma zona não geotérmica, na Figura 8-5. Quando a água subterrânea profunda circula no interior de uma zona geotérmica, ela é aquecida pelo contato com as rochas quentes, sendo algumas vezes vaporizada. Se os fluidos quentes são capturados nas rochas porosas sob uma camada de rocha impermeável, um reservatório geotérmico pode se formar.

A energia geotérmica está disponível na forma de vapor e/ou água quente, em temperaturas variando de 50 a 350°C nos reservatórios de águas subterrâneas quentes. O fluido geralmente tem que ser bombeado de 200-3000 m para a superfície para ser utilizável, ainda que em poucos lugares existam espontaneamente no solo na forma de "termas quentes". A produção de fluidos quentes geralmente decai com o tempo quando o reservatório é aberto para consumo.

A energia geotérmica na forma de água moderadamente quente (50-150°C) é na maioria das vezes usada diretamente para aquecer ambientes interiores de edifícios, incluindo estufas, e para aquicultura. A energia geotérmica de alta temperatura (> 220°C), na forma de vapor ou água super aquecida, é normalmente

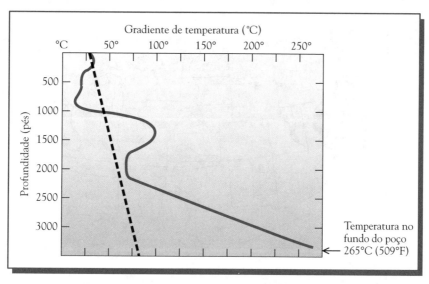

FIGURA 8-5 Gradientes de temperatura do subterrâneo em áreas comuns (linha pontilhada) e em uma área com potencial geotérmico (curva verde sólida). [Fonte: Geothermal Education Office, em http://geothermal.marin.org.]

encontrada apenas em regiões vulcânicas e cadeia de ilhas, e é usada para gerar energia elétrica. A água quente de temperatura intermediária é usada tanto para aquecer quanto para gerar eletricidade.

A geração de eletricidade por energia geotérmica pode ser obtida diretamente se o vapor superaquecido estiver disponível, uma vez que este acionará as turbinas. No entanto, a eficiência de conversão de calor para eletricidade não é grande, porque a diferença de temperatura entre o vapor e a água resfriada usada para condensá-lo não é grande, de acordo com a segunda lei da termodinâmica, discutida mais adiante neste capítulo. O vapor condensado é bombeado de volta para o poço para manter a produção. Se a energia geotérmica está disponível somente como água moderadamente quente, sua energia pode ser primeiro transferida para um fluido orgânico – tal como o *isopentano* – cujo ponto de ebulição é mais baixo do que 100 °C, e o vapor orgânico quente pode ser usado para girar a turbina. A eficiência total desta conversão de energia é menor que 12%. Alternativamente, em usinas de energia de "vapor rápido", a água quente que se encontra sob alta pressão dentro do reservatório é submetida a uma grande queda de pressão, e em função disso passará para a forma de vapor, que então é usado para acionar as turbinas.

Atualmente, cerca de 8000 MW de energia elétrica geotérmica têm sido gerados em todo o planeta, fornecendo uma fração significativa de sua eletricidade para alguns países em desenvolvimento. Por exemplo, tanto as Filipinas como a Indonésia geram uma fração significativa de sua eletricidade geotermicamente, em usinas de energia que produzem até 100 MW. Os Estados Unidos (mais especificamente a Califórnia e o Havaí), México e Indonésia são outros lideres na produção de eletricidade geotérmica. Um mapa mostrando locais com potencial para energia geotérmica nos Estados Unidos é apresentado na Figura 8-6. Um

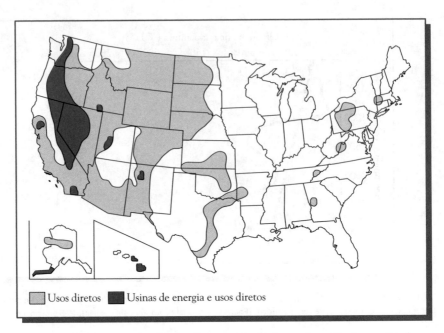

FIGURA 8-6 Regiões com potenciais locais para produção de energia geotérmica nos Estados Unidos. [Fonte: Geothermal Education Office, em http://geothermal.marin.org.]

relatório recente publicado pelo Instituto de Tecnologia de Massachussets (MIT) concluiu que energia geotérmica suficiente poderia ser obtida para suprir todas as necessidades de energia elétrica dos Estados Unidos pelo bombeamento de água localizada em altas profundidades para ser vaporizada pelo contato com rochas quentes e usando o vapor obtido para movimentar turbinas.

Como esperado, os principais custos associados à produção de energia elétrica geotérmica são de capital; visto que os custos de operação são baixos. Um alto investimento de capital é necessário para explorar e perfurar os poços e instalar os equipamentos de geração de eletricidade. O custo direto por quilowatt da capacidade instalada é cerca de 1,5 mil dólares para grandes usinas de energia que tenham disponível uma capacidade de vapor de alta qualidade.

O uso de energia geotérmica – incluindo as águas residuais das usinas de geração de energia geotérmica – por aquecimento de espaços é amplo; 58 países ao redor do mundo a empregam em alguma extensão, para um total de uso de acima de 12.000 MW. A Islândia é líder mundial nessa modalidade de energia em termos de consumo *per capita*. Como resultado do encontro de duas placas tectônicas da cadeia meso Atlântica num ponto bem abaixo da ilha, a energia geotérmica é abundante. Por muitos anos, mais de 80% da água quente e do aquecimento na maior cidade islandesa, Reykjavik, tem sido fornecida por água quente coletada de fontes que estão localizadas a centenas de metros abaixo do solo e distribuída por tubulações. Reservatórios geotérmicos mais profundos, a partir dos quais se pode também obter vapor, são utilizados para gerar parte da energia elétrica daquele país. Eventualmente, o plano é explorar mais reservatórios e usar o excesso de eletricidade para produzir gás hidrogênio por eletrólise da água. A Islândia espera tornar-se a primeira economia do mundo baseada no hidrogênio e ter sua economia totalmente livre de combustíveis fósseis até 2030.

Uma desvantagem da energia geotérmica é a grande quantidade de gás sulfídrico que é normalmente liberada quando o fluido quente é gerado abaixo da superfície da Terra, especialmente em locais profundos. Emissões do gás para o ar são minimizadas por processos de limpeza do fluido. Um pouco do dióxido de carbono que acompanha o fluido quente do solo é liberado para o ar, mas a quantidade é muito pequena comparada a que seria emitida se a mesma quantidade de energia fosse gerada pela queima de combustíveis fósseis. Em alguns lugares, a água subterrânea quente contém uma quantidade significativa de compostos dissolvidos, algumas vezes ácidos e minerais, os quais podem corroer os equipamentos e se depositar. Em alguns casos, os minerais contêm substâncias de valor comercial, como sílica e zinco.

O impacto das águas residuais sobre a vida aquática local é eliminado se ela for reinjetada para dentro do solo depois que seu calor foi extraído. Há também algum perigo de afundamento do solo se a reinjeção não ocorrer.

No passado, a energia geotérmica foi explorada apenas em locais que possuíam aspectos geológicos pouco usuais, como a existência de vapor ou água quente próximo à superfície da Terra. Um projeto em desenvolvimento em Achem, Alemanha, está tentando superar essa limitação escavando um furo de 2,5 km na crosta terrestre, profundidade na qual a temperatura das rochas é de aproximadamente 80°C. Um fluxo de água fria será bombeado através de uma tubulação, sendo aquecida durante esse movimento descendente; em seguida será bombeada de volta à superfície por uma tubulação interna, onde será utilizada.

Outra aplicação da energia geotérmica é o uso em *bombas de calor*. Estes equipamentos extraem energia na forma de calor do interior do solo ou de um rio subterrâneo raso e a bombeia para a superfície para suplementar o aquecimento de edifícios no inverno. No verão, a direção do fluxo de calor é revertida, com a energia sendo transferida dos edifícios acima da superfície para locais subterrâneos.

Energia de ondas e marés

Energia das ondas e **energia das marés** podem ser obtidas em muitas regiões costeiras do mundo, sendo economicamente competitivas em certos nichos de mercado. Estima-se que cerca de 20 EJ de energia sejam potencialmente recuperáveis de ondas e marés.

A fonte de energia das marés é oriunda das influências gravitacionais do sol e da lua sobre a massa de água que existe na Terra. Em muitos locais, correntes costeiras geradas por marés podem ser exploradas para fazer funcionar turbinas submersas montadas em tubulações dispostas em depressões do solo do fundo do mar. Como a água é mais densa que o ar, as correntes lentas – cerca de 10 km/h são as melhores – fornecem energia suficiente para que os "geradores submersos" possam gerar eletricidade eficientemente.

As marés são responsáveis pela elevação e diminuição de grandes massas de água duas vezes ao dia. Se as marés numa região costeira de enseada são geralmente altas, uma barragem – que pode ser aberta ou fechada – pode ser construída ao longo da mesma. Quando a maré estiver subindo, deixa-se aberta a barragem para que a água possa entrar, e na maré alta a barragem é fechada. Quando a água represada estiver escoando da enseada, por instalações adequadas, ocorre a movimentação de uma turbina, gerando eletricidade.

Atualmente há três usinas que produzem energia a partir da força das marés, localizadas na França, na Nova Escócia e na Rússia. Essas instalações possuem um alto custo e podem operar apenas duas vezes ao dia. Muito embora a energia produzida seja renovável e livre de poluição, ocorre acúmulo de sedimentos atrás da barragem que represa a água e frequentemente áreas da costa, que são cobertas pelas águas do mar apenas na maré alta, são destruídas como resultado dessa operação.

A energia das ondas na superfície dos oceanos também pode ser explorada. As máquinas, baseadas na *oscilação da coluna d'água*, consistem em uma câmara que contém ar, localizada exatamente acima da superfície da água. A energia proveniente das ondas é gerada utilizando-se da movimentação ascendente e descendente da água resultante das próprias ondas, que é causada pelos ventos e, portanto, uma forma indireta de energia eólica. A ascensão das ondas comprime o ar aprisionado dentro da câmara. A alta pressão do ar é aliviada por uma válvula, movimentando uma turbina para produzir eletricidade. Como a onda recua, o ar retorna por outra válvula, também fazendo com que a turbina gire. Atualmente há milhares de boias de marcação para navegação oceânica que são equipadas com lâmpadas de 60W são acionadas por esse mecanismo. Instalações de grande porte que se utilizam da força das ondas ainda são previstas apenas para o futuro.

Tipos de energia solar direta

A absorção direta da energia proveniente da luz solar e sua posterior conversão para formas de energia mais úteis, como eletricidade, pode ocorrer por dois mecanismos:

Conversão térmica: luz solar (principalmente seus componentes no infravermelho, que equivalem à metade do conteúdo energético) que é capturada como energia na forma de calor por certos materiais absorventes. (Um exemplo cotidiano deste tipo de material é uma superfície metálica polida, que quando deixada sob a luz solar torna-se muito quente.) A energia solar é uma fonte excelente de calor para temperaturas próximas ou abaixo do ponto de ebulição da água, uma categoria que consome cerca da metade da energia solar total usada atualmente.

Fotoconversão: a absorção de fótons associados aos componentes ultravioleta, visível e infravermelho próximo da luz solar, faz com que os elétrons passem para níveis de energia mais elevados no material absorvente. A excitação subsequentemente provoca uma alteração física ou química (em vez de uma simples degradação para gerar calor).

Um exemplo de tecnologia solar *passiva* – sistemas que usam intervenção ativa não contínua ou fonte adicional de energia para operá-las – é o uso de fogões solares em países em desenvolvimento. Em climas temperados, o projeto de edifícios que absorvem e retêm (por isolamento) uma elevada quantidade de energia solar que incide sobre eles no inverno é outro exemplo.

Aquecedores solares de água são extensivamente utilizados na Austrália, Israel, no sul dos Estados Unidos e em outras áreas de climas quentes que recebem uma grande quantidade de raios solares. Eles também são usados extensivamente na China, na Alemanha, na Turquia e no Japão. Aquecedores de água representam o maior uso de tecnologias solares *ativas*, definidas como aquelas que empregam uma fonte de energia adicional para operá-las. Os coletores solares localizados sobre os telhados de residências e prédios de apartamentos, bem como em alguns estabelecimentos comerciais, como lava-carros, contêm água que é circulada dentro de um sistema fechado, cuja movimentação é realizada por bombas elétricas. A luz solar é absorvida por um coletor constituído por uma chapa plana de cor preta, que transfere o calor para a água que flui sobre ela, e que é ligada ao lado de fora por vidro ou plástico. A água quente é bombeada para um tanque de estocagem isolado até ser utilizada no banho, em lavanderias, ou mesmo em piscinas com o propósito de aquecimento.

Em instalações mais sofisticadas, a água quente passa através de um **trocador de calor**, que é um sistema de tubulações sobre o qual o ar é passado e, portanto, aquecido por transferência térmica. O ar quente pode ser utilizado imediatamente no inverno para aquecimento de salas do prédio. Se não for para uso imediato, o calor pode ser estocado em outro tipo de material, como rochas. De forma geral, um sistema de segurança, no qual a água pode ser aquecida eletricamente ou pela queima de combustíveis fósseis, é incorporado para fornecer calor nos dias muito nublados ou em situações de alta demanda.

O uso de conversão térmica para produzir eletricidade

Se os raios solares forem focados por um espelho para um recipiente que contenha um sólido ou um fluido, uma temperatura muito alta pode ser alcançada. O fluido quente pode ser usado para gerar eletricidade pela movimentação de turbinas.

Como será discutido na próxima seção, a fração de energia térmica que pode ser extraída e convertida em eletricidade, a partir de uma massa de fluido aquecido até uma dada temperatura T_h, é limitada pela *segunda lei da termodinâmica* para não ser maior que $(T_h - T_c)/T_h$, onde T_c é a temperatura absoluta final da água fria. Consequentemente, é vantajoso usar um gás que tenha sido aquecido a temperatura mais elevada possível para maximizar a quantidade de energia que é transformada em eletricidade em vez de ser degradada na forma de calor perdido. De fato, temperaturas de 1500°C têm sido alcançadas em vapores aquecidos por luz solar concentrada. De forma geral, para operar essas instalações é necessário gás aquecido na faixa de 1200 a 1350°C sob uma pressão de 10 a 30 atm. A simples focalização dos raios solares sobre tubos de ar não permite alcançar temperaturas acima de 700°C e 1 atm de pressão. Num projeto promissor, a luz solar é focalizada por espelhos sobre pinos de cerâmica, que absorvem a energia solar e se aquecem a 1800°C. Por causa de sua grande área superficial, os pinos transferem calor de forma eficiente para o ar que flui ao seu redor. O ar quente pressurizado (em vez de vapor), é então utilizado para movimentar turbinas e produzir eletricidade.

A **eletricidade térmica solar** resultante das usinas desse tipo poderá tornar-se financeiramente competitiva em relação às fontes convencionais. Isto é particularmente verdadeiro se o desperdício de calor, ou seja, vapor próximo ao ponto de ebulição da água, também puder ser utilizado para o mesmo propósito. Essa técnica na qual se usa o calor perdido oriundo da conversão de calor em eletricidade para um propósito útil é chamada de **cogeração** de energia. (É uma característica comum de novas usinas de energia alimentadas por gás natural.) Infelizmente, usinas de geração de energia baseadas em vapor requerem grandes quantidades de água fria para condensar o vapor que retorna ao estado líquido como parte do sistema no ciclo (ver Figura 8-7), e muitos locais que possuem área e luz solar em abundância têm pouca disponibilidade de água para essa finalidade. Cientistas têm chamado atenção para o seguinte fato: se a absorção de luz solar por esses sistemas ocorresse em grande escala, o albedo da Terra poderia ser alterado, com consequentes efeitos no clima, de difícil previsão.

Outra forma de usar a energia oriunda do calor produzido a temperaturas muito elevadas é conduzir um processo termoquímico, como a redução de um óxido metálico para sua forma metálica (e oxigênio gasoso). O metal poderia ser usado para gerar eletricidade em baterias ou reagir com água para gerar combustível de hidrogênio. De qualquer forma, o produto é o óxido metálico, o qual pode ser reciclado para nova utilização. Um exemplo em desenvolvimento é a dissociação do *óxido de zinco*, ZnO, em zinco metálico e oxigênio, em temperaturas superiores a 1700°C. Alternativamente, o calor poderia ser usado para produzir uma combinação de monóxido de carbono e hidrogênio a partir do dióxido de carbono e metano.

$$CO_2 + CH_4 \longrightarrow 2\,H_2 + 2\,CO \qquad \Delta H = +248\ \text{kJ/mol}$$

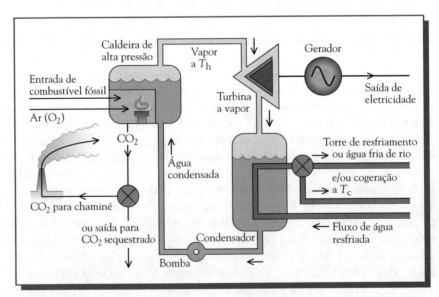

FIGURA 8-7 A geração de eletricidade a partir de turbinas a vapor. Na geração de eletricidade térmica solar, a água é aquecida pelos raios solares, preferivelmente à queima de combustível fóssil. Como já discutido neste texto, T_h e T_c referem-se às temperaturas do vapor e da água. [Fonte: Adaptado de M. I. Hoffert et al., "Advanced Technology Paths to Global Climate Stability: Energy for a Greenhouse Planet". *Science* 298 (2002): 981.]

A reação inversa altamente endotérmica produz calor que pode ser usado para gerar eletricidade, etc. sem a emissão de gases estufa, desde que o metano e o dióxido de carbono produzidos sejam coletados e reutilizados.

Limitações na conversão de energia: A segunda lei da termodinâmica

Em todos os processos que convertem calor a altas temperaturas em eletricidade, uma parte da energia calorífica original é inevitavelmente perdida, como calor desperdiçado, a uma temperatura mais baixa. Esta perda é parcial e inevitável, como consequência da **segunda lei da termodinâmica**, e é aplicada na produção de eletricidade térmica solar, assim como em outros processos de conversão energética.

De acordo com a segunda lei, a **entropia** (ou desordem) deve *aumentar* – ou pelo menos não ser alterada – *quando um tipo de energia é convertido em outro*. A lei nos diz que para um corpo a uma dada temperatura absoluta T e que possui uma quantidade de calor q, a entropia S é uma quantidade positiva dada pela fórmula:

$$S = q/T$$

Considerando que energia de elevada qualidade (baixa desordem), tal como a eletricidade, possui essencialmente entropia zero, claramente não se pode converter 100% do calor em eletricidade, uma vez que a variação ΔS na entropia associada com a conversão seria negativa. No entanto, se *um pouco* da energia calorífica inicial q_h, a uma temperatura elevada inicial T_h, é reduzida para uma quantidade menor q_c, a uma temperatura mais baixa T_c, então a *variação* de entropia ΔS no processo poderia ser positiva ou zero:

ΔS = entropia da energia após conversão – entropia da energia antes da conversão
$= q_c/T_c + 0 - q_h/T_h$

Para a conversão máxima possível de eletricidade temos que $\Delta S = 0$; nesta situação, a equação pode ser rearranjada gerando a nova relação

$$q_c/T_c = q_h/T_h \quad \text{ou} \quad q_c = q_h T_c/T_h$$

A quantidade de calor convertido em eletricidade é $q_h - q_c$, e após a substituição de q_c a equação fica

$$\text{Calor convertido} = q_h - q_h T_c/T_h$$
$$= q_h (1 - T_c/T_h)$$
$$= q_h (T_h - T_c)/T_h$$

Portanto, a fração máxima de calor original que pode ser convertida em eletricidade é

$$\text{calor convertido/calor inicial} = (T_h - T_c)/T_h$$

Em outras palavras, o rendimento *máximo* da eletricidade aumenta com a *diferença* de temperatura entre a fonte original de calor e o aumento do calor desperdiçado. Desse modo, se a luz solar pudesse ser convertida em calor a 1500 °C (1783 K), e se a temperatura do calor desperdiçado pudesse ser mantida a 27°C (330 K), a fração de energia que poderia ser convertida em eletricidade seria

$$(1783 - 300)/1783 = 0,83$$

É verdade que as eficiências calculadas pela fórmula são um tanto superestimadas quando mais de uma fase física estiver envolvida. Por exemplo, associada ao ciclo de conversão em usinas tradicionais de energia existe uma etapa de condensação do vapor que volta à água líquida (Figura 8-7), um processo no qual a entropia é diminuída. Consequentemente, energia adicional, além daquela calculada, precisa ser transformada em energia perdida para compensar a perda de calor.

PROBLEMA 8-1

Qual é a porcentagem máxima de calor a 900°C que poderia ser convertida em eletricidade se o calor perdido foi produzido na forma de vapor a 100°C?

PROBLEMA 8-2

Eletricidade poderia ser obtida explorando-se o gradiente térmico entre a superfície e as águas profundas dos oceanos. O gradiente máximo, cerca de 20°C, é conseguido em águas tropicais. Qual é a porcentagem máxima de energia associada a este gradiente que poderia ser convertida em eletricidade se a temperatura da água superficial (fria) fosse igual 25°C?

PROBLEMA 8-3

De modo a atingir uma eficiência de conversão de 50%, para qual temperatura mínima, em Celsius, deve ser elevada uma fonte de calor se o calor desperdiçado possuir uma temperatura de 57°C?

Células solares

Eletricidade pode ser produzida diretamente da energia solar pelo mecanismo da fotoconversão. Esta aplicação explora o **efeito fotovoltaico**, que é a criação de cargas positivas e negativas separadas num material como resultado da excitação, pela luz, de um elétron no interior de um sólido, levando-o do seu nível energético normal para um estado excitado mais elevado. Ambos, o elétron excitado e a localização da carga positiva (a "lacuna"), são móveis dentro do sólido e, portanto, uma corrente elétrica pode ser gerada no material. A lacuna se "move" por meio da transferência de um elétron ligado de um átomo adjacente para a lacuna inicial do átomo no qual a lacuna está agora localizada e deste modo ocorre a movimentação da carga positiva. A ocorrência de sucessivas transferências de elétrons ligados dessa forma permite que a lacuna continue se movimentando.

O material utilizado nas células fotovoltaicas ou solares é um semicondutor, um sólido que tem um comportamento intermediário em relação ao fenômeno de condutividade, variando entre o metal (condutor) e o isolante (não condutor). Em semicondutores, as ligações dos átomos são relativamente fracas, e a diferença energética entre os níveis ligante e antiligante é relativamente pequena (comparada com a de um isolante). Consequentemente, a energia requerida para excitar um elétron do menos estável e mais completo entre os níveis ligantes, para o mais estável e vazio entre os níveis antiligantes é pequena, mas finita. O semicondutor mais comumente usado em células solares é o **silício** elementar, para o qual a diferença de energia, ou *band gap*, entre os níveis é igual a 124 kJ/mol, que corresponde à luz infravermelha.

A habilidade de absorção de luz pelo silício estende-se desde a energia da banda de condução, de 124 kJ/mol, até as energias associadas com a região da luz visível, portanto, a maioria dos fótons de luz solar são absorvidos. No entanto, toda a energia do fotón superior a da banda de 124 kJ/mol é perdida, sendo convertida em calor em vez de produzir um fluxo de corrente. Quando essa perda de energia é combinada com aquela desperdiçada pela recombinação de elétrons e lacunas, até no mais puro cristal de silício, apenas um máximo de 28% da energia dos raios solares é convertida em eletricidade. Células solares comerciais atualmente têm eficiência de 15-20%. Uma proporção mais alta de energia da luz solar pode ser absorvida e utilizada se as camadas da célula com características de absorções ligeiramente diferentes são combinadas em uma simples célula. Uma célula de tripla junção, combinando camadas de fosfito de gálio e índio, arsenito de gálio e germânio, pode absorver luz solar com 40% de eficiência, mas é muito cara para ser fabricada. O silício amorfo possui uma eficiência máxima ligeiramente maior do que a metade do valor do silício puro – principalmente porque a recombinação elétron-lacuna ocorre mais rapidamente, convertendo mais energia em calor – mas é usado extensivamente porque ele é muito mais barato na fabricação e pode ser produzido em filmes finos.

Cada célula solar mede cerca de 10 cm × 10 cm × 200 µm de espessura e produz apenas cerca de 1 W de eletricidade. Portanto, para gerar energia em quantidade útil, muitas dessas células são ligadas juntas em um *painel solar*. Um problema comum na geração de eletricidade usando células solares é que elas funcionam com *corrente contínua* (CC) em vez de *corrente alternada* (CA), que é usada em redes de energia e pela maioria dos equipamentos e máquinas. A eletricidade em CC pode ser convertida em CA, contudo há perda de uma pequena parcela de energia (na forma de calor).

O custo de produção de células solares e o problema de estocagem da eletricidade para ser usada no período noturno e em dias nublados são os maiores obstáculos para a expansão da sua utilização. Assim como outras aplicações da energia solar, o custo para a implantação da infraestrutura requerida para captar e usar a energia "livre" do sol é substancial. Os custos de encapsulamento das células, da instalação elétrica e da construção da estrutura de suporte são relativamente altos, dado que cada célula individual é ineficiente; coletivamente, eles se equiparam ao custo das próprias células no custo total do sistema de energia. Atualmente, células solares cristalinas custam cerca de quatro dólares/W para fabricação, e, portanto, o sistema propriamente dito custa cerca de oito dólares/W; dado que uma residência média pode ser abastecida por um sistema de 4 kW, o custo de instalação de um sistema completo numa residência é cerca de 32 mil dólares. Se as células solares forem feitas com 20% de eficiência, esta demanda de energia poderia ser conseguida com painéis solares de 20 a 25 m^2, ou seja, uma área de aproximadamente 5 m × 5 m.

Apesar das células solares não gerarem dióxido de carbono durante sua operação, a sua fabricação consome uma quantidade significativa de energia e, portanto, causa uma emissão apreciável de CO_2. De acordo com a Figura 8-4, as energias fotovoltaicas são as que mais emitem CO_2 dentre as várias opções de energia renovável. Atualmente, o período de retorno de investimento para células solares e sua infraestrutura, considerando a energia e o dióxido de carbono, é de cerca de três anos, mas espera-se que caia para um ou dois anos quando as técnicas de fabricação melhorarem. Uma vez que as células são fabricadas, no entanto, o seu uso para gerar energia numa casa deixa de emitir dióxido de carbono numa quantidade equivalente àquela emitida por um carro de família. O governo japonês subsidiou células solares para dezenas de milhares de residências e, por causa disso, o Japão agora é o maior produtor mundial deste tipo de célula.

O custo de fabricação de células solares tem diminuído continuamente ao longo do tempo, mas a energia gerada dessa forma ainda não é competitiva em relação aos métodos tradicionais de geração de energia. Atualmente, 90% das células são fabricadas com silício cristalino e os 10% restantes, a partir de filmes finos de silício amorfo. Até o momento, o silício utilizado em células solares tem sido o refugo ou o excesso de silício da indústria eletrônica de semicondutores. No entanto, esse suprimento rapidamente se tornará inadequado se e quando a indústria de computadores retornar do processo de recessão em que se encontra imersa.

A energia fotovoltaica pode se tornar atrativa em regiões quentes e ensolaradas, como o sudoeste dos Estados Unidos, onde o pico de demanda energética e a necessidade da utilização de ar condicionado coincidem no tempo (tardes de verão) com o pico de energia solar disponível. A energia das células solares (mais estocagem) já é mais barata do que o prolongamento da rede de energia em um quilômetro ou mais além da rede já existente em regiões distantes, e já é competitiva em custos de geradores a diesel usados para o mesmo propósito. Algumas partes deste livro foram escritas numa região costeira que possui a vista de um farol cujas luzes são alimentadas por células solares. A tecnologia também é comumente usada em bombas d'água, telefones em rodovias remotas, sinais luminosos e satélites.

O uso de células solares em países em desenvolvimento, a maioria dos quais possui luz solar em abundância, poderia tornar desnecessária a implantação de redes de energia elétrica por longas distâncias desde a sua origem até o usuário final, e representa o maior potencial de mercado para expansão de energia fotovoltaica. De fato, a maioria das células solares fabricadas nos Estados Unidos são exportadas. A eletricidade baseada em células solares já é utilizada em países em desenvolvimento para funcionamento de bombas d'água, luzes, refrigeradores e TVs. Uma pesquisa realizada em meados dos anos 90 demonstrou que 45% das células solares novas eram usadas para eletrificar residências, vilas e bombas d'água; 36% na área de comunicação e outras aplicações industriais; e 14% para a geração de eletricidade em redes. No entanto, no ano de 2000, mais de 50% das células solares novas foram conectadas em sistemas de distribuição.

Assim como a energia eólica, a fabricação mundial de células solares destinadas à produção de energia tem aumentado muito desde meados da década de 1990 (veja curva em negro na Figura 8-2; note a diferença em escala entre as duas modalidades). Apesar de quase 1700 MW da capacidade das células solares terem sido transportados em 2005, isto representa somente 15% da energia emanada por turbinas movidas por ventos instaladas no mesmo ano. Embora a Alemanha tenha instalado quase metade da capacidade global de novas células solares em 2005, os Estados Unidos podem em pouco tempo retomar sua liderança nesta área, desde que as instalações da Califórnia implementem 3000 MW de energia solar na próxima década. O Japão espera ter 4800 MW instalados até 2010.

As células solares poderiam ser utilizadas para atender *toda* a demanda de eletricidade dos países desenvolvidos? Levando-se em consideração a eficiência e o material utilizado atualmente, as necessidades de energia dos Estados Unidos poderiam ser obtidas por um arranjo contínuo de células solares ocupando uma superfície quadrada de aproximadamente 160 km × 160 km (100 milhas × 100 milhas). Embora essa área de 25.600 km^2 não seja extraordinariamente grande, deve ser observado que ela é cerca de mil vezes maior que a área *total* coberta por todas as células solares fabricadas durante o ano de 1998, e sua construção custaria trilhões de dólares. Uma área cerca de 10 vezes maior – aproximadamente 0,1% da superfície da Terra – poderia suprir todas as necessidades energéticas do nosso planeta.

Conclusões sobre energia solar

Nestas discussões, algumas características gerais a respeito do uso da energia solar, em contraste com a energia obtida de combustíveis fósseis e nuclear, têm surgido e outras, têm sido levantadas por especialistas em energia. Muitas dessas conclusões aplicam-se a todas as outras formas de energia.

As **vantagens** da energia solar mostram que ela:

- é **livre** e fantasticamente **abundante**;
- possui **baixo impacto ambiental**;
- possui **baixo custo de operação**;
- não requer óleo importado ou grandes usinas e fornecedores, assim como redes de distribuição de alto custo; e
- possui **alta aceitação pública** como uma forma de energia "natural".

As **desvantagens** da energia solar mostram que ela:

- é **intermitente** em relação a sua disponibilidade e, portanto, requer uma estocagem eficiente ou que sistemas de armazenagem sejam construídos a fim de que a energia seja fornecida continuamente;
- é **difusa** – supre uma baixa densidade de energia por unidade de área de coleta; deste modo, são requeridas grandes áreas de coletores solares para obtenção da energia (um quilowatt requer cerca de um metro quadrado, em média);
- requer um **alto custo de capital** na construção do conjunto de coletores e sistemas de estocagem, compensando a natureza livre da sua própria energia por muitos anos até que o investimento seja pago; e
- recebe pouco ou **nenhum crédito econômico ou regulatório** dos governos como reconhecimento pela baixa quantidade de poluição atmosférica ou emissão de gases estufa quando comparada com o uso de combustíveis fósseis.

Combustíveis alternativos: álcoois, éteres e ésteres

Por razões ambientais e de oferta, a atenção está voltada para o desenvolvimento de alternativas de queimas mais limpas em relação a combustíveis à base de hidrocarbonetos, especialmente para abastecer veículos automotivos. Algumas dessas alternativas são, ao menos em princípio, renováveis no sentido de que sua produção poderia ser sustentável indefinidamente no futuro, sem resultar na acumulação de dióxido de carbono adicional. No material que segue, discutimos a natureza e propriedades dos maiores candidatos a se tornarem combustíveis alternativos. Em uma seção posterior, adotamos um ponto de vista mais abrangente e consideramos o hidrogênio o mais moderno "combustível do futuro".

Os combustíveis orgânicos aqui considerados têm a vantagem inerente sobre o hidrogênio – e mesmo sobre o gás natural – de que são líquidos que sob temperaturas e pressões normais queimam facilmente no ar para produzir um calor considerável; assim como a gasolina e o diesel, com os quais eles podem ser misturados, e os quais eles podem substituir, eles são combustíveis densos em energia. No entanto, uma vez que todos eles contêm carbono, sua combustão libera CO_2.

Os combustíveis alternativos para veículos são classificados em três classes: álcoois, éteres e ésteres. Por conterem alguma quantidade de oxigênio, os mesmos geralmente produzem um pouco menos de energia por litro do que a gasolina e o diesel. No entanto, seu conteúdo de oxigênio resulta em baixa emissão para muitos poluentes do ar. As emissões NO_X desses líquidos orgânicos são também mais baixas do que da gasolina pura porque a temperatura da chama é mais baixa e, portanto, menos NO térmico é formado (Capítulo 3).

Etanol como um combustível

O **etanol**, C_2H_5OH, também chamado *álcool etílico* ou *álcool de cereais*, é um líquido incolor que tem sido usado como combustível de automóveis desde o final do século XIX. Aliás, Henry Ford desenhou seu carro original para funcionar à base de etanol.

Como combustível para veículos, o etanol pode ser usado "limpo", ou seja, na forma pura, ou como um componente em uma solução que inclui gasolina. Frequentemente, estes combustíveis são referidos pela letra E (para etanol) seguido por um subscrito que indica a percentagem de álcool na mistura gasolina-etanol. Na América do Norte, o "gasohol" normalmente é vendido com cerca de 10% de etanol e 90% de gasolina, ou seja, E_{10}. O etanol e a gasolina são solúveis entre si, tanto que todas as possíveis combinações podem ser produzidas. Atualmente no Brasil, E_{23} é usado por todos os veículos à base de gasolina. O etanol puro E_{100}, é usado principalmente no Brasil, onde cerca de um oitavo dos motores dos carros foi projetado para usá-lo.

Uma característica atrativa dos combustíveis "oxigenados", tais como o etanol, é que seu uso resulta em uma emissão mais baixa de muitos poluentes – especialmente monóxido de carbono, alquenos, aromáticos e particulados – quando comparado às emissões da combustão de gasolina pura ou diesel, particularmente de veículos mais velhos que não possuem conversão catalítica. Na América do Norte, no entanto, a troca da frota de veículos significa que poucos carros em funcionamento ainda emitem muito CO. A redução no ozônio urbano que resultaria da diminuição da emissão de monóxido de carbono e hidrocarbonetos reativos seria compensada pelo aumento da quantidade de acetaldeído (Capítulo 5) e pelo etanol evaporado que seriam emitidos. Isto é particularmente verdade para áreas urbanas nas quais a formação de ozônio está limitada pelo NO_X mais do que pelos hidrocarbonetos. No entanto, as emissões de NO_X de motores que queimam etanol são mais baixas do que aquelas dos que queimam gasolina. Estudos realizados no Rio de Janeiro indicam que a concentração no ar dos poluentes importantes como *peroxiacetilnitrato*, PAN (ver Capítulo 5), o qual é prontamente formado das emissões de acetaldeído, tem aumentado com o uso de combustíveis à base de etanol, uma vez que os carros brasileiros não são equipados com conversores catalíticos. Esta descoberta não é diretamente relevante para o problema da América do Norte. No entanto, medidas realizadas em Albuquerque, no Novo México, constataram que o uso de etanol como aditivo da gasolina aumentou a concentração de poluentes como PAN no ar daquela cidade. É curioso que alguns defensores do etanol como combustível ressaltam sua habilidade em reduzir as emissões de CO, a qual somente é importante para carros sem conversores catalíticos, mas subestimam os efeitos das emissões de acetaldeído quando declaram que elas sempre podem ser minimizadas pelo uso de conversores catalíticos.

Uma das dificuldades para o uso de etanol puro (ou metanol puro) como combustível veicular é sua baixa pressão de vapor (ver Figura 8-8, na qual a pressão de vapor da mistura gasolina-etanol é relacionada com a sua composição, com gasolina pura do lado esquerdo do eixo horizontal e etanol do lado direito). Assim sendo, em climas frios, há muito pouco combustível vaporizado disponível para fazer funcionar um automóvel frio. No entanto, uma mistura de 85% de etanol e 15% de gasolina tem uma pressão de vapor suficiente (Figura 8-8) para superar o problema da *partida a frio*. Na América do Norte e Europa já estão disponíveis veículos movidos por E_{85}.

A mistura E_{10} de etanol em gasolina está amplamente disponível na América do Norte atualmente. Com o objetivo de reduzir a evaporação de compostos orgânicos voláteis (COVs) da gasolina – uma vez que eles contribuem para o problema do ozônio – os Estados Unidos estabeleceram a pressão de vapor máxima para a gasolina vendida durante os meses de verão. Para conseguir a menor volatilidade total, a quantidade de *butano* (altamente volátil) na gasolina está sendo reduzida e substituída por substâncias que têm baixa volatilidade. Infelizmente, como adi-

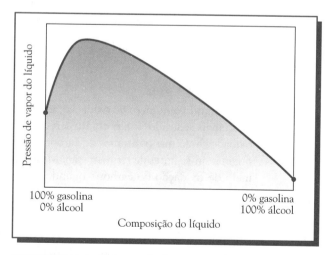

FIGURA 8-8 Variação na pressão de vapor com a composição para misturas típicas de álcool-gasolina.

tivo minoritário, o etanol é bastante volátil e, verdadeiramente, aumenta a pressão de vapor da gasolina. (O mesmo fenômeno ocorre para misturas metanol-gasolina.) Este comportamento pode ser entendido na Figura 8-8. Como o etanol é adicionado à gasolina, a pressão de vapor da mistura aumenta rapidamente, uma vez que o composto C_2 se comporta neste ambiente de hidrocarbonetos como um composto de baixa massa molar – portanto, volátil. Em contraste, como liquido puro, o etanol tem uma pressão de vapor mais baixa do que a da gasolina (ver Figura 8-8) uma vez que a forte ligação de hidrogênio entre as moléculas de etanol nesta situação fornece uma "cola" que torna difícil separar as moléculas e vaporizá-las.

Outra desvantagem do etanol como combustível (que é ainda mais válida para o metanol) é que a energia produzida por litro queimado é menor que aquela gerada por uma quantidade igual de gasolina. Assim, para viajar a mesma distância, o tanque de combustível para álcool teria que ser maior. Em tese, cerca de 1,25 litro de etanol é necessário para gerar a mesma quantidade de energia que é obtida com 1 litro de gasolina. Na prática, contudo, a eficiência da combustão é maior com os álcoois, tanto que a desvantagem do volume não é tão grande.

Produção de etanol

Industrialmente, o etanol é produzido pela adição catalítica de água ao *eteno* obtido do petróleo, $CH_2 = CH_2$, para produzir CH_3CH_2OH. Em contraste, o etanol combustível é produzido em escala massiva pela fermentação de carboidratos de plantas. O **bioetanol** é produzido pela fermentação com levedura principalmente de glicose, $C_6H_{12}O_6$. Na América do Norte, a maioria dos carboidratos usados para produção de etanol é derivada do amido presente em sementes de milho, ainda que trigo e outros grãos também sejam usados. No Brasil e alguns outros países tropicais, a sucrose da cana-de-açúcar é usada. Vários países em desenvolvimento, incluindo a Tailândia e a China, estão produzindo etanol a partir da mandioca, um arbusto que produz uma raiz tuberosa com alto conteúdo de amido. No processo de fermentação, a energia derivada da luz solar da glicose torna-se mais concentrada no produto do etanol, uma vez que uma parte do carbono é liberada como dióxido de carbono gasoso:

$$C_6H_{12}O_6 \xrightarrow{\text{levedura}} 2\ CO_2 + 2\ C_2H_5OH$$

PROBLEMA 8-4

Comparando o número de oxidação, mostre que os átomos de carbono no etanol estão mais reduzidos – e portanto servem como um combustível melhor quando oxidados – do que os átomos de carbono nas moléculas de glicose, das quais eles originaram-se antes da fermentação. Mostre também que não há mudança no número de oxidação do carbono quando passa dos reagentes para os produtos na reação de fermentação.

PROBLEMA 8-5

Usando as entalpias de formação listadas a seguir, calcule a variação de entalpia para a reação de fermentação da glicose no etanol e dióxido de carbono. O processo é endotérmico ou exotérmico? Dê suas respostas e decida se o valor do combustível do produto do etanol é ligeiramente maior ou ligeiramente menor do que da glicose da qual ele é gerado.

Valores de ΔH_f em kJ mol^{-1}: $C_6H_{12}O_6$ (s) $-1273,2$
C_2H_5OH (l) $-277,8$
CO_2 (g) $-393,5$

Como com todos os biocombustíveis, os atrativos para usar etanol e substituir alguns dos componentes dos hidrocarbonetos da gasolina são que:

- o país produtor torna-se menos dependente da importação de petróleo;
- a poluição do ar é reduzida; e
- a quantidade de CO_2 emitida para o ar é reduzida.

O uso de biocombustíveis como o etanol é uma ideia para contrabalançar boa parte das emissões de gases estufa, porque as plantas absorvem o carbono usado na fotossíntese, que responde por uma boa proporção de sua massa; a atmosfera é, portanto, desonerada de parte de seu CO_2. A biomassa de plantas colhida é convertida, pela fermentação, a combustível, o qual é queimado, e o carbono é liberado de volta para o ar como dióxido de carbono na mesma quantidade que a planta absorveu para crescer. O resultado líquido desta troca para o CO_2 atmosférico do crescimento até a queima do combustível seria zero. Uma vez que o processo pode ser repetido na próxima estação pelo crescimento de mais biomassa no mesmo campo, o combustível seria renovável. No caso do etanol, a reação de fotossíntese é

$$6\,CO_2(g) + 6\,H_2O(g) \longrightarrow C_6H_{12}O_6 + 6\,O_2$$

O reverso desta reação é o processo de combustão para a glicose.

Infelizmente, uma grande quantidade de água precisa ser empregada na fermentação para solubilizar o amido do qual a glicose é obtida, pois de outra maneira, a levedura morreria se ela estivesse presente em álcool concentrado. De fato, quanto maior for a porcentagem de álcool na mistura, mais lenta é a velocidade de conversão. Uma inibição total da fermentação ocorre quando a solução de álcool chega a cerca de 8-11% de etanol por volume (isto é, cerca de um décimo da solução aquosa). Por esta razão, somente soluções diluídas de álcool podem ser produzidas pela fermentação. No entanto, uma solução diluída de etanol em água (equivalente ao conteúdo de álcool no vinho) não queimará.

Para ser usado como um combustível veicular, quase toda a água deve ser removida da solução de etanol produzida pela fermentação. Consequentemente, a solução é destilada para separar o álcool da água. A destilação é um processo bastante energo intensivo, uma vez que a mistura aquosa deve ser constantemente mantida em ebulição. O que ultimamente resulta de repetidas destilações não é o etanol puro, mas uma solução de 95,6% de etanol e 4,4% de água (por volume). Os últimos vestígios de água não podem ser removidos por mais destilação; mas esta remoção pode ser acompanhada por um processo envolvendo uma peneira molecular que também usa energia à base de calor quando é secada para ser reutilizada. Muitos dos veículos do Brasil operam com *etanol hidratado*, ou seja, 95% de C_2H_5OH.

O centro da controvérsia se o bioetanol é um combustível renovável ou não é que o calor gerado na queima de uma grande quantidade de combustível é necessário para destilar o etanol da água. Na produção moderna de etanol do milho nos Estados Unidos e Canadá, um combustível não renovável – carvão ou gás natural – é queimado para gerar o calor necessário no processo de destilação. Como resultado desta combustão, uma grande quantidade de dióxido de carbono – uma fração significativa daquele produzido quando o álcool é queimado mais tarde como combustível – é liberada para a atmosfera nesse estágio. No entanto, se, como é feito no Brasil, o resíduo de biomassa (chamado *bagaço* no caso da cana-de-açúcar), em vez do combustível fóssil, é usado como fonte de energia para a destilação, o dióxido de carbono liberado na combustão é reabsorvido pelo crescimento de tais materiais na próxima estação, tanto que há muito pouca liberação de CO_2 para o ar nesta etapa. No entanto, a poluição pelo material particulado da fumaça que pode acompanhar a combustão da biomassa restringe o seu uso.

Muitos cientistas e políticos têm avaliado os pontos positivos e negativos da liberação e absorção de gases estufa, bem como a produção e consumo de energia em gerar etanol para combustível na América do Norte; eles têm comparado estas descobertas aos valores correspondentes para a gasolina com a finalidade de determinar se o etanol é ou não verdadeiramente um combustível renovável. As conclusões positivas ou negativas que são obtidas acerca do balanço do etanol em relação à gasolina dependem largamente dos conceitos que são utilizados, embora todos concordem que a diferença é relativamente pequena. As análises são complicadas pelo fato de que os materiais comerciais como alimentos de glúten de milho, óleo de milho e grãos destilados secos, obtidos dos componentes sem amido das sementes de milho, são coproduzidos com etanol na fase de destilação da massa de milho. Aparentemente, parte da energia fóssil utilizada e a emissão de gases estufa no processo devem ser associadas com os *coprodutos*, em vez de atribuir tudo ao álcool, já que os coprodutos deslocam outras substâncias no mercado que necessitam de energia para serem produzidas. A maioria das análises conclui que a produção moderna de etanol de milho na América do Norte necessita de cerca de dois terços da quantidade de combustível fóssil que seriam necessários para gerar a mesma quantidade de energia na forma de gasolina produzida por fontes convencionais de petróleo.

Podemos concluir, então, que a produção e uso de etanol derivado de carboidratos da biomassa na América do Norte reduz cerca de um terço da quantidade de combustível fóssil que é necessária para produzir energia para veículos. Em essência, a energia do etanol é derivada de uma combinação de duas partes de combustível fóssil e uma parte da energia capturada da energia solar. Portanto, a produção de etanol do milho na América do Norte é basicamente a conversão de gás natural ou carvão em um combustível veicular conveniente. O etanol provoca cerca de 86% de aumento do efeito estufa causado pela gasolina que ele substitui. Esta porcentagem de gás estufa excede à emitida pelo combustível fóssil que é consumido na sua produção, principalmente porque inclui a contribuição do óxido nitroso que é emitido como subproduto quando fertilizantes são usados para crescer o milho; outro contribuinte é o dióxido de carbono liberado quando os fertilizantes nitrogenados são feitos sinteticamente.

Embora o bioetanol produzido da cana-de-açúcar tenha um melhor balanço de energia do que o produzido do milho, a cana-de-açúcar requer quantidades consideráveis de água para crescer. Embora a irrigação não seja necessária nas partes do Brasil onde ela é normalmente produzida, o seu crescimento em outros países, é considerado um ônus para os recursos hídricos ali existentes.

O crescimento rápido e recente na produção mundial de etanol é ilustrado pela curva verde da Figura 8-9. Atualmente, uma quantidade massiva de bioetanol – cerca de 16 bilhões de litros anualmente – para uso como combustível veicular é produzido no Brasil a partir da cana-de-açúcar. Infelizmente, a poluição do ar e da água e a erosão dos solos são intensos. Pequenas quantidades de etanol são obtidas da cana no Zimbábue e do milho e do trigo em alguns estados do meio-oeste norte--americano e, recentemente, no Canadá. Como em 2005, mais de 16 bilhões de litros de combustível de etanol estavam sendo produzidos anualmente a partir do amido de milho e trigo no meio-oeste dos Estados Unidos; esta quantidade deveria mais que dobrar em 2009. Cerca de 15% da cultura de milho dos Estados Unidos e metade da cultura de cana-de-açúcar no Brasil foram usadas para produzir bioetanol em 2005. Muitos fazendeiros nos Estados Unidos e Canadá conseguiram maior suporte político para a produção e uso de etanol na gasolina, em particular para a

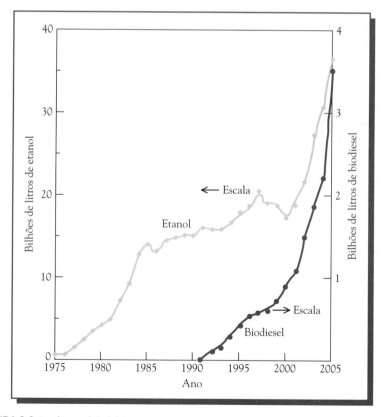

FIGURA 8-9 Produção global de etanol (curva em verde claro) e biodiesel (curva em verde escuro), anual. [Fonte: Dados de L.R. Brown et al., *Vital Signs 2006-2007* (New York: W.W.Norton, 2007).]

obtenção de subsídios governamentais necessários para torná-lo economicamente competitivo com o petróleo.

O etanol produzido do milho pode substituir o petróleo ao redor do mundo? A área de crescimento necessária para fazer isto seria cerca de duas vezes a da terra arável usada atualmente para todas as culturas de alimentos. Neste sentido, a resposta claramente é "não". De fato, em países desenvolvidos, a taxa de consumo de energia atual excede a energia gerada em culturas de alimentos. Portanto, é improvável que o álcool da fermentação do milho venha a tornar-se o maior combustível substituto da gasolina.

Uma tecnologia emergente para a produção de etanol de biomassa usa componentes de celulose e hemicelulose de plantas, em vez do amido, como matéria-prima dos quais os açúcares são produzidos e fermentados. A esperança é que o *etanol de celulose* possa ser produzido no futuro em grandes quantidades e a um preço mais barato em termos de energia e dólares do que o obtido a partir das fontes de amido. Os principais componentes nas madeiras das plantas que tem sido considerado para etanol da celulose são as *celuloses* (35-50%), *hemiceluloses* (25-30%), e a *lignina* (15-30%). A celulose é um polímero longo da glicose do açúcar C_6 (ver Figura 3-11), com a fórmula aproximada $(CH_2O)_n$, enquanto que a hemicelulose consiste de um polímero de cadeia mais curta, consistindo principalmente de açúcares como xilose, que contém cinco átomos de carbono, em vez de seis. A lignina é um componente não fermentável da biomassa.

Para ser convertida em álcool, a biomassa da madeira deve ser primeiro *pré-tratada* para quebrar a ligação da lignina e romper a estrutura cristalina da celulose, e habilitar as enzimas para alcançar e reagir com a celulose e hemicelulose. Várias diferentes técnicas de pré-tratamento, algumas delas físicas e outras químicas (como tratamento com vapor ou ácido diluído ou amônia), estão disponíveis, mas todos os desenvolvidos até o presente momento são relativamente caros. Uma vez que o pré-tratamento tenha liberado a celulose, enzimas estão disponíveis para despolimerizá-la via hidrólise para formar glicose, que então é fermentada a etanol:

$$\text{biomassa} \xrightarrow{\text{Pré-tratamento}} \underset{\text{celulose}}{(CH_2O)_n} \xrightarrow{\text{enzima hidrólise}} \underset{\text{glicose}}{(CH_2O)_6} \xrightarrow{\text{fermentação}} \text{etanol}$$

Até recentemente, as enzimas usadas para hidrolisar a celulose eram caras para serem produzidas, mas este problema foi resolvido, deixando o pré-tratamento como a etapa mais cara da sequência. Infelizmente, os açúcares C_5, que são o principal produto da despolimerização da hemicelulose, não são fermentados a etanol por enzimas naturalmente existentes, embora leveduras fabricadas geneticamente sejam produzidas para fermentar os açúcares C_5 e C_6, apesar de produzir uma solução de álcool muito diluída (< 5%).

A biomassa para a produção de bioetanol poderia ser, por exemplo, o *switchgrass* – uma gramínea selvagem perene que já esteve presente nas grandes planícies dos Estados Unidos – cultivada para este propósito; resíduos agrícolas, como os caules e outras partes, com exceção das sementes, do milho; madeira, resíduo de papel ou resíduos sólidos do lixo urbano. No entanto, a fertilização com nitrogênio – acompanhada da liberação de óxido nitroso – seria necessária para manter a produção da grama. Culturas de madeira dura de rotação curta – plantadas em áreas que estão atualmente fora de produção ou marginais a áreas plantadas – requerem substancialmente menos fertilizantes e pesticidas do que o milho e a *switchgrass*; somados ao resíduo de outros plantios florestais e operações agrícolas, essas culturas podem produzir muito mais biomassa por unidade de área do que o milho.

Uma vantagem real da produção de celulose para bioetanol é a combustão da lignina desidratada mecanicamente da biomassa para o combustível no processo de destilação. Isto reduz grandemente a quantidade de combustível fóssil necessária para cerca de 8%, e a emissão de gases estufa em 12% em relação ao que está envolvido no ciclo de energia equivalente da gasolina. Aparentemente, reduções substanciais de combustíveis fósseis também seriam alcançadas na produção de etanol do próprio milho se os talos, espigas, etc., em vez de carvão e/ou gás natural, fossem usados como combustível na destilação.

Metanol

O **metanol**, CH_3OH, é um líquido incolor que, como o etanol, é um pouco menos denso que a água. Embora no passado o metanol tenha sido produzido da destilação destrutiva de madeira, dando surgimento ao nome histórico *álcool de madeira*, atualmente ele é produzido principalmente a partir de um combustível fóssil.

O metanol pode ser misturado com a gasolina para produzir um combustível que queima de forma mais limpa que esta. Em um método análogo de denominação que foi usado para a mistura etanol-gasolina, as misturas de metanol são designadas por um M; portanto, M_5 corresponde a 5% metanol e 95% gasolina.

Uma desvantagem para as misturas à base de metanol é o fato de que o álcool puro é solúvel somente na quantidade de cerca de 15% em gasolina, correspondente a M_{15}; maiores quantidades de metanol formam uma segunda camada que não se dissolve. A presença inadvertida de água causa esta separação de fases que gera uma percentagem ainda menor de metanol. Aditivos como *álcool terc-butílico* (2-metil-2-propanol) que é solúvel em ambos, metanol e gasolina, previnem que tais separações ocorram. De uma outra perspectiva, a gasolina é moderadamente solúvel em metanol, tanto que as misturas de combustível tais como M_{85} foram testadas e são vendidas atualmente em quantidades limitadas. Outra dificuldade é que o metanol não pode ser usado em automóveis com motores convencionais, porque reage e corrói alguns componentes do motor e do tanque de combustível.

Algumas preocupações têm sido expressas sobre a segurança do metanol para o uso como combustível veicular, dada sua toxicidade. As soluções metanol-água têm sido largamente usadas como líquidos para lavar para-brisas em climas do Hemisfério Norte por muitos anos sem muito impacto ambiental. O uso de metanol como combustível pode ser mais perigoso, porque envolveria uma concentração muito alta do álcool. O etanol é muito menos tóxico do que o metanol ou a gasolina.

No entanto, álcoois também possuem algumas vantagens: eles são inerentemente combustíveis de alta octanagem e, de fato, o metanol é usado para aumentar a potência de todos os carros na Fórmula Indy 500. O metanol tem a vantagem adicional de não produzir uma bola de fogo quando o tanque se rompe em uma colisão de carros de corrida: ele vaporiza menos rapidamente do que a gasolina e, uma vez formado, o vapor se dispersa mais rapidamente.

PROBLEMA 8-6

Dado que a entalpia de combustão, por mol, do metanol e do etanol são −726 e −1367 kJ e que a densidade de cada um é 0,79 g/mL, calcule o calor liberado pelo metanol e pelo etanol (a) por grama e (b) por mililitros. A partir de seus resultados, comente sobre a superioridade de um ou outro álcool com respeito à intensidade de energia baseada na massa e volume. Esses álcoois são superiores ou inferiores ao metano como combustível em termos de intensidade de energia por grama? (Ver Problema 7-4 para dados.) Como eles são comparados à gasolina, para a qual cerca de 43 kJ são liberados por grama?

A conversão convencional de carvão ou de gás natural em metanol começa com a reação do combustível fóssil com vapor para produzir uma mistura de CO e H_2, frequentemente chamada de **gás de síntese**:

$$C(s) + H_2O(g) \longrightarrow CO(g) + H_2(g)$$

$$CH_4(g) + H_2O(g) \longrightarrow CO(g) + 3\ H_2(g)$$

No primeiro processo, o vapor é soprado sobre o carvão branco quente; no segundo, o gás metano é combinado com o vapor que foi aquecido a cerca de 1000°C. Estes métodos produzem o gás de síntese de insumos não renováveis. Uma mistura análoga de hidrogênio e monóxido de carbono também pode ser obtida pelo aquecimento de fontes renováveis de biomassa, tais como madeira ou os componentes celulósicos de resíduos. A madeira é inicialmente cortada em lascas e então gaseificada. O produto gasoso é uma mistura de CO, CO_2 e H_2. O uso da gaseificação da madeira para gerar metanol ou eletricidade da biomassa é altamente promissor porque em ambos os casos ocorre a produção de suficiente energia sem emissões significativas de gases estufa. Os vários processos para a produção de gás de síntese e de metanol estão resumidos de forma esquemática na Figura 8-10.

O metanol é sintetizado a partir de uma razão molar 2:1 de H_2 e CO na presença de um catalisador:

$$2\ H_2 + CO \xrightarrow{\text{Catalisador (Cu/ZnO)}} CH_3OH$$

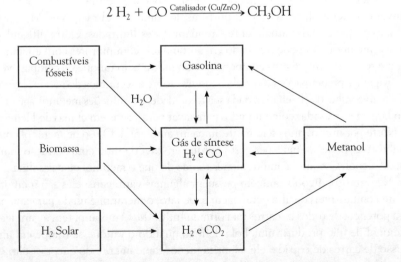

FIGURA 8-10 Esquema para produção de combustíveis em uma economia à base de hidrogênio

Infelizmente, os catalisadores existentes permitem somente uma conversão parcial (cerca de um quinto) dos gases em metanol para cada passada da mistura de gases sobre o catalisador, e os processos são energo intensivos e requerem temperaturas relativamente altas. Existem pesquisas sendo realizadas para desenvolver catalisadores que operam a uma temperatura mais baixa para, deste modo, permitir a obtenção de rendimentos mais altos.

PROBLEMA 8-7

As entalpias de formação de CO(g) e $CH_3OH(l)$, respectivamente, são $-110,5$ e $-239,1$ kJ/mol. Calcule a entalpia da reação que forma metanol do gás de síntese. De sua resposta, prediga se a quantidade de metanol obtido no equilíbrio aumentará ou diminuirá quando a temperatura for diminuída. A partir do resultado, comente sobre o interesse em desenvolver catalisadores para temperaturas baixas.

A razão molar 2:1 H_2 e CO correta necessária para a reação de síntese do metanol mencionada anteriormente é raramente obtida a partir das matérias brutas. Por exemplo, a reação do vapor com o carvão, ao contrário, fornece o gás de síntese com uma razão 1:1; e com gás natural uma razão de 3:1 é obtida. A razão pode ser ajustada para a proporção 2:1 necessária, sujeitando a mistura a uma **reação de deslocamento gás-água**, a qual está em um equilíbrio que pode ser escrito como

$$CO_2 + H_2 \underset{}{\overset{catalisador}{\rightleftharpoons}} CO + H_2O$$

ou como a reação inversa. Dado que a reação na direção mostrada consome H_2 e produz CO, e que um resultado oposto é obtido pela reação inversa, a razão inicial de 3:1 ou 1:1 de H_2 para CO pode ser alterada para 2:1 pela conversão parcial do material em excesso, se ele for H_2 ou CO, no outro material que estiver em falta.

Por exemplo, considere o ajuste da razão 3:1 produzida pela reação do metano com vapor para obter a razão 2:1 necessária. Chame a quantidade molar inicial de CO produzido a; então a quantidade inicial de H_2 é $3a$. Uma vez que o hidrogênio está inicialmente em excesso, um pouco dele deverá ser convertido a CO. Portanto, a direção apropriada para a reação de deslocamento é realmente a direção direta descrita acima. Quando esta reação atinge o equilíbrio, uma quantidade molar x de hidrogênio será consumida e uma quantidade molar adicional x de monóxido de carbono será produzida:

$$CO_2 + H_2 \longrightarrow CO + H_2O$$

Da reação inicial: $\qquad\qquad 3a \qquad a$
No novo equilíbrio: $\qquad\quad 3a - x \quad a + x$

O valor de x é obtido da necessidade da nova razão de equilíbrio de H_2 para CO ser 2:1:

$$\frac{3a - x}{a + x} = \frac{2}{1}$$

Através do rearranjo algébrico desta equação, a razão de x para a pode então ser obtida:

$$x/a = 1/3$$

Portanto a fração $x/3a$ da quantidade inicial de H_2 do gás natural que deve ser convertida a CO é 1/9.

As duas reações químicas que quando combinadas correspondem à conversão de metano na razão correta 2:1 são mostradas e colocadas juntas abaixo; para simplificar, considerou-se que $a = 1$:

$$CH_4 + H_2O \longrightarrow CO + 3\,H_2$$

$$\underline{1/3\,H_2 + 1/3\,CO_2 \longrightarrow 1/3\,CO + 1/3\,H_2O}$$

$$\text{Soma} \quad CH_4 + 2/3\,H_2O + 1/3\,CO_2 \longrightarrow 4/3\,CO + 8/3\,H_2$$

Quando combinados com um catalisador, o CO e o H_2 da soma destas reações renderão 4/3 mol de CH_3OH, dando a reação global

$$CH_4 + 2/3\,H_2O + 1/3\,CO_2 \longrightarrow 4/3\,CH_3OH$$

PROBLEMA 8-8

Para sintetizar um composto com a fórmula empírica CH_3O (e não outros produtos) começando do metano e vapor, qual razão entre H_2 e CO seria necessária? Que fração do gás de hidrogênio produzida da reação de metano e vapor teria que ser convertida para monóxido de carbono usando a reação de deslocamento água-gás para acompanhar a transformação?

Pesquisas estão sendo desenvolvidas para encontrar formas de converter diretamente o metano em metanol de uma maneira muito mais eficiente do que a descrita acima. A maior parte da dificuldade se origina do fato de que o metano é uma substância muito pouco reativa: a energia de dissociação da ligação C—H é a mais alta entre todos os alcanos. Uma vez que a ligação C—H é quebrada, no entanto, a molécula torna-se altamente reativa porque as outras ligações C—H são mais fracas, e, na presença de oxigênio, tende a se oxidar completamente para dióxido de carbono em vez de ir parcialmente para um estágio intermediário útil como o metanol.

O metanol também pode ser produzido pela combinação de dióxido de carbono e hidrogênio (ver Figura 8-10) na presença de um catalisador apropriado.

$$CO_2(g) + 3\,H_2(g) \xrightarrow{\text{catalisador}} CH_3OH(l) + H_2O(l)$$

Dado que esta reação é apenas ligeiramente exotérmica, a maioria da energia combustível do hidrogênio está presente no produto metanol. Baseado em considerações de equilíbrio, a formação de metanol seria favorecida por baixas temperaturas e altas pressões; as pesquisas têm sido centradas em encontrar um catalisador que possa operar eficientemente sob tais condições sem ser desativado. Baixas temperaturas também previnem a formação de monóxido de carbono no lugar do metanol.

Algumas das quantidades massivas de CO_2 que são liberadas anualmente na atmosfera seriam usadas como reagente neste processo. Assim, o metanol produzido desta maneira poderia ser considerado um combustível renovável *desde que* o hidrogênio fosse produzido sem o consumo de um combustível fóssil, por exemplo, por energia solar (ver abaixo).

Embora o metanol possa ser usado como combustível veicular sozinho, há reações químicas pelas quais ele pode ser convertido a gasolina. Similarmente, o próprio gás de síntese pode ser convertido a gasolina, permitindo, portanto, a produção deste combustível de gás natural ou de carvão (Figura 8-10). Atualmente, nenhum desses processos, nem a produção do próprio metanol combustível, são suficientemente eficientes para competir economicamente com a gasolina produzida a partir do óleo cru.

Éteres

O metanol pode ser usado para produzir **dimetil éter**, CH_3-O-CH_3, o qual foi testado como um substituto para o combustível diesel em caminhões e ônibus:

$$2\ CH_3OH \longrightarrow CH_3OCH_3 + H_2O$$

Este éter não é tóxico e se degrada facilmente na atmosfera – para dizer a verdade, ele é usado como propelente em latas de *spray*. Uma vez que suas moléculas não contêm ligações C—C, material particulado do tipo fuligem é produzido em sua combustão somente em quantidades muito pequenas (veja os Capítulos 3 e 5) comparado às obtidas do combustível a diesel. As emissões de NO_X da combustão de dimetil éter são também mais baixas do que as normalmente encontradas para motores a diesel.

O metanol também é usado para produzir o aditivo de gasolina oxigenado **MTBE**, que significa *metil terc-butil éter*, cuja estrutura é:

$$\begin{array}{c} CH_3 \\ | \\ H_3C-O-C-CH_3 \\ | \\ CH_3 \end{array}$$

metil terc-butil éter (MTBE)

O MTBE, número de octanagem 116, é usado em algumas misturas de gasolina sem chumbo na América do Norte e Europa – até 15% – para aumentar seu número de octanagem total e reduzir o monóxido de carbono (e hidrocarbonetos não queimados) da poluição do ar; a razão é que, como os álcoois, ele é um combustível oxigenado que gera menos CO durante sua combustão do que os hidrocarbonetos que ele substitui. As vantagens de usar MTBE em vez de etanol como aditivo consistem no fato de que o primeiro tem um maior número de octanagem e não evapora prontamente. No entanto, como os álcoois, sua combustão pode produzir também mais aldeídos e outros poluentes no ar contendo oxigênio do que os hidrocarbonetos.

O uso de MTBE tem se tornado controverso pelo fato de possuir um odor desagradável que lembra alcatrão e éter. Outro problema associado ao MTBE é sua contaminação em poços de água, o que tem ocorrido em muitos locais nos Estados Unidos. As fontes de MTBE para poços de água são vazamentos de tanques subterrâneos de combustíveis; vazamentos de tubulações e derramamento de gasolina em postos de serviço, em acidentes com veículos e por donas de casa. Em contraste aos componentes hidrocarbonetos da gasolina, o MTBE é mais solúvel em água e, portanto, tem igual mobilidade em solo e águas subterrâneas. O MTBE também é igual em resistência à degradação biológica porque suas cadeias de carbono são muito curtas; sua meia-vida é da ordem de anos. Vários estados dos Estados Unidos e a Agência de Proteção Ambiental norte-americana (EPA) têm estabelecido níveis de ação para o MTBE em água potável em poucas dezenas de partes por bilhão, valores que são excedidos em alguns pontos de abastecimentos nos quais o odor do aditivo torna-se aparente. Por causa da preocupação com a contaminação de poços, a Califórnia e vários outros estados proibiram o uso de MTBE na gasolina, e seu uso como aditivo tem caído drasticamente, tendo sido substituído por etanol, isoctano, e por outras substâncias de alta octanagem.

Biodiesel

Outro biocombustível que tem encontrado algumas aplicações, especialmente nos Estados Unidos e Europa, é a mistura de ésteres metílicos de ácidos graxos, R—COOCH$_3$, chamado **biodiesel**. Este material usualmente corresponde a um óleo – normalmente derivado de uma planta como a soja ou o colza (canola) – que foi esterificada e pode ser usada em motores a diesel. O rápido aumento na produção anual de biodiesel em nível mundial começou no final dos anos 90, como ilustrado pela curva verde escura na Figura 8-9; note a diferença por um fator de 10 nas escalas para bioetanol e biodiesel.

Em princípio, os óleos de vegetais crus poderiam ser misturados com óleo diesel – ou ainda usados na sua forma pura – como combustível. De fato, quando os motores a diesel foram introduzidos no início do século XX, eles foram abastecidos com óleo puro de amendoim. No entanto, por causa da sua alta viscosidade e impurezas – como ácidos graxos livres, água e substâncias odorosas – o óleo cru não pode ser usado em motores a diesel modernos. Mesmo refinados, os óleos vegetais não podem ser usados como combustível de caráter geral, por causa de sua viscosidade e da polimerização dos componentes hidrocarbonetos insaturados dos óleos, que pode ocorrer durante a combustão, produzindo gomas que resultam em depósitos de carbono e engrossam o óleo lubrificante no motor. Uma solução para o problema da viscosidade, empregado pelos chamados *carros gordura* (*grease cars*) que são abastecidos com gordura de frituras, é aquecer o óleo a bordo do veículo.

Mais comumente, os óleos vegetais virgens são transformados em líquidos menos viscosos e menos corrosivos para serem então usados como combustível. O principal componente do óleo original são os **triglicerídeos**, que são triésteres de vários ácidos graxos com **glicerina**, CH$_2$OH—CHOH—CH$_2$OH. A transformação converte cada molécula de triglicerídeo em três ésteres metílicos de moléculas de ácidos graxos de cadeia longa, os quais então constituem o combustível e uma molécula de glicerina (também chamada *glicerol*), que é removida da mistura de ácidos graxos e vendida separadamente para outros usos. Para alcançar a transformação, o triglicerídeo é reagido usando-se um catalisador básico ou um ácido com metanol obtido do gás natural, como descrito em detalhes na seção de química verde que vem a seguir. O uso de metanol, e o fato de que a maioria do abastecimento comercial envolve sua síntese a partir do gás natural, faz o biodiesel menos do que 100% renovável, apesar de que a grande maioria dos átomos de carbono nos ésteres dos combustíveis – e, portanto, em seu valor combustível – origina-se do óleo vegetal.

Geralmente, o biodiesel derivado da soja gera cerca de 90% a mais energia do que aquela que é usada para produzi-lo, comparado com os cerca de 25% do etanol do milho. As misturas de biodiesel produzem menor emissão de monóxido de carbono, material particulado (MP_{10}) e dióxido de enxofre quando queimados do que faz o combustível com 100% de diesel que eles substituem; a redução em fuligem e CO aumenta porque o biodiesel é um combustível que contém oxigênio. Há controvérsias se as misturas de biodiesel produzem mais ou menos NO_X do que o diesel puro. Embora a energia e o metanol derivados de combustíveis fósseis sejam usados em sua produção, e emissões de óxido nitroso estejam associadas aos fertilizantes utilizados no crescimento das plantas, o biodiesel produzido a partir de soja em terras agriculturáveis existentes geralmente reduzem a emissão equivalente de CO_2 em cerca de 40%. A grande diminuição nas emissões de CO_2 no biodiesel, comparadas ao álcool feito com milho, deve-se primeiramente, à quantidade mais baixa de energia necessária para sua produção: a soja produz óleo que pode ser obtido prontamente da semente por métodos físicos, enquanto o etanol necessita uma destilação intensiva do combustível. A produção de soja também usa muito menos fertilizante e libera muito menos nitrogênio, fósforo e pesticidas perigosos para o ambiente do que a produção do milho para etanol. É evidente que os dois biocombustíveis são usados em diferentes tipos de veículos, então uma comparação entre eles é de importância limitada.

A fração de biodiesel no diesel é designada por um sistema análogo ao usado para álcoois e gasolina. Portanto, B_5 simboliza diesel contendo 5% de biodiesel em volume, e B_{100} é puro biodiesel. No passado, a maioria das misturas comuns eram de B_{20} – a Marinha dos Estados Unidos, maior consumidor de biodiesel do mundo, usa a mistura em todos os veículos não táticos – e formas mais diluídas, como B_2 e B_5, estão se tornando populares. Atualmente, o maior fabricante mundial de biodiesel é a Alemanha, que produziu mais biodiesel do que o resto do mundo em 2005. A União Europeia está exigindo que todos os combustíveis contenham 5,75% de biocombustíveis até 2010, o que significa triplicar seu consumo comparado aos níveis de 2005.

Quase todo o biodiesel produzido nos Estados Unidos usa soja doméstica (que são cerca de 20% em óleo) como fonte de matéria-prima. O rendimento do óleo, cerca de 40%, é ainda mais alto para a canola. Em áreas tropicais, plantios massivos de palmeiras estão sendo realizados para produzir óleo de palma para biodiesel, dado que o rendimento de óleo por km^2 excede bastante ao das culturas de soja e canola. Infelizmente, na pressa de produzir mais óleo de palma destinado a tornar-se biodiesel na Europa, áreas imensas de floresta tropical na Malásia, no Brasil e em Bornéu, e pântanos na Indonésia foram cortadas e queimadas e, portanto, destruídas. O resultado desse processo foi uma grande quantidade de emissão de gases estufa, totalizando um doze avos de toda a emissão global de CO_2 no caso da Indonésia. A vantagem do biocombustível em produzir menos gases estufa do que a gasolina convencional ou diesel será superada por essas emissões por muitos anos.

Outra preocupação com os biocombustíveis é o efeito que têm sobre o preço dos alimentos. Em 2007, a Organização de Alimentos e Agricultura das Nações Unidas (FAO) notou que o aumento rápido pela demanda por biocombustíveis está transformando a agricultura no mundo e contribuindo para aumentar o preço dos alimentos. A inflação nos preços não se aplica somente para o milho, açúcar e fontes de óleos vegetais, mas também indiretamente nos preços do gado que normalmente se alimenta desses grãos.

No futuro, espécies de algas que contêm até 50% de óleo poderão ser cultivadas como insumos dos quais os combustíveis à base de biodiesel seriam obtidos, já que o rendimento por km^2 excederia de forma gigantesca o do óleo de palmeira tropical.

Química Verde: Matéria-prima química disponível de glicerina, um subproduto na produção de biodiesel

Como mencionado anteriormente, o biodiesel é produzido de uma reação de transesterificação dos triglicerídeos feitos de óleos de gordura animal e vegetal (Figura 8-11). Esta reação não somente produz os ésteres metílicos dos ácidos graxos, que compreendem o biodiesel, mas também origina a glicerina como um subproduto. Para cada 9 L de biodiesel produzido, cerca de 1 L de glicerina é formado. O mercado para a glicerina como subproduto não tem mantido o passo com a produção de biodiesel. Por isso, atualmente há um excesso de glicerina no mercado. Os químicos e engenheiros têm procurado novos usos para a glicerina e têm buscado criar novos processos para converter a glicerina em outros compostos que sejam úteis e que possuam valor econômico.

O professor Galen Suppes e seu grupo na Universidade do Missouri receberam o prêmio Presidential Green Chemistry Challenge em 2006 pela descoberta de um processo para converter a glicerina em **propileno glicol** e **acetol** (Figura 8-12). Ainda que existam outros métodos para a conversão de glicerina a propileno glicol, esses requerem altas temperaturas (200-400°C) e altas pressões (1450-4700 psi). Como resultado das condições severas de reação, esses outros métodos requerem equipamentos especializados de alto custo que dificultam sua comercialização. Esses métodos também sofrem de pouco rendimento e baixa seletividade.

Na síntese de Suppes (Figura 8-12), o propileno glicol é formado pela reação da glicerina com hidrogênio na presença de um catalisador de *cromito de cobre*. A vantagem dessa síntese é que ela ocorre em temperaturas e pressões relativamente baixas, com alto rendimento e alta seletividade, fazendo com que seja comercialmente viável. Uma vez que a síntese comercial atual de propileno glicol é baseada no uso de derivados do petróleo, a síntese de Suppes oferece um caminho para reduzir nossa dependência dos combustíveis fósseis por produzir propileno glicol de biomassa

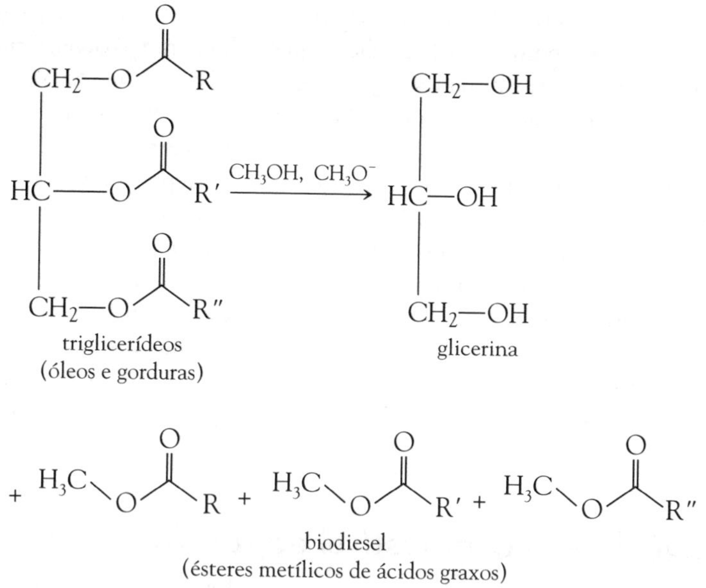

$$\underset{\substack{\text{triglicerídeos}\\\text{(óleos e gorduras)}}}{\begin{array}{c}\text{CH}_2-\text{O}-\text{CO}-\text{R}\\|\\\text{HC}-\text{O}-\text{CO}-\text{R}'\\|\\\text{CH}_2-\text{O}-\text{CO}-\text{R}''\end{array}} \xrightarrow{\text{CH}_3\text{OH, CH}_3\text{O}^-} \underset{\text{glicerina}}{\begin{array}{c}\text{CH}_2-\text{OH}\\|\\\text{HC}-\text{OH}\\|\\\text{CH}_2-\text{OH}\end{array}}$$

$$+\ \text{H}_3\text{C}-\text{O}-\text{CO}-\text{R}\ +\ \text{H}_3\text{C}-\text{O}-\text{CO}-\text{R}'\ +\ \text{H}_3\text{C}-\text{O}-\text{CO}-\text{R}''$$
biodiesel
(ésteres metílicos de ácidos graxos)

FIGURA 8-11 Preparação de biodiesel.

(resíduo de glicerina da produção de biodiesel). O propileno glicol tem um mercado relativamente grande, acima de um bilhão de quilogramas por ano; encontrar um uso viável comercialmente para o subproduto de glicerina da produção de biodiesel ajudará a baixar os custos do biodiesel e encorajar sua produção e uso.

O propileno glicol tem muitas propriedades úteis, incluindo sua baixa toxicidade, a qual permite que ele seja usado em inúmeros produtos. Este é o único glicol aprovado pela U.S. Food and Drug Administration (FDA) para uso em produtos destinados ao consumo humano. O propileno glicol pode ser encontrado em bebidas alcoólicas, confeitos e coberturas, sorvetes, nozes e seus produtos, temperos e aromatizantes. O composto também pode estar presente em cosméticos, fármacos, ração animal, cigarros, tintas, detergentes, fragrâncias, resinas e anticongelantes. Entre as muitas funções do propileno glicol estão o uso como preservativo, hidra-

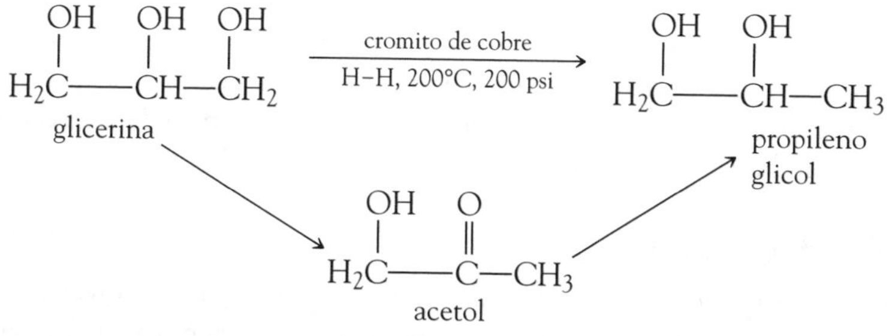

$$\underset{\text{glicerina}}{\text{H}_2\text{C(OH)}-\text{CH(OH)}-\text{CH}_2\text{OH}} \xrightarrow[\text{H–H, 200°C, 200 psi}]{\text{cromito de cobre}} \underset{\text{propileno glicol}}{\text{H}_2\text{C(OH)}-\text{CH(OH)}-\text{CH}_3}$$

$$\underset{\text{acetol}}{\text{H}_2\text{C(OH)}-\text{C(=O)}-\text{CH}_3}$$

FIGURA 8-12 Preparação de propileno glicol e acetol a partir da glicerina. Na ausência de H_2, o acetol pode ser isolado como produto majoritário por destilação quando ele é formado.

tante, agente umectante, refrigerante e solvente. Hoje, o principal anticongelante de automóveis é composto de etileno glicol, que é altamente tóxico. A produção econômica de grandes quantidades de propileno glicol do resíduo da glicerina da produção de biodiesel oferece o potencial para substituir o etileno glicol em anticongelantes com uma substância significativamente menos tóxica.

O grupo de Suppes também descobriu que a glicerina poderia ser reagida com cromito de cobre na ausência de hidrogênio para produzir acetol (Figura 8-12). Esse grupo acredita que a descoberta poderia ser ainda mais importante do que a formação de propileno glicol, uma vez que o acetol pode atuar como precursor para muitos outros compostos orgânicos. Portanto, esses outros compostos orgânicos poderiam ser formados da biomassa, em vez dos precursores baseados no petróleo a partir dos quais são atualmente feitos. Esse fato não somente diminuiria a dependência do óleo cru, como também baixaria o preço do biodiesel ao tornar a glicerina mais valiosa economicamente.

Hidrogênio – O combustível do futuro?

O gás hidrogênio pode ser usado como combustível da mesma maneira como os compostos contendo carbono; alguns futuristas acreditam que o mundo eventualmente terá uma economia baseada no hidrogênio. O gás hidrogênio se combina com o gás oxigênio para produzir água, e no processo libera uma quantidade substancial de energia:

$$H_2(g) + 1/2\ O_2(g) \xrightarrow{faísca} H_2O(g) \qquad \Delta H = -242\ kJ/mol$$

A ideia que o hidrogênio seria o principal combustível do futuro remonta, no mínimo, até 1874, quando foi mencionado por um personagem na novela *Mysterious Island*, de Julio Verne. O hidrogênio já teve seu uso determinado como combustível em aplicações para a qual sua leveza é um fator importante, como nos casos do lançamento do foguete Saturno para a Lua e dos ônibus espaciais pelos Estados Unidos.

O hidrogênio é ainda superior à eletricidade em algumas situações, uma vez que sua transmissão por tubulações em longas distâncias consome menos energia do que a transmissão da mesma quantidade de energia através de fios, como eletricidade, e considerando que as baterias não necessitam de local para estocar energia.

No entanto, como destacado a seguir, os problemas técnicos substanciais na produção, estocagem, transporte e uso de hidrogênio – a necessidade de criar uma nova infraestrutura para seu uso – evidenciam que a existência de uma economia baseada no hidrogênio ainda está distante em muitas décadas.

Combustão do hidrogênio

O gás hidrogênio pode ser combinado com o oxigênio para produzir calor por combustão convencional com chama ou por combustão com baixa temperatura em aquecedores catalíticos. A eficiência de combustão, ou seja, a fração de energia convertida a energia útil em vez do resíduo de calor é de cerca de 25%, aproximadamente a mesma da gasolina. As principais vantagens de usar o hidrogênio como combustível são sua baixa massa por unidade de energia produzida e a menor (mas não zero) quantidade de gases poluentes que sua combustão produz, quando comparada a outros combustíveis. A BMW, a Ford e a Mazda podem começar a comercializar carros com motores movidos a combustão de hidrogênio em 2010.

Embora seja algumas vezes declarado que a combustão de hidrogênio produz somente vapor de água e não poluentes, isto, de fato, não é verdade. É evidente que não são emitidos poluentes contendo carbono, incluindo dióxido de carbono. Uma vez que a combustão envolve chama, no entanto, parte do nitrogênio do ar que é usada como fonte de oxigênio reage para formar óxidos de nitrogênio, NO_X. Além disso, um pouco de *peróxido de hidrogênio*, H_2O_2, também é liberado. Portanto, os veículos movidos a hidrogênio não são realmente sistemas de emissão zero. É verdade que as temperaturas mais baixas da chama para a combustão do $H_2 + O_2$, comparada a da queima de combustíveis fósseis, produz inerentemente menos NO_X, talvez dois terços menos. O óxido de nitrogênio liberado pode ser eliminado usando oxigênio puro em vez do ar para queimar o hidrogênio. Alternativamente, o nitrogênio pode ser ainda mais reduzido ao se passar o gás emitido por um conversor catalítico, ou pela diminuição da temperatura da chama tanto quanto for possível, por exemplo, pela redução da razão H_2/O_2 para a metade da quantidade estequiométrica.

Geração de eletricidade por meio de células combustíveis com hidrogênio

O hidrogênio e o oxigênio podem ser combinados em **células combustíveis** para produzir eletricidade (a tecnologia do hidrogênio também é usada em veículos espaciais). As células combustíveis são similares em operação às baterias, exceto pelo fato de que os reagentes são fornecidos *continuamente*. Na célula combustível hidrogênio-oxigênio, os dois gases são passados sobre eletrodos separados, que são conectados por um condutor elétrico externo através do qual os elétrons viajam e também por um eletrólito através do qual atravessam os íons.

Os componentes de uma célula combustível, então, são os mesmos que aqueles de uma operação de eletrólise na qual a água seria dividida em hidrogênio e oxigênio, mas a reação química que ocorre é exatamente a oposta. As células combustíveis têm a vantagem sobre a combustão, uma vez que uma forma mais útil de energia é produzida (eletricidade em vez de calor) e o processo não produz gases poluentes como subprodutos. Em princípio, o único produto da reação é água. Na superfície catalítica do primeiro eletrodo, o gás H_2 produz íons H^+ e elétrons, os quais migram pelo circuito para o segundo eletrodo, por meio do qual o gás O_2 é borbulhado (ver Figura 8-13). Enquanto isso, os íons H^+ viajam pelo eletrólito e se recombinam com os elétrons e O_2 para produzir água no eletrodo. Embora parte da energia da reação seja necessariamente liberada na forma de calor – cerca de 20%, segundo a segunda lei da termodinâmica – a maioria dela é convertida a energia elétrica associada à corrente que flui entre os eletrodos. Motores elétricos, dotados de uma célula combustível ou de uma bateria, são 80-85% eficientes em converter energia elétrica

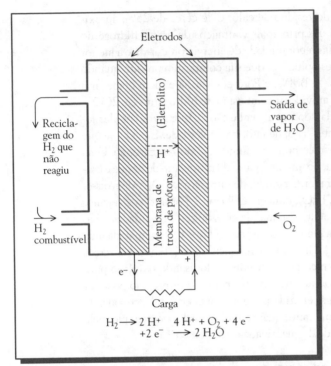

FIGURA 8-13 Diagrama esquemático de uma célula combustível hidrogênio-oxigênio (versão PEMFC).

em mecânica. Em geral, as células combustíveis verdadeiras têm eficiência em torno de 50-55%; e 70% de eficiência pode ser obtida eventualmente. Ao contrário, os motores de combustão interna usando gasolina são 15-25% eficientes, e os a diesel, cerca de 30-35%.

Muitas montadoras de veículos estão atualmente procurando desenvolver carros elétricos que usam células combustíveis. Protótipos de ônibus que circulam em Vancouver, no Canadá, e Chicago, nos Estados Unidos, usam células combustíveis inovadoras como fonte de energia. O eletrólito usado nas células combustíveis desses veículos é da espessura de um fio de cabelo (cerca de 100 µm) e é feito de um polímero sintético que age como uma membrana trocadora de prótons. Essa membrana, quando hidratada, conduz prótons muito bem, uma vez que incorpora grupos sulfonatos. Ela também evita que os gases hidrogênio e oxigênio se misturem. Os eletrodos de tais **células combustíveis de membrana-eletrolítica-polimérica**, rotuladas de PEMFC na Figura 8-14, são de grafite, com uma pequena quantidade de platina dispersa na forma de nanopartículas em camadas finas (cerca de 50 µm de espessura) sobre sua superfície. Cada célula, que opera a aproximadamente 80 °C, gera cerca de 0,8 V de eletricidade, tanto que muitas devem ser empilhadas juntas para fornecer energia suficiente para o veículo. Na versão atual dos ônibus, hidrogênio comprimido é estocado em tanques sob o teto do veículo.

Alguns incentivos para desenvolver veículos que usam células combustíveis movidas a hidrogênio são:

- reduzir o smog urbano, que é parcialmente produzido durante as emissões de motores a gasolina e diesel;
- reduzir o consumo de energia, uma vez que as células combustíveis são muito mais eficientes em produzir energia motiva do que são os motores a combustão; e
- reduzir as emissões de dióxido de carbono, uma vez que as células combustíveis movidas a hidrogênio são livres de carbono.

Alguns analistas apontam que o custo para melhorar a qualidade do ar e diminuir as emissões de CO_2 a partir da troca do sistema de transporte para tais veículos em poucas décadas é muito mais alto do que as estratégias alternativas, como descartar carros velhos, melhorar a eficiência de combustíveis, reduzir as emissões de NO_X das centrais elétricas e capturar e sequestrar as emissões de CO_2 que estas emitem. Além disso, o hidrogênio liberado no ar age indiretamente como um gás estufa, que reage com OH e diminui a concentração deste. Esse resultado aumentará ligeiramente o tempo de meia-vida do metano atmosférico e, portanto, sua concentração na atmosfera, visto que o principal sumidouro de CH_4 é sua reação com OH, como discutido nos Capítulos 5 e 6.

Obtenção de célula combustível de hidrogênio de combustíveis líquidos

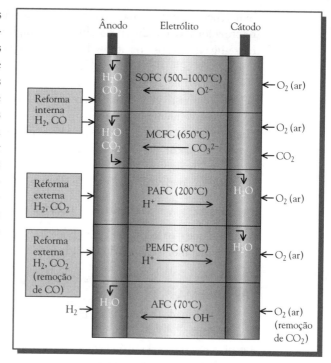

FIGURA 8-14 Características de operação de várias células combustíveis. [Fonte: B.C.H. Steele and A. Heinzel, "Materials for fuel cell tecnologies", *Nature* 414 (2001): 345.]

Por conta da limitada praticidade de transportar hidrogênio em carros particulares e caminhões, existem pesquisas em desenvolvimento para projetar sistemas que permitam que este seja extraído, quando necessário, de combustíveis líquidos, os quais são de transporte muito mais conveniente. Por exemplo, no futuro próximo, o hidrogênio pode ser obtido quando necessário do metanol líquido por decomposição a bordo do veiculo para gás hidrogênio usando a reação inversa de formação do metanol discutida anteriormente:

$$CH_3OH \longrightarrow 2\,H_2 + CO$$

Na versão da General Motors desse processo, a unidade *reformadora* opera a 275°C e usa um catalisador de óxido de cobre/óxido de zinco para promover a reação. A reação de deslocamento da água-gás é subsequentemente usada para reagir o CO no gás de síntese com vapor e fornecer H_2 adicional, dando a reação global

$$CH_3OH + H_2O \longrightarrow 3\,H_2 + CO_2$$

Processos similares têm sido desenvolvidos para converter gasolina, óleo diesel, octano ou etanol aquoso em dióxido de carbono e hidrogênio. Infelizmente, todas as atuais células combustíveis de PFMC e alcalinas (ver Problema 8-9), bem como aquela baseada em ácido fosfórico, requerem hidrogênio relativamente puro, livre especialmente de monóxido de carbono – um gás que é formado no processo reformador e que é difícil de eliminar completamente. O monóxido de carbono se liga aos sítios do catalisador (por exemplo, platina) destinado a promover a reação da célula-combustível, e bloqueia a atividade deste. Concentrações de CO maiores que 20 ppm no gás hidrogênio reduzem a atividade da maioria das células-combustível de forma apreciável. Talvez um eletrodo catalisador tolerante a CO, possivelmente um que incorpore um segundo metal ou óxido metálico, bem como a platina, possa ser desenvolvido no futuro para contornar este problema por meio da oxidação do CO adsorvido a dióxido de carbono. O hidrogênio que está virtualmente livre de monóxido de carbono poderia ser produzido do metanol por um vapor oxidativo do processo de reforma a 230°C:

$$4\,CH_3OH + O_2 + 2\,H_2O \longrightarrow 10\,H_2 + 4\,CO_2$$

Uma vez que o oxigênio está envolvido, no entanto, nem todo o valor do combustível de metanol é capturado no hidrogênio produzido.

PROBLEMA 8-9

Um eletrólito alcalino pode ser usado na célula combustível H_2–O_2 para substituir o ambiente ácido mencionado anteriormente (ver Figura 8-13). Considerando que a reação do O_2 com água e elétrons produz íons hidróxidos, OH^-, e que estes íons migram para o outro eletrodo, no qual reagem com o hidrogênio para liberar elétrons e produzir mais água, deduza as duas semirreações balanceadas e a reação global balanceada para uma célula combustível (A *célula combustível alcalina*, denominada AFC na Figura 8-14, é usada nos ônibus espaciais e na espaçonave Apollo para gerar eletricidade.)

Células combustíveis também poderão ser usadas, num futuro próximo, em pequenas centrais elétricas, em parte porque suas emissões de poluentes são muito menores comparadas àquelas geradas pela queima de combustíveis fósseis (por exemplo, somente cerca de 1% do NO_X). Na verdade, a célula combustível baseada em **ácido fosfórico** (PAFC na Figura 8-14) tem sido operada desde o início dos anos 1990 em alguns hospitais e hotéis para gerar energia. A mais promissora célula combustível para centrais elétricas envolve um sal **fundido de carbonato** – por exemplo, carbonato de potássio e lítio, mais aditivos, a 650 °C – como eletrólito. (A *célula combustível de carbonato fundido* é denominada MCFC na Figura 8-14.) O gás hidrogênio reage com os **íons carbonato**, CO_3^{2-}, para produzir dióxido de carbono, água e elétrons no ânodo, enquanto o dióxido de carbono reage com os elétrons e oxigênio do ar para reformar os íons carbonato no cátodo. O dióxido de carbono deve ser reciclado de volta do ânodo para o cátodo durante a operação da célula. O hidrogênio é produzido *in situ* pela reação do metano com vapor, tanto que o CH_4 é a fonte atual de energia combustível neste caso. O resíduo de calor gerado pode ser recuperado e usado em um modo de cogeração, e a eletricidade dc produzida pela célula combustível é convertida para ac para distribuição. A eficiência da MCFC chega a 50%.

Como a célula combustível de carbonato fundido, a célula baseada em **óxidos sólidos** (ver SOFC, Figura 8-14) é muito mais tolerante às impurezas de monóxido de carbono em combustíveis de gás hidrogênio do que são as outras células combustíveis. O eletrólito na célula de óxido sólido é uma mistura cerâmica de óxidos de zircônio e ítrio. O **ânion óxido**, O^{2-}, produzido a partir do gás oxigênio, carrega as cargas entre os eletrodos, migra pelo sólido do cátodo para o ânodo enquanto o combustível é consumido, e forma água no ânodo. A alta temperatura de operação (acima de 1000 °C) da célula de óxido sólido permite que o combustível seja reformado internamente para formar íons hidrogênio sem o uso de catalisadores caros, tanto que o metano ou outros hidrocarbonetos podem ser usados em seu lugar, em vez de hidrogênio. No entanto, depósitos de carbono tendem a se formar no ânodo e aderem a ele nas altas temperaturas que estão envolvidas nessas unidades.

A célula combustível de óxido sólido, como a de carbonato fundido, é prática para uso em centrais elétricas, e sua eficiência como combustível também é alta. Ambos os tipos sofrem de problemas práticos com eletrodos, tal como a deposição de carbono. Este último problema para células de óxido sólido pode ser contornado pelo funcionamento a uma temperatura mais baixa.

PROBLEMA 8-10

Para a célula combustível de carbonato fundido, obtenha as semirreações balanceadas para os processos dos dois eletrodos e os combine para determinar a reação global.

Carros elétricos movidos a baterias

Uma alternativa para veículos que usam células combustíveis são os movidos a baterias. Alguns *carros elétricos* já têm sido produzidos, e a maioria usa uma quantidade dos mesmos tipos de baterias de chumbo-ácido que os veículos movidos a gasolina tradicionalmente utilizam para ligar o motor. No futuro, os carros elétricos usarão provavelmente baterias de níquel-cádmio, hidreto de níquel metálico e à base de lítio. A dificuldade prática que desencoraja a ampla adoção de tais veículos são seus altos custos, a baixa autonomia entre as cargas da bateria, o longo período para recarregar as baterias e o seu peso. Como os sistemas de célula combustível, eles têm diferentes tipos de atrativos, como a emissão zero durante a operação, o baixo nível de ruído operacional e o baixo custo de manutenção. É claro que há poluição emitida para o ambiente quando a eletricidade necessária para esses carros é gerada no momento inicial. Alguns pesquisadores têm previsto que a poluição por chumbo gerada na fabricação, manuseio, descarte e reciclagem das baterias de chumbo-ácido aumentaria as emissões deste elemento para o ambiente numa quantidade que excederia os níveis associados com a gasolina. Críticos dessa análise têm apontado que os dados usados são falhos, e que nem todo o chumbo perdido nas etapas de processamento seria emitido para o ambiente, mas sim descartado corretamente.

Mesmo veículos elétricos não são realmente livres de poluição se um combustível fóssil for queimado para gerar a eletricidade para carregar a sua bateria, e, na verdade, a queima de combustíveis fósseis em qualquer planta de energia gera NO_X, que então é liberado para a atmosfera.

A virada do século viu a introdução no mercado do **híbrido**, veículo movido a combustão/energia elétrica, como o Toyota Prius. Tais veículos superaram a necessidade de longas e frequentes recargas dos sistemas totais de bateria, uma vez que a bateria é recarregada continuamente quando o motor a gasolina (pequeno) está em operação e produzindo energia em excesso. Durante a frenagem, a energia cinética recuperada é direcionada de volta para a bateria. A energia motiva para o veículo é fornecida pelos motores a gasolina e elétrico, com a proporção dependendo da situação de condução. Os veículos híbridos são altamente eficientes em termos do uso de combustíveis, tanto que eles emitem muito menos dióxido de carbono e óxidos de nitrogênio, monóxido de carbono e COVs do que os veículos convencionais. As baterias envolvidas são de hidreto de níquel metálico, as quais são mais leves e mais compactas do que as baterias de chumbo de potencial equivalente.

Outros usos para células combustíveis

A primeira onda de produtos de consumo movidos por células combustíveis provavelmente estará no mercado nos próximos anos. Os computadores do tipo *laptop* serão abastecidos por células combustíveis em vez de baterias recarregáveis. Essas células combustíveis usarão metanol em vez de hidrogênio diretamente como combustível, e terão cartuchos removíveis contendo o álcool. A vantagem para os usuários de células combustíveis sobre as baterias será a possibilidade de um tempo mais longo de trabalho antes que a energia se acabe. O uso de gás natural ou metanol no lugar do H_2 diretamente como combustível em células combustíveis evita o problema da geração e estocagem de hidrogênio. Um problema com o metanol é a geração do subproduto monóxido de carbono, o qual envenena o catalisador, como discutido anteriormente. A diluição do metanol com água diminui esse problema, mas corta a energia de saída da célula. Além disso, nenhum metanol ou qualquer outro líquido combustível que poderia em principio ser usado diretamente, em vez de H_2, em células combustíveis reage de forma rápida suficiente para produzir a corrente elétrica necessária em um veículo, embora algumas pesquisas recentes sobre o uso de soluções diluídas de metanol indiquem que esses problemas poderão ser eventualmente superados.

Estocagem de hidrogênio

Em aplicações voltadas para a construção de foguetes, o hidrogênio é estocado na forma líquida, como o oxigênio. Uma vez que o ponto de ebulição do hidrogênio de somente 20 K ($-253°C$) a 1 atm de pressão é tão baixo, uma grande quantidade de energia deve ser gasta para mantê-lo resfriado, além da quantidade de energia usada para liquefazê-lo. Essa desvantagem efetivamente limita as aplicações do hidrogênio líquido para umas poucas situações especiais nas quais sua leveza (baixa densidade) é o fator mais importante.

O hidrogênio poderia ser estocado como gás comprimido, praticamente da mesma maneira que é feita para o metano na forma do gás natural. No entanto, comparado ao CH_4, o hidrogênio tem uma desvantagem: uma quantidade muito maior de gás H_2 precisa ser estocada para liberar a mesma quantidade de energia. Comparada com o metano, a combustão de um mol de hidrogênio consome somente um quarto do oxigênio e, consequentemente, gera cerca de um quarto da energia, ainda que ambos ocupem volumes iguais sob a mesma pressão (lei do gás ideal). Portanto, a natureza "volumosa" do gás hidrogênio limita sua aplicação (ver Problema 8-13).

É instrutivo comparar os volumes do hidrogênio sob diferentes condições necessárias para mover um carro movido a célula de hidrogênio (considerando 50% de eficiência) para viajar 400 km, aproximadamente a distância que se pode obter de um carro movido a gasolina com um tanque com capacidade de 40-50 L. A quantidade de hidrogênio necessária é 4 kg, sendo que ela ocupa

- 45.000 L, ou 45m^3 – por exemplo, um balão tendo 5 m de diâmetro ou um cubo de 3,6 m de lado, se ele existir como um gás à pressão atmosférica normal; ou
- 225 L (cerca de 5 tanques de gasolina normais) como um gás comprimido a cerca de 200 atm (rotineiramente possível); ou
- 56 L como líquido (ou sólido) mantido a $-252°C$ (a 1 atm de pressão); ou
- 35-75 L se estocado como hidreto metálico, se sistemas eficientes puderem ser desenvolvidos, como discutido a seguir.

Uma maneira prática e segura de estocar hidrogênio para uso em pequenos veículos pode ser na forma de um **hidreto metálico**. Muitos metais, incluindo ligas, absorvem grandes quantidades de gás hidrogênio de forma reversível – como uma esponja absorve água. A forma molecular do hidrogênio torna-se dissociada em átomos na superfície do metal enquanto é absorvida, formando hidretos metálicos pela incorporação de átomos pequenos de hidrogênio em "lacunas" existentes na estrutura cristalina do metal. Portanto, o hidrogênio existe como átomo, não como molécula, na rede cristalina, que se expande levemente para incorporá-lo. Por exemplo, o titânio metálico absorve hidrogênio para formar o híbrido de fórmula TiH_2, um composto no qual a densidade do hidrogênio é duas vezes a do H_2 líquido. O aquecimento gradual do sólido libera o hidrogênio como gás molecular, o qual então pode ser queimado pelo ar ou oxigênio para mover o veículo.

As pesquisas prosseguem para encontrar uma liga metálica leve que permita que se possa estocar eficientemente hidrogênio sem tornar o veículo excessivamente pesado. Mas mesmo os sistemas de hidretos metálicos existentes são mais leves do que os tanques pressurizados necessários para estocar o hidrogênio líquido. A maioria das pesquisas industriais atualmente está centrada em sistemas metálicos. Os aspectos práticos para que uma liga possa estocar hidrogênio demandam que ela:

- seja capaz de absorver hidrogênio rapidamente e reversivelmente;
- não se torne frágil depois de muitos ciclos repetidos de absorção e dessorção;
- opere na faixa de pressão e temperatura de 0-10 atm e 0-100°C;
- não seja tão densa para que seu peso não abaixe o veículo excessivamente (uma concentração de hidrogênio de no mínimo 6,5% em massa é o alvo do Departamento de Energia dos Estados Unidos); e
- não necessite de um grande volume (no mínimo 62 kg H/m^3, equivalente a 4 kg em 65 L, é o alvo).

Ligas lantânio-níquel derivadas do $LaNi_5$ têm todas as características anteriores, exceto uma: elas são muito pesadas (% massa < 2), uma deficiência compartilhada por todos os conhecidos hidretos metálicos que operam próximos a temperatura ambiente. Muitos hidretos e ligas mais leves, como MgH_2 e Mg_2NiH_4, são conhecidos, mas não funcionam de forma reversível sob condições moderadas. Pesquisas sobre os sistemas formados por metais mais leves continuam, mas não estão ainda tendo sucesso em produzir ligas que preencham todas as cinco condições listadas.

Uma das dificuldades práticas em usar hidrogênio como combustível é a sua tendência de reagir com o tempo com o metal dos tanques de estocagem e tubulações nos quais é usado. Esta reação enfraquece o metal, eventualmente deteriorando-o para formar um pó. Progressos recentes foram feitos para contornar essa dificuldade usando compósitos de materiais em vez de metais simples como material estrutural para as instalações de estocagem e transporte.

Algumas pesquisas do passado relataram que fibras minúsculas feitas de grafite, um material leve, podem estocar até três vezes seu peso em hidrogênio, entre as camadas de grafite, e seria um mecanismo seguro e leve para estocar o hidrogênio. No entanto, estudos do final dos anos 1990 envolvendo grandes estocagens de hidrogênio em nanotubos de carbono não se mostraram reprodutíveis. Uma das dificuldades são as quantidades de amostra muito pequenas (miligramas) de nanotubos de carbono que estão disponíveis para experimentação. Alguns pesquisadores acreditam que, se os nanotubos forem quebrados para que tenham uma abertura no seu final, o hidrogênio poderá entrar no tubo. Outros experimentos indicam que, se apenas uma simples camada de H_2 adsorvida convencionalmente do lado de fora dos nanotubos for realmente estocada, a concentração obtida será muito pequena (< 2% em massa) para ser útil.

De forma geral, o problema de desenvolver uma maneira prática, econômica e segura de estocar o hidrogênio não foi ainda resolvida e aos olhos de alguns analistas, "nenhum avanço é ainda visível", apesar de muito interesse e atividades de pesquisa. Pode ser que o peso necessário associado com todos os métodos práticos de estocar hidrogênio limitará seu uso em veículos grandes, como ônibus e aviões.

Como mencionado na discussão sobre células combustíveis, em algumas aplicações pode ser mais viável transportar e estocar hidrogênio na forma de um líquido denso energeticamente, tal como o metanol, e usá-lo quando necessário para gerar energia. O *tolueno*, C_7H_8, tem sido proposto como um carregador de hidrogênio a longa distância; ele poderia ser desidrogenado quando o hidrogênio for requisitado.

Outra maneira de estocar hidrogênio temporariamente é por meio dos sais alcalinos (lítio e sódio) do **íon borohidreto**, BH_4^-. Para fazer o protótipo de uma minivan se mover com células combustíveis, a Chrysler usou uma solução 20% em borohidreto de sódio em água para estocar hidrogênio, que é liberado quando a solução é bombeada sobre um catalisador de rutênio, promovendo a reação redox do H^- do borohidreto com o H^+ da água para produzir H_2:

$$BH_4^- + 3\ H_2O \longrightarrow 4\ H_2 + H_2BO_3^-$$

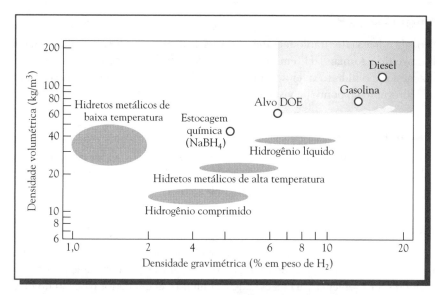

FIGURA 8-15 O desempenho de várias técnicas de estocagem de hidrogênio. Note que ambas as escalas horizontais e verticais são logarítmicas. [Fonte: R.F. Service, "The Hydrogen Backlash", *Science* 305 (2004): 958-961.]

A densidade do hidrogênio na solução de borohidreto é comparável a do hidrogênio líquido. O *íon alanato* análogo, AlH_4^-, na forma de seu sal de sódio, é também um candidato para estocagem de hidrogênio em células combustíveis veiculares:

$$2\,NaAlH_4 \longrightarrow 2\,NaH + 2\,Al + 3\,H_2$$

Várias compostos moleculares de boro, incluindo BH_3NH_3 e um sistema organo-boro-fósforo, têm sido propostos recentemente como carregadores de hidrogênio.

O desempenho de sistemas metálicos para estocar hidrogênio é comparado ao do elemento comprimido e liquefeito e ao dos combustíveis gasolina e diesel como ilustrado na Figura 8-15. Nenhum sistema prático descoberto até o momento alcançou os objetivos do Departamento de Energia dos Estados Unidos (Figura 8-15) para combinar alta densidade com uma alta porcentagem de hidrogênio em sua massa ("densidade gravimétrica" de ao menos 6%).

A possibilidade de estocar hidrogênio em clatratos em água – como metano em clatratos aquosos (Capítulo 6) – pode ser viável. Ainda que as moléculas de hidrogênio sejam muito pequenas para serem eficientemente capturadas a baixas pressões, foi descoberto recentemente que duas ou quatro moléculas de H_2 podem ser estocadas em cada clatrato de gelo à temperatura ambiente em enormes pressões, cerca de 2000 atm. Uma vez formado, contudo, o clatrato pode ser estocado à temperatura do nitrogênio líquido sob pressão reduzida.

PROBLEMA 8-11
Calcule a massa de titânio metálico necessária para absorver cada quilograma de hidrogênio e formar TiH_2 em um "tanque" de hidrogênio. Repita o cálculo para magnésio se o hidreto tiver a fórmula MgH_2. Que metal é superior na estocagem de hidrogênio do ponto de vista do peso?

PROBLEMA 8-12
Considerando que a energia liberada pela combustão do H_2 é proporcional à quantidade de oxigênio que este consome, estime a relação entre calor liberado por mol de metano comparada a um mol do gás hidrogênio.

PROBLEMA 8-13
Usando a informação termoquímica da equação de combustão do H_2, calcule a entalpia (calor) de combustão do hidrogênio por grama, e por comparação com a de metano (ver Problema 7-4), decida qual combustível é superior baseado no peso. Após comparar a energia real liberada pela combustão por mol de gás – e, portanto, por volume molar – decida qual combustível é superior com base no volume.

Produção de hidrogênio

É importante esclarecer que o hidrogênio não é uma *fonte* de energia, uma vez que este não ocorre como elemento livre na crosta da Terra. O gás hidrogênio é um **vetor de energia**, ou carregador, apenas; ele deve ser produzido, normalmente a partir da água e/ou do metano, com o consumo de grandes quantidades de energia e/ou outros combustíveis. A infraestrutura industrial que seria necessária para produzir hidrogênio suficiente para mover todos os veículos nos Estados Unidos é enorme, uma vez que ela necessitaria de quase a mesma energia que a da capacidade energética atual.

A maneira comercial mais cara de produzir hidrogênio é pela eletrólise da água, usando eletricidade gerada por algumas fontes de energia:

$$2\ H_2O(l) \xrightarrow{\text{Eletricidade}} 2\ H_2(g) + O_2(g)$$

Infelizmente, cerca da metade da energia elétrica é inadvertidamente convertida em calor e, portanto, perdida nesse processo.

Uma esperança para o futuro é que a energia eólica ou solar dos coletores fotovoltaicos se torne economicamente eficiente no fornecimento da eletricidade usada para gerar hidrogênio. Atualmente, há protótipos de plantas na Arábia Saudita e Alemanha que usam eletricidade da energia solar para produzir hidrogênio, um processo cerca de 7% eficiente. A energia estocada é recuperada no final pela reação do hidrogênio com oxigênio. O excesso de eletricidade de energias hidrelétricas ou nucleares ou de instalações de energia eólica – isto é, energia gerada, mas não necessitada imediatamente para uso – poderia ser usado para produzir hidrogênio por eletrólise da água.

Ainda melhor do que usar a eletricidade solar para eletrolisar a água seria a direta decomposição da água em hidrogênio e oxigênio por absorção de luz solar, mas nenhum método prático e eficiente ainda foi criado para realizar esta transformação. Uma das dificuldades em usar a luz solar para decompor a água é que a molécula de H_2O não absorve luz na região do visível ou UV-A. Portanto, algumas substâncias devem ser procuradas para que possa absorver luz solar, transferir a energia para o processo de decomposição e, finalmente, serem regeneradas. As substâncias propostas até o momento para esta finalidade são muito ineficientes no processo de conversão de luz solar em energia. Além disso, dado que as substâncias absorvedoras de luz e outras necessárias não são 100% recuperáveis no final do ciclo, elas devem ser continuamente reabastecidas. Portanto, o hidrogênio que é produzido não é de fato um combustível renovável.

Um catalisador que se mostrou capaz de converter a luz solar em hidrogênio por eletrólise da água é o **dióxido de titânio**, TiO_2. Um pequeno potencial é aplicado ao eletrodo na operação da célula. O dióxido de titânio é estável à luz solar (ao contrário de muitos outros materiais com potencial para absorção de luz) e barato, mas, puro, o TiO_2 absorve somente luz ultravioleta. Pela mistura de carbono no TiO_2, para que o C substitua alguns dos íons óxidos, a eficiência em produzir gás hidrogênio é aumentada em oito vezes, para mais do que 8% da energia do sol, porque a adição de carbono aumenta a absorção na região do visível (para 535 nm).

PROBLEMA 8-14

Determine o maior comprimento de onda de luz que tem fótons capazes de decompor a água líquida nos gases H_2 e O_2, considerando que este processo tem μH = +285,8 kJ/mol de água. Em qual região do espectro este comprimento de onda se localiza? [*Sugestão: Relembre do Capítulo 1, sobre a relação entre a entalpia de reação e comprimento de onda da luz.*]

Em princípio, a conversão térmica de luz solar em calor pode produzir temperaturas quentes o suficiente para decompor a água em hidrogênio e oxigênio. Pesquisas em Israel usando uma *torre solar* de espelhos para concentrar luz solar por um fator de 10.000 e, portanto, produzir temperaturas de cerca de 2200°C em um reator, têm tido sucesso em dividir cerca de um quarto de vapor de água a baixa pressão em H_2 e O_2.

Vários ciclos termoquímicos pelos quais a água pode ser indiretamente decomposta pelo calor em hidrogênio e oxigênio têm sido propostos. Idealmente, esses ciclos deveriam operar em temperaturas moderadas, ser eficientes na conversão de calor em hidrogênio e não degradar os reagentes para que eles possam ser reciclados. Talvez o mais prático seja o **ciclo enxofre-iodo**, no qual o iodo elementar é primeiro reduzido pelo dióxido de enxofre para iodeto de hidrogênio e ácido sulfúrico:

$$I_2 + SO_2 + 2\,H_2O \longrightarrow 2\,HI + H_2SO_4 \quad (a\ 120°C)$$

então o iodeto de hidrogênio é termicamente decomposto a hidrogênio, recuperando o iodo elementar, e o ácido sulfúrico é termicamente decomposto a oxigênio, recuperando o dióxido de enxofre:

$$2\,HI + calor\,(320°C) \longrightarrow H_2 + I_2$$

$$H_2SO_4 + calor\,(830°C) \longrightarrow SO_2 + H_2O + 1/2\,O_2$$

Dado que os reagentes HI e SO_2 são recuperados em alto rendimento, o ciclo pode ser repetido indefinidamente. O calor produzido por reatores nucleares poderia conduzir o ciclo, o qual tem uma eficiência de conversão de cerca de 50%.

O gás hidrogênio pode ser produzido pela reação de um combustível fóssil, como carvão ou petróleo ou gás natural, com vapor para formar hidrogênio e dióxido de carbono. O valor em energia do combustível é transferido do carbono para os átomos de hidrogênio da água. Quimicamente falando, a forma reduzida do carbono é transferida para o hidrogênio. As reações líquidas, considerando que o carvão seja principalmente formado por grafite, são as seguintes:

$$C + 2\,H_2O \longrightarrow 2\,H_2 + CO_2$$

$$CH_4 + 2\,H_2O \longrightarrow 4\,H_2 + CO_2$$

Observe que tanto dióxido de carbono é produzido desta maneira quanto seria obtido pela queima dos combustíveis fósseis na presença de oxigênio. Como discutido anteriormente, a conversão em si ocorre em duas etapas: primeiro o combustível fóssil reage com o vapor para formar monóxido de carbono e algum hidrogênio (Figura 8-10). Então, a mistura de gás de síntese CO/H_2 e mais vapor são passados por um catalisador adequado para obter hidrogênio adicional e completar a oxidação do carbono por uma reação de deslocamento água-gás conduzida na direção mostrada aqui:

$$CO + H_2O \xrightarrow{catalisador} CO_2 + H_2$$

É interessante notar que no início do século XX e por várias décadas seguintes, o gás de síntese produzido quando o carvão reage com o vapor foi usado como combustível em muitos sistemas de iluminação municipal de rua ao redor do mundo.

O gás hidrogênio poderia ser produzido de uma forma renovável a partir da biomassa produzida para este propósito. Algumas pesquisas indicam que as soluções aquosas tanto de glicose como glicerol podem ser decompostas em temperaturas (225–265 °C) e pressões moderadas (27-54 atm) com um catalisador baseado em platina para produzir hidrogênio e dióxido de carbono (Figura 8-10).

Associadas a cada conversão de um combustível para outro existem perdas de energia, principalmente na forma de calor, algumas das quais são ditadas pela segunda lei da termodinâmica e, portanto, não podem ser evitadas. A energia do gás natural pode ser transferida para o hidrogênio com uma eficiência de cerca de 70%; e a transferência a partir do carvão é 55-60% eficiente. Portanto, se o combustível resultante for usado somente para gerar calor, significativamente menos CO_2 será emitido se o combustível fóssil original for queimado em vez de ser primeiro convertido a hidrogênio.

Finalmente, deve ser mencionado que o hidrogênio é considerado um combustível perigoso por causa da sua alta flamabilidade e explosividade; ele incendeia mais facilmente do que a maioria dos combustíveis fósseis convencionais. Um aspecto positivo, no entanto, é que derramamentos de hidrogênio líquido rapidamente evaporam e sobem para grandes alturas na atmosfera. (Alguns dos medos envolvendo o hidrogênio nasceram do incidente dos anos 1930 que destruiu o dirigível Hindenburg em um fogo catastrófico. No entanto, foi a camada fina de alumínio que envolvia o gás de hidrogênio que inicialmente foi incendiada, não o próprio H_2.)

Questões de revisão

1. Defina o termo energia renovável e liste várias de suas formas. Qual forma está crescendo mais rapidamente?

2. Cite quatro problemas ambientais/sociais associados com a expansão de energia hidrelétrica.

3. Qual é a relação matemática entre a energia gerada por um gerador eólico e (a) a velocidade do vento e (b) o comprimento das pás do gerador eólico?

4. Explique a origem dos ventos costeiros.

5. Liste quatro prós e contras da energia eólica.

6. Defina *retorno energético* e aponte qual forma de energia renovável tem atualmente um período mais baixo de retorno e custo mais baixo.

7. Qual é o significado de *energia geotérmica*? Dê alguns exemplos de como e onde ela está instalada.

8. Descreva a diferença entre os dois métodos de absorção de energia da luz solar. Qual é a diferença entre sistemas ativo e passivo?

9. Qual é o significado de *eletricidade solar térmica* e como ela é gerada? O que significa o termo *cogeração*?

10. Expresse a *segunda lei da termodinâmica*. De acordo com essa lei, qual é a fórmula dada para a máxima fração de calor que pode ser transformada em eletricidade?

11. Defina *efeito fotoelétrico*. Qual é a principal dificuldade que impede o amplo uso das células solares?

12. Liste quatro vantagens e quatro desvantagens da energia solar.

13. Quais são as vantagens e desvantagens de usar álcool combustível em relação à poluição do ar? Qual é o significado de combustível E_{10}?

14. Descreva o método usado para produzir etanol em alto volume para uso como combustível. Quais são as potenciais matérias-primas para este processo?

15. Quais são as etapas altamente densas em energia na produção de etanol combustível? Por que o etanol não é um combustível completamente "renovável"? Qual é o significado do termo *etanol celulósico*?

16. O que é a *reação de deslocamento água-gás*? Descreva os métodos pelos quais o metanol pode ser produzido para ser empregado como combustível. O que significa M_{85}?

17. Quimicamente falando, o que é *biodiesel* e como é produzido?

18. Descreva as três formas pelas quais o hidrogênio pode ser estocado em veículos para uso como combustível. Discuta brevemente as desvantagens de cada método.

19. A queima de hidrogênio realmente não produz poluentes? Sob quais condições poluentes não são formados?

20. Qual é a diferença entre uma *fonte de energia* e um *carregador de energia* (vetor)? Dentro de qual categoria se encaixa o H_2?

21. Descreva como uma célula combustível de hidrogênio trabalha e escreva as semirreações balanceadas para sua operação em meio ácido.

Que outros tipos de células combustíveis existem?

22. Descreva a produção de hidrogênio por eletrólise. A energia solar pode ser usada para esse propósito? Por que a água não é decomposta diretamente pela absorção de luz solar?

Questões sobre Química Verde

Veja as discussões das áreas de foco e os princípios da Química Verde na Introdução antes de tentar resolver estas questões.

1. A primeira reação abaixo é a síntese Suppes de propileno glicol da glicerina (que recebeu o Presidential Green Chemistry Challenge); a segunda reação é a síntese comercial de propileno glicol do propeno. A glicerina (como foi discutido neste capítulo) pode ser obtida da biomassa enquanto o propeno é um petroquímico. Outro aspecto dessas duas preparações de propileno glicol para considerar quando avaliar seu impacto ambiental é a economia de átomos. Calcule a economia de átomos dessas sínteses. Para ajudar, em cada síntese, os átomos dos reagentes que são incorporados no propileno glicol são apresentados em verde, enquanto aqueles que são descartados estão em negro.

$$\underset{\text{glicerina}}{\underset{|}{H_2C}-\underset{|}{\overset{OH}{CH}}-\underset{|}{\overset{OH}{CH_2}}} \xrightarrow[\text{H-H, 200°C, 200 psi}]{\text{cromito de cobre}} \underset{\text{propileno glicol}}{\underset{|}{H_2C}-\underset{|}{\overset{OH}{CH}}-CH_3}$$

$$H_3C-CH=CH_2 \xrightarrow[H_2O]{Cl_2} H_3C-\underset{|}{\overset{H-O}{CH}}-\underset{|}{\overset{Cl}{CH_2}} \xrightarrow{\text{NaOH}} H_3C-\overset{O}{HC-CH_2} \xrightarrow[\substack{120-190°C \\ \text{alta pressão}}]{H_2O} H_3C-\underset{|}{\overset{OH}{HC}}-\underset{|}{\overset{OH}{CH_2}}$$

2. O desenvolvimento da preparação de propileno glicol e acetol da glicerina por Suppes foi premiado em uma das edições do Presidential Green Chemistry Challenge.

(a) Em quais das três áreas foco deste prêmio este projeto se encaixa melhor?

(b) Liste no mínimo dois dos doze princípios da Química Verde que estão relacionados ao composto desenvolvido por Suppes.

3. Se você teve uma disciplina de Química Orgânica, tente deduzir um mecanismo de reação para a conversão de gorduras e óleos para biodiesel e glicerina, como mostrado na Figura 8-11.

4. De onde vem o diesel combustível? Como é produzido? Quais os compostos que constituem esse combustível?

5. Etanol e metanol estão sendo usados como combustíveis de automóveis. O que você pensa sobre o uso do álcool de propileno glicol e glicerina como combustíveis de automóveis? [*Sugestão: Pode ser útil procurar os pontos de ebulição do etanol, metanol, etileno glicol e glicerina.*]

Problemas adicionais

1. Dado que uma média de 342 W de energia de luz solar atinge cada metro quadrado da Terra, que a área superficial de uma esfera é $4\pi r^2$ e que o raio r da Terra é de cerca de 6400 km, calcule a quantidade total de luz solar recebida anualmente pela Terra, em joules. Que porcentagem dessa quantidade necessita ser capturada para suprir nossas demandas energéticas atuais?

2. Considere o uso de metanol, CH_3OH, como combustível líquido oxigenado para abastecer carros modificados.

(a) Escrevendo a equação química balanceada para sua combustão na presença de ar, determine se é mais similar ao carvão, óleo ou gás natural em termos dos joules de energia liberados por mol de CO_2 produzido.

(b) Determine a equação balanceada pela qual o metanol pode ser produzido reagindo o carbono elementar (carvão) com vapor de água, considerando que o CO_2 é somente o outro produto na reação.

(c) O esquema combinado das partes (a) e (b) representa uma maneira de usar carvão, mas produzindo menos dióxido de carbono por joule do que por sua combustão indireta? Explique sua resposta.

3. Deduza a fração do CO ou H_2 produzido pela reação do carvão com vapor que deveria ser convertida para H_2 ou CO, respectivamente, pela reação de deslocamento água-gás para obter a razão 2:1 de hidrogênio para monóxido de carbono necessária para sintetizar metanol. Deduza também a reação líquida de conversão do carvão para metanol.

4. Deduza a reação balanceada na qual o gás de síntese é formado pela combinação de iguais volumes de metano e dióxido de carbono. Dos dados de entalpia de formação fornecidos nos Problemas 7-4 e 8-7, deduza a variação de entalpia para esta reação. Aplicando o princípio Le Châtelier, deduza se a conversão dos gases para monóxido de carbono e hidrogênio será favorecida sob pressões baixa e alta, e sob temperaturas baixa e alta. Combinando esses resultados com aqueles obtidos no Problema Adicional 3, determine a fração do dióxido de carbono total resultante da produção e combustão do metanol produzido por este gás de síntese que seria renovável, ou seja, reciclado do consumo de dióxido de carbono no processo.

5. Contate várias revendas de carros novos em sua cidade para descobrir quais veículos atualmente à venda podem usar um ou mais combustíveis alternativos GNC, GLP (propano, veja o Capítulo 7), M_{85}, E_{100} ou E_{85}, hidrogênio ou eletricidade. Para cada combustível e veículo, pergunte sobre o consumo médio em quilômetros por litro de combustível. A partir desta informação e usando o preço do combustível obtido em um posto de serviços, estime o custo de dirigir por quilômetro para cada veículo e combinação de combustível. Quaisquer das combinações de combustíveis são competitivas em custo com a gasolina?

6. Contate uma oficina em seu bairro que converta veículos movidos a gasolina existentes para que possam usar GNC ou GLP (propano, veja o Capítulo 7). Determine o preço da conversão, e qual seria o desempenho em quilômetros por litro para o novo combustível que um veículo comum teria. Do custo dos combustíveis em sua cidade, estime a distância que o veículo deveria ser dirigido antes que o custo da conversão tenha sido compensado pelas economias feitas na compra de combustível.

7. A Baía de Fundy, localizada entre as províncias canadenses de Nova Escócia e New Brunswick, tem as mais altas marés do mundo. A diferença entre as marés altas e baixas pode alcançar até 16m. Um total de 14 bilhões de toneladas de água do mar flui para dentro e fora da Bacia Minas, uma parte da Baía de Fundy, durante cada maré. A energia produzida pela maré vem da mudança da energia potencial desta água quando ela está sob influência do campo gravitacional da Terra. Considerando que a energia potencial de uma massa m a uma altura h em um campo gravitacional é dada por $m \times g \times h$, onde g é a constante gravitacional, 9,807 m/s^2, calcule a quantidade de energia que corresponde à variação total da maré de 16m na Bacia Minas.

8. Uma maneira de considerar o impacto ambiental direto da queima de vários combustíveis é olhar a quantidade de calor produzida por unidade de CO_2 gerado. Determine e compare os valores em quilojoules de calor por mol de CO_2 produzido no caso da combustão de metanol, etanol e n-octano. Use a seguinte entalpia molar de combustão (ΔH_c, em kJ/mol): metanol, -726; etanol, -1367; e n-octano, -5450. Comente acerca dos valores obtidos.

9. O uso de combustíveis provenientes de biomassa, incluindo madeira limpa e resíduos de lascas de madeira, tem sido proposto como uma maneira de reduzir as emissões de CO_2, ainda que tais combustíveis possam produzir uma grande quantidade de CO_2 por unidade de calor produzido. Explique a lógica por trás desta ideia.

10. Considerando que o MTBE reage na atmosfera pelo grupo metila ligado ao oxigênio, use os princípios de reatividade atmosférica desenvolvidos no Capítulo 5 para mostrar que o primeiro produto estável em sua sequência de decomposição no ar é um éster.

Leitura complementar

1. S. Pacala and R. Socolow, "Stabilization Wedges: Solving the Climate Problem for the Next 50 Years with Current Technologies," *Science* 305 (2004): 968-972.

2. M. Hoogwijk et al., "Assessment of the Global and Regional Geographical, Technical, e Economic Potential of Onshore Wind Energy," *Energy Economics* 26 (2004): 889-919.

3. N. Fell, "Deep Heat", *New Scientist* (22 February 2003): 40-42.

4. R.Gomes and J.L. Segura, "Plastic Solar Cells", *Journal of Chemical Education* 84 (2007): 253-258.

5. P.H. Hoffmann, *Tomorrow's Energy: Hydrogen, Fuel Cells, and the Prospects for a Cleaner Planet* (Cambridge, MA: MIT Press, 2001).

6. R.F. Service, "The Hydrogen Backlash," *Science* 305 (2004): 958-961 (a edição de 13 de Agosto de 2004 da revista *Science* contém muitos artigos sobre a economia do hidrogênio).

Material online

Acesse o site www.bookman.com.br e leia o material complementar deste capítulo, com dicas sobre o que você pode fazer.

CAPÍTULO 9

Radioatividade, Radônio e Energia Nuclear

Neste capítulo, os seguintes tópicos introdutórios de química serão usados:

- Número e massa atômicos; representação de isótopos; partículas elementares
- Meia-vida; decaimento exponencial e processos de primeira ordem

Fundamentos dos capítulos anteriores usados neste capítulo:

- Conceitos de radicais livres (Capítulo 1) e sinergismo (Capítulo 4)
- Equação de meia-vida (Capítulo 6)
- Segunda lei da termodinâmica (Capítulo 8)

Introdução

Em todos os capítulos anteriores nos preocupamos com compostos químicos e processos químicos. Neste capítulo consideramos os processos *nucleares* e como eles afetam o meio ambiente, nossa saúde e nosso suprimento de energia. Essas preocupações estão centradas nos efeitos da radioatividade, e é com esse tópico que iniciaremos. Isso nos permite discutir o **radônio**, o poluente radioativo atmosférico de ambientes internos mais importante, e o tópico

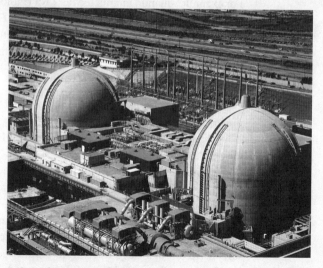

A planta de geração de energia nuclear de San Onofre, em San Diego, na Califórnia. Atualmente toda a energia nuclear é gerada pela fissão nuclear, embora a fusão nuclear possa se tornar viável no futuro. (Imagem Corbis)

do urânio empobrecido. Depois passamos para a energia nuclear e, a partir desta, exploraremos os caminhos pelos quais a eletricidade pode ser produzida e as consequências ambientais do resíduo radioativo gerado nesses processos.

Radioatividade e gás radônio

A natureza da radioatividade

Embora a maioria dos núcleos atômicos seja indefinidamente estável, alguns não o são. Os núcleos instáveis ou **radioativos** se decompõem espontaneamente, emitindo uma pequena partícula que se movimenta muito rápido e, por conseguinte, carrega consigo uma grande quantidade de energia. Em alguns tipos de processos de decomposição nuclear os átomos são convertidos, a partir dos átomos de um elemento para outros, como consequência dessa emissão. Muitos elementos pesados são particularmente propensos a esse tipo de decomposição que ocorre pela emissão de pequenas partículas. O núcleo produzido pela emissão da partícula pode ou não ser radioativo por si mesmo; se o for, passará por outra decomposição em um momento posterior.

Relembre da introdução em química: o **número de massa** é o *número* de partículas pesadas – prótons e nêutrons – e não a massa real do núcleo. Uma **partícula alfa (α)** é uma partícula emitida radioativamente que possui uma carga igual a +2 e um número de massa igual a 4. Ela possui dois nêutrons e dois prótons e é idêntica ao núcleo do **hélio** comum. Portanto, uma partícula α é escrita como $^{4}_{2}He$, sendo quatro o seu número de massa e dois a sua carga nuclear (isto é, o número de prótons). O núcleo que permanece após um átomo ter emitido uma partícula α possui uma carga nuclear que é duas unidades menor do que a original, e quatro unidades *mais leve*. Por exemplo, quando um núcleo de $^{226}_{88}Ra$ (rádio-226) emite uma partícula, o núcleo resultante possui um número de massa igual a 226 − 4 = 222 unidades e uma carga nuclear igual a 88 − 2 = 86; isso é um elemento totalmente novo que é um isótopo do elemento radônio. O processo pode ser escrito como uma *reação nuclear*

$$^{226}_{88}Ra \longrightarrow {}^{222}_{86}Rn + {}^{4}_{2}He$$

Observe que ambos, o número de massa total e a carga nuclear total estão individualmente balanceadas na reação.

Uma **partícula beta (β)** é um elétron. É formada quando no núcleo um nêutron se divide em um próton e um elétron. Visto que o próton permanece no núcleo quando o elétron é ejetado, a carga nuclear (ou número atômico) *aumenta* por uma unidade (você deve imaginar esse efeito como "subtração de uma partícula negativa"). Não há mudança no número de massa do núcleo, uma vez que o número total de nêutrons mais prótons permanece o mesmo. Por exemplo, quando um átomo do isótopo $^{214}_{82}Pb$ (chumbo-214) decai radioativamente pela emissão de uma partícula β, a carga nuclear do produto se torna igual a 82 + 1 = 83, correspondendo ao elemento bismuto; o número de massa permanece 214:

$$^{214}_{82}Pb \longrightarrow {}^{214}_{83}Bi + {}^{0}_{-1}e$$

Observe que o símbolo $_{-1}^{0}e$, aqui usado para o elétron, mostra seu número de massa (zero) e sua carga; na equação o número total de massas e o número total de cargas é o mesmo em cada lado da reação.

Outro tipo importante de radioatividade é a emissão de **raios gama (γ)** (não são partículas, mas ondas de energia) por um núcleo. Esta é uma quantidade imensa de energia concentrada num fóton que não possui massa. Nem o número de massa nuclear nem a carga nuclear mudam quando um raio γ é emitido. A emissão de raios γ muitas vezes acompanha a emissão de uma partícula α ou β a partir de um núcleo radioativo. As propriedades de todos os tipos de radiação nuclear são resumidas na Tabela 9-1.

PROBLEMA 9-1

Deduza a natureza das espécies que pertence ao espaço em branco para cada uma das seguintes reações nucleares:
(a) $^{222}_{86}Rn \longrightarrow {}^{4}_{2}He +$ _____
(b) $^{214}_{83}Bi \longrightarrow \beta +$ _____
(c) $^{214}_{-}Po \longrightarrow {}^{214}_{-}Pb +$ _____
(d) _____ $\longrightarrow {}^{234}_{90}Th + \alpha$

Os efeitos da radiação ionizante na saúde

As partículas α e β que são produzidas no decaimento radioativo de um núcleo, por si mesmas não são entidades químicas nocivas, uma vez que elas são simplesmente o núcleo de um átomo de hélio despido dos seus elétrons. No entanto, elas são ejetadas do núcleo com uma inacreditável quantidade de energia de movimento. Quando essa energia é absorvida pela matéria em contato com a partícula, ela muitas vezes ioniza átomos ou moléculas; por essa razão ela é chamada de **radiação ionizante**, ou apenas *radiação*. Essa radiação é potencialmente perigosa se as absorvermos, uma vez que os componentes moleculares de nossos corpos podem ser ionizados ou, de outro modo, danificados.

Embora as partículas α e β sejam energéticas, elas não podem percorrer uma longa distância no corpo humano, uma vez que perdem mais e mais parte da sua energia – e consequentemente diminuem a velocidade – quando elas colidem com mais e mais átomos.

TABELA 9-1 Resumo das pequenas partículas produzidas por radioatividade

Símbolo e nome da partícula	Símbolo químico	Comentário	Efeito da emissão de partícula no núcleo
α (alfa)	$^{4}_{2}H$	Núcleo de um átomo de hélio	Nº atômico reduzido por 2
β (beta)	$^{0}_{-1}e$	Elétron de movimento rápido	Nº atômico aumentado por 1
γ (gama)	Nenhum	Fóton de alta energia	Nenhum

As partículas alfa podem percorrer apenas alguns milésimos de centímetro dentro do corpo, portanto, elas não são penetrantes. Isso ocorre porque elas são relativamente pesadas, e quando interagem com a matéria diminuem suas velocidades, capturam elétrons e são convertidas em átomos inofensivos de gás hélio. Se uma partícula α for emitida para o exterior do corpo, ela será, geralmente, absorvida no ar ou pela camada de pele morta, portanto, não causará dano algum a você. No entanto, a inalação ou ingestão de átomos radioativos pode causar sérios danos quando eles emitirem partículas α. O mal é particularmente severo com partículas α uma vez que sua energia é concentrada numa pequena área de absorção localizada dentro de aproximadamente 0,05 mm do ponto de emissão. Em sua interação com a matéria, as partículas α são altamente danosas – a mais danosa de todas as partículas – uma vez que elas podem eliminar átomos de moléculas ou íons de cristais locais. Se as moléculas afetadas forem o DNA ou suas enzimas associadas, pode resultar em câncer.

As partículas beta se movem muito mais rapidamente que as partículas α, uma vez que elas são muito mais leves, e podem percorrer em torno de 1 m no ar e 3 cm na água ou tecido biológico antes de perder seu excesso de energia. Como as partículas α, elas podem causar danos significativos em células se forem emitidas de partículas que foram inaladas ou ingeridas e se o núcleo radioativo estiver, consequentemente, confinado com a célula quando ela decai.

Os raios gama passam facilmente através das paredes de concreto e de nossa pele. Poucos centímetros de chumbo são necessários para nos proteger dos raios γ. Os raios gama são os mais penetrantes e, por essa razão, o mais prejudicial dos três, percorrendo umas poucas dúzias de centímetros no nosso corpo ou mesmo diretamente através dele. Elas são, geralmente, o tipo mais perigoso de radiação, uma vez que pode penetrar na matéria eficientemente e não deve ser inalada ou ingerida. Embora possam passar através de nossos corpos, os raios γ perdem uma parte de sua energia no processo, e as células podem ser danificadas por essa transferência de energia, uma vez que eles podem ionizar as moléculas. O DNA ionizado e moléculas de proteínas não podem desempenhar suas funções normais, potencialmente resultando em doença da radiação e câncer.

Os íons produzidos pela radiação quando suas energias são transferidas para moléculas são radicais livres e, por essa razão, eles são altamente reativos (Capítulos 2, 3 e 12). Por exemplo, uma molécula de água pode ser ionizada por radiação α, β, γ ou por raios X. O radical livre iônico H_2O^+ resultante se dissocia em um íon hidrogênio e no *radical hidroxila*, OH:

$$H_2O + \text{radiação} \longrightarrow e^- + H_2O^+$$
$$H_2O^+ \longrightarrow H^+ + OH$$

Se a molécula de água afetada estiver contida em uma célula, o radical hidroxila pode provocar uma reação prejudicial nas moléculas biológicas da célula, tal como o DNA e as proteínas. Em alguns casos, o dano provocado pela radiação é suficiente para matar as células dos organismos vivos. Essa é a base da irradiação em alimentos, no qual a morte dos microorganismos ajuda a prevenir a futura deterioração do alimento.

Se os seres humanos forem expostos a uma quantidade significativa de radiação ionizante, ainda que subletal, eles podem desenvolver a *doença da radiação*. A ocorrência dos primeiros efeitos dessa enfermidade pode ser observada em tecidos contendo células que se dividem rapidamente, por causa dos danos nas células de DNA ou proteínas, podendo afetar a divisão celular. Tais células que se dividem rapidamente são encontradas na medula óssea, onde as células brancas do sangue são produzidas, e no revestimento do estômago. Não é surpresa, então, perceber que os primeiros sintomas da doença da radiação incluem náusea e uma queda na contagem de células brancas do sangue. As crianças são mais suscetíveis à radiação do que os adultos porque seus tecidos envolvem mais divisões celulares. Por outro lado, a radiação pode ser efetivamente usada para exterminar células cancerosas, uma vez que elas estão se dividindo rapidamente. Infelizmente, a terapia por radiação não pode ser completamente seletiva em termos das células que ela afeta, portanto ela possui efeitos colaterais, como náusea.

Efeitos a longo prazo da radiação podem apresentar-se na forma de danos genéticos, porque cromossomos podem ter sofrido danos ou pode ter ocorrido mutação no seu DNA. Tais danos podem levar ao câncer a pessoa exposta ou afetar seus descendentes se as mudanças ocorrerem nos ovários ou testículos.

Determinação da quantidade de energia radiativa absorvida

A quantidade de radiação absorvida pelo corpo humano é medida em unidades **rad** (dose de energia de radiação), sendo 1 rad a quantidade de radiação que deposita 0,01 joule de energia em 1 quilograma de tecido corpóreo. O rad não é uma quantidade particularmente útil, no entanto, serve para indicar que os danos impostos por 1 rad de partículas α é de 10 a 20 vezes maior que àqueles impostos por 1 rad de partículas β ou raios γ. A escala de radiação absorvida que incorpora esse fator de eficiência biológica é o **rem** (roentgen equivalente homem). Uma unidade mais moderna que o rem é o sievert, Sv, que é igual a 100 rem.

Em média, cada um de nós recebe anualmente cerca de 0,3 rem, isto é, 300 mrem, ou 3.000 µSv, de radiação. A proporção de origem é

- 55% do radônio presente na atmosfera interna e externa;
- 8% de raios cósmicos oriundos do espaço;
- 8% de rochas e solos;
- 11% de isótopos radioativos naturais (exemplos, ^{40}K, ^{14}C) de elementos que estão presentes em nosso próprio corpo; e
- 18% de fontes antropogênicas, sobretudo raios X de exames médicos.

A contribuição média da produção de energia nuclear é desprezível no presente.

Uma exposição intensa maior do que 25 rem resulta num decréscimo mensurável na contagem de células brancas do sangue de uma pessoa; mais de 100 rem produz em náusea e queda de cabelo; e uma exposição maior do que 500 rem resulta em 50% de chance de morte dentro de poucas semanas.

Decaimento de núcleos radioativos

O decaimento radioativo dos átomos numa amostra de isótopo não ocorre subitamente. Por exemplo, numa amostra de **urânio-238**, ^{238}U, grande o bastante para ser visível, há cerca de 10^{24} átomos. Aproximadamente 10^7 dos núcleos do ^{238}U na amostra se decompõem num dado instante; dessa forma, ele requer bilhões de anos para que o processo de decomposição seja completado para a amostra como um todo.

Uma vez que todos os núcleos radioativos se desintegram por processos que são cineticamente de primeira ordem, é conveniente expressar a taxa de decomposição como o período de tempo necessário para que a metade dos núcleos da amostra se desintegrem – sua **meia-vida**, $t_{1/2}$ (Essa é a mesma propriedade que foi usada em capítulos anteriores para discutir a decomposição de substâncias por reações químicas). Por exemplo, a meia-vida do ^{238}U é de aproximadamente 4,5 bilhões de anos. Desse modo, até o momento foi desintegrada cerca da metade desse isótopo de urânio que existia quando a Terra foi formada (em torno de 4,5 bilhões de anos); a metade *remanescente* do ^{238}U, que é o equivalente a um quarto do original, se desintegrará nos próximos 4,5 bilhões de anos, deixando um quarto do original ainda intacto. Após três períodos de meia-vida restará apenas um oitavo do original, e apenas um dezesseis avos permanecerá após quatro tempos de meia-vida.

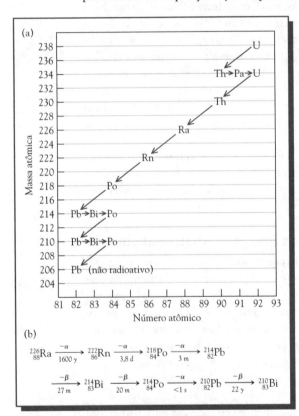

FIGURA 9-1 (a) A série de decaimento radioativo do ^{238}U. (b) A parcela rádio-radônio da série de decaimento radioativo do ^{238}U. O símbolo acima da flecha significa o tipo de partícula (α e β) emitida durante a transição. O período de tempo indicado abaixo da flecha é a meia-vida do isótopo instável.

PROBLEMA 9-2

Lembre-se da química introdutória: para os processos de primeira ordem, a fração F de reagentes após um tempo t da reação decorrida é dada por $F = e^{-kt}$, sendo k uma constante. Calcule o tempo necessário para que 99% de uma amostra de ^{238}U se desintegre. [*Sugestão: a relação entre k e $t_{1/2}$ é $k = 0,693/t_{1/2}$*].

Radônio oriundo da sequência de decaimento do urânio-238

Muitas rochas e solos graníticos contêm urânio e, desse modo, o processo de decaimento radioativo acontece sob nossos pés todos os dias, com o gás radônio sendo um dos seus produtos indesejáveis. Cada núcleo de $^{238}_{92}U$, por fim, emite uma partícula α e um átomo do isótopo do *tório*, $^{234}_{90}Th$, é formado:

$$^{238}_{92}U \longrightarrow {}^{234}_{90}Th + {}^{4}_{2}He$$

Este é o primeiro dos 14 processos sequenciais do decaimento radioativo que sofre um núcleo de ^{238}U, como ilustrado na Figura 9-1a. A última dessas reações produz o $^{206}_{82}Pb$, um isótopo não radioativo (estável) do *chumbo*; consequentemente a sequência é interrompida. A concentração de cada membro da série pode ser determinada usando os princípios do estado de equilíbrio (ver Quadro 9-1).

De particular interesse é a parcela da sequência das 14 etapas do decaimento radioativo do $^{238}_{92}U$ que envolve o radônio, uma vez que esse elemento é o único, exceto o hélio produzido das partículas α, que é gasoso e, portanto, móvel. Deta-

---

QUADRO 9-1 | **Análise do estado estacionário da série de decaimento radioativo**

Os vários membros, exceto o primeiro e o último, da série radioativa de 14 passos da Figura 9-1a em um corpo não perturbado de minério de urânio estão cada um no estado de equilíbrio (Capítulo1) com respeito às suas concentrações. Uma vez que todos os processos de desintegração nuclear são cineticamente de primeira ordem, a taxa de produção de cada espécie, C, é proporcional à concentração de B, as espécies que a antecede na cadeia A → B → C → D.... A taxa de desintegração de C é proporcional a sua própria concentração. Então

$$d[C]/dt = k_p[B] - k_d[C] = 0$$

no estado de equilíbrio
então

$$[C]_{ss}/[B]_{ss} = k_p/k_d$$

Desde que cada constante de velocidade de primeira ordem é inversamente proporcional ao período de meia-vida para o processo, resulta que

$$[C]_{ss}/[B]_{ss} = t_C/t_B$$

sendo t_C e t_B correspondentes ao período de meia-vida para decaimento por desintegração de C e B. Portanto, a concentração no estado de equilíbrio de algumas espécies ao longo da série referente àquela que a precede é diretamente proporcional ao seu período de decaimento de meia-vida e inversamente proporcional ao pe- ríodo de decaimento de meia-vida da espécie que o produz. Por exemplo, a meia-vida do ^{222}Rn é de 3,8 dias e a do ^{226}Ra, que o produz, é de 1.600 anos ou $1,5 \times 10^5$ vezes, portanto, a taxa de estado de equilíbrio do radônio para o rádio é $1/1,5 \times 10^5$ ou $6,5 \times 10^{-6}$. Em termos qualitativos, a concentração de radônio nunca aumenta próximo àquela do rádio, uma vez que ele decai muito rapidamente após a sua formação.

PROBLEMA 1

Mostre que a taxa da concentração no estado de equilíbrio de C, referente ao primeiro membro, A, da série radioativa A → B → C → D →... é igual à taxa de suas meias-vidas para desintegração, e que a concentração no estado de equilíbrio de cada membro da série é diretamente proporcional a sua meia-vida.

PROBLEMA 2

Usando a equação desenvolvida no Quadro 10-3, deduza qual o período que será necessário para que o radônio-222 possa alcançar 80% de sua concentração no estado de equilíbrio, após uma amostra de rádio ser purificada da contaminação por alguma outra substância. [*Sugestão: Reveja que para reações de primeira ordem,* $t_{0,5} = 0,693/k$.]

lhes a respeito dessa parcela da série de decaimento radioativo são mostrados na Figura 9-1b. O precursor imediato do radônio é o rádio-226, que possui uma meia-vida de 1.600 anos e decai pela emissão de uma partícula α:

$$^{226}_{88}Ra \longrightarrow {}^{222}_{86}Rn + {}^{4}_{2}He$$

O isótopo ^{222}Rn possui uma meia-vida de 3,8 dias, que é longo o bastante para difundir-se através da rocha ou do solo no qual ele é inicialmente formado. A maioria do radônio escapa diretamente para o ar exterior quando a superfície da Terra onde ele aparece não é coberta, exemplo, por uma construção. A pequena concentração de fundo de radônio no ar que este produz, apesar disso, rende cerca da metade de nossa exposição à radioatividade, como listado acima. Apesar do radônio decair em poucos dias, ele é constantemente substituído pelo decaimento de mais rádio.

Alguns cientistas têm indicado que o gás radônio se acumula em níveis insalubres em cavernas, incluindo algumas que são frequentemente usadas para propósitos de recreação. No entanto, em certas residências é evidente que o radônio torna-se um importante poluente atmosférico de ambientes internos. A maioria do radônio que se infiltra nas residências é proveniente do primeiro metro de solo abaixo e em torno da fundação; o radônio produzido em locais muito mais profundos provavelmente decairá para uma espécie não gasosa e, dessa, forma um elemento imóvel antes de alcançar à superfície. Solto, o solo arenoso permite a máxima difusão do gás radônio, ao passo que solos frios, compactados ou argila inibem o seu fluxo. O radônio adentra os porões das residências através de buracos e rachaduras em suas fundações de concreto. O influxo tem um aumento significativo se a pressão do ar no porão for baixa. O material utilizado para construção e as águas de poços artesianos são outras fontes potenciais do radônio em residências. Sistemas de água subterrâneas que servem umas poucas centenas de pessoas, frequentemente, possuem níveis de radônio quase 10 vezes maiores do que aqueles de águas superficiais. Quando a água de poço é aquecida e exposta ao ar, como ocorre quando ela sai de um chuveiro elétrico, o radônio é liberado para o ar. No entanto, o radônio oriundo da água natural representa apenas uma pequena fração daquela que sai do solo, embora ela represente um risco maior à saúde que aquela contribuída pelos subprodutos da desinfeção de água e outros compostos químicos dissolvidos.

Medida da velocidade de desintegração e risco à saúde da radiação ambiental

A velocidade de desintegrações radioativas em uma amostra de matéria é medida, usualmente, em bequerels, Bq, onde 1 Bq corresponde à desintegração de um núcleo atômico por segundo. A outra unidade utilizada é a Curie, Ci, que é igual a $3,7 \times 10^{10}$ Bq e representa a radioatividade produzida por um grama de ^{226}Ra. Regulamentos ambientais são geralmente expressos no número de *picocuries*, pCi. Então 1 pCi = 10^{-12} Ci, ou 0,037 desintegração por segundo. A EPA coloca 4 pCi por litro como o nível máximo de radônio em residências.

Podemos calcular a quantidade de energia da radiação, que é absorvida pelos pulmões de uma pessoa em um ano, se ele ou ela respirar ar contendo radônio num nível de 4 pCi/L, uma vez que cada partícula α emitida por um átomo de radônio é conhecida por medição sendo $9{,}0 \times 10^{-13}$ J. Uma vez que 4 pCi/L é equivalente a $4 \times 10^{-12} \times 3{,}7 \times 10^{10} = 0{,}15$ desintegrações por litro por segundo, e tendo-se em conta que há $60 \times 60 \times 24 \times 365$ segundos em um ano, o número anual total de desintegrações em 1 L de ar é $4{,}7 \times 10^6$. Portanto, a quantidade total de energia liberada anualmente no processo é $4{,}7 \times 10^6 \times 9{,}0 \times 10^{-13}$ J $= 4{,}2 \times 10^{-6}$ J. Se assumirmos que toda essa energia é absorvida pelos tecidos pulmonares de uma pessoa (mais apropriadamente pelo ar nos pulmões), que o volume do pulmão é aproximadamente igual a 1 L e que a massa do pulmão é cerca de 3 kg, então a energia absorvida é $1{,}4 \times 10^{-4}$ rad ou 0,14 mrad, sabendo-se que 1 rad = 0,01 J/kg. Usando um fator de 10 para converter rads em rems para radiação α, encontraremos que a dose de radiação anual é cerca de 1,4 rem, isto é, em torno de 0,5% da exposição de fundo.

Os filhos do radônio

Radônio, o membro mais pesado do grupo dos gases nobres, é quimicamente inerte sob condições ambientais e permanece como um gás monoatômico. Como tal, ele torna-se parte do ar que nós respiramos quando penetra em nossas residências. Por causa de sua inatividade, estado físico e baixa solubilidade nos fluidos do corpo, o radônio por si só não apresenta muito perigo; a possibilidade dele se desintegrar durante o curto período de tempo da sua presença em nossos pulmões é pequena, e, como discutido anteriormente, a distância percorrida pelas partículas α no ar, antes que elas percam a maior parte de sua energia, é menor que 10 cm.

O perigo surge a partir da radioatividade dos próximos três elementos na sequência de desintegração do radônio – chamados polônio, chumbo e bismuto (ver Figura 9-1b). Esses *descendentes* são chamados de **filhos** do radônio, que, por sua vez, é chamado de elemento origem. Em quantidades macroscópicas esses elementos-filhos em particular são sólidos, e quando formados no ar, a partir do radônio, todos rapidamente se aglomeram em partículas de poeira. Algumas partículas de poeira aderem à superfície dos pulmões quando inalados e, sob essas condições, apresentam uma ameaça à saúde. Particularmente, ambos, o ^{218}Po, que é formado diretamente do ^{226}Rn, e o ^{214}Po, que é formado posteriormente na sequência (Figura 9-1b), emitem partículas energéticas α que podem causar danos por radiação às células dos brônquios, próximas das quais estão as partículas de poeira. Esses danos podem eventualmente provocar câncer de pulmão. Realmente, como será discutido, o radônio (ou melhor, seus filhos) é o segundo principal causador de tais cânceres, embora seja superado pelas doenças provocadas pelo fumo por uma larga margem.

Apesar de alguns filhos do radônio na sequência se desintegrarem por emissão de partículas β, os efeitos nocivos à saúde provocados por essas partículas são considerados desprezíveis porque as partículas α carregam muito mais energia e, como discutido, provocam a quebra das moléculas das células pela eclosão de alta energia que leva ao início do processo canceroso.

Observe que a sequência (ver Figura 9-1b) do decaimento do radônio para a formação de ^{210}Pb ocorre no período menor do que uma semana em média. Ao contrário, a desintegração de ^{210}Pb em ^{210}Bi possui uma meia-vida de 22 anos, e, na verdade, a maioria do chumbo terá sido removida do corpo antes que esse processo ocorra.

Medida do perigo à saúde relativo ao radônio e seus filhos

A maior exposição às partículas α, oriundas da desintegração do radônio, é experimentada por mineiros que trabalham em minas subterrâneas de urânio muito pouco ventiladas. Suas taxas de câncer de pulmão são realmente mais elevadas que as da população em geral, mesmo após terem sido realizadas correções dos dados para os efeitos do fumo. A partir de dados estatísticos relativos aos excessos de incidência de câncer de pulmão, para seus níveis cumulativos de exposição à radiação, uma relação matemática entre a incidência de câncer e a exposição ao radônio foi desenvolvida. Cientistas têm extrapolado essa relação para determinar o risco para a população em geral, a partir de níveis mais baixos de radônio, para os quais ela está exposta naturalmente.

Baseado em extrapolação linear, uma análise realizada pela EPA concluiu que na década de 1990 ocorreram cerca de 21 mil mortes por câncer de pulmão por ano. A estimativa para o Reino Unido é de 2 mil casos por ano. A maior parte das mortes ocorreu entre fumantes, dado que o radônio e a fumaça de cigarro possuem efeitos sinérgicos (veja o Capítulo 4) que podem causar a doença. Particularmente, o risco de desenvolver câncer de pulmão para uma pessoa de 75 anos não fumante é de 4 em 1000, se ela viver em uma residência com níveis de radônio próximos a zero; o risco aumenta apenas para 7 em 1000 se a mesma pessoa inalar 400 Bq/m^3 de radioatividade a partir do gás, com um incremento líquido de 3 em 1000. Contudo, as chances de um fumante de contrair câncer de pulmão aumenta de 100 em 1000 para 160 em 1000, um aumento de 60, pela exposição aos mesmos níveis de radioatividade. Estima-se que o radônio seja responsável por cerca de 10% dos casos de câncer de pulmão, correspondendo à metade do número de mortes provocadas por acidentes com automóveis, por exemplo.

Os níveis de radioatividade no ar são expressos em termos de unidades becquerel (Bq) por metro cúbico. A concentração média mundial em ambientes interiores é de aproximadamente 39 Bq/m^3; em ambientes externos, é de cerca de 10 Bq/m^3. Os "níveis de interferência" que demandam ações mitigadoras são de 150 Bq/m^3 (4 pCi/L) nos Estados Unidos; no Reino Unido, na Noruega, na Suécia e no Canadá, os níveis são de 200 Bq/m^3. Dado que o radônio dissolvido em água pode escapar para a atmosfera quando sai da torneira, um nível máximo de contaminação de 150 Bq/L foi estabelecido pela EPA; a OMS recomenda um valor máximo de 100 Bq/L. Concentrações de radônio nestes níveis estão associadas a águas subterrâneas que tenham tido contato com formações rochosas que contêm urânio e rádio de origem natural.

Aqueles céticos em usar dados de urânio em mineiros mostram que a estimativa calculada do câncer de pulmão causado por urânio pode ser muito alta, uma vez que mineiros trabalham em condição de muita poeira em relação àquelas que são encontradas em residências e que, durante o trabalho duro, a respiração deles é muito mais profunda do que o normal. Consequentemente, há mais chances de os filhos do radônio encontrarem caminhos profundos nos pulmões dos mineiros em comparação com a população em geral. A exposição dos mineiros ao arsênio e aos gases de escapamento de diesel também deve contribuir para o aumento da taxa de câncer de pulmão que teria sido computado como devido ao radônio.

A fim de estabelecer ou não se o gás radônio acumulado em residências causa câncer de pulmão, muitos estudos epidemiológicos foram empreendidos na década de 1990. Essas análises, uma na Suécia, uma no Canadá e outra nos Estados Unidos, chegaram a conclusões contraditórias acerca do risco do radônio em domicílios familiares. No relatório sueco a taxa de câncer de pulmão em não fumantes, e especialmente em fumantes, comprova o aumento do câncer com o aumento dos níveis de radônio em suas residências. O estudo canadense se concentrou em residentes de Winnipeg, Manitoba, que possuem a média mais alta de níveis de radônio no Canadá. Não foi encontrada correlação alguma entre os níveis de radônio e a incidência do câncer de pulmão. O estudo dos Estados Unidos, conduzido entre mulheres não fumantes no Missouri, encontrou pouca evidência para uma tendência de aumento de câncer de pulmão com aumento da concentração de radônio em atmosferas internas.

O problema ambiental do radônio tem recebido uma maior atenção nos Estados Unidos, onde existem programas em andamento para testar o ar em porões de um grande número de residências para níveis significativamente elevados do gás. Uma vez identificado o radônio, os proprietários podem então modificar o padrão de circulação do ar para reduzir os níveis de radônio em áreas residenciais, dessa forma reduzindo o risco adicional de contrair câncer de pulmão. Espaços e rachaduras existentes nas paredes de porões têm sido vedados, sendo instalados sistemas de exaustão e ventilação. Cerca de 800 mil residências nos Estados Unidos passaram por processos de mitigação envolvendo a redução de níveis elevados de radônio, a um custo de 1.200 dólares por residência, desde os anos 1980. Tem sido apontado, no entanto, que normalmente a alta mobilidade da população dos Estados Unidos significa que, em média, um dado indivíduo pode viver em uma casa com um alto nível de radônio por apenas uns poucos anos e provavelmente passará a maior parte de sua vida em casas com níveis mais baixos (uma vez que cerca de 7% das residências possui altos níveis). Consequentemente, a estimativa de aumento de morte por câncer de pulmão mencionado no inicio dessa seção é provavelmente muito mais alta.

Uma minoria entre cientistas não acredita que a radioatividade em níveis baixos possa ser prejudicial aos seres humanos. Eles são céticos quanto ao modelo de níveis basais não lineares (*linear-no-threshold*), LNT, para o qual os efeitos de doses elevadas de radioatividade observados podem ser extrapolados linearmente para doses muito mais baixas e não existe nível basal abaixo do qual a radioatividade não cause efeitos nocivos tais como o câncer. Alguns cientistas apontam para níveis basais de cerca de 100 Bq/m^3 para que o radônio doméstico provoque câncer de pulmão, enquanto outros ressaltam a inexistência de casos de câncer em muitos locais que apresentam níveis naturais elevados de radônio. Entretanto, trabalhos de revisão contendo dados epidemiológicos dos Estados Unidos e Europa publicados em 2005 e 2006 não estabelecem um nível basal que incremente os casos de câncer de pulmão em função do radônio doméstico.

Alguns cientistas acreditam em uma teoria chamada *hormesis*, que considera que a exposição à radioatividade (e outros produtos químicos) em níveis muito baixos de concentração, por períodos curtos de tempo, podem ser positivos para a saúde humana. Embora existam estudos com células e animais que suportem esta teoria, ela não é amplamente aceita na comunidade científica. Além disso, a teoria do LNT é embasada por evidências recentes relacionadas com a incidência de câncer entre cidadãos russos que foram inadvertidamente expostos a baixos níveis de radioatividade em decorrência da produção de armas nucleares.

Urânio empobrecido

Urânio empobrecido é aquele que resta do urânio natural, ^{238}U, uma vez que a maioria do isótopo ^{235}U, usado em reatores nucleares e armas nucleares, e o ^{234}U tenham sido extraídos dele. Realmente, cerca de 200 kg de urânio empobrecido são produzidos para cada quilograma do elemento altamente enriquecido, uma vez que o urânio equivale apenas 0,7% do ^{238}U. Como o urânio é muito denso (70% mais denso que o chumbo), ele é útil para fazer armas penetrantes, especialmente projéteis usados contra tanques. Quando as bombas atingem duramente os alvos, o urânio inflama-se e a combustão cria uma nuvem de poeira contendo *óxido de urânio*. Essa poeira deposita-se e contamina o solo na região, mas antes disso, ela pode ser inalada pelas pessoas da vizinhança. Considerando que a maior parte do ^{235}U foi extraído do urânio (para uso em bombas e produção de energia), e que o ^{238}U possui uma meia-vida longa, o urânio empobrecido é menos radioativo em termos da emissão de partículas α (quase a metade) que o elemento de ocorrência natural. No entanto, a emissão de partículas β a partir do filhos do ^{234}U ainda ocorre. Preocupações têm sido manifestadas sobre os efeitos da radioatividade residual do urânio empobrecido em tropas e civis expostos a ele durante os tempos de guerra.

Bombas sujas

Uma **bomba suja** é um explosivo convencional baseado em compostos químicos misturados com material radioativo que pode ser espalhado por uma grande área como resultado da explosão. As bombas sujas podem ser feitas por terroristas a partir de material radioativo roubado tanto de hospitais como de institutos de pesquisa ou adquirido no mercado negro de fornecedores originários da antiga União Soviética, ou outros países que passaram por desmembramentos, com consequente perda de segurança de suas instalações de energia nuclear. Embora o perigo atual para a saúde humana, a partir da dispersão de materiais para bombas sujas ao ambiente, possa ser bem pequeno, um grande temor pode ser gerado na população e os custos para a descontaminação de grandes áreas seriam significativos.

Uma ameaça semelhante ao terrorismo seria o deliberado impacto de aviões sequestrados em usinas nucleares ou em contêineres. No entanto, a maioria dos executivos da indústria de energia nuclear nega que as usinas de energia ou contêineres possam ser rompidos, e a radioatividade liberada por esse evento.

Energia nuclear

Embora a maioria da energia que originalmente usamos, como as geradoras de calor pela queima de combustíveis que contêm carbono, calor em quantidade comercial pode também ser produzido indiretamente quando ocorrem certos processos envolvendo núcleos; essa fonte de energia é chamada de **energia nuclear** e é utilizada principalmente para produzir eletricidade. Uma vez que a energia nuclear é muito mais intensa do que a energia de ligação química, a energia liberada por um átomo em uma reação nuclear é imensa comparada àquelas obtidas nas reações de combustão. Uma das vantagens da energia nuclear é que ela não gera *dióxido de carbono* ou outros gases estufa durante sua operação. Alguns políticos têm promovido a expansão de energia nuclear como uma opção de combate ao aquecimento global no futuro.

Há dois processos pelos quais a energia é obtida de núcleos atômicos: fissão e fusão nuclear.

- Na **fissão**, a colisão de certos tipos de núcleos metálicos (todos possuem muitos nêutrons e prótons) com um nêutron resulta na divisão do núcleo em dois fragmentos similares em tamanho. Uma vez que os fragmentos separados são mais estáveis energicamente que o núcleo metálico original, nesse processo é liberada energia.

- A combinação de dois núcleos muito leves para formar um núcleo combinado é chamada de **fusão**. Ela também resulta na liberação de uma quantidade imensa de energia, uma vez que o núcleo combinado é mais estável que o original, sendo aqueles mais leves.

Reatores de fissão

Atualmente existem mais de 440 usinas de energia nuclear em operações baseadas na fissão em mais de 30 países no mundo, que geram 17% das necessidades globais de eletricidade, sendo 23% delas em países desenvolvidos, 16% somente na extinta União Soviética, mas apenas 2% em países em desenvolvimento. A produção global mais do que triplicou entre 1980 e 2000. A fração de eletricidade produzida pela energia nuclear em vários países está listada na Tabela 9-2.

TABELA 9-2 Energia nuclear ao redor do mundo (2005)

País	Número de reatores nucleares	Proporção da eletricidade gerada por energia nuclear
Estados Unidos	103	19%
França	59	79%
Japão	55	29%
Rússia	31	16%
Grã-Bretanha	23	20%
Coreia do Sul	20	45%
Canadá	18	15%
Alemanha	17	31%
Índia	16	3%
Ucrânia	15	49%
Suécia	10	45%
China	10	2%
Outros	65	

O exemplo de fissão mais útil economicamente, e principalmente usado por usinas de energia, é o induzido pela colisão de um núcleo ^{235}U com um nêutron. A combinação dessas duas partículas é instável. Quando ela se decompõe, os produtos variam, porém são tipicamente compostos por um núcleo de *bário*, ^{142}Ba, um de criptônio, ^{91}Kr, e três nêutrons:

$$^{1}_{0}n + ^{235}_{92}U \longrightarrow ^{142}_{56}Ba + ^{91}_{36}Kr + 3\,^{1}_{0}n$$

$$\text{(n)} + \left(^{235}_{92}U\right) \longrightarrow \left(^{142}_{56}Ba\right) + \left(^{91}_{36}Kr\right) + \begin{matrix}\text{(n)}\\\text{(n)}\\\text{(n)}\end{matrix}$$

Nem todos os núcleos de urânio que absorvem um nêutron formam exatamente os mesmos produtos, mas o processo sempre produz dois núcleos aproximadamente com essas dimensões, junto com vários nêutrons.

Os dois novos núcleos produzidos nas reações de fissão se movem tão rápido como os nêutrons. É a energia calorífica desse excesso de energia cinética que é usada para produzir potência elétrica. Na verdade, a geração de eletricidade por energia nuclear e pela queima de combustíveis fósseis envolve o uso de fonte de energia para produzir vapor, o qual é então usado para girar grandes turbinas que produzem a eletricidade.

Em média, cerca de três nêutrons são produzidos por núcleo de ^{235}U que reage; um desses nêutrons pode produzir a fissão de outro núcleo de ^{235}U, e então, induzir a uma **reação em cadeia**. Em bombas atômicas, o núcleo extra é usado para induzir uma fissão muito rápida de todo o urânio que é confinado num pequeno volume, portanto, a energia é liberada explosivamente. Em contraste, a energia é liberada gradualmente em um reator de potência nuclear assegurando que, em média, apenas um nêutron liberado de cada evento de fissão de ^{235}U induza à fissão de outro núcleo. Os nêutrons extras produzidos na fissão são absorvidos pelas barras de controle num reator de energia nuclear. Essas barras são feitas de elementos que absorvem nêutrons tal como o *cádmio*. A posição das barras no reator pode ser variada para controlar a taxa de fissão.

Os nêutrons que abandonam os núcleos de ^{235}U na fissão possuem um movimento muito rápido para serem eficientemente absorvidos por outros núcleos e causar fissões adicionais, portanto, deve-se diminuir a sua velocidade se os mesmos forem utilizados de modo útil. Isso é efetuado pelo **moderador**, o qual depende do tipo de reator, podendo ser de água normal, água pesada (isto é, água enriquecida com deutério), ou *grafite*. O material líquido refrigerante que é usado para retirar a energia calorífica produzida pela fissão na maioria dos tipos de reatores é a água, porém o dióxido de carbono gasoso é usado em alguns. Enfim, é produzido vapor com pressão e temperatura elevadas – exatamente como numa usina de geração de energia por combustível fóssil – que será usado para girar as turbinas e gerar eletricidade. A eficiência na operação de um reator nuclear é significativamente inferior àquela de combustível fóssil, uma vez que o centro do reator nuclear, a partir do qual o calor é obtido, se encontra apenas um pouco acima de 300°C, enquanto que nas usinas que utilizam combustível fóssil deve ser tão alto quanto 550°C. As várias etapas de produção de eletricidade numa planta de energia nuclear baseada na fissão são ilustradas na Figura 9-2.

PROBLEMA 9-3

Calcule a máxima eficiência, em porcentagem, na conversão de calor a 300°C em eletricidade de acordo com a segunda lei da termodinâmica (ver Capítulo 6), assumindo que a água de refrigeração se encontra a uma temperatura de 17°C. Repita o cálculo para o calor de 550°C. Seus valores calculados ficaram acima das eficiências médias de 30 a 40% observadas, para usinas de energia nuclear e aquelas que utilizam a queima de carvão, respectivamente?

O urânio em reatores é disposto em uma série de barras chamadas de **barras de combustível**. Quando o urânio é consumido numa barra, ou seja, quando o conteúdo de ^{235}U estiver tão baixo que ele não possa ser útil como combustível, uma vez que o número de nêutrons produzidos por segundo é baixo, ele é removido do reator.

O único isótopo de ocorrência natural que pode sofrer fissão é o ^{235}U, que constitui apenas 0,7% do elemento natural. O urânio restante é o ^{238}U (99,3% em abundância natural). Um nêutron produzido pela fissão do núcleo do ^{235}U

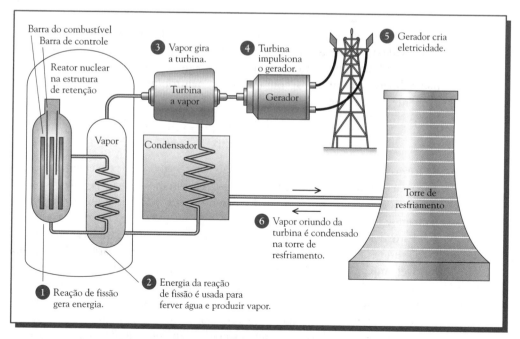

FIGURA 9-2 Diagrama esquemático, passo a passo, da produção de energia elétrica por um reator de fissão nuclear.

pode ser absorvido na colisão por um núcleo de ^{238}U. O núcleo resultante ^{239}U é radioativo e emite uma partícula β, assim como o produto pesado (^{239}Np) desse processo; consequentemente, é produzido um núcleo de **plutônio**, ^{239}Pu.

$$^{1}_{0}n + ^{238}_{92}U \longrightarrow ^{239}_{92}U \xrightarrow{-\beta} ^{239}_{93}Np \xrightarrow{-\beta} ^{239}_{94}Pu$$

$$(n) + \left(^{238}_{92}U\right) \longrightarrow \left(^{239}_{92}U\right) \longrightarrow \beta + \left(^{239}_{93}Np\right) \longrightarrow \beta + \left(^{239}_{94}Pu\right)$$

portanto, o ^{239}Pu é produzido como um subproduto da operação de reatores de energia nuclear.

Infelizmente, o par de núcleos resultante da fissão do núcleo tanto de ^{235}U como o subproduto ^{239}Pu são substâncias altamente radioativas. Como consequência, o material consumido na barra é muito mais radioativo do que o urânio original. Cada um dos produtos da fissão consiste de cerca de metade do núcleo do urânio original (menos alguns nêutrons), com números atômicos na faixa de 30 a 50, em vez de 92. Como a razão ótima nêutron/próton aumenta com o número de massa, os produtos da fissão são *ricos em nêutrons*. O excesso de nêutrons se divide em um próton e um elétron, com este último sendo liberado do núcleo na forma de uma partícula β, aumentando o número atômico de 1 unidade e reduzindo a razão nêutron/próton. Decaimentos sucessivos de nêutrons ocorrem, até que o produto final não seja mais rico em nêutrons. Por exemplo, o criptônio produzido na reação discutida previamente tem uma razão nêutron/próton de 1,53, típica de um núcleo do tamanho do urânio. Tem uma meia-vida de apenas 10 segundos antes de emitir uma partícula β e se tornar o rubídio (meia-vida de 1 minuto), que por sua vez emite uma partícula β para se tornar o estrôncio (meia-vida de 10 horas), que emite uma partícula β para se tornar o ítrio (meia-vida de 59 dias), que emite uma partícula para se tornar um isótopo estável e não radioativo do zircônio, com uma razão nêutron/próton normal (1,28) para elementos deste tamanho.

$$^{91}_{36}Kr \xrightarrow{+\beta} ^{91}_{37}Rb \xrightarrow{+\beta} ^{91}_{38}Sr \xrightarrow{+\beta} ^{91}_{39}Y \xrightarrow{+\beta} ^{91}_{40}Zr$$

As barras de combustíveis usadas, nas quais calor é produzido pela energia associada com a emissão da partícula β, são imersas em piscinas de água por alguns meses até que a maioria do processo de decaimento tenha ocorrido e até que as barras tenham se resfriado.

Parte dos produtos radioativos da fissão do ^{235}U possui meia-vida acima daquelas discutidas anteriormente. Após 10 anos, a maioria da radioatividade no combustível empobrecido é devida ao *estrôncio*-90, ^{90}Sr (meia-vida de 29 anos), e do *césio*-237, ^{237}Cs (meia-vida de 30 anos). A dispersão do estrôncio e do césio radioativo no ambiente constituiria um sério problema ambiental. Íons de ambos os metais podem ser rapidamente incorporados em corpos porque o estrôncio e o césio rapidamente substituem quimicamente elementos similares que são partes integrantes de corpos de animais, incluindo seres humanos. O estrôncio, um metal do Grupo II, se concentra nos ossos e dentes, substituindo os íons de *cálcio*, também um metal do Grupo II que forma íons +2. Íons do *césio*, um metal do Grupo I, pode substituir àqueles do *potássio*, também do Grupo I e também com carga +1, que é espalhado por todas as células do corpo. Uma vez que esses elementos estão alojados no corpo, sua desintegração radioativa produz partículas β que podem danificar as células nas quais eles estão presentes ou próximos. Resíduos radioativos oriundos das barras de combustível consumidas das usinas nucleares precisam, por conseguinte, ser cuidadosamente monitorados e, consequentemente, terão de ser depositados em um ambiente seguro do qual eles não possam escapar.

Problemas ambientais da mineração e refino do urânio

Muitas das etapas do *ciclo do combustível nuclear*, ilustrado na Figura 9-3, geram resíduos ambientais.

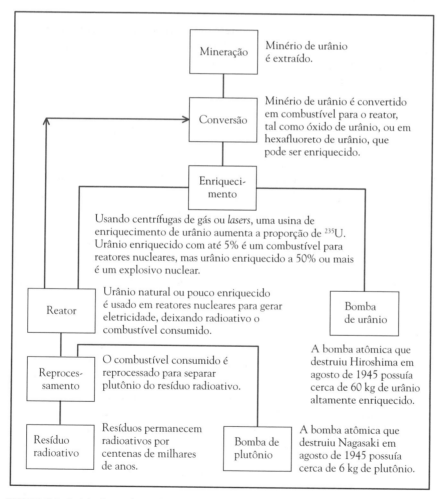

FIGURA 9-3 O ciclo do combustível nuclear. [Fonte: R. Edwards, "A Struggle for Nuclear Power," *New Scientist* (22 March 2003): 8.]

Os principais fornecedores e processadores de minério de urânio são Canadá, Austrália, Rússia, Nigéria, Ucrânia e Cazaquistão. Durante a mineração de urânio, comumente ocorre contaminação ambiental por substâncias radioativas. Uma vez que o urânio de ocorrência natural decai lentamente em outras substâncias, também radioativas, o minério de urânio contém uma variedade de elementos radioativos. Como resultado, um volume muito grande de material indesejável resta após o urânio ser quimicamente extraído do minério que, por si mesmo, é radioativo.

O material radioativo que estava retido no minério rochoso original se encontra na forma líquida e rejeitos em pó após a mineração. Também ocorrem emissões gasosas dos resíduos. Como em outras operações de mineração, os rejeitos líquidos são normalmente confinados em tanques especiais até que o sólido se separe. Pode ocorrer poluição na água subterrânea local se esses tanques se romperem ou transbordarem. Além disso, quando os rejeitos sólidos são expostos ao tempo e parcialmente dissolvidos pela águas da chuva, eles podem contaminar os reservatórios locais de água.

O uso dos rejeitos sólidos como aterro sobre o qual são construídos prédios pode ocasionar problemas, por que o radônio produzido pelo decaimento radioativo do rádio nos rejeitos é muito móvel. Como previamente apontado, o radônio é um perigo para os próprios mineiros de urânio, já que o gás radioativo está sempre presente no minério e é liberado para o ar da mina. De fato, a incidência de câncer de pulmão entre os mineiros era particularmente alta até que a ventilação das minas foi aumentada para permitir uma maior frequência da mudança do ar e, portanto, uma maior eficiência na retirada do gás radônio acumulado.

Na maioria dos reatores de energia nuclear (sendo o sistema canadense CANDU a principal exceção), o combustível urânio precisa ser enriquecido no isótopo ^{235}U, fissionável; sua abundância é aumentada para 3,0% a partir do conteúdo de 0,7% do elemento de ocorrência natural. A extensão de enriquecimento requerida para uso em bombas é muito maior. O urânio enriquecido suficientemente para esse propósito é chamado de material *grau-armamento* e corresponde a mais de 90% no ^{235}U. O enriquecimento é um processo de custo muito alto e intensivo energeticamente, porque ele requer preferivelmente meios físicos de separação em lugar de químicos, considerando que todos os isótopos de um dado elemento comportam-se quimicamente de modo idêntico. Para a separação, o urânio é temporariamente convertido no composto gasoso *hexafluoreto de urânio*, UF_6.

O reator CANDU é capaz de utilizar urânio não enriquecido pelo uso de **água pesada**, em vez de água normal no moderador, porque fazendo isso diminui a probabilidade de que nêutrons sejam absorvidos, tornando-se indisponíveis para continuar a reação em cadeia. A água pesada contém uma fração muito acima do normal de **deutério**, ^2H, o isótopo de ocorrência natural não radioativo do hidrogênio (abundância natural de 0,02%). Parte dos nêutrons produzidos pela fissão é absorvida pelos núcleos de deutério, produzindo **trítio**, ^3H.

$$^2H + {}^1n \longrightarrow {}^3H$$

Os reatores CANDU produzem cerca de 30 vezes mais trítio do que os reatores que utilizam água leve. Os níveis de trítio nos moderadores e na água de resfriamento aumentam com o tempo, à medida que o produto da reação se acumula. Pequenas perdas do agente de resfriamento dos reatores resultam na liberação do trítio para o ambiente aquoso.

O trítio é radioativo e emissor de baixas quantidades de partículas β de baixa energia, com um tempo de meia-vida de 12,3 anos. Menos de 1% do trítio ocorre naturalmente; o restante se deve à deposição de partículas geradas a partir de testes com armas nucleares realizados há décadas e também à liberação de reatores nucleares. A EPA classifica o trítio como carcinogênico para humanos; existem evidências de que seja também mutagênico e teratogênico (provoca defeitos de nascença). O limite máximo permitido para o trítio em água, de acordo com a EPA, é de 740 Bq/L; o limite canadense é quase 10 vezes mais elevado. As águas dos lagos Huron e Ontário, em cujas costas existem vários reatores CANDU, apresentam 7 Bq/L de trítio, comparados aos 2 Bq/L do Lago Superior, que não tem reatores nucleares na vizinhança.

O futuro da energia nuclear baseada na fissão

Sob o ponto de vista dos habitantes da América do Norte, e muitos países europeus, a energia nuclear proveniente da fissão mudou de positiva para negativa nas últimas décadas, parcialmente, como uma consequência de acidentes na usina de energia Three Mile Island em Harrisburg, Pensilvânia, em 1979 e em Chernobyl, Ucrânia, em 1986. Nenhum novo reator foi encomendado nos Estados Unidos desde o incidente na Three Mile Island, e várias usinas de energia, tanto nos Estados Unidos quanto no Canadá, têm sido paralisadas. A última usina nova aberta na Grã-Bretanha foi iniciada em 1995, e não há planos para outras. Alguns observadores acreditam que a indústria de energia nuclear poderia eventualmente renascer com o suprimento de óleo e gás em decrescimento e com a restrição e a emissão de dióxido de carbono se tornando mais rigorosas. Atualmente, as únicas novas usinas de energia nuclear sendo construídas são em países nos quais o preço da eletricidade é regulado pelo governo, uma vez que usinas de energia de ciclo combinado (cogeração) e queima de gás natural são mais eficientes e de custo menor que a energia nuclear no presente. As principais vantagens e desvantagens da produção de energia nuclear estão resumidas na Tabela 9-3.

A catástrofe de Chernobyl

Uma preocupação mais realista do que uma usina nuclear, fora de controle e desenvolvendo-se como uma bomba atômica, é que os produtos da fissão, altamente radioativos contidos nas barras de controle operacional, poderiam ser espalhados por toda a vizinhança se uma explosão não nuclear ocorresse na usina de energia. Isso de fato ocorreu em uma usina nuclear em Chernobyl, Ucrânia, em 1985. Os engenheiros da usina perderam o controle do reator durante um

TABELA 9-3 Vantagens e desvantagens inerentes à produção de energia nuclear por fissão

Vantagens	Desvantagens
Ar mínimo e poluição aquática	Produção de resíduos radioativos que requerem manuseio especial
Uso eficiente das fontes de combustível	Possibilidade de um acidente resultando em problemas sérios em relação à saúde humana
Custo de operação relativamente baixo	Estocagem dos resíduos por longo período e desativação das usinas provavelmente envolverão altos custos Exigência de um sistema internacional de segurança para prevenir o desvio dos materiais nucleares para uso em armamento

teste de rotina ignorando os mecanismos de segurança da usina e afastando a maioria das barras de controles do núcleo do reator. Como consequência, o reator superaqueceu e o fogo espalhou-se no moderador de grafite. Em seguida ocorreu uma enorme explosão, que rompeu a chapa pesada de cobertura do prédio, e várias centenas de milhões de curies de radiação foram liberadas para a atmosfera e espalhadas sobre uma grande área. Muitas pessoas, principalmente operadores da usina e combatentes do fogo, morreram imediatamente pelas altas doses de radiação. Os compostos radioativos dispersados eram principalmente concentrados nos isótopos de gases nobres ^{131}Xe e ^{85}Kr, em ^{131}I, e nos isótopos ^{134}Cs e ^{137}Cs, todos eles produtos da fissão.

O maior efeito crônico à saúde dos habitantes expostos à explosão de Chernobyl foi o grande aumento do câncer de tireoide entre as crianças da região, doença que foi iniciada, provavelmente, pela radiação β proveniente do iodo radioativo, ^{131}I, que possui meia-vida de apenas 8 dias. O corpo humano concentra iodo na glândula tireoide. Felizmente, o câncer de tireoide tem uma elevada incidência de cura. Nas áreas mais contaminadas da Ucrânia, cerca de quatro vezes mais crianças que o normal foram diagnosticadas como tendo câncer de tireoide, sendo as mais novas mais suscetíveis à radioatividade. A probabilidade de uma criança ucraniana ter câncer na tireoide cresceu em proporção direta em relação à dose de iodo radioativo ingerida após o acidente. A maioria do iodo nas crianças resultou do consumo de leite de vacas que se alimentaram em pastos contaminados e do consumo de vegetais com folhas, dado que o iodo radioativo se depositou a partir do ar nas folhas das plantas. O solo em todas as áreas afetadas tornou-se permanentemente deficiente em iodo, assim a substância seria prontamente absorvida pela tireoide de crianças cronicamente deficientes em relação a este elemento. Além disso, pastilhas de *iodeto de potássio*, KI, planejadas para provocar um aumento do iodo no corpo e, dessa forma, diluir a forma radioativa, foram distribuídas para os habitantes ao redor de Chernobyl, mas somente uma semana após a explosão.

Especialistas em radioatividade sugerem que entre 4000 e 9000 mortes prematuras ocorreram ou deverão ocorrer entre os moradores de regiões fortemente contaminadas – Ucrânia, Bielorrússia e Rússia – pela radioatividade do evento de Chernobyl, não apenas por causa do ^{131}I, mas também em função dos isótopos ^{134}Cs e ^{137}Cs (este tem meia-vida de 30 anos). Outros tipos de câncer que não o da tireoide têm um tempo de desenvolvimento muito mais longo. Existe um temor de que mulheres que estavam em idade de amamentação ou na puberdade na época do acidente poderão ter um risco mais elevado de desenvolver câncer de mama. Um número muito maior de cidadãos europeus, talvez cerca de 60 mil, que vivem fora das áreas mais afetadas, mas que ingeriram pequenas doses, também poderão ser afetados se a relação dose-resposta para a radiação de fato não tiver um nível limiar. Contudo, de acordo com a Organização Mundial da Saúde, o maior problema de saúde pública para as pessoas que viviam nas regiões mais afetadas pelo desastre de Chernobyl é a deterioração a longo prazo de sua saúde mental.

O acidente em Three Mile Island

O outro acidente em usina de energia nuclear foi muito menos sério que o de Chernobyl. Este evento ocorreu em 1979 na usina de Three Mile Island, na Pensilvânia. O problema foi originado por falhas nos sistemas de refrigeração a água no reator. Embora as barras de controle estivessem inseridas no núcleo e o processo de fissão parado, o reator permaneceu esquentando. A fonte de calor foi o decaimento radioativo pela emissão de raios γ, não do urânio, mas dos produtos de fissão que naturalmente foram se acumulando, com o tempo, nas barras de combustível. Por causa do mau funcionamento mecânico e erro do operador, o núcleo tornou-se parcialmente descoberto, e como resultado ele se aqueceu muito além do permitido (> 2200°C), tendo se fundindo até a metade. Foram produzidos gases hidrogênio e oxigênio a partir da decomposição da água superaquecida.

Felizmente, não houve grande explosão na Three Mile Island: o equipamento de contenção não foi rompido. Ao contrário do acidente em Chernobyl, o material líquido e sólido que escapou do reator na Three Mile Island não escapou do prédio de contenção; a liberação do ^{131}I foi em torno de um milhão de vezes menor. Quantidades significativas de isótopos de gases nobres radioativos ^{131}Xe e ^{85}Kr não escaparam para o ar mas, como em Chernobyl, eles teriam sido diluídos na atmosfera.

Plutônio

O isótopo de plutônio-239 que é produzido durante a fissão do urânio é um emissor de partículas α e possui uma meia-vida longa de 24.000 anos. Após 1000 anos, as principais fontes de radioatividade das barras de combustível consumido serão o plutônio e outros elementos muito pesados, uma vez que o núcleo de tamanho médio produzido na fissão, tendo uma meia-vida muito menor que 1000 anos, terá decaído em grande parte para aquele tempo. Então a radioatividade a longo prazo das barras de combustível consumido poderá ser grandemente reduzida pela remoção química dos muitos dos seus elementos pesados.

PROBLEMA 9-4

Considerando que a meia-vida do ^{239}Pu é de 24.000 anos, quantos anos serão precisos para que o nível de radioatividade do plutônio numa amostra caia para 1/28 (isto é, cerca de 1%) de seu valor original?

O ^{239}Pu que se forma nas barras de combustível é por si só fissionável, e uma vez que sua concentração nas barras se torna alta o bastante, ele também sofre fissão e contribui na produção de energia do reator. O plutônio que se acumula com o tempo na barra de combustível pode posteriormente ser removido quimicamente do combustível consumido por **reprocessamento**. Nesse procedimento, as barras de combustível são dissolvidas em **ácido nítrico** concentrado, HNO_3. Os elementos da família dos actinídeos, urânio, plutônio e pequenas quantidades de inúmeros outros elementos produzidos pela fissão e subsequente decaimento radioativo, são então separados dos outros elementos metálicos presentes na solução, como por exemplo o bário. Isto é feito pela complexação seletiva dos actinídeos com um ligante que os torna muito mais solúveis em um meio orgânico do que em meio aquoso. No processo denominado PUREX (recuperação de plutônio e urânio por extração), uma solução contendo 30% de **fosfato de tri-n-butila**, $O=P(O-CH_2CH_2CH_2CH_3)_3$, em um solvente orgânico como o querosene, é misturada com a solução contendo ácido nítrico. Os actinídeos são complexados pelo sulfato e migram para a fase orgânica (querosene-ácido nítrico). Infelizmente, alguns dos subprodutos da fissão se dissolvem na fase orgânica, dado que o fosfato se decompõe parcialmente pela radioatividade presente para formar um produto que pode complexar os metais gerados na fissão. Por essa razão, vários outros ciclos de extração com solvente são necessários para separar completamente os actinídeos dos outros produtos da fissão. A fase aquosa é uma forma altamente radioativa dos resíduos gerados.

Em algumas situações torna-se desejável separar o urânio do plutônio previamente, ou após a extração do combustível utilizado. Por exemplo, o urânio ainda contém cerca de 0,3% de ^{235}U, que pode se converter novamente em combustível para o reator. De forma alternativa, a remoção do urânio das barras reduz grandemente o volume de material que precisa ser armazenado. Se o urânio é extraído das barras combustíveis dissolvidas, deixando o plutônio misturado com os subprodutos altamente radioativos, há um menor motivo de preocupação de que este último seja desviado para ser utilizado na fabricação de bombas. No processo UREX (recuperação de urânio por extração), o plutônio presente nas barras dissolvidas é seletivamente reduzido de Pu^{4+} a Pu^{3+} pela adição de um agente redutor brando, como por exemplo o ácido acetohidroxâmico (AHA), CH_3-C(=O)-NHOH. Então o urânio na forma de U^{4+} (ou como U(VI) no UO_2^{2+}) é isolado pela extração com solvente empregando fosfato de tributila, produzindo um sistema com duas fases, assim como no processo PUREX, porém com o plutônio permanecendo na fase aquosa, uma vez que o Pu^{3+} é mais estável em água do que em solventes orgânicos.

Visto que o reprocessamento usa procedimentos químicos, ele é muito menos intensivo energeticamente que os processos de separação de isótopos. No entanto, o líquido que resta após os elementos pesados valiosos terem sido removidos é ainda altamente radioativo pela presença de produtos da fissão. Nenhum método de disposição para esses resíduos já foi aprovado e implementado; ele ainda é estocado em tanques metálicos. Infelizmente, muitos dos tanques antigos nos quais o líquido é estocado têm começado a vazar em instalações como Hanford, Washington, onde o plutônio para armas nucleares foi produzido por reprocessamento. O reprocessamento é um processo de alto custo, em parte, porque o resíduo radioativo que ele produz precisa ser estocado.

As barras de combustível utilizado dos reatores civis de energia de vários países têm sido reprocessadas na França, no Reino Unido, na Índia, na Rússia e no Japão; entretanto, nos Estados Unidos ou Canadá isso não acontece. Este reprocessamento tem resultado em um acúmulo de centenas de toneladas de plutônio. Quantidades comparáveis do elemento estão também disponíveis como resultado do desmantelamento de armamento nuclear pelos Estados Unidos e pela Rússia (veja o Quadro 9-2).

Com exceção das questões de saúde e segurança, o maior problema associado com o manuseio do plutônio tanto de fontes civis como militares envolve as medidas de segurança necessárias para prevenir que o material caia em mãos de terroristas e governantes não confiáveis, que desejam construir suas próprias bombas. Apenas uns poucos quilogramas de plutônio de grau-armamento, que consiste de 93% ou mais de ^{239}Pu, é requerido para construir uma bomba atômica. Uma quantidade um pouco maior de plutônio na grade do reator, que contém maior quantidade de outros isótopos de plutônio e elementos similares, é necessária para uma bomba. A reserva atual de matéria-prima de plutônio no mundo é superior a 1.000 toneladas e continua em crescimento.

Reatores reprodutores são reatores de energia nuclear projetados especificamente para maximizar a produção de subprodutos do plutônio; tais reatores atualmente produzem mais material fissionável do que eles consomem. Esses reatores especiais iniciam com uma pequena quantidade de ^{238}Pu (inicialmente obtido dos reatores convencionais de combustível-urânio) e produz mais dele a partir do ^{238}U. Os reatores são resfriados com sódio e usam nêutrons rápidos, em vez daqueles moderados para produzir a fissão. Os nêutrons rápidos são mais prováveis de serem capturados pelo ^{238}U e produzir seus filhos, que rapidamente decaem para plutônio. Têm ocorrido problemas operacionais com esses reatores muitos sofisticados

> **QUADRO 9-2** | **Contaminação radioativa pela produção de plutônio**
>
> O plutônio foi deliberadamente produzido por mais de 50 anos para fornecer material para a fissão, necessária para armas nucleares. Nos Estados Unidos, a maioria da produção e processamento de plutônio foi realizada em Hanford, Washington. Por causa das enormes quantidades de resíduos radioativos que foram produzidos, estocados e dispostos, com essa facilidade, o ambiente ao redor está agora tão altamente poluído que é chamado de "o local mais sujo da Terra". Cerca de 190.000 m³ de resíduos sólidos altamente radioativos, 760 milhões de litros de resíduos líquidos moderadamente radioativos e substâncias químicas tóxicas foram depositadas no solo daquele local. Até uma tonelada métrica de plutônio pode estar contida dentro das massas dos resíduos sólidos queimados nesse local. A limpeza desses resíduos custará entre 50 e 200 bilhões de dólares e não será completada antes do ano 2020. Uma técnica proposta – ainda que de alto custo – para imobilização dos resíduos radioativos envolve a passagem de uma forte corrente elétrica através do solo contaminado por um período de alguns dias; a eletricidade fundiria o solo e a areia em uma rocha vítrea a partir da qual os contaminantes não poderiam escapar.
>
> O plutônio foi usado como material explosivo em muitas bombas atômicas, e como um "gatilho" para as bombas de hidrogênio (fusão), forçando os reagentes em conjunto e, dessa forma, iniciando a explosão termonuclear. Consequentemente, cerca de 100 toneladas de plutônio devem ser removidas das armas nucleares, com dezenas de milhares delas sendo desmanteladas pelos Estados Unidos e Rússia nas próximas décadas.

tecnologicamente e por isso os programas foram abandonados nos Estados Unidos, no Reino Unido, na Alemanha e na França.

Na Rússia e no Japão ainda operam reatores reprodutores para demonstração, e tanto a Índia como a China estão construindo unidades de demonstração. No entanto, o futuro dos reatores reprodutores está sendo questionado.

Dois métodos foram propostos para dispor o excesso de plutônio:

- Misturá-lo com outros resíduos líquidos altamente radioativos e depois **vitrificar** a mistura em blocos de vidro durável que seriam enterrados em subsolo profundo dentro de embalagens metálicas, como será discutido. A **vitrificação** liga quimicamente os resíduos líquidos em um vidro de borossilicato estável e durável no qual produtos (óxidos) da fissão compõem cerca de 20% da massa.

- Para convertê-lo em *dióxido de plutônio*, PuO_2, e misturá-lo com *óxido de plutônio* para produzir um **combustível de óxidos mistos**, MOX (contendo uma porcentagem pequena de plutônio), que poderia ser usado em usinas de energia nuclear existentes. Realmente, algum MOX é agora empregado em reatores na França, na Alemanha e na Suíça, e no futuro provavelmente será usado nos Estados Unidos, no Canadá, na Bélgica e no Japão. No entanto, a produção do combustível MOX é muito mais cara no presente do que a produção de urânio pouco enriquecido; portanto, o incentivo para o seu uso não é econômico. A questão do uso de combustível de óxidos misturados é muito controversa na Grã-Bretanha, onde um terço do plutônio de uso não militar do mundo está estocado na atualidade.

Rejeitos nucleares

Embora a energia nuclear venha sendo usada para gerar eletricidade por muitas décadas e constitua uma fonte de energia significativa, em muitos países ainda não há consenso entre os cientistas e os políticos a respeito do melhor procedimento para a estocagem a longo prazo dos resíduos radioativos gerados por essas usinas. Inicialmente, as barras de combustível consumido são simplesmente estocadas sobre o solo – frequentemente resfriadas com água – por muitos anos e décadas até que o nível de radioatividade tenha sido reduzido e as barras tenham finalmente resfriado a um nível aceitável. Nesse estágio, as barras podem ser transferidas para uma estocagem seca, ou seja, em reservatórios de concreto. Se as barras de combustível são processadas para remover o plutônio, o resíduo remanescente altamente radioativo é subsequentemente ressolidificado.

A radiação do plutônio é fraca e torna-se uma preocupação apenas se o material for ingerido ou inalado, uma vez que sua radiação (partículas α) não pode passar através de camadas mortas da pele ou roupa ou mesmo de uns poucos centímetros de ar. O plutônio elementar, metálico, não pode ser facilmente absorvido pelo corpo. No entanto, quando exposto ao ar, o plutônio forma o óxido PuO_2, um pó em forma de poeira que se dispersa rapidamente e pode ser inalado. Mesmo quantidades microscópicas de óxido de plutônio alojado nos pulmões podem induzir ao câncer de pulmão.

Se o plutônio for ou não removido, a maioria dos planos de disposição de resíduos nucleares assume que o material sólido poderia ser encapsulado e imobilizado na forma vítrea e cerâmica e depois enterrado muito abaixo da superfície da Terra. O contêiner para essa disposição final provavelmente seria feito de metal, como *cobre* ou *titânio*, que são altamente resistentes à corrosão. Essas embalagens são projetadas para durar pelo menos por várias centenas de anos antes que possam ocorrer vazamentos; neste tempo, o nível de radioatividade declinaria substancialmente, ainda que quase todo o plutônio persistisse. Na Suécia, as embalagens estão sendo projetadas para durar por 100 mil anos, tempo em que o nível de radioatividade dentro do contêiner não seria maior que aquela do minério de urânio.

As embalagens seriam enfim enterradas em câmara 300 a 1000 m abaixo da superfície. As características geológicas dos locais dessa disposição incluiriam alta estabilidade (oriunda de fendas por terremotos ou atividade vulcânica) e baixa permeabilidade para assegurar mínimas interações com água subterrânea e com a biosfera. Disposição em fendas geológicas profundas é o único método pelo qual requisitos de segurança podem ser alcançados sem sobrecarregar as gerações futuras com responsabilidade de monitoramento e gerenciamento. No entanto, alguns governos não aceitam a ideia da disposição *permanente* de tais resíduos. Eles querem estar aptos a recuperar o plutônio da barra de combustível consumido se ele vier a ser necessário no futuro para energia nuclear.

Originalmente, os planos dos Estados Unidos para a estocagem de resíduos nuclear de alto nível foram para utilizar cerca de 10.000 contêineres de aço inoxidável, cada um pesando várias toneladas. No entanto, uma liga de aço níquel-cromo-molibdênio (C-22) é agora proposta para essa função uma vez que ela é mais resistente à corrosão. O país planeja usar um depósito a ser criado 300 m abaixo da superfície na Yucca Montain, Nevada. Em contraste aos planos de outros países, o depósito será numa zona insaturada (ver Capítulo 10), 300 m acima do nível de água onde o ar ainda esta presente no solo. Na zona insaturada as condições são oxidantes. A ideia original era para se ter uma deposição seca, uma vez que a água seria o principal agente para liberar e transportar os núcleos radioativos. No entanto, agora existem algumas evidências de que há rápido transporte de água através da área, mesmo nessa profundidade. Consequentemente, uma chamada telha de blindagem de titânio seria colocada sobre cada contêiner para manter a água longe deles. Outros países, incluindo o Canadá, têm planos para usos locais profundos, os quais serão na zona saturada; portanto, as condições ambientais serão redutoras.

Se as barreiras projetadas por engenheiros tiverem sido insuficientes, a liberação dos núcleos radioativos dependerá da durabilidade química dos combustíveis. Uma vez que o urânio no combustível nuclear consumido ocorre com U(IV) na forma de UO_2, mesmo uma pequena quantidade de umidade resultará em sua oxidação para U(VI), como UO_2^{2+}, que é muito solúvel e móvel, a uma velocidade muito mais rápida do que poderia ocorrer sob condições redutoras. A presença de Fe^{2+}, resultante do enferrujamento das latas de aço, poderia reverter a oxidação e precipitar o óxido de urânio de qualquer U(VI) que entre em contato como ele.

Até 2005, nenhum país havia implantado a estocagem geológica permanente para os rejeitos nucleares; todas as alternativas têm sido adiadas em função de aspectos técnicos ou de natureza política. Como consequência, cerca de 250 mil toneladas de rejeitos estão atualmente estocadas em piscinas. Em alguns locais nos Estados Unidos, país que tem cerca de 70 mil toneladas de rejeitos, as barras estão estocadas de forma tão apertada que painéis de boro absorvedores de radiação precisam ser colocados entre elas, para prevenir a ocorrência de reações em cadeia.

Talvez a pesquisa mais avançada sobre a disposição de rejeitos nucleares esteja sendo conduzida na Suécia, onde grandes recipientes de ferro recobertos com cobre foram enterrados em uma câmara a 500 m da superfície. A câmara foi coberta com argila e vedada com concreto. Aquecedores elétricos são utilizados para mimetizar os efeitos do decaimento radioativo. Sensores são empregados para monitorar a temperatura e o movimento da água nas paredes da câmara.

Reatores de fusão

A estabilidade energética ideal por partícula nuclear (prótons ou nêutrons) ocorre para núcleos de tamanho intermediário, como o do ferro. Eis por que a fissão dos núcleos pesados em dois fragmentos de tamanho intermediário libera energia. Similarmente, a fusão de dois núcleos muito leves para produzir um mais pesado também libera quantidades significativas de energia. Realmente, reações de fusão são as fontes de energia das estrelas, incluindo o Sol, e em bombas de hidrogênio.

Infelizmente, todas as reações de fusão têm energias de ativação extremamente elevadas em decorrência da enorme repulsão eletrostática que existe entre os núcleos carregados positivamente quando eles são colocados muito perto, o que deve acontecer para que a fusão ocorra. Consequentemente, é difícil iniciar e sustentar uma reação de fusão controlada que libere mais energia do que ela consome.

As reações de fusão que têm o maior potencial como produtoras de energia útil comercial envolvem os núcleos dos isótopos mais pesados de hidrogênio, chamado *deutério*, ^2_1H, e *trítio*, ^3_1H. Observe que dois diferentes grupos de produtos podem ser produzidos a partir dessas reações:

$$^2_1H \text{ (deutério)} + {}^2_1H \text{ (deutério)} \begin{cases} \rightarrow {}^3_2He + {}^1_0n \\ \text{ou} \\ \rightarrow {}^3_1H + {}^1_1H \end{cases}$$

A energia liberada quando uma dessas reações ocorre é cerca de 4×10^8 kJ/mol, que corresponde a 1 milhão de vezes a energia produzida numa reação *química* típica exotérmica. Um suprimento abundante de deutério é disponível, uma vez que ele é um isótopo de ocorrência natural, não radioativo (constituindo 0,015% do hidrogênio) e, portanto, um componente natural de toda água.

Uma energia de ativação um pouco mais baixa é requerida para a reação de deutério com trítio.

$$^2_1H \text{ (deutério)} + {}^3_1H \text{ (deutério)} \rightarrow {}^4_2He + {}^1_0n$$

No entanto, por ser o trítio um elemento radioativo (um emissor de partículas β) com uma meia-vida curta (12 anos), ele não é um componente significativo do hidrogênio de ocorrência natural e teria sido sintetizado por fissão do elemento relativamente escasso, *lítio*.

As consequências ambientais da geração de energia elétrica a partir de reatores de fusão seriam menos sérias que aquelas associadas com reatores de fissão. O único resíduo radioativo produzido *diretamente* em quantidade seria o trítio, embora os nêutrons emitidos no processo possam produzir substâncias radioativas quando eles são absorvidos por outros átomos. Embora a partícula β que o trítio emite não seja suficientemente energética para penetrar na camada externa da pele humana, o trítio é, apesar disso, perigoso, porque os sistemas biológicos o incorporam tão rapidamente quanto fazem com o hidrogênio normal (^1H ou ^2H) por inalação, absorção através da pele ou ingestão de água ou alimento. Geralmente, o trítio em água potável (de fontes artificiais ou naturais) constitui a fonte de aproximadamente 3% de nossa exposição à radioatividade.

Cerca de 80% da energia emitida na reação deutério-trítio está associada com os nêutrons. A energia, capturada pelo uso de refrigeradores aquecidos por nêutrons, seria usada para criar vapor superaquecido para impulsionar turbinas. Infelizmente, o intenso bombardeamento de nêutrons causará degradação severa da estrutura usada para confinar os reagentes da fusão e gerará grandes quantidades de núcleos radioativos. Esses problemas seriam em grande medida superados se os chamados *combustíveis avançados* fossem usados como reagentes. Portanto, a reação de fusão do deutério com hélio-3 ($^{3}_{2}He$) libera apenas uma pequena porcentagem dessa energia de reação tanto quanto os nêutrons (os produtos do processo dominante sendo prótons e núcleos ^{4}He), de modo que dois núcleos de ^{3}He (que produz dois prótons e ^{4}He) são essencialmente livres de nêutrons. Esses processos poderiam operar com uma eficiência de conversão mais alta, mas requerem, na realidade, temperaturas mais elevadas e condições de confinamento. O outro problema sério é a escassez de ^{3}He na Terra: a lua é a melhor fonte desse material!

PROBLEMA 9-5

Escreva e faça o balanceamento das duas reações de fusão envolvendo ^{3}He mencionadas acima.

Em 2006, um consórcio entre a União Europeia, os Estados Unidos, a China, a Índia, a Rússia, o Japão e a Coreia do Sul concordou em financiar o projeto ITER (Reator Termonuclear Internacional Experimental), o primeiro reator mundial de fusão nuclear a ser construído até 2016 em Provence, na França, a um custo de $ 13 bilhões. O reator não produzirá energia utilizável, mas está sendo construído para demonstrar que é possível construir um reator que gerará mais energia do que consome. O projeto do reator baseia-se no *tokamak*[*], uma máquina com o formato de um pneu de automóvel que tem uma série de campos magnéticos sobrepostos que pode abrigar o plasma existente dentro das paredes do reator. Uma usina de geração de energia demonstrativa, que poderia empregar o excesso de calor para ferver a água e fazer girar turbinas para gerar eletricidade, está prevista para 2040; ela deverá utilizar a experiência adquirida com o projeto ITER na manipulação do hélio e trítio gerados pelas reações de fusão. Acredita-se que o problema dos materiais radioativos produzidos pelos nêutrons emitidos pela reação de fusão deverá estar resolvido na oportunidade.

A energia liberada em processos nucleares

A energia, E, liberada nos processos de fissão e fusão vem da conversão de uma fração minúscula, m, das massas dos átomos e outras partículas envolvidas. De acordo com a famosa equação de Einstein, a energia liberada é

$$E = mc^2$$

sendo c a velocidade da luz.

---

[*] N. de R. T.: A palavra tokamak é o acrônimo das palavras russas que significam câmara toroidal e bobinas magnéticas.

CAPÍTULO 9   Radioatividade, Radônio e Energia Nuclear   **417**

Por exemplo, na conversão de um mol de átomos de deutério (massa de 2,0140 g) e um mol de átomos de trítio (massa de 3,01605 g) em um mol de átomos de ^{4}He (massa de 4,00260 g) e um mol de nêutrons (massa de 1,008665 g), um total de 0,0188 g de matéria é perdida pela conversão em energia. Uma vez que $m = 0{,}0188 \times 10^{-3}$ kg e $c = 2{,}99792 \times 10^8$ m/s, a energia liberada é

$$E = mc^2 = (0{,}0188 \times 10^{-3} \text{ kg}) \times (2{,}99792 \times 10^8 \text{ m/s})^2$$
$$= 1{,}69 \times 10^{12} \text{ kg m}^2/\text{s}^2$$
$$= 1{,}69 \times 10^{12} \text{ J}$$

Essa energia, 1.690 milhões de quilojoules por mol, é cerca de 7 milhões de vezes a energia liberada quando a mesma quantidade de hidrogênio com oxigênio é utilizada para produzir água.

PROBLEMA 9-6

Calcule a quantidade de energia liberada no processo de fissão já descrito neste capítulo na qual urânio-235 e um nêutron são fissionados em bário-142, criptônio e 3 nêutrons. Assumir que 1 mol de ^{235}U reage e que as massas atômicas do ^{235}U, ^{142}Ba, ^{91}Kr e um nêutron são, respectivamente, 235,044; 141,926; 91,923 e 1,008665 g/mol. A energia liberada é muito maior, muito menor ou aproximadamente a mesma por núcleo, como aquela para a reação de fusão entre deutério e trítio?

Questões de revisão

1. Qual é a natureza particulada da emissão radioativa das partículas α e β? O que são raios γ?

2. Por que as partículas α são perigosas para a saúde apenas se ingeridas ou inaladas?

3. O que se entende pelos termos *rad* e *rem*?

4. Explique a origem do gás radônio em prédios.

5. Explique o que se entende pelo termo *filhos do radônio*. Por que eles são mais perigosos para a saúde que o próprio radônio?

6. O que é *urânio empobrecido*? Ele é radioativo sob qualquer condição?

7. Explique o que se entende por *bomba suja*?

8. Defina fissão e escreva a reação na qual o núcleo ^{235}U passa por esse processo e formam-se produtos característicos.

9. Num reator para produção de energia por fissão, qual a função (a) do moderador e (b) do líquido refrigerante.

10. Explique por que as barras de controle do combustível consumido dos reatores à fissão são mais radioativos que o combustível inicial.

11. Por que o estrôncio e o césio radioativos seriam particularmente prejudiciais à saúde humana?

12. Escreva a reação nuclear que produz plutônio a partir do ^{238}U num reator à fissão.

13. Descreva: por que a extração de minério de urânio frequentemente polui o meio ambiente local?

14. O que é um *reator reprodutor*? Por que ele é útil para produzir combustíveis aptos para serem usados no processo de fissão? O que se entende por *reprocessamento* e por que ele é feito?

15. Escreva a reação nuclear que produz ^{233}U a partir do ^{232}Th seguida da absorção de um nêutron.

16. Descreva os dois principais métodos que foram propostos para disposição do excesso de plutônio.

17. Defina a *fusão*, e dê dois exemplos de processos de fusão (isto é, reações) que devem ser usados em reatores de energia no futuro.

18. Descreva as características de alguns subprodutos radioativos resultantes da operação de reatores à fusão. Quais os danos que os nêutrons poderiam provocar?

Problemas adicionais

1. Outro possível mecanismo de decaimento radioativo envolve a emissão de um pósitron, partícula com a mesma massa de um elétron, mas com carga oposta (isto é, positiva). O efeito líquido nuclear da emissão do pósitron é a mudança de um próton em um nêutron. Explique como resultado da emissão de pósitron difere da emissão em termos da tabela periódica. Deduza o símbolo para um pósitron a fim de ser usado em equações nucleares balanceadas por analogia com o símbolo $_{-1}^{0}e$ usado para uma partícula β (o símbolo para um elétron é também usado aqui para representar um pósitron). Preveja os produtos do decaimento e escreva a equação balanceada para o decaimento do pósitron dos isótopos radioativos $_{11}^{22}Na$ e $_{7}^{13}N$.

2. Pastilhas de KI foram distribuídas para as pessoas ao redor de Chernobyl uma semana após ocorrer a explosão de um reator nuclear, para auxiliar na extração do isótopo ^{131}I de seus corpos. Qual porcentagem do ^{131}I liberado pela explosão teria permanecido por aquele tempo? Quanto tempo levaria para que 99% do ^{131}I liberado sofresse decaimento radioativo? Use a equação de cinética de decaimento de primeira-ordem de uma espécie A em função do tempo: $[A] = [A]_0 e^{-kt}$, sendo k a constante de velocidade de decaimento de primeira-ordem. (A constante de velocidade pode ser obtida a partir do valor do tempo de meia-vida apresentado nesse capítulo: $t_{1/2} = 0,693/k$.)

3. Uma propriedade física que difere para o $^{235}UF_6$ e o $^{238}UF_6$ é a taxa de efusão desses gases através de poros de membranas. O $^{235}UF_6$ mais leve efunde mais rápido, resultando em enriquecimento desse isótopo desejado após passagem através da membrana. A taxa de efusão de gases pode ser descrita pela lei de Graham, a qual afirma que a taxa de efusão de uma partícula é inversamente proporcional ao quadrado de sua massa. Use essa lei para determinar as taxas de efusão relativas do $^{235}UF_6$ e do $^{238}UF_6$. Baseado no seu resultado, explique porque ele é necessário na prática para executar esse processo através de centenas de barreiras de membranas para alcançar um enriquecimento útil.

Leitura adicional

1. J. H. Lubin et al., "Lung Cancer in Radon-Exposed Miners and Estimation of Risk from Indoor Exposure," *Journal of the National Cancer Institute* 87 (1995): 817.

2. D. Williams, "Return to the Inferno: Chernobyl After 20 Years," *Science* 312 (2006): 180.

3. D. Butler, "Energy: Nuclear Power's New Dawn," *Nature* 429 (2004): 238; E. Marris, "Nuclear Reincarnation," *Nature* 441 (2006): 796.

4. K. Becker, "Residential Radon and the LNT Hypothesis," *International Congress Series* 1225 (2002): 259.

5. D. Krewski et al., "Residencial Radon and the Risk of Lung Cancer," *Epidemiology* 16 (2005): 137.

6. N. Zevos, "Radioactivity, Radiation, and the Chemistry of Nuclear Waste," *Journal of Chemical Education* 79 (2002): 692.

7. R. C. Ewing, "Less Geology in the Geological Disposal of Nuclear Waste," *Science* 286 (1999): 415.

8. K. D. Crowley and J. F. Ahearne, "Managing the Environmental Legacy of U.S. Nuclear-Weapons Production," *American Scientist* 90 (2002): 514.

9. G. Brumfiel, "Just Around the Corner" [fusion power], *Nature* 436 (2005): 318.

Material online

Acesse o site www.bookman.com.br e leia o material complementar deste capítulo, com dicas sobre o que você pode fazer.

ANÁLISE INSTRUMENTAL AMBIENTAL II
Determinação instrumental de metano atmosférico

Nos capítulos anteriores vimos que o metano é um gás importante não apenas em reações químicas na estratosfera e a superfície, mas também no aumento do aquecimento global. Neste quadro, é descrita a determinação da concentração de metano em amostras ambientais gasosas.

A determinação da concentração de metano na atmosfera pode ser efetuada tanto pela análise das amostras gasosas em laboratório como pelo uso de uma instrumentação de campo mais robusta em uma análise direta, na qual a amostra é coletada, por exemplo, numa floresta tropical, numa embarcação de pesquisa no mar ou num avião. Ambos os métodos contam com a cromatografia em fase gasosa (GC) como um recurso para separação de misturas complexas dos componentes atmosféricos e um instrumento muito sensível chamado detector por ionização em chama (FID) para efetivamente mensurar cada um dos componentes separadamente.

O potencial da cromatografia em fase gasosa origina-se de sua característica em separar componentes individuais de uma mistura que foi injetada na coluna cromatográfica e em identificar os componentes quando eles saem um a um da coluna. O processo de separação por GC ocorre no momento em que os compostos gasosos, sob a influência da temperatura da coluna e da superfície cromatográfica, e um fluxo gasoso carregador ou fase móvel, experimentam uma série de interações não destrutivas com a superfície cromatográfica quando eles passam através da coluna. Considerando que para ser separado cada composto – nesse caso, metano e outros componentes atmosféricos – interage de maneira um pouco diferente com a superfície da coluna cromatográfica, o resultado é um tempo diferente em que cada componente permanece nesse meio, por conseguinte, um *tempo de saída* ou *tempo de retenção* individual.

Colunas capilares de alta resolução, projetadas para separar literalmente centenas de componentes de uma mistura única, possuem um diâmetro interno muito pequeno, menos que 0,05 mm. Um grande número de diferentes superfícies cromatográficas encontra-se disponível; cada uma delas é destinada a separar diferentes famílias de analitos. Para a família das parafinas, na qual o metano é o primeiro membro, são usadas superfícies ou fases cromatográficas não polares. Numa amostra coletada perto de uma floresta tropical cortada e queimada, muitos outros hidrocarbonetos além do metano são detectados, por exemplo, isopreno (C_5H_8), etano, propano e β-pineno. A tabela a seguir detalha a concentração desses compostos, 30 m acima do solo, numa biosfera próxima a Manaus, Brasil, em julho e agosto de 1985. Balões amarrados foram elevados e abaixados até alturas pré-determinadas e um sistema de válvula controlado por rádio foi utilizado para coletar amostras de gases da biosfera em sacos

Composto	Concentração (ppbv) a 30 m acima do solo
Metano	1657
Etano	1,17
Isopreno	2,56
β-pineno	0,03

de Teflon®. Essas amostras gasosas foram transferidas para tubos de aço inoxidável e depois enviadas para análise do GC/FID no Centro Nacional de Pesquisas Atmosféricas (Zimmerman et al. 1988).

O dióxido de carbono amostrado da atmosfera pode ser determinado com elevada sensibilidade com este método se o CO_2 for reduzido a metano antes da análise no GC/FID. Isso pode ser realizado facilmente pela passagem de um fluxo contendo a amostra sobre um catalisador metálico aquecido como o níquel.

O sistema GC/FID mostrado no diagrama abaixo contém três partes básicas: injetor, coluna cromatográfica e detector. A coluna cromatográfica é anexada ao injetor do CG, no final a mistura é inicialmente introduzida na coluna. O final da coluna – cuja temperatura é controlada por um pequeno forno – é na base do FID, onde cada analito é detectado, conforme vai saindo da coluna.

A resposta do FID para hidrocarbonetos é baseada na detecção de íons contendo carbono, que foram formados no processo de combustão da chama no FID, chama essa oriunda da queima de uma mistura hidrogênio/ar. Esse sistema extremamente sensível pode detectar CH_4 na ordem de picogramas (10^{-12} g). Em relação a amostras de gás coletadas na atmosfera o teor está na ordem de partes por bilhão em volume.

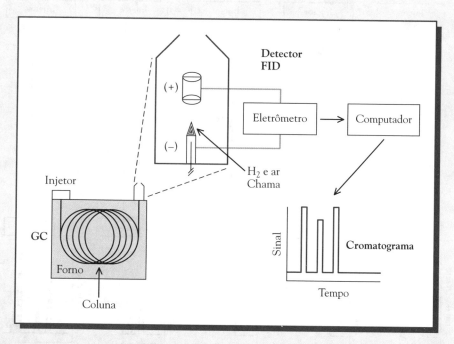

(continua)

| **ANÁLISE INSTRUMENTAL AMBIENTAL II** | Determinação instrumental de metano atmosférico (*continuação*) |

O resultado de todos os métodos cromatográficos é, de uma ou de outra forma, uma representação gráfica dos dados chamada de **cromatograma**. É frequentemente ilustrado na forma de um gráfico do tempo de retenção *versus* a magnitude do sinal do detector. Uma análise meticulosa do cromatograma produz a identidade, baseada no conhecimento de padrões, e a quantidade de cada um dos componentes da mistura atmosférica original.

Na figura a seguir é mostrado, de forma esquemática, um processo cromatográfico com o injetor – no qual a amostra é introduzida – no topo da coluna e o detector na base. Um cromatógrafo "em operação" é mostrado em cinco diferentes etapas do processo cromatográfico nas ilustrações na parte de baixo. Na realidade, a coluna cromatográfica tem 10 m ou mais e é enrolada dentro do forno do GC. Um cromatograma "em processo de obtenção" é mostrado na parte de baixo da figura.

A produção e emissão de metano de fontes biosféricas é um campo importante de estudos, dada a importância do metano no incremento do efeito estufa. Como mostra o destaque na Figura 6-8, a concentração do dióxido de car-

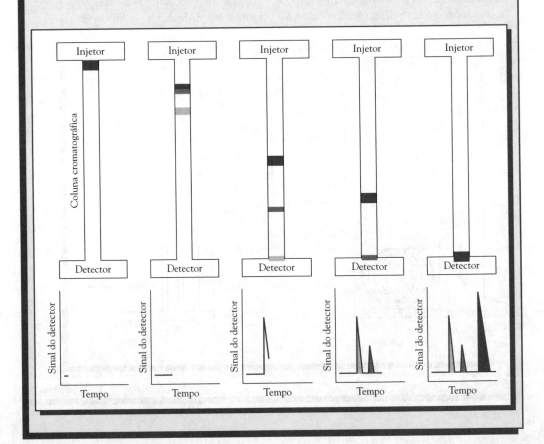

bono na atmosfera varia sazonalmente, com uma diminuição na concentração do CO_2 atmosférico na primavera, uma vez que ele é absorvido pelas plantas, e um aumento no outono, quando é liberado pela decomposição da matéria orgânica. Como o CH_4 também é produzido e consumido na biosfera, cientistas estão interessados em rastrear sua produção e consumo em vários biomas, como lagos e no solo do Ártico. Trabalhos recentes realizados na Ásia empregando o método aqui descrito baseado no GC/FID têm mostrado que o fluxo de metano de um lago subtropical localizado no sudeste da China varia grandemente com a época do ano, assim como ocorre com o CO_2 (Xing et al., 2005). Porém, enquanto o fluxo de CO_2 é positivo (para a atmosfera), no outono e inverno, e negativo na primavera e verão, o fluxo do metano é positivo ao longo do ano neste ambiente. Utilizando uma pequena câmara coletora de gases posicionada na superfície do lago (área de 27,9 km^2), pesquisadores encontraram um fluxo médio de 23 mg CH_4 m^{-2} dia^{-1}. Isso representa uma emissão de aproximadamente 2,4 H 10^5 kg CH_4 ano^{-1} a partir do lago. De forma geral, o estudo mostrou que o lago contribui anualmente com um aporte de 7,5 × 10^5 kg de carbono para a atmosfera, considerando-se o metano e os fluxos positivos e negativos do CO_2. Interessantemente, pesquisadores que realizaram este mesmo tipo de estudo com solos retirados da tundra do Ártico e examinados em laboratório obtiveram resulados indicando que solos naturalmente úmidos da região central da Sibéria funcionam como um túmulo para o metano durante todo o decorrer do ano (Rodionow et al., 2005).

Referências: Chemistry-Based Animations, 2006: http://www.shsu.edu/~chm_tgc/sounds/sound.html.

A. Rodionow, H. Flessa, O. Kazansky, and G. Guggenberger, "Organic Matter Composition and Potential Trace Gas Production of Permafrost Soils in the Forest Tundra in Northern Siberia," *Geoderma* (2006).

Y. Xing, P. Xie, H. Yang, L. Ni, Y. Wang, and K. Rong, "Methane and Carbon Dioxide Fluxes from a Shallow Hypereutrophic Subtropical Lake in China," *Atmospheric Environment* 39 (2005): 5532–5540.

P. R. Zimmerman, J. P. Greenberg, and C. E. Westberg, "Measurements of Atmospheric Hydrocarbons and Biogenic Emission Fluxes in the Amazon Boundary Layer," *Journal of Geophysical Research* 93(D2) (1988): 1407–1416.

UM PROGRAMA PRAGMÁTICO

▶ A humanidade enfrenta uma escolha entre dois futuros: nada fazer para controlar as emissões (que representam grandes riscos climáticos) ou mantê-las sob controle (o que tem custos, mas também benefícios).

Um plano para manter o Carbono sob controle

Manter o controle dos gases estufa é assombroso, mas viável. As tecnologias já existem. Mas não há tempo a perder.
Por ROBERT H. SOCOLOW E STEPHEN W. PACALA

VISÃO GERAL

*A humanidade pode emitir somente uma dada quantidade de dióxido de carbono para a atmosfera antes do clima entrar em um estado desconhecido nas eras geológicas recentes e ficar caótico. Normalmente os climatologistas veem os riscos aumentando rapidamente com os níveis de CO_2 alcançando o dobro de seu valor antes do século XVIII.

*Para tornar o problema gerenciável, a redução necessária nas emissões pode ser "dividida em cunhas" – uma redução com incrementos de proporções que se igualem à tecnologia disponível.

O recuo das geleiras, furacões mais fortes, verões mais quentes, ursos polares mais magros: o anúncio tenebroso do aquecimento global está levando empresas e governos a trabalhar em direção a uma mudança sem precedentes no padrão histórico do uso de combustíveis fósseis. Cada vez mais rápido, ano após ano por dois séculos, o ser humano tem transferido o carbono presente abaixo da superfície terrestre para a atmosfera. Hoje as indústrias mundiais de carvão, petróleo e gás natural escavam e bombeiam cerca de sete bilhões de toneladas de carbono por ano, e a sociedade queima quase tudo, liberando dióxido de carbono (CO_2). Mais e mais pessoas estão convencidas de que a prudência impõe uma reversão no curso atual do aumento de emissões de CO_2.

O limite que separa as consequências das emissões verdadeiramente perigosas das meramente imprudentes pode estar localizado mais próximo (mas abaixo) do dobro da concentração de CO_2 que estava na atmosfera no século XVIII, antes do início da Revolução Industrial. Cada aumento na concentração ocasiona novos riscos, mas evitando-se esta zona perigosa será possível reduzir a probabilidade de desencadear uma grande mudança climática irreversível, como o desaparecimento da camada de gelo da Groenlândia. Dois anos atrás nós dois estabelecemos um sistema simples para relacionar as futuras emissões de CO_2 com este objetivo.

Constrastamos dois futuros para daqui a 50 anos. Em um deles, as taxas de emissões continuam a crescer na velocidade dos últimos 30 anos nos próximos 50 anos, alcançando 14 bilhões de toneladas de carbono ao ano em 2056. (Taxas maiores ou menores são, ob-

Robert H. Socolow and Stephen W. Parcala, "A Plan to Keep Carbon in Check," *Scientific American*, September 2006, 50–57.

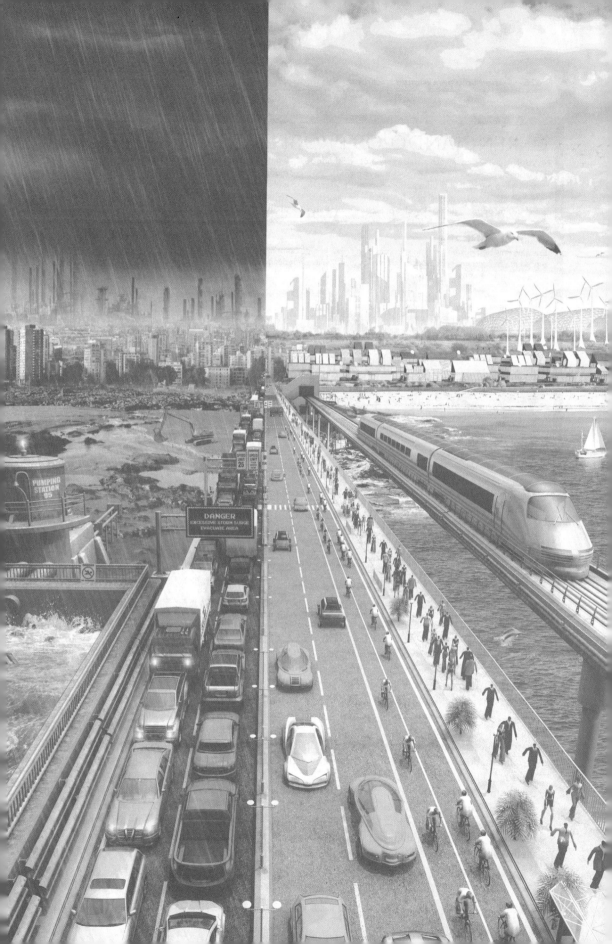

GERENCIANDO OS PROBLEMAS CLIMÁTICOS

Na velocidade de crescimento atual, as emissões de dióxido de carbono irão dobrar até 2056 (abaixo, à esquerda). Mesmo que o mundo tome uma atitude para que ela se nivele, a concentração atmosférica do gás atingirá valores acima de 560 ppmv, o dobro do valor pré-industrial (abaixo, à direita) – certamente um nível que provocará graves mudanças climáticas. No entanto, caso o mundo nivele as emissões a partir deste momento e as diminua mais adiante, será possível manter a concentração substancialmente abaixo de 560 ppmv.

EMISSÕES ANUAIS
Entre os dois cenários de emissão encontra-se o "triângulo de estabilização". Ele representa os cortes nas emissões totais que as tecnologias climaticamente amigáveis devem atingir nos próximos 50 anos.

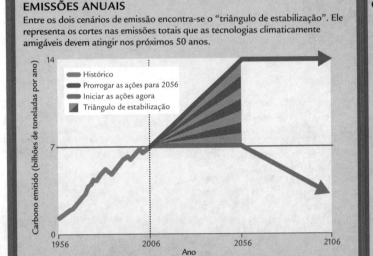

QUANTIDADE CUMULATIVA
Cada parte por milhão de CO_2 corresponde a um total de 2,1 bilhões de toneladas de carbono atmosférico. Assim, um nível de 560 ppm significa cerca de 1.200 bilhões de toneladas, acima dos atuais 800 bilhões de toneladas. A diferença de 400 bilhões de toneladas, na realidade, permite aproximadamente a emissão de 800 bilhões de toneladas, uma vez que metade do CO_2 emitido para a atmosfera é absorvido pelos oceanos e pelas florestas do planeta. As duas trajetórias de concentração mostradas aqui se igualam aos dois cenários de emissões mostrados à esquerda.

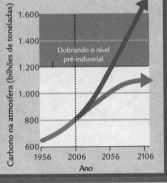

O CONCEITO DAS CUNHAS
O triângulo de estabilização pode ser dividido em sete "cunhas", cada uma com reduções de 25 bilhões de toneladas de carbono em 50 anos. A cunha provou ser uma unidade útil, pois seu tamanho e tempo se encaixam com o que uma tecnologia específica pode atingir. Muitas combinações de tecnologias podem preencher as sete cunhas.

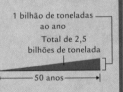

viamente, prováveis.) Nestas condições, triplicar a concentração de carbono em relação à era pré-industrial será muito difícil de evitar, mesmo com esforços para descarbonizar a matriz energética mundial nos próximos 100 anos. No outro futuro, as emissões estão congeladas no valor atual de sete bilhões de toneladas por ano nos próximos 50 anos e, então, reduzidas para aproximadamente a metade nos 50 anos seguintes. Dessa forma, a duplicação dos níveis de carbono pode ser evitada. Chamamos de triângulo de estabilização a diferença entre estes cenários de emissão em 50 anos – um com um rápido crescimento e o outro nivelado (veja o quadro nesta página).

Manter as emissões globais constantes enquanto a economia mundial continua a crescer é uma tarefa assustadora. Nos últimos 30 anos, com o aumento do produto mundial bruto de bens e serviços próximo a 3% ao ano em média, as emissões de carbono aumentaram quase a metade desse valor. Assim, a razão entre as emissões e os dólares de produto mundial bruto, conhecida como a intensidade de carbono da economia mundial, caiu cerca de 1,5% ao ano. Para as emissões globais de hoje serem as mesmas em 2056, a intensidadede de carbono terá de cair na mesma velocidade do crescimento da economia global, e não na metade

Duas tendências de longo prazo certamente deverão ser mantidas e podem ajudar. Primeiro, com as sociedades ficando mais ricas, os setores de serviços – educação, saúde, lazer, transações bancárias e assim por diante – crescerão em importância em relação às atividades energo-intensivas, como a produção de aço. Por si só, esta mudança diminui a intensidade de carbono de uma economia.

Segundo, profundamente arraigada nos padrões de evolução tecnológica reside a substituição da inteligência por energia. Centenas de plantas de geração de energia não são necessárias hoje porque o mundo tem investido em refrigeradores, condicionadores de ar e motores mais eficientes que os disponíveis há duas décadas. Centenas de campos de petróleo e gás têm se desenvolvido mais lentamente, pois os motores das aeronaves consomem menos combustível e as janelas nas casas aquecidas a gás perdem menos calor.

O desafio de manter as emissões globais constantes estaria fora de alcance, se não pelo fato de que todos os automóveis e aviões em 2056 serão veículos ainda não projetados, a maioria dos prédios que estarão ao seu redor ainda não foram construídos; as localizações de muitas das comunidades que habitarão estes prédios e que irão determinar os meios diários de transporte de seus habitantes ainda não foram escolhidas; e empresas de serviços públicos estão somente agora iniciando os planos para as usinas elétricas que serão necessárias para iluminar essas comunidades. A evidente ineficiência do sistema energético atual pode ser substituída, caso o mundo preste atenção de forma sem precedentes na questão da eficiência energética. Mudanças drásticas são possíveis nos próximos 50 anos dado que a maior parte do cenário de energia ainda permanece desconhecida.

> **Manter as emissões de dióxido de carbono constantes por 50 anos, sem frear o crescimento econômico, está ao nosso alcance.**

Para manter claro o desafio de reduzir as emissões, cortamos o triângulo de estabilização em sete partes iguais, ou cunhas, cada uma representando um bilhão de toneladas ao ano de emissões a serem evitadas em 50 anos a partir de agora (começando do zero atualmente). Por exemplo, um carro circulando 10.000 km por ano com um consumo de combustível de 12 km/L emite cerca de uma tonelada de carbono anualmente. Especialistas em transporte preveem que dois bilhões de carros estarão percorrendo as estradas do mundo em 2056, cada um circulando em média 10.000 km por ano. Se o consumo médio de combustível for 12 km/L, seus escapamentos deverão emitir dois bilhões de toneladas de carbono ao ano. A 24 km/L, eles iriam diminuir as emissões em um bilhão de toneladas. O último cenário produziria, portanto, uma cunha.

Cunhas

Em nosso sistema, você pode contar como cunhas somente aquelas diferenças nos dois cenários de 2056 que resultem de políticas deliberadas sobre carbono. A atual velocidade de aumento de emissão já inclui alguma redução estável na intensidade de carbono. O objetivo é reduzir ainda mais. Por exemplo, aqueles que acreditam que os carros irão consumir 24 km/L em 2056 mesmo em um planeta que não presta atenção ao carbono não podem contar esta melhora como uma cunha, dado que ela já está implícita na projeção da linha base.

Além disso, você pode contabilizar somente estratégias que envolvam a otimização das tecnologias já comercializadas em algum lugar do planeta. Você não pode contabilizar promessas ilusórias. Desenvolvemos uma estratégia em cunhas para sermos pragmáticos e realistas – para propor engenhosamente nossa saída para o problema e não de forma a "esperar pelo aparecimento da cavalaria no topo da montanha", como dizem os norte-americanos. Nós justificamos que, mesmo com estas duas regras, o planeta pode preencher as sete cunhas, de muitas maneiras diferentes formas (veja o quadro na página 429). Países individuais – operando dentro de uma estrutura de cooperação internacional – decidirão quais cunhas irão seguir, dependendo de suas capacidades institucionais e econômicas, recursos naturais e preferências políticas.

Certamente, o alcance de praticamente todas as cunhas requer novos conhecimentos científicos e de engenharia para diminuir os custos e direcionar os problemas que inevitavelmente acompanharão o desenvolvimento de novas tecnologias. Mas manter as emissões de CO_2 em 2056 nos níveis atuais, sem frear o crescimento econômico, é um resultado desejável e está ao nosso alcance.

Terminar a era de usinas convencionais de carvão é a prioridade na pauta da descarbonização. O carvão se tornou mais competitivo como fonte de energia e combustível devido a preocupações com a segurança e por conta do aumento dos preços do petróleo e do gás. Isso é um problema porque uma planta de geração de energia queima duas vezes mais carbono por unidade de eletricidade do que uma planta que funcione com gás natural. Na ausência de preocupações acerca do carbono, podem ser construídas mais alguns milhares de plantas convencionais de geração de energia de elevada capacidade (1.000 megawatts) nos próximos 50 anos. Setecentas usinas como estas emitem o equivalente a uma cunha em carbono. Portanto, o mundo poderia dar passos largos na direção do congelamento das emissões de carbono não construindo estas usinas. Instalações construídas nesta década certamente estarão em operação em 2056.

Eficiência no uso de eletricidade é o substituto mais óbvio para o carvão. Das 14 bilhões de toneladas de carbono previstas para serem emitidas em 2056, talvez seis bilhões venham da produção de eletricidade, a maioria à base de carvão. Prédios residenciais e comerciais respondem por 60% da demanda energética global hoje (70% nos Estados Unidos) e irão consumir a maioria da energia produzida. Assim, um corte de 50% no uso de eletricidade nos prédios – equipando-os com iluminação e aparelhos mais eficientes – poderia permitir o alcance de duas cunhas. Outra cunha poderia ser alcançada se o setor industrial encontrar maneiras adicionais de utilizar a eletricidade de forma mais eficiente.

Descarbonização do abastecimento

Mesmo depois das tecnologias mais eficientes energeticamente terem entrado em uso, o mundo ainda irá precisar de usinas de geração de energia. Elas podem ser baseadas na queima de carvão, mas precisarão ser plantas inteligentes em relação ao carbono, capturando CO_2 e bombeando-o para o solo [veja o texto "Can We Bury Global Warming?", de Robert H. Socolow; SCIENTIFIC AMERICAN, July 2005]. Os atuais altos preços do petróleo têm contribuído para baixar o preço da transição para esta tecnologia, dado que o CO_2 capturado pode ser vendido para companhias petrolíferas que o injetam nos campos de petróleo na obtenção de mais óleo. Portanto, quanto maior for o preço do petróleo, mais valioso será o CO_2 capturado. Para alcançar uma cunha, as empresas precisariam equipar 800 grandes plantas de geração de energia à base de carvão para capturar

OS AUTORES

Robert H. Socolow e Stephen W. Pacala lideram a Iniciativa de Mitigação do Carbono na Universidade de Princeton, onde Socolow é professor de engenharia mecânica e Pacala é professor de ecologia. A iniciativa é financiada pela British Petroleum e pela Ford. Socolow é especialista em tecnologias energeticamente eficientes, gerenciamento de carbono global e sequestro de carbono. Ele foi coeditor (juntamente com Johan Harte) do livro *Patient Earth*, publicado em 1971 como uma das primeiras apresentações em nível superior de estudos ambientais. Ele recebeu o Prêmio Leo Szilard Lectureship de 2003, conferido pela American Physical Sociedade (Sociedade Norte-Americana de Física). Pacala investiga as interações da biosfera, atmosfera e hidrosfera em escala global, com ênfase no ciclo do carbono. Ele é diretor do Instituto Ambiental de Princeton.

15 MANEIRAS DE ALCANÇAR UMA CUNHA

Uma estratégia geral para o carbono para o próximo meio século produz sete cunhas com perspectivas de redução nas emissões. Aqui são mostradas 15 tecnologias a partir das quais as sete cunhas podem ser escolhidas (tomando cuidado para evitar a contagem dupla). Cada uma destas medidas, quando forem implantadas nos próximos 50 anos, irá previnir a liberação de 25 bilhões de toneladas de carbono. Deixar uma cunha em branco significa que a lista não é finita, em hipótese alguma.

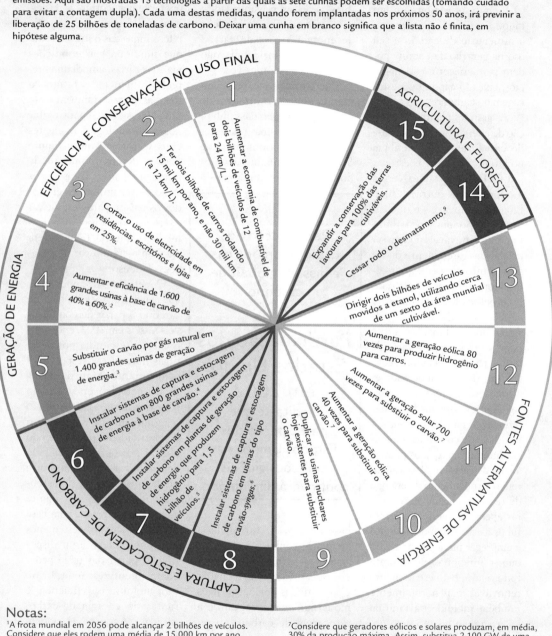

Notas:

[1] A frota mundial em 2056 pode alcançar 2 bilhões de veículos. Considere que eles rodem uma média de 15.000 km por ano.

[2] "Grande" significa 1 gigawatt (GW) de capacidade. As plantas funcionam 90% do tempo.

[3] Aqui e abaixo, considere que a usina funcione 90% do tempo a uma eficiência de 50%. As emissões equivalem a 800 plantas como esta.

[4] Considere que 90% do CO_2 são capturados.

[5] Considere que um carro (equivalente a 15 mil km ao ano, 24 km/L) demande 170 kg de hidrogênio ao ano.

[6] Considere 30 milhões de barris de *syngas* ao ano, cerca de um terço da produção total de petróleo atual. Considere que metade do carbono originalmente presente no carvão seja capturado.

[7] Considere que geradores eólicos e solares produzam, em média, 30% da produção máxima. Assim, substitua 2.100 GW de uma usina à base de carvão que funcione 90% do tempo por 2.100 GW (pico), mais 1.400 GW de usinas de carvão de reserva, para uma substituição líquida de 700 GW.

[8] Considere carros que consomem 24 km/L, 15 mil km ao ano, um rendimento em biomassa de 15 toneladas por hectare e aportes desprezíveis de combustíveis fósseis. As terras cultiváveis em todo o planeta somam 1.500 milhões de hectares.

[9] As emissões anuais de carbono do desmatamento somam, atualmente, 2 bilhões de toneladas. Considere que em 2056 estas taxas caiam pela metade e para zero na etapa seguinte.

e estocar praticamente todo o CO_2 emitido. Mesmo em um mundo constrito em carbono, a mineração de carvão e seu uso na geração de energia podem permanecer como negócios, graças à captura e à estocagem do carbono.

As grandes plantas de geração de energia operando à base de carvão em 2056 também poderiam capturar e estocar seu CO_2, o que talvez venha a representar outra cunha. Energias renováveis e nuclear também podem contribuir. Energias renováveis podem ser produzidas diretamente da luz solar, tanto para energizar células fotovoltaicas ou, utilizando espelhos focalizáveis, para aquecer um fluido e impulsionar uma turbina. Ou a rota pode ser indireta, por meio de hidrelétricas ou geradores eólicos, que dependem de padrões climáticos governados pelo sol. A intermitência das fontes renováveis não diminui sua capacidade de contribuir com as cunhas; mesmo que as plantas à base de carvão e óleo assegurem o fornecimento de energia de reserva, elas deverão operar apenas de vez em quando (após a estocagem de energia) e empregar menos carbono do que se funcionassem durante todo o ano. Não estritamente renovável, mas normalmente também incluída na família, há a energia geotérmica, obtida a partir da mineração do calor proveniente do interior da Terra. Qualquer uma dessas fontes, incrementadas em relação a sua participação atual na matriz energética, poderia produzir uma cunha. É necessário ser cauteloso para não contar duas vezes as possibilidades; a mesma planta de geração de energia à base de carvão só pode ser considerada não construída uma única vez.

Energia nuclear é, provavelmente, a mais controversa de todas as estratégias das cunhas. Se o setor das usinas nucleares for expandido por um fator de 5 vezes, até 2056, ultrapassando as usinas convencionais à base de carvão, isto poderia gerar duas cunhas.

Se as usinas atualmente em operação forem fechadas e substituídas por outras mais modernas, sem a captura e a estocagem de carbono, o resultado seria uma diminuição em metade de uma cunha. Se as usinas nucleares vão aumentar ou diminuir, dependerá se os governos serão capazes de encontrar soluções políticas para a disposição dos resíduos ou ainda se as usinas poderão operar sem a ocorrência de acidentes. (Usinas nucleares são reféns umas das outras: a usina que funciona sob condições mais precárias, mundialmente, pode influenciar o futuro de todas as outras.) Também serão cruciais as regras para evitar que as tecnologias nucleares civis se tornem um estímulo para o desenvolvimento de armas nucleares. Estas regras terão de ser uniformes em todos os países, para desmotivar a sensação de dois pesos e duas medidas que há tempos tem sido um estímulo para instalações clandestinas.

O petróleo respondia por 43% das emissões globais de carbono a partir de combustíveis fósseis em 2002, enquanto o carvão respondia por 37%; o gás natural era responsável pelo restante. Mais da metade do petróleo era utilizado para transporte. Desta forma, o aprimoramento da produção de eletricidade, por si só, não poderá preencher o triângulo de estabilização; o transporte também precisa ser descarbonizado. De forma semelhante à eletricidade gerada com base no uso de carvão, pelo menos uma cunha deve estar disponível a partir das três opções complementares: redução no uso, melhora na eficiência e fontes de energia descarbonizadas. As pessoas podem fazer um número menor de viagens desnecessárias (usando transporte público em vez de particular) e assim investir nas viagens que realmente desejam (aventura, visitas familiares) utilizando carros mais

> **39%**
> Participação dos Estados Unidos nas emissões globais de carbono
> **23%**
> **Participação dos Estados Unidos em 2002**
> Acredita-se que a participação dos Estados Unidos nas emissões globais continuará diminuindo.

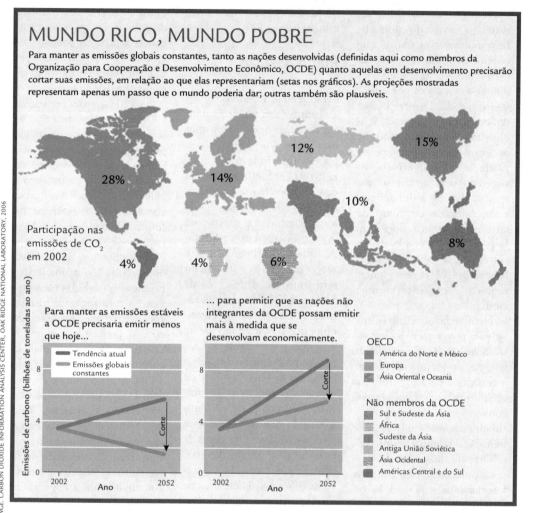

eficientes em consumo e que funcionem com base em combustíveis pouco dependentes de carbono. O combustível pode ser um produto de resíduos agrícolas ou de lavouras dedicadas; hidrogênio gerado a partir de eletricidade com baixa demanda por carbono; ou a própria eletricidade com baixa demanda por carbono, com baterias recarregáveis. Fontes de energia elétrica com baixa demanda por carbono incluem energia eólica, energia nuclear ou carvão, desde que com captura e estocagem.

Pairando sobre este desafio está a expectativa de que, no interesse da segurança da energia, o sistema de transporte possa se tornar mais carbono-intensivo. Isto deverá ocorrer se os combustíveis para transporte forem obtidos do carvão, em vez do petróleo. Combustíveis sintéticos à base de carvão, conhecidos como *synfuels*, representam uma maneira de diminuir a demanda mundial por petróleo, diminuindo seus custos e também a dependência mundial do petróleo do Oriente Médio. Porém, esta decisão representa uma estratégia marcadamente não amigável, do ponto de vista das mudanças climáticas. Um carro rodando com combustível sintético emite a mesma quantidade de CO_2 que um carro à gasolina, mas a produção de combustível sintético a partir do carvão libera muito mais carbono que o refino da gasolina a partir do óleo bruto – o suficiente para dobrar as emissões por quilômetro rodado. Da perspectiva da mitigação das mudanças climáticas, é muito bom que as emissões envolvidas na produção de combustíveis sintéticos possam ser capturadas e estocadas. Se as tendências em termos de consumo de fato confirmarem a adoção em larga escala dos combustíveis sintéticos, a captura e estocagem do CO_2 nestas plantas também representaria uma cunha.

Nem todas as cunhas envolvem novas tecnologias associadas à energia. Se todas as lavouras no mundo adotassem a prática do plantio direto na agricultura, em vez da aragem convencional, elas iriam contribuir com uma cunha. A eliminação do desmatamento resultaria em duas cunhas, se as taxas atuais de desmatamento forem mantidas. A redução das emissões de metano, que nos dias atuais contribuem com a metade das emissões de gases de efeito estufa, em relação ao CO_2, poderia fornecer mais que uma cunha. No entanto, é necessário mais conhecimento sobre as emissões de processos biológicos anaeróbios relacionados a pecuária, campos de arroz e terras irrigadas. Menores taxas de natalidade também podem produzir uma cunha – por exemplo, se a população mundial em 2056 estiver próxima dos oito bilhões de pessoas, em vez dos nove bilhões previstos.

Plano de ação

Que conjunto de políticas poderão gerar sete cunhas?

Para ter certeza, as mudanças drásticas que antecipamos no sistema de combustíveis fósseis, incluindo o uso rotineiro da captura e estocagem de CO_2, deverão requerer instituições que comuniquem de forma confiável o preço para as emissões presentes e futuras de carbono. Estimamos que o preço necessário para iniciar esta transição é de cerca de $100 a $200 dólares por tonelada de carbono – um montante que tornaria mais barata a captura e estocagem do CO_2 para os proprietários das usinas geradoras de energia à base de carvão, ao contrário de emiti-lo. O preço pode diminuir à medida que as tecnologias se desenvolvam. Um custo de emissão de carbono de $100 dólares por tonelada é comparável aos atuais créditos de produção de energia renovável e energia nuclear, em relação ao carvão, e é cerca da metade do subsídio governamental atual para o etanol, em relação à gasolina. Também era o custo das emissões de CO_2 na União Europeia entre 2005 e 2006. (Uma tonelada de carbono está presente em 3,7 toneladas de dióxido de carbono; assim o custo também é de $27 dólares por tonelada de CO_2.) Baseado na quantidade de carbono, $100 por tonelada de carbono significa $12 por barril de petróleo e $60 por tonelada de carvão. Isto representa 25 centavos de dólar por galão de gasolina e dois centavos por kilowatt-hora de eletricidade gerada a partir do carvão.

Mas o custo para emissão de CO_2, por si só, poderá não ser suficiente. Os governos talvez precisem estimular a comercialização de tecnologias pouco dependentes de carbono para aumentar o número de opções competitivas disponíveis no futuro. Exemplos incluem geração eólica, fotovoltaica e carros híbridos. Igualmente apropriadas são as iniciativas políticas concebidas para prevenir a construção de instalações que não estejam de acordo com as premissas aqui anunciadas. O setor empresarial, ao contrário, deve ser encorajado a investir na captura e estocagem do CO_2 para novas plantas de geração de energia à base de carvão, o que seria muito oneroso ser realizado posteriormente. Existe ainda outro conjunto de medidas que pode contribuir com a capacidade dos geradores de energia promoverem a eficiência – motivando as empresas geradoras de energia a se preocuparem com a instalação e manutenção de equipamentos eficientes, as companhias produtoras de gás a se preocuparem com os edifícios onde o gás é queimado e as petrolíferas a se preocuparem com os motores que utilizam seu combustível.

Para congelar as emissões nos patamares atuais, se uma categoria de emissão cresce em demasia, outra necessita sofrer diminuição. Se as emissões no setor de gás natural aumentarem, as emissões combinadas dos setores de carvão e de petróleo deverão diminuir. Se as emissões do setor aéreo aumentarem, as emissões de outro setor econômico deverão diminuir. E se os atuais países pobres passarem a emitir mais, os atuais países ricos deverão passar a emitir menos.

Quão menos? É fácil delinear a resposta. Atualmente, os países industrializados – os membros da Organização para a Cooperação e o Desenvolvimento Econômico (OCDE) – respondem por quase metade das emissões mundiais de CO_2, e os países em desenvolvimento e a extinta União Soviética pela outra metade. Em um mundo de constantes emissões de carbono, a manutenção dos atuais 50% de emissão da OCDE parece impossível de ser justificada, face ao enorme crescimento da demanda por energia do restante dos países, onde vive mais de 80% da população mundial. Por outro lado, os países membros da OCDE deverão emitir *algum* carbono em 2056. Cálculos simples indicam que para manter os níveis de emissão globais estáveis, as emissões dos países não membros da OCDE não poderão ser duplicadas.

Um valor intermediário poderá ocorrer se todas as nações integrantes da OCDE se dedicarem a cumprir as metas de redução de emissão estabelecidas para o Reino Unido em 2003 pelo então primeiro-ministro Tony Blair – nominalmente, uma redução de 50% até 2050, relativa aos níveis atuais. Com isso, os países não membros poderiam emitir até 60% mais CO_2. Em média, na metade deste século eles emitiriam *per capita* o correspondente a metade dos países integrantes da OCDE. As emissões de CO_2 de cada país, rico ou pobre nos dias atuais, seriam bem menores que aquelas projetadas na ausência de políticas voltadas para a proteção do clima. No caso dos Estados Unidos, seria cerca de quatro vezes menos.

Os objetivos de Tony Blair permitiriam que os Estados Unidos emitissem o dobro da média mundial, em contraposição às cinco vezes mais da atualidade. Os Estados Unidos podem atingir essas metas de muitas formas (veja a ilustração na próxima página). Estas estratégias serão seguidas pela maioria dos países, igualmente. Esta ação conjunta deverá resultar em uma diminuição nos custos de implementação das ações para todos os países envolvidos.

Felizmente, os objetivos de descarbonização não conflitam com os objetivos de erradicação da pobreza extrema. As emissões de carbono adicionais produzidas quando os países aceleram a distribuição de energia e de combustíveis mais modernos para o preparo de alimentos para os mais pobres poderão ser compensadas por, pelo menos, um quinto de uma cunha das reduções nas emissões em outros locais do globo.

Após 2056

O triângulo de estabilização lida apenas com os próximos 50 anos de nosso futuro. Alguém pode imaginar uma corrida de revezamento feita de segmentos de 50 anos, na qual o primeiro corredor passa o bastão para o segundo em 2056. A equidade intergeracional requer que dois corredores tenham basicamente as mesmas dificuldades. Parece-nos que os desafios estabelecidos para o segundo corredor (de cortar as emissões de 2056 pela metade entre os anos 2056 e 2106) não serão mais difíceis que os desafios estabelecidos para o primeiro corredor (o de manter os níveis de emissão globais em 2056 nos níveis atuais) – desde que entre hoje e 2056 o mundo invista em pesquisa e desenvolvimento. Um esforço vigoroso pode preparar as tecnologias revolucionárias que deverão ser iniciadas na segunda metade deste século.

As opções incluem remoção direta do CO_2 do ar, estocagem de carbono em minerais, fusão nuclear, hidrogênio termo-nuclear e fotossíntese artificial. Concebivelmente, uma ou mais entre estas tecnologias poderá chegar a tempo de ajudar o primeiro corredor, embora, como argumentamos, o mundo não deva contar com isso.

Quando olharmos para o passado, em 2056, se as emissões globais de CO_2 não forem tão elevadas quanto as de hoje, o que terá sido alcançado? O mundo terá confrontado a produção de energia e a eficiência da energia ao nível do consumidor em todos os setores econômicos em todos os níveis de desenvolvimento. Edifícios, lâmpadas, refrigeradores, carros, caminhões e aviões serão transformados. Transformadas, serão, igualmente, nossas formas de utilizá-los.

O mundo terá um sistema de energia de combustíveis fósseis quase tão grande quanto o dos dias atuais, mas que será infundido com modernos controles e materiais avançados, e que será quase irreconhecivelmente mais limpo. Haverá produção integrada de energia, combustíveis e calor; poluição do ar e da água grandemente reduzida; captura e estocagem extensiva de carbono. Juntamente com o sistema de energia fóssil haverá um sistema de energia não fóssil com aproximadamente o mesmo tamanho. Os investimentos diretos e indiretos em energia renovável deverão permitir a revitalização de áreas rurais e a recuperação de áreas degradadas. Se a energia nuclear estiver exercendo um papel de destaque, fortes mecanismos internacionais de fiscalização deverão ter controlado o desenvolvimento de armas a partir das tecnologias voltadas para geração de energia. O crescimento econômico terá sido mantido; os pobres e os ricos serão mais ricos. E nossos descendentes não serão forçados a exaurir tanto suas riquezas, inovação e energia para frear os níveis dos mares, o calor, os furacões e a seca.

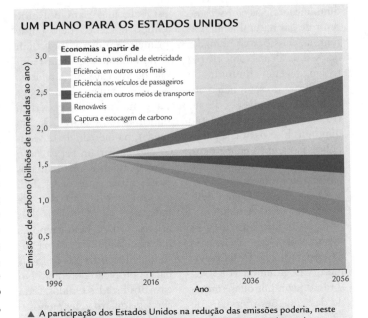

▲ A participação dos Estados Unidos na redução das emissões poderia, neste cenário do Conselho de Defesa dos Recursos Naturais, ser alcançada por ganhos em eficiência, energia renovável e carvão limpo.

Criticamente, uma consciência planetária terá se desenvolvido. A humanidade terá aprendido a resolver os problemas de seu destino coletivo – e a compartilhar o planeta.

MAIS PARA SER EXPLORADO

Stabilization Wedges: Solving the Climate Problem for the Next 50 Years with Current Technologies. S. Pacala and R. Socolow in *Science*, Vol. 305, pages 968-972; August 13, 2004.

Os cálculos para cada cunha estão disponíveis em **www.princeton.edu/cmi**

As estatísticas relacionadas à energia estão disponíveis em **www.eia.doe.gov**, **www.iea.org** e **www.bp.com**; dados sobre emissões de carbono também podem ser encontrados em **cdiac.esd.ornl.gov**

PARTE III

Compostos Orgânicos Tóxicos

Conteúdos da Parte III
Capítulo 10   Pesticidas
Capítulo 11   Dioxinas, Furanos e PCBs
Capítulo 12   Outros Compostos Orgânicos Tóxicos de Preocupação Ambiental

Análise Instrumental Ambiental III
- Detecção por Captura de Elétrons de Pesticidas

Análise Instrumental Ambiental IV
- Cromatografia Gasosa / Espectrometria de Massas (CG/EM)

Artigo da *Scientific American*
- Combatendo a Malária

CAPÍTULO 10

Pesticidas

Neste capítulo, os seguintes tópicos introdutórios de química serão usados:
- Química orgânica elementar (como apresentado no Apêndice deste livro)
- Conceitos de pressão de vapor; solubilidade; tempo de meia-vida; mudanças químicas *versus* físicas; enzimas, ácidos e bases
- Molaridade

Fundamentos dos capítulos anteriores usados neste capítulo:
- Reações fotoquímicas (Capítulos 1,3,5)
- Adsorção (Capítulo 4)

Introdução

O termo **composto químico sintético** é usado para descrever substâncias que geralmente não estão presentes na natureza, mas que foram sintetizadas por químicos a partir de substâncias mais simples. A grande maioria dos compostos sintéticos comerciais são compostos orgânicos, sendo que a maior parte utiliza o petróleo e o gás natural como fonte original de carbono.

Nos Capítulos 10, 11 e 12, serão discutidas as consequências ambientais do uso intensivo de compostos químicos orgânicos sintéticos. Nossa ênfase será em substâncias cuja toxicidade está relacionada com a saúde humana, especialmente no que diz respeito ao câncer e defeitos congênitos, assim como para o bem-estar de organismos inferiores.

Neste capítulo, discutiremos os pesticidas, considerando os problemas ambientais associados ao seu uso, e alguns princípios gerais de toxicologia relacionados aos efeitos na saúde humana. Nos Capítulos 11 e 12, outros compostos orgânicos de características não pesticidas serão descritos com relação ao meio ambiente.

Tipos de pesticidas

Pesticidas são substâncias que matam ou controlam um organismo indesejável. As várias categorias de pesticidas estão listadas na Tabela 10-1. Todos os pesticidas químicos compartilham uma propriedade comum de interferir no metabolismo vital dos organismos aos quais eles são tóxicos. Neste capítulo, discutiremos primeiro os **inseticidas** – substâncias que matam insetos – e então os **herbicidas** – compostos que matam plantas. Também serão mencionados alguns **fungicidas**, substâncias utilizadas para controlar o nascimento de vários fungos, especialmente para proteger a estocagem de sementes antes de serem plantadas. Coletivamente, essas três categorias representam grande parte do 1 bilhão de quilogramas de pesticidas usados anualmente na América do Norte.

Aproximadamente metade do uso de pesticidas na América do Norte envolve a agricultura, embora mundialmente este valor alcance 85%. A maior parte de todas as culturas de alimentos comercializados é produzida com o uso de inseticidas, herbicidas e fungicidas, exceto, é claro, em fazendas de cultivo de produtos orgânicos, onde são usados os pesticidas naturais. Evidentemente, a atual capacidade dos países desenvolvidos para plantar e amadurecer grande quantidade de alimentos em uma área relativamente pequena de terra, com uma quantidade relativamente baixa de trabalho humano, tem sido possível pelo uso de pesticidas. Atualmente, a maior parte da utilização de inseticidas nos Estados Unidos acontece nas plantações de algodão, enquanto que a maior quantidade de herbicidas é utilizada no crescimento de milho e soja. Recentemente a aplicação de inseticidas no algodão tem sido significativamente reduzida pela introdução de algodão que foi geneticamente modificado para ter resistência a insetos, em particular a lagarta

TABELA 10-1 Pesticidas e seus alvos

Tipo de pesticida	Organismo alvo
Acaricida	Ácaros
Algicida	Algas
Avicida	Aves
Bactericida	Bactérias
Desinfectante	Micro-organismos
Fungicida	Fungos
Herbicida	Plantas
Inseticida	Insetos
Larvicida	Larvas de Insetos
Moluscicida	Caracóis, lesmas.
Nematicida	Nematoides
Piscicida	Peixes
Raticida	Roedores
Cupicida	Cupins

do algodoeiro. Dependendo das principais culturas produzidas, os diferentes países variam o tipo de pesticida consumido em larga escala. Por exemplo, os herbicidas contabilizam três quartos dos pesticidas usados na Malásia, enquanto que os inseticidas são os mais largamente utilizados na Índia e nas Filipinas, e o mesmo ocorre para os fungicidas na Colômbia.

Entre 80-90% das residências americanas empregam, no mínimo, um pesticida sintético; exemplos típicos são os matadores de ervas daninhas para canteiros e jardins, controle de algas para piscinas, talcos contra pulgas, que são usados em animais domésticos, e aerossóis para matar insetos como baratas.

Praticamente desde sua introdução, os pesticidas sintéticos têm sido um problema por causa do potencial impacto sobre a saúde humana, por causa da contaminação dos alimentos por esses compostos químicos. Metade dos alimentos ingeridos nos Estados Unidos contém um nível mensurável de, no mínimo, um tipo de pesticida. Por essa razão, muitos desses compostos têm sido proibidos ou têm tido seu uso restringido. Por outro lado, a National Academy of Science dos Estados Unidos apontou que a regulamentação no uso dos pesticidas não havia dado a atenção devida à proteção da saúde humana, especialmente de recém-nascidos e crianças, para os quais o crescimento e o desenvolvimento estão ameaçados. As crianças, quilograma por quilograma, comem mais comida que adultos e tendem a comer mais alimentos (tais como maçãs, uvas e cenouras) com níveis mais elevados de pesticidas do que os adultos, e seus órgãos internos – incluindo o cérebro – estão ainda em desenvolvimento e amadurecimento, tornando-se mais vulneráveis a qualquer efeito negativo que os compostos possam ter. Além disso, as crianças pequenas brincam no chão e jardins e colocam muitos objetos na boca, aumentando a exposição aos pesticidas usados em casa e nos seus arredores.

Alguns cientistas rejeitam essas considerações sobre o uso de pesticidas, enfatizando que as próprias plantas produzem seus próprios inseticidas para controlar insetos e fungos, e consequentemente estamos expostos em nossos alimentos a uma concentração mais alta destes pesticidas "naturais" do que dos sintéticos. Pesticidas naturais não são necessariamente menos tóxicos do que os sintéticos, como veremos.

Inseticidas tradicionais

Inseticidas de um tipo ou de outro têm sido usados pela sociedade através dos anos. Uma motivação importante para o uso desses pesticidas é o controle de doenças: mortes humanas decorrentes de doenças transmitidas por insetos ao longo dos tempos têm excedido em muito essas atribuições dos efeitos maléficos. O uso de inseticidas tem reduzido muito a incidência de doenças transmitidas por insetos ou roedores que servem de hospedeiros para eles: malária, febre amarela, peste bubônica, doenças do sono, e, recentemente, a doença do vírus do Oeste do Nilo, que não esgota a lista dessas pragas. Outra razão importante para o uso de inseticidas é a prevenção de insetos que atacam as culturas de alimentos: ainda com um extensivo uso de pesticidas, aproximadamente um terço do total da produção de grãos do mundo é destruída por pestes e ervas daninhas, durante o crescimento, colheita e estocagem. As pessoas também tentam controlar insetos, como o mosquito e outras moscas comuns, por causa da sua presença incômoda.

O mais antigo registro de uso de pesticidas foi a queima de enxofre por fumigação em casas na Grécia, em torno de 1000 anos a.C. **Substâncias fumegantes** são pesticidas que entram no inseto na forma de um gás inalado. O uso de **dióxido de enxofre**, SO_2, produzido na queima do *enxofre elementar* sólido, algumas vezes por incorporação do elemento em velas, perdurou no mínimo até o século XIX. O próprio enxofre, na forma de partículas e aerossóis, foi também usado como um inseticida e como um fungicida; ele ainda é empregado como fumegante, contra o míldio pulverulento, sobre as plantas. Fluoretos inorgânicos, como *fluoreto de sódio*, NaF, foram usados domesticamente para controlar populações de formigas. Ambos, fluoreto de sódio e *ácido bórico*, foram usados para matar baratas em edifícios infestados. Vários óleos derivados do petróleo ou de fontes vivas, como peixes e baleias, têm sido utilizados por centenas de anos como inseticidas e como *aerossóis paralisantes* para matar ovos de insetos.

O uso de *arsênio* e seus compostos, para controlar insetos, data do período Romano. Ele foi empregado pelos chineses no século XVI e tornou-se muito difundido do século XIX até a Segunda Guerra Mundial. *Verde Paris*, um sal de cobre-arsênio, foi um popular inseticida introduzido em 1867 nos Estados Unidos. Outros sais contendo arsênio também foram empregados. Todos eles funcionam como um veneno estomacal e matam o inseto que os ingere. Compostos arsênicos continuaram a ter um uso intensivo como inseticidas até a década de 50 e serão discutidos em mais detalhes no Capítulo 15.

Infelizmente, em geral, os pesticidas inorgânicos e organometálicos são mais tóxicos para os humanos e outros mamíferos, especialmente nas doses necessárias para serem eficazes como pesticidas. Envenenamentos em massa têm ocorrido como resultado do uso de alguns fungicidas baseados em mercúrio, como será discutido no Capítulo 15. Além disso, metais e semimetais tóxicos, como os compostos com arsênio usados em pesticidas, não são biodegradáveis; uma vez liberados no ambiente, eles permanecem indefinidamente na água e em organismos vivos, solos ou sedimentos e podem entrar na cadeia alimentar se liberados a partir desses locais.

Inseticidas organoclorados

Muitos inseticidas orgânicos desenvolvidos durante e após a Segunda Guerra Mundial foram utilizados no lugar das substâncias inorgânicas e organometálicas, como já discutido. Normalmente, só pequenas quantidades dos compostos orgânicos são necessárias para serem eficazes contra algumas pragas, portanto, menor a quantidade de compostos químicos que alcança o meio ambiente. Para uma certa dose de cada composto em quantidade suficiente para agir como pesticida, as substâncias orgânicas geralmente são muito menos tóxicas para os humanos do que os pesticidas inorgânicos e organometálicos. As formulações de pesticidas orgânicos foram inicialmente consideradas biodegradáveis, embora, como veremos, isso não seja verdadeiro em muitos casos.

Nas décadas de 40 e 50, as indústrias químicas na América do Norte e Europa Ocidental produziram grandes quantidades de novos pesticidas, especialmente inseticidas. Os ingredientes ativos em muitos destes pesticidas foram os **organoclorados**, que são compostos orgânicos que contêm cloro. Muitos organoclorados apresentam várias propriedades notáveis:

- Estabilidade frente à decomposição ou degradação no ambiente;
- solubilidade muito baixa em água, exceto na presença de oxigênio ou nitrogênio nas moléculas;
- alta solubilidade em ambientes lipofílicos, como os tecidos adiposos em matéria viva; e
- toxicidade relativamente alta para insetos, mas baixa para humanos.

Como exemplo de um pesticida organoclorado, considere o composto **hexaclorobenzeno** (HCB), C_6Cl_6. Ele é estável, fácil de preparar a partir do cloro e benzeno, e por várias décadas depois da Segunda Guerra Mundial foi usado como fungicida na agricultura, para culturas de cereais. Uma vez que esse composto é extremamente persistente e ainda é emitido como um subproduto na indústria química e em processos de combustão, ele permanece um longo tempo como contaminante no ambiente. Ele é preocupante porque causa câncer de fígado em roedores de laboratório e talvez também em humanos. Nossa exposição diária ao HCB não é suficiente para causar um perigo significativo à saúde, ainda que seja estimado que 99% dos americanos apresentem níveis detectáveis do composto em sua gordura corpórea.

hexaclorobenzeno (HCB)

O hexaclorobenzeno é um dos 12 compostos químicos da "dúzia suja" listada pelo Programa Ambiental das Nações Unidas como **Poluentes Orgânicos Persistentes**, ou POPs, os quais estão sendo banidos ou evitados pelos acordos internacionais (ver Tabela 10-2). Cada país signatário do Tratado de Estocolmo que banir os POPs deverá desenvolver seu próprio plano de ação. Outros compostos com a mesma característica negativa dos doze sujos podem ser adicionados no final da lista.

Outro benzeno clorado, o isômero 1,4 do **diclorobenzeno**, é usado como um inseticida fumegante. Ele é usado como um tipo de *naftalina* doméstica e como desodorizador em vasos sanitários e baldes de lixo, entre outras aplicações. Embora seja um sólido cristalino, tem uma apreciável pressão de vapor, suficiente para vaporizar e agir como um efetivo inseticida na área intermediária ao redor do sólido.

TABELA 10-2 Poluentes orgânicos persistentes (POP), segundo as Nações Unidas, "Dúzia suja" e seu status em vários países

POP	Estados Unidos	Canadá	Reino Unido	México	China	Índia	Uso
DDT	X	X	X	R	R	R	Mosquitos
Aldrin	X	X	X	X	OK	OK	Cupins
Dieldrin	X	X	X	X	OK	R	Culturas
Endrin	X	X	X	X	OK	X	Roedores
Clordano	R	X	X	OK	R	OK	Cupins
Heptacloro	R	X	X	X	OK	OK	Insetos do solo
Hexaclo-ro-benzeno	X	X	X				Fungicida
Mirex	X	X		R	R		Formigas, cupins
Toxafeno	X	X	X	X	OK	X	Carrapatos, ácaros
PCBs*	X	R	R	OK			Muitos usos
Dioxinas*	BP	BP	BP	BP	BP	BP	
Furanos*	BP	BP	BP	BP	BP	BP	

Códigos: * não pesticidas; X = proibidos ou sem registro de uso; R = uso somente em casos restritos; OK = de uso não restrito; BP = subproduto, não é produzido de maneira deliberada.

O mesmo composto também tem sido usado como fumegante de solo. No entanto, é carcinogênico para animais e acumula-se com a mesma extensão no ambiente. Ele pode ser responsável pelo maior risco carcinogênico de todos os COVs (compostos orgânicos voláteis; ver Capítulo 3) em ambientes fechados. Pesquisas recentes indicam que eles estão presentes no sangue da maioria dos residentes nos Estados Unidos; a presença em altos níveis está associada com a redução da função pulmonar.

Pesticidas em água

A solubilidade de substâncias traço tais como HCB em líquidos e sólidos é frequentemente expressa em unidades "partes por", em vez de massa ou mols por unidade de volume. No entanto, as unidades "partes por" para meios condensados (não gasosos) expressam a razão da *massa* do soluto pela *massa* da solução, e não a razão de mols, ou moléculas, utilizada para gases. Como a massa de 1 litro de uma amostra de água natural é muito próxima de 1 quilograma, a solubilidade do HCB de 0,0062 mg de soluto por litro corresponde a 0,0062 mg de soluto por 1000 gramas de solução. Multiplicando o numerador e denominador por 1000, concluímos que 0,0062 mg/L é equivalente a 0,0062 gramas de soluto por 1 milhão de gramas de solução, isto é, para 0,0062 partes por milhão. *Em geral, o valor da solubilidade em ppm de qualquer substância traço em água é dado em unidades de miligramas por litro ou microgramas por grama.* De maneira similar, a escala em ppb para soluções aquosas é equivalente a microgramas por litro, ou nanogramas por grama.

Outra unidade normalmente utilizada para contaminantes traço – particularmente para substâncias dissolvidas em um meio como o solo ou amostras biológicas – é *microgramas* (do contaminante) *por grama* (do meio), µg/g. Por exemplo, a concentração de um pesticida na gordura humana poderia ser expressa como 2,0 µg/g. No entanto, essa unidade é equivalente a de partes por milhão, a qual pode ser visualizada multiplicando o numerador e o denominador de µg/g por 1 milhão, dando gramas por milhão de gramas. Similarmente, a unidade de nanogramas por grama (ng/g) é equivalente a partes por bilhão.

PROBLEMA 10-1
Para soluções aquosas, (a) converta 0,04 µg L^{-1} para as unidades ppm e ppb e (b) converta 3 ppb para a unidade µg L^{-1}, e (c) converta 0,30 µg/g para a escala de ppb.

A poluição de ambientes aquáticos não é meramente uma questão da concentração do poluente realmente em *solução*, e o pequeno valor para a solubilidade de organoclorados em água pode ser enganoso em relação a essas quantidades. Muitos compostos organoclorados são muito mais solúveis em meio orgânico do que em água. Em corpos aquáticos, como rios e lagos, os organoclorados estão muito mais ligados às superfícies de materiais particulados orgânicos em suspensão na água e nos sedimentos do que dissolvidos na própria água. A partir dessas fontes, eles entram nos organismos vivos, como peixes. Por razões discutidas em detalhes mais adiante, suas concentrações em peixes são frequentemente milhares ou milhões de vezes mais altas do que aquelas dissolvidas em águas poluídas. É por causa desse fenômeno que a concentração de organoclorados tem alcançado níveis perigosos em muitas espécies. Como consequência disso, muitos inseticidas organoclorados não têm sido mais utilizados. Para humanos, a quantidade de organoclorados ingerida comendo um simples peixe de lago é geralmente maior do que o total de organoclorado adquirido em uma vida inteira da água do mesmo lago!

DDT

O **DDT**, ou *para-diclorodifeniltricloroetano*, tem tido uma história tumultuada como inseticida, como discutido em detalhes no Estudo de Caso *Proibir ou não proibir o DDT? História e Futuro*, disponível no site da Bookman, www.bookman.com.br.

Lamentavelmente, após a sua introdução durante a Segunda Guerra Mundial, o DDT foi utilizado em excesso nos anos 50 e 60, particularmente na agricultura, que consumiu entre 70-80% de sua produção nos Estados Unidos, assim como no uso florestal. Como resultado, sua concentração no ambiente aumentou rapidamente e começou a afetar a capacidade de reprodução de pássaros que indiretamente o incorporaram em seu corpo. Em 1962 o DDT foi chamado de "elixir da morte" por Rachel Carson em seu polêmico livro *Silent Spring (Primavera Silenciosa)* por causa do seu efeito na diminuição da população de pássaros como a águia-calva, cuja ingestão do composto em sua dieta foi muito alta.

Estrutura do DDT

Estruturalmente, uma molécula de DDT é um *etano* substituído. Em um dos carbonos, todos os três hidrogênios são substituídos por átomos de cloro, enquanto que no outro, dois dos três hidrogênios são substituídos por anéis benzênicos. Cada anel contém um átomo de cloro na posição para, isto é, diretamente oposto ao carbono do anel (sombreado no desenho) ligado à unidade do etano:

(DDT): *para*-diclorodifeniltricloroetano

Muitas espécies de animais metabolizam (convertem por reações em outras substâncias) o DDT pela eliminação do HCl; um átomo de hidrogênio é removido de um carbono do etano e um átomo de cloro do outro, criando um derivado do eteno chamado **DDE (diclorodifenildicloroeteno)**:

DDE

Substâncias produzidas pelo metabolismo de um composto químico são chamadas de **metabólitos**; portanto, o DDE é um metabólito do DDT. O DDE também é produzido lentamente no ambiente pela degradação do DDT sob condições alcalinas e por insetos resistentes ao DDT, os quais destoxificam o DDT por meio dessa transformação. Infelizmente, em alguns pássaros o DDE interfere na enzima que regula a distribuição de cálcio, tanto que pássaros contaminados produzem ovos que têm a casca (carbonato de cálcio) muito fina e, ao serem chocados, não resistem ao peso dos seus pais.

PROBLEMA 10-2

As estruturas mostradas para o DDT e DDE têm anéis com cloro na posição para e são algumas vezes descritas como p,p'-DDE, onde o prefixo p e p' refere-se à posição dos cloros no primeiro e segundo anel. Deduza a estrutura e a nomenclatura para todos os outros isômeros do DDT e DDE. Note que os dois anéis são equivalentes, como, por exemplo, o o,m'-DDT é o mesmo composto que o m,o'-DDT.

DDE na gordura corpórea

A persistência do DDT fez dele um inseticida ideal: uma aspersão dá proteção contra insetos por semanas, até anos, dependendo do método de aplicação. Sua persistência deve-se à:

- baixa pressão de vapor e consequente baixa velocidade de evaporação;
- baixa reatividade com respeito à luz e aos compostos químicos e micro-organismos do ambiente; e
- baixíssima solubilidade em água.

Sua velocidade de evaporação nas camadas superficiais do solo no sul do Canadá, por exemplo, é tão lenta, que seu tempo de meia-vida de volatilização é de cerca de 200 anos. Como outros inseticidas organoclorados, o DDT é solúvel em solventes orgânicos e consequentemente na gordura do tecido dos animais. O DDT e/ou seus produtos de degradação foram encontrados em todos os pássaros e peixes que foram analisados, ainda que vivessem em desertos ou no fundo de oceanos.

Todos temos algum DDT (aproximadamente 3 $\mu g/g$ nos adultos norte-americanos) estocado em nossa gordura corpórea. Em humanos, a maioria do DDT ingerido é lentamente eliminada. Muito do "DDT" estocado na gordura humana é, na verdade, o DDE estava presente na comida que foi ingerida, tendo previamente sido convertido a partir do DDT original presente no ambiente. Infelizmente, o DDE não é biologicamente degradável e é muito solúvel na gordura, tanto que permanece em nosso corpo por um longo tempo.

Níveis atuais de DDT

Por razões ambientais, o DDT está banido em muitos países ocidentais industrializados. De qualquer maneira, seu uso diminuiu porque as populações de insetos tornaram-se resistentes, capazes de metabolizar o DDT para DDE, tornando-o inativo. As Nações Unidas incluem o DDT na lista dos 12 Poluentes Orgânicos Persistentes (Tabela 10-2). Deles, somente o DDT foi proibido. O seu uso está restrito ao controle de doenças e como um intermediário na produção de **dicofol**, um acaricida que possui uma estrutura idêntica, exceto pelo fato de que o átomo de hidrogênio do DDT que está sobre a unidade do etano ser substituído por um grupo hidroxila, —OH. A controvérsia da proibição do DDT decorre do fato dele ser muito efetivo no controle de mosquitos que transmitem a malária. Os argumentos deste debate são explorados no Estudo de Caso *Proibir ou não proibir o DDT? História e Futuro*, disponível no site da Bookman, www.bookman.com.br.

O DDT e o DDE ainda aportam no ambiente em todos os locais como resultado de uma elevada capacidade de transporte pelo ar – tópico discutido no Capítulo 12 – a partir dos países em desenvolvimento, onde o DDT ainda está em uso para controlar a malária e o tifo e em alguns casos na agricultura. O DDT também continua a ser liberado do solo em países desenvolvidos que utilizaram o inseticida na agricultura décadas atrás.

Graças às restrições e proibições, as concentrações ambientais de DDT e DDE em países desenvolvidos diminuíram substancialmente no início e meados dos anos 70, e agora têm se tornado estáveis em baixos valores, porém não nulos. Como resultado do declínio nos níveis de DDE, águias-calvas têm retornado às proximidades do Lago Erie e outros locais. No verão de 2007, as águias-calvas foram removidas da lista de espécies em risco de extinção nos Estados Unidos. Similarmente, a população de falcões peregrinos do Ártico, um pássaro que chegou perto da extinção em função dos efeitos do DDE, recuperou recentemente o número de espécies, sendo também removido da lista de espécies em extinção.

A concentração de DDT em humanos também diminuiu drasticamente; por exemplo, os níveis do composto em 1997, no leite materno de mulheres suecas,

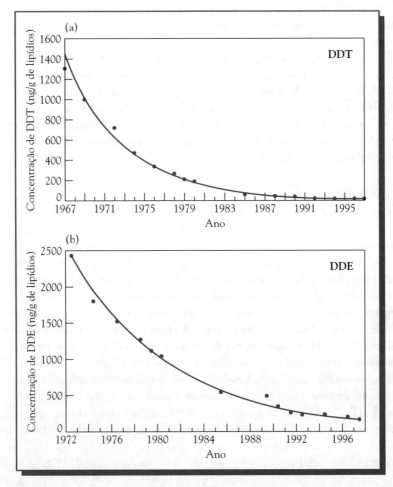

FIGURA 10-1 Tendências para a concentração de (a) DDT and (b) DDE no leite materno de mulheres suecas. [Fonte: K. Noren and D. Meironyte, "Certain Organochlorine Contaminants in Swedish Human Milk in Perspective of Past 20-30 years", *Chemosphere* 40 (2000):1111.]

foi de apenas 1% do que o detectado em 1967. Como ilustrado na Figura 10-1a, os níveis de DDT nessas mulheres também começaram a cair exponencialmente a partir do final dos anos 60, uma vez que o DDT tem um tempo de meia-vida de quatro anos. Os dados para as mulheres norte-americanas mostram declínio similar no mesmo período. A concentração de DDE em leite materno não caiu tão rapidamente como ocorreu com o DDT, pois seu tempo de meia-vida é maior, cerca de seis anos (Figura 10-1b). No entanto, os níveis de DDE permanecem altos em regiões como América Central e do Sul, México, e África, onde o DDT foi usado mais recentemente.

A acumulação de organoclorados em sistemas biológicos

Muitos compostos organoclorados são encontrados nos tecidos de peixes em concentrações que são uma ordem de magnitude mais elevadas do que nas águas em que eles vivem. Substâncias *hidrofóbicas* (não solúveis em água) tais como o DDT são particularmente susceptíveis em exibir esse fenômeno. Há várias razões para essa **bioacumulação** de compostos químicos em sistemas biológicos.

Bioconcentração

Em primeiro lugar, muitos organoclorados são inerentemente muito mais solúveis em meios como hidrocarbonetos, entre eles o tecido adiposo em peixes, do que em água.

Assim, quando a água passa através das guelras de um peixe, os compostos se difundem seletivamente da água para o tecido gorduroso do peixe e lá se tornam mais concentrados. Esse processo (que também afeta outros organismos além dos peixes) é chamado de **bioconcentração**. O **fator de bioconcentração**, FBC, representa a razão de equilíbrio da concentração de um composto químico específico em um determinado peixe para o valor dissolvido na água circunvizinha, considerando que o mecanismo de difusão representa a única fonte dessas substâncias para os peixes. Valores de FBC abrangem uma ampla faixa e variam não somente de composto para composto, mas também, em uma dada extensão, de um tipo de peixe para outro, particularmente por causa das variações nas habilidades de diferentes peixes em metabolizar uma dada substância.

O FBC de um composto pode ser estimado, com precisão que varia por um fator de 10 vezes, a partir de um simples experimento de laboratório: espera-se que o composto atinja o equilíbrio entre as camadas de líquido de um sistema de duas fases feito de água e **1-octanol**, $CH_3(CH_2)_6CH_2OH$, um álcool que tem sido usado experimentalmente por ser um substituto estável para a porção gordurosa de peixes. O coeficiente de partição, K_{oc}, para uma substância S é definido como

$$K_{oc} = [S]_{octanol}/[S]_{água}$$

onde os colchetes denotam a concentração em unidade de mol por litro (considerando que a água e a gordura têm aproximadamente a mesma densidade, as razões

TABELA 10-3 Dados para alguns pesticidas

Pesticida	Solubilidade em H_2O (mg/L)	log K_{oc}
HCB	0,0062	5,5-6,2
DDT	0,0034	6,2
Toxafeno	3	5,3
Dieldrin	0,1	6,2
Mirex	0,20	6,9-7,5
Malation	145	2,9
Paration	24	3,8
Atrazina	35-70	2,2-2,7

Dados do K.Verschueren, *Handbook of Environmental Data on Organic Chemicals* (New York: Van Nortrand Reinhold, 1996).

molares nas duas fases são idênticas à razão de suas massas; consequentemente, K_{oc} também pode ser considerado como a razão das concentrações em ppm ou ppb.) Comumente, por uma questão de conveniência, o valor de K_{oc} é frequentemente descrito na sua forma logarítmica decimal, uma vez que sua magnitude em alguns casos é muito elevada. Por exemplo, para o DDT (ver Tabela 10-3), o K_{oc} é aproximadamente 1.000.000, isto é, 10^6, portanto log K_{oc} = 6. Experimentalmente, o fator de bioconcentração para o DDT varia na faixa de 20.000 a 40.000, dependendo do tipo de peixe. O valor de K_{oc} de um composto é uma forma aproximada para encontrar o valor de FBC para peixes. A aproximação que K_{oc} = S falha quando as moléculas são muito grandes para serem difundidas para dentro do peixe.

Em geral, quanto maior o coeficiente de partição octanol-água, K_{oc}, maior será a probabilidade do composto químico se ligar à matéria orgânica presente em solos e sedimentos e, finalmente, de ocorrer a migração para os tecidos gordurosos dos organismos vivos. Porém, valores de log K_{oc} de 7, 8 ou maiores, são indicativos de compostos químicos capazes de adsorver fortemente aos sedimentos, o que tornará realmente improvável que adquiram mobilidade suficiente para introduzir-se nos tecidos de organismos vivos. Portanto, os compostos químicos com valores de log K_{oc} na faixa de 4-7 são os que apresentam maior grau de bioconcentração.

PROBLEMA 10-3

Para o HCB, log K_{oc} = 5,7. Qual será a concentração estimada de HCB decorrente de bioconcentração na gordura de um peixe que vive em águas contaminadas com 0,000010 mg/L desse composto?

Biomagnificação

Peixes também acumulam compostos orgânicos a partir do alimento que comem e de seu contato com particulados em água e sedimentos que contêm esses compostos adsorvidos. Em muitos casos, os compostos químicos não são metabolizados: a substância simplesmente se acumula no tecido gorduroso do peixe, onde sua concentração aumenta com o tempo. Por exemplo, a concentração do DDT em trutas do Lago Ontário aumenta linearmente com a idade dos peixes, como ilustrado na Figura 10-2. A concentração média de muitos compostos químicos também aumenta drasticamente com o aumento da **cadeia alimentar**, a qual é uma sequência de espécies, em que cada uma se alimenta da outra que a precede na cadeia. A **rede alimentar**, incorporando uma interligação da cadeia alimentar, para os Grandes Lagos, é ilustrada na Figura 10-3. Em seu tempo de vida, um peixe come muitas vezes seu peso em comida dos níveis mais baixos da cadeia alimentar, mas ele retém mais do que elimina a maior parte dos compostos organoclorados desses alimentos.

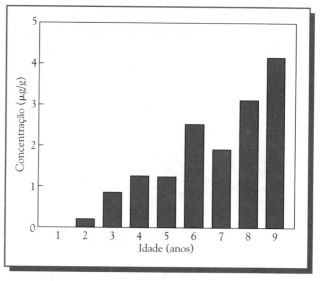

FIGURA 10-2 Variação da concentração de DDT com a idade das trutas do Lago Ontário pescadas no mesmo ano. [Fonte: "Toxic Chemicals in the Great Lakes and Associated Effects" (Ottawa: Government of Canada, 1991).]

Um composto químico cuja concentração aumenta ao longo da cadeia alimentar é chamado de **biomagnificado**. Em essência, os resultados da biomagnificação são uma sequência de passos de bioacumulação que acontecem ao longo da cadeia. A diferença entre a bioconcentração da água e biomagnificação ao longo de uma cadeia alimentar é ilustrada simbolicamente na Figura 10-4. A biomagnificação do DDT em algumas cadeias alimentares nos Grandes Lagos é mostrada na Figura 10-3. Note, por exemplo, que as gaivotas têm os mais altos níveis de DDT quando comparadas com o peixe localizado logo abaixo na cadeia. O peixe no topo da parte aquática da cadeia bioacumula DDT mais efetivamente, tanto que concentrações ainda mais altas são encontradas nos pássaros que se alimentam deles.

Como um exemplo de biomagnificação, considere que a concentração de DDT/DDE na água marinha do Estuário de Long Island, nos Estados Unidos, e as águas protegidas de sua costa sul, tinham no máximo 0,000003 mg/L, mas alcançou 0,04 μg/g no plâncton, 0,5 μg/g na gordura de vairões, 2 μg/g no peixe-agulha que vive naquelas águas e 25 ppm na gordura dos cormorões e águias pescadoras que alimentam-se desses peixes, perfazendo um fator total de biomagnificação de aproximadamente 10 milhões. Por meio de tais mecanismos é que os níveis de DDE em algumas aves de rapina tornaram-se tão elevados que sua capacidade de reproduzir acabou sendo prejudicada. A bioacumulação de organoclorados em peixes e outros animais explica a razão pela qual grande parte do aporte diário de

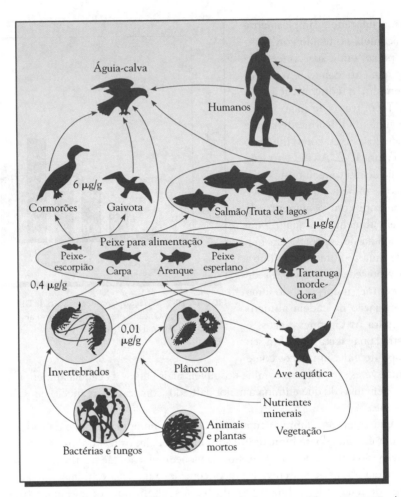

FIGURA 10-3 Rede alimentar simplificada para os Grandes Lagos com típica concentração de DDT para algumas espécies. [Fonte: "Toxic Chemicals in the Great Lakes and Associated Effects" (Ottawa: Government of Canada, 1991).]

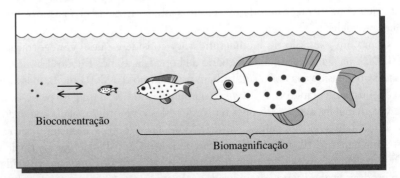

FIGURA 10-4 Representação esquemática dos dois modos de bioacumulação que ocorrem em material biológico presente em um corpo hídrico.

tais compostos químicos em humanos ocorre mais por meio dos alimentos do que da água que nós bebemos.

Análogos menos persistentes do DDT

Um número de compostos tendo a mesma estrutura geral do DDT é encontrado com propriedades inseticidas similares. Essa similaridade aumenta a partir do mecanismo de ação do DDT, o qual é consequência mais de sua *estrutura* molecular do que da interação química com uma espécie específica. A estrutura de uma molécula de DDT é determinada por dois carbonos tetraédricos na unidade do etano e pelos dois anéis de benzeno. Em insetos, o DDT e outras moléculas com o mesmo tamanho e formas tridimensionais adotam forma de cunha no canal nervoso que serve de caminho às células nervosas. Normalmente, esse canal transmite impulsos somente quando necessário, via íons de sódio. Mas uma contínua série de Na^+ iniciada no impulso nervoso é produzida quando a molécula de DDT se liga ao canal aberto. Como consequência, os músculos do inseto tremem constantemente, levando, enfim, à exaustão e convulsão que leva à morte. O mesmo processo não ocorre em humanos e outros animais de sangue quente, uma vez que as moléculas não exibem tais ações de ligação nos canais nervosos.

Exemplos de outras moléculas com ação como a do DDT incluem o **DDD** (também chamado de TDE), **para-diclorodifenildicloroetano**, o qual é um produto da degradação ambiental do DDT; ele difere somente em um cloro do grupo —CCl_3, o qual é substituído por um hidrogênio. Uma vez que a forma e tamanho do DDT e DDD são similares, sua toxicidade para insetos é a mesma. No passado, o DDD foi vendido como inseticida, mas também foi proibido pela capacidade de bioacumulação. O DDE, ao contrário do DDT e DDD, é baseado em uma unidade *planar* C=C maior do que uma ligação C—C com grupos tetraédricos no final. Portanto, enquanto o DDD é um inseticida como o DDT, o DDE não é, uma vez que sua estrutura tridimensional é muito diferente: o DDE é mais plano e não possui forma de hélice e por isso não se liga aos canais nervosos dos insetos.

Cientistas desenvolveram análogos ao DDT que têm a mesma forma e tamanho, e consequentemente, possuem as mesmas propriedades inseticidas, mas são mais biodegradáveis e, portanto, não apresentam problemas de bioacumulação associados ao DDT. O mais importante desses análogos é o **metoxicloro**:

$$CH_3O-\bigcirc-\underset{H}{\overset{CCl_3}{C}}-\bigcirc-OCH_3$$

metoxicloro

Os *para*-cloros do DDT são substituídos no metoxicloro por grupos *metóxi*, —OCH_3, que são aproximadamente do mesmo tamanho que o cloro, mas reagem muito mais rapidamente. Tais reações resultam em produtos solúveis em água que não somente são degradáveis no ambiente, como também são mais excretados do que acumulados pelo organismo. Metoxicloro é também usado para fins domésticos e na agricultura, para controlar mosquitos e moscas.

PROBLEMA 10-4
Desenhe a fórmula estrutural do DDD.

PROBLEMA 10-5
Grupos metílicos são aproximadamente do mesmo tamanho que os átomos de cloro, mas os átomos de hidrogênio são significativamente menores. O que você esperaria das propriedades de um inseticida de moléculas de DDT nas quais (a) o grupo —CCl_3 é substituído por grupo —$C(CH_3)_3$ e (b) os cloro na posição *para* são substituídos por hidrogênio?

Outros inseticidas organoclorados
Toxafeno
Durante a década de 70, depois da proibição do DDT, o inseticida que o substituiu em muitas aplicações na agricultura, como na colheita de algodão e soja, foi o **toxafeno**. Ele é uma mistura de centenas de substâncias similares, todas resultado da cloração parcial do hidrocarboneto *canfeno*, produzido por meio de extratos de árvores de pinos:

$$\text{canfeno}$$

O toxafeno tornou-se o inseticida mais usado (1966-1976) nos Estados Unidos antes das restrições à sua utilização em 1982 e total proibição em 1990. Até então, mais de 85% do toxafeno usado no país concentrava-se nos estados do sudeste, onde o plantio de algodão é predominante, ainda que parte do produto tenha sido usada como herbicida nos cultivos de amendoim e soja.

O toxafeno é extremamente tóxico para peixes. Ele foi primeiro usado nos anos 50, na América do Norte, para livrar lagos de peixes indesejáveis. No entanto, foi considerado tão persistente que os lagos não puderam se reabastecer novamente por muitos anos depois.

O toxafeno bioacumula no tecido gorduroso e causa câncer em roedores conforme indicam testes; consequentemente está listado como um Poluente Orgânico Persistente (Tabela 10-2). Embora esteja proibido em países desenvolvidos e em alguns países em desenvolvimento, o toxafeno ainda está sendo depositado em corpos de água a partir de seu ponto de uso por causa do grande transporte pelo ar (ver Capítulo 12) dos países que ainda fazem uso restrito desse composto.

Ciclohexanos hexaclorados

Durante a II Guerra Mundial, os derivados de ciclohexano que têm um dos dois hidrogênio de cada carbono substituído por cloro, chamado de **1,2,3,4,5,6-hexaclorociclohexano**, foi descoberto como um efetivo inseticida contra uma grande variedade de insetos. De fato, há oito isômeros com essa fórmula; eles diferem somente na orientação relativa dos átomos de cloro ligados aos diferentes carbonos. (A estrutura abaixo não pretende ilustrar a orientação dos cloros, somente seus pontos de ligação).

1,2,3,4,5,6-hexaclorociclohexano

(Esse composto é também conhecido como *hexacloreto de benzeno* ou BHC. Não confundir com hexaclorobenzeno.)

Depois da Segunda Guerra Mundial, uma mistura comercial de muitos dos isômeros dos hexaclorociclohexanos foi usada para controlar mosquitos e pragas na agricultura. Seu uso foi restringido desde os anos 70 pela toxicidade e tendência em bioacumular. Somente um dos oito isômeros realmente matam os insetos, o isômero gama, o qual é vendido separadamente com o nome de *Lindano*. Ele foi o ingrediente ativo em várias preparações comerciais de medicamentos usados para livrar crianças de piolhos e curá-las da sarna e tratar sementes e mudas.

Inseticidas ciclopentadieno clorados

O **ciclopentadieno**, mostrado à esquerda, abaixo, é um abundante subproduto da refinaria de petróleo. Como seu nome diz, há duas ligações duplas em cada molécula. Quando clorado completamente (diagrama à direita), ele pode ser combinado com uma das várias moléculas orgânicas para produzir uma série completa de compostos inseticidas com propriedades incluindo persistência ambiental –, que os tornam aparentemente atrativos.

ciclopentadieno   perclorociclopentadieno

Todos os pesticidas ciclodienos contêm os cinco membros dos anéis hexaclorados com, no mínimo, dois outros átomos de carbono e resíduo de uma dupla ligação.

Muitos dos inseticidas ciclodienos que foram comercialmente importantes são agora considerados Poluentes Orgânicos Persistentes pelo Programa Ambiental das Nações Unidas e estão listados na Tabela 10-2. Eles foram usados para controlar insetos no solo, como formigas saúvas, baratas, cupins e gafanhotos, entre outros insetos. Em muitas aplicações, sua persistência representou uma vantagem, já que eles não precisavam ser reaplicados frequentemente.

Os pesticidas ciclodienos, inicialmente o **aldrin** e o **dieldrin** – os quais são estruturalmente idênticos, exceto que o último possui uma de suas ligações C=C epoxilada (ver Figura 12-2) – chegaram ao mercado por volta de 1950. Dada a sua persistência, seu potencial tóxico, sua tendência em acumular na gordura dos tecidos e a suspeita de que o dieldrin estava causando mortalidade de águias-calvas, o uso de quase todos esses compostos foram proibidos ou severamente restringidos na América do Norte e em muitos países do oeste da Europa. Apesar disso, dieldrin e DDT foram os mais comuns POPs ainda detectados em alimentos no ano de 2002. Alguns dos compostos ainda estão em uso em alguns lugares (ver Tabela 10-2).

O uso de dieldrin na agricultura, principalmente para combater insetos no solo, e o uso em construções para controlar cupins foram largamente proibidos na América do Norte na metade dos anos 80. Ele foi usado extensivamente em países tropicais para controlar a mosca "tsé tsé", e é ainda usado em alguns países para matar cupins. Ele continua entrando em sistemas aquáticos, em muitas áreas, pela percolação em locais de deposição de lixo. Um recente estudo dinamarquês ligou o nível de dieldrin em mulheres com o risco de câncer de mama. O dieldrin e outro inseticida ciclodieno que contém um anel epóxido de três membros, o *epóxido heptacloro*, têm sido associados com o aumento do risco de linfoma do tipo não Hodgkins.

Se duas moléculas de perclorociclopentadieno são quimicamente combinadas, a molécula resultante, conhecida comercialmente como **mirex**, também age como inseticida, sendo particularmente eficaz contra saúvas encontradas no sudeste dos Estados Unidos.

$$\text{—Cl}_{12}$$

mirex

(Todos os 10 átomos de carbono estão ligados a átomos de cloro, mas para facilitar os átomos de cloro individuais não são mostrados; somente o total é apresentado na fórmula.) O mirex também foi vendido como um aditivo para retardantes de chama empregados em materiais naturais e sintéticos. O maior uso do mirex aconteceu nos anos 60, embora ele ainda seja produzido e usado na China e em partes da Austrália para combater cupins gigantes. O mirex é classificado como POP e foi proibido em muitos países desde os meados dos anos 70.

De modo geral, os pesticidas ciclodienos clorados são produtos químicos do passado. Seu uso está ultrapassado ou no mínimo foi severamente restringido devido a considerações ambientais e de saúde humana. O único inseticida ciclodieno que ainda está sendo largamente usado é o **endossulfan**, discutido em detalhes no Quadro 10-1.

Princípios de toxicologia

Toxicologia é o estudo dos efeitos danosos em organismos vivos de substâncias que são estranhas a eles. As substâncias de interesse incluem os compostos sintéticos e aqueles que existem naturalmente no ambiente. Em toxicologia, os efeitos são normalmente determinados pela injeção em animais com a substância de interesse e observação de como a saúde do animal é afetada. Em contraste, em **epidemiologia** não são feitos experimentos em laboratórios, mas, em vez disso, a história da saúde de um grupo selecionado de humanos é determinada avaliando-se as diferenças de relatos sobre doenças, etc. para diferentes substâncias às quais eles foram expostos acidentalmente.

Dados toxicológicos, considerando os efeitos de uma substância para um organismo, tais como um pesticida organoclorado ou metal pesado, são obtidos muito facilmente pela determinação de sua **toxicidade aguda**, que é o rápido aparecimento do sintoma – incluindo morte no limite de exposição – seguido pela ingestão de uma dose da substância. Por exemplo, experimentos mostram que são necessárias somente poucas dezenas de um micrograma do composto sintético mais tóxico – a "dioxina" que será discutida no Capítulo 11 – para matar muitos roedores poucas horas depois da sua administração oral.

Embora a toxicidade aguda de uma substância seja de interesse quando estamos expostos acidentalmente ao composto químico puro, em **toxicologia ambiental** consideramos mais a **exposição crônica** (contínua, por longo tempo), relativa a uma dose individual baixa para um composto químico tóxico que está presente no ar que respiramos, na água que bebemos ou na comida que comemos. De modo geral, qualquer efeito decorrente de tais exposições contínuas são também de longa duração e, consequentemente, também classificado como crônico.

O mesmo composto químico pode ter ambos os efeitos, crônicos e agudos, em um mesmo organismo, embora usualmente por mecanismos fisiológicos diferentes. Por exemplo, um sintoma de toxicidade aguda em humanos da exposição a muitos organoclorados é uma irritação na pele chamada de **cloroacne**, uma persistente, desfigurante e dolorosa análoga à acne comum. Teme-se que a exposição constante por doses individuais muito mais baixas que as capazes de produzir doenças de pele possa eventualmente evoluir para o câncer de pele.

Três tipos de substâncias que produzem efeitos prejudiciais à saúde humana de maior preocupação são:

- **mutagênicos**, substâncias que causam mutações no DNA, a maioria das quais é perigosa; pode produzir traços genéticos se ocorrer no DNA de células presentes no esperma ou em óvulos;
- **carcinogênicos**, substâncias que causam câncer; e
- **teratogênicos**, substâncias presentes na mãe que causam defeitos de nascença no feto.

| QUADRO 10-1 | A controvérsia do inseticida Endossulfan |

O **endossulfan** não aparece na lista dos POPs das Nações Unidas; de fato, ele é um dos poucos pesticidas ciclopentadienos ainda amplamente disponíveis no mercado. Estruturalmente, as moléculas de endossulfan consistem de um anel de cinco membros perclorado e ligado a um grupo metileno por uma unidade $O{=}S(O{-})_2$.

Endossulfan

Ele é usado como inseticida e acaricida em aplicações na agricultura; sua aplicação doméstica tem sido gradualmente evitada – ao menos nos Estados Unidos. Tanto a persistência ambiental quanto a tendência para a bioconcentração são muito mais baixas do que a de outros ciclodienos porque ele é mais reativo, pela presença do grupo enxofre-oxigênio. No ambiente, alguns deles são convertidos a sulfato, que tem um oxigênio duplamente ligado ao enxofre, gerando S(VI) do S(IV) presente no pesticida original. Infelizmente, o **endossulfan sulfato** é tão tóxico quanto o endossulfan e é mais persistente. A fração remanescente de endossulfan no ambiente é convertida ao diol livre de enxofre no qual os grupos —CH_2— estão cada um ligados a —OH, que também sofre reações posteriores de degradação.

Embora o endossulfan seja classificado como *moderadamente tóxico* pela OMS, ele é considerado *altamente perigoso* pela EPA. Ele é rapidamente absorvido pelo estômago, pulmão e pela pele. Embora tenha toxicidade aguda, o endossulfan não persiste em mamíferos porque ele se degrada a compostos solúveis em água, sendo eliminado do corpo em poucos dias ou semanas.

Por causa do seu curto tempo de meia-vida, o risco pelo consumo de água potável ou de alimentos não é normalmente uma preocupação. Consequentemente, muitas das preocupações com a saúde relativas ao endossulfan estão relacionadas com sua habilidade de agir como um veneno agudo para trabalhadores que manuseiam e aplicam o pesticida na agricultura. Ele também é uma preocupação ambiental pela toxicidade a peixes, pássaros e outros animais. Realmente, houve uma massiva mortandade de peixes nos Estados Unidos (Alabama) e em outros países em águas que foram inadvertidamente contaminadas com o inseticida.

A toxicidade do endossulfan levou-o a ser proibido em muitos países, e seu uso, restringido em outros. A proibição ocorreu após a morte acidental de agricultores e seus vizinhos, bem como pela utilização em suicídios. Por exemplo, ele foi introduzido no Sri Lanka para substituir a categoria I de inseticidas, que anteriormente eram usados em suicídios, mas rapidamente acabou sendo empregado para o mesmo propósito. Desde que foi proibido, em 1998, outros inseticidas de categoria II que o substituíram passaram a ser utilizados, em vez daqueles que eram empregados por suicidas.

Além do uso em alguns alimentos e culturas de grãos, bem como em plantações de chá e café, o endossulfan também foi usado no cultivo de algodão tanto em países desenvolvidos, como Estados Unidos e Austrália, quanto em países em desenvolvimento. Por exemplo, o endossulfan foi introduzido ao final do século XX em países de língua francesa da África ocidental quando a lagarta do bicudo do algodoeiro – que entra no broto e na cápsula da flor do algodão e os destrói – tornou-se resistente aos inseticidas de mais baixa toxicidade (piretroides) que eram empregados. Infelizmente, muitos agricultores de certos países desta região, incluindo o Benin,

(continua)

> não puderam arcar com os custos da aquisição de equipamentos de proteção – óculos, luvas e máscaras – que deveriam ser usados para manusear e pulverizar o endossulfan. Além disso, os plantadores de algodão algumas vezes usaram sobras do produto inapropriadamente como inseticida em outras culturas. Como o endossulfan é quase insolúvel em água, a lavagem de alimentos pulverizados com ele é muito pouco eficiente.

Alguns carcinogênicos operam em uma etapa inicial, na qual a substância – algumas vezes depois de ter sido transformada no corpo – reage diretamente com uma fita do DNA. Essa alteração no DNA pode causar o crescimento de células cancerígenas. Outros, chamados *promotores*, agem somente depois que o câncer foi iniciado, mas eles aceleram o processo de formação do tumor.

Relação dose-resposta

Muitas informações quantitativas que consideram a toxicidade das substâncias são obtidas em experimentos realizados pela administração de doses da substância no animal, embora recentemente os testes com certas bactérias tenham sido usados para determinar quando uma substância está ligada a um efeito carcinogênico ou não. Por causa de considerações práticas incluindo custos e tempo, muitos experimentos envolvem um maior número de testes de toxicidade aguda do que crônica, ainda que este último seja normalmente o de interesse prioritário para as ciências ambientais. Para determinar diretamente os efeitos de exposição contínua a baixa concentração por um longo período, seria necessário um grande número de testes com animais e um longo tempo. A alternativa prática é avaliar os efeitos usando altas doses – quando os efeitos são grandes e claros – e então extrapolar os resultados para baixos níveis de exposição ambiental. Infelizmente, não há segurança que tal extrapolação seja sempre confiável, uma vez que o mecanismo da célula que produz os efeitos em altas e baixas doses poderia ser diferente.

A **dose** da substância administrada em testes de toxicidade é normalmente expressa como a massa do composto químico, em miligramas, por unidade do peso do corpo do animal, expressa em quilogramas, resultando em unidades de miligrama por quilograma, mg/kg. A divisão pelo peso do corpo é necessária, uma vez que a toxicidade da quantidade de uma substância normalmente diminui com o aumento do tamanho do indivíduo. (Relembramos que a dose máxima recomendada para medicamentos como remédios para dores de cabeça são menores para crianças do que para adultos, primeiramente por causa da diferença de massa corporal.) Também presume-se que os valores de toxicidade obtidos em experimentos de testes com animais pequenos são aproximadamente transferíveis para humanos considerando que a diferença em peso do corpo. Normalmente, a toxicidade de uma substância aumenta com o aumento da dose, embora exceções sejam conhecidas.

> **PROBLEMA 10-6**
>
> Se uma dose de poucas dezenas de um micrograma de certa substância é suficiente para matar um rato, aproximadamente qual massa dessa substância seria fatal para você? Qual o nível médio dessa substância teria que estar presente na água que você bebe para você receber uma dose fatal dessa fonte em uma semana? Observe que para achar o seu peso em quilogramas, é preciso dividir o valor apresentado em libras por 2,2.

Os indivíduos diferem significativamente em suas susceptibilidades para um dado composto: alguns respondem para uma dose muito baixa quando outros requerem uma dose muito mais alta antes de apresentar uma resposta. Por essa razão, os cientistas têm criado a **relação dose-resposta** para substâncias tóxicas, incluindo agentes ambientais. Uma curva típica dose-resposta para toxicidade aguda está ilustrada na Figura 10-5a. A dose está representada no eixo x (horizontal), e a porcentagem cumulativa dos animais testados que mostram o efeito da medida (por exemplo, morte) para uma dada dose particular é mostrada no eixo y (vertical). Por exemplo, na Figura 10-5a, aproximadamente 60% dos animais testados foram afetados pela dose de 4 mg/kg.

Como a faixa de doses em tais gráficos frequentemente excede uma ordem de grandeza, e como os efeitos no extremo inferior da escala de concentração são muitas vezes importantes nas tomadas de decisões ambientais e não podem ser vistos claramente usando escalas lineares, o gráfico dose-resposta é normalmente apresentado usando uma escala logarítmica de doses. Normalmente, uma curva em forma de S ou forma sigmoidal resulta dessa transformação – ver Figura 10-5b.

Na maioria das vezes, o efeito de resposta sobre os testes em animais que é usado para construir a curva dose-resposta é a morte. A *dose que se mostra letal para 50% da população de animais testados é chamada de valor de* DL_{50} *da substância*; sua determinação de uma curva dose-resposta é ilustrada pela linha tracejada na Figura 10-5a. O de *menor* valor de DL_{50} é o *mais potente* (isto é, mais tóxico) composto, uma vez que menor quantidade é necessária para afetar o animal. Um composto químico muito menos tóxico que o ilustrado na Figura 10-5b teria uma curva sigmoidal deslocada para a direita da mostrada.

Muitas fontes cotam os valores de DOL_{50}, a *dose oral letal*, quando o composto químico foi administrado por via oral nos testes com os animais, ao contrário à via dérmica ou algum outro tipo de administração. Por exemplo, o valor de DOL_{50} para o DDT para ratos é aproximadamente 110 mg/kg. Como mencionado, a previsão é normalmente feita considerando que os valores de DL_{50} e DOL_{50} são aproximadamente transferíveis entre as espécies. No caso do DDT, por exemplo, humanos são conhecidos por ter doses de sobrevivência de aproximadamente 10 mg/kg, então, consequentemente, o valor de DOL_{50} para humanos é maior que 10 mg/kg. No entanto, não temos evidências *diretas* de que o valor 110 mg/kg para ratos é também válido para humanos.

Muito mais do que a toxicidade aguda do DDT é a sua habilidade para causar efeitos crônicos em humanos, como o câncer. Embora o DDT não seja considerado tradicionalmente como um composto cancerígeno, alguns estudos epide-

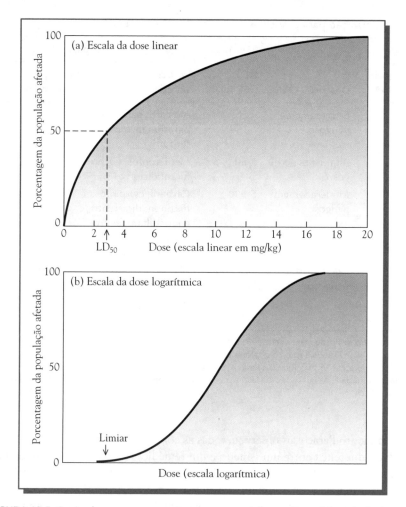

FIGURA 10-5 Curvas dose-resposta para um composto químico qualquer; (a) escala da dose linear; (b) escala da dose logarítmica.

miológicos em pequena escala encontraram uma alta concentração de DDE no sangue de uma mulher que contraiu câncer de mama. No entanto, os últimos estudos em grande escala nos Estados Unidos falharam em confirmar essa associação entre câncer de mama e DDE. Portanto, não pode ser considerado que o tempo de exposição ao DDT seja uma importante causa do câncer de mama, mas esses estudos não consideram a questão recentemente levantada sobre a exposição durante os anos de juventude, quando os seios estão se desenvolvendo rapidamente, que poderia ser um fator de desenvolvimento de câncer de mama, décadas mais tarde.

A faixa de valores de DL_{50} e DOL_{50} para toxicidade aguda de várias substâncias químicas e biológicas é enorme, variando da potência de 10. Todas as substâncias são tóxicas em dose suficientemente altas; como o filósofo alemão do

TABELA 10-4 Categorização para pesticidas perigosos da OMS e da EPA

Número da categoria da OMS	Categoria da EPA*	Descrição OMS	DOL_{50}^{+} (mg/kg)	Exemplos Pesticidas sintéticos	Exemplos Pesticidas "naturais"
Ia	I	Extremamente perigoso	< 5	Aldicarb; paration; paration metílico; turbufos	
Ib	I	Altamente perigoso	5-50	Metil azinfos; Carbofuran; diclorvos	Nicotina
II	II	Moderadamente perigoso	5-500	Carbaril; clorpirifós; diazinon; dimetoato; endossulfan; fenitrotion; lindano; paraquat; propoxur	Permetrina; piretrina; rotenona
III	III	Ligeiramente perigoso	500-5000	Alaclor; malation; metolaclor; família do 2,4-D	Aletrina
III	IV		>5000		

*A EPA norte-americana não faz distinção entre as classes Ia e Ib da OMS, mas usa apenas a categoria I. A EPA também define uma quarta categoria, IV, para substâncias com valores de DOL_{50} maiores que 5000 mg/kg.
+ Os valores de DOL_{50} estabelecidos são para formas sólidas e são baseados em experimentos com ratos; as faixas de DL_{50} são mais altas por um fator de 2. As faixas de dose letal para líquidos são mais elevadas por um fator de 4 vezes do que suas respectivas faixas de DL_{50} e DOL_{50}.

Renascimento Paracelsus observou, todas as coisas são venenosas, sendo a dose o que faz a diferença entre um veneno e um remédio. A Organização Mundial de Saúde (OMS) estabeleceu descrições para quatro níveis de valores de toxicidade para as substâncias, especialmente pesticidas; a faixa e descrição para cada classe são mostradas na Tabela 10-4, com alguns exemplos de pesticidas que fazem parte de cada uma. Todos os pesticidas que estão na categoria *extremamente perigoso*, Ia, são sintéticos, mas a nicotina – cuja solução de seu sal de sulfato foi usada como inseticida orgânico em jardins por muitas décadas – está na categoria Ib, *altamente perigoso*. A EPA classifica os pesticidas de maneira similar à OMS, mas não faz distinção entre os dois subníveis das categorias I da OMS. As substâncias da categoria II, *moderadamente perigosas*, incluem muitos pesticidas – sintéticos e orgânicos – ainda no mercado. A categoria III da OMS, ligeiramente perigoso, é subdividida em III e IV pela EPA.

Nas curvas dose-resposta para algumas substâncias existe uma dose abaixo da qual nenhum dos animais é afetado; ela é chamada de **limiar** e está ilustrada na Figura 10-5b. A mais alta dose para a qual um produto não produz efeito encontra-se ligeiramente abaixo deste limite e é chamada de **nível de efeitos não observáveis** (NOEL) embora, algumas vezes os dois termos sejam usados de modo intercambiável. É difícil determinar o limite ou o NOEL: pode ser que se mais animais fossem envolvidos em um estudo particular, o efeito de baixas doses poderia ser descoberto, não sendo aparente somente em um pequeno número de animais. Muitos toxicologistas acreditam que para efeitos tóxicos diferentes dos carcinogênicos há provavelmente um limite diferente de zero para cada composto. Alguns poucos cientistas apresentam uma visão controversa de que para algumas substâncias a curva na Figura 10-5b realmente cai para um valor abaixo de zero ou o NOEL para concentrações muito baixas antes de retornar a zero na dose zero, indicando que quantidades muito baixas dessas substâncias poderiam ter um efeito mais positivo do que negativo sobre a saúde.

Experimentos envolvendo testes com animais também são usados para determinar o quanto um composto é carcinogênico. Porém, o **teste Ames**, que usa bactérias, pode ser usado facilmente para distinguir compostos que podem ou não ser cancerígenos para os humanos.

Um parâmetro usualmente utilizado para definir se um composto químico específico está presente em uma amostra ambiental em quantidades perigosas ou não é a **concentração letal, CL,** da substância. Normalmente ela é listada como CL_{50}, a concentração da substância que é letal para 50% da população de um organismo específico com um período de exposição fixado. Os valores de CL_{50} podem referir-se à concentração de uma substância no ar ou em solução aquosa para a qual o organismo é exposto, e normalmente têm uma unidade de miligramas por litro. Por exemplo, o CL_{50} para trutas arco-íris para um dia de exposição ao endossulfan em água é de apenas 0,001 mg/L; de fato, esse inseticida é "supertóxico" para muitas espécies de peixes. O CL_{50} para um tempo de exposição mais curto teria um valor maior do que 0,001.

Avaliação de risco

Uma vez que as informações toxicológicas e/ou epidemiológicas a respeito de um composto químico estão disponíveis, uma análise de **avaliação de risco** pode ser realizada. Essa análise tenta responder quantitativamente às questões "Quais são os tipos de toxicidade esperados para a população humana exposta a um composto químico?" e "Qual é a probabilidade de cada efeito ocorrer com a população?" Quando necessário, a avaliação de risco também tenta determinar a exposição permitida para uma substância em questão.

Para realizar uma avaliação de risco para um composto químico, é necessário saber:

- Informações da **avaliação de perigo**; isto é, os tipos de toxicidade (aguda? Câncer? Defeitos de nascimento?) que são esperados dele.
- Informações quantitativas da relação **dose-resposta** para vários possíveis modos de exposição (oral, dérmico, inalação) para ele.
- Uma estimativa do potencial de **exposição humana** ao composto químico.

Para exposição crônica, informações sobre a dose limite ou NOEL é normalmente expressa como miligrama da substância química pelo quilograma do peso corporal por dia. Em determinados níveis limites para muitos membros mais sensíveis da população humana, é comum dividir o NOEL de estudos em animais pelo *fator de segurança*, tipicamente 100. O valor resultante é chamado de **ingestão diária aceitável** máximo, IDA, ou dose diária máxima; a EPA se refere a isso como a **dose de referência de toxicidade**, DRf. Note que os valores de IDA e DRf não representam uma linha divisória separando completamente a exposição segura da insegura, uma vez que a transferência da informação de toxicidade de animais para humanos não é exata, e em muitos casos o fator de segurança é considerado generoso. Alguns cientistas têm sugerido dividir o NOEL por um fator de 10 para proteger grupos mais suscetíveis, como as crianças. Enfim, em 1996 o Ato de Proteção à Qualidade Alimentar dos Estados Unidos exige que a EPA determine limites para resíduos de pesticidas em alimentos 10 vezes mais baixos do que é considerado seguro para um adulto.

> **PROBLEMA 10-7**
> O NOEL para um composto químico é 0,010 mg/kg dia. Qual seria o valor de IDA ou DRf para adultos? Qual a massa máxima desse composto que uma mulher de 55 kg poderia ingerir diariamente?

Como mencionado, durante uma avaliação de risco é feita uma estimativa da exposição que afetará a população. Por exemplo, para compostos químicos cujo modo de exposição é principalmente por meio da água potável, agências reguladoras como a EPA consideram uma pessoa comum hipotética que bebe cerca de 2 litros de água diariamente e pesa 70 kg (154 lb). Se o IDA (ou DRf) é 0,0020 mg/kg dia, então para uma pessoa de 70 kg, a massa de substância que pode ser consumida por dia é de $0,0020 \times 70 = 0,14$ mg/dia. Então a concentração máxima permissível do composto em água deveria ser 0,14 mg/2 L = 0,07 mg L^{-1} = 0,7 mg/L. Evidentemente, se há outras fontes significativas para a substância, elas deveriam ser consideradas no cálculo da determinação do padrão da água potável. Também, a exposição a vários compostos químicos do mesmo tipo (por exemplo, vários organoclorados) poderia apresentar um efeito aditivo, tanto que o limite para cada um deles deveria ser considerado mais baixo do que considerado aqui.

A regulamentação da EPA sobre exposição para carcinogênicos assume que a relação dose-resposta não tem um limiar e pode ser extrapolada linearmente da dose zero para a área a qual os resultados experimentais estão disponíveis. A dose diária máxima é determinada assumindo que cada pessoa receba uma dose diária ao longo de toda a sua vida e que essa exposição não deveria aumentar a probabilidade de câncer para mais de uma pessoa em um milhão.

Na determinação de normas para o controle de riscos, normalmente não são considerados os custos econômicos envolvidos. Muitos economistas acreditam que, pelos custos envolvidos para implementar as normas, a sociedade deve decidir se está disposta a investir na regulamentação, devendo ser feita uma análise de custo-benefício para ajudar na decisão de quais substâncias seriam regulamentadas. Associada a esta linha de pensamento está a ideia de que os regulamentos deveriam mostrar uma recuperação positiva: os benefícios da regulamentação deveriam exceder os custos. Naturalmente, é difícil colocar um valor monetário específico aos benefícios ambientais. Por exemplo, pode considerar-se um custo médio de 200 mil dólares para salvar uma vida mediante a regulamentação do teor de clorofórmio na água uma quantidade razoável? Sendo assim, o que pensar se o custo for 10, 100 ou 1000 vezes esse valor?

Inseticidas organofosforados e carbamatos

Inseticidas organoclorados foram amplamente substituídos pelos que são menos persistentes e menos sujeitos a bioacumulação. A maior parte das classes desses inseticidas mais recentes consitui-se de organofosforados e carbamatos, os quais serão discutidos a seguir.

Inseticidas organofosforados

Estruturalmente, todas as moléculas de pesticidas **organofosforados** (OP) podem ser consideradas como derivadas do ácido fosfórico, $O=P(OH)_3$, e consistem de um átomo de fósforo central pentavalente, no qual estão conectados:

- um átomo de oxigênio ou enxofre ligado ao átomo P por uma ligação dupla;
- dois grupos *metóxi* ($—OCH_3$) ou *etóxi* ($—OCH_2CH_3$) ligados ao átomo P por uma ligação simples; e
- um grupo R mais longo e complexo, ligado ao átomo de fósforo por um átomo de oxigênio ou enxofre, o que diferencia um inseticida organofosforado de outro.

Os organofosforados são tóxicos para insetos porque eles inibem enzimas no sistema nervoso; portanto, funcionam como veneno para os nervos. Especificamente, os organofosforados interferem na comunicação realizada entre as células pela molécula **acetilcolina**. Essa transmissão de célula para célula não pode ocorrer quando a molécula de acetilcolina não é destruída depois de executar sua função. Os organofosforados bloqueiam a ação das enzimas que trabalham para destruir a acetilcolina, por ligação seletiva a elas. A presença da molécula de inseticida tem efeito de supressão da transmissão continuada de impulsos entre as células nervosas que são essenciais para a coordenação dos processos vitais do organismo, resultando em morte. (Em nível atômico, é o átomo de fósforo da molécula do organofosforado que ataca a enzima e fica ligada a ela por muitas horas.) A presença da molécula de inseticida tem o efeito de suprimir a dissociação da acetilcolina ligada. Consequentemente, ocorre a estimulação contínua das células receptoras e de seu alvo muscular. Normalmente, a enzima está presente em grande excesso e, portanto, uma pequena exposição aos OPs ocorre sem efeitos imediatos, mas sintomas começam a aparecer se a maioria delas á inativada. Uma vez que os nervos afetados incluem controle das atividades gastrointestinais e secreções brônquicas, massivas secreções gástricas e respiratórias ocorrem de modo involuntário. A morte ocorre se 80-90% ou mais dos sítios das enzimas são inativados.

O maior uso OPs está na agricultura (ver Figura 10-6), mas eles também são encontrados em usos domésticos. Geralmente, os organofosforados são não persistentes; o que significa que eles representam uma vantagem sobre os organoclorados, já que eles não bioacumulam na cadeia alimentar, apresentando exposição crônica e problemas à saúde humana com o tempo. No entanto, de modo geral eles possuem um efeito tóxico mais agudo para humanos e outros mamíferos do que os organoclorados. Muitos organofosforados representam um perigo agudo para a saúde daqueles que os aplicam e para outros que podem entrar em contato com eles. A exposição a esses produtos por inalação, ingestão ou absorção pela pele pode causar problemas imediatos à saúde. No entanto, os organofosforados são metabolizados relativamente rápido, sendo excretados pela urina.

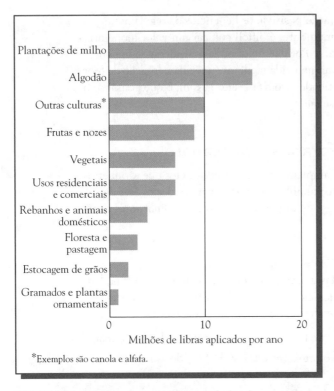

FIGURA 10-6 Consumo de pesticidas organofosforados em várias culturas nos Estados Unidos. [Fonte: B. Hilenman "Reexamining Pesticide Risk", *Chemical and Engineering News* (17 julho 2000), 34.]

Depois da aplicação, os organofosforados se decompõem em dias ou semanas e desse modo raramente se bioconcentram na cadeia alimentar. No entanto, uma vez que eles têm uma larga faixa de uso em casas, sobre gramas, em edifícios comerciais e na agricultura, quase todos nós estamos expostos a eles. Há algumas evidências de que os OPs causam problemas crônicos e agudos à saúde. Crianças nos Estados Unidos normalmente tem uma maior exposição aos organofosforados pelos alimentos que consomem; com exposição na água que bebem de 1-10% do valor encontrado no alimento. Uma publicação de 2003 mostrou que crianças da pré-escola em Seattle, Washington, que consumiam principalmente frutas orgânicas, vegetais e sucos tinham uma exposição muito mais baixa a organofosforados, como medido pelos metabólitos em sua urina, do que crianças com dieta convencional. Um número de estudos recentes, nenhum deles grande suficiente para ser estatisticamente definitivo, encontrou ligações entre o uso de inseticidas dentro de casa – especialmente organofosforados – e leucemia infantil e câncer de cé-

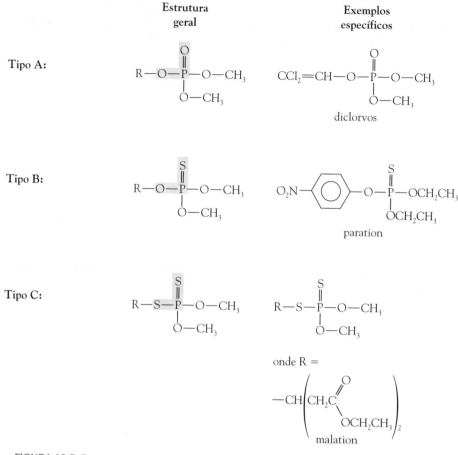

FIGURA 10-7 Estruturas gerais e exemplos de inseticidas organofosforados. Em algumas moléculas (por exemplo, paration) os grupos metóxi são substituídos por grupos etóxi.

rebro. A EPA tem considerado os OPs no grupo de mais alta prioridade em seus estudos de reavaliação dos efeitos tóxicos dos pesticidas.

As três classes principais de inseticidas organofosforados (por conveniência chamados Tipos A, B e C) estão ilustradas na Figura 10-7. Aqueles que contêm uma unidade P=S são convertidos dentro dos insetos em moléculas correspondentes contendo unidades P=O, produzindo uma substância mais tóxica. A forma P=S é usada inicialmente porque penetra no inseto mais rapidamente e é mais estável que os compostos correspondentes contendo P=O. Esses organofosforados decompõem-se rapidamente no ambiente porque o oxigênio do ar transforma a ligação P=S em P=O.

Muitos inseticidas organofosforados decompõem-se no ambiente pelas reações de hidrólise, ou seja, reação com H_2O. As moléculas de água separam as ligações P—S e P—O nos organofosforados – pela adição de H ao átomo de enxofre ou oxigênio e OH no fósforo – e também adiciona a ligação C—O nos ésteres do ácido fosfórico formados como intermediários, produzindo finalmente substâncias não tóxicas como ácido fosfórico, álcoois e tióis, por exemplo,

$$R'-S-P(OR)_2 + H-OH \longrightarrow R'-S-H + HO-P(OR)_2$$
$$\longrightarrow \longrightarrow R'SH + 2\,ROH + O=P(OH)_3$$

(com O ligado duplamente ao P em ambos os lados)

Diclorvos é um exemplo de uma molécula de organofosforado Tipo A que não contém enxofre. Ele é um inseticida relativamente volátil e é usado como um fumegante doméstico impregnado em "papel mata-moscas", que é suspenso no teto e em abajures. Os compostos químicos lentamente evaporam, e seus vapores matam os insetos voadores no ambiente. O plástico é impregnado com diclorvos para ser usado em colares de pulga. Ele é relativamente tóxico para mamíferos; seu DOL_{50} é 25 mg/kg em ratos. (Observe o $-os$ no final do nome deste inseticida. O nome comercial dos inseticidas organofosforados frequentemente tem os ou $-fos$ no fim, assinalando sua natureza.)

Paration (Figura 10-7) é um exemplo de um organofosforado tipo B no qual o oxigênio ligado por ligação dupla (somente) é substituído por enxofre. Ele é muito tóxico (DOL_{50} = 3 mg/kg) e é provavelmente responsável por mais mortes de trabalhadores da agricultura do que qualquer outro pesticida. Mas como ele é não específico para insetos, seu uso pode inadvertidamente matam pássaros e outros organismos que não são seus alvos. As abelhas, valiosas do ponto de vista econômico, são mortas indiscriminadamente pelo paration. Atualmente, esse composto está proibido em alguns países industrializados do Ocidente, mas é ainda largamente usado em países em desenvolvimento. O valor mínimo de paration encontrado em casas de comunidades que vivem no campo nos Estados Unidos tem caído em uma ordem de grandeza desde que foi proibido em 1991. A estrutura do *fenitrotion* é muito similar a do paration, mas também é muito menos tóxico para mamíferos (DOL_{50} = 250 mg/kg), porque ele é menos efetivo para desativar a ligação da acetilcolina em mamíferos quando comparados aos insetos. Ele foi utilizado intensamente em aerossóis contra larvas de mariposas em florestas de coníferas do leste do Canadá, apesar de algumas controvérsias.

Diazinon, outro organofosforado do tipo B, $O_3P=S$, foi comumente usado para controle de insetos em casas (contra formigas e baratas), jardins e gramados (incluindo controle de larvas), arbustos e sobre animais de estimação, sendo considerado como seguro (DOL_{50} = 300 mg/kg), embora seu uso tenha tido algumas restrições, uma vez que é tóxico para pássaros. No entanto, há atualmente algumas evidências de que crianças tratadas por envenenamento com diazinon sofrem de problemas neurocomportamentais. Consequentemente, o uso residencial de diazinon na América do Norte foi eliminado, ainda que ele seja usado na agricultura.

Clorpirifós (moderadamente perigoso; DOL_{50} = 135 mg/kg), outro inseticida do tipo B, foi usado normalmente em casas para controle de baratas, formigas, cupins e outros insetos. Ele era o inseticida mais usado na forma de aerossóis como exterminador de baratas. No entanto, foi retirado do mercado para uso doméstico nos Estados Unidos, pelos efeitos a saúde, especialmente envolvendo a exposição infantil e fetal, seguida por experimentos com ratos, e em decorrência do envenenamento não intencional. O clorpirifós foi detectado em 93% dos 1300 americanos que tiveram seu sangue analisado em uma pesquisa recente de contaminantes comuns presentes no corpo. Seu uso foi restringido no final dos anos 90 pela EPA, como tinha sido o **paration metílico** (o qual é idêntico ao paration exceto que tem grupos metil ou, ainda, um etil), que é largamente usado nas plantações de algodão.

Muitos organofosforados de uso doméstico foram eliminados pela ação da lei nos últimos anos. Uma recente pesquisa ligou o uso de inseticidas de uso doméstico, mas não herbicidas ou inseticidas de uso externo, especialmente durante a gravidez, a um aumento de incidência de leucemia entre crianças nascidas após uma exposição fetal.

O **malation** (ligeiramente perigoso) é o mais importante exemplo do tipo C de organofosforado, no qual os dois oxigênios são substituídos por enxofre, resultando em uma unidade P=S e uma P—S. Sob exposição ao oxigênio, o malation é convertido em *malaoxon*, que tem um enxofre substituído pelo oxigênio. Introduzido em 1950, o malation não é particularmente tóxico para os mamíferos (DOL_{50} = 885 mg/kg), uma vez que eles o metabolizam mais rapidamente do que o fígado converte a forma P=S em forma ativa P=O, mas os insetos não têm a enzima necessária para desativá-lo, sendo fatal para eles. No entanto, se estocado inadequadamente, o malation pode ser convertido para um isômero 100 vezes mais tóxico; ele foi responsável pela morte de cinco trabalhadores e pela doença de milhares de pessoas que aplicavam o composto durante um programa de erradicação da malária no Paquistão em 1976.

O malation ainda é usado em aerossóis domésticos e para proteger pragas na agricultura. Ele e o clorpirifós foram os inseticidas organofosforados mais detectados na urina das 23 crianças de Seattle, Washington, que participaram no experimento em 2003. Quando elas passaram para uma dieta totalmente orgânica por uma semana, os inseticidas de suas amostras de urina caíram imediatamente para níveis não detectáveis. Os inseticidas foram novamente detectados quando as crianças pesquisadas voltaram à dieta convencional.

Em combinação com uma isca de proteína, baixas concentrações de malation foram aspergidas de helicóptero sobre várias áreas nos Estados Unidos (Califórnia, Flórida, Texas) para combater infestações de insetos de frutas do Mediterrâneo, uma peste perigosamente destrutiva. Como na Califórnia, uma aspersão aérea de malation no Chile, para combater os insetos de frutas, causou controvérsias. Esse composto também foi pulverizado em partes da cidade de Nova York (1999) e Flórida (1990) para proteger contra a *encefalite de St. Louis*, provocada por mosquitos. Por décadas, a cidade inteira de Winnipeg, Manitoba, foi pulverizada com malation várias vezes durante o verão para manter a população de mosquitos baixa e, recentemente, para proteger contra o vírus do Oeste do Nilo.

Dimetoato (moderadamente perigoso; $DOL_{50} = 250$ mg/kg) pertence ao mesmo grupo estrutural $O_2SP=S$ tipo C do malation; ele é frequentemente usado para controle de insetos em culturas de alimentos, incluindo aqueles com colheita tardia. Como o malation, é convertido ao seu análogo contendo oxigênio, que é o metabólito responsável por sua ação tóxica. Alguns de seus usos nos Estados Unidos foram proibidos.

Ainda, outro membro do tipo C, o **azinfos metílico**, é classificado como inseticida altamente perigoso ($DOL = 5$ mg/kg), mas foi muito usado por profissionais em frutas e vegetais. Todos os seus usos nos Estados Unidos e Canadá estão lentamente sendo proibidos, uma vez que ele pode causar riscos agudos para crianças pequenas expostas a ele na sua dieta e para trabalhadores da agricultura. De acordo com uma pesquisa em meados dos anos 90, o azinfos metílico e um outro organofosforado do tipo C, o *fosalona*, somados ao fungicida *difenilamina*, foram os pesticidas mais comuns presentes em maçãs comercializadas no Canadá.

Inseticidas carbamatos

O modo de ação de inseticidas **carbamatos** é similar aos organofosforados; eles diferem no fato de que é o átomo de carbono e não o de fósforo que ataca a enzima destruidora de acetilcolina. Eles são mais atrativos para algumas aplicações, uma vez que sua toxicidade dérmica é muito mais baixa. Os carbamatos, introduzidos como inseticidas em 1951, são derivados de **ácido carbâmico**, H_2NCOOH. Um dos hidrogênios ligados ao nitrogênio é substituído por um grupo alquila, normalmente metil, e o outro hidrogênio ligado ao oxigênio é substituído por um grupo orgânico mais longo e complexo, simbolizado abaixo simplesmente por R:

$$H_2N-\overset{\overset{O}{\|}}{C}-OH \qquad CH_3-\overset{\overset{H}{|}}{N}-\overset{\overset{O}{\|}}{C}-O-R$$

estruturas do ácido carbâmico e fórmula geral de um carbamato

Como os organofosforados, os carbamatos possuem um tempo de vida curto no ambiente por que eles sofrem reações de hidrólise e se decompõem em produtos simples e não tóxicos. A reação com a água envolve a adição de H—OH à ligação N—C; a espécie HO—C—OR se decompõe para liberar CO_2 e o álcool R—OH.

$$CH_3-NH-\overset{\overset{O}{\|}}{C}-O-R + H-OH \longrightarrow CH_3-NH_2 + [HO-\overset{\overset{O}{\|}}{C}-O-R]$$
$$\longrightarrow HO-R + CO_2$$

Importantes exemplos de pesticidas carbamatos são **carbofuran** ($DOL_{50} = 8$ mg/kg), **carbaril** ($DOL_{50} = 307$ mg/kg) e **aldicarbe** ($DOL_{50} = 0,9$ mg/kg). Embora o carbaril, um inseticida muito utilizado em gramados e jardins, tenha uma baixa toxicidade para mamíferos, ele é particularmente tóxico para colmeias de abelhas. O aldicarbe não é somente altamente tóxico para mamíferos – incluindo humanos – ele também é solúvel em água (>1 mg/L) e persistente, tanto que embora não bioacumule, pode atingir mananciais de águas subterrâneas – e culturas irrigadas com essa água.

Problemas dos organofosforados e carbamatos à saúde

Os organofosforados e os carbamatos solucionam o problema da persistência no ambiente e acumulação associada com os organoclorados, mas algumas vezes a custo de um aumento significativo na toxicidade aguda para humanos e animais enquanto os compostos estão na sua forma ativa. Estes inseticidas menos persistentes – mais os piretroides mencionados a seguir – substituíram os organoclorados em usos residenciais. Organofosforados e carbamatos são um problema particular em países em desenvolvimento, onde a ignorância geral sobre seus riscos e deficiência no uso de roupas de proteção têm resultado em doenças e mortes entre os trabalhadores agrícolas. Os tipos de pesticidas usados em países em desenvolvimento são também mais tóxicos, ainda que proibidos em outros lugares por essa razão. Estimativas feitas pelas Nações Unidas e pela Organização Mundial de Saúde consideram que são milhões as pessoas que sofrem de doenças agudas decorrentes da exposição de curta duração a pesticidas, anualmente; entre 10 mil e 40 mil pessoas morrem por ano por envenenamento, aproximadamente três quartos delas em países em desenvolvimento. Embora a maioria das mortes por envenenamento por pesticidas ocorra em países em desenvolvimento, cerca de 20 mil pessoas recebem cuidados médicos emergenciais nos Estados Unidos, anualmente, por suspeita ou envenenamento provocado por pesticidas; aproximadamente 30 americanos morrem anualmente por esse motivo.

Inseticidas verdes e naturais e o manejo integrado de pragas

Pesticidas de fontes naturais

Como apontado anteriormente, muitas plantas podem produzir moléculas para sua própria proteção que matam ou inativam o inseto. Os químicos têm isolado alguns desses compostos para serem usados no controle de insetos em outros contextos. Os exemplos são a nicotina, a rotenona, os feromônios e os hormônios juvenis.

Um grupo de pesticidas naturais que tem sido usado pelos humanos por séculos é a **piretrina**. O composto original (a estrutura geral está ilustrada a seguir) foi obtido a partir de flores de uma espécie de crisântemo.

estrutura geral da piretrina

Na forma de inflorescências secas, as piretrinas foram usadas no tempo napoleônico para controlar piolhos corporais; eles são usados ainda em aerossóis antipulgas para animais. Geralmente são considerados seguros para o uso. Como os organofosforados, paralisam os insetos, embora eles normalmente não os matem. Infelizmente, esses compostos são instáveis à luz solar. Por esta razão, várias piretrinas sintéticas são estáveis para usos externos – e portanto podem ser usadas em aplicações na agricultura – tendo sido desenvolvidas pelos químicos. As piretrinas semissintéticas são chamadas de **piretroides**, embora elas normalmente são denominadas com sufixo –*trina* para denotar a sua origem (por exemplo, *permetrina*). Piretroides são também utilizados como um ingrediente comum em inseticidas domésticos, como qualquer visita a um centro de jardinagem poderá comprovar. Eles têm sido usados no México para pulverizar casas onde o controle de malária ainda é necessário, e para pulverizar bairros na cidade de Nova York para reduzir populações de mosquitos que carregam o vírus do Oeste do Nilo. Para torná-los mais efetivos como inseticidas, as formulações de piretroides são normalmente misturadas com **butóxido de piperonila**, um derivado semissintético do produto natural *safrol*, que pode ser extraído de plantas de sassafrás. A butóxido piperonila interfere na enzima que insetos usam para destoxificar os piretroides e, portanto, os tornam mais potentes na destruição de insetos.

Os piretroides são tão usados, atualmente, que seus metabólitos foram detectados na urina da maioria das crianças da escola elementar no grupo estudado em Seattle, já mencionado. Interessante notar que os níveis de piretroides não diminuíram quando as crianças adotaram uma dieta orgânica. No entanto, a maior contribuição para os altos níveis de piretroides não foi à alimentação, mas o uso do inseticida piretrina por seus pais.

A **rotenona**, um produto natural complexo derivado de raízes de certas plantas de feijão, tem sido usada como inseticida em colheitas há 150 anos, e, há séculos, para paralisar e/ou eliminar peixes. O composto entra no peixe através de suas guelras e interrompe o sistema respiratório. Ele também é altamente eficiente contra insetos e é decomposto pela luz solar. A rotenona é muito usada em centenas de produtos comerciais, incluindo talcos antipulgas e aerossóis para plantações de tomate. Os dados da Tabela 10-4 mostram que a piretrina e a rotenona, as quais são substâncias naturais, são classificadas como moderadamente perigosas, uma vez que elas têm aproximadamente a mesma toxicidade aguda que alguns sintéticos, como o malation, ainda que eles frequentemente sejam considerados mais seguros como pesticidas naturais. Há algumas evidências epidemiológicas e toxicológicas de que a exposição crônica à rotenona pode contribuir para o mal de Parkinson. Além disso, há algumas evidências de que a exposição aos pesticidas em geral contribui para sua incidência.

Manejo integrado de pragas

Em recentes anos, estratégias de **manejo integrado de pragas** (MIP) têm sido desenvolvidas. Elas combinam os melhores efeitos de vários métodos aplicáveis de controle de pragas – não apenas o uso de compostos químicos – em uma longa faixa, ecologicamente planejados para controlar pragas e sem causar prejuízos econômicos. Falando de maneira geral, uma única estratégia é desenvolvida para cada área e cultura, com compostos químicos usados somente como um último recurso e quando o custo monetário de seu uso será recuperado pelo aumento no rendimento da colheita. Os seis métodos que podem ser combinados para o controle de pragas são:

- Controle químico – o uso de pesticidas sintéticos e naturais.
- Controle biológico – redução da população de pragas pela introdução de predadores, parasitas ou patógenos.
- Controle da cultura – introdução de práticas agrícolas que previnem as pragas de se expandirem.
- Resistência de plantas hospedeiras – uso de plantas que são resistentes ao ataque, incluindo plantas adaptadas pela engenharia genética para ter uma maior resistência.
- Controle físico – uso de métodos não químicos para reduzir populações de pragas.
- Controle regulador – impedimento da invasão de uma área por novas espécies.

Química Verde: Inseticidas que atacam somente certos insetos

Os inseticidas como os organofosforados e os carbamatos interrompem a função de enzimas específicas que são mais comuns em insetos (e em humanos). Logo, são tóxicos para uma larga faixa de espécies de insetos e são conhecidos como **inseticidas de amplo espectro**. Embora possa ser uma vantagem para matar mais do que uma espécie com um simples pesticida, eles normalmente matam insetos benéficos, como os polinizadores (abelhas) e os inimigos naturais (joaninhas e louva-Deus) de insetos que são pragas.

Uma abordagem para os efeitos ambientais limitantes de um inseticida é desenvolver inseticidas tóxicos somente para certas espécies, isto é, o organismo alvo. Um caminho para conseguir isso é encontrar uma função biológica única do alvo e desenvolver um inseticida que interrompe somente essa função. A Rohm and Hass Company da Filadélfia, Pensilvânia, recebeu o prêmio Presidential Green Chemistry Challenge em 1998 pelo desenvolvimento do *Confirm*, do *March 2*, e do *Intrepid*. Os ingredientes ativos destes pesticidas são membros dos compostos da família da **diacilhidrazina** (Figura 10-8a) e são eficazes em controlar lagartas.

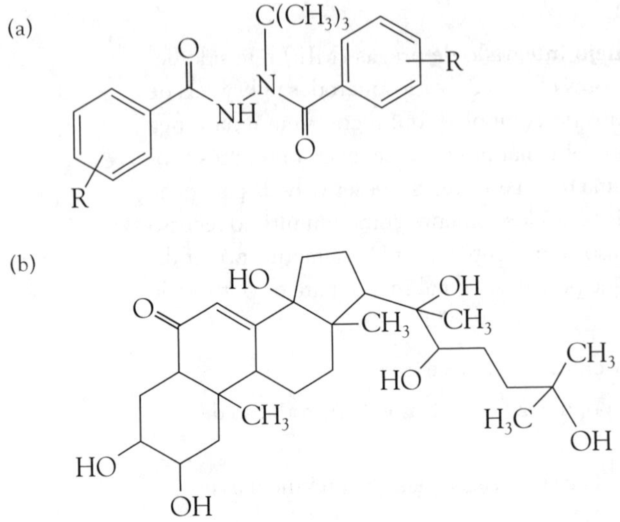

(a)

(b)

FIGURA 10-8 (a) Pesticida diacilhidrazina; (b) 20-hidroxiecdisona.

As lagartas são um estágio larval de insetos como mariposas e borboletas, e durante o estágio larval elas devem formar seu casulo para crescer. A concentração de 20-*hidroxiecdisona* (Figura 10-8b), que é produzida pela lagarta e é um membro da família dos esteroides, aumenta durante o processo de troca de casulo. Como resultado de sua presença, a lagarta para de se alimentar e de formar seu casulo. A concentração desses compostos naturais então diminui e a lagarta retorna à sua alimentação. A presença de diacilhidrazinas em produtos comerciais como o Confirm, Mach 2, e Intrepid imita o 20-hidroxiecdisona; no entanto, sua concentração não diminui, e consequentemente o inseto nunca volta a se alimentar. Logo, ele morre por inanição e desidratação. Esses inseticidas têm como alvo somente os insetos que possuem estágios de troca de esqueleto durante seu crescimento; portanto, muitos insetos não serão afetados.

Confirm e Intrepid são classificados como **pesticidas de risco reduzido** pela EPA. Este programa de classificação foi iniciado em 1993. Para estar nessa categoria, um inseticida deve possuir um ou mais dos seguintes quesitos:

- reduzir o risco do pesticida para a saúde humana;
- reduzir o risco do pesticida para organismo não alvos;
- reduzir o potencial para contaminação de recursos ambientais valorizados; ou
- aumentar a adoção de MIP (manejo integrado de pragas, discutido na seção anterior) ou torná-lo mais eficaz.

Os inseticidas diacilhidrazinas certamente satisfazem os dois primeiros quesitos. No sentido de encorajar o desenvolvimento de pesticidas de baixo risco, a EPA premia o desenvolvimento de pesticidas que contém ingredientes ativos que se encaixam no critério de risco reduzido da EPA com revisão expedida. (http://www.epa.gov/oppfead1/fqpa/rripmpp.htm)

 Química Verde: Um novo método para controlar cupins

Os cupins invadem cerca de 1,5 milhão de casas nos Estados Unidos anualmente e causam danos de cerca de 1,5 bilhão de dólares. O tratamento tradicional para cupins envolve o tratamento do solo ao redor da estrutura afetada com 100-200 gal de solução de pesticidas para criar uma barreira impenetrável. Esse processo

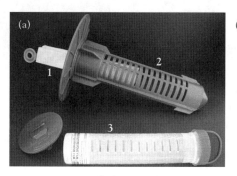 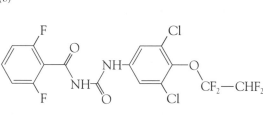

FIGURA 10-9 (a) Monitoramento com Sentricon/isca; (b) estrutura do hexaflumuron.
[Fonte: foto de Michael Cann.]

pode resultar em contaminação das águas subterrâneas, exposição acidental de trabalhadores e efeitos detrimentais em benefício dos insetos.

A Dow AgroSciences em Indianopólis recebeu o prêmio Presidential Green Chemistry Challenge em 2000 pelo desenvolvimento do *Sentricon*. Ao contrário do tradicional controlador de cupins, o Sentricon emprega estações de monitoração para primeiro detectar a presença de cupins para o uso de qualquer inseticida. A estação de monitoramento (Figura 10-9a) consiste em peças de madeira (1) contendo tubos de plásticos perfurados (2), os quais são colocados na parte de baixo ao redor da estrutura. Se os cupins são detectados em qualquer uma das estações de monitoramento, as peças de madeira são substituídas por um tubo de plástico perfurado (3) contendo a isca. As estações de iscas podem ser também colocadas na estrutura. A isca consiste em uma mistura de celulose e o pesticida **hexaflumuron** (Figura 10-9b). O hexaflumuron interrompe o processo de formação do esqueleto do cupim e, portanto não é perigoso para a maioria dos insetos. Os cupins que ingerem a isca retornam para seus ninhos e dividem a isca por trofalaxis, dispersando o inseticida pela colônia. Uma vez que a colônia foi dizimada, a isca é substituída por madeira e torna a ser monitorada.

O hexaflumuron foi o primeiro pesticida a ser classificado como de baixo risco pela EPA. O hexaflumuron é significativamente menos tóxico e é usado em quan-

TABELA 10-5 Toxicidade de cupinicidas tradicionais *versus* hexaflumuron*

Pesticida (tipo de composto)	DL_{50} oral agudo (mg/kg)	DL_{50} dérmico agudo (mg/kg)
Clorpirifós (organofosforado)	135-163	2000
Permetrina (piretroide)	430-4000	>4000
Imidaclopride (cloronicotinil)	424-475	>5000
Fipronil (pirazola)	100	>2000
Hexaflumuron	>5000	>2000

* Quantidade típica aplicada: pesticidas tradicionais, 750-7000 g; hexaflumuron, 2-5 g.

tidades 100 a 1000 vezes menores do que os pesticidas tradicionais (ver Tabela 10-5) empregados no controle de cupins.

Herbicidas

Os herbicidas são compostos químicos que destroem plantas. Eles são empregados normalmente para matar ervas daninhas sem causar prejuízo para a vegetação desejável; por exemplo, para eliminar folhas largas de grama de gramados sem matar a grama. O uso de herbicidas na agricultura tem substituído os humanos e cortadores mecânicos de grama em países desenvolvidos e, consequentemente, tem diminuído o número de pessoas empregadas na agricultura. Os herbicidas são usados também para eliminar plantas indesejáveis de acostamentos de estradas, linhas férreas e corredores de torres de energia elétrica, etc. e algumas vezes para desfolhar regiões inteiras. Desde os anos 60, os herbicidas são o tipo de pesticida mais usado na América do Norte. Já no início dos anos 90, aproximadamente metade do herbicida usado nos Estados Unidos é aplicado em culturas de milho, soja e algodão.

Nos tempos bíblicos, os exércitos usavam sal ou uma mistura de salmoura e cinzas para esterilizar alguns territórios que tinham conquistado, na tentativa de torná-los inabitáveis para as gerações futuras do inimigo. Na primeira metade do século XX vários compostos inorgânicos foram usados para matar ervas daninhas – principalmente *arsenito de sódio*, Na_3AsO_3; *clorato de sódio*, $NaClO_3$; e *sulfato de cobre*, $CuSO_4$. Os últimos dois pertencem a um grande grupo de sais, normalmente usados como herbicidas aerossóis que matam as plantas com a mais primitiva ação de extrair água e desidratar a planta, deixando, ao mesmo tempo, a terra com sua capacidade de ser cultivada.

Gradualmente derivados orgânicos de arsênio substituíram os compostos inorgânicos uma vez que eles são menos tóxicos para mamíferos (ver Capítulo 15). No entanto, herbicidas inorgânicos e organometálicos têm sido amplamente eliminados por causa da sua persistência no solo. Herbicidas completamente orgânicos atualmente dominam o mercado; sua utilidade é baseada parcialmente no fato de que eles são muito mais tóxicos para certos tipos de plantas do que outros, dessa forma eles podem ser usados para erradicar apenas as indesejáveis.

Atrazina e outras triazinas

Uma moderna classe de herbicidas é a **triazina**, baseada na simetria de sua estrutura aromática mostrada abaixo, que tem átomos de carbono e nitrogênio alternados em um anel benzênico de seis membros:

$$\begin{array}{c} R_1 \diagdown \diagup N \diagdown \diagup R_2 \\ N \diagdown \diagup N \\ | \\ R_3 \end{array}$$

fórmula geral das triazinas

Nas triazinas que são úteis como herbicidas, R_1 = Cl e R_2, R_3 = grupos amino, os quais são átomos de nitrogênio ligados aos hidrogênios e/ou à cadeia de carbono por uma ligação simples.

O composto mais conhecido deste grupo é a **atrazina**, introduzida em 1958 e que tem sido usada desde então em quantidades imensas para destruir ervas daninhas em campos de milho. A atrazina é muito mais usada como herbicida nos Estados Unidos (contabilizando 40% de todos os produtos contra ervas daninhas aplicados no país, incluindo o uso de 75% em culturas de milho) e provavelmente no mundo. Na atrazina, o R_2 é —NH—CH_2CH_3 e R_3 é —NH—$CH(CH_3)_2$.

atrazina

Esse composto é normalmente aplicado no solo cultivado, em uma proporção de poucos quilogramas por hectare ou um quilograma por acre, para matar ervas daninhas, principalmente como suporte em culturas de milho e soja.

Bioquimicamente, a atrazina age como um herbicida pelo bloqueio da fotossíntese da planta no estágio fotoquímico que inicia a redução de dióxido de carbono atmosférico para carboidrato. Plantas superiores, incluindo o milho, toleram as triazinas melhor do que as ervas daninhas, sendo que elas degradam rapidamente os compostos para metabólitos menos tóxicos. No entanto, se a concentração de triazina no solo torna-se muito alta – por exemplo, pela falta de umidade para degradá-la – pode-se chegar a um estágio em que a planta não irá crescer. Em altas concentrações, a atrazina tem sido usada para eliminar todas as plantas em um local, por exemplo, para criar estacionamentos.

Algumas ervas daninhas têm se tornado tolerantes à atrazina. O risco ecológico de seu uso intenso é a morte de plantas sensíveis em sistemas aquáticos próximos aos campos agrícolas. O Canadá determina uma concentração máxima de 2 μg/L na água para proteção da vida aquática. Algumas pesquisas recentes, considerando os efeitos de baixos níveis de atrazina sobre a fauna, são discutidos no Capítulo 12.

No solo, a atrazina é degradada por micro-organismos. Uma das reações bioquímicas na substituição de cloro por grupos hidroxilas, —OH, dá origem a um metabólito que não é tóxico para as plantas. O outro caminho de degradação microbial envolve a perda de um grupo etil ou grupo isopropil de uma unidade amino, com sua substituição pelo hidrogênio; esses metabólitos são tóxicos para a planta.

Embora ela persista em muitos solos somente por poucos meses, uma vez que seus metabólitos entram em contato com a água, seu tempo de meia-vida é de vários anos. Por exemplo, nos Grandes Lagos é cerca de 2-5 anos, enquanto que menos da metade de um ano na Baía Chesapeake, provavelmente porque a água é mais quente e, portanto, o seu metabolismo, mais rápido.

A atrazina é moderadamente solúvel (30 mg/L) em água. Durante as chuvas ela é prontamente dessorvida das partículas do solo, dissolvendo-se na água e movendo-se através do solo. Nos canais que drenam a água das lavouras onde a atrazina foi usada, em geral sua concentração é de poucas partes por bilhão. Normalmente, ela é detectável em águas de poços nessas regiões. Os possíveis riscos da atrazina para anfíbios são discutidos no Capítulo 12.

Infelizmente, a atrazina não é removida por tratamentos convencionais da água potável, a menos que a filtração com carvão seja utilizada. Contudo, menos que 0,25% da população norte-americana, nos estados que plantam milho, consomem uma quantidade maior do que 3 µg/L, seu **nível máximo de contaminante**, NMC. O valor de NMC para substâncias é a concentração máxima permitida de substâncias dissolvidas na água de qualquer sistema público nos Estados Unidos e está baseada na concentração média anual. Atualmente, a EPA está reavaliando o potencial de risco da atrazina para humanos e o ambiente. Vários países da Europa têm proibido a atrazina como feito com todo pesticida que excedeu um nível de 0,1 µg/L na água potável, independentemente de ter ou não sido considerado de risco para a saúde humana.

Uma vez que o FBC medido da atrazina é menor que 10, a bioacumulação não representa um problema significativo. A atrazina não é um composto com toxicidade aguda (seu DOL_{50} é de aproximadamente 2000 mg/kg). Contudo, alguns estudos preliminares sobre a saúde dos agricultores e outros indivíduos expostos a altas concentrações mostram um distúrbio ligado a um número maior de casos de câncer e mais alta incidência de defeitos congênitos. Nenhum estudo definitivo que liga a atrazina a problemas na saúde humana foi ainda publicado. Apesar de tudo, a EPA listou este composto como um *possível carcinogênico em humanos* e tem instruído os estados no sentido de implementar planos para proteger as águas subterrâneas da contaminação por esse herbicida.

Em certas regiões agrícolas americanas, o uso de atrazina foi proibido de imediato. Por alguns poucos anos, a triazina chamada **cianazina** – a qual possui a mesma fórmula da atrazina, exceto por um hidrogênio no grupo isopropílico substituído por um grupo cianeto –, tornou-se o mais popular herbicida agrícola, mas sua fabricação foi eliminada por questões relacionadas aos efeitos à saúde humana. Outras triazinas com uso similar são *simazina* e *metribuzin*.

Cloroacetamidas e a ocorrência de pesticidas em águas subterrâneas

Em algumas regiões onde as culturas de soja e milho são intensas, a atrazina tem sido substituída por um herbicida das **cloroacetamidas**, as quais são derivadas do **ácido dicloroacético**, $ClCH_2COOH$, no qual o grupo —OH é substituído por um grupo amino. Os mais conhecidos herbicidas deste tipo são o **alaclor,** o **metolaclor,** e o **acetoclor**. Esses três compostos diferem somente em pequenas variações nos complexos grupos orgânicos R_1 e R_2 ligados ao nitrogênio da amina. O alaclor é um carcinogênico em animais, e o metolaclor é suspeito de ser também. A EPA propôs que o uso de alaclor, metolaclor, atrazina e simazina seja cuidadosamente manejado em áreas onde eles são usados intensivamente, uma vez que representam um risco significativo para águas subterrâneas.

$$HO-\underset{\underset{CH_2Cl}{\diagdown}}{\overset{\overset{O}{\|}}{C}} \qquad R_1R_2N-\underset{\underset{CH_2Cl}{\diagdown}}{\overset{\overset{O}{\|}}{C}}$$

ácido cloroacético   estrutura geral dos herbicidas cloroacetamidas

Geralmente, a concentração desses herbicidas em canais que drenam a água da agricultura alcança um valor máximo em maio e não são detectáveis no final do verão; no entanto, todos são considerados tóxicos para os peixes. O alaclor e seus produtos de degradação têm sido detectados em águas subterrâneas localizadas sob plantações de milho. O metolaclor é conhecido por se degradar no ambiente pela ação de luz solar e de água. As cloroacetamidas se degradam pela reação com água uma vez que sua unidade amida sofre hidrólise, produzindo uma amina e ácido cloroacético:

$$R_1R_2N-\overset{\overset{O}{\|}}{C}-CH_2Cl + H-OH \longrightarrow R_1R_2N-H + HO-\overset{\overset{O}{\|}}{C}-CH_2Cl$$

A atrazina e seu metabólito e o metolaclor foram os herbicidas mais detectados na agricultura em riachos e águas subterrâneas raras em áreas urbanas e agrícolas, de acordo com uma pesquisa realizada pela U.S Geological Survey em meados dos anos 90. Os herbicidas domésticos encontrados mais frequentemente foram a triazinas, simazina e prometon. Inseticidas encontrados com mais alta concentração – principalmente carbaril e os organofosforados diazinon, malation e clorpirifós – estavam mais na região urbana do que na rural, provavelmente por causa do uso doméstico. Mais que 95% dos riachos e 50% das amostras de água subterrânea continham no mínimo um pesticida em nível detectável. Pesquisas na Suíça encontraram níveis de atrazina, alaclor e outros pesticidas agrícolas que excedem o padrão de água potável em chuvas. Provavelmente os pesticidas evaporaram dos campos agrícolas.

Glifosato

O **glifosato** é um exemplo de *fosfonato*, uma classe de compostos que são estruturalmente similares aos organofosforados exceto por um dos oxigênios dos quatro ao redor do fósforo ser perdido e, por isso substituído por um grupo orgânico – neste caso um grupo metileno, —CH_2, ligado a um ácido amino simples, *glicina:*

$$H-O-\underset{\underset{H-O}{|}}{\overset{\overset{O}{\|}}{P}}-\underset{\underset{H}{|}}{\overset{\overset{H}{|}}{C}}-\underset{H}{\overset{H}{N}}-\underset{\underset{H}{|}}{\overset{\overset{H}{|}}{C}}-\overset{\overset{O}{\|}}{C}-O-H$$

glifosato

O glifosato é amplamente utilizado como um herbicida, por exemplo, como o produto comercial *Roundup*. É o composto menos tóxico: seu valor de DL_{50} é alto tanto para rotas de exposição oral como dérmica, embora a ingestão aguda ou uma exposição em grandes quantidades seja fatal. A absorção dérmica ou oral é baixa, e ele é eliminado normalmente sem ser metabolizado. O glifosato não é residual e não há evidências de que ele bioacumula em tecidos animais, ou que seja carcinogênico ou teratogênico. O mesmo é verdade de seu produto de quebra, a substância correspondente à clivagem da ligação NH—CH_2 mais à direita da estrutura acima.

O glifosato opera como um inibidor da síntese de ácidos amínicos contidos no anel aromático do benzeno, o qual impede que a síntese de proteínas aconteça. Embora ele mate quase todas as plantas, algumas linhagens de soja têm sido modificadas geneticamente usando a biotecnologia tanto que elas são resistentes ao glifosato; consequentemente, ele pode ser usado como um eliminador de ervas daninhas no desenvolvimento da lavoura (ver Quadro 10-2). Sua vantagem durante o crescimento da soja é que ele substitui vários herbicidas diferentes e somente uma aplicação é necessária, embora o volume total de herbicidas usado não seja reduzido substancialmente. Sua maior tendência é permanecer adsorvido no solo, o que significa menor tendência a ser lixiviado e subsequentemente atingir reservas de água, como fazem os herbicidas atrazinas e alaclor que ele substitui. Então, a evidência mostrada até agora indica que o glifosato é um herbicida relativamente benigno.

Herbicidas fenóxi

Os eliminadores de ervas daninhas do tipo fenóxi foram introduzidos no final da Segunda Guerra Mundial. Ambientalmente, os subprodutos contidos em produtos comerciais com tais herbicidas são normalmente mais preocupantes do que eles mesmos, como veremos no Capítulo 11. Por essa razão, começamos discutindo a química dos fenóis, componente fundamental desses compostos.

| QUADRO 10-2 | Plantas geneticamente modificadas |

Em 1940, a população mundial era de 2,3 bilhões de pessoas; em 1985 ela mais que dobrou e atualmente excede 6,5 bilhões. Felizmente, no início dos anos 40, uma "revolução verde" aconteceu na agricultura e permitiu ao mundo alimentar essa população em crescimento. O extensivo desenvolvimento e o uso de pesticidas (muitos dos quais foram mencionados neste capítulo) e fertilizantes, somados à irrigação e programas de cultivo de plantas, levaram a um drástico aumento na produtividade agrícola. A produção mundial total de grãos aumentou de 600 milhões de toneladas em 1950 para mais do que 1600 milhões de toneladas em 1985. Desde 1995, a produção atingiu entre 1800-2000 milhões de toneladas. No entanto, a população humana continua a crescer e é esperado que chegue a 9 bilhões por volta de 2050.

Desde os anos 80, fala-se de uma segunda revolução verde centrada em plantas geneticamente modificadas. O cruzamento tradicional de espécies de trigo por muitos anos resultou em plantas que rendem duas ou três vezes mais grãos do que as variedades que existiam anteriormente, e elas são mais resistentes a pestes e doenças. A engenharia genética de plantas oferece a possibilidade de fazer essas façanhas, entre outras, em muito menos tempo e com mais seletividade do que o cruzamento tradicional.

A engenharia genética envolve o uso de uma porção do DNA de uma espécie, inserindo-o no DNA de outra. Um exemplo surpreendente da técnica foi pegar o DNA (gene) humano que codifica a síntese da insulina e inseri-lo em uma bactéria, permitindo assim que a bactéria produza insulina. Isso resulta na produção de insulina humana para ser usada com finalidades médicas.

Foram produzidas plantas transgênicas que mostraram aumento na resistência aos herbicidas, secas, pestes, salinidade e geada, bem como em valores nutricionais e no sabor. Os exemplos mais bem conhecidos de plantas resistentes a herbicidas são aquelas denominadas *Roundup Ready*. O Roundup, como foi mencionado, é um herbicida de largo espectro, muito utilizado. A Monsanto, sua fabricante, desenvolveu e patenteou sementes geneticamente modificadas para a soja, milho, alfafa, sorgo, canola e algodão, as quais dão origem a plantas que são resistentes à destruição pelo Roundup. Campos cultivados com essas culturas podem ser pulverizados indiscriminadamente para destruir ervas daninhas, com pouca preocupação na destruição das culturas.

O uso de plantas transgênicas foi amplamente adotado nos Estados Unidos. Em 2005, 87% de toda a área plantada de soja no país teve o uso de espécies transgênicas, seguida pelo algodão, em 79%, e o milho, em 52%. Os cinco principais países em produção de culturas transgênicas em 2005 foram os Estados Unidos, a Argentina, o Brasil, a China e o Canadá.

Embora as plantas transgênicas ofereçam a possibilidade de aumentar o que a natureza tem produzido para nós, há uma preocupação significativa sobre estes organismos, especialmente na Europa. As preocupações incluem:

- o uso de maiores quantidades de herbicidas, uma vez que há menos perigo de destruir a cultura por causa de uma aplicação indiscriminada do herbicida;
- a ampla resistência ao herbicida, relatada para plantas que podem tornar-se "super ervas daninhas"; e
- a diminuição na diversidade genética de culturas, uma vez que todos os agricultores usam as mesmas sementes.

Além dessas preocupações, a engenharia genética de grãos não resultou em substancial aumento na produção das culturas.

Os fenóis são levemente ácidos; na presença de soluções concentradas de uma base forte como NaOH, o hidrogênio do grupo OH é perdido como H^+ (como acontece com qualquer ácido comum) e o *ânion fenóxido*, $C_6H_5O^-$, é produzido na forma de sais de sódio:

$$\text{fenol} + NaOH \longrightarrow C_6H_5O^- Na^+ + H_2O$$

O grupo O^-Na^+ é reativo e essa propriedade pode ser explorada para preparar moléculas contendo a ligação C—O—C. Então, se uma molécula R—Cl é aquecida junto com um sal contendo o íon fenóxido, NaCl é eliminado e o oxigênio do fenóxi se liga ao anel benzênico do grupo R:

$$C_6H_5O^-Na^+ + Cl-R \longrightarrow C_6H_5-O-R + NaCl$$

Tal reação é a mais direta rota comercial para preparação em grande escala de herbicidas, introduzidos em 1944, cujo nome conhecido é **2,4,5-T**. Aqui (na reação imediatamente acima) o grupo R é **ácido acético**, CH_3COOH, menos um dos hidrogênios de seu grupo metila (então R= —CH_2COOH e o Cl—R reagente é Cl—CH_2COOH). Então, de acordo com a reação, obtemos C_6H_5—O—CH_2COOH, **ácido fenoxiacético**, como intermediário na produção dos verdadeiros pesticidas.

Em herbicidas comerciais, alguns dos cinco átomos de hidrogênio restantes do anel benzeno no ácido fenoxiacético são substituídos por átomos de cloro.

ácido 2,4-diclorofenoxiacético   2,4,5-T – ácido 2,4,5-triclorofenoxiacético

Observe que o esquema de numeração para o anel benzênico começa no carbono ligado ao oxigênio.

O composto **2,4-D (ácido 2,4-diclorofenoxiacético)** é usado para matar ervas de folhas grandes em gramados, campos de golfe e ervas em campos agrícolas.

Em contraste, o 2,4,5-T (**ácido 2,4,5-triclorofenoxiacético**) é efetivo para eliminar mato, por exemplo, nas margens de estradas e caminhos próximos a torres de alta tensão. Como as ligações P—O—P nos organofosforados, a ligação

O—C para o grupo —CH_2— no 2,4-D e herbicidas fenóxi análogos sofrem reação de hidrólise no ambiente, degradando o composto a fenol.

$$R—O—CH_2—COOH + H—OH \longrightarrow R—O—H + HOCH_2—COOH$$

O herbicida MCPA é apenas o 2,4-D com o cloro na posição 2 substituído pelo grupo metil, CH_3. Os herbicidas chamados *diclorprop*, *silvex*, e *mecoprop* têm estruturas idênticas ao 2,4-D, ao 2,4,5-T e ao MCPA, respectivamente, exceto que eles têm um grupo metil substituindo um átomo de hidrogênio do —CH_2— na cadeia ácida; então eles são herbicidas fenóxi baseados no **ácido propiônico**, $CH_3—CH_2—COOH$, mais do que o ácido acético. O herbicida *dicamba* é o mesmo que o 2,4-D com um grupo metóxi na posição 5 do anel benzênico; ele é normalmente usado como um eliminador de ervas daninhas, em plantações de milho.

Imensas quantidades de 2,4-D e seus análogos descritos são usados em países desenvolvidos para o controle de ervas daninhas tanto em usos na agricultura como domésticos. Em algumas comunidades seu uso continuado sobre gramados tem sido motivo de controvérsias por causa dos efeitos suspeitos sobre a saúde humana. Em particular, agricultores no centro-oeste dos Estados Unidos que misturam e aplicam grandes quantidades de 2,4-D em suas culturas apresentaram um aumento na incidência de câncer conhecido como linfoma de não Hodgkin.

A degradação de pesticidas

Embora alguns pesticidas como o DDT tenham um tempo de vida muito longo no ambiente, a maioria sofre reações químicas e bioquímicas em poucos dias ou meses, produzindo outros compostos. Baseado em seu tempo de meia-vida no ambiente, a EPA classifica os pesticidas como sendo:

- *não persistente*, se eles duram menos que 30 dias;
- *moderadamente persistente*, para aqueles que duram entre 30-100 dias; e
- *persistentes*, para os que possuem tempo de vida superior a 100 dias.

Como a maioria dos compostos orgânicos, os pesticidas existentes no ambiente – na presença de ar, água ou solo – se degradam para formar outros compostos, os quais seguem se decompondo. A eventual quebra total dos compostos orgânicos para CO_2, H_2O, e formas inorgânicas estáveis de seus outros elementos, é chamada de *mineralização*.

No ar, o processo de degradação normalmente começa com o ataque sobre a molécula orgânica pelo radical hidroxila, OH, ou com uma reação fotoquímica, se a substância absorve luz com comprimento de onda maior do que aproximadamente 285 nm, de acordo com os princípios discutidos no Capítulo 5.

A decomposição fotoquímica é possível também para pesticidas presentes na água ou adsorvidos no solo que está sob a superfície da Terra. Em alguns casos, a adsorção nas partículas do solo aumenta o comprimento de onda máximo de luz que a substância absorve em uma faixa da luz solar – um exemplo é o herbicida **paraquat**, que sofre fotólise mais rapidamente quando adsorvido sobre uma argila do que em solução. A complexação de moléculas orgânicas por íons metálicos também aumenta normalmente seu comprimento de onda de máxima absorção, e com isso ativam-nas para sofrer decomposição fotoquímica pela luz solar, em alguns casos.

Como já discutimos neste capítulo, os pesticidas em água e no solo podem sofrer reações de hidrólise, especialmente quando a água está um pouco ácida ou básica, uma vez que a catálise por H^+ e OH^- pode acelerar o processo significativamente. Os inseticidas organofosforados, por exemplo, sofrem hidrólise em água e solos alcalinos decorrente do ataque do OH^- na ligação P—O—C. Mesmo em solos completamente secos, os íons alumínio hidratados produzem íons hidrogênio na mistura existente, podendo catalisar a hidrólise.

$$Al(H_2O)_6^{3+} \longrightarrow Al(H_2O)_5OH^{2+} + H^+$$

Por exemplo, em herbicidas do tipo triazina, a hidrólise pode converter as ligações C—Cl para C—OH, eliminando assim suas atividades herbicidas. Compostos orgânicos, incluindo pesticidas, também podem ser transformados na água ou no solo por reações de oxidação ou redução. Embora o O_2 dissolvido possa oxidá-los, suas reações são normalmente aceleradas pela presença de íons de metais de transição dissolvidos ou adsorvidos, os quais oxidam os pesticidas, e cujas formas reduzidas são subsequentemente reoxidadas pelo O_2. Por exemplo, o Fe^{3+} é um bom agente oxidante para muitos compostos orgânicos; a forma Fe^{2+} para a qual ele é reduzido no processo é depois oxidada pelo oxigênio retornando a Fe^{3+}, completando assim o ciclo.

Agentes redutores são comumente encontrados em águas e solos anaeróbios; eles incluem o Fe^{2+} e o *íon sulfeto*, S^{2-}. Por exemplo, os pesticidas que contêm uma unidade C—Cl são destituídos do cloro pelo ferro quando este abstrai um elétron da ligação C—Cl, liberando então o Cl^- e formando o Fe^{3+} e um radical livre à base de carbono.

Ainda mais importante do que os processos químicos descritos são as reações de degradação facilitadas por ação microbiana na água e no solo. *Quimioeterótrofos* são micro-organismos que geram a energia que necessitam de reações redox e o carbono a partir de compostos orgânicos. A reação metabólica prossegue de maneira gradual; etapas individuais normalmente são a oxidação, redução ou hidrólise. No entanto, as velocidades de degradação variam em uma ampla faixa, dependendo da estrutura molecular do pesticida e das propriedades do solo. Compostos contendo grupos funcionais como —OH, —NO_2, —NH_2 e carboxilatos se degradam muito prontamente em solos desde que contenham um sítio para o ataque enzimático e desde que sejam relativamente solúveis em água, considerando que hidrocarbonetos altamente clorados são muito mais resistentes, uma vez que não há sítio reativo e sua solubilidade em água é muito baixa.

Um exemplo comum de uma etapa de oxidação microbiana é a epoxidação catalisada por enzima, um processo no qual um átomo de oxigênio de uma molécula de O_2 é adicionado a uma ligação C=C, mesmo que esteja contida em um anel benzênico:

Após a epoxidação, o aduto pode sofrer mais reações, por exemplo:

- rearranjo para um composto hidroxilado, restabelecendo então o anel aromático altamente estável; ou
- hidrólise para produzir um composto orto-dihidroxila; ou
- a adição de mais oxigênio e água a outras ligações duplas do anel aromático.

Reações subsequentes com um par adjacente de carbonos tendo grupos —OH frequentemente conduzem à clivagem do anel neste sítio, produzindo um ácido dicarboxílico.

Resumo

Em geral, não há pesticida que seja complemente "seguro". No entanto, a eliminação de todos os pesticidas sintéticos provocaria tanto um aumento na transmissão de doenças causadas por insetos quanto no custo dos alimentos, o que afetaria a saúde humana negativamente. Qualquer decisão sobre a descontinuidade da produção e uso de um dado pesticida deveria considerar se ele é barato, se alternativas seguras estão disponíveis e, se não, quais as consequências de sua ação e inativação. O dilema de proibir o uso do DDT em países tropicais em desenvolvimento é uma excelente ilustração.

Quando um novo pesticida, ou enfim, um outro composto químico sintético, está para ser introduzido no mercado, muitos grupos ambientais e algumas agências governamentais têm proposto que deveríamos pecar por excesso de atenção e somente permitir sua introdução se não há sinal de que os problemas poderiam aumentar significativamente. Eles propõem que em tais situações, para prevenir possíveis prejuízos à saúde humana e outros organismos, deveríamos empregar o que é agora conhecido como **princípio da precaução**. Uma definição desses princípios foi apresentada na RIO-92, a Conferência para o Meio Ambiente e Desenvolvimento: "Onde há ameaça de sérios ou irreversíveis danos, a ausência de certeza científica total não deve ser utilizada como razão para adiar medidas onerosas para prevenir a degradação ambiental". Aqueles contrários ao uso desse princípio afirmam que é impossível antecipar todas as consequências possíveis, positivas ou negativas, da introdução de uma nova substância e que consequentemente ficaríamos engessados pela imobilidade. A melhor abordagem para prever se um dado pesticida irá ter seu destino final no ambiente é por meio dos cálculos descritos no Quadro 10-3.

QUADRO 10-3 | A distribuição de poluentes no ambiente

Quando um composto químico persistente, tal como DDT, é liberado no ambiente, mais tarde observamos que uma parte dele encontra-se dissolvido em corpos aquáticos naturais, outra parte está no ar, outra está presente nos solos e sedimentos e outra está junto à matéria viva. Uma troca constante do composto químico ocorre entre as várias fases. É possível estimar a quantidade e concentração destes compostos em cada fase, uma vez que a sua liberação no ambiente tenha sido finalizada e tenha passado um tempo suficiente para que o equilíbrio entre as fases tenha sido alcançado. Mesmo quando as condições de equilíbrio ainda não foram alcançadas, o valor é determinado nas fases em que os compostos químicos serão finalmente concentradas.

Lembre-se dos fundamentos de química, que nos cálculos envolvendo substâncias que participam de reações *químicas*, combinamos algebricamente valores experimentais de constantes de equilíbrio com informações relacionadas à concentração inicial no sentido de determinar a concentração de equilíbrio. Um procedimento análogo pode ser aplicado para determinar a distribuição de uma substância quando por meio de processos *físicos* o equilíbrio entre as várias fases tenha sido alcançado. A condição de que o equilíbrio é alcançado em sua distribuição é a de **fugacidade**, f, da substância, e definida como *sua tendência em escapar de uma dada fase física*, que é igual para todas as fases. Fugacidade tem unidade de pressão, por exemplo, atmosfera ou kpascal. Portanto, quando todo o DDT no ambiente estiver distribuído entre o ar, água, sedimento, biota, etc., a concentração em cada fase é tal que sua tendência em escapar de uma das fases (e entrar em outra) tem o mesmo valor para todas as fases.

Como poderia ser esperado, a fugacidade de uma substância em uma dada fase é proporcional à sua concentração, C:

$$f = C/Z$$

onde Z é a *constante da capacidade de fugacidade* para a substância e para a fase. Geralmente, quanto mais alto o valor de Z, maior é a tendência de um composto se concentrar naquela fase. (Estas constantes de capacidade são análogas às constantes de equilíbrio usadas em cálculos envolvendo reações químicas.) Se usamos x para denominar a fase de interesse, então

$$f_x = C_x/Z_x$$

Podemos determinar a concentração em cada fase pelo rearranjo da equação, obtendo

$$C_x = f_x Z_x$$

No equilíbrio, os valores de f_x para todas as fases são idênticos, ou seja, iguais a f. Portanto, se conhecemos f, podemos determinar a concentração em cada fase a partir da equação simplificada.

$$C_x = f Z_x$$

Como em problemas envolvendo equilíbrio químico, normalmente sabemos o número total de mols, n_{total}, do material. Como em problemas de química, é normal considerar o princípio de conservação das massas: a soma do número de mols no equilíbrio, n_x, presente em cada fase x deve resultar em n_{total}. Por definição, cada n_x é igual à concentração C_x multiplicada pelo volume V_x para a fase:

$$n_x = C_x V_x$$

Combinando as duas últimas equações, temos que

$$n_x = f Z_x V_x$$

Quando somamos os valores de n_x para todas as fases x de interesse, podemos obter o número total de mols. Portanto,

$$n_{total} = f \Sigma Z_x V_x$$

O rearranjo dessa equação nos permite calcular o valor de fugacidade para o sistema:

$$f = n_{total}/\Sigma Z_x V_x$$

Um exemplo de cálculo de fugacidade

Como exemplo de como os cálculos de fugacidade são realizados na prática, considere a distribuição de 1 mol de DDT entre as três fases: ar, água, e sedimento em um compartimento modelo da Terra (Figura 1). Como será discutido mais adiante, consideraremos o volume de ar como sendo 10^{10} m^3, o volume de água como sendo 7×10^6 m^3, e o volume de sedimento acessível de 2×10^4 m^3. Os valores da constante Z_x para DDT, em unidades de mol atm^{-1} m^{-3}, são determinados a partir de dados experimentais:

para o ar, 40,3
para a água, $3,92 \times 10^4$
para o sedimento, $2,25 \times 10^9$

Na avaliação dos valores de Z_x dos dados experimentais, a temperatura de 25°C é normalmente considerada para simplificar os cálculos.

Os valores de Z_x para sedimentos (e biota) são considerados como sendo proporcionais ao coeficiente de partição octanol-água, K_{oc}, discutido neste capítulo.

Depois da substituição dos valores de Z_x e V_x, o valor da fugacidade neste caso é

$$f = 1,0/(40,3 \times 10^{10} + 3,92 \times 10^4 \times 7 \times 10^6 + 2,25 \times 10^9 \times 2 \times 10^4)$$
$$= 1,0/(4,03 \times 10^{11} + 2,74 \times 10^{11} + 4,5 \times 10^{13})$$
$$= 2,19 \times 10^{-14} \text{ atm}$$

Agora a concentração do composto químico para cada fase pode ser calculada:

$$C_x = f Z_x$$

então,

[DDT no ar] = $2,19 \times 10^{-14} \times 40,3 = 8,8 \times 10^{-13}$ mol m^{-3}

[DDT na água] = $2,19 \times 10^{-14} \times 3,92 \times 10^4$
$= 8,6 \times 10^{-10}$ mol m^{-3}

[DDT no sedimento] = $2,19 \times 10^{-14} \times 2,25 \times 10^9 = 4,9 \times 10^{-5}$ mol m^{-3}

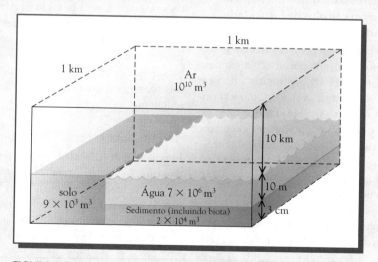

FIGURA 1 Parâmetros do sistema modelo usado em cálculos de fugacidade.

(continua)

QUADRO 10-3 — A distribuição de poluentes no ambiente *(continuação)*

Observe que a concentração preferencial de DDT no sedimento, hidrofóbico pelo seu conteúdo de carbono.

As *quantidades* em cada fase são dadas pelos valores de fZV, isto é, a concentração multiplicada pelo volume. Então o número de mols de DDT

no ar = $8,8 \times 10^{-13} \times 1 \times 10^{10} = 0,0088$ mol

na água = $8,6 \times 10^{-10} \times 7 \times 10^{6} = 0,0060$ mol

no sedimento = $4,9 \times 10^{-5} \times 2 \times 10^{4} = 0,98$ mol

Portanto, observamos que, com o ar, a água e os sedimentos disponíveis, 98% do DDT serão encontrados no sedimento e aproximadamente 1% em ambos, água e ar. Note que a concentração de DDT na água é maior que no ar, mas a quantidade total dele no ar excede a da água porque o volume de ar é muito maior. Esse tipo de mudança na relação entre quantidade e concentração em diferentes fases é comum para poluentes químicos.

Os parâmetros para o sistema modelo empregado em cálculos de fugacidade são estimados

O volume para as várias fases usadas nestes cálculos baseia-se em um sistema modelo (Figura 1) no qual os componentes estão em equilíbrio uns com os outros. Como as concentrações somente são obtidas por meio de cálculos, é importante que somente o volume *relativo*, e não seu valor absoluto, seja considerado. O sistema modelo é um quadrado de 1 km por 1 km, cujas características são consideradas como sendo o valor médio para o planeta Terra. Considera-se que a atmosfera tem 10 km de altura, o que é uma aproximação razoável para a troposfera. O volume de ar então é $(1000 \text{ m} \times 1000 \text{ m}) \times (10.000 \text{ m}) = 10^{10}$ m^3. Considera-se que o 1 km quadrado é 70% coberto por água e 30% por solo. A média de profundidade da água é considerada como sendo 10 m, o que representa um valor relativamente raso, mas estamos interessados somente na parte que está em equilíbrio com o ar. Portanto, o volume de água é $0,7 \times (1000 \text{ m} \times 1000 \text{ m}) \times 10 \text{ m} = 7 \times 10^{6}$ m^3. A quantidade de sedimento em equilíbrio com esta água é considerada como tendo somente 3 cm de profundidade, dando um volume de $0,7 \times 1000 \text{ m} \times 1000 \text{ m} \times 0,03 \text{ m} = 2,1 \times 10^{4}$ m^3. Neste modelo para ar, água e sedimento, também é possível incluir o solo, que possui um volume efetivo de 9×10^{3} m^3, mais 35 m^3 de sólidos suspensos na água e aproximadamente 3,5 m^3 de biota, como por exemplo peixes. Os valores de Z para biota são normalmente da mesma ordem de grandeza dos sedimentos, tanto que a concentração de um dado composto na biota é próxima daquela presente no sedimento.

PROBLEMA 1

Os valores de Z para hexaclorobenzeno são 4×10^{-4} no ar, $9,5 \times 10^{-5}$ na água e 2,3 no sedimento (e biota). Usando os volumes do sistema modelo anterior, calcule a concentração de equilíbrio quando 1 mol de hexaclorobenzeno está distribuído entre o ar, água e sedimento.

PROBLEMA 2

Em cálculos de fugacidade, os valores de Z para dieldrin são 4×10^{-4} no ar, 2,0 na água e 2×10^{-5} no sedimento (e biota). Usando os volumes do sistema modelo, calcule a concentração de equilíbrio quando 1 mol de dieldrin está distribuído entre ar, água e sedimento.

Questões de revisão

1. Quais são as três principais categorias de pesticidas? Quais os tipos de organismos que são mortos por cada categoria?

2. Qual é o significado do termo *fumegante*?

3. Nomeie três importantes propriedades dos pesticidas organoclorados.

4. Desenhe a estrutura do DDT e dê o significado da sigla.

5. Qual a unidade normalmente usada para expressar concentração de traços de contaminantes em água?

6. Quais foram as principais aplicações do DDT? Explique por que ele não é usado há algum tempo em países desenvolvidos e por que alguns países em desenvolvimento ainda querem continuar usando-o.

7. Explique o funcionamento do DDT como um inseticida.

8. Desenhe a estrutura do DDE. Ele é um pesticida ou não? Explique.

9. Explique o que significa o termo *bioconcentração* e *fator de bioconcentração* (FBC).

10. Explique o que significa o termo *biomagnificação* e qual a diferença de bioconcentração.

11. Escreva a definição da equação para *coeficiente de partição*, K_{oc}. Como ele está relacionado com o fator de FBC do composto. O que faz o octanol ser proposto como um composto modelo nestes experimentos?

12. Descreva um análogo do DDT que funciona da mesma forma, mas não bioacumula.

13. Em termos gerais, explique o que o toxafeno é e porque ele não é usado há tanto tempo.

14. Desenhe a estrutura do ciclopentadieno. Nomeie no mínimo três inseticidas produzidos a partir dele.

15. Defina o terrmpo *toxicidade aguda* e *dose*.

16. Esboce uma curva típica da relação dose-resposta para um composto químico tóxico usando (a) uma linear, e (b) uma escala logarítmica para as doses.

17. Defina os termos DL_{50} e DOL_{50}.

18. Quais são as estruturas gerais das três principais subclasses de inseticidas organofosforados? Dê o nome de um dos inseticidas em cada subclasse. Explique como os organofosforados funcionam como inseticidas.

19. Em que aspecto os inseticidas organofosforados são considerados superiores aos organoclorados como pesticidas? Em que aspecto eles são mais perigosos?

20. Qual é a estrutura geral dos inseticidas do tipo carbamatos? Nomeie um exemplo.

21. Quais são cinco dos métodos de controle de pestes usados no manejo de controle de pestes?

22. Qual é a função de um herbicida? Nomeie um inseticida "antigo".

23. Qual é a estrutura geral de um herbicida do tipo triazina? Nomeie dois exemplos.

24. Qual é a estrutura geral dos herbicidas do tipo cloroacetamidas? Nomeie um exemplo.

25. Qual é a fórmula do glifosato? Quais são suas vantagens sobre os outros herbicidas?

26. O que é fenol? Desenhe sua estrutura e a do 2,4-diclorofenol.

27. Desenhe a estrutura e dê os nomes dos dois herbicidas fenóxi mais importantes.

28. Qual é o significado do termo *princípio da precaução*?

29. Escreva três exemplos de reações de hidrólise por meio das quais os pesticidas são degradados no ambiente.

Questões sobre Química Verde

Veja as discussões das áreas de foco e os princípios da Química Verde na Introdução antes de tentar resolver estas questões.

1. O desenvolvimento dos inseticidas Confirm, Mach2 e Intrepid o prêmio Presidential Green Chemistry Challenge.

a. Em qual das três categorias da premiação o prêmio recebido melhor se encaixa?

b. Liste um dos 12 princípios da Química Verde que está relacionado aos novos pesticidas.

2. Quais as vantagens ambientais que o Confirm, Mach2 e o Intrepid oferecem comparados aos pesticidas convencionais?

3. (a) O que é um *pesticida de risco reduzido*, para a EPA? (b) Em quais categorias do critério de risco reduzido encontram-se o Confirm, Mach2 e o Intrepid?

4. Como o Confirm, o Mach2 e o Intrepid agem somente sobre insetos específicos?

5. O desenvolvimento do sistema Sentricon recebeu o prêmio Presidential Green Chemistry Challenge.

a. Em qual das três categorias da premiação o prêmio recebido melhor se encaixa?

b. Liste um dos 12 princípios da Química Verde que está relacionado ao sistema hexaflumuron/Sentricon.

6. Quais as vantagens ambientais que o sistema hexaflumuron/Sentricon oferece comparado aos métodos convencionais de controle de cupins com pesticidas?

7. Em quais categorias do critério de risco reduzido encontra-se o sistema hexaflumuron/Sentricon?

Problemas adicionais

1. O nível limiar/NOEL encontrado para um composto químico em particular de um estudo com animais é 0,04 mg/kg peso corporal/dia. A fonte deste composto é somente os peixes, os quais apresentam um valor médio de 0,2 μg/g. Qual é o consumo máximo médio diário de tal peixe que manteria o nível de exposição abaixo do ADI ou RfD para este composto?

2. Uma forma matemática aproximada para uma curva dose-resposta da Figura 10-5a é $R = 1 - e^{-d}$, onde R é a fração de resposta e d é a dose.

(a) Desenhe R versus d para valores de d variando de 0 a 5 em escala linear e logarítmica para d. (Inclua alguns pequenos valores de d, de 0,01 a 0,10, no gráfico logarítmico para assegurar que a forma da curva esteja próxima de zero). A forma da curva obtida lembra as das Figuras 10-5a e 10-5b, respectivamente?

(b) A partir dos seus gráficos e pela solução da equação, encontre a dose correspondente ao DL_{50}.

(c) A função R tem um limiar diferente de zero para baixas doses? Você pode prever a resposta desta inspeção de sua curva logarítmica dose-resposta?

3. A gordura (lipídeo) contida no leite materno é em média aproximadamente 4,2 g/100 mL. Baseado na Figura 10-1b, calcule a massa de DDE que teria sido ingerida por um típico recém-nascido sueco que recebeu aleitamento materno em 1972 consumindo 250 mL de leite materno.

4. O fator de bioconcentração total (FBC) para uma substância em particular em uma espécie aquática particular (não apenas no tecido gorduroso) pode ser estimada com o valor de K_{oc} para a substância vezes a fração de gordura do corpo na espécie de interesse. Trutas arco-íris, as quais possuem 5,0% de gordura corporal, coletadas em um lago em particular foram testadas e encontrou-se 22 ng/g de paration em seus tecidos.

Use a informação da Tabela 10-3 para determinar a concentração de paration neste lago.

5. O pesticida metil azinfos tem um CL_{50} de 3 ppm para 96h para truta arco-íris. Em um incidente, um total de 200 g deste pesticida foi aspergido sobre um campo, e uma subsequente chuva forte carregou 35% do pesticida aplicado para dentro do lago pequeno com uma superfície de 30.000 m^2 e uma profundidade média de 0,5 m. A concentração de pesticida no lago teria sido suficiente para matar um número significante de peixes?

Leitura complementar

1. V. Turusov et al., "DDT: Ubiquity, Persistence, and Risks" *Environmental Health Perspectives* 110 (2002): 125.

2. B. Hileman, "Reexamining Pesticide Risk", *Chemical and Engineering News* (17 July 2000): 34.

3. G. Santaoro, "Silent Summer", *Discover* (July 2000): 76.

4. M.Lopez-Cervantes et al., "Dichlorodiphenyl-trichloroethane Burden and Breast Cancer Risk: A Meta-Analysis of the Epidemiological Evidence," *Environmental Health Perspectives* 112 (2004): 207.

5. K. Noren and D. Meironyte, "Certain Organochlorine and Organobromine Contaminants in Swedish Human Milk in Perspective of Past 20-30 years", *Chemosphere* 40 (2000): 1111.

6. (a) C.Lu et al., "Longitudinal Approach to Assessing Urban and Suburban Children's Exposure to Pyrethroid Pesticides," *Environmental Health Perspectives* 114 (2006): 1419. (b) C. Lu et al. "Organic Diets Significantly Lower Children's Dietary Exposure to Organophosphate Pesticides", *Environmental Health Perspectives* 114 (2006): 260.

7. G.M. Williams et al., "Safety Evaluation and Risk Assesment of the Herbicide Roundup and Its Active Ingredient, Glyphosate, for Humans", *Regulatory Toxicology and Pharmacology* 31 (2000): 117.

8. T.P. Brown et al., "Pesticides and Parkinson's Disease – Is there a Link?" *Environmental Health Perspectives* 114 (2006): 156.

Material online

Acesse o site www.bookman.com.br e leia o material complementar deste capítulo, com dicas sobre o que você pode fazer.

CAPÍTULO 11

Dioxinas, Furanos e PCBs

Neste capítulo, os seguintes tópicos introdutórios de química serão usados:
- Química orgânica fundamental (como apresentado no Apêndice deste livro)
- Lei da velocidade de primeira ordem
- Conceito de pressão de vapor

Fundamentos dos capítulos anteriores usados neste capítulo:
- Estrutura de fenóis (Capítulo 10)
- Conceitos de carcinogênicos e toxicologia, incluindo LD_{50} (Capítulo 10)
- Conceito de adsorção (Capítulo 4)

Introdução

Como vimos no Capítulo 10, compostos usados como pesticidas podem, às vezes, ser tóxicos para seres humanos, podem bioacumular e causar problemas ambientais. No entanto, eventualmente é a impureza altamente tóxica presente em níveis traço em lotes comerciais de tais substâncias a principal preocupação com relação à saúde humana. Neste capítulo, vamos analisar como tais subprodutos perigosos, especialmente dioxinas, aportam no ambiente, a partir da fabricação de pesticidas e de outros processos antropogênicos. Também serão considerados os PCBs, compostos químicos industriais de grande relevância ambiental, no que se refere às suas próprias propriedades e de seus contaminantes. Como veremos, os mecanismos de toxicidade pelos quais os contaminantes, como o PCB e as dioxinas atuam, são similares.

Dioxinas

Dioxinas não são produtos comerciais e nem são produzidas deliberadamente para finalidades que não a investigação científica. Elas surgem como subprodutos na produção de certos herbicidas e em alguns outros processos, como veremos a seguir.

Produção de dioxinas na preparação do 2,4,5-T

Tradicionalmente, a síntese industrial do herbicida *2,4,5-T* (discutido no Capítulo 10) inicia-se com o *2,4,5-triclorofenol*, que é produzido pela reação do NaOH com um *tetraclorobenzeno* apropriado. O grupo OH substitui um átomo de cloro no processo. Infelizmente, durante a síntese ocorre uma reação adicional que converte uma porção muito pequena do triclorofenol em "dioxina". Nessa reação lateral, dois *ânions triclorofenóxi* reagem com dois outros, resultando na eliminação de dois íons cloreto:

"dioxina"
(tetraclorodibenzo-*p*-dioxina)

Nesse processo um novo anel de seis membros é formado, ligando os dois anéis de benzenos clorados. Esse anel central tem dois átomos de oxigênio localizados em posição para (i.e., opostos) cada um, como na molécula simples **1,4-dioxina** ou **para-dioxina** (p-dioxina):

1,4-dioxina

Embora a molécula denominada "dioxina" seja corretamente conhecida como *tetraclorodibenzo-p-dioxina*, tornou-se popularmente conhecida apenas como "dioxina", por ser considerada a mais tóxica de uma classe de compostos relacionados.

A reação lateral que produz dioxina como subproduto é cineticamente de segunda ordem em relação ao clorofenóxido. Em outras palavras, a velocidade da reação depende do quadrado da concentração dos íons. Consequentemente, a velocidade de produção de dioxina aumenta drasticamente quando a concentração inicial de íons clorofenóxido aumenta. Além disso, a velocidade dessa reação aumenta rapidamente com o aumento da temperatura. Portanto, a extensão na qual o triclorofenol, e consequentemente o herbicida comercial, torna-se contaminado com a dioxina pode ser minimizada controlando a concentração e temperatura na preparação do triclorofenol original. Atualmente, a contaminação do 2,4,5-T comercial pela dioxina pode ser mantida abaixo de 0,1 ppm mantendo-se tanto a concentração de fenóxido quanto temperatura baixas. Não obstante, sua fabricação e uso na América do Norte foram banidos em meados dos anos 1980 por causa da preocupação com as quantidades de dioxina, embora pequenas.

Uma mistura 1:1 dos herbicidas 2,4-D e 2,4,5-T, chamada *Agente Laranja* foi usada extensivamente como desfolhante durante a guerra do Vietnã. Como a mistura continha níveis de dioxinas de aproximadamente 10 ppm, é claro que a produção do triclorofenol usado na preparação do 2,4,5-T não foi cuidadosamente controlada para minimizar a contaminação. Como resultado, o solo no sul do Vietnã está contaminado por dioxinas. As consequências dessa contaminação para a população local e para as tropas americanas que foram expostas durante a pulverização são ainda uma controvérsia. Há algumas evidências de que a presença de melanoma aumentou em integrantes da Força Aérea envolvidos na pulverização. Foi constatado recentemente que o potencial de desfolhação do Agente Laranja foi originalmente testado nos anos 60 pelas forças armadas dos Estados Unidos, próximo a Gagetown, em New Brunswick, no Canadá, e que o solo na área está poluído pela substância. A contaminação ambiental por dioxina também ocorreu como resultado de uma explosão na indústria química em Seveso, Itália, em 1976. A fábrica produzia 2,4,5-triclorofenol a partir de tetraclorobenzeno, como descrito. Durante uma ocasião, a reação não foi finalizada antes dos trabalhadores deixarem a fábrica durante o final de semana. A reação prosseguiu sem qualquer monitoramento e o calor liberado pela reação provavelmente resultou em uma explosão. Como o triclorofenol foi aquecido a uma alta temperatura, uma grande quantidade de dioxina – provavelmente vários quilogramas – foi produzida. A explosão distribuiu a toxina no ambiente causando muitas mortes na fauna por contaminação. Embora um grande número de seres humanos, tanto adultos quanto crianças, também tenham sido expostos aos produtos químicos resultantes da explosão, efeitos sérios à saúde não foram descobertos por muitos anos. Estudos recentes, no entanto, têm estabelecido que a quantidade de vários tipos de câncer tem aumentado em pessoas que vivem nas regiões mais expostas à dioxina proveniente da explosão. Especificamente, o risco de contrair câncer de mama aumentou em proporção a exposição à dioxina, medida pelo nível da substância em amostras de sangue de mulheres logo após a explosão.

Sistema de numeração das dioxinas

A nomenclatura e o sistema de numeração usados para os anéis que compõem as dioxinas não são muito usuais. Como o anel central da dioxina faz a conexão entre os anéis benzênicos, as três unidades são conhecidas como **dibenzo-*p*-dioxina**. A substituição do cloro nas extremidades do anel também deveria ser indicada, tanto que a dioxina mostrada abaixo é a **tetraclorodibenzo-*p*-dioxina**, ou **TCDD**:

2,3,7,8-tetraclorodibenzo-*p*-dioxina
(2,3,7,8-TCDD)

O esquema numérico para os carbonos dos anéis em dioxinas considera o fato de que os carbonos divididos entre dois anéis não possuem átomos de hidrogênio e, então, não necessitam ser numerados. Portanto, C-1 é o carbono próximo àquele que está na junção entre os anéis, e a numeração segue diretamente a partir dele. Por convenção, os átomos de oxigênio também são parte da sequência de numeração neste esquema, embora suas localizações não sejam usadas nos nomes de compostos desta família. O C-1 é escolhido para dar o mais baixo número para o primeiro substituinte; se houver uma escolha depois desse critério ter sido aplicado, então aquele que tem o número mais baixo para o segundo substituinte é usado, etc. Aplicando essa regra, a dioxina mostrada acima é nomeada de 2,3,7,8-TCD, ou ainda, seu nome completo é **2,3,7,8-tetraclorodibenzo-*p*-dioxina**. Não é de se espantar que seja chamada simplesmente de dioxina pela imprensa.

Existem 75 compostos do tipo dibenzo-*p*-dioxinas clorados diferentes, quando se considera todas as possíveis estruturas contendo de um a oito átomos de cloro, dado que existem inúmeros isômeros para muitos desses oito tipos. Diferentes membros de uma família que diferem somente no número e posição do mesmo substituinte são chamados de **congêneres**.

Todas as dioxinas congêneres são planares: todos os átomos de carbono, oxigênio, hidrogênio e cloro situam-se no mesmo plano. Por conveniência, nos referimos aos átomos de carbono do anel benzênico mais próximo ao anel central da dioxina como carbono alfa, e o adjacente como carbono beta:

A molécula dibenzo-*p*-dioxina não substituída tem dois tipos de simetria que são úteis de serem consideradas quando se descreve o modelo de substituição. Primeiro há a simetria lateral, ou no sentido *esquerda-direita*: o átomo de carbono classificado como β na parte de cima do lado esquerdo do anel é equivalente ao carbono β na parte de cima do lado direito do anel, e similarmente para os dois carbonos β na parte de baixo. O anel da dioxina também tem uma simetria entre a parte *superior* e a *inferior*: o átomo de carbono classificado como β na parte de cima do lado esquerdo do anel é equivalente ao carbono β na parte de cima do anel, e similarmente para os dois carbonos β no lado direito do anel. Portanto todos os 4 carbonos β são, de fato, equivalentes na dioxina não substituída. Similarmente, os quatro carbonos α possuem, todos, posições equivalentes. Consequentemente há somente duas únicas monoclorodibenzo-*p*-dioxinas: devido à equivalência para as quatro posições α, estas que seriam numeradas como 4-,6- e 9-clorodizenzo-*p*-dioxina, são equivalentes à molécula 1-. Da mesma forma, 3-, 7- e 8-clorodibenzo-*p*-dioxina são equivalentes à molécula 2- em função da equivalência de posições β. Algumas ou ainda todas as equivalências podem ser perdidas quando ocorre a múltipla substituição.

PROBLEMA 11-1

Desenhando e comparando as estruturas, decida se 1,3-, 2,4-, 6,8- e 7,9-diclorodibenzo-*p*-dioxinas são todos compostos únicos ou são todos o mesmo composto. Os compostos 1,2- e 1,8-diclorodibenzo-*p*-dioxinas são compostos diferentes? Empregando um procedimento sistemático, deduza as estruturas de todas as diferentes diclorodibenzo-*p*-dioxinas, tendo em mente que antes da substituição os dois anéis são equivalentes e que a molécula apresenta simetria entre a parte superior e inferior.

Clorofenóis como pesticidas

Além de seu uso como material de partida na produção de herbicidas, os clorofenóis encontram uso como preservativos de madeiras (fungicidas) e como antimofo. O mais comum preservativo de madeira, em uso desde 1936, é o **pentaclorofenol** (PCP, mas não o composto conhecido como "pó de anjo" que possui as mesmas iniciais); todos os hidrogênios do benzeno deste composto são substituídos:

pentaclorofenol (PCP)

O PCP comercial não é puro pentaclorofenol, mas é significativamente contaminado com *2,3,4,6-tetraclorofenol*. Essa mistura tem muitos usos como pesticida: é usado como herbicida (por exemplo, como desfolhante usado durante o período pré-colheita); inseticida (no controle de cupins); fungicida (na preservação de madeiras e tratamento de sementes) e moluscicida (no controle de lesmas). Alguns isômeros do triclorofenol e alguns isômeros do tetraclorofenol também são vendidos como conservantes de madeira.

Infelizmente, se a madeira tratada com tais conservantes é queimada, uma fração dos clorofenóis pode reagir para eliminar HCl, e consequentemente produzir compostos da família das dioxinas cloradas. Dessa forma, a **octaclorodibenzo-p-dioxina**, OCDD, é produzida como subproduto indesejável da combustão incompleta de produtos do pentaclorofenol:

A OCDD é a mais comum entre os congêneres de dioxinas encontrado na gordura humana e em muitas amostras ambientais.

De fato, pentaclorofenóis são uma das maiores fontes químicas de dioxinas no ambiente; no entanto, a principal dioxina que eles contêm, a OCDD, não é particularmente tóxica, como discutido posteriormente. Os próprios suprimentos comerciais de fenóis clorados estão contaminados com várias dioxinas.

PROBLEMA 11-2

Na atribuição dos nomes OCDD e pentaclorofenol, os números não são usados para especificar as posições dos substituintes de cloro. Por que não é necessário especificar aqui, quando eles são requeridos no caso do 2,3,7,8-TCDD, por exemplo?

Em geral, qualquer uma das duas moléculas de fenol que tem um cloro em um átomo de carbono próximo ao carbono com um grupo OH pode se combinar para produzir uma molécula de dibenzo-p-dioxina. Os dois fenóis que se combinam não necessitam ser idênticos, mas simplesmente necessitam entrar em contato quando eles são suficientemente aquecidos para facilitar a eliminação de HCl e a formação de dioxinas. Similarmente, o acoplamento dos ânions fenóxidos pode ocorrer com a eliminação de Cl^-, como abordado no caso da síntese do 2,4,5-T. A sistemática de solução do problema que pode ser usada para deduzir a origem clorofenólica de dioxinas no ambiente é discutida no Quadro 11-1.

PROBLEMA 11-3

(a) Deduza a estrutura e a numeração correta para os dois isômeros tetraclorofenol que existem além do isômero 2,3,4,6 mencionado no texto. (b) Para cada um destes dois isômeros, deduza a estrutura e nome da(s) dioxina(s) que resultaria se duas moléculas dos isômeros reagissem juntas.

QUADRO 11-1 | Dedução da provável origem dos clorofenóis de uma dioxina

A fonte de clorofenólicos das dioxinas encontradas em amostras ambientais pode ser deduzida pela lógica oposta àquela usada no texto para deduzir que dioxinas seriam produzidas pelo acoplamento de dois clorofenóis específicos.

Considere o congênere 1,2,7,8-tetraclorodibenzo-p-dioxina; ele poderia ter sido formado pela eliminação de duas moléculas de HCl de duas moléculas de clorofenol, seguindo dois caminhos (aqui T representa triclorofenol):

mo de oxigênio na parte de cima da estrutura da dioxina tenha vindo do clorofenol do lado direito da molécula e o oxigênio do lado de cima do clorofenol da esquerda, conduz à possibilidade de que as moléculas de triclorofenol que se combinam foram os congêneres 2,4,5- e 2,3,6. Então, uma molécula de 1,2,7,8-tetraclorodibenzo-p-dioxina presente no ambiente poderia ter surgido pela combinação de uma molécula de 2,4,5-triclorofenol com um congênere 2,3,4- ou 2,3,6-substituído.

[Diagrama de reação: 1,2,7,8-TCDD formada por –2 HCl / calor a partir de 2,4,5-T + 2,3,4-T, ou por –2 HCl / calor a partir de 2,4,5-T + 2,3,6-T]

Considerando-se que o átomo de oxigênio na parte de cima do congênere que gera a dioxina com o congênere do clorofenol localizado do lado esquerdo da molécula de dioxina, o oxigênio de baixo deveria vir do clorofenol localizado ao lado direito da molécula de dioxina; com este conjunto de suposições, os reagentes originais devem ter sido 2,4,5- e 2,3,4-triclorofenol. (Note no diagrama acima que os átomos de cloro eliminados devem surgir de posições adjacentes aos átomos de oxigênio.) A possibilidade alternativa, que o áto-

Infelizmente, algumas dioxinas sofrem rearranjo de substituintes durante sua formação, tanto que a aproximação de uma "retrossíntese" não é um roteiro infalível para a origem de dioxinas descobertas no ambiente.

PROBLEMA
Deduza as duas possíveis combinações de moléculas policlorofenólicas que, quando acopladas pela perda de duas moléculas de HCl, produziriam uma molécula de 1,2,9-triclorodibenzo-p-dioxina.

Quando ambos os átomos de carbono adjacentes a um outro ligado a —OH ou O⁻ carregam os átomos de cloro em uma (ou ambas) as moléculas de clorofenol ou íons clorofenóxi, várias possíveis dioxinas podem ser formadas. Considere, por exemplo, os possíveis acoplamentos de *2,3,6-triclorofenol* com *2-clorofenol*. As duas orientações possíveis do triclorofenol com respeito ao clorofenol estão ilustradas abaixo. O mais abaixo corresponde ao de cima girado em 180º sobre o eixo (linha tracejada) através do átomo de O e o átomo de carbono que está *para* em relação a ele. Portanto, vemos que ambos 1,4- e 1,2-dicloro-dibenzo-*p*-dioxinas podem ser produzidas, dependendo de sua orientação. Na prática, uma mistura quase igual dos dois isômeros será formada. (Ver Problema Adicional 2.)

isômero 1,4-dicloro

isômero 1,2-dicloro

PROBLEMA 11-4

Deduza qual(is) dioxina(s) seriam produzidas em reações laterais se 2,4-D fossem sintetizados a partir de 2,4-diclorofenol.

Detecção de dioxinas em alimentos e água

Como consequência de sua larga ocorrência no ambiente e sua tendência de se dissolver em tecido adiposo, as dioxinas bioacumulam na cadeia alimentar. Mais de 90% da exposição humana à dioxina é atribuída aos alimentos que comemos, particularmente carnes, peixes e produtos derivados do leite. Tipicamente, as dioxinas e furanos (um grupo de compostos semelhantes às dioxinas na estrutura, os quais discutiremos mais tarde) estão presentes em peixes e carnes em níveis de dezenas ou centenas de picogramas (pg, ou 10^{-12} g) por grama de alimento; em outras palavras, eles ocorrem em níveis de dezenas ou centenas de partes por trilhão. No entanto, a maior parte das dioxinas e furanos existentes na natureza não estão presentes em sistemas biológicos: encontram-se associados a solos e a sedimentos de rios, lagos e oceanos que, portanto, se constituem nos sumidouros mais comuns destas substâncias.

A habilidade dos químicos de detectar o TCDD e outros organoclorados em amostras ambientais melhorou em várias ordens de magnitude nas últimas décadas. Nos anos 60, quando o livro *Primavera Silenciosa,* de Rachel Carson, foi publicado, o limite mais baixo para análises de DDT e compostos similares era em níveis de partes por milhão. Dez anos mais tarde, detectar tais substâncias em níveis de partes por bilhão já era possível, mas não comum e nem fácil. Por volta de 1990, a detecção em partes por trilhão foi possível em amostras de solo e biota, e partes por quatrilhão foi possível para amostras de água. Hoje, poucos laboratórios detectam algumas substâncias a um limite até 1000 vezes mais baixo que esses! Nesses níveis, muitos organoclorados são encontrados em *todas* as amostras ambientais, não obstante quão "limpos" sejam os ambientes de onde se originam. Depois dos anos 90, pesquisadores do Centro de Controle de Doenças, em Atlanta (Estados Unidos), se tornaram capazes de detectar níveis tão baixos quanto 10^{-16} g de TCDD em amostras de soro sanguíneo humano.

O potencial impacto sobre a saúde humana da exposição à dioxina é documentado mais adiante, após a discussão das propriedades de PCBs e furanos, dois tipos de compostos químicos com os quais as dioxinas dividem muitas propriedades.

PROBLEMA 11-5

Dada a fórmula e a constante de Avogadro ($6,02 \times 10^{23}$ moléculas/mol), deduza quantas moléculas estão presentes em 10^{-6} g de TCDD.

PCBs

O conhecido acrônimo **PCBs** representa as **bifenilas policloradas**, um grupo de substâncias químicas organocloradas industriais que se tornou uma das maiores preocupações ambientais nos anos 80 e 90. Embora não sejam pesticidas, encontram uma larga variedade de aplicações na sociedade moderna em decorrência de certas propriedades que possuem. Desde os anos 50, cerca de 1 milhão de toneladas métricas de PCBs foram produzidos, aproximadamente metade deste total nos Estados Unidos, e o restante principalmente na França, Japão e países do antigo bloco soviético. Como muitos outros organoclorados, eles são muito persistentes no ambiente e bioacumulam em sistemas vivos. Como resultado de práticas negligentes de disposição, tornaram-se um dos principais poluentes em muitas áreas ao redor do mundo. Mais de 95% da população dos Estados Unidos possuem concentrações detectáveis de PCBs em seus corpos. Devido à sua própria toxicidade e a dos furanos, seus contaminantes, PCBs presentes no ambiente têm se tornado motivo de preocupação por causa de seu potencial impacto à saúde humana, particularmente com relação ao crescimento e desenvolvimento.

Nos seguintes tópicos discutimos o que são os PCBs, como são produzidos, para que são usados e como se tornam contaminantes e são liberados para o meio ambiente.

A estrutura das moléculas de PCB

Moléculas **bifenílicas** consistem de dois anéis benzênicos ligados por uma ligação simples formada entre dois carbonos em que cada um perdeu um átomo de hidrogênio:

bifenila

Como o benzeno, se a bifenila reage com Cl_2 na presença do catalisador *cloreto férrico* ($FeCl_3$), alguns de seus hidrogênios são substituídos por átomos de cloro. Quanto maior a quantidade de cloro presente inicialmente e maior o tempo de reação, maior é a extensão (em média) de cloração das moléculas de bifenila. Os produtos são bifenilas policloradas, PCBs. A reação da bifenila com cloro produz uma mistura de muitos dos 209 congêneres da família dos PCBs; a proporção exata depende da razão entre cloro e bifenila, do tempo de reação e da temperatura da reação. Um exemplo de uma molécula de PCB é mostrado abaixo:

2,3',4',5'-tetraclorobifenila

Embora muitos PCBs individuais sejam sólidos, as misturas são líquidas ou sólidas com baixo ponto de fusão. Comercialmente, os compostos de PCB não foram isolados; em vez disso, foram vendidos como misturas parcialmente separadas, com teores médios de cloro em diferentes produtos variando de 21 a 68%.

PROBLEMA 11-6

A fórmula geral para qualquer congênere de PCB é $C_{12}H_{10-n}Cl_n$, onde n varia de 1 a 10. Calcule o número médio de átomos de cloro por molécula de PCB em uma mistura de congêneres que tem 60% de cloro em massa, um valor comum para amostras comerciais.

Os sistemas de numeração para PCBs

O esquema de numeração usado para congêneres individuais de PCB começa pelo carbono ligado ao outro anel: a ele é dado o número 1, e os outros carbonos ao redor do anel são numerados sequencialmente. Como ilustrado, as posições no segundo anel do carbono são também de 1 até 6, começando com o carbono ligado ao outro anel, mas são distinguidos por apóstrofos. Por convenção, a posição 2' no segundo anel situa-se sobre o mesmo lado da ligação C—C ligada aos anéis como a posição 2 no primeiro anel, etc.

Em muitos casos, os dois anéis em uma molécula de bifenila policlorada não são equivalentes, uma vez que os modelos de substituição diferem. O anel não marcado com apóstrofos é escolhido para ser um dos que dará um substituinte com o mais baixo número de carbono. Usando todas essas regras, podemos deduzir que o nome da molécula de PCB mostrada na página 500 é 2,3',4',5',*tetraclorobifenila*.

Uma rotação muito rápida acontece ao redor da ligação simples do C—C em muitas moléculas orgânicas, incluindo a junção do C—C que liga os dois anéis na bifenila e em muitos PCBs. Portanto não é normalmente possível isolar compostos correspondendo a diferentes orientações relativas de dois anéis em uma molécula de PCB. Por exemplo, 3,3'- e 3,5'-*diclorobifenila* não são compostos isolados individualmente, uma vez que um está constantemente sendo convertido ao outro pela rápida rotação da ligação do C—C entre os anéis:

3,3'-diclorobifenila   3,5'-diclorobifenila

O nome usado para os compostos é o que tem mais baixo número para o segundo cloro, então a molécula mostrada é chamada de isômero 3,3'. Embora os anéis girem rapidamente com respeito ao outro, a orientação energeticamente ótima é aquela com os anéis coplanares ou próximo disso, exceto, como veremos mais adiante, quando átomos grandes ou grupos ocupam as posições 2 e 6.

PROBLEMA 11-7

Usando um procedimento sistemático, desenhe as estruturas de todos os diclorobifenílicos individuais, assumindo primeiro que a livre rotação sobre a ligação de junção dos anéis *não* ocorre. Então deduza quais os pares de estruturas são idênticas por causa da livre rotação.

Usos comerciais de PCBs

Todos os PCBs são praticamente insolúveis em água, mas são solúveis em meio hidrofóbico, tais como gorduras ou substâncias oleosas. Comercialmente, eles são atrativos porque:

- são líquidos quimicamente inertes e são difíceis de queimar;
- têm baixa pressão de vapor;
- não são caros para produzir; e
- são excelentes isolantes elétricos.

Como resultado dessas propriedades, eles foram usados extensivamente como fluidos de resfriamento em transformadores e capacitores. Também foram empregados como plastificantes, isto é, agentes usados para manter os materiais plásticos; como os produtos de PVC, mais flexíveis; em papel de cópia sem carbono; como solventes de remoção de tintas para reciclagem de papel jornal; como fluidos de transferência de calor em maquinários; como agentes impermeáveis; além de outros usos.

Por causa de sua estabilidade e uso extensivo, junto com as práticas de pouco cuidado na disposição, os PCBs tornaram-se contaminantes ambientais amplamente difundidos e persistentes. Quando suas acumulações e efeitos prejudiciais foram reconhecidos, os **usos abertos**, isto é, aqueles cuja disposição não poderia ser controlada, foram encerrados. Embora a produção norte-americana de PCBs tenha sido interrompida em 1977, as substâncias permaneceram em uso em alguns transformadores elétricos que ainda são utilizados. Com a retirada gradual desses equipamentos de funcionamento, o seu conteúdo de PCB é normalmente estocado com a finalidade de prevenir uma maior contaminação do ambiente. Nos Estados Unidos, a EPA traçou o objetivo de reduzir em 90% o uso de PCB em equipamentos elétricos até 2006. O Canadá propôs cessar os diferentes usos de PCB até 2008. Em alguns locais, os PCBs estocados estão sendo destruídos por incineração, usando técnicas discutidas no Capítulo 16. Anteriormente, transformadores e capacitores eram frequentemente dispostos em aterros, e o conteúdo de PCB, liberado diretamente nos solos. Desse modo, PCBs foram inadvertidamente liberados no ambiente durante sua produção, uso, estocagem e disposição.

Ciclo dos PCBs no ar, água e sedimentos

Se liberados no ambiente, os PCBs persistem por muitos anos porque eles são resistentes à degradação por agentes químicos e biológicos. Embora sua solubilidade em água seja muito baixa – e eles são mais comumente adsorvidos em partículas em suspensão na água no que nela própria – a minúscula quantidade de PCBs em águas superficiais estão sendo constantemente volatilizadas e subsequentemente re-depositadas sobre a terra ou em águas depois de viajar pelo ar por alguns dias. Por meio de tais mecanismos, os PCBs têm sido transportados pelo mundo. Existem medidas de níveis de base de PCBs que são mensuráveis até em regiões polares e no fundo dos oceanos. Desse modo, os sumidouros finais dos PCBs móveis estão em sedimentos profundos de oceanos e grandes lagos. Este aporte ambiental dos PCBs continuará a ser reciclado entre o ar, a terra e a água, incluindo a biosfera, por várias décadas, como analisado de forma mais detalhada no Capítulo 12. Somente uma minoria de PCBs fabricados no passado são encontrados no ambiente ou foram destruídos; muito da produção ficou em estoques ou equipamentos elétricos velhos e pode ser ainda liberada. Pesquisas recentes constataram que a liberação de PCB dos produtos mais antigos para o ar interior, o qual é então eventualmente transportado para o lado de fora, é uma fonte principal de PCB na atmosfera urbana.

Uma medida quantitativa da reciclagem de PCBs num dado corpo aquático é dada pelo **balanço de massa** entre as entradas e saídas anuais desses compostos. Um balanço de massa para o PCB para um muito grande, mas relativamente limpo corpo aquático – Lago Superior – é apresentado na Figura 11-1. Ainda que seja o menos poluído dos Grandes Lagos, a carga de PCBs nas águas e sedimentos do Lago Superior é substancial. Atualmente, quase todas as entradas de PCBs são feitas pelo ar, com muito pouco sendo adicionada por indústrias e pelos rios que depositam suas águas no Lago Superior (Figura 11-1). De forma geral, o Lago Superior está "exalando" gradualmente sua carga histórica de PCBs no ar – quantida-

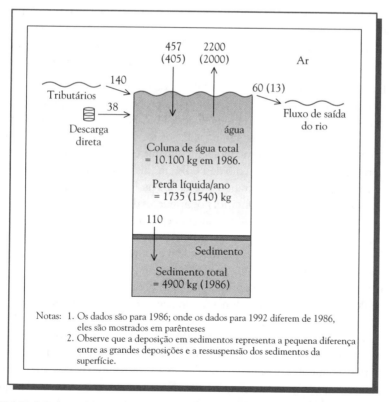

FIGURA 11-1 Balanço de massa de PCBs no Lago Superior, em quilogramas por ano. [Fonte:*The State of Canada's Environment 1996* (Ottawa: Government of Canada, 1996).]

des que são muito superiores às entradas anuais via atmosfera. O pouco conteúdo de PCBs no Lago Superior está sendo perdido para os sedimentos, sendo que uma quantidade proporcional do que está sendo redissolvido dos sedimentos é depositada sobre eles todo ano.

Por outro lado, o balanço de massa dos PCBs no Lago Ontário, um dos outros corpos aquáticos que compõem a região dos Grandes Lagos, é bastante diferente da encontrada no Lago Superior. As concentrações de PCBs nas águas do Lago Ontário excedem substancialmente as encontradas no Lago Superior, visto que esse está localizado em uma área mais fortemente industrializada. No Lago Ontário, as maiores cargas são atualmente oriundas de fontes localizadas em terra, como lixões que ainda liberam PCBs em seu interior ou nos seus tributários. Aproximadamente a mesma quantidade de PCBs está presente na água liberada do interior do lago. Quantidades semelhantes são perdidas anualmente para sedimentos e para a atmosfera, sendo que um terço dessas perdas são canceladas por novas entradas vindas dos sedimentos e do ar.

PROBLEMA 11-8

A concentração de PCB no Lago Michigan está diminuindo de acordo com a lei de primeira ordem com uma taxa constante de 0,078 por ano. Se a concentração de PCB no Lago Michigan era em média 0, 047 ng/L em 1994, qual será o seu valor em 2010? Em que ano a concentração cairá 0,010 ng/L? Qual é o período de meia-vida dos PCBs neste lago? [*Sugestão: lembre que para processos de primeira ordem a fração de qualquer amostra que permanece após o tempo t ter passado é* $f = e^{-kt}$.]

Por causa da sua persistência e solubilidade em tecidos gordurosos, os PCBs encontrados na cadeia alimentar passam pelo processo de biomagnificação. Um exemplo desse processo é mostrado na Figura 11-2. Note que a razão de PCBs nos ovos de gaivotas argênteas nos Grandes Lagos foi 50 mil vezes maior do que no fitoplâncton presente na água no momento em que essas medidas foram realizadas. A boa notícia é que o nível médio de PCBs em tais ovos caiu ao longo do tempo em muitos lugares, como ilustrado pelos dados na Figura 11-3a para colônias de gaivotas localizadas no Lago Ontário, nos arredores de Toronto. Considerando que as concentrações estão plotadas nesta figura em uma escala logarítmica, os dados parecem se ajustar a duas curvas de linha reta interceptadas, correspondendo a sequências de decaimento de primeira-ordem com tempo de meia-vida de 5 anos no início e, mais recentemente, 7 anos. Esse comportamento complicado pode ocorrer por causa das fontes contínuas de PCB para o interior do sistema. Os níveis de PCB no topo da cadeia alimentar do Lago Ontário têm diminuído desde os anos 70, mas a taxa atual de decrescimento é lenta e errática (ver Figura 11-3b).

As concentrações relativas dos congêneres de uma mistura de PCBs começam a mudar assim que entram no ambiente. Os micro-organismos presentes nos solos e nos sedimentos, e também grandes organismos como peixes, preferencialmente metabolizam congêneres que tenham um número relativamente pequeno de átomos de cloro. Desse modo, as concentrações relativas de congêneres que

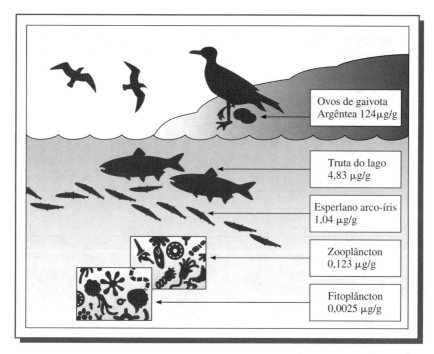

FIGURA 11-2 A biomagnificação de PCBs na cadeia alimentar aquática dos Grandes Lagos.
[Fonte: *The State of Canada's Environment* (Ottawa: Government of Canada, 1991).]

são mais clorados aumentam com o tempo, uma vez que esses são degradados muito mais lentamente. Assim, por exemplo, entre 1977 e 1993 a proporção de moléculas de PCB com quatro ou cinco átomos de cloro diminuiu 6% cada na truta do Lago Ontário, enquanto que aqueles com sete a oito cloros aumentou 7% e 4%, respectivamente. No entanto, os PCBs presentes em solos anaeróbios são por fim microbialmente desclorados em suas posições meta e para, deixando os congêneres que são somente clorados na posição orto. A degradação aeróbica acontece com congêneres que tem carbonos adjacentes a cloro livre (orto + meta, ou meta + para).

Contaminação de PCB por furanos

O forte aquecimento de PCBs na presença de uma fonte de oxigênio pode resultar na produção de pequenas quantidades de *furanos*. Esses compostos são estruturalmente similares às dioxinas; eles diferem somente no fato de que elas estão perdendo um átomo de oxigênio no anel central. O anel de furano contém 5 átomos, um de oxigênio e quatro átomos de carbono, que participa nas ligações duplas:

estrutura do furano

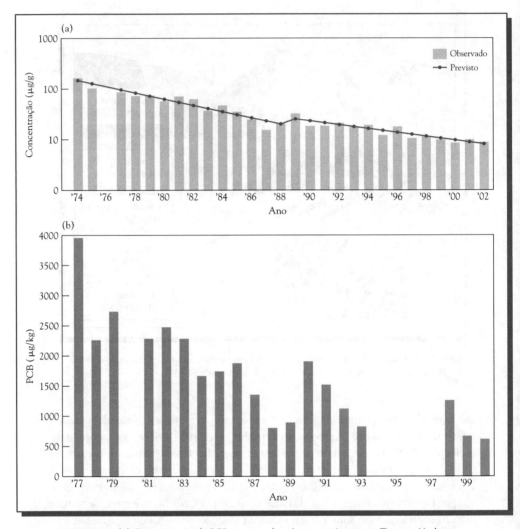

FIGURA 11-3 (a) Concentração de PCB em ovos de gaivotas argênteas em Toronto Harbor, 1974-2002. A curva prevista corresponde a um decaimento exponencial nesse período de tempo. [Fonte: Dr. Chip Weseloh, Environment Canada.] (b) Concentração de PCB em um salmão coho de 65 cm do Lago Ontário. [Fonte: Ontario Ministry of the Environment.]

Os **dibenzofuranos** (DFs) têm um anel benzênico ligado ao lado oposto ao do anel de furano:

estrutura do dibenzofurano

Como com as dioxinas, todos os congêneres de dibenzofuranos clorados são planares, isto é, todos os átomos de C, O, H e Cl situam-se no mesmo plano. Eles são formados de PCBs pela eliminação dos átomos X e Y ligados aos dois carbonos orto para esses que se ligam aos anéis e que situam-se no mesmo lado da ligação C—C entre os anéis:

$$\text{PCB} \xrightarrow[\text{calor}]{\text{oxigênio}} \text{dibenzofurano} + XY$$

Os átomos X e Y podem ambos ser cloro, ou um pode ser hidrogênio e o outro cloro, então a molécula eliminada pode ser Cl_2 ou ClH (i.e., HCl). Uma análise mais detalhada da natureza dos furanos específicos que resultam de congêneres particulares de PCB é dada no Quadro 11-2.

Muitos dos cloros da molécula de PCB original estão ainda presentes no dibenzofurano; **dibenzofuranos policlorados** são comumente conhecidos como **PCDFs**. O esquema de numeração para substituintes é o mesmo que para dioxinas (PCDDs); note, no entanto, que por convenção a numeração começa próxima ao carbono que forma a ligação simples C—C *oposta* ao oxigênio:

Enquanto existem 75 diferentes dibenzo-*p*-dioxinas substituídas com cloro, há 135 congêneres de dibenzofuranos, desde que a simetria do sistema de anel é mais baixa que para os furanos. Em particular, embora os furanos tenham a mesma simetria entre a esquerda e a direita como as dioxinas, eles não têm a simetria *entre a parte superior e a inferior*.

PROBLEMA 11-9

Desenhe as estruturas de todos os 16 diclorodibenzofuranos e deduza a numeração requerida em seus nomes. [*Sugestão: use um procedimento sistemático para gerar todos eles, mas inclua somente aqueles congêneres que correspondem a uma única molécula, isto é, seja cuidadoso para eliminar duplicatas. Por exemplo, comece colocando um cloro no C-1 e então gere todos os possíveis isômeros correspondentes às diferentes posições para o segundo cloro. Então coloque o primeiro cloro no C-2 e repita o procedimento, notando que o isômero do 1,2-dicloro é gerado ao mesmo tempo. Continue o procedimento com o primeiro cloro em C-3, etc.*]

Quase todas as amostras comerciais de PCBs são contaminadas com alguns PCDFs, mas normalmente a quantidade é somente de poucos ppm nos líquidos originalmente fabricados. No entanto, se os PCBs forem aquecidos a altas temperaturas e se algum oxigênio estiver presente, a conversão de PCBs para PCDFs aumenta o nível de contaminação em várias ordens de magnitude. A concentração de furanos em fluidos de resfriamento que contenham PCBs é maior no produto

QUADRO 11-2 | Previsão dos furanos que formarão a partir de um dado PCB

Deduzindo a natureza dos dibenzofuranos policlorados (PCDF) que seriam formados de um PCB particular, deveria ser lembrado que a rotação livre acontece sobre uma ligação simples que une os dois anéis na bifenila original em todos os PCBs a elevadas temperaturas da reação. Então a eliminação de HCl em 2,3'-diclorobifenila resulta em 4- e 2-clorodibenzofurano.

Em altas temperaturas desta reação, algumas trocas dos substituintes adjacentes nas posições 2 e 3 (orto e meta) de um dado anel pode ocorrer como um prelúdio para a eliminação do HCl; em particular o *cloro pode mover de uma posição orto para uma posição meta, e o hidrogênio de meta para orto, precedendo a eliminação de HCl*. Por exemplo, quando 2,6,2',6'-tetraclorobifenila (ver próxima página) é aquecida com ar, algumas dessas moléculas perdem um par de cloros orto para dar um diclorobenzofurano, e alguns primeiro trocam o Cl e o H em um anel para eliminar HCl e produzir um triclorodibenzofurano. A livre rotação na ligação C—C *não* acontece *depois* da troca, como é presumível; a eliminação acontece imediatamente.

---

que já foi usado do que no mesmo material em estado virgem, provavelmente por causa do moderado aquecimento pelo qual esse tipo de fluido passa durante seu uso normal. A produção de furanos também acontece se houver uma tentativa de realizar a queima de PCBs de qualquer outra forma que não por meio de uma chama extremamente quente.

Outras fontes de dioxinas e furanos

Além das fontes discutidas anteriormente, os dibenzofuranos policlorados e dibenzo-*p*-dioxinas são também produzidos como subprodutos de uma miríade de processos, incluindo o branqueamento de polpa de papel, a incineração de lixo

CAPÍTULO 11 Dioxinas, Furanos e PCBs

2,6,2',6'-tetraclorobifenila →(calor) → →(−HCl, calor, +O₂)→ 1,4,9-triclorodibenzofurano

↓ calor +O₂ −Cl₂

1,9-diclorodibenzofurano

PROBLEMA 1
Para cada PCB mostrado abaixo, deduza quais furanos seriam produzidos pela eliminação de Cl_2 e HCl quando o PCB é aquecido com ar. Escreva o nome correto para cada PCDF.

PROBLEMA 2
Recentemente foi descoberto que o forte aquecimento de PCB com ar pode também reagir pela eliminação de dois átomos de hidrogênio (um em cada anel) como H_2. Decida quais PCDFs adicionais, se houver algum, serão produzidos se os PCBs no Problema 1 eliminarem H_2.

e resíduos hospitalares, a reciclagem de metais e a produção de solventes comuns como o *tri-* e o *per-cloroetano*.

Indústrias de polpa e papel

As indústrias de polpa e papel que utilizam **cloro**, Cl_2 para branquear a polpa são fontes de dioxinas e furanos. Esses contaminantes, entre muitos outros compostos clorados, resultam da reação do cloro com algumas moléculas orgânicas liberadas pela polpa. A cor castanha da polpa que é adquirida no estágio inicial do processo resulta das propriedades de absorção de luz dos componentes da *lignina* das fibras originais da madeira. Uma estrutura generalizada para a lignina é mostrada na Figura 11-4. Para tornar o papel branco, a lignina residual presente (~10%) depois do processamento inicial deve ser removida, normalmente por branqueamento da polpa com agentes oxidantes. Se você examinar a estrutura geral da lignina na Figura 11-4, poderá observar vários sítios de *fenóis* monosubstituídos e *éteres fenólicos* e *diéteres fenólicos* orto-substituídos. A partir desses componentes estruturais não é difícil imaginar como a lignina possa servir como um precursor para furanos e dioxinas quando esta reage com agentes clorantes como Cl_2.

Mais furanos do que dioxinas são formados no branqueamento da polpa por cloro. Os congêneres de furano de mais alta concentração na polpa são *1,2,7,8-TCDF* e o mais tóxico é o *2,3,7,8-TCDF*. Infelizmente, a mais abundante dioxina produzida pelo processo de branqueamento de polpa e papel é o congênere altamente tóxico 2,3,7,8-TCDD. O papel e o efluente contêm dioxinas em níveis de partes por trilhão, o que resultou na liberação total no passado, na América do Norte, de várias centenas de gramas de 2,3,7,8-TCDD anualmente.

Por causa dos problemas relacionados à produção de dioxinas e furanos, o uso de cloro, Cl_2, como um agente branqueador para papel foi proibido nos Estados Unidos a partir de abril de 2001. Muitas indústrias de polpa e papel, lá e em outros países desenvolvidos, mudaram seu agente branqueador de cloro para **dióxido de cloro**, ClO_2, do qual a liberação de furanos e dioxinas é muito menor, ou ainda

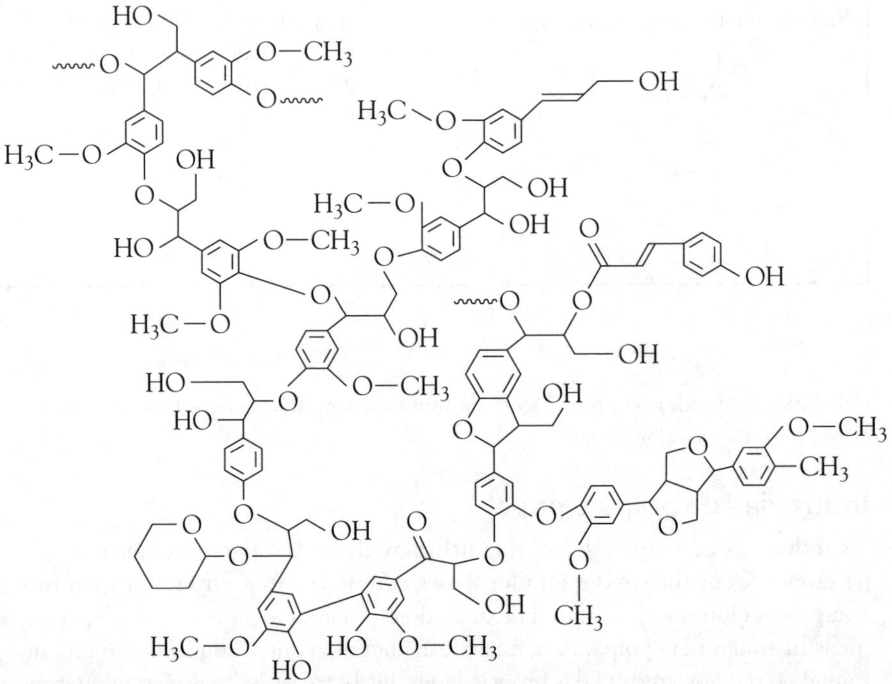

FIGURA 11-4 Estrutura geral da lignina. [Fonte: M.C. Cann and M.E. Connelly, *Real World Cases in Green Chemistry* (Washington, D.C.: American Chemical Society, 2000).]

não detectável em muitos casos. A diferença decorre do mecanismo pelo qual os compostos atacam a lignina residual da polpa. O Cl_2 reage para inserir cloro como um substituinte no anel aromático na lignina, rendendo produtos que são solúveis em álcali e podem ser removidos. Experimentos sugerem que durante a oxidação da lignina, dois dos componentes do anel benzênico podem se ligar para formar um sistema dibenzofurano ou dibenzo-*p*-dioxina que subsequentemente é clorado e no processo se torna isolado do sistema da lignina. Em contraste, o dióxido de cloro destrói a aromaticidade do anel benzênico por processos de radical livre e, portanto, produz poucos produtos clorados que contêm anéis aromáticos.

Algumas indústrias hoje produzem polpa de papel sem qualquer uso de compostos com cloro. Ozônio, peróxido de hidrogênio e, ainda, oxigênio a alta pressão, são alternativas de agentes branqueadores usados nessas indústrias de polpa **totalmente livres de cloro** (TCF). Indústrias que ainda usam cloro para branquear removem contaminantes do efluente por tratamentos como osmose reversa (ver Capítulo 14).

O uso de cloro para desinfetar águas potáveis e os subprodutos clorados que são formados no processo são discutidos no Capítulo 14.

Química Verde: H_2O_2, um agente branqueador ambientalmente benigno para a produção de papel

Os agentes branqueadores TCF para papel tais como **peróxido de hidrogênio** (H_2O_2), *ozônio* e *oxigênio diatômico* têm sido desenvolvidos. Enquanto os agentes TCF eliminam a formação de dioxinas e furanos, esses métodos em geral são problemáticos porque os agentes oxidantes não são tão fortes como o cloro ou o dióxido de cloro. Portanto, eles geralmente requerem um tempo maior de reação e uma mais alta temperatura (maior energia de entrada), e levam a uma significante quebra das fibras de celulose, a qual enfraquece o papel, requerendo mais madeira para produzir a mesma quantidade de papel.

Terry Collins, da Carnegie Mellon University, recebeu o prêmio Presidential Green Chemistry Challenge em 1990 pelo desenvolvimento dos compostos conhecidos como **ligantes tetraamido-macrocíclico** (TAML, Figura 11-5), que aumentam a força do peróxido de hidrogênio como um agente oxidante. Do ponto de vista ambiental, o peróxido de hidrogênio é um reagente particularmente atrativo, uma vez que seus produtos são água e oxigênio, os quais são os mais ambientalmente benignos que poderia se esperar. O uso de TAML em conjunção com peróxido de hidrogênio reduz a temperatura (i.e, a energia requerida) e o tempo de reação normalmente necessário para o branqueamento com peróxido de hidrogênio, fazendo do peróxido de hidrogênio uma alternativa viável para este processo. (Ver também o artigo "Pequenas moléculas verdes" apresentado após a Introdução deste livro.)

Os ligantes TAML podem ser modificados variando os grupos alquilas (R) no lado direito da estrutura na Figura 11-5. A mudança nestes grupos influencia o tempo de vida do catalisador. Em usos como branqueador de papel é importante para o catalisador TAML decompor em um tempo relativamente curto para

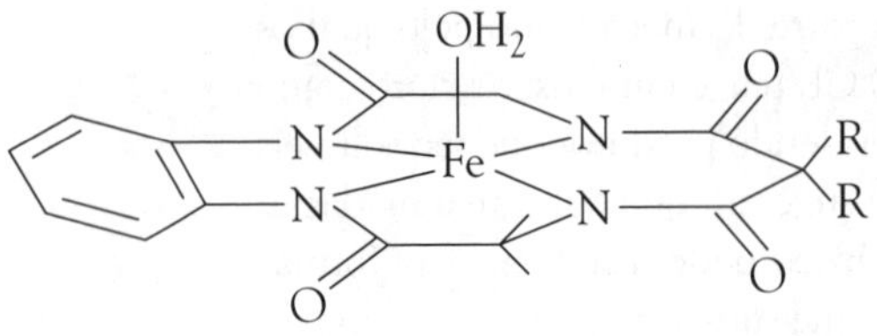

FIGURA 11-5 Ligantes tetraamido-macrocíclico (TAML): ativadores para peróxido de hidrogênio. [Fonte: M.C. Cann and M.E. Connelly, *Real World Cases in Green Chemistry* (Washington, D.C.: American Chemical Society, 2000).]

que eles não se tornem um inconveniente para o ambiente. No entanto, eles devem ter tempo suficiente para completar sua função como catalisador para o peróxido de hidrogênio. Os catalisadores TAML não oferecem somente uma promessa significante para o branqueamento de papel, eles estão sendo considerados também em aplicações de lavanderias, desinfecção de água e na descontaminação biológica de agentes de guerra como o antrax.

Incêndios e incineração como fontes de dioxinas e furanos

Incêndios de muitos tipos, incluindo queima de florestas ou em incineradores, liberam vários congêneres da família das dioxinas dentro do ambiente; estes compostos químicos são produzidos como subprodutos minoritários de matéria orgânica e cloro no combustível. A produção de dioxinas é vista como inevitável sempre que a combustão de matéria orgânica acontece na presença de cloro, a menos que alguns procedimentos sejam considerados para assegurar a completa combustão usando chamas de alta temperatura. Alguns ambientalistas se preocupam particularmente com a emissão de dioxinas quando plástico de PVC, o qual contém cloro, é incinerado ou envolvido em outro tipo de queima. Desse modo, pesquisas recentes sobre a combustão de jornais indicam que a produção de dioxinas cloradas e furanos aumenta à medida que a quantidade de sal ou PVCs presentes também aumentam. Em muitas amostras ambientais de produtos da combustão, várias dúzias de diferentes congêneres de dioxinas são encontradas, todas em quantidades similares. Congêneres que possuem um número relativamente alto de substituintes de cloro são normalmente os mais comuns.

Os incineradores atualmente são as maiores fontes antropogênicas de dioxinas no ambiente. Dioxinas e furanos são formados na zona de pós-combustão dos incineradores, na qual a temperatura é muito mais baixa (250-500°C) que na própria chama (Capítulo 16). Eles são formados durante a degradação oxidativa de estruturas do tipo grafite das partículas de fuligem que são produzidas pela combustão incompleta do resíduo. Traços de íons metálicos contidos no resíduo original provavelmente catalisam o processo. As pequenas quantidades de cloro no resíduo são mais do que suficientes para clorar parcialmente as dioxinas e furanos. Recentes pesquisas indicam que os anéis dos dibenzofuranos e dibenzo-*p*-dioxinas são formados em alta temperaturas (> 650°C) e que a cloração progressivamente ocorre quando a temperatura resfria para abaixo de 650°C e gradualmente é reduzida para 200°C.

Uma característica do processo de incineração é a produção maior de furanos do que de dioxinas. Os rendimentos de congêneres de dioxinas específicas aumentam com o grau de cloração até o OCDD, enquanto que o pico na produção de furanos ocorre com quatro a seis cloros. Em contraste com a incineração de lixo, a combustão de carvão gera poucas dioxinas porque o carvão queima muito mais completamente, gerando pouca fuligem para se decompor mais tarde em dioxinas e furanos.

Conteúdo de cloro da emissão de dioxinas e furanos

O perfil das emissões globais de PCDF e PCDD estimadas anualmente para os congêneres com quatro a oito cloros, ou seja, os considerados mais tóxicos, é mostrado na Figura 11-6a. Como exposto, os furanos superam as dioxinas e o pico de furanos em moléculas com quatro cloros, enquanto o pico de dioxina é menos pronunciado e ocorre com cerca de seis cloros. Furanos com essas quantidades de intermediários de cloro têm toxicidades similares ao de 2,3,7,8-TCDD, enquanto que moléculas de dioxinas totalmente cloradas têm baixas toxicidades.

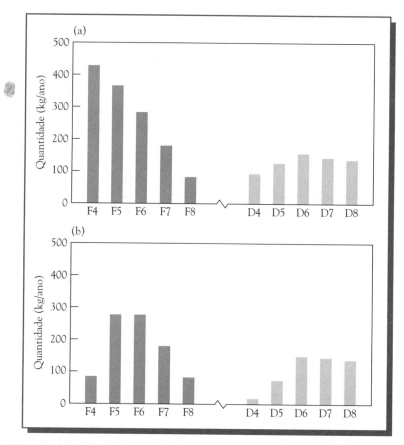

FIGURA 11-6 PCDD e PCDF anual (a) velocidade de emissão e (b) de deposição depois de reações com os radicais hidroxilas, OH. As letras F e D representam furanos e dioxinas; o número indica a quantidade de átomos de cloro por molécula. [Fonte: J.I. Baker and R.A. Hites, "Is Combustion a Major Source of Polychlorinated Dibenzo-p-dioxin and Dibenzofurans to the Environment?" *Environmental Science and Technology* 34 (2000): 2879.]

Consequentemente, a ameaça à saúde humana pelos furanos no ambiente pode até exceder a das dioxinas.

As massas dos compostos de dioxinas e furanos que se depositam do ar no solo e sedimentos, mecanismo primário pelo qual as dioxinas entram na cadeia alimentar, são mostradas na Figura 11-6b. A perda em massa entre a emissão e a deposição é maior quanto *menor* o número de cloros presentes; por isso, diferença significativa entre as quantidades emitidas e depositadas para os congêneres tetracloro e pentacloro, mas não para aqueles clorados mais pesados da Figura 11-6. Essa diferenciação ocorre porque o principal mecanismo de perda é o ataque pela adição em um carbono não substituído, pelo **radical livre hidroxila**, OH (seguido pela oxidação atmosférica do radical resultante, como esperado a partir dos princípios discutidos nos Capítulos 3 e 5), e a velocidade dessa reação é maior quanto menor o número de cloros presentes. A quantidade normal de OCDD, o congênere octacloro de dioxina que é depositado excede muito a estimativa deste gráfico, o qual é baseado principalmente nas fontes de combustão. Alguns cientistas acreditam que a discrepância aumenta porque muito OCDD adicional é formado em gotas de água no ar por meio da decomposição fotoquímica iniciada pela luz solar de PCP, pentaclorofenol, o qual resulta eventualmente em um acoplamento de dois PCPs para produzir OCDD.

Concentrações muito baixas de dioxinas – particularmente aquelas altamente cloradas – estavam presentes no ambiente na era pré-industrial, provavelmente como resultado dos incêndios nas florestas, vulcões, etc. Desse modo, os incêndios nas florestas ainda são a maior fonte provável de dioxinas do Canadá. De acordo com análises de solos e sedimentos de lagos, a maioria das entradas antropogênicas de dioxinas e furanos no ambiente em países desenvolvidos começou nos anos 30 e 40 do século XX, e atingiu seu pico nos anos 60 e 70. As principais fontes foram combustão e incineração, fundição e processamento de metais, indústria química e reservatórios ambientais. A produção inadvertida de dioxinas continua hoje, mas a uma velocidade mais baixa – cerca de metade do máximo, de acordo com algumas amostras de sedimentos. A diminuição na emissão resultou de atitudes deliberadas da nação industrializada de reduzir a produção e dispersão desses compostos tóxicos. Em particular, a emissão de dioxinas de grandes fontes nos Estados Unidos diminuiu 75% de 1987 a 1995, primeiramente em função da redução em emissões no ar de incineradores de resíduos municipais e médicos. Novas regulamentações deveriam aumentar a redução até 95%. No entanto, a combustão feita a partir de fontes não pontuais, como o costume comum em áreas rurais de queimar o lixo em barris– especialmente quando plásticos como PVC estão incluídos na mistura – ainda se encontra fora de controle.

Uma vez criados, dioxinas e furanos são transportados de um lugar ao outro principalmente pela atmosfera (Capítulo 12). Finalmente elas são depositadas e podem entrar na cadeia alimentar, tornando-se bioacumuladas em plantas e animais. Como mencionado, nossa exposição a esses compostos aumenta quase que inteiramente pelos alimentos que ingerimos. Na próxima seção tentaremos responder às questões dos efeitos que esta exposição exerce sobre nossa saúde.

Efeitos de dioxinas, furanos e PCBs na saúde

Cerca de um bilhão de dólares têm sido gastos em pesquisas para determinar a extensão de quais dioxinas, furanos e PCBs causam reações tóxicas em humanos. Apesar de tudo, conclusões sobre este assunto são ainda provisórias e controversas. Evidências sobre a toxicidade são derivadas de duas fontes:

- experimentos toxicológicos em animais que tenham sido deliberadamente expostos a substâncias químicas; e
- exames epidemiológicos, de humanos que têm sido acidentalmente expostos.

De maneira geral há uma concordância que muitos PCBs *não* são agudamente tóxicos para humanos: o valor LD_{50} de muitos congêneres é alto. Em altas doses, foi comprovado por testes que os PCBs causam câncer em animais; por isso, eles são listados como um "provável carcinogênico humano" pela EPA. No entanto, estudos de humanos expostos a estes compostos têm produzido resultados inconsistentes. Muitos grupos de pessoas que foram expostos a concentrações relativamente altas de PCBs – por exemplo, como um resultado de seu emprego em plantas de capacitores elétricos – não têm apresentado uma taxa total de morte mais alta. (Ver, no entanto, os comentários sobre câncer humano no Capítulo 12.) A reação mais comum em humanos é a *cloracne*, uma resposta dermatológica induzida quimicamente sobre uma face exposta a muitos tipos de compostos organoclorados.

Envenenamento acidental por PCBs

Os efeitos mais dramáticos já observados sobre a saúde humana da exposição de misturas de PCB aconteceu quando dois grupos de pessoas, um no Japão em 1968 e a outro em Taiwan em 1979, consumiram PCBs de forma não intencional por uma mistura acidental com óleo de cozinha. No incidente japonês, e provavelmente no taiwanês também, o PCB foi usado como fluido de troca de calor no processo de desodorização para o óleo. Uma vez que o PCB foi aquecido, seu nível de contaminação por PCDF foi muito maior do que ocorre em PCBs comerciais ainda frescos. Os milhares de japoneses e taiwaneses que consumiram o óleo contaminado sofreram efeitos na saúde muito piores do que aqueles encontrados em trabalhadores de fábricas onde PCB é fabricado e manuseado, ainda que os resultados dos níveis desse compostos em seus corpos fossem aproximadamente os mesmos. A partir desta diferença conclui-se que os principais agentes tóxicos no envenenamento foram os PCDFs, e que eles e as dioxinas foram coletivamente responsáveis por cerca de dois terços dos efeitos à saúde, com os PCBs ficando responsáveis pelo restante. Desse modo, estudos com animais de laboratório indicam que os furanos envolvidos nesses incidentes são 500 vezes mais tóxicos em grama-por-grama do que os PCBs puros. O desenvolvimento cognitivo foi medido pelo índice de QI de crianças nascidas das mães taiwanesas mais fortemente expostas – mesmo que o nascimento tivesse ocorrido muito depois do consumo do óleo contaminado – os valores encontrados foram significativamente mais baixos do que em crianças de mães não expostas, ou para crianças nascidas antes da ocorrência do acidente. De forma interessante, crianças cujos pais, e não as mães consumiram o óleo contaminado, não apresentaram efeitos negativos. Mais efeitos deste incidente são discutidos no Capítulo 12 (na seção de Estrógenos Ambientais).

Um incidente comparável ao envenenamento do óleo de cozinha da Ásia aconteceu no início de 1999 na Bélgica. Vários quilogramas de uma mistura de PCBs que foi previamente aquecida em altas temperaturas – convertendo uma minúscula fração dos PCBs a furanos – foram colocados dentro de um lote de 80.000 kg de gordura animal, a qual foi misturada com ração animal e enviada para cerca de 1000 fazendeiros. Produtores de aves notaram a seguir uma queda abrupta na produção de ovos e no número de ovos que poderiam ser efetivamente chocados, e altas concentrações de dioxinas foram encontradas na carne das galinhas. O alimento contaminado foi retirado do mercado e destruído.

Efeitos da exposição *in utero* aos PCBs

As pesquisas ainda são muito recentes sobre a exposição humana aos PCBs e se pela sua dieta, eles estão sujeitos a problemas reprodutivos. Sandra e Joseph Jacobson e seus colaboradores, na Wayne State University, em Detroit, passaram mais do que duas décadas estudando os descendentes de pessoas vivendo em áreas ao redor do Lago Michigan, incluindo crianças cujas mães regularmente comiam peixes do lago e nas quais, como resultado, seria esperado a presença de um elevado nível de PCBs. Eles descobriram diferenças estatisticamente significativas em crianças nascidas de mulheres com altos níveis de PCBs em seus corpos: essas diferenças estão presentes não somente no momento do nascimento, mas persistem a uma idade de pelo menos 11 anos.

A exposição *pré-natal* (ou seja, antes do nascimento) dos bebês aos PCBs foi determinada pela análise destes compostos no sangue de seus cordões umbilicais depois do nascimento. Em função do fato de que as técnicas analíticas, no início da década de 80, não eram suficientemente sensíveis para detectar a quantidade de PCBs em todas as amostras dos cordões umbilicais, o nível de exposição de muitos bebês foi estimado a partir do nível de PCB no sangue e no leite de suas mães. A exposição *pós-natal* das crianças foi avaliada pela análise do leite materno de suas mães e também pela análise de amostras de sangue das crianças na idade de quatro anos.

O casal Jacobson descobriu que, no nascimento, as crianças de mães que transmitiram uma concentração mais alta de PCBs para as crianças *antes* do nascimento tiveram, em média, um peso um pouco mais baixo no nascimento e uma circunferência da cabeça menor; eles eram também um pouco mais prematuros do que aqueles nascidos de mulheres que foram expostas a menores quantidades do composto. A severidade desses déficits foi maior quanto maior suas exposições aos PCBs. Quando testadas na idade de sete meses, muitas das crianças afetadas apresentaram pequenas dificuldades na memória de reconhecimento visual, novamente com a extensão de problemas aumentando com a transmissão de PCBs pré-natal. Na idade de quatro anos, crianças cujo peso corporal mais baixo fora observado no momento do parto mantinham uma taxa de ganho deficiente. Mais séria foi a observação que aos quatro anos de idade apareceu progressivamente um índice mais baixo em vários testes de funções mentais (referente a habilidades verbal e de memória), quanto maior a sua exposição pré-natal ao PCB. Um estudo comparável na Holanda, usando uma instrumentação analítica mais moderna, apresentou resultados similares (ver Figura 11-7a).

Aos 11 anos de idade, os efeitos da exposição pré-natal ao PCB eram ainda aparentes: o índice de QI da parte do grupo mais altamente exposta antes do nascimento foi de seis pontos abaixo do que os outros; as funções mentais mais afetadas foram a memória e a atenção. No entanto, a exposição pré-natal ao PCB em qualquer nível que não fosse o mais alto mostrou não ter afetado o QI aos 11 anos (ver Figura 11-7b).

Interessantemente, a quantidade total de PCB no corpo de crianças de ambas as idades, de quatro e onze anos, que é determinada principalmente a partir do leite materno que consumiram quando bebês e em menor extensão pelos peixes em suas dietas *não* foi o fator relevante para determinar esses déficits físico e mental. Pelo contrário, foram as menores quantidades de PCBs transmitidas da mãe para o feto que foram importantes.

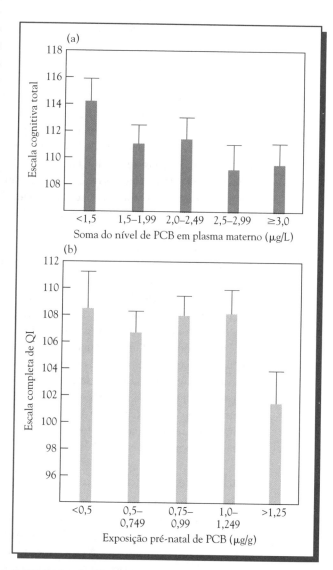

FIGURA 11-7 O efeito sobre a inteligência de crianças ao receber PCBs durante o pré-natal: (a) habilidade total cognitiva aos 3 anos e meio de idade. (b) escala completa de QI aos 11 anos. [Fonte: (a) S. Patandin et al., "Effects of Environmental Exposure to Polychlorinated Biphenyls and Dioxins on Cognitive Abilities in Dutch Children at 42 months of Age" *Journal of Pediatrics* 134 (1999): 33. (b) J.L. Jacobson et al., "A Bechmark Dose Analysis of Prenatal Exposure to Polychlorinated Biphenyls", *Environmental Health Perspectives* 110 (2002): 393.]

Portanto, os PCBs parecem interferir no desenvolvimento adequado pré-natal do cérebro e no mecanismo que determina o tamanho físico.

O estudo feito pelos Jacobson é um dos exemplos mais claros disponíveis a respeito da influência de compostos químicos tóxicos no ambiente sobre a saúde humana. É importante ressaltar que os níveis mais altos de PCBs aos quais as crianças neste grupo foram expostas antes do nascimento não são muito maiores do que aqueles aos quais a maioria dos fetos na população em geral foram sujeitos a poucas décadas atrás. E apesar de os compostos químicos não produzirem defeitos de nascimento nas crianças, eles resultaram em pequenos e consistentes déficits de vários tipos.

Estudos sobre crianças na Carolina do Norte e na parte superior do estado de Nova York produziram resultados similares aos encontrados pelos Jacobsons. Apesar de tudo, algumas dúvidas foram recentemente levantadas sobre os resultados dos Jacobson a partir de uma análise que apontou as dificuldades em se estabelecer a origem das exposições *in utero*. Um estudo mais recente na Holanda apresentou evidências contrárias a essas dificuldades analíticas, uma vez que a habilidade para detectar níveis muito baixos de compostos similares aos PCBs em soro de sangue aumentou significativamente. O estudo holandês que se encontra em desenvolvimento corroborou os resultados obtidos pelos Jacobson. Este estudo determinou que a exposição pré-natal aos PCBs é mais importante do que a exposição pós-natal, e que ela faz com que as crianças apresentem pesos mais baixos no nascimento e durante o crescimento, bem como uma menor habilidade cognitiva, ainda que os déficits posteriores ao nascimento não tenham sido encontrados apenas em crianças que haviam recebido uma fração mínima de exposição. Efeitos negativos sobre o QI das crianças de três anos pela exposição pré-natal a PCBs, medido pelo nível sanguíneo, foram recentemente descobertos na Alemanha. Um déficit cognitivo sutil foi encontrado também em crianças no nordeste de Quebec, no Canadá, nas quais as concentrações de PCB eram altas devido ao transporte de longa distância e posterior deposição dentro da cadeia alimentar (como discutido no Capítulo 12). Os pesquisadores holandeses também descobriram que os PCBs e dioxinas transmitidos durante o período de gestação e via leite materno causaram um enfraquecimento no sistema imunológico, contribuindo assim para mais infecções nos primeiros anos de vida dos bebês.

Padrão de toxicidade de dioxinas, furanos e PCBs

Estudos recentes mostraram que simples doses de 2,3,7,8-TCDD administradas em fêmeas grávidas de laboratório causaram efeitos reprodutivos em seus filhotes. Estes resultados elevaram alguns alarmes sobre os efeitos potenciais de dioxinas sobre a reprodução humana. Nesta conexão, muitos cientistas estão preocupados sobre os danos de exposição a compostos químicos no ambiente, como dioxinas, furanos, PCBs e outros organoclorados que podem afetar os hormônios sexuais, como discutido no Capítulo 12.

Resultados de testes de estudos com animais indicam que a toxicidade aguda de dioxinas, furanos e PCBs depende de um grau extraordinário sobre a extensão e padrão de substituição de cloro. A seguinte generalização pode ser feita: as dioxinas muito tóxicas são aquelas com quatro átomos de cloro beta e poucos, se algum, cloro alfa (ver diagrama para definições das posições alfa e beta). Portanto, o mais tóxico é o 2,3,7,8-TCDD, que tem o número máximo (quatro) de cloro beta e nenhum cloro alfa:

estrutura do 2,3,7,8-TCDD

Os congêneres das dioxinas que têm três cloros beta mas nenhum (ou somente um) cloro alfa são apreciativamente tóxicos, mas menos do que o composto 2,3,7,8. Dioxinas completamente cloradas, a octaclorodibenzo-*p*-dioxina (OCDD), têm uma toxicidade mais baixa desde que todas as posições alfa estejam ocupadas por cloro:

estrutura do OCDD

Similarmente, mono- e dicloro dioxinas não são normalmente consideradas altamente tóxicas, mesmo se os cloros estiverem presentes na posição beta.

PROBLEMA 11-10

Preveja a ordem de toxicidade relativa dos três seguintes congêneres de dioxinas, considerando que, para sistemas não muito dissimilares ao TCDD, a presença de um cloro alfa reduz a toxicidade menos do que a ausência de um cloro beta:

2,3,7-triclorodibenzo-*p*-dioxina

1,2,3-triclorodibenzo-*p*-dioxina

1,2,3,7,8- pentaclorodibenzo-*p*-dioxina

O padrão de toxicidade para furanos é similar, embora não idêntico, ao das dioxinas já que os congêneres mais tóxicos têm cloros em todas as posições beta. No entanto, o furano mais tóxico, o congênere 2,3,4,7,8, tem um átomo de cloro na posição alfa.

De acordo com os testes em animais, os mais tóxicos PCBs são aqueles que *não* têm átomos de cloro (ou mais que um) nas posições que são orto para o carbono que está ligando o anel, ou seja, sobre os carbonos 2,2',6 e 6'. Sem cloros orto, os dois anéis benzênicos podem facilmente adotar uma configuração coplanar e a rotação sobre a junção C–C dos anéis é rápida. No entanto, por causa do tamanho grande dos átomos de cloro, eles tendem a ocupar o mesmo espaço se estiveram presentes em posições orto do mesmo lado dos dois anéis; essa interação força os anéis a se afastarem um do outro, impedindo que eles adotem uma geometria coplanar:

Consequentemente, as moléculas de PCBs com cloros em três ou quatro das posições orto não podem adotar uma geometria coplanar.

Se os anéis não são mantidos na coplanaridade pela interferência entre os átomos de cloro, e se os átomos de hidrogênio em dados carbonos meta e para são substituídos por cloros, então a molécula de PCB pode prontamente alcançar a geometria coplanar que parece ser similar em tamanho e forma ao 2,3,7,8-TCDD. Tais moléculas de PCB são consideradas altamente tóxicas. Aparentemente, 2,3,7,8-TCDD e outras moléculas de o seu tamanho e forma prontamente preenchem a mesma cavidade em um receptor biológico específico; o complexo da molécula e o receptor podem atravessar a membrana da célula para então iniciar a ação tóxica. Por comparação dos modelos moleculares, não é difícil ver, por exemplo, que o PCB mais tóxico, denominado 3,3′,4,4′,5′-*pentaclorobifenila* é quase da mesma forma e tamanho do 2,3,7,8-TCDD. Acredita-se que alguns dos efeitos tóxicos observados nos incidentes com óleo de cozinha resultaram dos congêneres coplanares do PCB.

Somente uma pequena fração de misturas comerciais de PCB corresponde aos PCBs coplanares não tendo cloro orto. Embora sendo individualmente menos tóxicos, os PCBs com um cloro orto e com cloros em ambas as posições para e, no mínimo, um na posição meta contribuem substancialmente para a toxicidade total das misturas de PCB, considerando que eles estão longe de ser mais prevalecentes do que estes que não têm cloro na posição orto.

Em humanos, os furanos mais altamente clorados, dioxinas e PCBs são estocados nos tecidos gordurosos e nenhum deles é prontamente metabolizado ou excretado. Essa persistência é uma consequência de suas estruturas: poucos deles contêm átomos de hidrogênio sobre pares adjacentes de carbonos, nos quais grupos hidroxilas, OH, podem prontamente ser adicionados nas reações bioquímicas que são necessárias para sua eliminação. Em contraste, estes compostos com poucos cloros sempre contêm um ou mais pares de hidrogênio adjacentes e tendem a ser excretados depois da hidroxilação antes que sejam estocados por um longo tempo.

A escala TEQ

Uma vez que muitos organismos, incluindo humanos, possuem uma mistura de muitas dioxinas, furanos e PCBs estocados na gordura de seus corpos, e desde que todos agem qualitativamente da mesma maneira, é normal ter uma medida da *rede* de toxicidade de qualquer mistura. Para este fim, cientistas frequentemente registram concentrações desses organoclorados em termos da quantidade equivalente de 2,3,7,8-TCDD que, se presente sozinho, produziria o mesmo efeito tóxico. Um

fator de equivalência de toxicidade internacional, ou **TEQ**, foi determinado de modo a estimar a toxicidade relativa de cada dioxina, furanos e congêneres de PCBs com base no 2,3,7,8-TCDD, a qual foi arbitrariamente atribuído um valor de 1,0. Recentemente *bifenilas polibromadas* foram adicionadas a esta escala.

Um resumo dos valores de TEQ para algumas das dioxinas tóxicas, furanos e PCBs é mostrado na Tabela 11-1. Como exemplo, considere um indivíduo que ingere 30 pg (picogramas) de 2,3,7,8-TCDD, 60 pg de 1,2,3,7,8-PCDF e 200 pg de OCDD. Desde que o fator TEQ para as três substâncias são, respectivamente, 1,0, 0,05 e 0,001, a entrada é equivalente a

$$(30 \text{ pg} \times 1,0) + (60 \text{ pg} \times 0,05) + (200 \text{ pg} \times 0,001) = 33,2 \text{ pg}$$

Portanto, se um total de 290 pg de dioxinas e furanos foram ingeridos por esta pessoa, a mistura é equivalente em sua toxicidade para uma entrada de 33,2 pg de 2,3,7,8-TCDD.

PROBLEMA 11-11

Usando os valores de TEQ da Tabela 11-1, calcule o número de equivalentes em picogramas de 2,3,7,8-TCDD que corresponde a uma entrada de 24 pg de

TABELA 11-1 Fator de equivalência de toxicidade (TEQ) para algumas importantes dioxinas, furanos e PCBs

Dioxinas ou furanos ou PCB	Fator de equivalência de toxicidade
2,3,7,8-tetraclorodibenzo-*p*-dioxina	1
1,2,3,7,8-pentaclorodibenzo-*p*-dioxina	0,5
1,2,3,4,7,8-hexaclorodibenzo-*p*-dioxina	
1,2,3,7,8,9-hexaclorodibenzo-*p*-dioxina	0,1
1,2,3,6,7,8-hexaclorodibenzo-*p*-dioxina	
1,2,3,4, 6,7,8-heptaclorodibenzo-*p*-dioxina	0,01
Octaclorodibenzo-*p*-dioxina	0,001
2,3,7,8-tetraclorodibenzofurano	0,1
2,3,4,7,8-pentaclorodibenzofurano	0,5
1,2,3,7,8-pentaclorodibenzofurano	0,05
1,2,3,4,7,8-hexaclorodibenzofurano	
1,2,3,7,8,9-hexaclorodibenzofurano	
1,2,3,6,7,8-hexaclorodibenzofurano	0,1
2,3,4,6,7,8-hexaclorodibenzofurano	
1,2,3,4,6,7,8-heptaclorodibenzofurano	0,01
1,2,3,4,7,8,9-heptaclorodibenzofurano	
Octaclorodibenzofurano	0,001
3,3',4,4',5-pentaclorobifenila	0,1
3,3',4,4',5,5'-hexaclorobifenila	0,01

1,2,3,7,8,9-hexaclorodibenzo-*p*-dioxina, 52 pg de 2,3,4,7,8-pentaclorodibenzofurano e 200 pg de octaclorodibenzofurano.

Os valores TEQ para amostras ambientais são algumas vezes relatados na mídia como se representassem a concentração do próprio 2,3,7,8-TCDD. No entanto, este composto frequentemente nem é o contribuinte dominante para a toxicidade TEQ. Como mencionado, a combustão de matéria orgânica produz relativamente poucas dioxinas tóxicas; o TEQ de tais fontes é frequentemente dominado pelos furanos penta e hexa clorados. Similarmente, o aumento de TEQ resultante do uso de cloração no branqueamento de papel é dominado pela toxicidade dos furanos tetraclorados.

Dioxinas, furanos e PCBs em alimentos

Aproximadamente 95% da exposição humana a dioxinas e furanos origina-se da presença destes compostos em alimentos. Um gráfico de barras mostrando os valores de TEQ para a contaminação de vários tipos de alimentos vendidos em supermercados nos Estados Unidos nos anos 90 é mostrado na Figura 11-8. Note que peixes de água doce continham os níveis mais altos de toxicidade de furanos e PCBs. Recentemente, os níveis médios de TEQ de várias partes por trilhão foram encontrados em salmões criados em cativeiro; esses altos níveis foram gerados pela ração e pelo óleo de peixe com que os peixes foram alimentados durante o seu

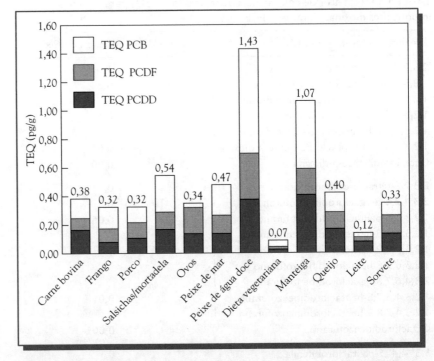

FIGURA 11-8 Valores de TEQ para alimentos coletados em um supermercado nos Estados Unidos. [Fonte: A. Schecter ET AL., "Levels of Dioxins, Dibenzofurans, PCB and DDE Congeners in Pooled Food Samples Collected in 1995 at Supermarkets Across the United States," *Chemosphere* 34 (1997): 1437.]

crescimento. No entanto, os níveis de TEQ em galinhas e perus jovens e em porcos vendidos nos Estados Unidos caíram significativamente – de 20 a 80% – nos últimos anos. Os produtos da dieta vegetariana (ou seja, todos os vegetais, as frutas e os cereais com produtos de origem não animal) têm um baixo TEQ comparado aos componentes de origem animal.

Um artigo de 2003 do U.S. Institute of Medicine recomendou que meninas deveriam diminuir o consumo de produtos animais para reduzir a quantidade de dioxinas que iriam compor a gordura de seus corpos, o que poderia consequentemente afetar os filhos que elas poderiam vir a ter.

PROBLEMA 11-12

Considerando que a média de TEQ de alimentos de origem animal foi cerca de 0,4 pg de TCDD por grama quando os dados na Figura 11-8 foram coletados, e que o LD_{50} para 2,3,7,8-TCDD é de 0,001 mg/kg do peso corporal, qual a massa de alimento de origem animal você teria que consumir para ingerir uma dose fatal?

Em meados dos anos 80 a concentração média total de todas as dioxinas e furanos nos tecidos gordurosos de adultos norte-americanos foi de 1000 ng/kg. No entanto, porque os altamente clorados e, portanto, menos congêneres tóxicos predominavam, o valor de TEQ foi muito menor: cerca de 40 ng/kg de equivalente de 2,3,7,8-TCDD. Nos anos 90 o TEQ na gordura humana teve uma queda para 15 ng/kg. Os níveis máximos de TEQ, em torno de 75 ng/kg, foram atingidos nos anos 70. A variação com o tempo da acumulação de dioxinas e furanos forma um modelo no qual a dose TEQ diária atingiu cerca de 0,5 pg/kg do peso corporal nas décadas iniciais do século XX, aumentou para 6 pg/kg dos anos 40 até os 70, e depois declinou novamente para 0,5 pg/kg.

Já que o corpo de um adulto norte-americano contém em média 15 kg de gordura, a sua carga total de equivalentes de 2,3,7,8-TCDD agora alcança um total de cerca de 0,2 µg. Dado que o tempo de residência médio t_m de dioxinas e furanos no corpo humano é de cerca de sete anos, e usando a relação do Capítulo 6 que relaciona t_m com a quantidade total C e a velocidade de entrada R, isto é,

$$t_m = C/R$$

então a velocidade média de entrada em humanos de equivalentes de 2,3,7,8-TCDD é calculada como sendo

$$R = C/t_m = 0,2 \text{ µg}/7 \text{ anos} = 0,03 \text{ µg/ano}$$

Esse valor, que corresponde a 1 pg/kg do peso do corpo/dia, é próximo da entrada estimada para os últimos anos pelo modelo discutido anteriormente.

Dioxinas como provável carcinogênico humano

Embora haja pouca discussão sobre a toxicidade aguda *relativa* de vários congêneres de dioxinas e furanos, o risco *absoluto* para humanos é *muito* controverso. A quantidade de 2,3,7,8-TCDD por quilograma do peso do corpo necessária para matar uma cobaia é extraordinariamente pequena – cerca de 1 μg – fazendo dele o mais tóxico dos compostos químicos sintéticos conhecidos para esta espécie. No entanto, a DL_{50} necessária para matar muitos outros tipos de animais é centenas ou milhares de vezes essa quantidade: por exemplo, o DOL_{50} para hamsters é 1200 μg/kg; para rãs, 1000 μg/kg; para coelhos e ratos, 115 μg/kg; para macacos, 70 μg/kg; e para cachorros pode ser de até 30 μg/kg. Um artigo da EPA de 2000 sobre dioxinas sugere que os humanos estão na faixa intermediária em termos da susceptibilidade aguda frente a dioxinas; humanos que receberam doses de 100 μg/kg não sofreram efeitos aparentes de doença além da cloroacne.

Outra grande exposição de humanos ao 2,3,7,8-TCDD ocorreu no início dos anos 70 nas proximidades de Times Beach, no Missouri. Resíduos de óleo contendo PCBs e 2,3,7,8-TCDD da fabricação de 2,4,5-triclorofenol foram empregados no controle de poeira em estradas pavimentadas com brita. Alguns cavalos morreram pela exposição em uma arena, onde a contaminação por dioxina foi particularmente alta e algumas crianças ficaram doentes. Uma década depois foi descoberto um nível elevado de contaminação nos solos da cidade. Em 1997 mais de 200 mil toneladas de solos de Times Beach, e 26 de outros lugares afetados no oeste de Missouri que tinham níveis de 2,3,7,8-TCDD na faixa de 30-200 μg/kg, foram escavados e incinerados para remediar o problema. (A cidade de Times Beach foi abandonada em 1982 por causa de uma severa inundação causada por cinzas.) Embora a exposição aos compostos químicos tenha afetado negativamente os sistemas imunológicos, um grande estudo realizado em 1986 não encontrou evidências de aumento na prevalência de doenças no grupo de residentes de Times Beach. No entanto, estudos menos formais e evidências obtidas a partir do senso comum indicaram a ocorrência de problemas como convulsões e anormalidades congênitas, fazendo com que o assunto ainda cause controvérsia.

Cientistas estão mais preocupados com o efeito de longo prazo de exposição a dioxinas do que com sua toxicidade aguda. O estudo sobre Seveso já discutido foi o primeiro a mostrar um aumento na taxa de câncer entre pessoas expostas acidentalmente ao TCDD. Um estudo recente com trabalhadores americanos empregados em indústrias que produziam compostos químicos contaminados com 2,3,7,8-TCDD indica que a exposição a níveis relativamente altos pode causar câncer. A teoria corrente a respeito das dioxinas prevê que haveria um limite abaixo do qual efeitos não tóxicos aparecerão, e estudos recentes de trabalhadores expostos ao 2,3,7,8-TCDD corroboram esta hipótese.

Em estudos com animais, um limite de aproximadamente 1000 pg (i.e., 1 ng) de equivalente de 2,3,7,8-TCDD por quilograma do peso corporal por dia é observado em relação à capacidade de dioxinas e furanos em causar câncer. Na determinação da tolerância máxima humana à exposição a tais compostos, muitos governos aplicam um fator de segurança de 100, o que resulta em uma diretriz para exposição máxima média durante toda a vida de 10 pg/kg/dia. Atualmente, a exposição norte-americana média é somente de um décimo dessa quantidade de gordura animal em seu suplemento alimentar. Níveis de exposição próximos ao limite estabelecido são esperados para pessoas que consumam grandes quantidades de peixe que tenham níveis elevados de dioxinas e furanos.

Em 2000, a EPA apresentou o esboço de um relatório a respeito dos riscos de dioxinas à saúde e concluiu o 2,3,7,8-TCDD é um (conhecido) carcinogênico humano – embora essa caracterização tenha sido um ponto de controvérsia entre os membros de um comitê de especialistas que revisou o relatório – e que as misturas de dioxinas para as quais as pessoas são expostas são "potenciais causadoras de câncer". A Agência Internacional de Pesquisa do Câncer da OMS havia classificado o TCDD como um carcinogênico humano conhecido. Experimentos indicaram que o 2,3,7,8-TCDD foi o mais potente carcinógeno multilocal conhecido em testes com animais. A EPA estima que o mais sensível e altamente exposto americano apresenta, no mínimo, uma chance em mil de desenvolver câncer a partir de dioxinas. O relatório aponta que os efeitos não cancerígenos das dioxinas são, no mínimo, tão importantes quanto o câncer.

No entanto, atualmente não há indicações claras de que a incidência de câncer aumentou na população americana em decorrência das dioxinas, embora isso possa resultar da inabilidade de relacionar os efeitos da exposição nos níveis atuais. Além do câncer, o relatório conclui que as dioxinas afetam desfavoravelmente os sistemas endócrino e imunológico e o desenvolvimento de fetos, como será discutido no Capítulo 12.

Para furanos, a evidência direta da suscetibilidade humana está disponível a partir dos incidentes como o consumo de óleo de cozinha contaminados com PCBs mencionados. Os sintomas mais comuns observados naqueles grupos foram a cloroacne e outros problemas de pele. Pigmentação não usual ocorreu na pele de recém-nascidos de algumas das mães que haviam sofrido exposição aos PCBs. As crianças também frequentemente tinham baixo peso e houve uma maior taxa de mortalidade infantil. Crianças que consumiram o óleo mostraram crescimento retardado e desenvolvimento subnormal dos dentes. Muitas das vítimas também relatam coceiras ou perda da sensibilidade em várias partes do corpo e problemas brônquicos frequentes. A não ser pela ocorrência de cloroacne, tais sintomas não foram observados em trabalhadores que sofreram exposição ocupacional aos PCBs e cuja carga corporal foi comparável àqueles que consumiram o óleo contaminado, mas com uma concentração de PCDF sendo em ordens de magnitude menores. No entanto, alguns filhos destes trabalhadores tiveram problemas amenos em comparação aos vistos no grupo envenenado com óleo.

O presidente ucraniano Viktor Yushchenko foi aparentemente a vítima mais recente de envenenamento deliberado por dioxina. Desde setembro de 2004, ele sofre de úlcera no estômago e intestino, problemas com o fígado e o baço e desfiguração com cisto facial que o deixou parecendo muito mais velho do que é (Figura 11-9).

Exposição humana a dioxinas, furanos e PCBs

Há um debate acirrado contínuo entre as comunidades científica, industrial e médica a respeito dos danos ambientais de dioxinas, furanos e PCBs. Em um dos lados estão os que sentem que o perigo destes compostos foi absurdamente exagerado pela mídia, como é o caso de alguns grupos de interesse especial. Esses grupos

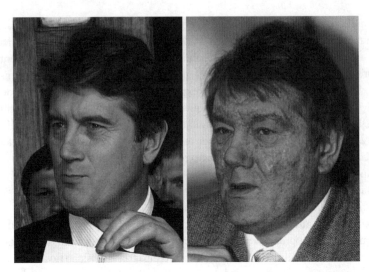

FIGURA 11-9 Presidente ucraniano Viktor Yushchenko antes e depois que foi envenenado com dioxina. [Fonte: AP Photo/Efrem Lukatsky.]

apontaram para a baixa concentração desses compostos no ambiente, para a possibilidade de haver um limite abaixo do qual não teriam efeito na saúde humana, para a ausência de vítimas fatais em função da exposição a essas substâncias, e para o enorme custo econômico associado com o estabelecimento de controles adicionais e medidas de limpeza. No outro extremo estão as pessoas que apontam para a substancial biomagnificação e alta toxicidade por molécula dessas substâncias e para a presença delas em quase todos os ambientes. Eles consideram os efeitos negativos como câncer e deformidades congênitas causadas por esses compostos químicos na fauna como algo equivalente ao uso de canários nas usinas de carvão como alarmes, pois eles assinalariam um efeito potencial de doenças em seres humanos. Descobrir de qual lado e onde se encontra a verdade entre os diferentes pontos de vista apresenta-se como um desafio para os estudantes de ciências ambientais, para não dizer do público em geral.

Questões de revisão

1. Usando diagramas estruturais, escreva a reação pela qual o 2,3,7,8-TCDD é produzido a partir do 2,4,5-triclorofenol.

2. Desenhe a estrutura do 1,2,7,8-TCDD. Qual é o nome completo dessa dioxina?

3. O que era, quimicamente falando, o *Agente Laranja* e como ele foi usado?

4. Desenhe a estrutura do *pentaclorofenol*. Qual é o seu principal uso como um composto? Qual é o principal congênere de dioxina que ele poderia produzir?

5. O que significa PCB? Desenhe a estrutura da molécula 3,4′,5′-tricloro PCB.

6. Quais foram os principais usos para os PCBs? Qual é o significado de um *uso aberto*?

7. Desenhe a estrutura de um congênere representativo dibenzofurano policlorado.

8. Além dos clorofenóis e PCBs, quais são algumas das outras fontes de dioxinas e furanos no ambiente? Qual é atualmente a maior fonte antropogênica de dioxinas?

9. De qual meio – ar, alimento ou água – se origina a maior parte da exposição humana às dioxinas?

10. Quais moléculas podem ser eliminadas de uma molécula de PCB quando ela é aquecida em temperaturas moderadamente altas?

11. Os PCBs são agudamente tóxicos para os seres humanos? Qual é a base da preocupação para a saúde humana em relação a eles? Descreva evidências recentes que mostrem que os PCBs podem afetar o desenvolvimento humano.

12. Todos os congêneres de dioxinas são igualmente tóxicos? Se não, qual o modelo de substituição de cloro que leva à toxicidade mais alta? Qual é a mais tóxica das dioxinas?

13. Qual é o significado de um PCB *coplanar*? Qual é a propriedade estrutural que aumenta a sua não coplanaridade?

14. O que significa *TEQ*? Por que ele é usado?

15. As dioxinas são carcinogênicas ou não para humanos? Discuta a evidência a favor e contra essa suposição.

 Questões sobre Química Verde

Veja as discussões das áreas de foco e os princípios da Química Verde na Introdução antes de tentar resolver estas questões.

1. O desenvolvimento de catalisadores de TAML para peróxido de hidrogênio pela Terry Collins recebeu o prêmio Presidential Green Chemistry Challenge.

(b) Quais das três áreas de foco para este tipo de prêmio é a melhor? Liste três dos doze princípios da Química Verde que estão relacionados ao composto desenvolvido por Collins.

2. Quais as vantagens ambientais que o método TAML/peróxido de hidrogênio de branqueamento de polpa tem sobre o uso de cloro elementar?

Problemas adicionais

1. Deduza quais as combinações de dois diferentes isômeros tetraclorofenol produziriam as seguintes hexaclorodibenzo-*p*-dioxinas: (a) o isômero 1,2,3,7,8,9, (b) o isômero 1,2,4,6,7,8,9, e (c) o isômero 1,2,3,6,7,9. [*Sugestão: ver Quadro 11-1.*]

2. Deduza quais dioxinas provavelmente resultariam da combustão a baixa temperatura de uma amostra comercial de PCP.

3. Na purificação de efluentes contaminados pelo pentaclorofenol e 2,3,5,6-tetraclorofenol usando luz ultravioleta, notou-se que o OCDD e 1,2,3,4,6,7,8-heptaclorodibenzo-*p*-dioxina foram formados. Deduza se o último foi formado pelo acoplamento de uma molécula de cada um dos fenóis ou pela descloração fotoquímica de OCDD. Quais os potenciais defeitos que existem em tratamentos de água por luz UV, considerando a natureza dos produtos formados?

4. Usando modelos moleculares de bolas e varetas ou modelos moleculares computacionais, construa estruturas para (a) 2,3,7,8-TCDD, (b) dibenzofurano e (c) bifenila. Coloque os cloros sobre os modelos do dibenzofurano e bifenilas de maneira que o espaço ocupado pelos átomos de carbono, oxigênio e cloro esteja sobreposto àquele da dioxina tanto quanto seja possível ocupar grande parte do espaço associado às posições alfa. Os congêneres resultantes representam o furano e a bifenila mais tóxicos, de acordo com os valores de TEQ?

5. Considere o PCDF abaixo. Deduza quais PCBs produziriam este furano se eles são moderadamente aquecidos em ar, dado que os PCDFs podem resultar da eliminação de HCl com ou sem trocas de 2,3, ou da eliminação de Cl_2. [*Sugestão: ver o Quadro 11-2.*]

6. Comparando o nível médio de dioxina em humanos e em nossos alimentos, decida se a dioxina é ou não biomagnificada na transição. Considerando que o alimento tipicamente comido por animais domésticos como bois e galinhas comparados aos dos peixes de água doce que nós comemos, como você pode explicar por que os níveis de TEQ de dioxinas na Figura 11-8 para os peixes excedem aos desses animais? Por que o valor de TEQ para manteiga é mais alto do que para o leite, e o das salsichas é maior do que dos níveis gerais para a carne? Por que o valor de TEQ para uma dieta vegetariana é tão mais baixo? Tendo em vista os valores de TEQ da dieta vegetariana e dos animais domésticos, você pode prever se ocorre biogmagnificação para a dieta vegetariana com relação à dieta dos animais?

7. Preveja a ordem de toxicidade dos seguintes isômeros de PCB: 2,4,3′,4′-tetraclorobifenila; 3,4,5,4′-tetraclorobifenila; 2,4,2′,6′-tetraclorobifenila. [*Sugestão: Estas moléculas serão coplanares?*]

8. Na reação em potencial de fenóis clorados por meio da incineração em instalações diferentes, qual as dioxinas que poderiam ser formadas de (a) 2,5-diclorofenol e (b) 2,4,6-triclorofenol? Nomeie as duas dioxinas, e preveja quais delas teria mais alta toxicidade.

9. A partição do PCB no ar, água e sedimentos pode ser estimada pelo modelo de fugacidade discutido no Capítulo 10. Os valores de Z para um PCB ambiente típico são 4×10^{-4} no ar, 0,03 na água e cerca de 10.000 no sedimento (e biota). Usando o modelo de volumes mundial exposto no Capítulo 10, calcule a concentração de equilíbrio quando um mol de PCB está distribuído entre o ar, a água e o sedimento.

Material online

Acesse o site www.bookman.com.br e leia o material complementar deste capítulo, com dicas sobre o que você pode fazer.

Capítulo 12

Outros Compostos Orgânicos Tóxicos de Preocupação Ambiental

Neste capítulo, os seguintes tópicos introdutórios de química serão usados:
- Química orgânica elementar (como apresentado no Apêndice deste livro)
- Conceito de pressão de vapor

Fundamentos dos capítulos anteriores usados neste capítulo:
- Nível máximo de contaminante (NMC) (Capítulo 10)
- Estrutura de dioxinas, furanos e PCBs; congêneres (Capítulo 11)
- Estrutura de DDT, DDE e atrazina (Capítulo 10)
- Conceitos de bioacumulação; K_{oc} (Capítulo 10)
- Conceitos de radical livre e reações em cadeia (Capítulos de 1 a 5)
- LD_{50} (Capítulo 10)
- Adsorção (Capítulo 4)

Introdução

Neste capítulo, examinaremos uma série de compostos orgânicos tóxicos que não contêm cloro, mas tornaram-se poluentes comuns no ar e na água. Começaremos pelos HPAs, poluentes gerados na combustão de muitos materiais orgânicos naturais, e, por isso, contendo uma ampla faixa de compostos químicos ambientais – muitos dos quais foram encontrados em outros contextos – que podem ter efeitos interferentes sobre nosso sistema reprodutivo. Consideraremos então o mecanismo surpreendente pelo qual as substâncias persistentes se distribuem ao redor do mundo pelas correntes de ar. Finalmente, examinaremos duas novas classes de produtos comerciais causadoras de preocupação ambiental e que estão sendo transportados para regiões remotas por este mecanismo. O tópico de contaminação por fármacos em água potável será discutido no Capítulo 16.

Hidrocarbonetos policíclicos aromáticos (HPAs)

Um dos mais comuns e antigos tipos de poluente ambiental, seja no ar, na água ou no solo, é uma ampla série de hidrocarbonetos conhecidos como HPAs. Primeiro discutiremos a estrutura molecular destes compostos, então relataremos suas ocorrências no ambiente e seus efeitos sobre a saúde humana.

A estrutura da molécula de HPAs

Há uma série de hidrocarbonetos nos quais as moléculas contêm vários anéis benzênicos de seis membros conectados por meio do compartilhamento de um par de átomos de carbono adjacentes que unem anéis **condensados**. O exemplo mais simples é o **naftaleno**, $C_{10}H_8$:

estrutura do naftaleno

Observe que há 10, não 12, átomos de carbono no total, e somente oito átomos de hidrogênio, uma vez que os carbonos divididos não estão ligados a átomos de hidrogênio. Como um composto, o naftaleno é um sólido volátil cujo vapor é tóxico para alguns insetos. O composto encontrou uso na forma de "bolinhas de naftalina", sendo o *1,4-diclorobenzeno* um outro tipo.

Conceitualmente, há duas maneiras de se condensar um terceiro anel benzênico aos dois carbonos no naftaleno; um resulta em um arranjo linear para o centro (o "núcleo") do anel, enquanto o outro é um arranjo "ramificado":

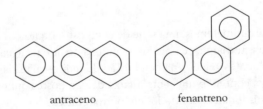

antraceno   fenantreno

As moléculas resultantes, **antraceno e fenatreno**, são HPA associados com a combustão incompleta, especialmente de madeira e carvão. Eles são liberados também em ambientes de descarte de plantas industriais que convertem carvão em combustíveis gasosos e de refinarias de petróleo e xisto. Em rios e lagos, são encontrados mais ligados aos sedimentos do que dissolvidos na água; ambos estão parcialmente incorporados em mexilhões de água doce.

PROBLEMA 12-1
Desenhe um diagrama estrutural completo para o fenantreno, mostrando todos os átomos e as ligações explicitamente.

PROBLEMA 12-2
Determinando suas fórmulas moleculares, mostre que as moléculas abaixo não são isômeros adicionais de $C_{14}H_{10}$:

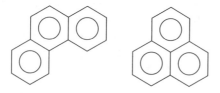

PROBLEMA 12-3
Usando um procedimento sistemático, deduza as fórmulas estruturais para os cinco únicos isômeros de $C_{18}H_{12}$ que contêm quatro anéis condensados de benzeno.

Em geral, hidrocarbonetos que possuem propriedades como as do benzeno são chamados **aromáticos**; os que contêm anéis benzênicos condensados são chamados **hidrocarbonetos polinucleares** (ou policíclicos) **aromáticos**, ou simplesmente **HPAs**. Como o próprio benzeno, muitos HPAs possuem uma estabilidade alta pouco usual e geometria planar. Poucos HPAs também contêm um ou mais anéis de cinco membros. Com exceção dos naftalenos, eles não são fabricados comercialmente. No entanto, alguns HPAs são extraídos do carvão de alcatrão e usados no comércio.

HPAs como poluente no ar

HPAs são poluentes comuns fortemente associados à degradação da saúde humana. Tipicamente, a concentração de HPAs em amostras de atmosferas urbanas é de poucos nanogramas por metro cúbico, embora possa alcançar 10 vezes esta quantidade em muitos ambientes poluídos. Os HPAs são formados quando materiais contendo carbono são queimados de forma incompleta. Concentrações elevadas de HPA em atmosferas interiores são comumente atribuídas à fumaça de tabaco e à queima de madeira e carvão.

HPAs contendo quatro ou menos anéis normalmente permanecem como gases se forem liberados na atmosfera, uma vez que a pressão de vapor de suas formas líquidas é relativamente alta. Depois de passar menos do que um dia no ar externo, tais HPAs são degradados pelo início de uma sequência de reações de radicais livres pela adição de radical OH à ligação dupla, como esperado a partir de nossas análises anteriores da química atmosférica (Capítulos 3 e 5).

Ao contrário de seus análogos menores, os HPAs com mais do que quatro anéis benzênicos não existem na atmosfera como moléculas gasosas. Por causa de suas baixas pressões de vapor, eles condensam e tornam-se adsorvidos na superfície de partículas de fuligem e cinzas. HPAs são encontrados principalmente em partículas de submicrons, isto é, de tamanhos respiráveis; consequentemente, eles podem ser transportados para dentro dos pulmões pelo processo de respiração.

A Figura 12-1 ilustra as concentrações dos mais abundantes HPAs em uma amostra de ar analisada na Suécia. Os quatro HPAs mais à esquerda na figura têm três ou quatro anéis condensados e, como esperado, estão principalmente na forma de gases. Os restantes, ao contrário, são encontrados principalmente associados ao material particulado fino e são maiores. Mesmo os HPAs com dois e até quatro anéis adsorvem a particulados no período do inverno, uma vez que sua pressão de vapor diminui rapidamente em baixas temperaturas. O papel da pressão de vapor

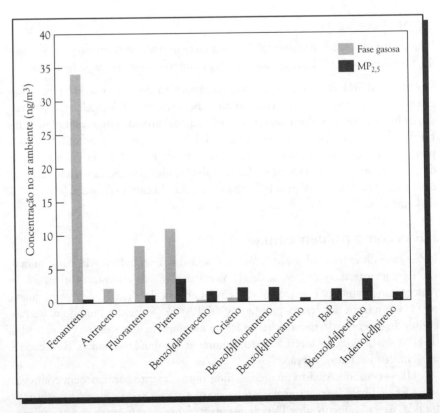

FIGURA 12-1 A distribuição de HPAs ligados a partículas finas ($MP_{2,5}$) e na fase gasosa em uma amostra de ar da Suíça. [Fonte: C.-E. Bostrom ET AL.,"Cancer Risk Assessment for Polycyclic Aromatic Hydrocarbons", *Environmental Health Perspectives* 110 (supplement 3) (2002): 451.]

em determinar a transporte de poluentes no ar como os HPAs, a longas distâncias é discutido mais adiante.

Em 2001, as concentrações de HPAs na atmosfera rural no leste da América do Norte (Nova Escócia) diminuíram em uma ordem de magnitude desde que tinham atingido seu valor mais elevado em 1985, possivelmente devido em função de despoluição no Canadá e nos Estados Unidos. Em contraste, as concentrações de HPAs depositados em sedimentos de lagos urbanos aumentaram substancialmente desde então.

Já a fuligem é principalmente composta de carbono na forma de grafite, e consiste em uma coleção de minúsculos cristais (cristalitos), cada qual composto por um grande número de camadas planares de átomos de carbono, todos formando um conjunto de anéis benzênicos condensados. **Grafite** é o HPA supremo: cada um de seus planos paralelos de anéis benzênicos condensados contém um vasto número de átomos de carbono.

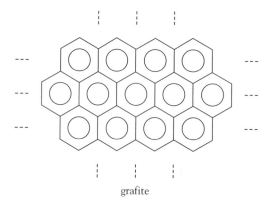

grafite

Não há átomos de hidrogênio no grafite, exceto na periferia das camadas. As superfícies das partículas de fuligem são excelentes adsorventes de moléculas gasosas.

HPAs são introduzidos no ambiente a partir de diferentes fontes: escapamento de motores de combustão movidos a gasolina e especialmente diesel, tabaco da fumaça de cigarro, superfície de alimentos defumados ou queimados, fumaça da queima da madeira ou carvão e outros processos de combustão nos quais o carbono do combustível não é completamente convertido para CO ou CO_2. Embora os HPAs constituam cerca de somente 0,1% do material particulado na atmosfera, sua existência como poluente é preocupante, uma vez que muitos deles são cancerígenos, como demonstrado em testes com animais. O escapamento de veículos, principalmente os movidos a diesel, carros mais velhos movidos a gasolina e todos os veículos nos quais o motor não tem manutenção são os maiores contribuintes para o nível de HPAs em cidades. Fundições de alumínio são uma fonte de HPA, uma vez que seus anodos de grafite aquecidos se deterioram com o tempo, liberando hidrocarbonetos.

Uma pesquisa recente em Taiwan sobre as emissões de HPAs em chaminés de exaustores encontrou a seguinte tendência para diferentes tipos de restaurantes, sendo que elas presumivelmente aumentam a partir do tipo de cozinha empregado:

Chinês >> Ocidental > Comida expressa > Japonês

Níveis particularmente altos de HPA no ar foram encontrados próximo aos edifícios do World Trade Center em Nova York muitos dias após a sua destruição em setembro de 2001. Contudo, o calor gerado pelas chamas do fogo carregou a maior parte da fumaça para pontos mais altos da atmosfera. Além dos HPAs, a alta temperatura e condições anaeróbias dentro das pilhas de escombros também resultaram na oxidação de metais e substâncias orgânicas pelo cloro, produzindo uma grande variedade de contaminantes.

HPAs como poluentes na água

Hidrocarbonetos policíclicos aromáticos são importantes contaminantes de corpos aquáticos. HPAs entram em ambientes aquáticos em função do derramamento de óleo por navios tanques, refinarias e plataformas de extração localizadas em áreas costeiras. Em água potável, o nível de HPA é de poucas partes por trilhão e normalmente não é uma fonte importante desses compostos para seres humanos. Os HPAs maiores bioacumulam em tecidos gordurosos de alguns organismos marinhos e têm sido relacionados à produção de lesões hepáticas e tumores em alguns peixes. HPAs, PCBs e o inseticida mirex são, contudo, os principais responsáveis pela devastação da população das baleias beluga no Rio St. Lawrence. A saúde das belugas pode eventualmente melhorar em função da diminuição substancial das descargas desses poluentes, o que ocorreu em anos recentes.

HPAs são gerados em quantidades substanciais na produção de derivados de alcatrão de hulha como *creosoto*, um conservante de madeira usado especialmente sobre dormentes de trilhos de trem. Acima de 85% dos 200 compostos do creosoto são HPAs, incluindo alguns cancerígenos. Além da preocupação com a exposição aos HPAs de trabalhadores que instalam os dormentes, jardineiros que compram os trilhos de trem usados para atividades de paisagismo e pessoas que queimam os dormentes descartados também estão sob risco. A extração de HPAs do creosoto usado para preservar as madeiras de docas de pesca e outras estruturas semelhantes representa uma fonte significativa de poluição para crustáceos como lagostas.

Formação de HPAs durante a combustão incompleta

O mecanismo de formação de HPA durante a combustão de materiais orgânicos é complexo, mas aparentemente deve-se primeiramente à repolimerização de fragmentos de hidrocarbonetos formados durante o **craqueamento** (ou seja, divisão em várias partes) das moléculas maiores do combustível na chama. Fragmentos contendo dois átomos de carbono são particularmente prevalentes depois da ocorrência do craqueamento e da combustão parcial. Os dois fragmentos C_2 podem se combinar para formar uma cadeia de radical livre C_4, a qual poderia adicionar outro C_2 para formar um anel de seis membros. Tais reações acontecem rapidamente se um dos fragmentos originais de C_2 é um radical livre.

Especificamente, a reação de repolimerização acontece em condições de deficiência de oxigênio. Geralmente a velocidade de formação de HPA aumenta com a diminuição da razão de oxigênio-combustível. Os fragmentos frequentemente perdem algum hidrogênio, que formam água depois de combinar com o oxigênio durante os passos da reação. O fragmento rico em carbono combina para formar os hidrocarbonetos aromáticos polinucleares, que vêm a ser as moléculas mais estáveis que têm uma alta razão C—H.

Uma vez que nem metano, o principal componente do gás natural, ou moléculas de metanol contêm qualquer ligação C—C com as quais possam formar unidades de C_2, a combustão dos mesmos produz muito pouco HPA ou outros particulados baseados em fuligem.

Propriedades carcinogênicas dos HPAs

O mais notório e comum HPA carcinogênico é o **benzo[a]pireno**, BaP, que contém cinco anéis benzênicos condensados:

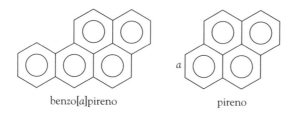

benzo[a]pireno　　　pireno

A molécula é denominada como um derivado de **pireno**, o qual tem a estrutura mostrada à direita. Conceitualmente, se outro anel benzênico é adicionado ao pireno denominado *a*, a molécula de benzo[a]pireno é obtida.

O benzo[a]pireno é um subproduto comum da combustão incompleta de combustíveis fósseis, de matéria orgânica (incluindo lixo) e de madeira. Ele se mostrou um composto cancerígeno em testes com animais e um provável cancerígeno humano. O BaP é preocupante, já que bioacumula na cadeia alimentar: seu valor de K_{oc} é 6,3, comparável a muitos inseticidas organoclorados (ver Tabela 10-3). É considerado um dos 15 compostos orgânicos mais cancerígenos em água potável, como listado na Tabela 12-1, com os outros 14 compostos da categoria, muitos dos quais são pesticidas.

Um segundo exemplo de um HPA cancerígeno é o hidrocarboneto de quatro anéis **benzo[a]antraceno**, que é um antraceno com outro anel benzênico condensado a uma ligação *a*:

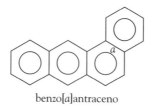

benzo[a]antraceno

TABELA 12-1 Compostos orgânicos mais cancerígenos em água potável nos Estados Unidos*

Composto	NMC em μg/L	Risco de câncer por 100.000 pessoas
Dibrometo de etileno	0,05	12,5
Toxafeno	3	9,6
Cloreto de vinila	2	8,4
Heptacloro	0,4	5,2
Epóxido de heptacloro	0,2	5,2
Hexaclorobenzeno	1	4,6
Benzo[a]pireno	0,2	4,2
Clordano	2	2,0
Tetracloreto de carbono	5	1,9
1,2-dicloroetano	5	1,3
PCB	0,5	0,5
Pentaclorofenol	1	0,3
Di(2-etilhexil) ftalato	6	0,2
Diclorormetano (dicloreto de metileno)	5	0,1

Fonte: A.H.Smith ET AL., "Arsenic Epidemiology and Drinking Water Standards," *Science* 296 (2002): 2146.
* Compostos químicos ordenados por seus riscos de câncer, considerando que sejam consumidos no seu NMC (nível máximo contaminante).

A posição relativa no espaço dos anéis condensados nos HPAs ocupa um papel muito importante na determinação de seus níveis de comportamento cancerígeno em animais. Os HPAs, que são os mais potentes cancerígenos, possuem uma **região côncava** formada pela ramificação na sequência do anel benzênico: a organização dos átomos de carbono com esta região côncava fornece um alto grau de reatividade bioquímica para o HPA, como explicado no Quadro 12-1.

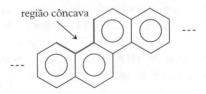

PROBLEMA 12-4

Baseado na teoria da região côncava, você espera que o naftaleno seja cancerígeno? E o antraceno ou o fenantreno? E sobre o HPA chamado benzo[*ghi*]perileno, mostrado na próxima página?

CAPÍTULO 12 Outros Compostos Orgânicos Tóxicos de Preocupação Ambiental 537

QUADRO 12-1 — Mais sobre o mecanismo de HPA cancerígenos

Algumas pesquisas constataram que as próprias moléculas de HPA não são agentes cancerígenos; elas precisam ser transformadas por várias reações metabólicas no corpo antes de que as espécies causadoras de câncer sejam produzidas.

A primeira transformação química que ocorre no corpo é a formação de um anel epóxido em uma ligação C=C no HPA. O epóxido específico de interesse para o comportamento cancerígeno do benzo[a]pireno é

Uma fração destas moléculas epóxido consequentemente sofre adição de H_2O, dando origem a dois grupos —OH em carbonos adjacentes:

A ligação dupla (mostrada na estrutura) que permanece no mesmo anel dos dois grupos —OH sofre epoxidação posterior, originando a molécula que é o cancerígeno ativo:

Pela adição de H^+, esta molécula pode formar cátions particularmente estáveis que, por sua vez, podem se ligar a moléculas como o DNA, induzindo à mutação e câncer.

As reações metabólicas de formação do epóxido e adição de H_2O são parte da tentativa do organismo de introduzir grupos —OH em moléculas hidrofóbicas como os HPAs para torná-los mais solúveis em água e poder eliminá-los. Para o BaP e outros HPAs que possuem região côncava, um dos produtos intermediários neste processo de etapas múltiplas pode ser desviado para a formação de um cátion muito estável que leva ao câncer.

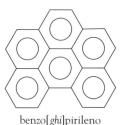

benzo[*ghi*]pirileno

Alguns HPAs com parte de seus átomos de hidrogênio substituídos pelo grupo metila são cancerígenos mais potentes do que os hidrocarbonetos originais.

Níveis ambientais de HPAs e câncer em seres humanos

A exposição a HPAs evidenciou o desenvolvimento de câncer em humanos? A resposta é sim e não. Por aproximadamente 200 anos sabe-se que a exposição prolongada em condições ocupacionais a um nível muito alto de fuligem de carvão, cujo principal ingrediente tóxico é o benzo[a]pireno, provoca câncer em humanos. Em 1775, a ocorrência de câncer escrotal em limpadores de chaminés foi associada com a fuligem alojada nas dobras da pele de suas genitálias. Trabalhadores contemporâneos atuando em fornos de coquerias e plantas de produção de gás sofreram um aumento idêntico nos níveis de câncer de pulmão e rim decorrente deste HPA.

A evidência de indução de câncer no público em geral, que é exposto a níveis de ordens de magnitude mais baixos do que em ambientes ocupacionais, é menos precisa. A principal causa de câncer de pulmão é a inalação de fumaça de cigarro, que contém muitos compostos cancerígenos, inclusive os HPAs; a dedução a partir das estatísticas de saúde sobre as influências menores de poluentes no ar como os HPAs de outras fontes é difícil de ser obtida. Alguns cientistas especulam que uma taxa mais elevada de mortes por câncer de pulmão em cidades, comparadas a áreas rurais, em muitos países, decorre parcialmente da respiração de poluentes atmosféricos cancerígenos como os HPAs, embora outros fatores, como os índices mais elevados de tabagismo, também contribuam.

Muitas cidades em países subdesenvolvidos têm problemas crônicos com poluição atmosférica por material particulado contendo carbono. Por exemplo, eventos agudos de poluição do ar em ambientes internos e externos causados primariamente pela queima não ventilada de carvão e biomassa para cozinhar e aquecer, cuja composição é primariamente de HPAs, dióxido de enxofre e material particulado, são responsabilizados por mais de um milhão de mortes anualmente na China. A ocorrência de câncer de pulmão em mulheres chinesas é mais alta do que a dos homens, possivelmente por causa da maior exposição aos HPAs originados pela queima de carvão e pela fumaça do óleo de cozinha.

O material liberado pelo escapamento de motores a diesel foi considerado como "provável carcinogênico humano". Tal material contém não apenas HPAs; alguns de seus derivados contêm também o grupo nitro, —NO_2, como substituinte, e estas substâncias são mais carcinogênicos do que os correspondentes HPAs. Por exemplo, *nitropireno* e *dinitropireno* são responsáveis pela maioria das características mutagênicas de escapamentos de diesel, ou seja, sua habilidade para causar mutação poderia produzir um câncer. Estes compostos são formados no motor pela reação do pireno com NO_2 e N_2O_4. Há também evidências de que os HPAs são nitrados por alguns dos constituintes do smog fotoquímico.

Como exposto no Capítulo 3, a emissão de particulados de motores a diesel de veículos pesados pode ser controlada por dispositivos de captura colocados na saída do escapamento. Esses instrumentos temporariamente retêm os sólidos, incluindo a fuligem do escapamento, promovendo sua posterior oxidação. Alguns cientistas têm-se preocupado com o período de inerência nos filtros, pela possibilidade de que os HPAs, possam reagir produzindo quantidades ainda maiores de HPAs nitrados. Embora isso possa aparentemente ocorrer, testes realizados indicaram que a atividade mutagênica total de uma dada quantidade dos gases liberados de um motor é efetivamente diminuída, já que a maior parte dela é oxidada no filtro.

Para muitos não fumantes habitantes de países desenvolvidos, a maior exposição a HPAs carcinogênicos é, de longe, superior na dieta das pessoas do que aquela com origem diretamente no ar, água e solo poluídos. Como esperado em função do seu modo de preparo, carnes e peixes cozidos e defumados em fogões a lenha contêm alguns dos níveis mais altos de HPAs encontrados em alimentos. No entanto, hortaliças como alface e espinafre podem constituir uma fonte ainda maior de HPAs carcinogênicos, pela deposição destas substâncias presentes no ar nas suas folhas durante seu crescimento. Grãos não refinados também contribuem significativamente para a quantidade total de HPAs ingeridos em alimentos.

Estrógenos ambientais

Nas últimas duas décadas foi identificada uma nova ameaça para a saúde de animais, e possivelmente de humanos, expostos a compostos orgânicos sintéticos no ambiente. Tem sido demonstrado que certos compostos podem afetar a saúde reprodutiva e imunológica de organismos superiores, podendo também aumentar os índices de câncer em órgãos do sistema reprodutivo. Muito do interesse do público por este assunto foi despertado pela publicação, em 1996, do livro "O Futuro Roubado" (*Our stolen future*), escrito por Theo Colburn e colaboradoras. No entanto, a comunidade científica ainda tem uma grande incerteza sobre se há ou não um risco significativo para a saúde humana em função dos níveis desses compostos no ambiente.

Mecanismo de ação de estrógenos ambientais

Os compostos químicos em questão interferem em sistemas do organismo que trabalham transmitindo concentrações extremamente baixas, em nível de partes por trilhão, de moléculas químicas mensageiras chamadas de **hormônios**. Os hormônios fluem pelo sangue a partir da produção e estocagem em seus órgãos produtores, incluindo aqueles envolvidos na reprodução sexual em machos e fêmeas. A chegada dos hormônios a um receptor é um sinal para a célula iniciar uma determinada ação. Muito da preocupação com seres humanos se concentra na interferência causada por **estrógenos**, os hormônios sexuais femininos (os quais também estão presentes em indivíduos masculinos, mas em uma concentração mais baixa). Há também substâncias que interferem com **andrógenos**, os hormônios sexuais masculinos, e nos hormônios da tireoide. Hormônios sexuais, incluindo estrógenos e andrógenos, contêm a característica de estrutura de esteroide com quatro anéis (ver Figura 12-2). Eles são produzidos a partir do colesterol nos ovários e testículos em resposta aos sinais emitidos pelo cérebro e outros órgãos.

A ação dos hormônios é iniciada pela ligação de um hormônio a um receptor específico dentro de uma célula. O complexo hormônio-receptor resultante se liga a regiões específicas do DNA no núcleo das células, uma ação que por sua vez de-

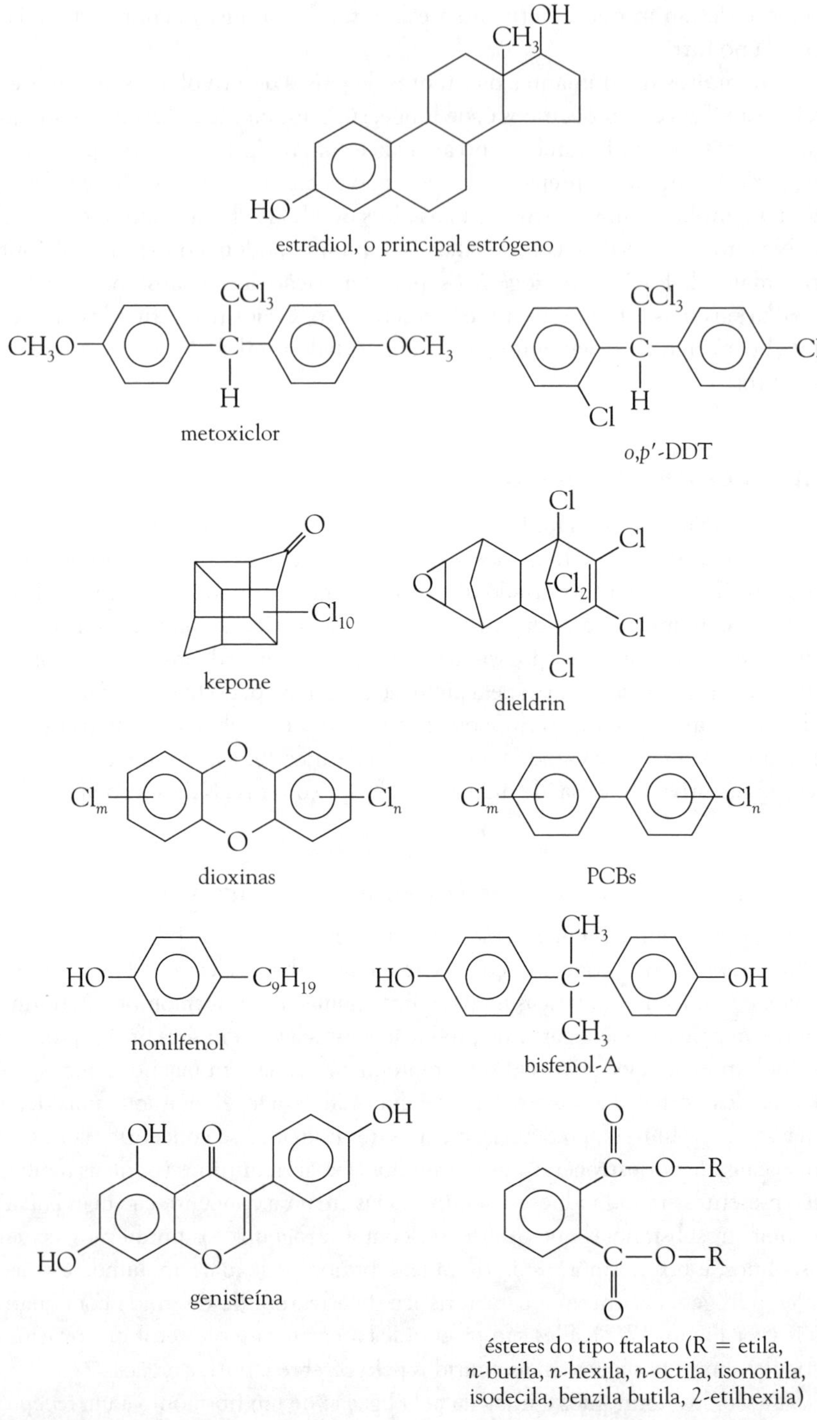

FIGURA 12-2 As estruturas do estradiol e de alguns estrógenos ambientais.

termina a ação dos genes. Certos compostos químicos ambientais podem também se ligar ao receptor do hormônio, podendo, portanto, imitar ou bloquear a ação do próprio hormônio. Em particular, o receptor "promíscuo" do estrógeno se ligará a vários compostos, mesmo aqueles que possuam pouca semelhança estrutural para o próprio estrógeno. No entanto, muitos de tais compostos se ligam ao receptor somente com uma pequena fração da força do estrógeno. Os próprios estrógenos se ligam ao seu principal receptor pela ligação de hidrogênio com seus dois grupos —OH, e pela força de atração de van der Waals de seus sistemas de anéis no lado da cadeia de aminoácidos. Um segundo receptor de estrógeno foi recentemente descoberto. Além do mecanismo de interferência aqui discutido, alguns compostos podem acelerar a quebra de hormônios naturais, tendo sido recentemente estabelecido que alguns desses compostos promovem a conversão de hormônios masculinos em femininos.

Como classe, substâncias que interferem no **sistema endócrino** de produção de hormônio e transmissão são frequentemente referidos como **estrógenos ambientais** (ou *ecoestrógenos*). Nomes mais gerais para esta classe de substâncias também foram sugeridos: *agentes ativos hormonalmente* sintéticos (HAAs), compostos interferentes endócrinos (EDCs), *hormônios ambientais* e *xenoestrógenos*.

Compostos químicos que funcionam como estrógenos ambientais

Ainda que um ecoestrógeno deva ligar-se ao próprio receptor hormonal ou bloqueá-lo para ser efetivo, não há uma forte semelhança na estrutura total entre as substâncias sintéticas que foram identificadas como ativos hormonalmente e os hormônios sexuais naturais, nem tampouco existe muita similaridade estrutural entre os compostos sintéticos. É verdade que muitas moléculas identificadas como estrógenos ambientais contêm um ou mais grupos hidroxilas, assim como os estrógenos. Inseticidas organoclorados contendo oxigênio que são conhecidos por agir hormonalmente incluem *metoxiclor* e *kepone* (Figura 12-2). No entanto, outros estrógenos ambientais são moléculas organocloradas, incluindo *PCBs*, *dioxinas* e inseticidas (Figura 12-2) que não contêm átomos de oxigênio. Ao metabolizá-los, no entanto, o próprio corpo liga grupos hidroxilas a alguns dos átomos de carbono não clorados em tais moléculas. Alguns dos organoclorados hidroxilados resultantes são agentes hormonalmente mais ativos do que os compostos originais. O mesmo é verdade para hidrocarbonetos policíclicos aromáticos quando eles são hidroxilados.

A maioria dos estrógenos ambientais não clorados é composta por álcoois, frequentemente com o anel fenólico presente nos hormônios esteroidais. **Nonilfenol** (Figura 12-2) é um importante exemplo deste caso. **Octilfenol** (que tem uma cadeia C_8 em vez de C_9 ligado ao anel fenólico) é ainda mais ativo hormonalmente. Ambos os alquilfenóis ocorrem no ambiente – incluindo água potável –, como resultado da quebra de moléculas maiores de *etoxilatos*, por exemplo, em plantas de tratamento de esgoto. Os etoxilatos são usados em detergentes, espermicidas, tintas e alguns plásticos. Eles são comumente usados como agentes emulsificantes em pesticidas e os nonilfenóis produzidos pela sua decomposição entram na cadeia alimentar via aspersão em frutas e vegetais. A União Europeia está se mobilizando no sentido de proibir o uso de etoxilatos, como a Noruega fez no caso de aplicações para as quais existem alternativas.

Outro estrógeno ambiental fenólico de preocupação é o **bisfenol-A** (Figura 12-2); o prefixo *bis* significa "dois" e é usado aqui para evidenciar os dois anéis fenólicos conectados. Trata-se de uma substância amplamente usada que é polimerizada industrialmente dentro de plásticos de policarbonatos empregados como revestimento em muitas latas contendo alimentos e bebidas e em algumas resinas epóxi. O bisfenol-A é um composto químico com opiniões contraditórias quanto ao seu potencial efeito estrogênico em humanos, tendo de um lado as indústrias de plásticos e alguns dos cientistas por elas financiados e, do outro, cientistas acadêmicos que realizaram testes com o composto em animais.

Parte do bisfenol-A é lixiviada se o recipiente do alimento feito de resina for aquecido com o propósito de esterilização. As indústrias de plásticos afirmam que a migração de bisfenol-A dos recipientes de alimentos de plástico não ocorre sob condições normais de uso e limpeza, embora alguns grupos de consumidores reclamem da evidência de que uma certa quantidade, ainda que pequena, de lixiviação de plásticos de policarbonatos como mamadeiras de bebê efetivamente ocorra. Embora resinas contendo o composto sejam usadas em latas de alumínio e refrigerantes, o bisfenol-A aparentemente não é liberado a partir destes recipientes. O bisfenol-A poderia também ser potencialmente liberado de seladores dentários feitos a partir destas resinas, embora a evidência inicial de que isto ocorra esteja agora sendo posta em dúvida. Testes em urina indicam que a grande maioria dos americanos foi exposta ao bisfenol-A, ainda que boa parte do que é ingerido por humanos seja metabolizada.

Outro diol hormonalmente ativo é a **genisteína**, uma molécula cuja estrutura (Figura 12-2) é similar a do estrógeno. A genisteína é produzida naturalmente por plantas, em vez de ser um produto sintético. Ela é membro de um grupo de compostos químicos naturais chamados de *flavonoides*. A genisteína está sendo encontrada em concentrações significativas em produtos de madeira, soja e em produtos alimentares que dela são derivados. Pesquisadores descobriram que a genisteína presente em efluentes de fábricas de papel pode causar feminização e outros efeitos reprodutivos em peixes que nadam nas águas alimentadas por esses efluentes. O nonilfenol e a genisteína foram identificados como produtores de efeitos em doses muito baixas em testes feitos com animais. Não está claro ainda se a genisteína tem efeito final positivo ou negativo sobre a saúde humana. No entanto, alguns cientistas estão preocupados com os níveis de genisteína ingeridos por bebês alimentados com leite de soja.

Os congêneres de PCB normalmente encontrados em amostras ambientais e identificados recentemente em testes preliminares como tendo, apesar de fraca, atividade estrogênica, têm no mínimo um átomo de cloro em posição orto.

Éteres do tipo ftalatos (Figura 12-2) são largamente usados como plastificantes em plásticos comuns como o cloreto de polivinila, PVC, dos quais eles podem ser liberados para o ambiente, uma vez que não são quimicamente ligados aos polímeros. Eles possuem ação antiandrogênica. Um exemplo importante é o **di-2-etilhexil ftalato,** DEHF, que está presente em muitos plásticos encontrados nas residências, incluindo alguns usados por crianças, nos quais plastificantes ftalatos podem constituir até 45% da massa dos objetos. A presença de DEHF em dispositivos médicos plásticos, como bolsas de PVC intravenosas, é também motivo de preocupação, uma vez que a liberação de pequenas quantidades de plastificantes para o paciente ocorre durante os procedimentos médicos. Nos Estados Unidos, nem DEHF nem ftalatos, são usados em embalagens ou invólucros de alimentos.

A Comissão Europeia baniu o uso de amaciantes à base de ftalatos presentes em brinquedos de PVC orientados para o uso de crianças até três anos de idade, uma vez que nesta idade as crianças tendem a chupar e mastigar seus brinquedos, particularmente chocalhos e mordedores e, portanto, iriam extrair e ingerir alguns dos ésteres de ftalatos. No entanto, um painel científico convocado pela U.S. Consumer Product Safety Comission (Comissão de Segurança de Produtos Consumidos Norte-Americana) concluiu que o plastificante mais comumente usado em brinquedos de PVC, o **diisononil ftalato,** não apresenta risco para humanos.

Os compostos discutidos são considerados os mais significativos estrógenos ambientais descobertos até o presente momento. No entanto, o potencial estrogênico de muitas substâncias sintéticas não é ainda conhecido. A EPA iniciou em 1999 um extenso processo de avaliação de potenciais interferentes endócrinos.

Efeitos de estrógenos ambientais em animais selvagens

As consequências mais devastadoras de estrógenos ambientais normalmente não são observadas nos mamíferos que os ingeriram originalmente. Em vez disso, esses efeitos resultam da transferência do estrógeno da mãe para o feto ou ovo. Esses efeitos perturbam o balanço de hormônios no receptor, causando anormalidades reprodutivas ou produzindo mudanças que resultarão em câncer quando a prole chega à vida adulta. Durante seu desenvolvimento, o feto é particularmente sensível às flutuações nos níveis hormonais. Por esta razão, a exposição a baixos níveis de hormônios naturais ou ambientais pode resultar em mudanças fisiológicas que não acontecem em adultos expostos aos mesmos níveis.

O mais famoso exemplo dos efeitos ambientais de compostos químicos do mesmo tipo dos hormônios sobre os animais envolve crocodilos no Lago Apopka, localizado na Flórida. Em 1980 uma grande quantidade de DDT e seus análogos foi derramada no lago. Em meados dos anos 80, o professor Louis Guilette Jr., da Universidade da Flórida, em Gainesville, observou que poucos ovos dos crocodilos foram incubados – e poucos dos incubados sobreviveram dentre aqueles nascidos –, constituindo uma ameaça para a futura população da colônia. Além disso, os ovos incubados produziram crocodilos com sistemas reprodutivos anormais, embora aptos para reproduzir. A razão de estrógeno natural em relação ao hormônio sexual masculino, testosterona, foi grandemente elevada nos crocodilos jovens. Presumivelmente, como consequência, os pênis dos crocodilos machos sofreram redução em tamanho, quando comparados aos normais. Aparentemente, esses efeitos foram causados pelo DDE, o metabólito do DDT que, segundo pesquisas, inibe a ligação dos hormônios masculinos aos seus receptores.

Outro exemplo ocorrido na Flórida envolve as quase extintas panteras que vivem nos Everglades. As dificuldades reprodutivas desses felinos podem resultar do consumo de guaxinins cujos níveis de DDE e outros agentes interferentes endócrinos são altos, em consequência de sua alimentação à base de peixe contaminado. Alguns pesquisadores têm ligado os problemas reprodutivos, como mortalidade e deformidades de embriões de pássaros na área dos Grandes Lagos, à atividade hormonal de poluentes como os PCBs e dioxinas. Anormalidades na reprodução e/ou desenvolvimento de rãs, focas, ursos polares, moluscos e vários tipos de pássaros foram ligadas à exposição dos fetos a compostos químicos interferentes endócrinos.

Testes têm revelado que a maior parte dos componentes estrogênicos do DDT comercial não é seu ingrediente principal (~75%), o isômero p,p'-DDT (Capítulo 10), mas sim o menor isômero o,p' (15-20%) (Figura 12-2), o qual tem um dos átomos de cloro do anel na posição orto e outro na posição para. Alguns cientistas têm especulado que mulheres expostas diretamente ao o,p'-DDT pelo uso de spray podem estar em um nível de risco mais alto de desenvolver câncer de mama no futuro do que aquelas vivendo no mundo desenvolvido, cuja principal via de exposição ao DDE ocorre em suas dietas.

Pesquisas publicadas em 2002 e 2003 indicaram que concentrações ambientais, ou seja, níveis de ppb, do herbicida *atrazina* (Capítulo 10) poderiam modificar o balanço de hormônios em rãs recém-nascidas e, portanto, afetar seu desenvolvimento sexual. O efeito da atrazina foi o de aumentar os níveis de uma enzima que converte o hormônio masculino testosterona em feminino, o estrógeno. Cerca de 20% dos girinos machos tornaram-se hermafroditas, desenvolvendo testículos e ovários. Por causa disso, a atrazina pode ter contribuído para o amplo declínio na população do anfíbio. Essa ação hormonal indica ainda outro caminho, além da ligação ou bloqueio de um hormônio receptor, pelo qual os compostos químicos poderiam abalar o balanço hormonal. No entanto, pesquisas registradas em outros grupos falharam ao tentar reproduzir as descobertas iniciais em concentrações muito baixas de atrazinas, e assim a discussão em torno do fato de que esta substância é, ou não, um problema ambiental significativo não foi ainda resolvida.

Pesquisadores também descobriram que tanto estrógenos naturais, excretados pelas mulheres nos ciclos menstruais mensais como derivados sintéticos usados no controle de natalidade, estão presentes em efluentes aquáticos e esgotos, e podem causar a feminização de machos em algumas espécies de peixes. Tal feminização foi encontrada nos anos 90 em alguns corpos aquáticos britânicos, tendo sido inicialmente atribuída à presença de descartes de nonilfenol à água. Uma pesquisa recente sobre a presença de estrógenos em águas costeiras encontrou níveis mais altos em baías com águas pouco profundas que recebem aporte de esgoto do que em oceanos abertos.

Efeitos de estrógenos ambientais sobre humanos

As áreas da saúde humana consideradas de potencial risco em função da exposição aos hormônios ambientais são reprodução, neurocomportamento, funções imunológicas e câncer.

Muitas das evidências a respeito dos possíveis efeitos da mimetização dos estrógenos sobre o desenvolvimento de fetos humanos foram obtidas a partir da experiência de mulheres que ingeriram o estrógeno sintético DES (*dietilstilbestrol*) entre os anos de 1948 e 1971, para prevenir a ocorrência de abortos. Muitas das filhas dessas mulheres são estéreis, e uma pequena fração delas desenvolveu um tipo de câncer vaginal raro como consequência de sua exposição pré-natal ao DES. Os seus filhos têm um aumento da incidência de anormalidades em seus órgãos sexuais, uma diminuição na contagem média de espermas, e muitos podem ter um aumento no risco de desenvolvimento de câncer testicular como consequência desta exposição, ainda que sua fertilidade não tenha sido afetada.

A despeito de evidências de que altas concentrações de estrógenos ambientais causaram problemas reprodutivos em animais selvagens e de laboratório, não é certo que efeitos comparáveis aconteçam em humanos, aos níveis em que estamos presentemente expostos. No início dos anos 90, uma conexão entre o aumento na contaminação ambiental por interferentes endócrinos e um aparente aumento em certas desordens masculinas do sistema reprodutivo foi postulada. Em particular, a diminuição da contagem de esperma e o aumento na taxa de câncer testicular e na incidência de problemas reprodutivos em recém-nascidos foram citados. No entanto, as mudanças na frequência desses problemas encontrados em algumas localidades não podem, de fato, consistirem um fenômeno geral. Tanto a contagem de esperma como os índices de ocorrência de câncer testicular variam significativamente entre regiões geográficas, e as variações não são precisamente ligadas às diferenças em níveis de poluição. Similarmente, não existe um quadro claro relacionado às tendências de exposições ambientais a estrógenos para a fertilidade humana ou aos índices de abortos espontâneos, embora uma associação tenha sido encontrada entre a demora na concepção e exposição a altas concentrações de contaminantes ambientais.

Talvez os efeitos mais dramáticos de um hormônio ambiental sobre a reprodução humana seja a capacidade de dioxinas e furanos de influenciar a razão sexual macho:fêmea, ou seja, a razão – normalmente cerca de 0,51 – de garotos para garotas que nascem. Evidências epidemiológicas do grupo exposto a dioxina em Seveso, Itália, e do grupo de taiwaneses envenenados com óleo contaminado com PCB (Capítulo 11) indicam que os machos que foram expostos a altas concentrações de dioxinas, ou a furanos, dioxinas e PCBs, respectivamente, durante a adolescência encontram-se na idade adulta muito menos aptos para serem pais de garotos do que de garotas. Muitos estudos de homens expostos *como adultos* a altos níveis de dioxinas não mostram resultados similares, e o mesmo é verdade para homens que estavam com mais de 20 anos e para todas as fêmeas no mesmo período do incidente dos taiwaneses. No entanto, pesquisas realizadas recentemente na Áustria indicam que trabalhadores que sofreram exposição ocupacional ao TCDD quando tinham menos de 20 anos de idade, foram posteriormente pais de muito mais garotas do que de garotos, enquanto que a exposição inicial a dioxinas em idades maiores não afetou a proporção dos sexos.

Deste modo, parece que a exposição durante a puberdade a hormônios ambientais da família de compostos de dioxinas-furanos-PCB pode ter efeitos sobre as características subsequentes de reprodução de machos humanos. Interessante notar que, uma exposição acima do normal de machos às misturas industriais de PCB por meio de sua dieta pode resultar em uma proporção sexual mais *alta* de machos:fêmeas, talvez porque alguns congêneres de PCB exibam tanto comportamentos estrogênico, algum comportamento antiestrógenico, e andrógeno, sendo que o efeito líquido depende da razão entre eles. Além dos congêneres de PCB, particularmente os que possuem dois cloros nas posições orto e para, outros compostos ambientais considerados como interferentes para o receptor andrógeno incluem o metabólito mais comum do DDT p,p'-DDE e o fungicida *vinclozolin*. Pesquisas recentes indicam que estrógenos ambientais em humanos podem afetar as características sexuais: garotas que foram expostas antes do nascimento a altos níveis de DDE chegam à puberdade em média quase que um ano antes que aquelas submetidas à exposição mais baixa. Garotos não foram afetados desta maneira.

Os efeitos sobre o desenvolvimento neurológico de exposição pré-natal a PCBs citados no Capítulo 11 podem surgir da interferência em hormônios da tireóide, mas uma pesquisa mais completa é necessária para estabelecer essa conexão mais claramente.

Preocupações sobre os efeitos da exposição aos ftalatos sobre a saúde humana na aumentaram nos últimos anos. Um interesse particular – e contraditório – foram as pesquisas relacionadas aos níveis de metabólitos de ftalatos em mães jovens e o desenvolvimento incompleto dos órgãos sexuais de seus recém-nascidos machos, possivelmente pela exposição pré-natal a ftalatos. Um painel de especialistas reunido pelo governo dos Estados Unidos considerou que esta pesquisa foi inconclusiva e recomendou que fosse repetida e expandida. Um trabalho subsequente ligou os níveis de ftalatos em leite materno humano aos níveis anormais de hormônios reprodutivos em garotos recém-nascidos.

Alguns pesquisadores têm proposto uma conexão entre o aumento na exposição da população em geral aos produtos químicos interferentes endócrinos e o aumento na incidência de câncer em lugares sensíveis hormonalmente, incluindo a mama, o útero, os testículos e a próstata. Uma revisão recente da literatura médica concluiu que "a força total de uma associação causal é fraca" entre os dois, embora "não haja informação suficiente para rejeitar completamente a hipótese" de que os interferentes endócrinos poderiam desempenhar esse papel.

Alguns cientistas desconsideram *qualquer* efeito adverso à saúde proveniente de compostos químicos sintéticos agindo como estrógenos ambientais, indicando que todos ingerimos uma quantidade muito maior de miméticos de estrógenos baseados em plantas chamados de **fitoestrógenos**, incluindo a genisteína. Fontes comuns destes compostos químicos naturais incluem todos os produtos de soja, brócolis, trigo, maçãs e cerejas. De fato, há algumas evidências de que fitoestrógenos têm um efeito de *proteção* contra alguns tipos de câncer. É verdade que fitoestrógenos são rapidamente metabolizados pelo corpo e, talvez, não sobrevivam por tempo suficiente, por exemplo, para exercer efeitos sobre o desenvolvimento de um feto, ainda que muitos estrógenos ambientais sintéticos sejam armazenados na gordura do corpo mais do que são metabolizados. No entanto, o nível médio

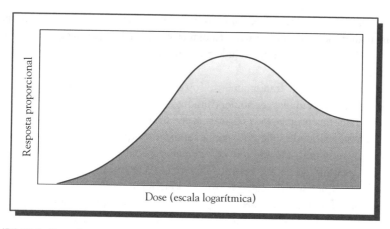

FIGURA 12-3 Curva Dose-resposta (esquemática) para estrógenos e seus miméticos.

de dioxinas em humanos é menor em uma ordem de magnitude do que a mais baixa dose encontrada em experimentos que causam problemas reprodutivos nos filhotes de ratos.

A maior dificuldade que os cientistas encontram em tentar descobrir se os estrógenos ambientais afetam a saúde humana significativamente é a falta de dados de exposição às substâncias suspeitas. Portanto, ainda não há consenso se os estrógenos ambientais representam uma substancial ameaça para humanos ou não.

Outro quebra-cabeça na questão dos estrógenos ambientais está relacionado ao seu comportamento dose-resposta. Ao contrário das substâncias mais tóxicas, para as quais a resposta aumenta com a dose, eventualmente alcançando um equilíbrio, a curva de resposta para a ação de estrógenos e miméticos de estrógenos tem uma forma invertida em U (ver Figura 12-3). Os maiores efeitos são produzidos em baixas dosagens; e grandes dosagens de certa forma diminuem os sistemas de resposta. Por exemplo, alguns pesquisadores descobriram que os efeitos da atrazina sobre rãs ocorrem somente em concentrações muito baixas, não sendo observados para níveis altos.

Existe ainda uma complicação adicional; foi observado que certos compostos aumentam a atividade estrogênica em alguns tecidos e a bloqueiam em outros. A relevância dessas descobertas, e muitas outras questões sem resposta no cenário dos estrógenos ambientais, somente será solucionada quando um número maior de pesquisas for conduzido neste novo capítulo referente aos efeitos dos baixos níveis ambientais, de compostos orgânicos tóxicos sobre organismos vivos.

O transporte a longas distâncias de poluentes atmosféricos

À primeira vista é espantoso descobrir que organoclorados e HPAs relativamente não voláteis podem eventualmente viajar milhares de quilômetros desde o seu ponto de liberação, e terminar contaminando áreas relativamente prístinas do mundo, como o Ártico. Algum entendimento quantitativo deste **transporte a longas distâncias de poluentes atmosféricos** (LRTAP – *long-range transport of atmospheric pollutants*) foi alcançado recentemente usando-se princípios de físico-química.

Por um processo de fracionamento (ou destilação) global, os poluentes viajam em diferentes velocidades, e são depositados em diferentes regiões geográficas dependendo de suas propriedades físicas. A maioria dos poluentes orgânicos persistentes tem volatilidade suficiente para evaporar – frequentemente de forma muito lenta – em temperaturas ambientais normais a partir de seus locais temporários sobre a superfície do solo ou corpos aquáticos. No entanto, como a pressão de vapor de qualquer substância aumenta exponencialmente com a temperatura, a evaporação é favorecida em áreas tropicais e subtropicais, tanto que essas regiões geográficas raramente são o lugar *final* de destino destes poluentes. Ao contrário, temperaturas frias do ar favorecem a condensação e adsorção de compostos gasosos sobre materiais particulados em suspensão na atmosfera, muitos dos quais são posteriormente depositados na superfície do nosso planeta. Portanto, as regiões do Ártico e Antártica representam o local de destino de poluentes relativamente móveis, que não são depositados em mais baixas latitudes por causa de sua alta volatilidade. Infelizmente, estes compostos degradam ainda mais lentamente naquelas regiões porque as temperaturas são muito baixas.

Exemplos de poluentes que migram para regiões polares são os *benzenos altamente clorados*, os HPAs com três anéis e os PCBs, dioxinas e furanos que têm somente uns poucos átomos de cloro (ver Tabela 12-2). Substâncias com volatilidade ainda maior, como naftalenos e benzenos menos clorados, não são depositadas, mesmos em face das baixas temperaturas existentes nas regiões polares; e consequentemente elas continuam sua viagem pelo mundo mais ou menos indefinidamente até que sejam quimicamente destruídas, normalmente por reação iniciada pela colisão com radicais hidroxila.

Como evidenciado na Tabela 12-2, a mobilidade das substâncias aumenta quando a pressão de vapor de suas formas condensadas (medida por um líquido super-resfriado a temperatura de 25°C) aumenta. Além disso, a mobilidade aumenta quando a temperatura de condensação da forma de vapor do poluente gasoso diminui. Deste modo, substâncias que não condensam até que temperatura caia a $-30°C$ ou mesmo a valores mais baixos, eventualmente acumulam em regiões polares, onde tais temperaturas são comuns. Substâncias com temperaturas de condensação abaixo de $-50\,°C$ permanecem no ar indefinidamente, pois mesmo as regiões polares não mantêm tais temperaturas por muito tempo.

O DDT é um caso intermediário nessas escalas de transporte. Ele evapora suficientemente rápido (pressão de vapor do líquido super-resfriado igual a 0,005 Pa), mas sua temperatura de condensação relativamente alta, de 13°C, significa que uma parte majoritária dele torna-se permanentemente depositada em latitudes médias (especialmente no inverno) e somente uma pequena fração migra para o Ártico.

Embora pelo modelo os PCBs devam se depositar principalmente em áreas temperadas, em vez de migrar em massa para o Ártico, a migração que ocorre é

TABELA 12-2   Mobilidade prevista de poluentes aéreos persistentes

Comportamento de transporte global	Mobilidade baixa	Mobilidade relativamente baixa	Mobilidade relativamente alta	Mobilidade alta
Propriedades				
Pressão de vapor do líquido a 25°C em pascals*	10^{-4}	10^{-2}	1	
Temperatura de condensação	30°C	−10°C	−50°C	
Exemplos				
HPAs	>4 anéis	4 anéis	3 anéis	1-2 anéis
Clorobenzenos	—	—	5-6 Cl	0-4 Cl
PCBs	9-8 Cl	4-8 Cl	1-4 Cl	0-1 Cl
PCDDs/PCDFs	4-8 Cl	2-4 Cl	0-1 Cl	—
Exemplos de pesticidas	Mirex	DDT Toxafeno Clordano	HCB Dieldrin Hexaclorociclohexano	Naftalina

Fonte: Adaptado principalmente de F. Wania and D. Mackay, "Tracking the Distribution of Persistent Organic Pollutants", *Environmental Science Technology* 30 (1996): 390A-396A.
* Para líquido super-resfriado

mais do que suficiente para que animais sejam fortemente contaminados por esses compostos químicos. O recorde mundial para a contaminação de PCB, 90 mg/kg, é mantido por ursos polares em Spitsbergen, na Noruega. Mesmo o leite materno apresenta teor mais alto de PCBs entre mulheres que vivem em áreas mais ao norte do que em áreas temperadas, parcialmente em decorrência das dietas altamente gordurosas, uma vez que organoclorados são conhecidos por se acumularem em tais meios.

PROBLEMA 12-5

O DDE tem uma pressão de vapor a 25°C (para seu líquido super-resfriado) de 0,0032 Pa e uma temperatura de condensação de −2°C. O DDE é mais ou menos volátil do que o DDT? Determine se uma maior ou menor porção da fração que vaporiza será depositada em latitudes polares comparadas ao próprio DDT.

Pela variação na temperatura do ar durante seu transporte, a maioria das moléculas de poluentes móveis sofre vários ciclos sucessivos de evaporação e condensação quando elas migram gradualmente por climas mais frios. Este "efeito gafanhoto" é ilustrado na Figura 12-4 para um pulso de um poluente relativamente móvel que foi emitido próximo ao Equador no tempo t_0. Mais tarde, no tempo t_1,

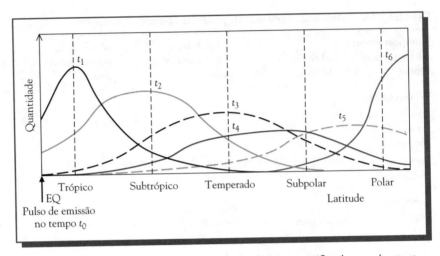

FIGURA 12-4 Variação calculada com o tempo na distribuição geográfica de um poluente atmosférico liberado no Equador. [Fonte: F. Wania and D. Mackay, "Tracking the Distribution of Persistent Organic Pollutants", *Environmental Science Technology* 30 (1996): 390A-396A.]

a maior parte da massa do poluente está ainda presente em regiões tropicais, mas no tempo subsequente t_2 ela se moveu principalmente para as regiões subtropicais. Se eventualmente ele ainda se mover (saltar) de regiões temperadas e subpolares para polares (como no tempo t_6), isso dependerá de sua mobilidade ser, ou não, suficientemente alta.

Retardantes de chama bromados

Os compostos orgânicos altamente bromados são retardantes de chama comerciais bastante comuns. Grandes quantidades deles são usadas no mundo, e por causa de sua persistência, eles agora estão se acumulando no ambiente, tendo sido detectados no Ártico, para onde presumivelmente migraram pelo mecanismo LRTAP discutido anteriormente. Baseado em estudos com animais, eles podem ser potencialmente tóxicos para o fígado, interferir nos níveis hormonais da tireoide e apresentar efeitos no desenvolvimento e reprodução.

Muitas dos compostos orgânicos bromados funcionam como retardantes de chama porque, quando aquecidos a 200-300 °C – faixa de temperatura aproximada na qual muitos polímeros começam a se decompor –, liberam átomos de bromo, os quais reagem com os radicais livres da combustão e, portanto, extinguem qualquer chama. Por exemplo, quando uma molécula de um certo composto absorveu energia suficiente do fogo e libera átomos de Br de uma ou mais de suas ligações C—Br, o átomo pode reagir com um dos átomos de H livre associados com o mecanismo de radical livre de combustão:

$$H + Br \longrightarrow HBr$$

O **brometo de hidrogênio**, HBr, molécula então formada, pode subsequentemente reagir com um radical hidroxila livre, o qual, ao contrário, teria também continuado a propagar a combustão:

$$OH + HBr \longrightarrow H_2O + Br$$

A reação líquida dessas duas etapas é a formação de uma molécula de água pela reação entre H e OH, reduzindo assim a concentração de radicais livres altamente reativos.

Desta maneira, a energia do mecanismo de propagação do processo de combustão é contida, e o fogo é apagado. As temperaturas de decomposição de retardantes de chama bromados ficam abaixo apenas daqueles polímeros que eles protegem.

Compostos orgânicos iodados seriam ainda mais efetivos em conter a energia, mas uma vez que a ligação C—I é muito fraca, eles se decompõem em temperaturas muito baixas. Compostos fluorados são geralmente mais instáveis como retardantes de chama, pois as ligações C—F são tão fortes que os átomos de flúor não seriam liberados e, por isso, uma vez formadas, as moléculas de HF são tão estáveis que elas não participariam de reações subsequentes.

PBDEs: Um novo poluente persistente

Éteres difenil bromados, especialmente em níveis de 5-30%, são incorporados em espumas poliuretanas, produtos têxteis e de plásticos e certos equipamentos eletrônicos para preveni-los de se incendiarem. Eles são encontrados em produtos domésticos comuns como carpetes, colchões, cortinas e estofados de sofás e cadeiras.

Do ponto de vista conceitual, a estrutura das moléculas de **éteres difenílicos** é análoga à bifenila, exceto por um átomo de oxigênio do éter ligar os dois anéis benzênicos. Átomos de bromo podem ocupar qualquer uma das 10 posições no anel, de maneira análoga aos átomos de cloro nos PCBs, novamente dando 209 possíveis congêneres. Moléculas com pouco menos que quatro bromos não estão geralmente presentes em misturas comerciais.

éter difenílico

a PBDE

Como classe, esses compostos são conhecidos como **éteres difenílicos polibromados, PBDEs**.

As moléculas de PBDEs são de particular preocupação ambiental porque alguma migração delas tem ocorrido a partir de seus produtos comerciais para o ambiente, onde elas agora estão amplamente distribuídas. Como os PCBs, elas são persistentes e lipofílicas, bioacumulam e algumas são tóxicas. PBDEs foram detectadas no lodo do esgoto nos Estados Unidos (grande parte dele disposto pela dispersão em terras agriculturáveis), em alguns peixes pescados em áreas remotas e, ainda, em esperma de baleias, as quais normalmente se alimentam somente em águas profundas dos oceanos. Também como os PCBs, os produtos comerciais são misturas de congêneres e não compostos puros, embora os números de congêneres presentes em cada produto sejam relativamente pequenos. Ao contrário de muitos PCBs, os PBDEs sob condições ambientais são sólidos, em vez de líquidos.

A toxicidade aguda de PBDEs diminui com o número de bromos da molécula. Consequentemente, o menos tóxicos dos PBDEs é o congênere completamente bromado **éter decabromodifenílico**. É quase o ingrediente exclusivo (>97%) em *Deca*, a mistura comercial predominante no produto PBDE existente no mercado e que é usada como retardante de chama em componentes plásticos de computadores e aparelhos de TV domésticos. Alguns cientistas suspeitam que o PBDE em Deca, mesmo que não seja altamente tóxico, pode se degradar no ambiente pela perda de alguns bromos, aumentando assim a toxicidade da mistura, uma vez que os PBDEs, tendo quantidades de bromo intermediárias são mais tóxicos do que o éter decabromodifenílico. Deste modo, há o crescimento das evidências de que o Deca pode sofrer desbromação por decomposição fotoquímica provocada pela luz solar, por redução com ferro elementar e por processos metabólicos em peixes, como carpas e trutas arco-íris, além de ratos. Ele também é desbromado anaerobicamente em lodo de esgoto se certos compostos químicos estão presentes.

> **PROBLEMA 12-6**
>
> Deduza as estruturas de (a) os três únicos PBDEs formados pela perda de um átomo de bromo, e (b) os 12 PBDEs formados pela perda de dois átomos de bromo, de uma molécula de éter decabromodifenílico. Considere que os dois anéis não podem girar ao redor do átomo intermediário de oxigênio.

O produto chamado *Penta* é uma mistura principalmente de PBDEs tendo quatro ou cinco átomos de bromo. Foi usado como retardante de chama em espumas poliuretanas, como as usadas em revestimentos de móveis e estofamentos de veículos. A mistura Penta constitui até 30% da massa de algumas espumas poliuretanas, produtos que se deterioram facilmente pelas intempéries externas e quebram em pequenos fragmentos, facilmente transportáveis, que podem eventualmente encontrar seu destino em águas naturais. Desta fonte, as moléculas de PBDE podem entrar na cadeia alimentar aquática. De fato, são os éteres tetra- e pentabromodifenílicos que são os mais amplamente distribuídos no ambiente, os mais bioacumulativos e mais tóxicos. Os produtos PBDE comerciais chamados

Octa, os quais consistem principalmente de congêneres com seis ou sete átomos de bromo, são usados em termoplásticos.

PBDEs com uma grande quantidade de bromos (mais do que seis átomos de Br por molécula) provavelmente não sofrem bioacumulação porque eles não são prontamente incorporados pelos organismos; em vez disso, eles se ligam a partículas e se acumulam em sedimentos. No entanto, os congêneres com quatro a seis bromos são absorvidos pelos organismos e têm o potencial de sofrer biomagnificação na cadeia alimentar. No futuro, podem representar um perigo à saúde humana pela nossa exposição a eles por meio dos alimentos, especialmente peixes.

No caso da América do Norte, embora a exposição humana aos PBDEs possa ocorrer pelo alimento que comemos, a ingestão inadvertida de poeira doméstica parece ser a fonte mais importante. A diferença na exposição a esta fonte pode explicar os níveis mais altos de PBDEs no sangue humano encontrados em americanos e canadenses, quando comparados aos europeus. Um estudo recente em pequena escala encontrou uma ligação definitiva entre os níveis de PBDE em leite materno humano e seus níveis na poeira das casas das mulheres.

A concentração de PBDEs em sangue humano, leite e tecidos, aumentou exponencialmente por três décadas, até ao menos o início dos anos 2000, com um tempo de duplicação de aproximadamente cinco anos. Ainda que poucos dados estejam disponíveis, sabe-se que a concentração de PBDEs em leite materno humano, de mulheres dos Estados Unidos e do Canadá, aumentou expressivamente nos anos 90 – por um fator maior que 10 de 1982 até 2002 – e está aproximando-se dos níveis dos PCBs, embora as concentrações em amostras de leite de mulheres europeias sejam muito mais baixas. A principal preocupação com a saúde humana é que os PBDEs que têm relativamente poucos átomos de bromo podem afetar os sistemas hormonais e hepáticos e interferir no neurodesenvolvimento.

PROBLEMA 12-7

A concentração de PBDEs em ovos de gaivotas reais dos Grandes Lagos era de cerca de 1100 ng/g em 1990 e aproximadamente 7000 μg/g em 2000. Qual é o tempo de duplicação para os PBDEs nesta fonte? Se a tendência do passado continuar, qual a concentração em 2010? [*Sugestão: Para o crescimento exponencial* Ae^{kt}, *o tempo de duplicação é igual a* 0,69/k.]

Pelas preocupações ambientais, a União Europeia proibiu os produtos Penta e o Octa em 2006. A única fábrica norte-americana de Penta e Octa, voluntariamente, cessou a produção dos produtos no final de 2004. No entanto, o produto Deca ainda está disponível, sendo largamente usado na Europa e América do Norte, embora haja muita controvérsia entre os europeus se deveria ou não ser proibido. O argumento contra o banimento dos retardantes de chama bromados é que eles são vitais na redução de perdas de vidas humanas e de bens materiais em incêndios.

Outros retardantes de chama bromados

Dois dos compostos orgânicos bromados não PBDE são também amplamente usados como retardantes de chama, sendo que o de maior uso entre todos é o TBBPA, **tetrabromobisfenol-A**, um composto constituído de moléculas nas quais todos os quatro átomos de carbono que estão na posição orto em relação aos dois grupos hidroxilas do bisfenol-A (ver Figura 12-2) foram bromados:

TBBPA

Normalmente, o TBBPA é incorporado quimicamente na estrutura de polímeros por acoplamentos covalentes aos dois grupos hidroxilas; retardantes que estão covalentemente ligados aos polímeros são chamados de *reativos*. Placas de circuitos integrados representam a maioria do uso dos reativos para o TBBPA. Quando incorporado nos materiais desta maneira, os retardantes são muito menos suscetíveis à lixiviação e volatilização para o ambiente, comparados aos PBDEs, os quais são apenas dissolvidos fisicamente nos materiais e, por isso, chamados de substâncias *aditivas*. Em alguns produtos, no entanto, o TBBPA é usado como um aditivo mais do que um retardante reativo. O próprio composto não é tóxico (sua DL_{50} é de várias gramas por quilograma) e, embora ele tenha sido encontrado na biota, decompõe-se no ar, água e sedimento em semanas ou em poucos meses.

Outro importante retardante de chama bromado é o hidrocarboneto cíclico semibromado **hexabromociclododecano**, HBCD, que é usado principalmente como aditivo em espumas de poliestireno empregadas em materiais de construção e revestimentos, embora também seja encontrado em novas aplicações em substituição aos PBDEs. Ele não é usado como um retardante reativo, por não conter grupos reativos que podem se ligar à cadeia polimérica. Como o TBBPA, ele é de baixa toxicidade aguda. No entanto, é atualmente um contaminante ubíquo no ambiente e sofre biomagnificação nos predadores do topo da cadeia alimentar, como aves de rapina e mamíferos marinhos. Até o momento, ele foi detectado somente em níveis muito baixos em humanos. Os níveis ambientais na Europa são mais altos do que os da América do Norte, por causa do seu maior uso naquele continente.

PROBLEMA 12-8

Desenhe a estrutura do HBCD, considerando que seu nome é 1,2,5,6,9,10-hexabromociclododecano. Então, sabendo que moléculas de Br_2 serão adicionadas na ligação C=C, deduza a estrutura do trieno cíclico que poderia ser bromado para produzir o HBCD. [*Sugestão: Dodeca significa "doze".*]

As *bifenilas polibromadas*, PBBs, também foram usadas como retardantes de chama, mas agora estão proibidas em alguns países, incluindo os Estados Unidos. Um acidente industrial ocorrido em 1973, em Michigan, resultou em uma ampla contaminação de alimentos com os PBBs.

Sulfonatos perfluorados

Todos os compostos orgânicos discutidos anteriormente neste capítulo são considerados substâncias hidrofóbicas (repelem a água) ou *oleofóbicas* (repelem o óleo), mas não ambos. Existe uma pequena classe de compostos orgânicos que não dissolverá em qualquer uma dessas classes de solventes. **Surfactantes fluorados** são compostos que consistem de moléculas e íons que têm uma longa cadeia carbônica perfluorada; ou seja, uma cadeia de hidrocarboneto na qual cada átomo de hidrogênio foi substituído por um átomo de flúor. O exemplo mais conhecido de tal molécula é o **sulfonato perfluoroctano** (PFOS):

$$CF_3(CF_2)_7-\overset{\overset{O}{\|}}{\underset{\underset{O}{\|}}{S}}-OH$$

Note a similaridade de sua estrutura em relação a do ácido sulfúrico: um grupo —OH no final foi substituído por uma cadeia de octano não ramificada, contendo oito carbonos. Esta substância foi usada para fazer o produto *Scotchgard*, da 3M, um protetor de tecido que, por causa das características da cadeia de perflúor, repele a água e o óleo em derramamentos e potenciais manchas. Outros compostos baseados no PFOs foram usados em espumas antifogo, formulações de pesticidas, cosméticos, lubrificantes, coberturas resistentes a gorduras para produtos de papel, adesivos, tintas e graxas.

A companhia 3M voluntariamente deixou de produzir o PFOS porque ele persiste por um tempo longo o suficiente no ambiente para eventualmente ser detectado em amostras de sangue humano. Embora não seja muito tóxico, sua concentração em alguns animais atingiu níveis preocupantes para alguns cientistas. Desde 2003, a 3M usa o correspondente perfluorossulfonato que tem uma cadeia de somente quatro, em vez de oito, átomos de carbono, uma vez que tais cadeias não são consideradas como sendo bioacumulativas e nem tóxicas.

O *ácido perfluorooctanoico*, PFOA ($CF_3(CF_2)_6COOH$), que é um composto de ácido carboxílico totalmente fluorado em suas oito estruturas de carbono, e seus sais carboxílicos associado, também se tornaram alvo de preocupação ambiental porque não têm caminhos de degradação ambiental ou metabólica. Na realidade, a própria falta de reatividade que torna os compostos perfluoretados tão atraentes para usos práticos também resulta na sua persistência no ambiente. Ainda que sua meia-vida em ratos seja de poucas horas, o PFOA é eliminado lentamente em seres humanos, fazendo com que a sua meia-vida seja de cerca de quatro anos. Em função de sua eliminação lenta, este ácido está sendo agora encontrado em níveis de partes por bilhão no sangue da maioria dos humanos e animais selvagens ao redor do planeta. A toxicidade do PFOA é potencialmente aguda, potencialmente carcinogênica e pode causar problemas de desenvolvimento. A exposição humana a ele advém de sua utilização na produção de polímeros usados para cobrir a superfície não aderente de utensílios usados no cozimento de alimentos, incluindo-se frigideiras, bem como na forma de membranas respiráveis de peças de vestuário usadas em ambientes externos. Cadeias de carbono completamente fluoradas são adicionadas a ligações covalentes em cadeias de polímeros para tornar as peças resistentes a manchas. O PFOA já foi detectado em amostras de água para consumo humano em vários estados nos Estados Unidos, mas ainda não existem padrões de âmbito federal. Em 2006, a EPA anunciou um programa voluntário no qual se requeria que as empresas interrompessem o uso do composto na produção.

O PFOA é o membro mais conhecido da família dos **ácidos perfluoralquila**, PFAA. Em geral, quanto mais longa for a cadeia carbônica nestas moléculas, maior será a persistência do ácido no sangue humano. A 3M está formulando produtos que usam os PFAA com cadeias relativamente pequenas para superar os problemas de persistência das substâncias que contêm cadeias de oito carbonos.

O PFOA e compostos similares podem ser atualmente encontrados em regiões remotas como o Ártico e estão sendo transportados para lá via processos de transporte de poluentes a longa distância. Aparentemente o PFOA encontrado no Ártico resulta da reação atmosférica de **álcoois fluorotelômeros** ($CF_3(CF_2)_nCH_2CH_2OH$), que são compostos industriais usados para fabricar repelentes de manchas. Infelizmente, uma pequena fração desses álcoois é liberada de forma inadvertida na atmosfera durante o processo de fabricação. Além disso, pequenas concentrações do reagente – que em vez de ser convertido em repelente, foi fracamente incorporado sobre o material, lentamente se liberam na forma gasosa, incrementando a quantidade do álcool na atmosfera.

No ar, os álcoois fluorotelômeros são convertidos a ácidos carboxílicos por uma reação em cadeia que começa quando um radical hidroxila, OH, presente no ar abstrai um átomo de hidrogênio do grupo —CH_2— ligado ao OH. Este processo inicia uma sequência de reações de radicais livres, cujo resultado final é a oxidação do grupo terminal —CH_2—CH_2OH para COOH, produzindo o ácido perfluorocarboxílico, $CF_3(CF_2)_nCOOH$. Também acredita-se que a ação microbiana e o metabolismo animal desempenham algum papel na conversão de álcoois para ácidos. Álcoois fluorotelômeros se tornaram a principal fonte de PFOA para o ambiente. Em 2006, o governo canadense propôs a proibição dos polímeros fluorotelonéricos que podem decompor-se em ácidos carboxílicos perfluorados de cadeias longas.

Questões de revisão

1. O que significa HPA? Desenhe a estrutura de dois exemplos.

2. Em quais processos os HPAs são normalmente formados?

3. Por um diagrama estrutural, mostre qual é o significado da presença de uma *região côncava* em certos HPAs. Como a presença desta região está relacionada aos efeitos dos HPAs sobre a saúde humana?

4. Defina o termo *estrógeno ambiental*. Dê dois exemplos de compostos cloro-orgânicos e dois de não cloro-orgânicos.

5. Descreva algumas das evidências de que os estrógenos ambientais afetam a saúde de animais e de humanos.

6. O que é um *fitoestrógeno*?

7. O que significa *LRTAP*?

8. Quais as três propriedades físicas que são usadas para prever a zona final de deposição de substâncias voláteis?

9. O que significa *PBDE*? Desenhe a estrutura de qualquer PBDE. Quais são alguns dos usos desta classe de compostos?

10. Desenhe a estrutura de um *sulfonato perfluorado*. Quais são os usos de tais substâncias?

11. O que significam PFOA e PFFA? Qual é a estrutura molecular do PFOA? Qual é o significado do termo *álcool fluorotelômero*? Quais são os usos desses álcoois?

Problemas adicionais

1. Em um experimento, observou-se que o nível de benzo[*a*]pireno em hambúrgueres dependia significativamente do método e tempo de cozimento. Para hambúrgueres cozidos no forno, níveis de 0,01 ng/g foram encontrados nas carnes ao ponto e bem passadas. Para os hambúrgueres assados na churrasqueira, níveis de 0,09 ng/g e 1,52 ng/g foram encontrados para os ao ponto e bem passados, respectivamente.
(a) Explique a diferença observada na formação do benzo[*a*]pireno pelos dois métodos de cozimento e a diferença entre os hambúrgueres ao ponto e bem passado.
(b) Qual a conversão de 1,52 ng/g para a escala "partes por"?
(c) Quantos microgramas de benzo[*a*]pireno seriam ingeridos no consumo de um hambúrguer típico cerca de 100 g se ele foi assado muito bem passado em uma churrasqueira e não houve perda de massa durante o cozimento?

2. Quais os isômeros do difeniléter octabromo identificado no Problema 12-6b corresponderiam aos compostos isoláveis se uma rotação sobre as ligações C—O for possível?

Leitura complementar

1. C. Maczka et al., "Evaluating Impacts of Hormonally Active Agents in the Environment," *Environmental Science and Technology* (1 March 2000): 136A; G. M. Solomon and T. Schletter, "Environment and Health. 6. Endocrine Disruption and Potential Human Health Implications," *Canadian Medical Association Journal* 163 (2000): 1471: S.H. Safe, "Endocrine Disruptors and Human Health: Is there a Problem? An Update," *Environmental Health Perspective* 108 (2000): 487.

2. P.H. Jongbloet et al. "Where the Boys aren't: Dioxin and the Sex Ratio," *Environmental Health Perspectives* 110 (2002):1.

3. World Health Organization, "Global Assessment of the State-of-the-Science of Endocrine Disruptors" (2007): disponível em www.who.int/ipcs/publications/new_issues/endocrine_disruptors/en/

4. P.A. Darnreud et al., "Polybrominated Diphenyl Ethers: Occurrence, Dietary Exposure, and Toxicology," *Environmental Health Perspectives* 109 (supplement 1) (2001):49.

5. R. Renner, "The Long and Short of Perfluorinated Replacements," *Environmental Science and Technology* 40 (2006): 12.

6. K.S. Betts, "Perfluoroalkyl Acids: What Is the Evidence Telling Us?" *Environmental Health Perspectives* 115 (2007): A250.

Material online

Acesse o site www.bookman.com.br e leia o material complementar deste capítulo, com dicas sobre o que você pode fazer.

| ANÁLISE INSTRUMENTAL AMBIENTAL III | Detecção por captura de elétrons de pesticidas |

Compostos contendo cloro como os que foram discutidos nos capítulos anteriores normalmente ocorrem no ambiente em concentrações muito baixas, mas eles podem ser detectados e quantificados por técnicas como a discutida neste quadro.

A ampla ocorrência de pesticidas no ambiente faz de sua detecção uma importante tarefa, mas sua concentração normalmente baixa faz dela um trabalho difícil. Um meio de identificar quantidades muito pequenas de importantes substâncias ambientais é usar um detector cromatográfico muito sensível. No caso de metano, por exemplo, isso é realizado empregando-se o detector de ionização em chama (ver Análise Instrumental Ambiental II).

O mais comum dos detectores de cromatógrafos a gás (CG) para pesticidas contendo halogênios é o **Detector de Captura de Elétrons (DCE)**. Uma vez que muitos pesticidas contêm cloro, um sistema de detecção que responde a moléculas que contêm este elemento é a chave deste tipo de análise que demanda elevada sensibilidade. Exemplos de compostos alvos clorados incluem o DDT (e seu produto de degradação, o DDE), lindano e clordane. Os únicos compostos contendo cloro cuja detecção não pode ser realizada por esta técnica são aqueles com pontos de ebulição altos, pois isso impossibilita sua determinação por cromatografia em fase gasosa.

O detector de captura de elétrons, como todos os detectores de CG, está localizado no final da coluna cromatográfica (ver Análise Instrumental Ambiental II) em uma temperatura controlada (e programável). Quando os analitos (compostos que foram separados pelo processo cromatográfico) saem da coluna, eles entram no DCE e são detectados.

O princípio no qual está baseado o DCE envolve a interrupção do fluxo de corrente elétrica pela chegada de um analito que contém átomos *ávidos por elétrons* (eletrofílicos), tais como os halogênios. Essa interrupção é a base do sinal do DCE. O fluxo de corrente é gerado conforme mostrado a seguir. A maioria dos detectores de captura de elétrons tem um material radioativo de níquel-63 fixado na parede da câmara de detecção. Este elemento instável (tempo de meia-vida de 92 anos) emite continuamente partículas beta (partículas β, elétrons de alta energia procedentes do decaimento nuclear, como descrito no Capítulo 9) a uma taxa relativamente constante. O gás de arraste usado no CG nesta análise é normalmente uma mistura de hélio e uma pequena quantidade (~5%) de um outro composto volátil tal como o metano, em uma concentração constante. Como a mistura do gás de arraste é homogênea, uma razão constante entre o gás de arraste e o CH_4 flui para o interior do DCE. As partículas β do ^{63}Ni colidem com algumas das moléculas de metano no gás carregador e criam uma "nuvem" de elétrons de movimento lento na câmara de detecção. A nuvem gera um potencial elétrico entre os dois eletrodos na câmara de detecção e a corrente resultante é amplificada e enviada para o computador (ou integrador). Como essa corrente permanente está presente quando o detector está ligado e o gás de arraste está fluindo, o computador recebe um sinal constante do detector. A figura a seguir mostra os principais componentes do DCE.

A corrente no DCE varia quando um analito com afinidade eletrônica chega até ele

(continua)

ANÁLISE INSTRUMENTAL AMBIENTAL III

Detecção por captura de elétrons de pesticidas (continuação)

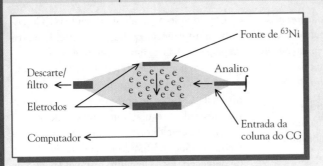

vindo da coluna do CG, após a separação cromatográfica: compostos-alvo diminuem a corrente porque capturam alguns elétrons por meio dos átomos eletrofílicos que estão presentes no analito. Quanto maior for a quantidade do composto que chega, maior é a diminuição da corrente. O computador mede a magnitude desta diminuição e relaciona o sinal do detector com a concentração; no entanto, ao contrário do sinal do DIC (no qual mais analito significa mais sinal), a informação do sinal do DCE é a medida da *perda* de sinal. O resultado é, no entanto, o mesmo; a quantidade de cada analito-alvo pode ser determinada pelo DCE de forma sensível e reproduzida. Além disso, como em outros sistemas cromatográficos, o *tempo* em que cada composto permanece na coluna antes de gerar o sinal do detector pode ser usado como meio de identificação do analito, se outras considerações e padrões químicos são utilizados.

Entre muitas outras aplicações, o DCE foi usado para determinar a presença e a quantidade de DDT e outras substâncias relacionadas como o DDE (Capítulo 10) no tecido do morcego-sem-rabo do México (*Tadarida brasiliensis*). Tais animais absorvem esses compostos em sua dieta à base de insetos que foram expostos ao DDT do ambiente. Embora o teor de DDT nestes organismos seja muito baixo, seu produto de decomposição, p,p'-DDE, permanece detectável. A figura abaixo mostra dois cromatogramas (sobrepostos) resultantes das análises por DCE de amostras de tecidos de morcegos fêmeas coletadas em duas cavernas localizadas na região sudoeste dos Estados Unidos, na caverna Carlsbad, no Novo México, e Caverna Vickery, em Oklahoma. Embora não tenha sido detectado DDT nos animais, o teor de DDE nos tecidos dos morcegos (especialmente no cérebro e intestino) da Caverna Vickery

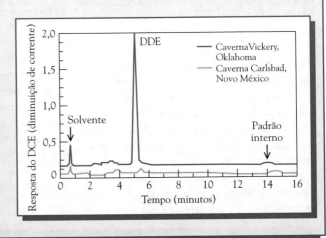

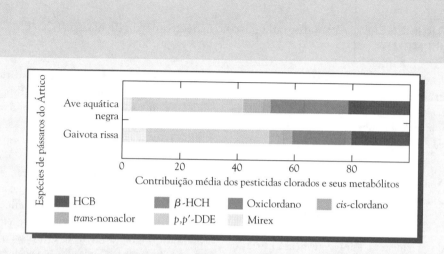

foi aproximadamente 41,9 μg DDE/g de gordura total.

Pássaros marinhos coletados no Mar de Barents (no Ártico, acima 75°N) também foram analisados usando este instrumento. Vários pesticidas clorados foram determinados para duas espécies de pássaros para os quais se sabia que a dieta consistia somente de bacalhau polar. O metabólito do DDT, o DDE, foi encontrado juntamente com mais seis ou sete pesticidas clorados. A concentração média de DDE foi 608 (±43) ng/g para a ave aquática negra e 1168 (±231) ng/g para a gaivota rissa, expressos como massa de DDE por massa de lipídeos dos pássaros (Borga et al., 2007). A figura acima mostra a distribuição média dos 7 compostos clorados examinados usando este método.

Comparando-se a razão da concentração (na gordura desses pássaros) de um pesticida clorado específico tal como o *cis*-clordano com uma bifenila policlorada (PCB 153) altamente bioacumulativa, os pesquisadores puderam determinar uma medida relativa da bioacumulação para os pesticidas clorados e metabólitos avaliados. Comparando as espécies ave aquática negra e gaivota rissa, o *cis*-clordano foi eliminado de forma mais eficiente por ambas as espécies quando comparado com o DDE metabólito do DDT. Mas, para duas outras espécies de pássaros estudados, o DDE foi muito mais lentamente eliminado, sendo, de fato, mais bioacumulativo em relação ao padrão PCB-153 nestas espécies. Este resultado significa que a biotransformação de compostos clorados é altamente específica para cada espécie de pássaro.

Referências: K.Borga, H.Hop, J.U.Skaare, H.Wolkers, and G.W.Gabrielsen, "Selective Bioaccumulation of Chlorinated Pesticides and Metabolites in Artic Seabirds", *Environmental Pollution*, 145 (2007): 545-553.

M.L. Thies and K.McBee, "Cross-Placental Transfer of Organochloride Pesticides in Mexican Free-Tailed Bats from Oklahoma and New Mexico", *Archives of Environmental Contamination and Toxicology* 27 (1994): 239-242.

Chemistry-Based Animations, 2006. http://www.shsu.edu/~chm_tgc/sound.html.

ANÁLISE INSTRUMENTAL AMBIENTAL IV
Cromatografia gasosa/Espectrometria de massas (CG/EM)

A identificação analítica de compostos voláteis em amostras ambientais normalmente se baseia nesta técnica extremamente poderosa. O coração desse método é a espectrometria de massas, um método de identificar moléculas pela sua "impressão digital".

Como vimos em nossa discussão sobre a identificação empregando FID (página 559), a cromatografia gasosa (CG) é uma ferramenta poderosa na separação dos componentes de uma mistura. Para identificar a estrutura de um composto individual em uma mistura separada, um dos detectores mais eficientes da cromatografia gasosa é a *espectrometria de massas* (EM); é um dos poucos detectores de CG nos quais o sinal analítico normalmente comprova a estrutura e a composição elementar das moléculas analisadas. Como a espectrometria de massas pode ser usada como uma ferramenta analítica única, a combinação CG e EM é chamada uma "técnica hifenada": **cromatografia gasosa/espectrometria de massas, CG/EM**.

Como o DIC e o DCE, o detector de espectrometria de massas é colocado no final da coluna do cromatógrafo a gás e determina os compostos um a um, como eles deixam a coluna do CG na fase gasosa. O EM pode ser dividido em três partes: fonte de ionização/fragmentação, analisador de massas e o detector de massas.

Como as moléculas entram na câmara de ionização/fragmentação sob baixa pressão do espectrômetro de massas, elas são bombardeadas com elétrons de alta energia, os quais fazem com que muitas moléculas percam um elétron, para formar cátions de radicais livres. Somente fragmentos de moléculas carregadas são acelerados dali para o analisador de massas; todas as partículas não ionizadas são aspiradas, pelo sistema a vácuo, para o descarte. Um exemplo simples de ionização é a formação de cátions CH_4^+ a partir de moléculas de metano. Este íon tem uma carga +1 e uma massa de 16, dando uma razão massa/carga (m/z) de 16.

Depois de sua formação, os íons são separados de acordo com a razão m/z no analisador de massas e então entram no detector de massas. Na figura no topo da próxima página, que mostra uma fonte de ionização de 70 eV, o efluente da coluna do CG entra à direita, ocorre a ionização onde o feixe de elétrons atravessa o seu caminho, fragmentos ionizados são acelerados pelas placas carregadas e saem da câmera de ionização para dentro do analisador de massas, à esquerda. A intensidade do sinal do detector de massas *versus* m/z é registrada em cada varredura espectral de massas, isto é, o *espectro de massas*.

O gráfico cromatográfico para o CG/MS é chamado de *cromatograma de íons total*; ele registra a corrente total dos íons no eixo y em função do tempo sobre o eixo x. Os picos individuais correspondem aos diferentes compostos presentes na mistura que foram separados pelo CG. Este gráfico é comparável ao cromatograma do DIC, o qual mostra o sinal do DIC no eixo y e o tempo no eixo x. (Em contraste ao CG/EM, a técnica FID requer padrões químicos – compostos conhecidos – para os quais os dados de tempo de retenção podem ser comparados aos compostos desconhecidos para o propósito de identificação.) Na figura na parte de baixo da próxima página, a fonte de ionização foi miniaturizada e mostrada acima, alimentando o analisador de massas quadrupolar com os fragmentos moleculares. O detector de massas é mostrado abaixo do analisador de massas. Um exemplo de uma cromatograma de íons totais de CG/EM é mostrado à direita da figura.

CAPÍTULO 12   Outros Compostos Orgânicos Tóxicos de Preocupação Ambiental   563

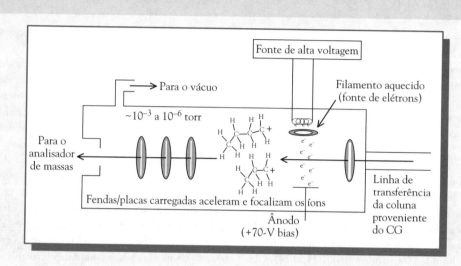

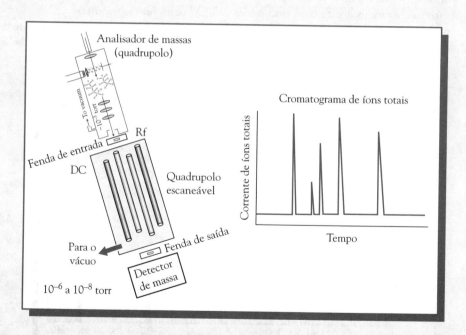

(continua)

ANÁLISE INSTRUMENTAL AMBIENTAL IV

Cromatografia gasosa/Espectrometria de Massas (CG/EM)
(continuação)

A espécie CH_4^+ que é gerada a partir do metano é conhecida como *íon molecular* (M^+) ou *íon pai*; de sua razão m/z de 16 pode-se determinar o peso molecular da molécula, um parâmetro que ajuda na identificação deste composto se ele for uma espécie desconhecida presente na amostra. Como os elétrons que colidem com as moléculas têm energia suficiente para causar a formação dos íons moleculares, alguns deles geralmente se quebram pela clivagem das ligações para formar *fragmentos iônicos* com mais baixa razão m/z. No caso do CH_4, uma vez que há somente ligações C—H, o conjunto de fragmentação é muito simples, produzindo CH_3^+ (m/z = 15), CH_2^+ (14), CH^+ (13), e finalmente C^+ (12). Tais conjuntos de fragmentação fornecem mais informações sobre a estrutura da molécula do composto inicial; sua fórmula estrutural pode normalmente ser identificada a partir deles, particularmente quando o conjunto de fragmentação é comparado a uma biblioteca de moléculas conhecidas do CG/EM.

Por exemplo, o conjunto de espectros de massas de fragmentação de dois isômeros de fenol clorado – os quais, é claro, têm o mesmo peso molecular – pode ser usado para diferenciar entre eles. Por exemplo, embora o *2,3,4-triclorofenol* e o *2,4,5-triclorofenol* tenham pequenas diferenças em ponto de ebulição e outras propriedades físicas, seus espectros de massas por impacto de elétrons são significativamente diferentes, e portanto eles podem ser usados para discriminar entre esses dois isômeros. Bancos de dados contendo espectros de massas por impacto de elétrons estão disponíveis *online* gratuitamente (NIST, 2005) e são vendidos com os instrumentos de CG/EM pelos seus fabricantes.

A figura abaixo mostra o espectro de massas, reconstruído a partir do banco de dados da NIST, para *p,p'*-DDE, produto de interesse

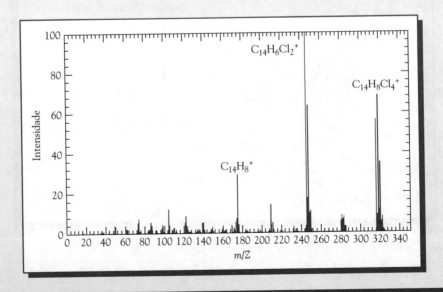

ambiental da quebra do p,p'-DDT. As fórmulas correspondentes aos três picos mais intensos do espectro de massas do DDE são mostrados sobre os picos com os seus valores de m/z apropriados. O pico $C_{14}H_8Cl_4^+$ corresponde ao íon molecular, enquanto que os outros dois picos correspondem aos fragmentos iônicos formados pela perda de dois ou de todos os quatro átomos de cloro. O conjunto de fragmentação para os outros isômeros do DDE, tais como o o,p'-DDE, teria diferentes intensidades relativas aos picos dos íons.

Referência: Chemistry-Based Animations, 2006. http://www.shsu.edu/~chm_tgc/sound.html.

P. Janos and P. Aczel, "Ion Chromatographic Separation of Selenate and Selenite Using a Polyanionic Eluent", *Journal of Chromatography A* 749 (1996): 115-112.

NIST Chemistry WebBook, 2005. http://webbook.nist.gov/chemistry

Combatendo a Ma

> Intervenções atualmente disponíveis poderiam proporcionar ganhos decisivos na prevenção e no tratamento – apenas se o mundo as aplicasse.

Por Claire Panosian Dunavan

Claire Panosian Dunavan, "Tackling Malaria,"
Scientific American, December 2005, 76-83.

Há muito tempo na Gâmbia, África Ocidental, um garoto de dois anos com o nome de Ebrahim quase morreu de malária. Décadas mais tarde o Dr. Ebrahim Samba ainda se lembra do fato quando se olha no espelho. Isso porque sua mãe – que teve de enterrar várias crianças na época em que ele ficou doente – cortou seu rosto em um último ato para salvar sua vida. O garoto não apenas sobreviveu, mas no final das contas tornou-se um dos mais conhecidos líderes na África: diretor regional da Organização Mundial de Saúde.

Não é preciso dizer que a escarificação não foi o que salvou Ebrahim Samba. A questão então é: o que o salvou? Foi o tipo específico de parasita que estava presente em seu sangue naquele dia, sua genética pessoal, sua estrutura imunológica ou sua condição nutricional? Após séculos de luta contra a malária e de derrotá-la na maior parte do mundo, ainda é impressionante o quanto não sabemos sobre essa antiga praga, incluindo o que determina a vida e a morte em crianças gravemente afetadas por ela. Apesar dessas questões pendentes, contudo, atualmente estamos no limiar da esperança. Pesquisadores estão estudando os sobreviventes da malária e buscando outras pistas no esforço de desenvolver vacinas. Mais importante, armas comprovadas – principalmente, mosquiteiros tratados com inseticidas e outras estratégias antimosquito e novos remédios que utilizam uma antiga erva chinesa – estão sendo levadas para a linha de frente da batalha.

Nos anos que virão o mundo precisará de todas as armas contra a malária que puder desenvolver. Afinal de contas, a doença não apenas mata, mas também impede o desenvolvimento humano e econômico. Derrotá-la é agora um imperativo internacional.

Um vilão na África

Quatro principais espécies do gênero *Plasmodium*, o parasita que causa a malária, podem infectar humanos, e no mínimo um deles ainda infesta cada continente em menor ou maior grau, salvo a Antártida. Atualmente, no entanto, a África subsaariana não é somente o maior santuário do *P. falciparum* – a mais letal dentre as espécies que infectam os humanos – mas a casa do *Anopheles gambiae*, o mais agressivo dentre as mais que 60 espécies de mosquitos que transmitem a malária para a população. Todo ano, 500 milhões de infecções do *falciparum* ocorrem nos africanos, causando de um milhão a dois milhões de mortes – principalmente em crianças. Além do mais, com

A picada do mosquito infectado começa o ciclo mortal da malária – uma doença que mata entre um milhão e dois milhões de pessoas anualmente, principalmente crianças pequenas na África subsaariana.

os ataques muito concentrados em uma área, a malária e suas complicações podem representar de 30 a 50% das internações de pacientes na própria área e acima de 50% das visitas aos pacientes.

O quadro clínico da malária *falciparum*, tanto em crianças quanto em adultos, não é bom. No pior cenário, as marcas da doença, febre e arrepios, são seguidos de desmaios por anemia, convulsão e coma, colapsos cardíaco e pulmonar – e morte. Aqueles que sobrevivem podem sofrer sequelas mentais e físicas ou debilidades crônicas.

respeito das defesas congênitas e adquiridas contra a malária. Hoje sabemos, por exemplo, que desordens hereditárias na hemoglobina, como as células-foice da anemia, podem limitar o fluxo de sangue pela infecção. Além disso, especialistas acreditam que anticorpos e células imunes que se desenvolveram com o passar do tempo protegem muitos africanos da fúria da malária. Ebrahim Samba é um exemplo na vida real deste estado de transformação, que se seguiu após repetidas infecções; depois de sua prematura luta contra a

um dia mimetizar a proteção que naturalmente aumenta em pessoas como ele, diminuindo, portanto, as mortes e complicações relacionadas à malária em regiões endêmicas. Uma vacina diferente contra a malária poderia agir pelo bloqueio da infecção completamente (pelo menos por um curto período) em visitantes como viajantes, trabalhadores ou militares mantenedores da paz, os quais necessitam de proteção por um tempo menos prolongado.

Por outro lado, a promessa de vacinas não seria exagerada. Por conta dos parasitas da malária serem mais complexos do que o vírus e a bactéria causadores da doença para os quais existem vacinas atualmente, as vacinas da malária nunca poderão ter a mesma eficácia que as das vacinas contra o sarampo ou poliomielite, as quais protegem mais do que 90% dos vacinados que recebem todas as doses recomendadas. E na ausência de uma vacina, as aflições da malária na África poderiam continuar a crescer como uma Hidra com muitas cabeças. Liderando a lista dos problemas atuais estão as cepas de *P. falciparum* resistentes às drogas (a cepa se desenvolveu na América do Sul e Ásia e então se espalhou pelo continente africano), seguida pela resistência dos mosquitos ao inseticida, infraestrutura de saúde pública precária e profunda pobreza, que impede os esforços de prevenir infecções, em um primeiro momento. Finalmente, a explosão pandêmica do HIV/Aids na África compete com os

> **A malária não somente mata, ela também freia o desenvolvimento humano e econômico.**

E há pessoas, como Ebrahim Samba, que passou pela fase mais aguda da doença sem efeitos residuais. Em 2002, uma grande conferência sobre Malária na Tanzânia, onde eu conheci o cirurgião e líder de saúde pública, este paradoxo ainda estava intrigando pesquisadores por mais de meio século após o comportamento pessoal atípico de Samba frente à doença.

Isto não significa que no ínterim nada aprendemos a

morte, ele não teve mais crises de malária e a partir daquele dia não usou mais medidas preventivas para evitar novos ataques. (Como doutora em medicina tropical, tudo que posso dizer é: não tente isto em um safári, a menos que você também tenha crescido imunizado por centenas de mosquitos da malária todo ano.) O caso de Samba também tem outra lição. Ele afirma a esperança de que certas vacinas poderiam

Revisão/Onde estamos hoje

- Pesquisadores estão trabalhando para criar vacinas que previnam a malária ou diminuam sua gravidade.
- Mas as intervenções existentes poderiam combater a doença atualmente. Elas incluem mosquiteiros tratados com inseticidas, pulverização em ambientes fechados e novas combinações de drogas baseadas em uma antiga erva chinesa.
- A questão depende da vontade e de recursos: em vista de todas as tragédias – em particular, HIV/Aids – o mundo estaria pronto para atacar a malária em seu principal ponto de concentração, a África subsaariana?

preciosos dólares da saúde e desencorajam o uso de transfusão de sangue para anemias severas causadas pela malária.

Onde isso nos leva, então? A desafios, com certeza. Mas os desafios não podem nos deixar sem esperanças de que a África nunca deixará de estar amarrada à malária. A história econômica, por sua vez, nos ensina que não é simplesmente isso.

Lições da história

Quando dou palestras sobre malária para estudantes de medicina e outros médicos, gosto de mostrar um mapa de sua antiga distribuição geográfica. A maioria das plateias fica pasma ao saber que a malária não esteve sempre restrita aos trópicos – até o século XX, a malária também infestou locais improváveis, como a Escandinávia e o meio-oeste americano. Os eventos que propiciaram a saída da malária das regiões temperadas e, mais recentemente, de grandes porções da Ásia e da América do Sul, revelam tanto sobre as ligações perenes com a pobreza quanto as de natureza biológica.

Tome por exemplo a fuga da malária de seu último bastião nos Estados Unidos, o sul pobre e rural. O enfrentamento começou no período da Grande Depressão, quando o Exército norte-americano, a Fundação Rockefeller e a Autoridade do Vale do Tennesse (TVA) começaram a drenar e inundar com óleo milhares de áreas de procriação de mosquitos e a distribuir quinino (um produto baseado em uma planta com capacidade antimalárica que foi inicialmente descoberta na América do Sul) para livrar humanos de parasitas que de outro modo continuariam a manter o processo de transmissão. Mas os esforços não pararam aí. Os engenheiros da TVA, que trouxeram energia hidrelétrica para o sul dos Estados Unidos, também regularam a vazão dos reservatórios para deslocar as larvas dos mosquitos e instalaram acres de telas em janelas e portas. Com o retrocesso da malária, as economias locais cresceram.

Então veio o período dourado do DDT (diclorodifenil tricoroetano). Após as forças militares usarem o pó molhável para fumigar os mosquitos de forma aérea nas áreas infestadas do teatro de guerra do Pacífico durante a II Guerra Mundial, autoridades de saúde pública tomaram a dianteira. Após cinco anos, a aspersão seletiva dentro das casas tornou-se a ferramenta central no processo de erradicação global da malária. Em 1970, com o uso de DDT, a eliminação de áreas de procriação dos mosquitos e a expansão do uso de drogas antimaláricas, mais de 500 milhões de pessoas, ou aproximadamente um terço daquelas que viviam anteriormente sob o jugo da malária, foram removidas de sua influência.

A África subsaariana, contudo, foi sempre um caso especial. Com exceção de um pequeno número de programas-piloto, nenhum esforço sustentado de erradicação foi ali realizado. Em vez disso, a disponibilidade da cloro-quina – uma forma industrial e barata de quinino que fora introduzida depois da II Guerra Mundial – permitiu que países com poucos recursos financeiros substituíssem grandes operações de aspersão com trabalhadores da saúde. Fornecendo tabletes praticamente para todos que tivessem uma febre, os guerreiros pé-no-chão que atuavam dentro das vilas salvaram milhões de pessoas entre os anos 60 e 70. Após este período, a cloroquina começou vagarosamente a perder a luta contra a espécie *falciparum* da malária. Com o pouco que permaneceu da infraestrutura e da *expertise* para enfrentar os desafiadores vetores de mosquitos existentes na África, o retorno das mortes foi praticamente inevitável.

Ao longo do tempo, economistas aprenderam suas lições novamente. Atualmente em muitos domicílios africanos, a malária não apenas limita a geração de renda e rouba recursos necessários para necessidades básicas como alimentos e dinheiro necessário para pagar as taxas escolares das crianças, mas também aumenta a taxa de fertilidade na medida em que as famílias das vítimas consideram que elas sempre irão perder crianças para a doença. Em âmbito regional, a malária impede os investimentos externos, turismo e comércio. Em nível continental, a doença custa anualmente 12 bilhões de dólares, cerca de 4% do produto interno bruto da África. Em suma, em muitos lugares, a malária permanece entrincheirada por causa da pobreza e, ao mesmo tempo, a cria e a perpetua.

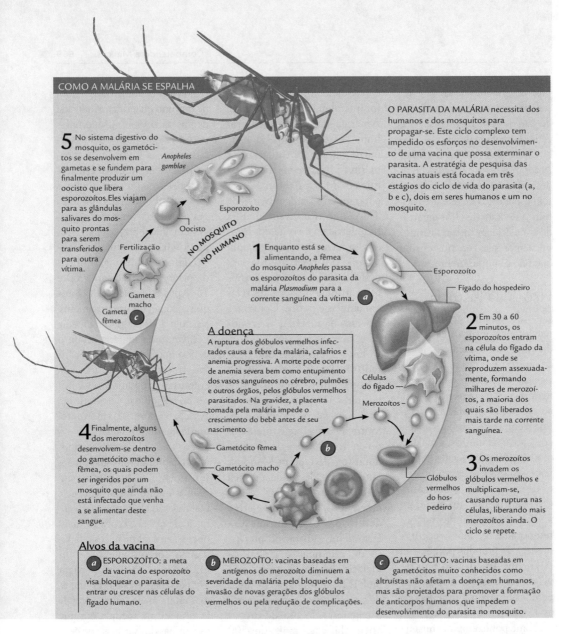

Lutando contra o mosquito

Anos atrás pensei que todos soubessem como a malária infecta os humanos: pelas picadas noturnas de mosquitos *Anopheles* infectados. Hoje eu sei mais. Alguns moradores altamente inteligentes de comunidades infestadas por malária ainda acreditam que um espírito maligno ou certos alimentos causam a doença, um fato que enfatiza outra necessidade básica: mais educação sobre a malária. Não obstante, muito antes de Ronald Ross e Giovani Batista Grassi aprenderem ao final do século XIX, que mosquitos transmitem malária, humanos sábios estavam desenvolvendo formas de impedir a picada dos mosquitos. Escrevendo quase cinco séculos antes da época atual, Heródoto descreveu em "As Histórias" como os egípcios que viviam em áreas pantanosas baixas se protegiam usando redes de pesca: "Todo homem tem uma rede que usa durante o dia para pescar, mas que de noite ele faz outro uso: coloca-a sobre sua cama... mosquitos podem picar através de qualquer coberta ou lençol... mas eles sequer tentam picar através da rede". Baseados nesta passagem, alguns defensores do uso de camas protegidas por mosquiteiros veem as redes untadas com óleo de peixe como a mais antiga forma de tecido impregnado com repelentes.

Contudo, foi apenas na II Guerra Mundial, quando forças norte-americanas atuando no Pacífico sul impregnaram mosquiteiros e redes de dormir com DDT em solução a 5%, que tecidos e têxteis foram formalmente tornados parceiros. Após a opinião pública se voltar contra o DDT, o tratamento de mosquiteiros com um classe de inseticidas biodegradáveis – a dos piretroides – tornou-se o próximo passo lógico. Isso se mostrou ser um achado. O primeiro uso importante de mosquiteiros tratados com piretroides em conjunto com drogas antimaláricas, registrado em 1991, diminuiu pela metade a mortalidade de crianças menores de cinco anos na Gâmbia, e experimentos posteriores sem drogas, em Gana, Quênia e Burkina Fasso confirmaram a tendência de salvar vidas, além de propiciar um incremento substancial na saúde de mulheres grávidas. Além disso, com o uso suficientemente abrangente, famílias inteiras e comunidades se beneficiaram dos mosquiteiros – mesmo pessoas que não dormiam sob eles.

Mas mosquiteiros tratados com inseticidas também têm efeitos negativos. Eles funcionam apenas se os mosquitos contaminados com malária picam em áreas interiores durante o período de sono – um comportamento que não é universal. Os mosquiteiros deixam os usuários quentes, o que termina desencorajando seu uso. Até recentemente, quando Permanet e Oluset – duas marcas de redes de longa durabilidade que eram impregnadas com piretroides – se tornaram disponíveis no mercado, as redes tinham de ser impregnadas a cada seis ou 12 meses para permanecer eficazes. Por fim, a dois ou seis dólares cada, mosquiteiros com ou sem inseticidas não estão ao alcance do poder aquisitivo de muitas pessoas. Um estudo recente no Quênia descobriu que apenas 21% dos domicílios tinham ao menos um mosquiteiro, dos

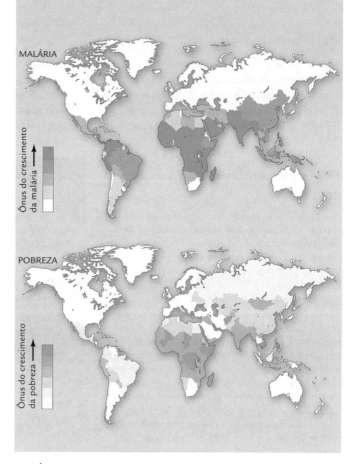

MALÁRIA E POBREZA cobrem uma área comum. Os custos deixados pela doença vão além dos gastos com prevenção e tratamento, para incluir perdas salariais, investimentos e perdas com o turismo. O crescimento econômico anual em países com malária endêmica foi de 0,4% do PIB *per capita* entre 1965 e 1990, comparado com 2,3% do resto do mundo.

O AUTOR

CLAIRE PANOSIAN DUNAVAN, especialista em medicina tropical da Escola de Medicina David Geffen da University of California, em Los Angeles, é coeditora de uma publicação recente do Instituto de Medicina chamada *Saving Lives, Buying Time: Economics of Malaria Drugs in an Age of Resistance*. Pós-graduada pela Stanford University, pela Escola de Medicina da Northwestern University e pela Escola de Medicina Tropical e Higiene de Londres, é uma ávida professora e clínica cuja segunda carreira como jornalista médica já dura cerca de duas décadas.

quais apenas 6% eram tratados com inseticidas. Um sumário de 34 pesquisas conduzidas entre 1999 e 2004 chegou a uma conclusão ainda mais deprimente: menos 3% das crianças africanas estavam protegidas com mosquiteiros impregnados com inseticidas, ainda que registros de campo agora sugiram que o uso deste recurso está crescendo rapidamente.

DDT: Um símbolo do que deu errado

Nos anos 50 uma campanha mundial para erradicar a malária tinha como ferramenta principal a aspersão de casas com DDT (diclorodifenil-tricloroetano). Em menos de duas décadas, os pesticidas possibilitaram a muitos países controlar a doença. Na Índia, por exemplo, as mortes de malária caíram de 800 mil, por ano, para quase zero por um tempo.

Então, em 1972, o governo dos Estados Unidos proibiu o uso do DDT na aspersão de plantações – exceto para a saúde pública e alguns outros usos. O eloquente livro de Rachel Carson, *Primavera Silenciosa*, publicado uma década antes, contribuiu para a proibição. Carson projetou meticulosamente o caminho do DDT na cadeia alimentar em concentrações mais altas, matando rapidamente insetos e alguns animais e causando danos genéticos em outros. O DDT tornou-se um símbolo do perigo de "brincar de Deus" com a natureza, e os países desenvolvidos tiveram que se livrar da malária em suas fronteiras, abandonando este composto químico. A maioria da Europa seguiu os Estados Unidos, proibindo a aplicação do pesticida na agricultura nos anos 70.

Para a África subsaariana, onde a malária ainda é intensa, essas decisões significaram a perda de uma arma valiosa. A maioria dos países que ficaram sem o DDT o fizeram não por conta do seu banimento – de fato, seu uso é permitido na saúde pública em muitas áreas do mundo onde a malária é endêmica – mas porque as nações e organizações doadoras ricas são resistentes a custear projetos que pulverizam o DDT ainda que de maneira responsável.

Muitos pesquisadores da malária pensam que o DDT teria que ser olhado de outra maneira. Além de ser tóxico aos mosquitos, dizem eles, o DDT expulsa os insetos de paredes pulverizadas e para fora das portas antes que eles piquem, detendo sua entrada em um local. O DDT é uma toxina, é irritante e repelente, tudo em um único produto. Além disso, dura pelo menos o dobro que os produtos alternativos, e custa um quarto do que o inseticida mais barato.

A trajetória implacável deste composto químico pela cadeia alimentar tem suas raízes na pulverização massiva na agricultura (principalmente em campos de algodão) – não em seus mais moderados usos nas

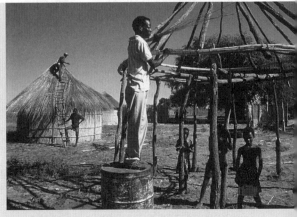

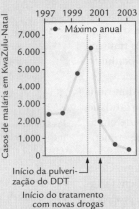

OS CASOS DE MALÁRIA DIMINUÍRAM drasticamente em KwaZulu-Natal quando o governo da África do Sul pulverizou as residências com DDT e depois também tratou os pacientes com um tratamento combinado baseado na artemisinina (gráfico). Um dos poucos países africanos, rico o suficiente para financiar seu próprio programa, não precisa contar com a ajuda de doadores relutantes ao uso deste composto químico. O beiral de uma típica casa africana, tal como este da fotografia, possui muitos pontos de entrada do mosquito.

residências para repelir mosquitos. Pulverizar 100 hectares de uma plantação de algodão requer 1.100 quilos de DDT ao longo de quatro semanas.

O DDT sozinho não salvará o mundo da malária; por outro lado, a pulverização em casas somente funciona contra os mosquitos que estão dentro de casa. Medicamentos eficazes para pacientes já infectados são essenciais, como são outras medidas para controlar mosquitos. Mas a maioria dos profissionais de saúde que lida com a malária considera o uso focado de DDT como uma importante parte do kit.

– Os Editores

A resistência ao inseticida pode comprometer o uso de mosquiteiros com uma solução de longo prazo: mosquitos que sejam geneticamente capazes de desativar os piretroides têm surgido em vários locais, incluindo o Quênia e o sul da África, e alguns Anopheles estão demorando mais para sucumbir aos piretroides, um comportamento adaptativo preocupante conhecido como "resistência à queda". Dado que apenas um pequeno número de preciosas substâncias direcionadas para a saúde pública está à vista (principalmente em função de poucos incentivos econômicos voltados para seu desenvolvimento), uma solução é a alternância do uso de outros inseticidas agrícolas nos mosquiteiros. A decodificação das pistas olfativas que atraem os mosquitos para os humanos, em primeiro lugar, é outra via de pesquisa que poderá gerar dividendos no desenvolvimento de novos repelentes. (Ironicamente, uma mudança no odor do corpo quando os parasitas P. falciparum estão presentes no sangue também pode atrair picadas de mosquitos. De acordo com um relatório recente, crianças em idade escolar que abrigavam gametócitos – um estágio da malária incorporado pelos mosquitos – tiveram o dobro de picadas do que seus pares que não estavam infectados.)

Que tal atrair as próprias criaturas aladas para matar o parasita da malária? Em teoria, a engenharia genética poderia impedir a multiplicação do parasita mesmo antes que este abandone as glândulas salivares dos insetos. Se tais insetos tivessem sucesso em deslocar seus pares naturais na natureza, eles poderiam frear a disseminação do parasita da malária para as pessoas. Estudos recentes identificaram genes nativos do mosquito Anopheles que eram capazes de impedir a multiplicação da malária, e variantes geneticamente modificadas de inúmeras espécies importantes, estão agora na prancheta. Uma vez que eles sejam desenvolvidos no laboratório, entretanto, a liberação destes insetos de Troia no mundo real apresenta um novo conjunto de desafios, incluindo os de natureza ética.

Em suma: neste momento, o antigo estilo de aspergir DDT dentro das residências permanece como uma valiosa ferramenta de saúde pública em muitos locais da África e além dela [veja o quadro na página ao lado]. Aplicado em superfícies, o DDT é retido por seis meses ou mais. Isto reduz o contato homem-mosquito por dois mecanismos: repelindo alguns mosquitos mesmo antes que eles entrem em uma habitação, e matando outros que pousam nas paredes após se alimentarem. Um exemplo impressionante de sua eficácia surgiu em Kwazulu-Natal em 1999 e 2000. A resistência do A. funestus aos piretroides combinada com o uso de drogas ineficientes, levou ao maior número de casos de Falcipurum naquela província sul-africana desde que ali foi lançado um programa de controle de malária, alguns anos antes. A reintrodução da aspersão residual de DDT em combinação com drogas novas e mais eficientes proporcionaram uma queda de 91% no número de casos num prazo de dois anos.

Tratando os doentes

Medidas antimosquito sozinhas não podem vencer a guerra contra a malária – drogas e serviços de saúde melhores também são necessários para milhões de crianças e adultos que, todo ano, ainda caminham ao longo da corda bamba da malária longe de cuidados médicos. Alguns são confiados aos herbanários existentes nas vilas e outros tipos de curandeiros. Outros tomam comprimidos de fabricantes,

> Uma antiga doença que pode tanto ser prevenida como curada ainda ceifa pelo menos um milhão de vidas todos os anos.

qualidade e eficácia desconhecidos (incluindo alguns falsificados) que são trazidos por parentes ou vizinhos de fontes não reguladas. Na África, 70% das drogas antimaláricas vêm do setor informal privado – em outras palavras, de pequenos vendedores de beira de estrada, em oposição a clínicas e farmácias licenciadas.

Apesar da eficácia na queda, a cloroquina, a moeda do momento, permanece como o medicamento antimalária mais vendido utilizado pelos africanos. A próxima droga mais disponível na África é a sulfadoxina-pirimetamina, um antibiótico que interfere na síntese do ácido fólico no parasita. Infelizmente, a força de cepas de P. *falciparum* na África e outros locais também está debilitando este composto porque as cepas adquirem mutações genéticas que, em última instância, tornarão a droga inútil.

Considerando que o fantasma aparece disfarçado de resistência à droga, outras doenças infecciosas podem fornecer um guia futuro de estratégias para contribuir na terapia de drogas da malária? Nas décadas recentes, a resistência dos agentes responsáveis pela tuberculose, lepra e HIV/Aids ligou uma chave para duas ou três drogas de controle, que por sua vez ajudaram a evitar mais ainda o surgimento de um "superinseto". Agora a maioria dos especialistas acredita que o tratamento com multidrogas também pode combater a resistência de drogas na malária *falciparum*, especialmente se elas incluem uma forma de *Artemisia annua*, uma erva medicinal que foi usada como remédio para febre genérica na China antiga. As drogas derivadas da *Artemisia* (coletivamente chamada de artemisinina) combateram o parasita da malária mais rapidamente do que qualquer outro tratamento o fez e também bloqueou a transmissão de humanos para mosquitos. Por causa dessas incomparáveis vantagens, a combinação delas com outras drogas eficazes contra a malária em um esforço de prevenir ou retardar a resistência da artemisinina faz sentido, não apenas para a África, mas no mundo inteiro. Afinal de contas, não há garantia de que a malária não retornará algum dia para seu antigo abrigo. Nós sabemos que ela pode vitimar viajantes do mundo. Nos anos recentes os mosquitos infectados com o *P. falciparum* estavam embarcados em voos internacionais, infectando pessoas inocentes a poucas milhas de um aeroporto, distante do habitat natural da malária.

Ainda há um obstáculo para a nova combinação de remédios: seus custos – atualmente 10 a 20 vezes mais altos do que as drogas mais comuns da África, porém com ineficácia contra a malária aumentando incrivelmente – são imensamente assustadores para a maioria das vítimas de malaria e para países muito afetados. Mesmo que os novos coquetéis tivessem um preço mais modesto, os estoques globais de artemisininas estão bem abaixo dos níveis necessários e requerem doação de dólares para acompanhar o ciclo de produção de 18 meses para crescer, colher e processar as plantas. A Novartis, primeira produtora formal sancionada pela OMS para produzir um tratamento combinado com artemisina coformulada (artemeter mais lumefantrina), pode não ter suficiente financiamento e material bruto para embarcar uma porção dos 120 milhões de tratamentos esperados para serem entregues em 2006.

As boas notícias? Mais baratas, as drogas sintéticas que retêm o distintivo químico da planta baseada na artemisinina (um peróxido ligado a um anel químico) estão no horizonte, possivelmente entre cinco e 10 anos. Um protótipo originado da pesquisa feita nos anos 90 entrou na fase de testes em humanos em 2004. Outra tática promissora que poderia driblar a extração botânica ou síntese química juntas é a combinação dos genes da A. *annua* e da levedura inoculados em *Escherichia coli*, com a posterior extração da droga a partir do meio de cultura. A abordagem pioneira foi feita pelos pesquisadores da Universidade da Califórnia, em Berkeley.

Prevenir a malária em hospedeiros muito vulneráveis, em oposição ao tratamento – principalmente em crianças e mulheres grávidas africanas – é também ganhar adesões. Nos anos 60 profilaxias de baixas doses antimaláricas dadas a grávidas nigerianas resultaram, pela primeira vez, no aumento do peso de seus recém-nascidos. Atualmente esta abordagem foi substituída por um tratamento completo com sulfadoxinapirimetamina tomada várias vezes durante a gravidez, a infância e em doses maiores utilizadas na imunização de visitantes infantis. No momento, a receita tem funcionado bem na redução de infecções e anemia, mas se de fato a resistência for instalada na África, a questão é, qual tratamento preventivo substituirá a sulfadoxinepirimetamina? Embora uma dose única de

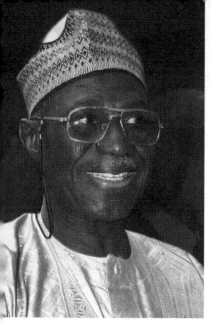

EBRAHIM SAMBA, que recentemente aposentou-se como o Diretor Regional da OMS na África, ainda carrega cicatrizes delicadas em sua face de incisões feitas quando tinha dois anos, quando ele chegou perto da morte por causa de uma severa malária.

artemisininas poderia ser vista como a resposta lógica a primeira vista, estes agentes não são indicados na prevenção, porque seus níveis no sangue diminuem rapidamente. E repetidas doses de artemisinas em mulheres assintomáticas e crianças – uma prática não testada ainda – poderia também produzir efeitos inesperados. Em um mundo ideal, a prevenção significa a vacina.

O atual cenário das vacinas

Não há dúvida de que o desenvolvimento de vacinas contra a malária que ofereçam uma proteção prolongada seja mais difícil do que os cientistas imaginaram no início, embora algum progresso tenha ocorrido ao longo de décadas. Na raiz do dilema reside o ciclo de vida intrincado da malária, o qual se fecha em vários estágios em mosquitos e humanos; uma vacina eficaz em inibir um dos estágios apenas pode não inibir o crescimento de outro. Um segundo desafio é a genética complexa da malária: das 5.300 proteínas codificadas pelo genoma P. *falciparum*, pouco mais que 10% correspondem a respostas de proteção em indivíduos expostos naturalmente – a questão é, qual deles? No topo disso tudo, várias armas do sistema imunológico humano – anticorpos, linfócitos e o baço, para começar – devem trabalhar juntos para chegar a uma resposta ideal para a vacinação contra a malária. Mesmo em pessoas saudáveis ou em populações que tiveram muito menor contato com a malária e outras doenças, tais respostas nem sempre se desenvolveram.

Até o momento a maioria dos experimentos com vacinas da P. *falciparum* tiveram como alvo somente um entre os três estágios biológicos da malária – esporozoíto, merozoíto ou gametócito [*ver quadro da página 570*], embora as vacinas de multiestágios, que poderiam ser mais eficientes, estão também sendo projetadas. Algumas das primeiras estratégias usadas no ataque aos esporozoítos (o estágio do parasita normalmente inoculado em humanos pela picada do mosquito) vieram nos anos 70, quando os pesquisadores da Universidade de Maryland descobriram que raios X enfraqueciam os esporozoítos *falciparum*, protegendo voluntários humanos, mesmo que apenas brevemente. Presumivelmente, a vacina funcionou por induzir o sistema imunológico a neutralizar naturalmente a entrada de parasitas antes que eles escapassem uma hora mais tarde para o seu próximo estágio, o fígado.

A demonstração de que anticorpos artificialmente reagiram contra os esporozoítos poderia ajudar a afastar a malária induziu novos trabalhos. Três décadas mais tarde, em 2004, os esforços abriram caminho para que uma vacina do esporozoíto reduzisse mais da metade dos episódios sérios de malária em 2.000 crianças da zona rural moçambicana em idade entre um e quatro anos, idade em que as crianças africanas estão mais susceptíveis a morrer da doença. A fórmula usada neste teste clínico (o mais promissor para a época) incluiu múltiplas cópias de fragmentos de uma proteína do esporozoíto da P. *falcipaum* fundidas à proteína viral da hepatite B, para dar potência extra. Mesmo assim, os indivíduos requisitaram três imunizações separadas, e o período de proteção foi curto (somente seis meses). Realisticamente, o mais cedo que uma versão melhorada da vacina conhecida como RTS,S (ou qualquer uma das suas moderadamente eficientes três dúzias de vacinas similares atualmente em desenvolvimento em clínicas) poderia chegar ao mercado seria 10 anos, a um preço final na etiqueta que deixa até mesmo as farmácias populares sem ar. Por causa dos custos antecipados, parcerias público-privadas, como a Iniciativa da Vacina contra a Malária em Seatle (Estados Unidos), estão atualmente ajudando a custear o andamento dos testes.

Há ainda um último aspecto a ser considerado acerca das vacinas contra a malária. Mesmo quando elas se tornarem disponíveis – com alguma sorte, mais cedo do que o esperado – tratamento e estratégicas antimosquito eficazes ainda serão necessários. Por quê? Primeiramente, porque as taxas de proteção nunca atingirão valores minimamente próximos a 100% para aqueles que de fato recebem a vacina. Outros indivíduos mais propensos a malária, especialmente os africanos pobres da zona rural, podem não ter acesso às doses. Portanto, ao menos para o futuro próximo, todas as medidas de prevenção e cura devem permanecer no arsenal.

Investindo no combate à malária

Uma vez mais o mundo está se defrontando com a verdade sobre a malária: o antigo inimigo ainda atinge ao menos um milhão de vidas a cada ano enquanto, ao mesmo tempo, impõe um tremendo sofrimento físico, mental e econômico. Levando em consideração nossas ferramentas atuais e até mesmo as armas mais promissoras no horizonte, o momento de dar uma resposta chegou.

A década passada já testemunhou marcos expressivos. Em 1998, a OMS e o Banco Mundial estabeleceram a parceria denominada Recuo da Malária. Em 2000 o G8 considerou a malária como uma das três doenças pandêmicas que eles esperavam frear, se não derrotar. As Nações Unidas criaram o Fundo Global de Luta contra a AIDS, Tuberculose e Malária e comprometeu-se a parar e reverter a tendência de aumento da malária em 15 anos. Em 2005, o Banco Mundial declarou um renovado ataque à malária, e o presidente George W. Bush anunciou um pacote de 1,2 bilhão de dólares para combater a malária na África em cinco anos, usando o mosquiteiro tratado com inseticida, pulverização de inseticidas dentro de casa e a combinação de medicamentos para o tratamento. Mais recentemente, o Banco Mundial começou a procurar maneiras de subsidiar os tratamentos combinados com artemisinina. Quando este artigo da *Scientific American* foi para impressão, a Fundação Bill e Melinda Gates anunciou três financiamentos, totalizando 258,3 milhões de dólares para apoiar avanços no desenvolvimento de uma vacina contra a malária, novos medicamentos e um aumento nos métodos de controle do mosquito.

Apesar desses passos positivos, os dólares nas mãos não são simplesmente iguais aos resultados. Simultaneamente ao anúncio da Fundação Gates, uma nova e principal análise sobre a pesquisa global envolvendo a malária e o desenvolvimento de financiamentos observou que somente 323 milhões de dólares foram gastos em 2004. Esta quantidade é muito menor que os 3,2 bilhões de dólares ao ano necessários projetados para cortar as mortes da malária pela metade por volta de 2010. Talvez seja tempo de mobilizar não somente os especialistas e trabalhadores de campo, mas também cidadãos comuns. Estima-se que cinco dólares, o preço de um lanche nos Estados Unidos, poderiam ser destinados à compra de um mosquiteiro de cama tratado com inseticida ou de um tratamento de três dias com artemisinina para uma criança africana.

Considerando os retornos potenciais a esse investimento, os leitores poderiam recordar a história de um pequeno garoto com cicatrizes na face, que triunfou sobre a malária, e então devotou sua vida adulta a combater a doença. Décadas atrás, quantas outras crianças poderiam ter sido poupadas para alcançar feitos tão maravilhosos?

MAIS PARA SER EXPLORADO

What the World Needs Now is DDT. Tina Rosenberg in *New York Times Magazine*, pp. 38-43; April 11, 2004.

Medicines for Malaria Venture; **www.mmv.org/**

World Health Organization, Roll Back Malaria Departament: **www.who.int/malaria**

PARTE IV
Química da Água e Poluição da Água

Conteúdos da Parte IV
Capítulo 13 A Química das Águas Naturais
Capítulo 14 Poluição e Purificação da Água

Análise Instrumental Ambiental V
- Cromatografia Iônica de Ânions de Relevância Ambiental

CAPÍTULO 13

A Química das Águas Naturais

Neste capítulo, os seguintes tópicos introdutórios de química serão usados:

- Conceitos de oxidação e redução, como perda/ganho de elétrons; semirreações; reações redox; agentes oxidantes e redutores; potenciais de eletrodo
- Cálculos de produto de solubilidade e base fraca/ácido fraco; constante da água, K_w
- Número de oxidação e o balanceamento de reações redox (ver no Quadro 13-1)

Fundamentos dos capítulos anteriores usados neste capítulo:
- Equilíbrio envolvendo gases dissolvidos em água: Lei de Henry (Capítulo 3)

Introdução

Todas as formas de vida na Terra dependem da água. Cada ser humano necessita consumir vários litros de água doce diariamente para sobreviver. Muito mais água é usada para outras atividades domésticas: se usa diariamente no chuveiro/banheira, lavagem e vaso sanitário uma quantidade de cerca de 50 L, além de cerca de 20 L para lavar louça e 10 L para cozinhar. (Uma mangueira libera 10 L ou mais de água por minuto, tanto que a irrigação de jardins e gramados pode facilmente dobrar o consumo médio doméstico.) Quantidades enormes *per capita* são usadas por indústrias e especialmente para a irrigação na agricultura. Por exemplo, milhares de litros de água doce são necessários para produzir um quilograma de carne ou algodão ou ainda de arroz.

No entanto, a água doce é um prêmio, pois 97% da água do mundo estão nos oceanos e mares e, por isso, indisponível para beber ou ser utilizada na agricultura. Além disso, três quartos da água doce estão presos nas geleiras e calotas polares. Assim, lagos e rios constituem uma das principais fontes de água potável, mesmo constituindo apenas 0,1% do total de suprimento de água doce. Cerca de metade de água potável é obtida de *águas subterrâneas*, a água doce que se acumula no subterrâneo e que é discutida em detalhes no Capítulo 14. O fluxo anual de água entre seus reservatórios global nos oceanos, o ar e abaixo do solo é mostrado na Figura 13-1, considerado o tamanho de cada reservatório.

Recentemente foi estimado que a humanidade consome, principalmente na agricultura, aproximadamente um quinto da água que escoa para os mares; e as previsões indicam que esta fração atingirá cerca de três partes em 2025. O aporte de água é altamente variável em diferentes locais e tempos em termos de sua disponibilidade a menos que o transporte e estocagem estejam disponíveis. Embora somente 10% da população do mundo em 2000 vivessem sob condição de falta ou escassez de água, espera-se que este valor aumente para 38% em 2025 (Figura 13-1).

É importante entender os tipos de processos químicos que ocorrem em águas naturais, e como a ciência e a aplicação da química podem ser empregadas para purificar águas para consumo humano. Embora algumas discussões de problemas de poluição sejam abordadas neste capítulo, a remediação de águas contaminadas é considerada em detalhes no Capítulo 14.

Neste capítulo, as considerações acerca da química da água serão divididas em duas categorias de reação mais comuns: reações ácido-base e reações de oxidação-redução (redox). Fenômenos ácido-base e solubilidade controlam as concentrações de íons inorgânicos dissolvidos, tais como carbonatos em águas, enquanto que o conteúdo de orgânicos é dominado pelas reações redox. O pH e a concentração de íons em sistemas de águas naturais são controlados pela dissolução de dióxido de carbono atmosférico e íons carbonatados encontrados em rochas e

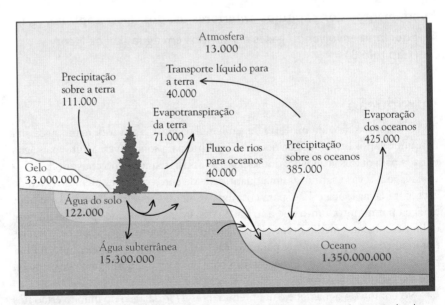

FIGURA 13-1 Reservatórios globais e fluxos de água sobre a Terra, mostrando o tamanho dos estoques de águas subterrâneas relativo a outras fontes maiores de água e fluxos. Todos os volumes dos reservatórios (verde) estão em quilômetros cúbicos, e todos os fluxos (preto) estão em quilômetros cúbicos por ano. [Fonte: W.H. Schlesinger, *Biochemistry – An Analysis of Global Change*, 2nd ed. (San Diego: Academic Press, 1997), Chapter 10.]

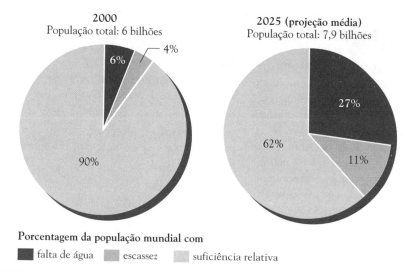

FIGURA 13-2 Distribuição global de água em 2000 e projetada para 2025. [Fonte: R. Engelman et al., *People in the Balance* (Washington, DC: Population Action International, 2000), como reproduzido na *Nature* 422 (2003): 252.]

solos; tais reações são abordadas em detalhes neste capítulo. Antes de tratar desses processos ácido-base, apresentaremos alguns processos redox importantes, principalmente aqueles envolvendo oxigênio dissolvido. Para falicitar, a fase (aq) para íons e moléculas dissolvidas em solução aquosa não será mostrada nas equações, mas simplesmente considerada como tal.

Química de oxidação-redução em águas naturais

Oxigênio dissolvido

O agente oxidante mais importante (ou seja, substância que extrai elétrons de outras espécies) em águas naturais é o **oxigênio molecular** dissolvido, O_2. Sob reação, cada um dos átomos de oxigênio no O_2 é reduzido de zero de estado de oxidação para -2 em H_2O ou OH^-. (O conceito e cálculo do número de oxidação são revistos no Quadro 13-1, assim como o balanceamento de equações redox.) A meia-reação que ocorre em solução ácida é

$$O_2 + 4H^+ + 4e^- \longrightarrow 2\,H_2O$$

Enquanto que em solução aquosa básica é

$$O_2 + 2\,H_2O + 4e^- \longrightarrow 4\,OH^-$$

A concentração de oxigênio dissolvido em água é pequena e, portanto, deficiente do ponto de vista ecológico. Como discutido no Capítulo 3, para a dissolução de um gás em água tal como o processo

$$O_2(g) \rightleftharpoons O_2(aq)$$

> **QUADRO 13-1** | **Revisão de balanceamento de equação redox**
>
> **Determinando o número de oxidação**
>
> Uma maneira simples para determinar a extensão (se ocorre) para a qual um elemento é oxidado ou reduzido em uma reação é deduzir a mudança em seu *número de oxidação*, NOX, no produto comparado ao do reagente. O número de oxidação dos elementos na maioria dos compostos e íons pode ser determinado pela aplicação, em sequência, do conjunto das seguintes regras, considerando que *a soma de todos os números de oxidação em uma substância deverá ser igual a carga*. As regras são listadas em termos de prioridade tanto que, por exemplo, se para um composto a regra (iv) é inconsistente com a regra (iii), então a regra (iii) leva a precedência desde que seja mais alta na ordem.
>
> **(i)** Elementos que aparecem livres, de formas não ligadas, têm um NOX igual à sua carga iônica, que é zero se o elemento não possui carga.
>
> **(ii)** O flúor tem um NOX de -1 nos compostos. Os metais do grupo I e II tem um valor de NOX correspondente ao suas cargas iônicas $+1$ e $+2$, respectivamente, e Al é $+3$.
>
> **(iii)** O hidrogênio tem um NOX de $+1$, exceto quando está ligado a um metal, onde ele é -1.
>
> **(iv)** O oxigênio tem um NOX de -2 (exceto quando é sobreposto por uma regra prioritária na sequência, como o exemplo ilustrado abaixo).
>
> **(v)** Cloro, bromo e iodo tem um NOX de -1 (exceto quando é sobreposto por uma regra prioritária na sequência, como um exemplo ilustrado abaixo).
>
> Alguns exemplos:
>
> HF: F é -1 (regra ii) e H é $+1$ (regra iii); a soma é zero, como esperado.
>
> H_2O_2: H é $+1$ (regra iii), mas o O aqui não pode ser -2 (regra iv) desde que a soma das cargas deveria ser $2(+1) + 2(-2) = -2$; as mudanças deveriam ser adicionadas a zero para a molécula como um todo. Então a regra (iii) tem precedência, cada H deverá ser $+1$, então cada O aqui deverá ser -1 para que a soma seja zero.
>
> ClO_2^-: Cada O é -2 (regra iv), para um total de -4, então o Cl aqui não pode ser -1 (regra v) uma vez que a soma de cargas seria então $-1 + 2(-2) = -5$, como comparado a carga atual de -1. Uma vez que o NOX do Cl $+ 2 \times (-2) = -1$, segue que o NOX do Cl $= +3$ aqui.
>
> Como um exemplo do uso de números de oxidação, considere a semirreação na qual o íon nitrato é convertido a óxido nitroso:
>
> $$NO_3^- \longrightarrow N_2O$$

a constante de equilíbrio apropriada é a constante da Lei de Henry, K_H, a qual para o oxigênio a 25°C tem o valor de $1{,}3 \times 10^{-3}$ mol L^{-1} atm^{-1}:

$$K_H = [O_2(aq)]/P_{O_2} = 1{,}3 \times 10^{-3} \text{ mol L}^{-1} \text{ atm}^{-1} \text{ a } 25\,°C$$

Uma vez que o ar seco no nível do mar a pressão parcial, P_{O_2}, de oxigênio é 0,21 atm, considera-se que a solubilidade de O_2 é 8,7 miligramas por litro de H_2O (ver Problema 13-1). Este valor pode também ser estabelecido como 8,7 ppm, dado que, como discutido no Capítulo 10, as concentrações em ppm de fases condensadas estão baseadas sobre a massa mais do que em mol. (Note que para simplificar,

Uma vez no íon nitrato, cada O é −2, a soma dos quais é −6, e a carga do íon é somente −1, temos que o N neste caso é +5.

No óxido nitroso, o O é −2, e a soma dos números de oxidação é zero, portanto N deverá ser +1.

Mantendo o mesmo raciocínio, de que a reação requer 2 íons nitrato para suprir a quantidade de nitrogênio suficiente para uma molécula de óxido nitroso, temos que 2 N +5, o total de +10, dando 2 N +1, um total de +2. Portanto, a semirreação deve ser (10 − 2 =) uma redução de 8 elétrons:

$$2\,NO_3^- + 8\,e^- \longrightarrow N_2O$$

Se for necessário saber a quantidade de moléculas de água e íons H^+ e OH^- envolvidos, o esquema detalhado do balanceamento discutido a seguir deveria ser empregado.

Balanceamento das equações redox

Há muitos esquemas equivalentes para balancear completamente as semirreações redox e as reações totais, entre os quais, o seguinte é um exemplo.

- Para balancear uma semirreação, primeiro deduza o número de elétrons envolvidos no processo, como no esquema acima, por balanceamento dos outros átomos que não sejam o H e O.

- Em seguida, balanceie as cargas, adicione íons H^+ suficientes para o lado que tiver excesso de cargas negativas; note que somente as cargas reais sobre os íons e elétrons são consideradas aqui, *não* o número de oxidação.

- Finalmente, balanceie o número de átomos de oxigênio pela adição de moléculas de oxigênio para o lado deficiente em oxigênio.

Considere, por exemplo, o exemplo do nitrato e do óxido nitroso apresentado anteriormente:

$$2\,NO_3^- + 8\,e^- \longrightarrow N_2O$$

A carga atual sobre o lado esquerdo é $2 \times (-1) + (-8) = -10$, mas do lado direito é zero. Portanto, deveríamos adicionar 10 cargas positivas, cada uma na forma de H^+, para o lado esquerdo, tanto que sua carga também torna-se zero:

$$2\,NO_3^- + 8\,e^- + 10\,H^+ \longrightarrow N_2O$$

Finalmente, uma vez que temos $2 \times 3 = 6$ átomos de O do lado esquerdo e somente um do lado direito, necessitamos adicionar 5 O cada na forma de moléculas de H_2O para o lado direito:

$$2\,NO_3^- + 8e^- + 10\,H^+ \longrightarrow N_2O + 5\,H_2O$$

A semirreação está agora balanceada.

as concentrações molares mais do que as atividades são usadas nos cálculos de equilíbrio neste livro, uma vez que em geral nós estamos considerando somente soluções diluídas.)

Como as solubilidades de gases aumentam com a diminuição da temperatura, a quantidade de O_2 que dissolve a 0°C (14,7 mg/L) é maior do que a quantidade que dissolve a 35°C (7,0 mg/L). A concentração mediana de oxigênio encontrada nos Estados Unidos, em águas naturais e superficiais não poluídas, é de 10 mg/L.

PROBLEMA 13-1

Confirme por meio de cálculos o valor de 8,7 mg/L para a solubilidade de oxigênio em água a 25°C.

PROBLEMA 13-2

A partir da solubilidade citada acima para o O_2 a 0°C, calcule o valor de K_H nesta temperatura.

A água de rio e lago que foi artificialmente aquecida pode ser considerada como tendo passado por uma **poluição térmica** porque, no equilíbrio, conterá menos oxigênio do que águas mais frias por causa da diminuição da solubilidade dos gases com o aumento da temperatura. Para sobreviver, algumas espécies de peixes necessitam de águas contendo no mínimo de 5 mg/L de oxigênio dissolvido; consequentemente, sua sobrevivência com o aquecimento da água pode ser problemática. A poluição térmica normalmente ocorre na região de plantas de geração de energia elétrica (seja combustível fóssil, nuclear ou solar), por utilizarem água fria de rios e lagos para resfriamento, e então a retornarem aquecida para sua fonte.

Demanda de oxigênio

A substância mais comum que é oxidada pelo oxigênio dissolvido em água é a matéria orgânica de origem biológica, tal como aquela encontrada em plantas mortas e restos de animais. Para simplificar, vamos considerar a matéria orgânica como sendo um carboidrato totalmente polimerizado (por exemplo, fibras de plantas) com uma fórmula empírica aproximada de CH_2O, a reação de oxidação seria:

$$CH_2O(aq) + O_2(aq) \longrightarrow CO_2(g) + H_2O(aq)$$
carboidrato

O oxigênio dissolvido em água é consumido também pela oxidação de **amônia** dissolvida, NH_3, e **íons amônio**, NH_4^+ (substâncias que, como a matéria orgânica, estão presentes na água como resultado da atividade biológica), eventualmente para **íons nitrato**, NO_3^- (ver Problema 13-4).

PROBLEMA 13-3

Mostre que 1L de água saturada com oxigênio a 25°C é capaz de oxidar completamente 8,2 mg de CH_2O polimérico.

PROBLEMA 13-4

Determine a reação redox balanceada para a oxidação de amônia para íons nitrato pelo O_2 em solução alcalina (básico). Esta reação deixa a água mais ou menos alcalina? [*Sugestão: lembre do procedimento para balanceamento redox no Quadro 13.1.*]

A água que é aerada através dos cursos de água e rios é constantemente reabastecida de oxigênio. No entanto, a água estagnada ou que está próxima do fundo do lago é quase que completamente deficiente de oxigênio, em virtude da sua reação com a matéria orgânica e da falta de qualquer mecanismo que possibilite sua reposição com rapidez, já que a difusão é um processo lento.

A capacidade da matéria orgânica e biológica em uma amostra de águas naturais de consumir oxigênio, um processo catalisado pelas bactérias presentes, é chamado de **demanda bioquímica de oxigênio**, DBO. Ela é avaliada experimentalmente determinando-se as concentrações de oxigênio dissolvido antes e após um período no qual uma amostra selada de água é mantida no escuro a temperatura constante, normalmente entre 20 ou 25 °C. Um pH neutro é mantido pelo uso de um tampão contendo dois dos íons do ácido fosfórico, $H_2PO_4^-$ e HPO_4^{-2}:

$$H_2PO_4^- \rightleftharpoons HPO_4^{2-} + H^+$$

A DBO é igual à quantidade de oxigênio consumido como resultado da oxidação da matéria orgânica consumida na amostra. As reações de oxidação são catalisadas na amostra pela ação de micro-organismos presentes na água natural. Se há suspeita de que a amostra terá uma alta DBO, ela é primeiro diluída com água pura, saturada de oxigênio dissolvido, até que o O_2 disponível seja suficiente para oxidar toda a matéria orgânica presente; os resultados são corrigidos para esta diluição. Normalmente permite-se que a reação se prolongue por cinco dias para esta reação antes da determinação do oxigênio residual. A demanda de oxigênio determinada a partir deste teste é chamada de DBO_5, o que corresponde a cerca de 80% do que seria determinado se o experimento fosse feito por um tempo muito longo – o que, evidentemente não é muito prático. A DBO média para uma água superficial não poluída nos Estados Unidos possui 0,7 mg O_2/L, o que é consideravelmente menor do que a solubilidade máxima de O_2 em água (de 8,7 mg/L a 25 °C). Ao contrário, o valor de DBO para esgotos domésticos é normalmente várias centenas de miligramas de oxigênio por litro.

Uma determinação mais rápida da demanda de oxigênio pode ser feita pela avaliação da **demanda química de oxigênio**, DQO, de uma amostra de água. **Íon dicromato**, $Cr_2O_7^{2-}$, pode ser dissolvido como um de seus sais, tais como $K_2Cr_2O_7$, em ácido sulfúrico: o resultado é um forte agente oxidante e esta solução, mais do que o O_2, que é usada para determinar o valor de DQO. A semirreação de redução para o dicromato quando este oxida a matéria orgânica é

$$Cr_2O_7^{2-} + 14\,H^+ + 6\,e^- \longrightarrow 2\,Cr^{3+} + 7\,H_2O$$

(Na prática, excesso de dicromato é adicionado na amostra e a solução resultante é retitulada com Fe^{2+} até o ponto final.) O número de moles de O_2 que a amostra teria consumido durante a oxidação do mesmo material é igual a 6/4 (=1,5) vezes o número de moles de dicromato, uma vez que são aceitos 6 elétrons por íons enquanto que o O_2 recebe somente 4:

$$O_2 + 4 H^+ + 4e^- \longrightarrow 2 H_2O$$

Portanto o número de moles de O_2 necessários para o processo de oxidação é de 1,5 vez o número de moles de dicromato que são realmente usados. (Ver Problemas 13-5 e 13-6.)

PROBLEMA 13-5

Uma amostra de 25 mL de água de rio foi titulada com 0,0010 mol L^{-1} de $K_2Cr_2O_7$ e necessitou de 8,3 mL para reagir até o ponto final. Qual é a demanda química de oxigênio, em miligramas de O_2 por litro, da amostra?

PROBLEMA 13-6

A DQO de uma amostra de água é de 30 mg O_2 por litro. Qual o volume de $K_2Cr_2O_7$ 0,0020 mol L^{-1} necessário para titular uma amostra de 50 mL desta água?

A dificuldade de usar-se o Índice de DQO como uma medida de demanda de oxigênio é que o dicromato acidificado é um oxidante tão forte que oxida substâncias que são muito lentas para consumir oxigênio em águas naturais e que, portanto, não apresenta uma ameaça real para o conteúdo de oxigênio dissolvido. Em outras palavras, o dicromato oxida substâncias que não seriam oxidadas pelo O_2 na determinação da DBO. Por causa deste excesso de oxidação, proveniente de matéria orgânica estável como celulose para CO_2 e de Cl^- para Cl_2, o valor de DQO para uma amostra de água como uma regra é ligeiramente maior do que seu valor de DBO. Nenhum dos métodos de análise oxida hidrocarbonetos aromáticos ou muitos alcanos, os quais em qualquer um dos casos resistem à degradação em águas naturais.

Não é incomum para águas poluídas por substâncias orgânicas associadas com resíduos animais ou vegetais ou esgotos que estas tenham uma demanda de oxigênio que exceda a solubilidade máxima de equilíbrio de oxigênio dissolvido. Sob tais circunstâncias, a menos que a água seja continuamente aerada, a remoção de oxigênio ocorrerá rapidamente, e os peixes que vivem nelas morrerão. O tratamento de águas residuais para reduzir a sua DBO será discutido no Capítulo 14.

Finalmente, observamos que há duas outras medidas da quantidade de substâncias orgânicas presente em águas naturais. A concentração de **carbono orgânico total**, COT, é usada para caracterizar a matéria orgânica dissolvida *e* suspensa em água natural. Por exemplo, a concentração de COT normalmente tem um valor de aproximadamente 1 miligrama por litro, isto é, 1 ppm de carbono, para águas subterrâneas. O parâmetro **carbono orgânico dissolvido**, COD, é usado para caracterizar somente o material orgânico que está dissolvido, não suspenso. Para águas superficiais, a média de COD é cerca de 5 mg/L, ainda que alagados e pântanos possam apresentar valores que são 10 vezes esta quantidade, e o esgoto não tratado tem tipicamente um valor de COD de centenas de ppm. Os carboidratos são normalmente o componente com maior quantidade de carbono orgânico em águas naturais, mas muitos outros compostos, incluindo proteínas e aldeídos de baixo peso molecular, cetonas e ácidos carboxílicos, também estão presentes. Os materiais *húmicos* presentes nas águas serão discutidos no Capítulo 16.

Química Verde: Preparação enzimática de algodão têxtil

Cerca de 40 bilhões de libras (20 milhões de quilogramas) de algodão são produzidas por ano no mundo. Mesmo com a invasão de fibras sintéticas como *nylon*, poliéster e acrílicos, o algodão ainda domina 50% do mercado de vestuário e decoração de interiores vendidos nos Estados Unidos. Na preparação do algodão cru para ser usado como uma fibra, várias etapas – incluindo encolhimento, lavagem e alvejamento – são necessárias para gerar uma fibra que é composta por 99% de celulose. Esses passos usam quantidades abundantes de compostos químicos, água e energia e produzem milhões de quilogramas de efluentes aquosos que possuem alta DBO e DQO.

A fibra de algodão cru é composta por várias camadas concêntricas. A camada mais externa constitui-se de gorduras, ceras e pectinas, enquanto as camadas mais internas consistem primariamente em celulose. As gorduras e ceras tornam a fibra de algodão repelente à água, e a pectina age como uma cola potente para juntar as camadas. Para preparar o algodão para o uso como uma fibra a ser alvejada e tingida, a camada mais externa deve ser removida. Esse processo, conhecido como lavagem (*scouring*), tem sido feito tradicionalmente por meio da imersão do algodão em uma solução aquosa de **hidróxido de sódio** 18-25% em temperaturas elevadas e resulta na hidrólise das gorduras (saponificação) e ceras, as quais solubilizam os compostos da camada mais externa, e assim eles podem simplesmente ser lavados. O processo de lavagem ainda resulta em fibras uniformes e menos hidrofóbicas. Além do hidróxido de sódio, agentes quelantes (Capítulo 14) e emulsificantes são adicionados durante o processo de lavagem, ao fim do qual a mistura é neutralizada com ácido acético e lavada várias vezes.

O processo de lavagem é considerado pela EPA como responsável por gerar metade do total de DBO produzido na preparação de fibras têxteis. A DBO no efluente da produção de algodão geralmente excede 1.100 mg/L, o qual é várias vezes a do esgoto doméstico. Além do grande consumo de compostos químicos, energia e água que são usados, e a concomitante poluição que é produzida, outra desvantagem do processo é o indesejável enfraquecimento e perda de algumas das fibras de celulose.

Uma alternativa para o procedimento tradicional de lavagem, conhecida como *Biopreparação*, foi desenvolvida pela Novozymes – North America Inc. e venceu um Presidential Green Chemistry Challenge Award em 2001. A biopreparação emprega uma enzima (uma pectina *lyase*), a qual degrada seletivamente pectina em temperatura ambiente. Uma vez que a pectina age com uma cola para juntar as camadas da fibra do algodão, a destruição desta substância resulta na desintegração desta camada. Como a *lyase* é seletiva somente para pectina, seu uso é muito menos agressivo do que o processo normal de lavagem e remove muito menos material orgânico (incluindo celulose) do algodão. Uma vez que os materiais orgânicos dissolvidos são os que contribuem para a alta DBO e DQO do efluente, este tratamento enzimático diminui o valor de DBO em 20% e o de DQO para 50%.

Além dessas vantagens ambientais, a biopreparação elimina o uso de soluções de hidróxido de sódio em elevadas temperaturas, as quais resultam em:

- valores mais baixos de pH dos efluentes;
- eliminação da necessidade de neutralização com ácido acético e os resíduos concomitantes;
- consumo de energia mais baixo; e
- menor necessidade de lavagem, que termina reduzindo o consumo de água de 30 a 50%.

A eliminação do uso de hidróxido de sódio também contribui para uma redução dos riscos para trabalhadores, e a degradação reduzida de celulose produz uma fibra mais robusta e com rendimento mais alto.

Decomposição de matéria orgânica em água

A matéria orgânica dissolvida será descomposta em água sob condições anaeróbias (sem oxigênio) se as bactérias apropriadas estiverem presentes. Condições anaeróbias ocorrem naturalmente em águas estagnadas encontradas em pântanos e no fundo de lagos. A bactéria age sobre o carbono gerando um processo de perda de proporções; em outras palavras, parte do carbono é oxidado na forma de **dióxido de carbono**, CO_2 e o restante é reduzido a **metano**, CH_4:

$$2\ CH_2O \xrightarrow{\text{bactéria}} CH_4 + CO_2$$
$$\text{matéria orgânica}$$

número de oxidação do C   0   −4   +4

Esse é um exemplo de uma reação de **fermentação**, definida como aquela em que ambos os agentes oxidantes e redutores são materiais orgânicos. Uma vez que o metano é quase insolúvel em água, ele forma bolhas que podem ser vistas sendo exaladas na superfície de pântanos e algumas se incendeiam. Na verdade, o metano foi inicialmente chamado de gás do *pântano*. A mesma reação química ocorre em *digestores* usados por populações rurais de países subdesenvolvidos (como a Índia, por exemplo) para converter resíduos orgânicos produzidos por animais em gás metano, que pode ser usado como um combustível. Essa reação também ocorre em aterros sanitários, como será discutido no Capítulo 16.

Dado que as condições anaeróbias são quimicamente redutoras, compostos insolúveis de Fe^{3+} que estão presentes em sedimentos no fundo de lagos são convertidos pela redução em compostos solúveis de Fe^{2+} por meio dos elétrons disponíveis.

Assim, os compostos de Fe^{2+} dissolvem-se na água do lago:

Fe^{3+} + e^- ⟶ Fe^{2+}
Fe(III) insolúvel   Fe(II) solúvel)

Não é incomum encontrar condições aeróbias e anaeróbias em diferentes partes do mesmo lago ao mesmo tempo, particularmente no verão, quando uma estratificação estável de distintas camadas normalmente ocorre (ver Figura 13-3). A água na

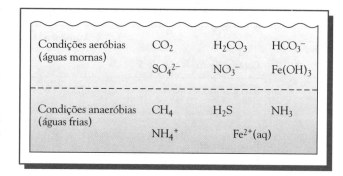

FIGURA 13-3 A estratificação do lago no verão, mostrando as formas químicas encontradas dos elementos que estão presentes nos vários níveis.

superfície do lago é aquecida pela absorção da luz solar, enquanto que abaixo do nível de penetração da luz solar permanece fria. Uma vez que a água aquecida é menos densa que a fria (a temperatura acima de 4°C), esta flutua sobre a camada mais fria que fica abaixo, e pouca transferência térmica ocorre. A superfície da camada, chamada de *epilíminio*, normalmente contém um nível de saturação de oxigênio dissolvido, em virtude do contato com o ar e do O_2 produzido durante a fotossíntese de algas. Desde que as condições na camada superficial sejam aeróbias, os elementos existentes nela estão em sua forma *mais oxidada*:

- Carbono, com um número de oxidação (NOX) de +4, como CO_2 ou H_2CO_3 ou HCO_3^-
- Enxofre, NOX de +6, como SO_4^{2-}
- Nitrogênio, NOX de +5, como NO_3^-
- Ferro, como Fe(III), na forma de $Fe(OH)_3$ insolúvel

Próximo ao fundo do lago, no *hipolíminio*, a água é deficiente de oxigênio, por que não tem contato com o ar, e o O_2 é consumido quando o material biológico, tais como algas mortas que afundam para estas profundidades, se decompõem. Sob tais condições anaeróbias, os elementos que existem em seu interior estão na forma *mais reduzida*:

- Carbono, com um NOX de −4, como CH_4
- Enxofre, NOX de −2, como H_2S
- Nitrogênio, NOX de −3, como NH_3 e NH_4^+
- Ferro, como Fe(II), na forma de Fe^{2+} solúvel

No entanto, essas condições anaeróbias não duram de forma indefinida. No outono e no inverno, a camada superficial de água é resfriada pela passagem de ar frio, tanto que eventualmente a água rica em oxigênio da superfície torna-se mais densa do que a água que está abaixo, e a gravidade induz a mistura entre as camadas. No inverno e próximo da primavera, o ambiente próximo da superfície de um lago normalmente é aeróbio.

TABELA 13-1 Estados de oxidação comuns para o enxofre

Estado de oxidação de S	Aumento do estado de oxidação do enxofre				
	−2	−1	0	+4	+6
Sais e soluções aquosas	H_2S			H_2SO_3	H_2SO_4
	HS^-			HSO_3^-	HSO_4^-
	S^{2-}	S_2^{2-}		SO_3^{2-}	SO_4^{2-}
Fase gasosa	H_2S			SO_2	SO_3
Sólidos moleculares			S_8		

Compostos de enxofre em águas naturais

Os estados comuns de oxidação inorgânica nos quais o enxofre é encontrado no ambiente são ilustrados na Tabela 13-1; eles variam do estado mais altamente reduzido, −2, encontrado em **gás de sulfeto de hidrogênio**, H_2S, e minerais insolúveis contendo os **íons sulfeto**, S^{2-}, para o mais alto estado de oxidação +6 encontrado em **ácido sulfúrico**, H_2SO_4, e em sais contendo os **íons sulfato**, SO_4^{2-}. Em moléculas orgânicas e bio-orgânicas tais como aminoácidos, níveis intermediários de oxidação do enxofre estão presentes. Quando tais substâncias se decompõem anaerobicamente, **sulfeto de hidrogênio**, H_2S, e outros gases contendo enxofre em formas altamente reduzidas, tais como CH_3SH e CH_3SSCH_3, são liberadas, dando aos pântanos o seu odor desagradável. A ocorrência desses gases como poluentes no ar foi mencionada no Capítulo 3.

Como abordado no Capítulo 3, o sulfeto de hidrogênio é oxidado no ar inicialmente como **dióxido de enxofre**, SO_2, e então de forma completa para ácido sulfúrico ou um sal contendo o íon sulfato. De forma similar, o sulfeto de hidrogênio dissolvido em água pode ser oxidado por certos tipos de bactérias para enxofre elementar ou de forma mais completa para sulfato. Finalmente, as reações de oxidação completa correspondem a

$$H_2S + 2\,O_2 \longrightarrow H_2SO_4$$

Algumas bactérias anaeróbias são capazes de usar íon sulfato como o agente oxidante para converter matéria orgânica, tais como CH_2O polimérico, para dióxido de carbono, quando a concentração de oxigênio na água é muito baixa; os íons SO_4^{2-} são reduzidos no processo para enxofre elementar ou ainda para sulfeto de hidrogênio:

$$2\,SO_4^{2-} + 3\,CH_2O + 4\,H^+ \longrightarrow 2\,S + 3\,CO_2 + 5\,H_2O$$

Tais reações são especialmente importantes em água do mar, cuja concentração de íons sulfato é muito mais alta do que a média para sistemas de água doce.

Drenagem ácida de minas

Uma das reações características de água subterrânea, a qual por definição não é bem aerada, uma vez que não está exposta ao ar, é que quando alcança a superfície e o O_2 tem a oportunidade de se dissolver nela, seu alto nível de Fe^{2+} solúvel é convertido em Fe^{3+} insolúvel e um depósito de cor marrom-alaranjada de $Fe(OH)_3$ é formado.

$$4\,Fe^{2+} + O_2 + 2\,H_2O \longrightarrow 4\,Fe^{3+} + 4\,OH^-$$
$$4\,[Fe^{3+} + 3\,OH^- \longrightarrow Fe(OH)_3(s)]$$

A reação completa é

$$4\,Fe^{2+} + O_2 + 2\,H_2O + 8\,OH^- \longrightarrow 4\,Fe(OH)_3(s)$$

Uma reação análoga ocorre em algumas minas subterrâneas e minas de metal (em geral cobre), especialmente abandonadas, e em porções de minas de carvão deixadas abertas para o ambiente. Normalmente, FeS_2, chamado de **pirita de ferro** ou *ouro de tolo*, é um componente insolúvel estável de rochas subterrâneas desde que não entre em contato com o ar. No entanto, como resultado da extração de carvão e certos minérios – e especialmente depois que as minas subterrâneas são abandonadas e preenchidas com água subterrânea de forma espontânea – parte dele é exposta a água, oxigênio e certas bactérias tornando-o parcialmente solubilizado como um resultado de sua oxidação. Os **íons dissulfeto**, S_2^{2-}, o qual contém enxofre no estado de oxidação -1 é então oxidado para íons sulfato, SO_4^{2-}, que contém enxofre no estado +6:

$$S_2^{2-} + 8\,H_2O \longrightarrow 2\,SO_4^{2-} + 16\,H^+ + 14\,e^-$$

A oxidação do enxofre é causada principalmente pelo O_2:

$$7\,[O_2 + 4\,H^+ + 4\,e^- \longrightarrow 2\,H_2O]$$

Quando esta semirreação (28 e$^-$) é somada ao dobro da semirreação de oxidação (14 e$^-$), é obtida a reação redox líquida:

$$2\,S_2^{2-} + 7\,O_2 + 2\,H_2O \longrightarrow 4\,SO_4^{2-} + 4\,H^+$$

Uma vez que o sulfato dos íons ferrosos, Fe^{2+}, é solúvel em água, o íon pirita é efetivamente solubilizado pela reação. Ainda mais importante, a reação produz uma grande quantidade de ácido concentrado (note o produto H^+), que é apenas parcialmente consumido pela oxidação do ar de Fe^{2+} para Fe^{3+} que acompanha o processo:

$$4\,Fe^{2+} + O_2 + 4\,H^+ \longrightarrow 4\,Fe^{3+} + 2\,H_2O$$

Em ambientes ácidos, esta reação é catalisada por bactérias (*Thiobacillus ferrooxidans*); o Fe^{3+} resultante pode oxidar vários sulfetos metálicos, liberando os íons metálicos.

Combinando as duas últimas reações na razão correta, ou seja, 2:1, obtemos a reação total para a oxidação de ambos, o ferro e o enxofre:

$$4\ FeS_2 + 15\ O_2 + 2\ H_2O \longrightarrow 4\ Fe^{3+} + 8\ SO_4^{2-} + 4H^+$$
$$\text{i.e., } 2\ Fe_2(SO_4)_3 + 2\ H_2SO_4$$

Em outras palavras, a oxidação do ouro de tolo produz **sulfato de ferro (III)** solúvel (também chamado de sulfato ferroso), $Fe_2(SO_4)_3$, e ácido sulfúrico. O íon Fe^{3+} é solúvel em água altamente ácida que é produzida primeiro, com um pH que pode ser tão baixo quanto zero, com uma faixa que normalmente varia de 0 a 2. No entanto, uma vez que a drenagem de águas de mina altamente ácida torna-se mais diluída, e seu pH consequentemente aumenta, um precipitado de coloração marrom-alaranjado de $Fe(OH)_3$ se forma a partir de Fe^{3+}, e descolore a água e o curso de água e extingue a vida de plantas e animais (incluindo peixes) (ver Problema 13-7). Portanto, a poluição associada à drenagem ácida de minas é caracterizada em primeira instância pelo vazamento de grandes quantidades de água acidificada e de sólidos de coloração ferruginosa. Infelizmente, o ácido concentrado pode liberar metais pesados tóxicos da mina, adicionando mais poluição no corpo aquático.

De forma interessante, a oxidação de íons dissulfetos para íons sulfato neste processo é obtida de alguma maneira pela ação do íon Fe^{3+} como agente oxidante, mais do que pelo O_2:

$$S_2^{2-} + 14\ Fe^{3+} + 8\ H_2O \longrightarrow 2\ SO_4^{2-} + 14\ Fe^{2+} + 16\ H^+$$

O fenômeno da drenagem ácida é particularmente importante em muitas minas abandonadas nas montanhas do Colorado. No entanto, as águas mais ácidas do mundo vêm da Mina Richmond na Iron Mountain que se localiza na Califórnia. Neste lugar, o pH pode ser tão baixo quanto $-3,6$ em virtude da alta temperatura (acima de 47°C) da mina de água que causa sua evaporação, concentrando o ácido. Por comparação, as águas naturais mais ácidas ocorrem próximas ao vulcão Ebeko na Rússia, com um pH tão baixo quanto $-1,7$; a acidez se deve aos ácidos clorídrico e sulfúrico nas água quentes da primavera.

O ácido produzido pela drenagem da mina ácida é espontaneamente neutralizado pelo calcário contido nos solos, da mesma maneira que ocorre com a chuva ácida discutida no Capítulo 4. Por exemplo, algumas das minas de carvão na Pensilvânia descarregam água que está ácida (pH < 5), considerando que outras descargas alcalinas de água resultam na dissolução do calcário. Lascas de calcário e pó podem também ser adicionados na água de saída das minas, apesar do sulfato de cálcio insolúvel que forma na superfície das partículas de calcário impedir a reação completa. O hidróxido e o óxido de cálcio podem também ser usados para neutralizar o ácido. Aumentando o pH, precipita-se muitos dos metais pesados na forma de seus hidróxidos insolúveis em uma lama que pode ser removida da água. Um método alternativo de remediação é a introdução nas águas de bactérias anaeróbicas que revertem a oxidação do íon sulfato a sulfetos, originando assim a precipitação dos metais pesados como sulfetos insolúveis, além de aumentar o pH. Em alguns casos, os sulfetos são ricos o suficiente em metais para serem usados como minério. Algumas minas abandonadas foram fechadas para prevenir a intrusão de água e oxigênio, mas isso significa que a prevenção da produção de ácido, algumas vezes, não tem sucesso.

PROBLEMA 13-7

Os valores de K_{ps} para $Fe(OH)_2$ e $Fe(OH)_3$ são $7,9 \times 10^{-15}$ e $6,3 \times 10^{-38}$, respectivamente. Calcule a solubilidade de Fe^{2+} e Fe^{3+} a um pH= 8, assumindo que estes são controlados pelos seus hidróxidos. Calcule também os valores de pH nos quais a solubilidade dos íons atinge 100 mg/L.

A escala pE

Cientistas ambientais usam algumas vezes o conceito de pE para caracterizar a extensão na qual as águas naturais estão quimicamente reduzidas na natureza, em analogia à maneira pela qual o pH é usado para caracterizar sua acidez. O **pE** é definido como o logaritmo negativo da base 10 da concentração *efetiva* – ou seja, da atividade – de elétrons na água, não obstante o fato de não existirem elétrons livres em solução (analogamente à não existência dos prótons isolados, os íons H^+). Os valores de pE são números adimensionais, ou seja, eles não têm unidades.

- *Um valor baixo* de pE significa que os elétrons das substâncias dissolvidas estão prontamente disponíveis na água; assim, o meio é naturalmente muito redutor.

- *Um valor alto* de pE significa que as substâncias dissolvidas dominantes são agentes oxidantes, indicando que poucos elétrons estão disponíveis para processos de redução.

Quando vários ácidos ou bases estão presentes numa amostra de água, normalmente um deles tem uma contribuição dominante para a concentração de íons hidrogênio e hidróxidos. Em tais situações, a posição de equilíbrio entre os outros ácidos e bases fracos, menos dominantes, é determinada pela quantidade de H^+ ou OH^- do processo dominante. De maneira similar, em águas naturais, uma ou outra reação de equilíbrio redox é dominante e determina a disponibilidade de elétrons para outras reações redox que estejam ocorrendo simultaneamente. Se conhecemos a posição de equilíbrio para o processo dominante, podemos calcular o pE da água e da posição do equilíbrio – e portanto as espécies dominantes – nas outras reações.

Quando uma quantidade significativa de O_2 é dissolvida na água, a redução do oxigênio é a reação dominante, determinando a disponibilidade total de elétrons:

$$\tfrac{1}{4}O_2 + H^+ + e^- \rightleftharpoons \tfrac{1}{2}H_2O$$

Em tais circunstâncias, o pE da água está relacionado à sua acidez e à pressão parcial do oxigênio pela seguinte equação, cuja origem será discutida posteriormente:

$$pE = 20{,}75 + \log([H^+]\, P_{O_2}^{1/4})$$
$$= 20{,}75 - pH + \tfrac{1}{4}\log(P_{O_2})$$

Para uma amostra neutra de água que está saturada com oxigênio do ar, isto é, quando $P_{O_2} = 0{,}21$ atm, e está livre de dióxido de carbono, e seu pH = 7, o valor de pE calculado a partir desta equação será de 13,9. Se a concentração de oxigênio dissolvido for menor do que a quantidade de equilíbrio, então a pressão parcial equivalente de oxigênio atmosférico é menos do que 0,21 atm, então o valor de pE será menor do que 13,9 e em alguns casos até negativo.

A expressão para o pE mostrada é semelhante às equações de Nernst encontradas nos estudos de eletroquímica. De fato, para o processo de um elétron, o valor de pE para uma amostra de água é simplesmente o potencial do eletrodo, E, para qualquer processo que determine a disponibilidade de elétrons, porém dividido pelo RT/F, onde R é a constante do gás, T a temperatura absoluta, e F a constante de Faraday. A 25°C, RT/F é 0,0591, então:

$$pE = E/0{,}0591$$

Portanto, a expressão de pE para qualquer semirreação em água pode ser obtida de seu potencial do eletrodo padrão, $E°$, corrigido pela concentração usual e/ou em termos de pressão e avaliado para a redução de *um elétron*. Por exemplo, primeiro escrevemos o processo como uma redução (balanceada) de um elétron:

$$\tfrac{1}{8}NO_3^- + \tfrac{5}{4}H^+ + e^- \rightleftharpoons \tfrac{1}{8}NH_4^+ + \tfrac{3}{8}H_2O$$

Para esta reação $E° = +0{,}836$ V (da tabela padrão), tanto que o $pE° = E°/0{,}0591 = +14{,}15$. A equação para pE envolve a subtração do $pE°$ padrão do logaritmo da razão das concentrações dos produtos pelos reagentes, cada uma delas elevada a seu coeficiente respectivo na semirreação envolvendo um elétron:

$$pE = pE° - \log([NH_4^+]^{1/8}/[NO_3^-]^{1/8}\,[H^+]^{5/4})$$
$$= 14{,}15 - \tfrac{5}{4}pH - \tfrac{1}{8}\log([NH_4^+]/[NO_3^-])$$

(aqui usamos as propriedades logarítmicas que $\log a^x = x \log a$ e que $\log(1/b) = -\log b$.) Como sempre, a concentração de água não aparece na expressão, dado que seu efeito já está incluído no $pE°$.

PROBLEMA 13-8

Deduza a razão de equilíbrio de concentração de NH_4^+ para NO_3^- a um pH de 6,0 (a) para uma água aeróbia que tenha um valor de pE de +11 e (b) para uma água anaeróbia cujo valor de pE é 3.

Retornando à questão da reação dominante que determina o pE em águas naturais, notamos que baixos valores de oxigênio dissolvido são normalmente causados pela ação de micro-organismos que catalisam as reações de decomposição orgânica, e seus produtos dissolvidos, e não o O_2, podem determinar a disponibilidade de elétrons. Por exemplo, casos de baixa disponibilidade de oxigênio, o pE da água pode ser determinado pelos íons como nitrato ou sulfato. No caso extremo de condições anaeróbias encontradas no fundo de lagos no verão, em pântanos e plantações de arroz, a disponibilidade de elétrons é determinada pela razão de metano dissolvido, um agente redutor, pelo dióxido de carbono dissolvido, um agente oxidante, os quais são produzidos pela fermentação de matéria orgânica discutida acima. Eles estão ligados no sentido redox pela semirreação:

$$\tfrac{1}{8} CO_2 + H^+ + e^- \rightleftharpoons \tfrac{1}{8} CH_4 + H_2O$$

O valor de pE para água controlada por esta semi-reação é

$$pE + 2,87 - pH + \tfrac{1}{8} \log (P_{CO_2}/P_{CH_4})$$

Por exemplo, se a pressão parcial dos dois gases for igual e a água for neutra, o valor de pE é −4,1. Portanto os níveis mais baixos de um lago estratificado são caracterizados pelo valor negativo de pE, enquanto que na camada superficial oxigenada ocorre um valor substancialmente positivo de pE.

O conceito de pE é útil para prever a razão de formas oxidadas e reduzidas de um elemento em um corpo de água quando sabemos como a disponibilidade de elétrons é controlada por outra espécie. Considere, por exemplo, o equilíbrio entre os dois íons comuns de ferro:

$$Fe^{3+} + e^- \rightleftharpoons Fe^{2+}$$

Para esta reação,

$$pE = 13,2 + \log ([Fe^{3+}]/[Fe^{2+}])$$

Se o pE é determinado por outro processo redox e seu valor for conhecido, a razão de Fe^{3+} para Fe^{2+} pode ser deduzida. Então no caso já discutido de águas com déficit de oxigênio que tenham um valor de pE de −4,1,

$$-4,1 = 13,2 + \log ([Fe^{3+}]/[Fe^{2+}])$$

Então

$$\log ([Fe^{3+}]/[Fe^{2+}]) = -17,3$$

E, portanto:

$$[Fe^{3+}]/[Fe^{2+}] = 5 \times 10^{-18}$$

Em contraste, para uma amostra de água aeróbia, que tenha um pE de 13,9, a razão calculada é 5:1 para os íons Fe^{3+}. A transição entre o domínio de uma forma sobre outra ocorre a um valor de pE no qual suas concentrações são iguais:

$$pE = 13,2 + \log(1) = 13,2 + 0 = 13,2$$

PROBLEMA 13-9
Encontre o valor de pE para uma água ácida na qual a razão de concentração entre Fe^{3+} e Fe^{2+} é 100:1.

PROBLEMA 13-10
Assumindo que o oxigênio dissolvido determina a disponibilidade de elétrons em uma solução aquosa e que a pressão parcial equivalente para a quantidade dissolvida é 0,10 atm, deduza a razão de CO_2 dissolvido para CH_4 dissolvido a um pH de 4.

Diagrama pE-pH

Uma representação usual das zonas de dominância dos vários estados de oxidação de um elemento em água pode ser representada em um **diagrama pE-pH**, como mostrado na Figura 13-4 para o ferro. Está claro no diagrama que a situação é mais complicada do que indicado em nossos cálculos, uma vez que, em ambientes moderadamente ácidos ou alcalinos, os hidróxidos sólidos $Fe(OH)_2$ e $Fe(OH)_3$ também participam do equilíbrio. As linhas sólidas no diagrama indicam combinações de valores de pE e pH onde as concentrações de duas espécies sobre um lado ou outro das linhas são iguais. Portanto, vemos do lado esquerdo superior da figura, que o equilíbrio entre o Fe^{2+} e o Fe^{3+} dissolvido é importante somente para valores de pH < 3. A igualdade das concentrações destas duas formas dissolvidas corresponde a uma linha horizontal curta na Figura. Como esperado a partir de nossos cálculos, a transição acontece quando pE = 13,2, independentemente do pH; sendo portanto esta linha horizontal.

Se o ferro estiver no estado +3 em pH mais alto, ele existe predominantemente como sólido $Fe(OH)_3$, enquanto que soluções contendo ferro no estado 2+ não precipitam como $Fe(OH)_2$ até a solução tornar-se básica (Figura 13-4).

A região hachurada nos lados direito superior e esquerdo inferior do diagrama pE-pH representa as condições extremas sob a qual a água é instável para

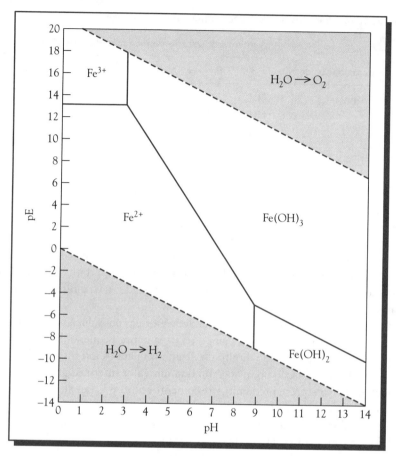

FIGURA 13-4 Diagrama pE-pH para um sistema de Fe a uma concentração de 10^{-5} mol L^{-1}. [Fonte: Adaptado de S.E.Manahan, *Environmental Chemistry*, 4th ed. (Boston, MA: Willard Grant Press/PWS publishers, 1984).]

decomposição, sendo oxidada ou reduzida, resultando em O_2 ou H_2, respectivamente:

$$2 H_2O \longrightarrow O_2 + 4 H^+ + 4 e^-$$

e

$$2 H_2O + 2 e^- \longrightarrow H_2 + 2 OH^-$$

Compostos de nitrogênio em águas naturais

Em algumas águas naturais, o nitrogênio está presente nas formas orgânica e inorgânica que são motivos preocupação com respeito à saúde humana. Como discutido no Capítulo 6, existem várias formas ambientalmente importantes de nitrogênio que diferem na extensão de oxidação do átomo de nitrogênio.

TABELA 13-2 Estados de oxidação comuns para o nitrogênio

Estado de oxidação de N	Aumento do estado de oxidação do nitrogênio						
	−3	0	+1	+2	+3	+4	+5
Soluções aquosas e sais	NH_4^+ NH_3				NO_2^-		NO_3^-
Fase gasosa	NH_3	N_2	N_2O	NO		NO_2	

Os números de oxidação comuns do nitrogênio, com os exemplos mais importantes para cada um, estão ilustrados na Tabela 13-2. As formas mais reduzidas estão todas no estado de oxidação −3, como ocorre no caso da amônia, NH_3, e seus ácidos conjugados, e do íon amônio, NH_4^+. A forma mais oxidada, o estado +5, se apresenta como íon nitrato, NO_3^-, que está presente em sais, em soluções aquosas e no **ácido nítrico**, HNO_3. Em solução, o mais importante intermediário entre estes extremos são os **íons nitritos**, NO_2^- (estado +3), e **nitrogênio molecular**, N_2 (estado 0).

O diagrama pE-pH para a existência destas formas em solução aquosa é mostrado na Figura 13-5. Observe o campo relativamente pequeno de dominância (o pequeno triângulo do lado direito do diagrama) para os íon nitrito, NO_2^-, no qual o estado de oxidação do nitrogênio tem um valor intermediário de +3. Em particular, ele é a espécie predominante somente sob condições alcalinas que são intermediárias em conteúdo de oxigênio (valor positivo pequeno de pE).

O equilíbrio entre as formas mais altamente reduzidas e as mais altamente oxidadas de nitrogênio é dado pela meia-reação:

$$NH_4^+ + 3\,H_2O \rightleftharpoons NO_3^- + 10\,H^+ + 8\,e^-$$

Anteriormente nós derivamos a equação relacionando pE para pH para estas reações escritas como uma redução; esta equação define a linha diagonal na Figura 13-4 que separa estes dois íons quando suas concentrações estão iguais; então

$$pE = 14{,}15 - \tfrac{5}{4}pH - \tfrac{1}{8}\log(1) = 14{,}15 - \tfrac{5}{4}pH$$

Poderíamos concluir desta equação, e da inclinação da linha diagonal da Figura 13-5 separando NH_4^+ e NO_3^-, que uma vez que a oxidação do íon amônio é altamente dependente do pH, ela não ocorreria sob condições altamente ácidas. No entanto, a disponibilidade de elétrons da redução do oxigênio dissolvido também diminui quando o pH abaixa, portanto o valor de pE em tais águas é muito alto, e o nitrato ainda predomina. Por exemplo, o valor de pE calculado para o oxigênio em água em pH de 1 é cerca de 20, então o nitrato ainda predomina.

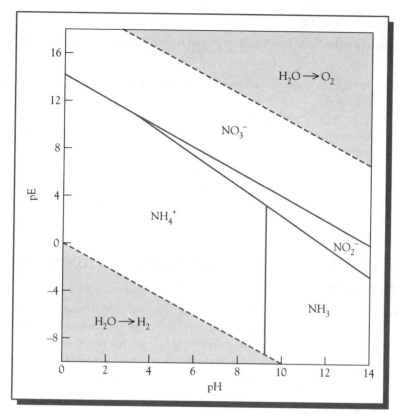

FIGURA 13-5 Diagrama pE-pH para nitrogênio inorgânico em um sistema aquoso. [Fonte: Adaptado de C.N.Sawyer, P.L. McCarty and G.F. Parkin, *Chemistry for Environmental Engineering*, 4th ed. (New York: McGraw-Hill, 1994).]

Recorde do Capítulo 6 em que se aborda que no processo catalisado por micro-organismos de nitrificação, amônia e íons amônio são oxidados para nitrato, enquanto que o processo de desnitrificação correspondente, nitrato e nitrito são reduzidos para nitrogênio molecular. Ambos os processos são importantes em solos e em águas naturais. Em ambientes aeróbios tais como a superfícies de lagos, o nitrogênio existe na forma totalmente oxidada de nitrato, enquanto que em ambientes anaeróbios, como o fundo de lagos estratificados, o nitrogênio existe nas formas totalmente reduzidas de amônia e de íons amônio (Figura 13-3). Íons nitrito estão presentes em ambientes anaeróbios como solos alagados, que não são suficientemente redutores para converter todo o nitrogênio para amônia. A maioria das plantas pode absorver o nitrogênio somente na forma de íons nitrato, tanto que qualquer amônia ou íons amônio usados como fertilizantes devem ser primeiro oxidados pelos micro-organismos antes de serem utilizados pelas plantas.

PROBLEMA 13-11

Considere a redução de íon nitrato para íon nitrito em um sistema de águas naturais.

(a) Escreva a semirreação balanceada de um elétron para o processo se ele ocorre em meio ácido.
(b) Dado que para esta reação o $E° = +0,881$ volts, calcule $pE°$.
(c) De sua resposta para (a), deduza a expressão relatando o pE para o $pE°$ e a concentração dos íons.
(d) De seu resultado na parte (c), obtenha uma equação relacionando as condições de pE e o pH sob as quais a razão de nitrato para nitrito é 100:1.
(e) De seu resultado na parte (c), deduza a razão de nitrito para nitrato sob condições de pE = 12, pH = 5.

Química ácido-base em águas naturais: o sistema carbonato

Águas naturais, mesmo consideradas "puras", contêm quantidades significativas de dióxido de carbono dissolvido e de íons que são por ele produzidos, bem como cátions de cálcio e magnésio. Além disso, o pH destas águas naturais raramente é igual a 7,0, valor esperado para águas puras. Os processos naturais que envolvem essas substâncias em águas naturais serão analisados nesta seção.

O sistema CO_2-carbonato

A química ácido-base de muitos sistemas de águas naturais, que inclui rios e lagos, é dominada pela interação do **íon carbonato**, CO_3^{2-}, uma base moderadamente forte, com um ácido fraco, o **ácido carbônico** (H_2CO_3). A perda de um íon de hidrogênio do ácido produz o **íon bicarbonato**, HCO_3^- (também chamado *íon carbonato de hidrogenado*):

$$H_2CO_3 \rightleftharpoons H^+ + HCO_3^- \tag{1}$$

A constante de dissociação do ácido para este processo, K_1, é numericamente muito maior do que K_2, a constante para o segundo estágio de ionização, o qual produz íon carbonato:

$$HCO_3^- \rightleftharpoons H^+ + CO_3^{2-} \tag{2}$$

Para descobrir a forma dominante em um dado pH, é instrutivo considerar um *diagrama de espécies* para o sistema CO_2-bicarbonato-carbonato em água, tal como mostrado na Figura 13-6. Nele a fração de carbono inorgânico total que está presente em cada das três formas é mostrada em função da variável mais importante, o pH da solução. Claramente, ácido carbônico é a espécie dominante em pH baixo (< 5), carbonato é dominante em pH alto (> 12), e bicarbonato é a espécie predominante – mas não somente – presente na faixa de pH da maioria das águas naturais, ou seja, de 7 a 10. Em pH de água de chuva natural, 5,6, a maioria do dióxido de carbono dissolvido existe como ácido carbônico, mas uma fração mensurável é íon bicarbonato (Figura 13-6).

As curvas na Figura 13-6 foram construídas pela solução de três expressões das constantes de equilíbrio individuais desconhecidas de $[H_2CO_3]$, $[HCO_3^-]$ e $[CO_3^{2-}]$, relativas às suas concentrações totais, C, como detalhado no Quadro 13-2.

$$[H_2CO_3]/C = [H^+]^2/D$$

$$[HCO_3^-]/C = K_1[H^+]/D$$

e

$$[CO_3^{2-}]/C = K_1K_2/D$$

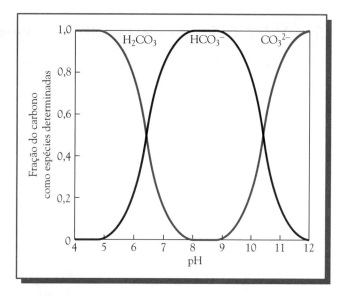

FIGURA 13-6 Diagrama das espécies para o sistema aquoso dióxido de carbono-bicarbonato-carbonato. [Fonte: Adaptado de S.E.Manahan, *Environmental Chemistry*, 6th ed. (Boca Raton, FL: Lewis Publishers, 2000), Figura 3.3, p. 54.]

onde o denominador comum é $D = [H^+]^2 + K_1[H^+] + K_1K_2$.

Estas expressões claramente mostram que H_2CO_3 é a espécie dominante sob condições de alta acidez e determinam as outras condições descritas acima.

O ácido carbônico em águas naturais resulta da dissolução do gás dióxido de carbono em água, o gás originado no ar ou da decomposição de matéria orgânica na água. O gás no ar e o ácido na água em contato com a superfície normalmente estão em equilíbrio:

$$CO_2(g) + H_2O(aq) \rightleftharpoons H_2CO_3(aq) \quad (3)$$

A constante de equilíbrio relevante para esta reação é a constante da Lei de Henry, K_H, para CO_2. [De fato, a maior parte do dióxido de carbono dissolvido existe como $CO_2(aq)$ mais do que H_2CO_3 (aq), mas seguindo a prática convencional, consideramos as duas formas juntas e a representamos em último.] O pH da água pura em equilíbrio com o nível normal de CO_2 atmosférico é 5,6, de acordo com os métodos discutidos no Capítulo 3 (ver Problema 3-10).

O sequestro de dióxido de carbono, como tal, dentro do oceano resultaria em um aumento na acidez das águas da vizinhança já que o aumento na concentração de H_2CO_3 [reação (3)] aumentaria o favorecimento da ionização [reação (1)], a qual é chamada de *oceano ácido* por esta razão (Capítulo 7). A diminuição resultante do pH poderia afetar a vida biológica na vizinhança. Na verdade, o aumento na concentração de CO_2 *atmosférico* que já tem ocorrido resultou em uma queda de cerca de 0,1 unidade de pH nas águas superficiais dos oceanos no mundo.

> **QUADRO 13-2** | **Derivação das equações para as curvas do diagrama de espécies**
>
> As equações finais relacionando as concentrações de ácido carbônico, íon bicarbonato e íon carbonato com o pH, as constantes de equilíbrio, e suas concentrações totais de C foram obtidas pela manipulação algébrica de três equações simultâneas.
>
> Balanço de massa:
>
> $$[H_2CO_3] + [HCO_3^-] + [CO_3^{2-}] = C$$
>
> Constantes de dissociação dos ácidos:
>
> $$K_1 = [HCO_3^-][H^+]/[H_2CO_3]$$
>
> e
>
> $$K_2 = [CO_3^{2-}][H^+]/[HCO_3^-]$$
>
> Das segunda e terceira equações, respectivamente, podemos expressar ambos $[H_2CO_3]$ e $[CO_3^{2-}]$ em termos de $[HCO_3^-]$ e $[H^+]$, e substituir as relações das soluções na equação do balanço de massa:
>
> $$[H_2CO_3] = [HCO_3^-][H^+]/K_1$$
> $$[CO_3^{2-}] = K_2[HCO_3^-]/[H^+]$$
>
> Então
>
> $$([HCO_3^-][H^+]/K_1) + ([HCO_3^-]) + (K_2[HCO_3^-]/[H^+]) = C$$
>
> Resolvendo esta equação para bicarbonato e substituindo a solução no par de equações precedentes obtêm-se as expressões dadas no texto principal para a fração de cada espécie presente em qualquer pH.

A fonte predominante dos íons carbonatos são as rochas calcárias, as quais são compostas praticamente só de **carbonato de cálcio**, $CaCO_3$. Ainda que este sal seja quase insolúvel, uma pequena quantidade dele se dissolve quando colocado em contato com a água:

$$CaCO_3(s) \rightleftharpoons Ca^{2+} + CO_3^{2-} \qquad (4)$$

Águas naturais que são expostas às rochas calcárias são chamadas de **águas calcárias**. O íon carbonato dissolvido age com uma base, produzindo íon bicarbonato, bem como o íon hidróxido na água:

$$CO_3^{2-} + H_2O \rightleftharpoons HCO_3^- + OH^- \qquad (5)$$

Estas reações que ocorrem no sistema ambiental natural trifásico (ar, água e rochas) estão resumidas na Figura 13-7; as reações do sistema dióxido de carbono-carbonato estão resumidas por conveniência na Tabela 13-3.

Nas discussões que seguem, analisamos os efeitos sobre a composição de um corpo aquático na presença de ácido carbônico e carbonato de cálcio. Veremos que a presença de cada uma destas substâncias aumenta a solubilidade da outra, e que o íon hidrogênio e o íon hidróxido produzidos indiretamente de suas dissoluções neutralizam uma a outra, resultando em água com pH quase neutro.

Para obter um entendimento qualitativo destes sistemas bastante complicados, será considerado primeiro somente o efeito do íon carbonato.

Água em equilíbrio com carbonato de cálcio sólido

Para simplificar, primeiro consideramos um corpo de água (hipotético) que está em equilíbrio com um excesso de carbonato de cálcio sólido e no qual todas as outras reações são de importância insignificante. O processo de interesse neste caso

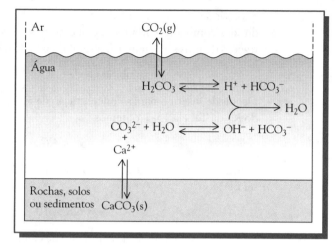

FIGURA 13-7 Reações entre as três fases (ar, água, rochas) do sistema dióxido de carbono-carbonato.

é a reação (4) (Ver Tabela 13-3). Recordando da química básica, que a constante de equilíbrio apropriada para processos que envolvem a dissolução de sais ligeiramente solúveis em água é o **produto de solubilidade**, K_{ps}, a qual é igual ao produto da concentração dos íons, elevado ao coeficiente na equação balanceada. Portanto para a reação (4), K_{ps} está relacionado ao equilíbrio de concentração dos íons por

$$K_{ps} = [Ca^{2+}][CO_3^{2-}]$$

TABELA 13-3 Reações no sistema CO_2-bicarbonato-carbonato

Número da reação	Reação	Constante de equilíbrio	Valor de K a 25°C
1	$H_2CO_3 \rightleftharpoons H^+ + HCO_3^-$	$K_{a1}(H_2CO_3)$	$4,5 \times 10^{-7}$
2	$HCO_3^- \rightleftharpoons H^+ + CO_3^{2-}$	$K_{a2}(H_2CO_3)$	$4,7 \times 10^{-11}$
3	$CO_2(g) + H_2O(aq) \rightleftharpoons H_2CO_3(aq)$	K_H	$3,4 \times 10^{-2}$
4	$CaCO_3(s) \rightleftharpoons Ca^{2+} + CO_3^{2-}$	K_{ps}	$4,6 \times 10^{-9}$
5	$CO_3^{2-} + H_2O \rightleftharpoons HCO_3^- + OH^-$	$K_b(CO_3^{2-})$	$2,1 \times 10^{-4}$
6	$CaCO_3(s) + H_2O(aq) \rightleftharpoons Ca^{2+} + HCO_3^- + OH^-$		
7	$H^+ + OH^- \rightleftharpoons H_2O(aq)$	$1/K_w$	$1,0 \times 10^{14}$
8	$CaCO_3(s) + CO_2(g) + H_2O(aq) \rightleftharpoons Ca^{2+} + 2\,HCO_3^-$		

A partir da estequiometria da reação (4) deduz-se que muitos íons cálcio são produzidos como íons carbonato, e que neste sistema simplificado ambas as concentrações de íons são iguais a S, a solubilidade do sal:

$$S = \text{solubilidade de } CaCO_3 = [Ca^{2+}] = [CO_3^{2-}]$$

Depois de inserir S para a concentração de íons na equação de K_{ps} e inserir o valor do K_{ps} da Tabela 13-3, obtemos

$$S^2 = 4,6 \times 10^{-9}$$

E então, elevando a raiz quadrada de cada lado da equação, um valor de S pode ser obtido:

$$S = 6,8 \times 10^{-5} \text{ mol L}^{-1}$$

Portanto, a solubilidade de carbonato de cálcio é estimada em $6,8 \times 10^{-5}$ mol L^{-1} de H$_2$O, assumindo que todas as outras reações são insignificantes.

PROBLEMA 13-12

Considere um corpo de água em equilíbrio com sulfato de cálcio sólido, CaSO$_4$, que possui $K_{ps} = 3,0 \times 10^{-5}$ a 25 °C. Calcule o produto de solubilidade de sulfato de cálcio em água g L^{-1} assumindo que outras reações são insignificantes.

De acordo com a reação (5), íons carbonato dissolvidos agem como uma base na água. A constante de equilíbrio relevante para este processo é a constante de ionização da base, K_b, onde

$$K_b(CO_3^{2-}) = [HCO_3^-][OH^-]/[CO_3^{2-}]$$

Desde que o equilíbrio desta reação desloca-se para a direita em soluções que não sejam muito alcalinas, uma aproximação do efeito total da ocorrência simultânea das reações (4) e (5) pode ser obtida pela junção das equações para as duas reações. A reação total é então:

$$CaCO_3(s) + H_2O(aq) \rightleftharpoons Ca^{2+} + HCO_3^- + OH^- \qquad (6)$$

Portanto a dissolução de carbonato de cálcio em água neutra resulta na produção de íons cálcio, bicarbonato e hidróxido.

É um princípio nos cálculos de equilíbrio considerar que se várias reações forem somadas, a constante de equilíbrio K para as reações *combinadas* é o *produto* da constante para processos individuais. Portanto, uma vez que a reação (6) é a soma das reações (4) e (5), sua constante de equilíbrio K_6 deve ser igual a $K_{ps}K_b$, o produto da constante de equilíbrio para as reações (4) e (5). Desde que as constantes de ionização ácida e básica para qualquer par conjugado ácido-base, tais como HCO$_3^-$ e CO$_3^-$ são simplesmente relacionados pela equação

$$K_a K_b = K_w = 1{,}0 \times 10^{-14} \text{ a } 25°C$$

Deduz-se que para a base conjugada CO_3^{2-}

$$K_5 = K_b(CO_3^{2-}) = K_w/K_a \text{ (HCO}_3^-)$$

Uma vez que K_a para o HCO_3^- é o valor de K_{a2} para o sistema de ácido carbônico, então da Tabela 13-3

$$K_b = 1{,}0 \times 10^{-14}/4{,}7 \times 10^{-11}$$

$$= 2{,}1 \times 10^{-4}$$

Assim, K_6 para a reação completa (6) é $K_{ps}K_b$, seu valor é $(4{,}6 \times 10^{-9}) \times (2{,}1 \times 10^{-4}) = 9{,}7 \times 10^{-13}$.

A constante de equilíbrio para a reação (6) está relacionada com a concentração de íons pela equação

$$K_6 = [Ca^{2+}][HCO_3^-][OH^-]$$

Se nós fazemos a aproximação de que a reação (6) é o *único* processo de relevância no sistema, então de sua estequiometria temos uma nova expressão para a solubilidade de $CaCO_3$, dada como sendo:

$$S = [Ca^{2+}] = [HCO_3^-] = [OH^-]$$

Substituindo S pelas concentrações, obtemos

$$S^3 = 9{,}7 \times 10^{-13}$$

Extraindo a raiz cúbica de ambos os lados desta equação, encontramos que

$$S = 9{,}9 \times 10^{-5} \text{ mol L}^{-1}$$

Assim, a solubilidade estimada para $CaCO_3$ é $9{,}9 \times 10^{-5}$ mol L^{-1}, em contraste com o valor menor de $6{,}8 \times 10^{-5}$ mol L^{-1} que obtivemos quando a reação de íons carbonato foi ignorada. A solubilidade de $CaCO_3$ neste caso é maior do que a estimada apenas pela reação (4), uma vez que muito dos íons carbonato produzidos subsequentemente desaparece (como um íon) ao reagir com as moléculas de água. Em outras palavras, o equilíbrio na reação (4) é deslocado para a direita quando uma grande fração de seus produtos reage posteriormente [reação (5)].

A partir desses resultados, está claro que a solução aquosa saturada de carbonato de cálcio é moderadamente alcalina; seu pH pode ser obtido da concentração de íon hidróxido de $9{,}9 \times 10^{-5}$ mol L^{-1}:

$$pH = 14 - pOH = 14 - \log_{10}[OH^-] = 14 - \log_{10}(9{,}9 \times 10^{-5}) = 10{,}0$$

A solução ser alcalina não é surpreendente, dado que o íon carbonato, como uma base fraca, é considerado como moderadamente forte.

PROBLEMA 13-13

Repita os cálculos da solubilidade de carbonato de cálcio pelo método de equilíbrio de aproximação simples usando dados reais para a água no inverno a uma temperatura de 5°C; sendo que nesta temperatura, $K_{ps} = 8,1 \times 10^{-9}$ para $CaCO_3$, $K_a = 2,8 \times 10^{-11}$ para HCO_3^- e $K_w = 2,0 \times 10^{-15}$. Comparando o resultado com o apresentado no texto a 25°C, decida se a solubilidade de carbonato de cálcio aumenta ou diminui com o aumento da temperatura.

PROBLEMA 13-14

Qual é a rede de reação quando reações (1) e (3) ocorrem juntas? Como é a constante de equilíbrio para este processo combinado relacionado ao K_1 e K_3? Mostre que o pH das soluções aquosas resultantes de uma pressão parcial de CO_2 de 0,00037 atm no processo combinado tem o mesmo valor de 5,6 quando é determinado considerando as reações individuais consecutivamente, como no Problema 3-10.

Na análise acima, foi considerado que o carbonato de cálcio está dissolvido em água pura e que a reação de carbonato com água determina o pH. Em algumas situações do mundo real, o pH da solução aquosa é predeterminado pela presença de algumas fontes dominantes de H^+ ou OH^-, tanto que a contribuição do carbonato de cálcio é insignificante. Em tais casos, a razão de bicarbonato para íon bicarbonato pode ser determinada do K_b e a conhecida, fixada [OH^-]:

$$[HCO_3^-]/[CO_3^{2-}] = K_b/[OH^-]$$

e, portanto,

$$[HCO_3^-] = K_b [CO_3^{2-}]/[OH^-]$$

A solubilidade S de carbonato de cálcio, e a concentração de íon cálcio dissolvido resultante, aqui é igual a soma das concentrações de íons carbonato e bicarbonato, então

$$S = [Ca^{2+}] = [CO_3^{2-}] + [HCO_3^-]$$
$$= [CO_3^{2-}] + K_b [CO_3^{2-}]/[OH^-]$$
$$= [CO_3^{2-}] (1 + K_b/[OH^-])$$

Se, por conveniência, temporariamente definimos $f = (1 + K_b/[OH^-])$, então

$$S = f [CO_3^{2-}]$$

Substituindo esta equação para [Ca^{2+}] na expressão do K_{ps} obtém-se

$$K_{ps} = f[CO_3^{2-}]^2$$

Resolvendo para a concentração de carbonato, nós obtemos

$$[CO_3^{2-}] = (K_{ps}/f)^{1/2}$$

E então

$$S = f[CO_3^{2-}] = (fK_{ps})^{1/2}$$
$$= \{K_{ps}(1 + K_b/[OH^-])\}^{1/2}$$

Portanto, como esperado pela aplicação do princípio de Le Châtelier para as reações, a solubilidade de carbonato de cálcio diminui quando a concentração de hidróxido (fixada) aumenta, o limite em altos níveis de OH⁻ sendo $(K_{ps})^{1/2}$, o valor nós obtemos assumindo que o íon carbonato não reage com a água. Em contrário, para a água que é neutro ou ácida e portanto baixa em íon hidróxido, a solubilidade de $CaCO_3$ é muito maior do que este valor, como ilustrado na Figura 13-8, onde o logaritmo de S é apresentado contra o pH do corpo de água.

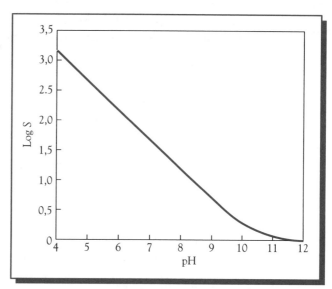

FIGURA 13-8 Solubilidade molar, S, em unidades de $K_{ps}^{0,5}$, de $CaCO_3$ em água livre de CO_2 *versus* o pH.

Água em equilíbrio com $CaCO_3$ e CO_2 atmosférico

O sistema discutido na seção anterior é de certa forma pouco realista, uma vez que deixa de considerar as outras espécies de carbono importantes na água – nominalmente, o dióxido de carbono e ácido carbônico – e as reações os envolvem. Estas reações serão agora consideradas no contexto de um corpo de água que está também em equilíbrio com o carbonato de cálcio sólido, ou seja, o sistema de três fases ilustrado na Figura 13-7.

À primeira vista, pode parecer que, como a reação (1) proporciona outra fonte de íons bicarbonato, pelo Principio de Le Châtelier, a produção de bicarbonato da reação (5), a partir de carbonato e água, deveria ser suprimida. Contudo, uma consideração mais importante é que a reação (1) origina íons hidrogênio, que se combinam com os íons hidróxido produzidos na reação (4) pela interação de íons carbonato com água, onde:

$$H^+ + OH^- \rightleftharpoons H_2O(aq) \qquad (7)$$

Consequentemente, a posição de equilíbrio de ambas as reações que produzem íons bicarbonato são deslocadas para a direita em virtude do desaparecimento de um de seus produtos pela reação.

Se as reações (1), (3), (4), (5) e (7) forem todas adicionadas juntas para deduzir a processo, depois de cancelar os termos comuns, o resultado é:

$$CaCO_3(s) + CO_2(g) + H_2O(aq) \rightleftharpoons Ca^{2+} + 2\ HCO_3^- \qquad (8)$$

Em outras palavras, combinando as quantidades equimolares de carbonato de cálcio sólido e dióxido de carbono atmosférico produz-se **bicarbonato de cálcio** aquoso, $Ca(HCO_3)_2$, sem qualquer aparente produção ou consumo de acidez ou alcalinidade:

Carbonato de cálcio (rocha) + dióxido de carbono (ar) = bicarbonato de cálcio
(em solução)

Águas naturais, nas quais ocorre este processo global, podem ser vistas como o local de uma titulação gigantesca de um ácido, a partir do CO_2 do ar com uma base que se origina dos íons carbonatos das rochas. [Observe que não necessitamos considerar a reação (2) nesta análise, uma vez que a reação (5) da base conjugada do bicarbonato com a água foi incluída.] No esquema do *oceano neutro* de sequestro (Capítulo 7), o dióxido de carbono do interior reage com o carbonato de cálcio ou com outros sais contendo cálcio; o resultado da pasta de bicarbonato de cálcio (ou outro sal) é então transportado para um depósito no oceano. Esta técnica evita o efeito de diminuição do pH do esquema do *oceano ácido* no qual o CO_2 é diretamente dissolvido na água do oceano.

Deveria ser notado que cada uma das reações individuais somadas são em si mesmas um equilíbrio que não se encontra inteiramente deslocado para a direita. Dado que as reações diferenciam-se em sua extensão de conversão, é uma aproximação para o estado que a reação global mostrada acima é somente um resultado da reação. De todo modo, este é o processo dominante, e é conveniente matematicamente considerá-lo primeiro sozinho para se estimar a extensão pela qual o $CaCO_3$ e CO_2 dissolve em água quando ambos estão presentes.

Considerando que a reação (8) é igual a soma das reações (1), (3), (4), (5) e (7), sua constante de equilíbrio K_8 é o produto de suas constantes de equilíbrio:

$$K_8 = K_{ps}K_b K_H K_{a1}/K_w$$

Neste caso, K_{a1} é a constante de dissociação ácida para o ácido carbônico. K_H é a constante da Lei de Henry (ver Capítulo 3) para a reação (3). K_w é o produto iônico da água, e consequentemente a constante de equilíbrio para a reação (7) é $1/K_w$. As outras constantes na equação para K_8 foram definidas anteriormente (ver Tabela 13-3). Assim, a 25 °C, para a reação global (8), segue que

$$K_8 = 1{,}5 \times 10^{-6}$$

Da equação balanceada para a reação, a expressão para K_8 é

$$K_8 = [Ca^{2+}][HCO_3^-]^2/P_{CO_2}$$

Se a concentração de cálcio for novamente chamada de S, então da reação estequiométrica (8), a concentração de bicarbonato deve ser duas vezes maior, ou igual a 2S; depois de se substituir as concentrações na equação para K_8 e rearranjar, obtemos

$$S(2S)^2 = K_8 P_{CO_2}$$

ou

$$4 S^3 = K_8 P_{CO_2}$$

Portanto a solubilidade de carbonato de cálcio aumenta com a raiz cúbica da pressão parcial de dióxido de carbono para a qual a água está exposta:

$$S = (K_8 P_{CO_2}/4)^{1/3}$$

Substituindo a pressão parcial atual de CO_2 na atmosfera, 0,00036 atm, correspondendo para uma concentração na atmosfera de 365 mg/L (Capítulo 6), e o valor numérico de K_8 nesta equação, obtém-se

$$S = 5{,}1 \times 10^{-4}\, mol/L^{-1} = [Ca^{2+}]$$

E enfim

$$[HCO_3^-] = 2S = 1{,}0 \times 10^{-3}\, mol\, L^{-1}$$

A quantidade de CO_2 dissolvida é também igual a S e é 35 vezes a quantidade que dissolve sem a presença de carbonato de cálcio (ver resultados do Problema 3-10). Além disso, a concentração calculada de cálcio é quatro vezes o valor calculado sem a presença de dióxido de carbono. Assim, a reação ácida de CO_2 dissolvido e a reação básica de carbonato dissolvido têm um efeito sinérgico uma sobre a outra que aumenta a solubilidade do gás e do sólido (ver Tabela 13-4). Em outras palavras, a água que contém dióxido de carbono dissolve mais prontamente o carbonato de cálcio. De fato, águas subterrâneas podem tornar-se super-

TABELA 13-4 Concentração de íons calculada para sistemas em equilíbrio aquoso

Íon	$CaCO_3$	CO_2 e $CaCO_3$
$[HCO_3^-]$	$9{,}9 \times 10^{-5}\, mol\, L^{-1}$	$1{,}0 \times 10^{-3}\, mol\, L^{-1}$
$[CO_3^{2-}]$	—	$8{,}8 \times 10^{-6}\, mol\, L^{-1}$
$[Ca^{2+}]$	$9{,}9 \times 10^{-5}\, mol\, L^{-1}$	$5{,}2 \times 10^{-4}\, mol\, L^{-1}$
$[OH^-]$	$9{,}9 \times 10^{-5}\, mol\, L^{-1}$	$1{,}8 \times 10^{-6}\, mol\, L^{-1}$
$[H^+]$	$1{,}0 \times 10^{-10}\, mol\, L^{-1}$	$5{,}6 \times 10^{-9}\, mol\, L^{-1}$
pH	10,0	8,3

saturadas com dióxido de carbono como resultado de processos de decomposição biológica e, neste caso, a solubilidade do carbonato de cálcio aumenta ainda mais – no mínimo – até que a água chegue a superfície, quando a desgaseificação do CO_2 ocorre.

> **PROBLEMA 13-15**
>
> Repita o cálculo para a solubilidade do $CaCO_3$ em água que está também em equilíbrio com o CO_2 atmosférico para uma água com temperatura de 5°C. Nesta temperatura, $K_H = 0,065$ para CO_2 e K_1 para H_2CO_3 é $3,0 \times 10^{-7}$; ver Problema 13-13 para obter os outros dados necessários para este cálculo.

Finalmente, as concentrações residuais de CO_3^{2-}, de H^+, e de OH^- no sistema podem ser deduzidas da constante de equilíbrio para as reações no conjunto (4), (5) e (7), uma vez que os equilíbrios nestes processos estão ainda presentes, não obstante a reação global (8). Assim, da reação (4),

$$[CO_3^{2-}] = K_{ps}/[Ca^{2+}] = 4,6 \times 10^{-9}/5,1 \times 10^{-4} = 9,0 \times 10^{-6} \text{ mol L}^{-1}$$

Da reação (5),

$$[OH^-] = K_b [CO_3^{2-}]/[HCO_3^-]$$
$$= (2,1 \times 10^{-4}) \times (9,0 \times 10^{-6})/1,0 \times 10^{-3} = 1,9 \times 10^{-6}$$

E finalmente da reação (7)

$$[H^+] = K_w/[OH^-] = 1,0 \times 10^{-14}/1,9 \times 10^{-6} = 5,3 \times 10^{-9}$$

A partir dos valores calculados para a concentração de íons hidrogênio, concluímos que as águas de rios e lagos a 25°C, com um pH determinado pela saturação com CO_2 e $CaCO_3$, seriam ligeiramente alcalinas, com um pH com valor em torno de 8,3.

Tipicamente, os valores de pH de águas calcárias estão na faixa de 7 a 9, em concordância razoável com nossos cálculos. Em virtude da pequena quantidade de bicarbonato em águas não calcárias, os valores de pH são normalmente próximos a 7. Se elas estiverem sujeitas a chuva ácida, o pH pode tornar-se substancialmente mais baixo uma vez que há pouco HCO_3^- ou CO_3^{2-} prontamente disponível para neutralizar o ácido.

Cerca de 80% de águas superficiais naturais nos Estados Unidos têm valores de pH entre 6,0 e 8,4. Lagos e rios expostos às chuvas ácidas terão níveis elevados de íons sulfato e, talvez, íons nitrato, já que os principais ácidos na precipitação são H_2SO_4 e HNO_3 (ver Capítulo 4).

PROBLEMA 13-16

Em águas sujeitas à chuva ácida, o pH não é determinado pelo sistema CO_2-carbonato, mas pela força do ácido contido na precipitação. Assumindo que o equilíbrio com o dióxido de carbono atmosférico esteja ocorrendo, calcule a concentração de HCO_3^- em águas naturais com pH = 6, 5 e 4 a 25°C. (Ver Tabela 13-3 para dados.)

PROBLEMA 13-17

Usando as expressões algébricas e os valores numéricos para o K_{a1} e K_{a2} de H_2CO_3 (Tabela 13-3), calcule os valores de pH para os quais $[H_2CO_3] = [HCO_3^-]$ e para $[HCO_3^-] = [CO_3^{2-}]$.

Concentração de íons em águas naturais e águas potáveis

Íons abundantes em águas doces

Como fica evidente na Tabela 13-5, os íons mais abundantemente encontrados em amostras de águas calcárias não poluídas são normalmente cálcio e bicarbonato, como observado em nossas análises anteriores. Normalmente, tais águas também contêm **íons magnésio**, Mg^{2+}, principalmente a partir da dissolução de $MgCO_3$; mais alguns íons sulfato, SO_4^{2-}; quantidades menores de **íons cloreto**, Cl^-, **íons sódio**, Na^+; e quantidades ainda menores de íons fluoretos, F^-, e íons potássio, K^+. A reação global (8) de dióxido de carbono e carbonato de cálcio implica que a razão molar de íons bicarbonato para íons cálcio deveria ser 2:1, e esta é uma regra que é normalmente obedecida para águas de rios na América do Norte e Europa. A concentração de íons cálcio calculada, $5,1 \times 10^{-4}$ mol L^{-1}, concorda bem com o valor médio para águas de rios da América do Norte de $5,3 \times 10^{-4}$ mol L^{-1}, e similarmente para os dados de bicarbonato. A concordância entre os resultados calculados e experimentais é algo fortuito, porque a temperatura média de água de rios está abaixo de 25°C – a qual resulta em uma mais alta solubilidade de CO_2 do que foi considerada – e porque vários fatores menores foram simplificados nos cálculos. De fato, águas calcárias de rios são normalmente não saturadas com respeito ao $CaCO_3$ mais do que saturada, como foi considerado implicitamente nos cálculos.

A água de rios e lagos que não está em contato com sais contendo carbonato possuem substancialmente menos íons dissolvidos do que o encontrado em águas calcárias. A concentração de íons de sódio e potássio pode ser tão alto quanto o cálcio, magnésio e íons bicarbonato nessas águas doces. Ainda em áreas sem calcário no solo, as águas contêm alguns íons bicarbonatos por causa do intemperismo de *aluminosilicatos* em solos e rochas na presença de dióxido de carbono atmosférico. A reação de intemperismo pode ser escrita em termos gerais como

$$M^+ (Al\text{-silicatos}^-)(s) + CO_2(g) + H_2O \longrightarrow M^+ + HCO_3^- + H_4SiO_4$$

onde M é um metal tal como potássio, e o ânion é um dos muitos íons aluminosilicatos encontrados em rochas (ver Capítulo 16). O intemperismo de *feldspato de potássio* é um exemplo de uma das mais importantes fontes de íon potássio em águas naturais:

$$3\,KAlSi_3O_8(s) + 2\,CO_2(g) + 14\,H_2O \longrightarrow$$
$$2\,K^+ + 2\,HCO_3^- + 6\,H_4SiO_4 + KAl_3Si_3O_{10}(OH)_2(s)$$

Portanto, o bicarbonato normalmente é o ânion predominante em águas calcárias e não calcárias, uma vez que é produzido pela dissolução de calcário e aluminosilicatos, respectivamente.

A composição média de águas de rios nos Estados Unidos, e no mundo de uma maneira geral, é dada na Tabela 13-5. Como discutido, os valores para as concentrações de íons de cálcio e magnésio variam significativamente de lugar para lugar, dependendo ou não da presença de calcário no solo.

TABELA 13-5 Concentrações padrões em águas de rio e águas potáveis para íons

| | Concentração molar em água de rio | | Concentração em ppm em água potável | | |
| | | | | Máxima concentração recomendada | |
Íon	Média mundial	Média Estados Unidos	Média Estados Unidos	Estados Unidos	Canadá
*HCO_3^-	$9,2 \times 10^{-4}$	$9,6 \times 10^{-4}$	60		
Ca^{2+}	$3,8 \times 10^{-4}$	$3,8 \times 10^{-4}$	15		
Mg^{2+}	$1,6 \times 10^{-4}$	$3,4 \times 10^{-4}$	8		
Na^+	$3,0 \times 10^{-4}$	$2,7 \times 10^{-4}$	6		200
Cl^-	$2,3 \times 10^{-4}$	$2,2 \times 10^{-4}$	8	250	250
SO_4^{2-}	$1,1 \times 10^{-4}$	$1,2 \times 10^{-4}$	12	250	500
K^+	$5,4 \times 10^{-5}$	$5,9 \times 10^{-5}$	2		
F^-	—	$5,3 \times 10^{-6}$	0,1	0,8-2,4	1,5
NO_3^-	$1,4 \times 10^{-5}$	—			
Fe^{3+}	$7,3 \times 10^{-6}$	—			

* Nota: O valor para bicarbonato é na verdade a alcalinidade total.
Fontes: Dados mundiais de R.A. Larson and E.J. Weber, *Reaction Mechanisms in Environmental Organic Chemistry* (Boca Raton, FL: Lewis Publishers).

A água doce na qual a concentração de íon é anormalmente alta é chamada de **água salina** e é normalmente imprópria para beber. A maior parte da água salina é o resultado da irrigação, na qual a água é transportada para dentro da terra onde ocorre pouca chuva. A água evapora muito se o clima é quente e seco, deixando os sais dos íons que estavam presentes na água de irrigação. A água carregada da chuva e da irrigação no abastecimento de água consequentemente é salina. Se a água da irrigação é reciclada, ela torna-se mais e mais salina conforme o tempo vai passando. O degelo de estradas no inverno em climas nórdicos também contribuem para a salinidade dos corpos de água.

Íons fluoreto em água

O nível de **íons fluoreto**, F^-, em água também possui substancial variação, de menos do que 0,01 ppm para mais do que 20 mg/L, em diferentes regiões do mundo. A maior fonte de F^- é proveniente do mineral **fluorapatita**, $Ca_5(PO_4)_3F$.

No México e alguns países da Europa, o **fluoreto de sódio**, NaF, é adicionado ao sal de cozinha. Em muitas comunidades de países de língua inglesa – incluindo os Estados Unidos (cerca da metade da população), o Canadá, a Austrália e a Nova Zelândia, nos quais a concentração de F^- na fonte de água potável é baixa – uma fonte solúvel de fluoreto tal como **ácido fluorosilícico**, H_2SiF_6, ou seu sal de sódio, o qual reage com água para liberar íons fluoreto, é frequentemente adicionado na água para alcançar um nível de fluoreto até 1 mg/L, ou seja, 5×10^{-5} mol L^{-1}. Este valor, ao menos no passado, foi considerado ideal na fortificação dos dentes das crianças contra processos de perda dentária ao mesmo tempo em que oferecem uma margem de segurança contra a ocorrência de problemas desta natureza. No entanto, se o nível de fluoreto estiver acima deste valor, como ocorre em algumas águas naturais, podem ocorrer efeitos deletérios sobre os dentes, tais como a ocorrência de manchas brancas. O nível de contaminante máximo para fluoreto nos Estados Unidos para águas potáveis é de 4 ppm. Quase todas as marcas de cremes dentais disponíveis em países desenvolvidos contêm flúor na forma de fluoreto de sódio, **fluoreto estanoso**, SnF_2, ou **monofluorofosfato de sódio**. Muitas crianças na América do Norte também recebem fluoreto na forma tópica, não somente a partir de seus cremes dentais, mas, em alguns casos, da aplicação pelos seus dentistas.

A adição de íons fluoreto no abastecimento de água potável continua sendo um assunto com controvérsias porque a alta concentração de fluoreto é conhecida por ser perigosa, e talvez carcinogênica, e porque determinadas pessoas sentem que é antiético obrigar-se a ingestão generalizada de água em que essas substâncias foram adicionadas. De fato, para muitas pessoas, a quantidade total de íons fluoreto ingerida a partir alimentos e bebidas (especialmente chá) excede a da água.

Água potável engarrafada

A concentração máxima de íons recomendada para água para consumo humano nos Estados Unidos e no Canadá está também listada na Tabela 13-5. A concentração de íons sódio, Na$^+$, em água é de interesse, porque se sabe que o alto consumo deste composto em água e alimentos salgados aumenta a pressão sanguínea, o que pode provocar doenças cardiovasculares. O excesso de sulfato, além de 500 ppm, pode causar um efeito laxativo em algumas pessoas. É importante notar que algumas variedades de águas potáveis engarrafadas, que as pessoas provavelmente bebem em preferência à água de torneira por causa da preocupação com a saúde, excedem o valor recomendado para alguns íons. Várias das marcas mais conhecidas de águas engarrafadas excederam os padrões para água potável para arsênio e/ou fluoreto em um estudo feito em 1999 pelo U.S. National Resources Defense Council. Por outro lado, elas estavam livres de clorofórmio, substância considerada um problema em abastecimento de água em muitas municipalidades, como discutido no Capítulo 14. Um estudo recente observou que várias marcas não obedeciam ao novo padrão de 10 ppm para arsênio (Capítulo 15), e constatou-se a migração de bisfenol-A (Capítulo 12) dos policarbonatos dos quais são feitos os frascos que armazenam a água.

Os fornecedores de águas engarrafadas algumas vezes fazem propaganda dizendo que seus produtos têm concentração "zero" de fluoreto e/ou sódio, ou ainda que são *livres de sódio* ou *livres de fluoreto*. Essas propagandas são enganosas, já que as reais concentrações não são zero, mas abaixo do nível de detecção do método analítico utilizado pelos próprios fabricantes, ou ainda abaixo de um limite especificado pelo governo. "Zero" não é uma resposta significativa para a questão "quanto" de um composto químico está presente em uma amostra.

Água do mar

A concentração total de íons na água do mar é muito maior do que em águas doces, uma vez que ela contém grandes quantidades de sais dissolvidos. As espécies predominantes em água do mar são íons sódio e cloreto, os quais estão presentes em aproximadamente 1000 vezes a concentração média encontrada em águas doces. A água do mar também contém alguma concentração de Mg^{2+} e SO_4^{2-} e menores quantidades de outros íons. Se a água marinha for gradualmente evaporada, o primeiro sal que precipita é o $CaCO_3$ (presente em uma concentração de 0,12 g L^{-1}), seguido por $CaSO_4 \cdot H_2O$ (1,75 g L^{-1}), então NaCl (29,7 g L^{-1}), $MgSO_4$ (2,48 g L^{-1}) $MgCl_2$ (3,32 g L^{-1}), NaBr (0,55 g L^{-1}), e finalmente KCl (0,53 g L^{-1}). Portanto, o "sal do mar" é uma mistura de todos esses sais, os quais juntos constituem 3,5% da massa da água do mar. Em virtude, primeiramente, do sistema de equilíbrio CO_2-bicarbonato-carbonato discutido anteriormente para águas doces, o pH médio de águas superficiais oceânicas é de 8,1. A água do mar tem um baixo conteúdo de carbono, sendo o seu valor de DOC de cerca de 1 mg L^{-1}.

Índice de alcalinidade para águas naturais

As reais concentrações dos cátions e ânions em uma amostra real de água não pode simplesmente ser assumida como sendo igual ao valor teórico calculado acima para cálcio, carbonato e bicarbonato por duas razões:

- a água pode não estar em equilíbrio com o carbonato de cálcio sólido ou com o CO_2 atmosférico;
- outros ácidos ou bases podem também estar presentes.

O índice apresentado pela química analítica para representar a real concentração em água dos ânions básicos é fornecido pelo valor de **alcalinidade** para uma dada amostra. A *alcalinidade é uma medida da habilidade de uma amostra de água em agir como uma base pela reação com prótons*. Em termos práticos, a alcalinidade de um corpo aquático é uma medida conveniente da capacidade do corpo aquático em resistir à acidificação pela neutralização, quando submetida a uma chuva ácida. Do ponto de vista operacional, alcalinidade, mais especificamente a **alcalinidade total**, é o número de moles de H^+ necessário para titular 1 litro de amostra de água até o ponto final. Para uma solução contendo íons carbonato e bicarbonato, bem como OH^- e H^+, por definição

$$\text{Alcalinidade (total)} = 2\,[CO_3^{2-}] + [HCO_3^-] + [OH^-] - [H^+]$$

O fator 2 aparece em frente da concentração do íon carbonato uma vez que, na presença de H^+, ele é primeiro convertido ao íon bicarbonato, o qual é então convertido por um segundo íon hidrogênio em ácido carbônico:

$$CO_3^{2-} + H^+ \rightleftharpoons HCO_3^-$$
$$HCO_3^- + H^+ \rightleftharpoons H_2CO_3$$

Contribuições menores para a alcalinidade de sistemas de água doce podem incluir amônia dissolvida, os ânions de ácidos *fosfóricos, bóricos* e *silícicos*, e H_2S, bem como matéria orgânica natural.

A alcalinidade de águas naturais varia de menos de 5×10^{-5} mol L^{-1} (50 µ mol L^{-1}) para mais do que 2×10^{-3} mol L^{-1} (2000 µ mol L^{-1}), comparado ao valor de cerca de 3×10^{-4} mol L^{-1} que corresponde a nossa estimativa para água em contato com o CO_2 atmosférico (ver Problema 13-19). Lagos têm alcalinidade menor do que cerca de 200 µ mol L^{-1} são considerados "altos" em sensibilidade, e aqueles com alcalinidade maior do que 400 µ mol L^{-1} são classificados como de "baixa" sensibilidade. Os valores de alcalinidade são algumas vezes expressos como miligramas de equivalentes de $CaCO_3$, mais do que moles de H^+, por litro, em uma maneira similar ao explicado posteriormente, para o conceito de dureza.

Por convenção em química analítica, o **alaranjado de metila** é usado como o indicador em titulações nas quais a alcalinidade total é determinada. O alaranjado de metila é escolhido porque não muda de cor até que a solução esteja ligeiramente ácida (pH = 4); sob tais condições, não somente todos os íons carbonato na amostra foram transformados em bicarbonato, mas virtualmente todos os íons carbonato foram transformados em ácido carbônico (ver Problema 13-18 e Figura 13-6).

Outro índice frequentemente encontrado nas análises de águas naturais é a **alcalinidade à fenolftaleína** (também chamada de *alcalinidade carbonatada*) que é uma medida da concentração dos íons carbonato e de outros ânions similarmente básicos.

Para titular somente CO_3^{2-} e não HCO_3^-, o indicador **fenolftaleína**, ou um com características similares, deve ser usado. A fenolftaleína muda de cor a um pH entre 8 e 9, fornecendo um aceitável ponto final de alcalinidade. Nesses valores de pH somente uma quantidade insignificante do íon bicarbonato terá sido convertido para ácido carbônico, mas a maioria do CO_3^{2-} foi convertida para HCO_3^-. Assim,

$$\text{Alcanilidade à fenolftaleína} = [CO_3^{2-}]$$

PROBLEMA 13-18

Calcule o valor das razões $[HCO_3^-]/[CO_3^{2-}]$ e $[H_2CO_3]/[HCO_3^-]$ no valor de pH de 4 e 8,5 para confirmar as afirmações feitas em relação à natureza das espécies presentes no ponto final das titulações com alaranjado de metila e fenolftaleína; [*Lembre-se: use as expressões da constante de equilíbrio e valores de K para as reações (1) e (2).*]

PROBLEMA 13-19

Calcule o valor esperado para a alcalinidade total e para a alcalinidade à fenolftaleína de uma solução saturada a 25°C de carbonato de cálcio em água, e as compare com os valores de uma solução que também está em equilíbrio com o dióxido de carbono atmosférico. Use as concentrações listadas na última coluna da Tabela 13-4.

PROBLEMA 13-20

Calcule a alcalinidade total para uma amostra de água de rio na qual a alcalinidade à fenolftaleína é conhecida como sendo $3,0 \times 10^{-5}$ mol L^{-1}, o pH é 10,0, e a concentração de íons bicarbonato é $1,0 \times 10^{-4}$ mol L^{-1}.

O valor de alcalinidade para um lago é algumas vezes usado pelos biólogos como uma medida de sua habilidade para manter a vida de plantas aquáticas, sendo que um valor alto indica um alto potencial de fertilidade. As razões de tal situação são frequentemente as seguintes: algas extraem o dióxido de carbono para realizar fotossíntese dos íons bicarbonatos, os quais são abundantes em águas calcárias, por uma inversão da reação CO_2—$CaCO_3$ discutida anteriormente:

$$Ca^{2+} + 2\,HCO_3^-(aq) \longrightarrow CO_2 + CaCO_3(s) + H_2O$$

Enfim, pequenos cristais de carbonato são algumas vezes observados em lagos que estejam passando por um processo de fotossíntese ativa.

$$CO_2 + H_2O + \text{luz solar} \longrightarrow CH_2O\ \text{polímero} + \tfrac{1}{2}O_2$$
$$\text{(como algas)}$$

Em águas não calcárias, que têm baixa alcalinidade e baixo conteúdo de cálcio, a dissociação do íon bicarbonato na água forma não apenas dióxido de carbono, mas também o íon hidróxido:

$$HCO_3^- \rightleftharpoons CO_2 + OH^-$$

As algas capturam prontamente este CO_2 para suas necessidades fotossintéticas, ao custo de possibilitar um aumento de íon hidróxido de forma que a água do lago torna-se bastante básica – com um pH tão alto quanto 12,3 tendo sido medido em alguns casos.

O índice de dureza para águas naturais

Químicos analíticos normalmente usam o **índice de dureza** como uma medida de certos cátions importantes presentes em amostras de águas naturais, uma vez que este mede a concentração total dos íons Ca^{2+} e Mg^{2+}, as duas espécies que são as principais responsáveis pela dureza no abastecimento de águas. Quimicamente, o índice de dureza é definido como

$$\text{dureza} = [Ca^{2+}] + [Mg^{2+}]$$

Experimentalmente, a dureza pode ser determinada titulando uma amostra de água com **ácido etilenodiaminotetracético** (EDTA), substância que forma um complexo muito forte com íons metálicos excetuando-se os metais alcalinos (ver Capítulo 15 para detalhes). Tradicionalmente, a dureza é expressa não como uma concentração molar de íons, mas como *a massa em miligramas por litro de carbonato de cálcio que contém o mesmo número íons (+2)*. Assim, por exemplo, uma amostra de água que contenha um total de 0,0010 mol de Ca^{2+} + Mg^{2+} por litro possuiria um valor de dureza de 100 mg de $CaCO_3$, desde que a massa molar de $CaCO_3$ seja 100 g e assim 0,0010 mol pesa 0,1 g, ou 100 mg.

A maior parte do cálcio entra na água a partir do $CaCO_3$ na forma de calcário ou de depósitos minerais de $CaSO_4$. A principal fonte do magnésio é o *calcário dolomítico*, $CaMg(CO_3)_2$. A dureza é uma característica importante de águas naturais, uma vez que os íons cálcio e magnésio formam sais insolúveis com os ânions em sabões, formando uma espécie de "nata" na água de lavagem. A água é considerada "dura" se contém uma concentração substancial de íons cálcio e/ou magnésio; portanto a água calcária é "dura". Alguns cientistas definem água como sendo dura se o seu índice de dureza exceder 150 mg L^{-1}.

Muitas áreas possuem solos que contêm pouco ou nenhum íon carbonato, e sua dissolução e reação com CO_2 para produzir bicarbonato não ocorre. Tais águas "leves" tipicamente têm um pH muito mais próximo de 7 do que ocorre em águas duras, uma vez que estas contêm poucos ânions básicos. No entanto, há lagos com pouco cálcio e magnésio dissolvidos, mas relativamente altas concentrações de **carbonato de sódio** dissolvido, Na_2CO_3; tais lagos têm um grau muito baixo de dureza, mas alto em alcalinidade.

Pessoas que vivem em áreas de água dura apresentam um índice médio de mortalidade por doenças cardíacas menor do que as pessoas que vivem em áreas com águas muito mais leves. Recente pesquisa em área rural da Finlândia revelou que o risco de ataques cardíacos diminuiu continuamente quando a concentração de magnésio no abastecimento de água local aumentou.

PROBLEMA 13-21

Qual é o valor do índice de dureza em miligramas de $CaCO_3$ por litro para uma amostra de 500 mL de água que contenha 0,0040 g de íons cálcio e 0,0012 g de íons magnésio?

PROBLEMA 13-22

Calcule a dureza, em miligramas de $CaCO_3$ por litro, de uma água que esteja em equilíbrio a 25°C com dióxido de carbono e carbonato de cálcio, usando os resultados na coluna final da Tabela 13-4. Assuma que a água está livre de magnésio. O valor calculado é maior ou menor do que o valor de dureza mediana de 37 mg/L encontrado para águas superficiais nos Estados Unidos?

Alumínio em águas naturais

A concentração de **íons alumínio** em águas naturais normalmente é muito pequena, cerca de 10^{-6} mol L^{-1}. Este baixo valor decorre do fato de que na faixa típica de pH para águas naturais (6 a 9), a solubilidade do alumínio contido em rochas e solos para os quais a água está exposta é muito pequena. A solubilidade de compostos de alumínio em água é controlada pela solubilidade de **hidróxido de alumínio**, $Al(OH)_3$. Dado que o K_{ps} do hidróxido é cerca de 10^{-33} a uma temperatura normal para a água, então para a reação

$$Al(OH)_3 \rightleftharpoons Al^{3+} + 3\,OH^-$$

é deduzido que

$$[Al^{3+}][OH^-]^3 = 10^{-33}$$

Considere, por exemplo, uma simples amostra de água na qual o pH é 6. Uma vez que a concentração de hidróxido em tal água é 10^{-8} mol L^{-1}, segue-se que

$$[Al^{3+}] = 10^{-33}/(10^{-8})^3 = 10^{-9} \text{ mol } L^{-1}$$

Embora este valor seja muito pequeno, para cada unidade que diminuir no pH, a concentração de íons alumínio aumenta por um fator de 10^3, alcançando 10^{-6} mol L^{-1} a um pH de 5 e 10^{-3} mol L^{-1} a um pH de 4. Assim o alumínio é muito mais solúvel em rios altamente acidificados e lagos do que naqueles onde o valor de pH não fica abaixo de 6 ou 7. Enfim, Al^{3+} é normalmente o cátion principal em águas em que o pH é menor do que 4,5, excedendo ainda as concentrações de Ca^{2+} e Mg^{2+}, as quais são os cátions dominantes em valores de pH maiores do que 4,5.

Nos últimos anos, surgiram temores de que a ingestão de alumínio a partir do consumo de água potável e do uso de panelas de alumínio para cozinhar fosse causa principal da doença de Alzheimer; no entanto, as pesquisas sobre as quais esta conclusão foi baseada não puderam ser repetidas. Hoje muitos neurocientistas não acreditam que haja uma forte relação entre a doença e a ingestão de alumínio, já que estudos epidemiológicos sobre este problema não foram definitivos ou tampouco consistentes. No entanto, pesquisas apresentadas no Canadá e na Austrália na metade da década de 90 indicam que o consumo de água potável com mais do que 100 μg/L de alumínio – nível comum de alumínio em água potável purificada com sulfato de alumínio (ver Capítulo 14) – pode causar danos neurológicos, tais como perda de memória, e talvez um pequeno aumento na incidência de doença de Alzheimer.

Pensa-se que o principal efeito prejudicial de águas ácidas sobre os peixes ocorre a partir da solubilização de alumínio de solos, e sua subsequente existência com um íon livre em águas ácidas, como discutido no Capítulo 4. Infelizmente, o $Al(OH)_3$ precipita como um gel em contato com as brânquias menos ácidas dos peixes, e o gel previne a ingestão normal de oxigênio da água, sufocando o peixe.

Também se acredita que a mobilização do alumínio em solos é uma das influências negativas que a chuva ácida causa sobre as árvores, resultando na morte das florestas. Solos que contêm rochas calcárias são normalmente considerados como sendo tamponados contra grandes mudanças no pH por causa da habilidade de íons carbonato e bicarbonato de neutralizar H^+, mas após décadas, a superfície dos solos pode gradualmente perder seu conteúdo de carbonato por um contínuo bombardeamento de chuva ácida. Assim, solos que recebem chuvas ácidas eventualmente tornam-se acidificados. Quando o pH do solos cai abaixo de 4,2, o alumínio é lixiviado do solo e rochas e torna-se significativo. Tal acidificação ocorreu em algumas regiões na Europa Central, incluindo Polônia, a ex-Checoslováquia e a Alemanha Oriental, onde a solubilização resultante do alumínio pode ter contribuído para a devastação das florestas observada nos anos 80.

PROBLEMA 13-23

Qual é a concentração, em gramas por litro, de alumínio dissolvido em água com um pH de 5,5?

PROBLEMA 13-24

Calcule o valor de pH no qual a concentração do íon alumínio dissolvido em água é 0,020 mol L^{-1}, assumindo que ele é controlado pelo equilíbrio com o hidróxido de alumínio sólido.

Questões de revisão

1. Escreva a semirreação balanceada para O_2 quando a matéria orgânica é oxidada.

2. Como a temperatura afeta a solubilidade de O_2 na água? Explique o que significa *poluição térmica*.

3. Defina DBO e DQO e explique por que seus valores para a mesma amostra de água podem diferir ligeiramente. Explique por que águas naturais podem ter um alto valor de DBO.

4. O que significa os acrônimos COT e COD, e como eles diferem em termos do que medem?

5. Escreva as semirreações usadas na titulação de DQO que converte íons dicromato para íons Cr^{3+} e as balanceie.

6. Escreva a reação química balanceada pela qual o carbono orgânico, representado como CH_2O, é convertido por bactérias sob condições anaeróbias.

7. Desenhe um diagrama de níveis classificando as camadas da superfície e do fundo de um lago no verão, em função de seu caráter oxidante ou redutor, mostrando as formas estáveis de carbono, enxofre, nitrogênio e ferro nas duas camadas.

8. Quais são os exemplos compostos com enxofre altamente reduzidos ou altamente oxidados de importância ambiental? Escreva a reação balanceada pela qual o sulfato pode oxidar a matéria orgânica.

9. Explique o fenômeno de *drenagem ácida de minas*, escrevendo as equações químicas balanceadas. Como o Fe^{3+} também age como um agente oxidante neste caso?

10. O que se entende por pE de uma solução aquosa? O que significa um valor baixo (negativo) de pE em uma solução? Quais as espécies que determinam o valor de pE em águas aeradas?

11. Qual é o ácido e qual é a base que domina na química da maioria dos sistemas de águas naturais, e quais as interações produzidas pelos íons bicarbonatos?

12. Qual é a maior fonte de íons carbonato em águas naturais? Qual é o nome dado para águas que estão expostas a esta fonte?

13. Escreva a reação aproximada entre íons carbonato e água em um sistema que *não* está exposto ao dióxido de carbono atmosférico. A água resultante é ácida, alcalina ou neutra?

14. Escreva a reação aproximada entre íons carbonato e água em um sistema que está exposto ao dióxido de carbono atmosférico. A água resultante é ácida, alcalina ou neutra? Explique por que a produção de íons bicarbonato a partir de íons carbonato não inibe a sua produção a partir de dióxido de carbono, e vice-versa.

15. Se duas reações em equilíbrio são somadas, qual é a relação entre as constantes de equilíbrio para as reações individuais e para a reação global?

16. Qual é a fonte natural de íons fluoreto em água? Como e por que o nível de fluoreto em água potável artificialmente aumentou para cerca de 1 ppm em muitas municipalidades?

17. Defina o *índice de alcalinidade total* e o *índice de alcalinidade à fenolftaleína* para água.

18. Defina o *índice de dureza* para água.

19. Quais são os íons mais abundantes em águas doces e limpas?

20. Explique por que a concentração de alumínio em águas acidificadas é muito maior do que em águas neutras. Como o aumento do nível de íons alumínio afeta peixes e árvores?

Questões de Química Verde

Veja as discussões das áreas de foco e os princípios da Química Verde na Introdução antes de tentar resolver estas questões.

1. O que ocorre durante o processo de lavagem (scouring) do algodão e por que este processo é necessário para a produção final das fibras de algodão?

2. A biopreparação (um processo enzimático) foi substituída pelo uso de grandes quantidades de hidróxido de sódio no processo de lavagem de algodão.

(a) Descreva quaisquer problemas ambientais ou perigos para os trabalhadores associados com o uso de hidróxido de sódio no processo de lavagem do algodão.

(b) Os mesmos problemas ambientais ou perigos aos trabalhadores poderiam ser eliminados pelo uso de biopreparação?

3. O desenvolvimento da biopreparação pelo Novozymes – North America Inc. venceu um Presidential Green Chemistry Challenge Award.

(a) Em qual das três áreas-foco desse prêmio este processo melhor se encaixa?

(b) Liste no mínimo três dos 12 princípios da Química Verde que são considerados na química desenvolvida pela Novozymes – North America Inc.

Problemas adicionais

Ver Tabela 13-3 para dados.

1. Por um período de vários dias, estime seu uso de água na categoria de chuveiro/banheira, lavagem de roupas, vaso sanitário, lavagem de louças e cozimento. (Muitos vasos sanitários trazem o dado de volume por descarga. A capacidade do volume de água da máquina de lavar pode ser estimada das dimensões da parte interna da máquina: 1 L = 10 cm × 10 cm × 10 cm. Usando um copo de medida, descubra quanto gasta seu chuveiro para liberar 1 litro de água, e ajuste os dados de acordo com a duração média do seu banho.)

2. O parâmetro COT para amostras de água é medido pela oxidação da matéria orgânica para dióxido de carbono, e então medido pela quantidade de dióxido de carbono originado da solução. Se uma amostra de 5,0 L de efluente produziu 0,25 mL de gás de dióxido de carbono, medido a uma pressão de 0,96 atm e a uma temperatura de 22°C, calcule o valor de COT para a amostra. Assumindo a composição média da matéria orgânica como sendo CH_2O, calcule o valor de DQO para a amostra de água em decorrência do seu conteúdo orgânico. [A constante para o gás é $R = 0,082$ L atm/mol K.]

3. (a) Balanceie a semirreação de redução que converte SO_4^{2-} a H_2S sob condições ácidas.

(b) Deduza as expressões relacionadas com o pE e pH, a concentração do íon sulfato e a pressão parcial do gás de sulfeto de hidrogênio, dado que para a semirreação, o $pE^0 = -3,50$ V quando o pH é 7,0.

(c) Deduza a pressão parcial do sulfeto de hidrogênio quando a concentração de íons sulfato é 10^{-5} mol L^{-1} e o pH é 6,0 para água que está em equilíbrio com o oxigênio atmosférico.

4. Calcule a solubilidade de carbonato de chumbo (II), $PbCO_3$ ($K_{ps} = 1,5 \times 10^{-13}$), em água, dado que muito dos íons carbonato produzem reações com a água para formar íons bicarbonato. Recalcule a solubilidade, assumindo que nenhum íon carbonato reagiu para formar bicarbonato. Seu resultado é significativamente diferente daquele calculado assumindo a reação completa de carbonato com água?

5. O íon bicarbonato, HCO_3^-, pode potencialmente agir como um ácido ou como uma base em água. Escreva as equações químicas para estes dois processos e, a partir da informação dada neste capítulo, determine o ácido correspondente e a constante de dissociação básica. Dada a relativa magnitude das constantes de dissociação, decida se a reação dominante de bicarbonato em água será como um ácido ou como uma base. Calcule o pH de uma solução aquosa de 0,010 mol L^{-1} de bicarbonato de sódio em água usando a reação dominante sozinha e assumindo que a quantidade de íons carbonato e ácido carbônico de outras fontes são insignificantes neste caso.

6. Uma amostra de água de lago a 25°C é analisada e os seguintes parâmetros são encontrados:

Alcalinidade total = $6,2 \times 10^{-4}$ mol L^{-1}
Alcalinidade à fenolftaleína = $1,0 \times 10^{-5}$ mol L^{-1}
pH = 7,6
dureza = 30,0 mg L^{-1}
$[Mg^{2+}] = 1,0 \times 10^{-4}$ mol L^{-1}

Extraia todas as possíveis concentrações dos íons simples que você puder usando estes dados. Também determine se a água está ou não em equilíbrio com respeito ao sistema carbonato-bicarbonato, e se está saturada ou não com o carbonato de cálcio.

7. A concentração de O_2 de uma amostra de água pode ser determinada usando o chamado método da titulação de Winkler. Nele, o oxigênio em uma amostra pequena da água é reagida com o $MnSO_4$ em uma solução básica. A reação precipita o manganês como MnO_2, o qual converte o I^- adicionado em I_2. O iodo molecular é então quantitativamente determinado pela titulação em solução ácida com uma solução padronizada de tiosulfato de sódio, $Na_2S_2O_3$. O conjunto de equações para as reações é:

$$2 Mn^{2+} + 4 OH^- + O_2(aq) \longrightarrow 2 MnO_2(s) + 2 H_2O$$

$$MnO_2(s) + 4 H^+ + 2 I^- \longrightarrow Mn^{2+} + I_2 + 2 H_2O$$

$$I_2(aq) + 2 S_2O_3^{2-} \longrightarrow S_4O_6^{2-} + 2 I^-$$

Na determinação de DBO de uma amostra de água, um químico testou duas amostras de 10,00 mL de água, uma antes e outra depois de um período de cinco dias de incubação. Eles necessitaram de 10,15 e 2,40 mL de uma solução padrão de 0,00100 mol L^{-1} de $K_2S_2O_3$. Calcule a DBO, em unidades de miligramas por litro, desta amostra de água. Baseado nos resultados, você consideraria esta água poluída?

Leitura complementar

1. T. Oki and S. Kanae, "Global Hydrological Cycles and World Water Resources," *Science* 313 (2006): 1968.

2. W.Stumm and J.J. Morgan, *Aquatic Chemistry: Chemical Equilibria and rates in Natural Waters*, 3rd ed. (New York: Wiley-Interscience, 1996).

3. A. Kousa et al., "Calcium: Magnesium Ratio in Local Groundwater and Incidence of Acute Myocardial Infarction Among Males in Rural Finland," *Environmental Health Perspectives* 114 (2006): 730.

4. "What's in that Bottle?" *Consumer Reports* (January 2003):38.

5. B. Hileman, "Fluoridation of Water," *Chemical and Engineering News* (1 August 1988) 26.

6. F.M.M. Morel and J.G. Hering, *Principles and Applications of Aquatic Chemistry* (New York: Wiley, 1993).

7. G. Sposito, ed., *The Environmental Chemistry of Aluminum*, 2nd ed. (Boca Raton, FL: Lewis Publishers, 1996).

Material online

Acesse o site www.bookman.com.br e leia o material complementar deste capítulo, com dicas sobre o que você pode fazer.

Capítulo 14

Poluição e Purificação da Água

Neste capítulo, os seguintes tópicos introdutórios de química serão usados:
- Conceitos de equilíbrio ácido-base e cálculos; pH
- Química orgânica básica estrutural (como no Apêndice)
- Número de Oxidação e semirreações redox
- Catálise
- Destilação

Fundamentos dos capítulos anteriores usados neste capítulo:
- Níveis máximos de contaminação (Capítulo 10)
- DBO (Capítulo 13)
- COV (Capítulo 3)
- Adsorção (Capítulo 4)
- Reações fotoquímicas; Luz UV (Capítulos 1-5)
- Radicais livres (Capítulo 1)
- Hidrocarbonetos BTX (Capítulo 7)
- Escala de concentração em ppm em água (Capítulo 10)
- Nível de não efeitos NOEL (Capítulo 11)

Introdução

A poluição de águas naturais por contaminantes biológicos e químicos é um problema mundial. Há poucas áreas povoadas, seja em países desenvolvidos ou não, que não sofrem de alguma forma de poluição das águas. Neste capítulo discutiremos os vários métodos – tradicionais e inovadores – pelos quais as águas podem ser tratadas. Começamos por discussões técnicas utilizadas para purificar a água potável das fontes relativamente descontaminadas, e então consideramos a poluição e remediação de águas subterrâneas e de esgoto e efluentes. Finalmente, investigamos as técnicas modernas avançadas com as quais o ar e a água poluídas podem ser limpas.

Desinfecção da água

A qualidade da água "bruta" (não tratada), captada de águas superficiais ou águas subterrâneas, com a intenção de ser usada como água potável, varia de quase pura para altamente poluída. Como o tipo e a quantidade de poluentes em água bruta são variáveis, os processos usados em sua purificação também variam de um lugar para outro. Os procedimentos mais comumente usados são mostrados na forma de diagrama na Figura 14-1. Antes de discutir os tópicos mais importantes de desinfecção, devemos discutir os vários passos de não desinfecção frequentemente usados nos processos de purificação.

Aeração das águas

A **aeração** é normalmente usada para melhorar a qualidade das águas. As estações municipais de tratamento de água potável promovem a aeração da água captada de aquíferos para remover os gases dissolvidos tais como o mal cheiroso **sulfeto de hidrogênio,** H_2S, e compostos *organosulfurados*, bem como compostos orgânicos voláteis, alguns dos quais podem ter um odor detectável. A aeração de água potável também resulta em reações que produzem CO_2 de matérias orgânicas mais facilmente oxidáveis. Se necessário, por razões de odor, sabor ou saúde, muitos dos compostos orgânicos podem ser removidos pela passagem da água sobre carvão ativado, embora este processo seja relativamente caro, tanto que poucas instalações o usam (ver Quadro 14-1). Outra vantagem da aeração é que o aumento do conteúdo de oxigênio da água oxida Fe^{2+} solúvel para Fe^{3+}, o qual forma hidróxidos insolúveis (e espécies relacionadas) que podem ser removidas como sólidos:

$$Fe^{3+} + 3\ OH^- \longrightarrow Fe(OH)_3(s)$$

(Assuma que os íons nas reações sem um estado especificado estão em solução aquosa.)

Depois da aeração, partículas coloidais na água são removidas. Se a água é *excessivamente* dura, cálcio e magnésio são removidos antes do estágio final de desinfecção e da adição de flúor. Todos esses procedimentos estão descritos a seguir (ver Figura 14-1).

Remoção de cálcio e magnésio

Se a água vem de poços em áreas com rochas calcárias, conterá um nível significante de íons Ca^{2+} e Mg^{2+}, os quais são normalmente removidos durante o processo de tratamento. Cálcio pode ser removido da água pela adição de íons fosfato em um processo análogo ao que será discutido mais tarde para a remoção de fosfato; aqui, no entanto, o fosfato é *adicionado* para precipitar os íons cálcio. Mais comumente, íon cálcio é removido pela precipitação e filtragem de sais insolúveis de **carbonato de cálcio,** $CaCO_3$. O íon carbonato é ainda adicionado como **car-**

QUADRO 14-1 | Carbono ativado

Carbono ativado (carvão vegetal ativado) é um sólido muito utilizado para purificar a água de moléculas orgânicas presentes em baixas concentrações. A habilidade deste material para remover contaminantes da água e melhorar seu sabor, cor e odor é conhecida há muito tempo; os antigos Egípcios usavam recipientes revestidos de carvão para estocar a água que usavam para beber.

O carvão ativado é produzido por via anaeróbica mediante a queima parcial de materiais com alto conteúdo de carbono, tais como turfa, madeira ou lignita (um carvão marrom e mole) a temperaturas abaixo de 600°C, seguida por um processo parcial de oxidação no qual se utiliza dióxido de carbono ou vapor a temperaturas ligeiramente superiores.

A remoção de contaminantes pelo carbono ativado é um processo de adsorção físico e, portanto, é reversível se uma energia suficiente for aplicada. A característica que faz do carbono ativado um excelente adsorvedor é sua enorme área superficial, cerca de 1400 m²/g. A superfície das partículas individuais de carbono é interna, tanto que a pulverização do material não aumenta nem diminui a área de maneira significativa. A estrutura interna do sólido envolve uma série de canais (poros) de tamanhos progressivamente menores que são produzidos pelo processo de queima e oxidação. Os sítios internos onde ocorre a adsorção são grandes o suficiente somente para pequenas moléculas, incluindo solventes clorados. Em uma concentração típica da ordem de ppm encontrada para contaminantes orgânicos em água, cada grama de carbono ativado pode adsorver uma pequena porcentagem de suas massas em contaminantes tais como clorofórmio e dicloroetenos, e muito mais massas de TCE, PCE e pesticidas tais como dieldrin, heptaclor e DDT.

Uma vez que uma amostra de carbono ativado reagiu próximo de sua saturação em termos de compostos orgânicos adsorvidos, três alternativas estão disponíveis. Ele pode simplesmente ser disposto em um aterro sanitário, pode ser incinerado para destruí-lo – e ao contaminante adsorvido –, ou pode ser aquecido para regenerar a superfície pela remoção dos poluentes orgânicos, os quais podem então ser incinerados ou cataliticamente oxidados.

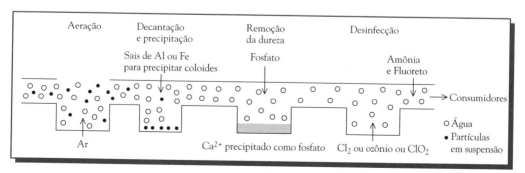

FIGURA 14-1 Etapas comuns de purificação de água potável.

bonato de sódio, Na_2CO_3, ou se HCO_3^- está naturalmente presente na água, *íon hidróxido*, OH^-, é adicionado para converter *íon bicarbonato* para *carbonato*, CO_3^{2-}:

$$OH^- + HCO_3^- \longrightarrow CO_3^{2-} + H_2O$$

$$Ca^{2+} + CO_3^{2-} \rightleftharpoons CaCO_3(s)$$

Íons magnésio precipitam como **hidróxido de magnésio**, $Mg(OH)_2$, quando a água se torna suficientemente alcalina, isto é, quando o conteúdo OH^- aumenta. Depois da remoção dos sólidos de $CaCO_3$ e $Mg(OH)_2$ por filtração, o pH da água é reajustado para próximo da neutralidade pelo borbulhamento de dióxido de carbono.

PROBLEMA 14-1

Ironicamente, o íon cálcio é frequentemente removido da água pela adição de íons hidróxido na forma de $Ca(OH)_2$. Deduza uma equação química balanceada para a reação de hidróxido de cálcio com bicarbonato de cálcio dissolvido, $Ca(HCO_3)_2$, para produzir carbonato de cálcio insolúvel. Qual é a razão molar de $Ca(OH)_2$ para o cálcio dissolvido que deveria ser adicionada para assegurar que quase todo o cálcio seja precipitado?

Desinfecção para prevenir doenças

Em termos de doenças de causas imediatas e mesmo morte, contaminantes biológicos na água são quase sempre muito mais importantes do que os químicos. Por essa razão, começamos nossa discussão da purificação de água pela desinfecção, isto é, a eliminação de micro-organismos que podem causar doenças.

Muitos dos micro-organismos em águas brutas estão presentes como resultado de contaminação por fezes humanas e de animais. Os micro-organismos são principalmente

- **Bactérias**, incluindo aquelas do grupo *Salmonella*, espécie que causa tifo. Esta categoria também inclui a *Escherichia coli O157:H7*, cuja transmissão em água causou mortes nos últimos anos, incluindo um evento em Walkerton, na província de Ontário, no ano 2000.
- **Vírus**, inclui o vírus da poliomielite, o vírus da hepatite A e o vírus Norwalk.
- **Protozoários** (animais unicelulares), incluindo *Crypstosporidium* e *Giardia Lamblia*.

Em virtude de muitos micro-organismos desses tipos serem patogênicos, causando de brandos a sérias e algumas vezes fatais doenças, eles devem ser removidos da água antes que ela esteja disponível para ser ingerida.

Apesar das técnicas bem conhecidas para a desinfecção de águas, muitas das quais têm sido usadas extensivamente por mais de um século em países desenvolvidos, há ainda cerca de 1 bilhão de pessoas no mundo que ainda não têm acesso à água potável. De acordo com a Organização Mundial de Saúde, cerca de 4500 crianças morrem diariamente em consequências de águas poluídas e sanidade inadequada.

Filtração da água

Em adição aos compostos químicos dissolvidos, a água bruta que é obtida dos rios, lagos ou riachos contém uma infinidade de partículas finas, que algumas vezes consistem de ou contém micro-organismos. Muitas das pequenas partículas em suspensão consistem de areia resultante da erosão de solos e rochas, quando pelas forças da natureza ou devido ao desgaste de terras para a agricultura, mineração, ou desenvolvimento comercial e residencial. As partículas suspensas aumentam a turbidez da água e, portanto, reduzem a habilidade de penetração de luz, prejudicando o processo de fotossíntese.

A maior parte dessas partículas suspensas em água é normalmente removida da água pela simples filtragem. Certamente, a filtração da água pela passagem através de um leito de areia é a forma mais antiga de purificação conhecido, datada de tempos muitos antigos. A areia retém sólidos suspensos de todos os tipos, incluindo micro-organismos, abaixo de 10 μm de tamanho.

Recentemente foi observado que a passagem forçada de água bruta através de filtros com aberturas especialmente pequenas pode ser usada em vez de métodos químicos ou de luz para desinfetar a água de alguns vírus e bactérias, e ainda alguns compostos químicos dissolvidos, apenas pela remoção deles.

Remoção de partículas coloidais por precipitação

Na maioria das plantas de tratamento de água realiza-se a decantação da água bruta, uma vez que este processo possibilita que as partículas maiores se depositem e sejam prontamente separadas. No entanto, muito da matéria insolúvel – que origina-se de rochas e solos e da desintegração e decomposição de plantas e animais – não precipita espontaneamente por estar suspensa na água na forma de **partículas coloidais**. Essas partículas têm diâmetros variando de 0,001 a 1 μm e consistem de *grupos* de moléculas ou íons que estão fracamente ligados. Estes grupos dissolvem-se como uma unidade, mais do que quebrando e dissolvendo-se como íons ou moléculas individuais. Em muitos casos, as unidades individuais, como uma partícula coloidal, são espacialmente organizadas, tanto que a superfície da partícula contém grupos iônicos. As cargas iônicas sobre a superfície de uma partícula repelem as de sua vizinhança, evitando sua agregação e subsequente precipitação.

Partículas coloidais devem ser removidas da água potável por razões estéticas e cuidados com a saúde. Para capturar as partículas coloidais, uma pequena quantidade de **sulfato de ferro (III)**, $Fe_2(SO4)_3$, ou **sulfato de alumínio**, $Al_2(SO_4)_3$ (alumen), é deliberadamente adicionada a água. Em valores de pH neutro ou alcalino (7 e acima), os íons Fe^{3+} e Al^{3+} provenientes destes sais formam hidróxidos gelatinosos que fisicamente incorporam partículas coloidais e formam um precipitado removível. A água é fortemente clarificada uma vez que este precipitado tenha sido removido. Comumente, depois da remoção das partículas coloidais, a água é filtrada através da areia e/ou alguns outros materiais granulares.

Embora as fórmulas aproximadas dos precipitados sejam $Fe(OH)_3$ e $Al(OH)_3$, a situação atual é muito mais complexa. Por exemplo, o alumínio forma um cátion polimérico, $Al_{13}O_4(OH)_{24}^{7+}$, que produz uma estrutura em rede unida por ligações de hidrogênio. Esta rede captura as partículas coloidais e criam o precipitado. Somente se o pH aumenta para um valor alto é que o alumínio na solução forma hidróxido $Al(OH)_3$. Como a concentração de sulfato de alumínio adicionada na água é somente de cerca de 10 µmol L^{-1}, muito pouco do íon alumínio é deixado na água tratada.

PROBLEMA 14-2

Calcule o número aproximado de átomos contidos em partículas coloidais de (a) 1 µm e (b) 0,01 µm de diâmetro, assumindo que suas densidades são similares a da água e que a massa atômica dos átomos é em média de 10 g/mol.

Desinfecção por tecnologia de membranas

A água pode ser purificada de muitos íons contaminantes, moléculas e pequenas partículas, incluindo vírus e bactérias, pela passagem através de uma membrana na qual os buracos individuais, chamados *poros*, são de tamanho uniforme e microscópico. A faixa de tamanho dos vários contaminantes em água bruta é sumarizada na Figura 14-2. Claramente, para uma técnica ser efetiva em promover uma barreira, o tamanho do poro da membrana deve ser menor do que o tamanho do contaminante.

Nos processos de **microfiltração** e **ultrafiltração**, uma membrana ou algumas outras barreiras análogas contendo poros de 0,002 a 10 µm de diâmetro (2 – 10.000 µm) é empregada para remover constituintes da água maiores do que esses tamanhos. A água pode ser forçada através da barreira pela pressão ou pode ser passada através dela por sucção, deixando para trás grande parte das impurezas. Em uma versão moderna desta tecnologia, a barreira é composta de milhares de fios de plástico que são entrelaçados com milhares de poros finos de tamanho similar.

Algumas bactérias e partículas coloidais são tão pequenas quanto 0,1 µm e podem passar através de um filtro convencional e ainda alguns microfiltros (Figura 14-2). Vírus podem ser tão pequenos quanto 0,01 µm e, portanto, requerem no mínimo um nível de ultrafiltração para eliminá-los. No entanto, a filtração usando membranas pode ser usada com sucesso para desinfetar água se um tamanho

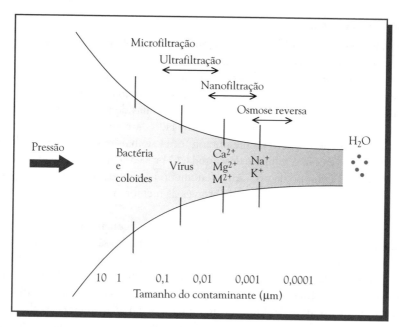

FIGURA 14-2 Filtração de contaminantes por vários métodos.

de poro suficientemente pequeno é usado e se a água é mais tarde irradiada com luz ultravioleta para eliminar qualquer micro-organismo que tenha passado pelo estágio de filtração.

Nem a microfiltração nem a ultrafiltração removem íon dissolvidos ou pequenas moléculas orgânicas. Normalmente, antes da água ser tratada usando membranas com poros ainda menores (ver abaixo), ela deve ser pré-tratada para remover a maior parte das partículas – especialmente coloidais – as quais contaminariam muito a membrana pelo depósito destas substâncias.

Sistemas de membrana foram desenvolvidos recentemente para purificar água de virtualmente todos os tipos de contaminantes por **nanofiltração**. A água é bombeada sob pressão através de membranas finas que têm poros de somente 1 nm de largura, os quais, portanto, removem não somente bactérias e vírus, mas também qualquer molécula orgânica que nutriria o crescimento da bactéria. Esses **nanofiltros** ainda permitem que moléculas de água passem através do filtro, uma vez que as moléculas são somente alguns décimos de nanômetro. Ao contrário da ultrafiltração, a nanofiltração pode ser usada para águas leves, uma vez que íons bivalentes como Ca^{2+} e Mg^{2+} são maiores do que os poros e não passam através deles. Íons monovalentes, como sódio e cloreto, também passam por alguns nanofiltros, mas não através dos que possuem poros com tamanhos de subnanômetros. Como consequência, alguns sistemas de membranas de nanofiltros podem ser usados para dessalinizar água do mar e ajudar a purificar efluentes, como será discutido mais adiante neste capítulo.

Osmose reversa

A última tendência em filtração por membranas é a técnica amplamente usada de **osmose reversa**, algumas vezes chamada de *hiperfiltração*. Neste caso, a água é forçada sob alta pressão a passar através de uma *membrana semipermeável* composta de um material polimérico orgânico tal como *acetato de celulose* ou *triacetato*. Considerando que somente água (e outras moléculas de tamanho menor) pode passar através dos poros, o líquido do outro lado da membrana é água pura. A solução do lado de impacto da membrana torna-se mais e mais concentrada em contaminantes e com o tempo é descartada. O procedimento é chamado osmose *reversa* porque, pelo uso de pressão, o fenômeno natural de osmose – pelo qual a água pura migraria espontaneamente através da membrana para *dentro* da solução e, por meio disso, diluindo-a – é revertido.

Todas as partículas, moléculas (incluindo ainda pequenas moléculas orgânicas), e íons com menos de 1 nm (0,001 μm) de tamanho são removidas pela osmose reversa. Particularmente é normal usar este tipo de membrana para remover íons metálicos alcalinos e alcalinos terrosos, bem como sais de metais pesados. Portanto, esta técnica é comum em hospitais e unidades renais para produzir água excepcionalmente livre de íons. A osmose reserva é usada em larga escala para a *dessalinização*, ou seja, a remoção de sais, da água do mar e salobres, um tópico que será considerado no Quadro 14-2.

QUADRO 14-2 | **A dessalinização de águas salgadas**

A dessalinização é a produção de água doce a partir da água salgada, normalmente água do mar, pela remoção de seus íons. Há mais do que 15.000 plantas de dessalinização em larga escala em operação, localizadas em mais de 125 países. A osmose reversa é amplamente utilizada em algumas áreas do mundo, como o Oriente Médio, para gerar água potável da água salgada.

O outro principal processo comercial de dessalinização é a *destilação térmica* – evaporação – de água do mar ou salobre. A dessalinização de água do mar por evaporação é uma técnica que remonta os tempos antigos; é especialmente apropriada ainda hoje para água do mar que contém altos níveis de sais dissolvidos e sólidos suspensos em áreas como o Golfo Pérsico. O método de evaporação é ainda mais intensivo energeticamente do que é a osmose reversa. Modernas, as plantas de destilação térmica em grande escala usam a energia para aumentar a ebulição de águas salgadas, então reduzindo a pressão do ar acima do líquido para criar um vácuo parcial no qual o líquido prontamente evapora, deixando o sal no líquido remanescente. O vapor é removido e condensado como água dessalinizada. As plantas de destilação térmica são normalmente ligadas a plantas de geração de energia para usar o fluxo de resíduo de baixo grau deste último como fonte de energia.

A dessalinização de água é também algumas vezes acompanhada do uso de técnicas de eletrodiálise, a qual é descrita mais adiante neste capítulo.

A água destinada ao consumo é comumente pré-tratada, por exemplo, por filtragem através de filtro de areia e cascalho, e passa por carvão ativado para remover as partículas maiores como bactérias, e tratá-la com cloro, antes de sujeitá-la a osmose reversa com a finalidade de minimizar a sujeira e degradação da membrana.

Por causa da alta pressão necessária para forçar a água através de pequenos poros na membrana, a osmose reversa é um processo de uso intensivo de energia. Uma pressão de cerca de 2 atm é suficiente para unidades portáteis e domésticas, mas uma força maior deve ser aplicada para águas salobres e salgadas. No entanto, o avanço na engenharia das plantas em larga escala de dessalinização tem reduzido significativamente o consumo de energia pelo redirecionamento da pressão do resíduo de salmoura para água vinda de baixa pressão.

A osmose reversa tende a desperdiçar água, uma vez que uma grande quantidade – de um terço a metade – é descartada. Também, as descargas acumuladas de salmoura – algumas vezes chamada de *concentrado* – do processo de dessalinização de qualquer tipo, podem causar problemas ambientais cumulativos, tais como prejuízos a populações de peixes na área intermediária da costa do mar na qual ela é descartada se não for tratada primeiro. Em alguns locais, a salmoura é injetada dentro de um aquífero salgado subterrâneo. Em outras, é deixada evaporar em grandes piscinas externas, e o sal é depositado mais tarde.

Unidades pequenas de osmose reversa estão disponíveis em instalações debaixo das pias existentes em residências para remover contaminantes indesejáveis, como cátions de metais pesados (por exemplo, chumbo), cátions de água dura (cálcio e magnésio), ânions (por exemplo, íons nitrato e fluoreto) e moléculas orgânicas da água obtida em abastecimentos domésticos. Pequenas unidades de osmose reversa são também usadas em instalações médicas para produzir água livre de íons.

Algumas águas engarrafadas têm sido purificadas e desionizadas por osmose reversa, mas pequenas quantidades de sais são reintroduzidas nelas antes de ser vendidas para os consumidores. Beber grandes quantidades de água desionizada não é saudável, uma vez que o balanço de íons no corpo pode ser descontrolado como consequência do consumo.

Desinfecção por irradiação ultravioleta

A **luz ultravioleta** pode também ser usada para desinfetar e purificar a água. Lâmpadas potentes contendo vapor de mercúrio, cujos átomos excitados emitem luz UV-C centrada em 254 nm são imersas no fluxo de água. Cerca de 10 segundos de irradiação são normalmente suficientes para micro-organismos tóxicos, incluindo *Crysptosporidium*. A ação germicida da luz rompe o DNA dos micro-organismos, impedindo a sua subsequente replicação e, portanto, inativando as células. Em nível molecular, a absorção de luz UV-C resulta na formação de novas ligações covalentes entre a mais próxima unidade de timina no mesmo DNA. Se suficientes dímeros de timina são formados, a molécula de DNA torna-se tão distorcida que a subsequente replicação do organismo é impedida.

O uso de luz ultravioleta para purificar água é complicado pela presença de ferro dissolvido e substâncias húmicas, pois ambos absorvem a luz UV e, portanto, reduzem a quantidade disponível para desinfecção. Pequenas partículas sólidas suspensas na água também inibem a ação da luz UV, uma vez que elas podem dividir ou absorver bactérias e espalhar ou absorver a luz. Uma vantagem da tecnologia de desinfecção UV é que pequenas unidades podem ser empregadas para servir pequenas bases da população, se no mundo desenvolvido ou em desenvolvimento, o monitoramento contínuo da atividade de sistemas químicos é evitado. Como será discutido mais adiante, a luz UV também pode ser usada para água livre de compostos orgânicos dissolvidos, mas por meio de um mecanismo diferente.

Desinfecção por métodos químicos: ozônio e dióxido de cloro

Para livrar as águas potáveis de bactérias perigosas e vírus, especialmente aquelas provenientes de matéria fecal de animais e humanos, a partir de compostos químicos, é necessário um agente oxidante mais potente do que o O_2. Em algumas localidades, particularmente na França, e em partes da Europa Ocidental, também em algumas cidades da América do Norte – por exemplo, Montreal e Los Angeles – o **ozônio** é uma proposta comum. Uma vez que o O_3 não pode ser estocado ou transportado por causa de seu muito curto tempo de vida, ele deve ser gerado no local por um processo relativamente caro que envolve descarga elétrica (20.000 V) em ar seco. O ar carregado com ozônio é então borbulhado através da água; cerca de 10 minutos de contato é normalmente suficiente para desinfecção. Como o tempo de vida das moléculas de ozônio é curto, não há proteção residual na água purificada para futuras contaminações. Alguns contaminantes em água reagem com o próprio ozônio e outros com radicais livres tais como hidroxila e hidroxiperóxi (Capítulos 1-5) que são produzidos quando o ozônio reage com a água.

Infelizmente, a reação de ozônio com bromo, em água, provoca a formação de compostos orgânicos contendo oxigênio, particularmente aqueles com *grupos carbonila*, $\mathrm{\!>\!C\!=\!O}$, como formaldeído e outras moléculas de aldeídos de pesos moleculares baixos e vários outros compostos, alguns dos quais são tóxicos. Além disso, o ozônio reage com *íons brometo*, Br^-, presentes na água para produzir **íon bromato**, BrO_3^-, um carcinogênico em testes com animais e provável também em humanos. A reação de ozônio com brometo, um constituinte natural da água, que está presente a uma concentração da ordem de ppm, ocorre em vários passos; a reação global é

$$Br^- + 3\,O_3 \longrightarrow BrO_3^- + 3\,O_2$$

o íon bromato produzido pela ozonização, pode subsequentemente reagir com matéria orgânica na água para produzir compostos organobromados tóxicos, embora experimentos tenham mostrado que o produto bromado sob condições de tratamento de água é o *dibromoacetonitrila*, $CHBr_2CN$, produzido pela reação do íon bromato com acetonitrila. O MCL (nível máximo de contaminante) dado pela EPA de íon bromato em água potável é de 10 µg/L (0,010 mg/L). Substâncias como íons bromato que são produzidos durante a purificação da água são chamados **subprodutos da desinfecção** ou DBPs. *Todos* os métodos químicos conhecidos de desinfecção em água produzem os DBPs de um tipo ou de outro.

Similarmente, gás de **dióxido de cloro**, ClO_2, é usado em mais de 300 plantas de tratamento na América do Norte e em milhares na Europa para desinfetar a água. As moléculas de ClO_2 geram radicais livres e oxidam moléculas orgânicas pela extração de elétrons:

$$ClO_2 + 4\,H^+ + 5\,e^- \longrightarrow Cl^- + 2\,H_2O$$

Os cátions orgânicos formados durante as semirreações de oxidação subsequentemente reagem além e eventualmente tornam-se mais completamente oxidadas.

Já que o dióxido de cloro *não* é um agente de cloração – ele geralmente não introduz átomos de cloro dentro das substâncias com as quais reage – e uma vez que oxida a matéria orgânica, uma quantidade menor de subprodutos químicos orgânicos tóxicos é formada do que quando o cloro molecular é usado.

Como no caso do ozônio, o ClO_2 não pode ser estocado, já que ele é explosivo em altas concentrações e seu uso prático requer que seja gerado no local de utilização, o que acontece a partir da oxidação de sua forma reduzida, o **íon clorito**, ClO_2^-, de sais de **clorito de sódio**, $NaClO_2$:

$$ClO_2^- \longrightarrow ClO_2 + e^-$$

Uma parte do dióxido de cloro nesses processos é convertido para **íon clorato**, ClO_3^-. A presença de íons clorito e clorato como residual na água final aumentou a preocupação com a saúde por causa do seu potencial de toxicidade. A EPA apresenta um MCL de 1,0 mg/L para íon clorito e um MRDL (*nível máximo residual desinfetante*) de 0,8 mg/L para dióxido de cloro, em água potável.

Desinfecção através da cloração: história

O agente mais comum de purificação da água usado na América do Norte é o **ácido hipocloroso**, $HOCl$. Cerca da metade da população dos Estados Unidos usa água superficial e um quarto da população usa águas subterrâneas, as quais são desinfectadas pelo $HOCl$. Este composto covalente e neutro mata micro-organismos por meio da passagem rápida por suas membranas celulares. Além de ser efetiva, a desinfecção pela **cloração** é relativamente barata. Incorporando um pequeno excesso deste composto na água tratada obtém-se um residual potencial de desinfecção durante a posterior estocagem e fornecimento para os consumidores. A cloração é mais comum do que a ozonização na América do Norte porque geralmente a água bruta é menos poluída. A cloração no abastecimento público de águas nos Estados Unidos, Canadá e na Grã-Bretanha começou no início do século XX. Para os primeiros 50 anos, a cloração foi praticada como uma base emergencial durante as epidemias causadas por águas contendo patôgenos.

Desinfecção pela cloração: produção de ácido hipocloroso

Como o ozônio, o HOCl não é estável em forma concentrada, tanto que ele não pode ser estocado. Para instalações em grandes escalas, por exemplo, plantas de tratamento de águas municipais, ele é gerado pelo **cloro molecular** dissolvido, Cl_2, em água. Em valor de pH moderado, o equilíbrio na reação de cloro com água encontra-se deslocado para a direita, sendo atingido em poucos segundos:

$$Cl_2(g) + H_2O(aq) \rightleftharpoons HOCl(aq) + H^+ + Cl^-$$

Assim, uma solução aquosa diluída de cloro em água contém muito pouco Cl_2 aquoso. Se o pH da reação da água se apresentar muito alto, o resultado é a ionização do ácido fraco HOCl para o **íon hipoclorito**, OCl^-, o qual é menos apto para penetrar na bactéria por causa de sua carga elétrica. Uma vez que a cloração está completa, o pH é ajustado para um valor acima, se necessário, pela adição de *soda*, CaO.

Em aplicações de pequena escala, como em piscinas, o manuseio de cilindros de Cl_2 é inconveniente e perigoso. O cloro pode ser produzido quando necessário no próprio local pela eletrólise de água salina. Mais comumente, ácido hipocloroso é gerado em vez do sal de **hipoclorito de cálcio**, $Ca(OCl)_2$, ou é abastecida com uma solução aquosa de **hipoclorito de sódio**, NaOCl. Em água, uma reação ácido-base ocorre para converter a maior parte do OCl^- nestas substâncias para HOCl:

$$OCl^- + H_2O \rightleftharpoons HOCl + OH^-$$

Um maior controle do pH em um ambiente como uma piscina é necessário para evitar um deslocamento para a esquerda do equilíbrio nesta reação, a qual pode ocorrer sob condições muito alcalinas. Por outro lado, a corrosão de materiais usados na construção de piscinas pode ocorrer em águas ácidas, tanto que o pH é normalmente mantido acima de 7 para prevenir tal deterioração. A manutenção de um pH alcalino também previne a conversão de **amônia** dissolvida, NH_3, para a **cloroamina**, NH_2Cl, $NHCl_2$, e especialmente NCl_3, o qual é um potencial irritante para os olhos:

$$NH_3 + 3\ HOCl \longrightarrow NCl_3 + 3\ H_2O$$

Problemas de irritação de olhos e respiratórios significantes de exposição a cloraminas no ar em piscinas de natação de ambientes fechados foram observados quando uma ventilação apropriada não estava sendo feita.

É desejável ajustar a posição do equilíbrio na reação $OCl^- \longrightarrow HOCl$ para favorecer a predominância da espécie molecular desinfetante, HOCl. Desde que o equilíbrio entre HOCl e OCl^- desloca-se rapidamente em favor do íon entre os valores de pH de 7 e 9, o nível de acidez em favor do íon deve ser meticulosamente controlado. A acidez de piscinas pode ser ajustada pela adição de ácido (na forma de *bissulfato de sódio*, $NaHSO_4$, o qual contém o ácido HSO_4^-) ou base (Na_2CO_3), ou um tampão ($NaHCO_3$, o qual contém o ânion anfótero HCO_3^-). O cloro deve ser constantemente reposto em piscinas ao ar livre uma vez que a radiação UV-B e os componentes de curto comprimento de onda da UV-A na luz solar são absorvidos e decompõem o íon hipoclorito, afetando portanto o equilíbrio do processo $OCl^- = HOCl$, resultando o íon:

$$2\ ClO^- \xrightarrow{UV} 2\ Cl^- + O_2$$

O ácido hipocloroso pode também ser gerado pela reação com água de um derivado contendo cloro de **ácido isocianúrico**, $C_3N_3O_3H_3$:

Outro derivado tricloro, no qual cada hidrogênio é substituído pelo Cl para dar $C_3N_3O_3Cl_3$, ou o derivado dicloro sódio, $C_3N_3O_3Cl_2Na$, é usado. Em outro caso, o grupo OH da água combina com o cloro para produzir HOCl e o hidrogênio da H_2O é ligado ao nitrogênio, gerando **ácido isocianúrico**, $C_3N_3O_3H_3$:

$$C_3N_3O_3Cl_3 + 3\ H_2O \rightleftharpoons C_3N_3O_3H_3 + 3\ HOCl$$

Uma vez que este processo está em equilíbrio, nem todo o material adicionado é imediatamente convertido para ácido hipocloroso. Como HOCl é usado tanto pelo seu poder desinfetante quanto pela dissociação em luz solar de sua forma iônica, o equilíbrio desloca para a direita, e mais HOCl é produzido. Nenhuma das várias formas de ácido isocianúrico absorve a luz UV, tanto que seu cloro está "protegido" contra a decomposição pela luz solar. Uma vez que as formas completas de ácido isocianúrico clorado são caras, é comum fornecer hipoclorito de fontes mais baratas e adicionar ácido isocianúrico como um estabilizador, para temporariamente reverter a reação acima para "estocar" o cloro até que seja necessário.

Desinfecção por cloração: subprodutos e seus efeitos à saúde

Uma importante desvantagem do uso da cloração para desinfecção de águas é a produção concomitante de substâncias orgânicas cloradas, algumas das quais tóxicas, considerando que o HOCl não somente é um agente oxidante mas também um agente de cloração. Um exemplo deste importante subproduto é o grupo do *ácido acético halogenado* (ácido haloacético), como $CH_2Cl\text{—}COOH$, o qual a EPA restringe a 60 μg/L o MCL médio anual para água potável, e as *haloacetonitrilas*, tais como $CH_2Cl\text{—}CN$. O **ácido dicloroacético**, $CHCl_2\text{—}COOH$, é um carcinogênico mais potente que o clorofórmio.

Se a água que vai ser desinfetada contém **fenol**, C_6H_5OH, ou um dos seus derivados, o cloro prontamente substitui alguns dos átomos de hidrogênio sobre o anel para dar origem aos fenóis clorados: esses compostos têm odor e sabor ofensivos e são tóxicos. Algumas estações de tratamento trocam de cloro para dióxido de cloro quando sua fonte de água bruta está temporariamente contaminada com fenóis para evitar a formação de fenóis clorados.

Um problema mais geral com a cloração da água está na produção de **trialometanos** (THMs). Sua fórmula geral é CHX_3, onde os três átomos X podem ser cloro ou bromo ou uma combinação dos dois. O THM de principal preocupação é o **clorofórmio**, $CHCl_3$, o qual é produzido quando o ácido hipocloroso reage com a matéria orgânica dissolvida na água (ver Quadro 14-3). O clorofórmio é um carcinogênico suspeito para o fígado em humanos, e pode também ter efeitos negativos na reprodução e desenvolvimento. Sua presença, ainda em níveis muito baixos de aproximadamente 30 µg/L, eleva as expectativas de que a água potável clorada possa apresentar um risco para a saúde, embora os benefícios trazidos pela cloração na eliminação de doenças fatais transmitidas pela água sejam muito mais significativas. Recentemente, o limite médio anual de THM total na

---

QUADRO 14-3 | **O mecanismo de produção de clorofórmio na água potável**

Ácidos húmicos, com os quais o HOCl reage para formar clorofórmio, são solúveis em água e não são componentes biodegradáveis da decomposição de plantas. Os ácidos húmicos que contêm anéis de 1,3-dihidroxibenzeno são de particular importância. O átomo de carbono (#2) localizado entre os que estão ligados aos grupos —OH, é rapidamente clorado pelo HOCl, como mostrado neste caso em particular:

[estrutura: 1,3-dihidroxibenzeno] $\xrightarrow{HOCl}$ [estrutura: ciclohexadienona com dois Cl no C-2 e OH no C-3]

Subsequentemente, ocorre a clivagem do anel entre o C-2 e o C-3 para formar uma cadeia:

$$R\text{—}\underset{\underset{O}{\|}}{C}\text{—}CHCl_2$$

Na presença do HOCl, o carbono terminal torna-se triclorado, e o grupo —CCl_3 é facilmente deslocado pelo OH^- em água para formar clorofórmio:

$$R\text{—}\underset{\underset{O}{\|}}{C}\text{—}CHCl_2 \xrightarrow{HOCl} R\text{—}\underset{\underset{O}{\|}}{C}\text{—}CCl_3$$

$$\xrightarrow[H^+]{OH^-} R\text{—}\underset{\underset{O}{\|}}{C}\text{—}OH + CHCl_3$$

Uma sequência análoga de reações produz bromofórmio, $CHBr_3$, e uma mistura de trialometanos bromados e clorados da ação sobre materiais húmicos de ácido hipobromoso, HOBr, o qual é formado quando o íon brometo em água desloca o cloro do HOCl:

$$HOCl + Br^- \rightleftharpoons HOBr + Cl^-$$

água potável nos Estados Unidos e na União Europeia foi reduzida a 80 µg/L. O limite previsto de 100 µg/L ainda é usado no Canadá. Na verdade, o limite de 80-100 ppb é considerado não somente para regular os próprios compostos de THM mas também o limite sobre a produção de *outros* DBPs orgânicos clorados.

A EPA tentou estabelecer uma **meta de nível máximo de contaminação,** MCLG, de 70 µg/L para THM em águas potáveis. Um MCLG é o *nível máximo ao qual o contaminante é considerado seguro*, seguindo para a margem adequada de segurança, mas diferentemente do MCL (Capítulo 10), ele não é um padrão que possa ser implementado pelas agências reguladoras. Um nível diferente de zero foi estabelecido por alguns cientistas e políticos para ser apropriado para as substâncias, como o clorofórmio, o qual acredita-se que opere indiretamente como um cancerígeno. Não por causar danos ao DNA diretamente, mas por danificar o tecido que conduz a rápida proliferação da célula, o que aumenta a possibilidade de que um câncer vá se formar no tecido danificado. Um limite abaixo do qual não há efeitos que são comumente observados é esperado para carcinogênicos que operam desta maneira.

O nível de trialometanos formado em água depende fortemente do conteúdo de compostos orgânicos da água bruta, já que eles são formados da reação de orgânicos com HOCl (ver Quadro 14-3). Os níveis de THM podem chegar a 250 µg/L em áreas como Escócia e Irlanda do Norte, que possuem áreas alagadas contendo turfa. As águas expostas de pântanos em Newfoundland, Canadá, têm gerado níveis de THM em valores superiores a 400 µg/L. No início dos anos 90, cerca de 1% das maiores estações de tratamento de água potável dos Estados Unidos que usavam águas superficiais, e não águas subterrâneas, apresentava um nível médio de THM que excedia 100 µg/L. O conteúdo de THM de águas cloradas pode ser diminuído pelo uso de carbono ativado para remover compostos orgânicos dissolvidos antes da água ser clorada ou remover os THM e outros orgânicos clorados depois do processo, embora os THM não sejam muito eficientemente adsorvidos pelo carbono e é um processo caro.

Uma análise de todos os recentes estudos epidemiológicos relacionados à cloração da água foi apresentada com relação às taxas de câncer em várias estações de tratamento nos Estados Unidos. A conclusão foi que o risco de câncer de bexiga em humanos aumentou para 21% e de câncer retal para 38% para americanos que consumiram águas superficiais cloradas no passado. Um estudo similar recente, em Ontário, envolvendo pessoas que beberam água por 35 anos ou mais encontrou ainda um fator mais alto de risco para câncer de bexiga em níveis de THM maiores que 50 µg/L, e para câncer de colo, níveis que excedem a 75 µg/L; mas o mesmo não encontrou nenhuma correlação de THM com as taxas de câncer retal. Um estudo recente não encontrou risco de aumento de câncer pancreático pela exposição no tempo de meia-vida dos subprodutos da cloração da água.

Dado que aproximadamente mais da metade da população dos Estados Unidos bebe águas superficiais, um efeito da cloração é ter aumentado a incidência de câncer de bexiga em cerca de 4200 casos por ano, e a incidência de câncer retal em cerca de 6500 casos anualmente. Por causa desses riscos, algumas estações de tratamento estão considerando uma mudança, ou já fizeram mudanças, para realizar a desinfecção da água por ozônio ou dióxido de cloro, uma vez que estes agentes produzem pouco ou nenhum clorofórmio. A extensão da cloração já foi reduzida na maioria das estações de tratamento americanas relativa aos níveis que produzem essas estatísticas.

Vários outros DBP orgânicos clorados mutagênicos formados durante a cloração foram detectados em água, além do clorofórmio. Não é claro se o carcinogênico principal na água potável clorada é o próprio THM ou algum não volátil, com peso molecular mais alto, subproduto mutagênico que apresenta ainda uma concentração mais baixa que seria provavelmente proporcional às concentrações de THM. O mesmo risco normalmente não se aplicaria para águas de poço cloradas, uma vez que seu conteúdo de organoclorados é muito mais baixo (somente 0,8 μg/L sobre a média, *versus* 51 μg/L para águas superficiais) por causa da quantidade menor de matéria orgânica nesta água. Um estudo recente mostrou que a exposição ao clorofórmio por contato dérmico e inalação dos gases desorvidos da água quente durante o banho e banheiros contribui tanto com o consumo individual de THM como o próprio consumo de água. Piscinas nas quais a água é clorada para desinfecção também contribuem significativamente para exposição dérmica.

Recentemente, órgãos oficiais de saúde expressaram preocupação sobre a possível ligação entre THM e resultados adversos de reprodução humana, incluindo mal-formação, natimortos, crescimento anormal do feto e certos defeitos de nascimento. Ainda que as pesquisas existentes nesta área não sejam definitivas, alguns órgãos oficiais sugerem que as mulheres bebam águas engarrafadas em vez de água de torneira clorada durante os três primeiros meses de gravidez.

Desinfecção por cloração: vantagens sobre outros métodos

Não obstante a discussão anterior de subprodutos clorados, é importante apontar que a desinfecção de águas é extremamente importante para proteger a saúde pública e salvar muitas vidas – por um fator muito importante – que são afetadas negativamente. Por exemplo, o tifo e a cólera foram difundidos tanto na Europa como na América do Norte no século passado, mas foram quase que completamente erradicados nos países desenvolvidos, graças à cloração e a outros métodos de desinfecção para água potável e para melhorar as condições sanitárias em geral. O mesmo não é verdade em muitos países em desenvolvimento; por exemplo, houve mais do que meio milhão de casos de cólera no Peru no início dos anos 90. No total, cerca de 20 milhões de pessoas, a maioria delas crianças, morre por doenças hídricas anualmente no mundo em países em desenvolvimento, onde a purificação da água é normalmente falha ou ainda não existe. Sob nenhuma circunstância, a desinfecção das águas deveria ser abandonada por causa da preocupação dos subprodutos da cloração.

Uma vantagem que a cloração tem sobre a desinfecção por dióxido de cloro, ozônio ou, ainda, UV, é que o cloro permanece dissolvido na água depois que ela deixou a planta de tratamento, tanto que a água é protegida de subsequente contaminação bacterial antes de ser consumida. Deste modo, um pouco de cloro é normalmente adicionado na água purificada pelos outros métodos para aumentar esta proteção. Há muito pouco perigo de produção significativa de clorofórmio na água purificada uma vez que o conteúdo de compostos orgânicos foi removido antes do cloro ser introduzido. Se o nível de cloro em água purificada pela cloração é muito alto, ele pode ser reduzido pela adição de dióxido de enxofre.

O cloro residual em água normalmente existe na forma de cloraminas, NH_2Cl, $NHCl_2$ e NCl_3, as quais são produzidas pela reação com gás de amônia dissolvido. Embora não tão rápido como o HOCl em águas desinfetadas, as mono- e dicloroaminas especialmente são boas desinfetantes. A mistura de cloroaminas, chamadas **cloro combinado**, possui um tempo de vida maior do que o ácido hipocloroso e, portanto, aumenta o tempo de proteção residual. Deste modo, a amônia é normalmente adicionada para purificar águas potáveis, para converter o cloro residual para a forma combinada (Figura 14-1). As cloroaminas são algumas vezes usadas, mais do que cloro ou ozônio ou dióxido de cloro, como principal desinfetante na purificação de águas potáveis. Elas têm a vantagem sobre o cloro de produzir pequenas (não zero) quantidades de THM e ácidos haloacéticos. A EPA estabeleceu o MRDL de 4,0 mg/L para cloro e cloroamina em água potável.

O bromo, mais do que o cloro, é algumas vezes usado como desinfetante em piscinas. O principal agente desinfetante na bromação é o **ácido hipobromoso**, HOBr, análogo ao ácido hipocloroso na cloração. HOBr reage mais rapidamente com a amônia dissolvida do que o HOCl, produzindo principalmente NH_2Br, o qual é também um bom desinfetante.

Para desinfetar água para consumo, andarilhos ainda fervem a água bruta ou tratam-na quimicamente com cloro, na forma de branqueador, o qual possui HOCl, ou iodo, como I_2 **elementar** ou **ácido hipoiodoso**, HIO. No entanto, existem preocupações sobre os problemas crônicos de saúde, tais como disfunção da tireoide associada, com o longo tempo de uso de iodo. Tratar a água com iodo elementar tende a torná-la impalatável.

PROBLEMA 14-3

Assumindo que o átomo de nitrogênio em monocloroaminas, NH_2Cl, tem um número de oxidação de -3, calcule o valor do cloro. Usando o princípio de que cargas opostas se atraem, faça uma previsão se será o íon hidrogênio ou íon hidróxido da molécula de água dissociada que extrairá o Cl do NH_2Cl; a partir de seu resultado, faça um prognóstico quanto aos produtos da reação de decomposição de cloroaminas em água.

Um problema de preocupação atual sobre a qualidade da água potável envolve o agente patogênico *Crystosporidium*, o qual foi responsável pela morte de 100 pessoas e por cerca de 400.000 casos de diarreia em Milwaukee em 1993. Um surto menos sério com *Crystosporidium* ocorreu também em Oxford, Inglaterra, em 1989 e em Saskatchewan, Canadá, em 2001. Este parasita mortal é resistente aos métodos-padrão de tratamento de desinfecção, tais como cloração em níveis normais e é tão pequeno (cerca de 5 μm em diâmetro) que passa facilmente através dos filtros padrões usados para separar sedimentos. Várias soluções possíveis avançaram, incluindo a ozonização ou o uso de ultrafiltração ou irradiação com UV ou a aplicação de monocloraminas seguida de cloração. Uma exposição maior do que a normal da água contendo *Crystosporidium* é necessária com a ozonização, uma vez que a energia de ativação para a destruição deste protozoário por ozônio é cerca de duas vezes maior do que para bactéria (80 *versus* cerca de 40 kJ/mol).

Outro protozoário, a *Giardia lamblia*, também causa muitos problemas de doenças hídricas. Como o *Crystosporidium*, ele também é algumas vezes resistente à cloração, mas como é maior (cerca de 100 μm em diâmetro), é mais facilmente removido pela filtração através de areia.

Água subterrânea: seu abastecimento, contaminação química e remediação

A natureza e o abastecimento de águas subterrâneas

A maior parte da água doce disponível sobre a Terra encontra-se na parte subterrânea, metade dela em profundidade que excede um quilômetro. À medida que vamos nos aprofundando no solo úmido, encontramos a **zona de aeração** ou **insaturada**, onde as partículas de solo são cobertas com um filme de água, mas onde o ar está presente entre as partículas. Em mais baixa profundidade está a **zona saturada**, na qual a água desloca todo o ar desses **espaços porosos**. **Água subterrânea** é o nome dado para águas doces na zona saturada (ver Figura 14-3); em torno de 0,6% do abastecimento total de água do mundo. A fonte de água subterrânea é a precipitação que cai sobre a superfície do solo; uma pequena fração dela é eventualmente filtrada até a zona saturada. A água sob a terra varia em "idade" de uns poucos anos até milhões de anos. Por exemplo, em zonas normalmente áridas, muito da água subterrânea que se tem acesso está lá desde as condições úmidas da última era glacial, e não será rapidamente substituída. A parte superior da região de água subterrânea (saturada) é chamada de **lençol freático**. Em alguns lugares ocorre na superfície do solo um fenômeno que provoca a formação dos pântanos. Onde o lençol freático situa-se sobre o solo, encontramos os lagos e água corrente.

Se a água subterrânea está contida no solo composto de rochas porosas como are-

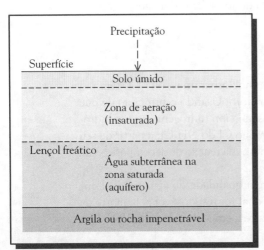

FIGURA 14-3 Localização da água subterrânea em relação às camadas do solo.

nito, ou em rochas altamente fraturadas, como pedregulho ou areia, e se as águas mais profundas estão em contato com uma camada de argila ou rochas impermeáveis, então se constitui um reservatório permanente – uma espécie de lago subterrâneo – chamado de **aquífero**. Alguns aquíferos situam-se abaixo de várias camadas de rochas impermeáveis ou solo; estes são chamados aquíferos *artesianos* ou *confinados*.

A água subterrânea pode ser extraída através de poços e é a principal fonte de água potável para mais da metade da população da América do Norte e cerca 1,5 bilhão de pessoas ao redor do mundo. Nos Estados Unidos, em 1990, a água subterrânea abasteceu 39% do abastecimento público e 96% do que é retirado de sistemas domésticos individuais, por meio muito comum em casas rurais. Na Europa, a proporção de água potável pública extraída de aquíferos varia de aproximadamente 100% na Dinamarca, Áustria e Itália, para cerca de dois terços na Alemanha, Suíça e Holanda, para menos de um terço na Grã-Bretanha e Espanha.

Nos Estados Unidos a maioria do uso de água subterrânea é para irrigação, quase toda nos estados do oeste. A extração maciça de águas dos aquíferos americanos aumenta o medo sobre o futuro do abastecimento de água doce (e sobre o rebaixamento de terra sobre os aquíferos), uma vez que tais aquíferos são reabastecidos muito lentamente. Na região das terras altas da parte central dos Estados Unidos mais da metade do estoque da água subterrânea desapareceu em algumas áreas. No nordeste da China, a seca de aquíferos rasos está forçando a perfuração de poços com mais de 1 km abaixo da superfície para alcançar o abastecimento de água subterrânea. Deste modo, o esgotamento da água subterrânea – somado ao aporte de sais no solo – é agora a dominante ameaça para a agricultura irrigada. Além disso, a contaminação de águas subterrâneas por compostos químicos está se tornando uma séria preocupação em muitas áreas. Um lado do efeito do aumento do nível do mar que acompanhará o aquecimento global é a intrusão de água salgada nos aquíferos próximos à costa.

A contaminação de águas subterrâneas

Águas subterrâneas foram tradicionalmente consideradas como sendo uma forma pura de água. Por causa da filtração através do solo e seu longo tempo de residência no subterrâneo, ela contém muito menos matéria orgânica natural e micro-organismos causadores de doenças do que águas de lagos ou rios, embora este último ponto possa ser um conceito errado, de acordo com as recentes evidências. Algumas águas subterrâneas são naturalmente muito salgadas e ácidas para o consumo humano ou para uso em irrigação, e podem conter quantidades excessivas de íons sódio, sulfeto, ou ferro que inviabilizam o seu uso em muitas outras atividades.

Embora a humanidade tenha se preocupado com a poluição de águas superficiais em rios e lagos há muito tempo, a contaminação de águas subterrâneas por compostos químicos não foi reconhecida como um sério problema ambiental até os anos 80, não obstante o fato que ela tenha ocorrido por mais de um século. Para uma grande parte da sociedade, a contaminação de águas subterrâneas foi negligenciada porque não era imediatamente visível – no melhor estilo "os que os olhos não veem; o coração não sente" – ainda que a água subterrânea fosse uma importante fonte de água potável. Nós fomos ignorantes em relação à consequência de nossas práticas de disposição do lixo. Ironicamente, águas superficiais podem ser limpas de forma relativamente fácil e rapidamente, enquanto que a poluição de águas subterrâneas é um problema muito mais difícil e caro para solucionar.

Porque nós estamos agora conscientes das consequências – incluindo altos custos de remediação – da disposição descontrolada de lixos orgânicos, a maioria das grandes corporações em países desenvolvidos tornou-se muito mais responsável em suas disposições de compostos químicos. Infelizmente, o descarte coletivo de fontes menores, incluindo muitas cidades, pequenas indústrias e fazendas, não foi ainda controlados. Similarmente, o enorme número de fossas sépticas que existem é coletivamente uma maior fonte de nitrato, bactérias, vírus, detergentes e produtos de limpeza para águas subterrâneas.

Contaminação de nitrogênio em águas subterrâneas

O contaminante inorgânico de maior preocupação em águas subterrâneas é o **íon nitrato**, NO_3^-, que normalmente ocorre em aquíferos de zonas rurais e suburbanas. Embora águas subterrâneas não contaminadas geralmente tenham níveis de nitrogênio como nitrato de 4-9 mg/L, cerca de 9% de aquíferos rasos – dos quais a água de poço normalmente é extraída – nos Estados Unidos têm atualmente níveis de nitrato que excedem o valor MCL de nitrogênio de 10 mg/L. Deste modo, níveis elevados de cerca de 100 mg/L podem resultar da atividade da agricultura. A localização de áreas nos Estados Unidos que tiveram alto risco de contaminação por nitrato em águas subterrâneas é mostrado na Figura 14-4. Exceder o limite MCL de 10 mg/L é muito mais raro (1%) para águas de abastecimento público dos Estados Unidos, parcialmente porque eles são retirados de aquíferos mais profundos; estes são geralmente menos contaminados por causa de sua profundidade, porque sua localização é remota de grandes fontes de contaminação e porque a remediação natural pela desnitrificação nas condições de baixa quantidade de oxigênio podem ocorrer.

O gasto de dinheiro público com as reduções dos níveis de nitrato em águas potáveis tornou-se motivo de controvérsia. Na Grã-Bretanha, em particular, centenas de milhões de dólares foram gastos para chegar ao nível máximo de 50 mg/L de íon nitrato estabelecido pela União Europeia (UE). Uma vez que a remoção de nitrato de poços de água é muito cara, a água contaminada com alto nível dos íons não é normalmente usada para consumo humano, ao menos no abastecimento público.

PROBLEMA 14-4

Converta o padrão de nitrato da UE de 50 mg/L para seu conteúdo de nitrogênio somente. O padrão da UE é mais ou menos rigoroso do que o limite estabelecido pelos Estados Unidos de 10 mg/L de nitrogênio como nitrato por litro?

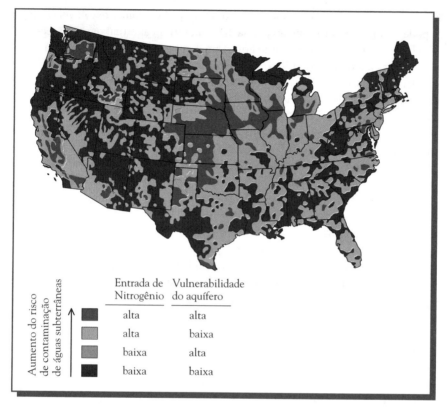

FIGURA 14-4 Risco de contaminação por nitrato da água subterrânea nos Estados Unidos. [Fonte: B.T. Nolan et al. "Risk of Nitrate in Groundwaters of the United States – A National Perspective", *Environmental Science and Tecnology* 31 (1997): 2229.]

O nitrato em águas subterrâneas origina-se principalmente de quatro fontes:

- Aplicação de fertilizantes com nitrogênio, bem como inorgânicos e de esterco animal, em plantações
- Cultivo do solo
- Esgoto humano depositado em sistemas sépticos
- Deposição atmosférica

Preocupação foi expressa recentemente sobre o aumento dos níveis de íon nitrato na água potável, particularmente em água de poços em localidades rurais; a principal fonte deste NO_3^- é a lixiviação de terras cultivadas para os rios e fluxos de água. Quase 12 milhões de toneladas de nitrogênio são aplicadas anualmente como fertilizantes na agricultura nos Estados Unidos, e a produção de esterco contribui com quase sete milhões de toneladas ou mais. Inicialmente, o resíduo animal oxidado (esterco), o **nitrato amônio** não absorvido, NH_4NO_3, e outros fertilizantes com nitrogênio foram considerados os culpados pela contaminação de nitrogênio em águas subterrâneas, já que o nitrogênio reduzido, não usado pelas plantas, é convertido naturalmente a nitrato, o qual é altamente solúvel em água e pode facilmente ser lixiviado para a água subterrânea. Atualmente parece que o cultivo intensivo de terras, ainda que sem a aplicação de fertilizantes ou estercos, facilita a oxidação de nitrogênio reduzido para nitrato em matéria orgânica em decomposição no solo pelo aumento da aeração e umidade. A original, forma reduzida de nitrogênio, torna-se oxidada no solo para nitrato, a qual, sendo móvel, migrará para a água subterrânea, onde dissolve-se na água e é diluída. A desnitrificação de nitrato para gás nitrogênio (Capítulo 6) e o consumo de nitrato pelas plantas podem ocorrer em áreas florestadas que separam as fazendas de agricultura dos fluxos de água, portanto, baixando o risco de contaminação em áreas com significativa vegetação. Áreas rurais com alto aporte de nitrogênio, solos bem drenados e pouca vegetação são um risco particular para a contaminação de nitrato em águas subterrâneas.

A deposição atmosférica de nitrato resulta de sua produção na atmosfera quando emissões de NO_x de veículos e plantas de geração de energia, e de sua fonte natural a partir de tempestades, são oxidadas no ar a ácido nítrico e então neutralizadas a nitrato de amônio (veja os Capítulos 3 e 5).

Em áreas urbanas, o uso de fertilizantes de nitrogênio colocados sobre gramados domésticos, campos de golfe, parques, etc., contribui para o nitrato na água subterrânea. Fossas sépticas e sistemas de fossas também são contribuintes significativos nos locais onde estão presentes.

O excesso de íon nitrato em efluentes provenientes do esgoto doméstico, por exemplo, no Mar Báltico, resultou em uma explosão de algas que poluem a água depois que elas morrem. O íon nitrato normalmente não causa este efeito em corpos de água doce, onde o fósforo mais do que o nitrogênio é normalmente o nutriente limitante; aumentar a concentração de nitrato sem um aumento nos níveis de fosfato não provoca um aumento no crescimento de plantas. Há, no entanto, o contrário quando o nitrogênio mais do que o fósforo temporariamente torna-se o nutriente limitante em águas doces.

PROBLEMA 14-5

A concentração de nitrato em um aquífero é 20 mg/L e seu volume é 10 milhões de litros. Qual a massa de amônia que sob oxidação teria produzido esta massa de nitrato?

Perigo à saúde de nitratos em água potável

O excesso de íon nitrato em água potável é um potencial perigo à saúde, uma vez que pode resultar em **metemoglobinemia** em recém-nascidos, bem como em adultos com uma particular deficiência de enzimas. O processo patológico, brevemente, é como segue.

A bactéria, por exemplo, em frascos de alimento não esterilizados ou no estômago de bebês, reduz parte do nitrato em **íon nitrito**, NO_2^-:

$$NO_3^- + 2\,H^+ + 2\,e^- \longrightarrow NO_2^- + H_2O$$

O nitrito combina com e oxida os íons ferro na hemoglobina no sangue de Fe^{2+} para Fe^{3+} e por isto previne a própria absorção e transferência de oxigênio para células. O bebê torna-se azul e sofre interrupções na sua respiração. (Em quase todos os adultos, a hemoglobina oxidada é prontamente reduzida novamente a sua forma de transporte de oxigênio, e o nitrito é novamente oxidado para nitrato; também, o nitrato é principalmente absorvido no trato digestivo de adultos antes da redução para nitrito ocorrer.) A ocorrência de metemoglobinemia, ou *síndrome do bebê azul* é no momento relativamente rara em países industrializado, mas ainda é uma preocupação em alguns países em desenvolvimento. O problema foi sério na Hungria até os anos 80 e na Romênia.

O MCL da EPA de 10 mg/L de nitrato como nitrogênio foi estabelecido para evitar a síndrome do bebê azul. Uma vez que isto agora quase não existe nos Estados Unidos (somente dois casos desde meados dos anos 60), alguns analistas políticos pensam que o valor de10 mg/L é muito rigoroso.

Recentemente, um aumento no risco em adquirir o linfoma não Hodgkin's foi encontrado para pessoas que consumiam água potável tendo um mais alto nível (longo tempo médio de 4 mg/L ou mais de nitrogênio como nitrato) de nitrato em água potável para algumas comunidades em Nebraska. Como discutido na próxima seção, excesso de íon nitrato em água potável também é preocupante por causa de sua potencial ligação com câncer de estômago. Recentes investigações epidemiológicas têm, no entanto, falhado ao estabelecer qualquer relação positiva estatisticamente significante entre os níveis em água potável e a incidência de câncer de estômago. No entanto, estudo publicado em 2001 encontrou que mulheres em Iowa que beberam água vinda do abastecimento público com elevado nível de nitrato (> 2,46 mg/L) apresentaram quase três vezes mais probabilidade de serem diagnosticadas com câncer de mama do que aquelas menos expostas (< 0,36 mg/L na água potável). No entanto, um estudo em grande escala da Holanda falhou ao encontrar uma associação entre a exposição a nitrato e o risco de câncer de bexiga. Uma revisão recente da literatura concluiu que também não há associação entre a exposição de nitrato da água potável e efeitos reprodutivos adversos.

Nitrosaminas em alimentos e água

Alguns cientistas têm debatido que o excesso de íon nitrato em água potável e alimentos poderia chegar a um aumento na incidência de câncer de estômago em humanos, uma vez que parte dele é convertido no estômago a íon nitrito. O problema é que os nitritos poderiam subsequentemente reagir com aminas para produzir **N-nitrosaminas**, compostos conhecidos por ser cancerígenos em animais. N-nitrosaminas são aminas nas quais dois grupos orgânicos e uma unidade de —N=O são ligadas a um nitrogênio central:

$$\begin{array}{c} R \\ \diagdown \\ N-N=O \\ \diagup \\ R \end{array} \qquad \begin{array}{c} H_3C \\ \diagdown \\ N-N=O \\ \diagup \\ H_3C \end{array}$$

N-nitrosaminas   NDMA

Preocupação não somente com respeito à produção no estômago e ocorrência em alimentos e bebidas (por exemplo, queijos, bacon frito, carnes e peixes defumados e/ou curados, e cervejas), mas também como um poluente ambiental em água potável, merece o composto no qual o R é o grupo metil, CH_3; é o chamado **N-nitrosodimetilamina** ou NDMA, líquido orgânico pouco solúvel em água (cerca de 4 g/L) e um pouco solúvel em líquidos orgânicos. É um provável carcinogênico humano, e potente se a extrapolação de estudos em animais for um guia confiável. Ele pode transferir um grupo metila para um nitrogênio ou oxigênio de uma base de DNA e, então, alterar o código instrucional para a síntese de proteína na célula.

No início dos anos 80 foi encontrado que o NDMA estava presente em cervejas em cerca de 3.000 ng/L. Desde este período, as cervejarias comerciais modificaram a secagem do malte tanto que o nível atual de NDMA em bebidas nos Estados Unidos e Canadá é somente cerca de 70 ng/L.

Grandes quantidades de nitrato são usadas para "curtir" produtos de suínos tais como bacon e salsichas. Nestes alimentos, alguma parte do íon nitrato é bioquimicamente reduzido para íon nitrito, o qual previne o crescimento do organismo responsável pelo botulismo. Íon nitrito também dá a estes alimentos suas características de sabor e cor pela combinação com hemoproteínas no sangue. Nitrosaminas são produzidas do excesso de nitrito durante a fritura (por exemplo, bacon) e no estômago, como referido. Agências governamentais têm instituído programas para diminuir o nível de nitrito residual em carnes curadas. Alguns fabricantes desses alimentos agora adicionam vitamina C ou E na carne para bloquear a formação de nitrosaminas. Baseado no nível médio de NDMA em vários alimentos e na ingestão diária média para cada um deles, a maioria de nós ingere mais NDMA no consumo de queijos (o qual é frequentemente tratado com nitrato) do que de qualquer outra fonte.

Ainda que a produção comercial de NDMA tenha sido proibida, ela pode ser formada como um subproduto do uso de aminas em processos industriais tais como fabricação de pneus de borracha, curtimento do couro e produção de pesticidas.

O nível de NDMA em água potável proveniente de água subterrânea é de preocupação em algumas localidades que têm um ponto industrial como fonte do composto. Por exemplo, seguindo a descoberta de que a água de abastecimento de uma cidade foi contaminada por mais de 100 ng/L de NDMA de uma fábrica de pneus, a província de Ontário, Canadá, adotou um guia máximo de 9 ppt de NDMA em água potável, o qual corresponde a um tempo de meia-vida de risco de câncer de 1 em 100.000. Por contraste, o guia para água nos Estados Unidos estabelece 0,68 ng/L, o qual corresponde a um risco de câncer de 1 em um milhão, mas o qual realmente estabelece um valor consideravelmente abaixo do limite de detecção (cerca de 5 ng/L) para o composto.

> **PROBLEMA 14-6**
>
> Escreva as semirreações redox balanceadas (assumindo condições ácidas) para a conversão de NH_4^+ para NO_3^- e de NO_2^- para N_2.

Percloratos

O **íon perclorato**, ClO_4^-, é análogo ao íon nitrato: ambos os oxiânions envolvem não metais em seu mais alto número de oxidação (+7 no caso do perclorato; ver Problema adicional 13 para gerar um sumário de cloro com seus números de oxidação). Por esta razão, ambos os íons são agentes oxidantes e foram usados em explosivos e propelentes. Ambos têm fontes naturais e antropogênicas. O perclorato é um poluente descoberto recentemente (final dos anos 90) no abastecimento de água potável de cerca de 15 milhões de americanos. Grandes quantidades de **perclorato de amônio**, NH_4ClO_4, são fabricadas para uso como agentes oxidantes em propelentes de foguetes sólidos, fogos de artifício, baterias e sacos de ar de automóveis. Uma vez que o propelente de foguetes tem um tempo de meia-vida limitado, ele deve ser substituído regularmente. Grandes quantidades de percloratos foram descartadas de mísseis e impulsores de foguetes do chão ou dentro de lagoas na segunda metade do século XX.

A contaminação de percloratos foi encontrada em 23 estados dos Estados Unidos, incluindo muitos dos rios do Colorado e aquíferos no deserto do Sudoeste. Concentrações de perclorato em água potável naquela região variam de 5 a 20 ppb. O mapa (Figura 14-5) da liberação de percloratos no país indica que a maioria ocorre no centro-sul e estados do oeste, especialmente Califórnia. O perclorato também foi encontrado em fertilizantes de jardins em concentrações de aproximadamente 1%. Este composto ocorre naturalmente em depósitos chilenos de nitrato, os quais são ex-

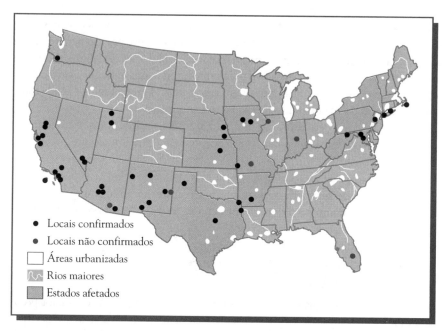

FIGURA 14-5 Regiões de uso do perclorato e contaminação nos Estados Unidos. [Fonte: B.E. Logan, "Assessing the Outlook for Perchlorate Remediation", *Environmental Science and Technology* (1 December 2001): 484A.]

portados para os Estados Unidos e outras partes como fertilizantes. O perclorato também existe naturalmente em alguns minerais encontrados no sudoeste dos Estados Unidos. Uma análise recente indica que seu uso como oxidante, em fogos de artifício, foguetes, etc., e sua presença como fertilizante tem uma importante contribuição para a contaminação de alimentos nos Estados Unidos.

Em altas doses, os efeitos do perclorato à saúde humana ocorrem pela redução na produção de hormônios na tireoide, onde ele compete com o íon iodeto. Seu perigo em baixas concentrações, se há algum, não é conhecido, tornando o desenvolvimento de um padrão para água potável para este íon um problema difícil. Não há um valor federal para o MCL estabelecido para este íon, mas vários estados estabeleceram o seu próprio limite, variando de 1 a 18 $\mu g/L$; por exemplo, o limite da Califórnia é 6 $\mu g/L$. Em 2002, um esboço de um artigo proposto pela EPA do padrão em água potável foi de 1 ppb como sendo seguro para a saúde humana, mas este valor foi criticado como sendo muito baixo pelo Departamento de Defesa e companhias que fazem ou usam os percloratos. Pesquisas divulgadas em 2002 em voluntários indicaram que o nível de não efeito (NOEL; Capítulo 10) para a inibição do iodo corresponde a uma concentração de no mínimo 180 $\mu g/L$ em água potável. A EPA baseou sua recomendação de 1 $\mu g/L$ em estudos que indicaram que mães que tomavam águas contaminadas com perclorato poderiam dar à luz crianças com QIs que seriam afetados negativamente por causa dos níveis corretos do hormônio da tireoide que são vitais para o desenvolvimento fetal.

Como os nitratos, o perclorato é um íon difícil de ser removido do abastecimento de água uma vez que ele é um ânion altamente solúvel muito inerte e não adsorve prontamente sobre a superfície de minerais ou em carbono ativado. Métodos de barreira, usando ferro elementar, etc, não são um sucesso porque o ânion é pouco reativo. As tecnologias primárias atualmente em uso para remediar o perclorato em água são troca iônica e tratamento biológico. Algumas resinas de troca iônica removem com sucesso o perclorato, ainda que ele tenda a permanecer em solução até que todos os ânions foram adsorvidos. A troca iônica é usada especialmente quando as concentrações são baixas no início.

Certas bactérias encontradas naturalmente em muitos solos, sedimentos e águas naturais biodegradam o perclorato pela redução para íon cloreto;

$$ClO_4^- \longrightarrow \longrightarrow Cl^- + 2 O_2$$

O perclorato pode ser biodegradado em biorreatores, grandes tanques que são construídos para manter a alta concentração da bactéria apropriada em contato com a água.

Contaminação de águas subterrâneas por compostos orgânicos

A contaminação de águas subterrâneas por compostos orgânicos é a maior preocupação. Muitas substâncias orgânicas decompõem-se rapidamente ou são imobilizadas no solo, tanto que o número de compostos que são suficientemente persistentes e móveis para viajar para a camada de água e para contaminar águas subterrâneas é relativamente pequeno.

Os compostos mais frequentemente detectados em águas subterrâneas, com base em dados de estações de tratamento de água dos Estados Unidos, incluindo as mais próximas dos lugares de maior risco, são sumarizados na Tabela 14-1. Aterros municipais, bem como locais de disposição de resíduos industriais, são normal-

TABELA 14-1 Compostos orgânicos normalmente encontrados nos Estados Unidos em plantas de abastecimento de água baseadas em águas subterrâneas e suas propriedades

Composto químico	Densidade (g/mL)	Solubilidade em água (g/L)
Presente em 25-50% dos locais:		
Clorofórmio (triclorometano)	1,48	8,2
Bromodiclorometano	1,98	4,4
Dibromoclorometano	2,45	2,7
Bromofórmio (tribromometano)	2,89	3,0
Presente em um menor número dos locais:		
Tricloroeteno	1,46	1,1
Tetracloroeteno (percloroeteno)	1,62	0,15
1,1,1-tricloroetano	1,34	1,5
1,2-dicloroetene	1,26, 1,28	3,5, 6,3
1,1-dicloroetano	1,18	5,5
Tetracloreto de Carbono	1,46	0,76
Dicloroiodometano	1,58	
Xilenos	0,86-0,88	0,18 (o)
1,2-dicloropropano	1,16	2,8
Benzeno	0,88	1,8
Tolueno	0,87	0,54
Frequentemente presente em poços próximos de locais de resíduos perigosos:		
Cloreto de metileno	1,33	20
Etilbenzeno	0,87	0,15
Acetona	0,79	Sol
1,1-dicloroeteno	1,22	2,3
1,2-dicloroetano	1,24	8,5
Cloreto de vinila (cloroeteno)	Gás	8,8
Metil etil cetona	0,80	268
Clorobenzeno	1,11	0,47
1,1,2-tricloroetano	1,44	4,5
Cloroetano	0,90	5,7
Fluorotriclorometano	Gás	1,1
1,1,2,2-tetracloroetano	1,60	2,7
Metil isobutil cetona	0,80	19

Fonte: Baseado nos documentos da EPA de cerca de 2% das estações de abastecimento de água dos Estados Unidos.

mente as fontes desses contaminantes. Líquidos que contêm material dissolvido que drena de uma fonte terrestre, tais como um aterro, são chamados de **chorume**. Em áreas rurais, a contaminação de aquíferos rasos por pesticidas orgânicos, tais como *atrazina* (Capítulo 10) carregados da superfície, tem-se tornado uma preocupação. O inseticida *dieldrin* (Capítulo 10), proibido desde 1992, é o pesticida que excede mais frequentemente os níveis dos guias de saúde humana em águas subterrâneas nos Estados Unidos. Ironicamente, os aquíferos subterrâneos rasos usados para abastecimento de água potável são normalmente mais poluídos pelos pesticidas acima dos níveis aceitáveis do que aqueles que estão em áreas agrícolas nos Estados Unidos.

Os contaminantes orgânicos típicos na maior parte do abastecimento de água subterrânea são

- Solventes clorados, especialmente **tricloroeteno** (TCE, também chamado de *tricloroetileno*), C_2HCl_3, e **percloroeteno** (PCE, também chamado *percloroetileno* ou *tetracloroeteno*), C_2Cl_4. Estas moléculas contêm uma ligação C=C, com três ou quatro átomos de hidrogênio de eteno (etileno) substituídos pelo cloro:

$$\underset{\text{TCE}}{\overset{H}{\underset{Cl}{>}}C=C\overset{Cl}{\underset{Cl}{<}}} \qquad \underset{\text{PCE}}{\overset{Cl}{\underset{Cl}{>}}C=C\overset{Cl}{\underset{Cl}{<}}}$$

Por uma margem grande, os solventes clorados são os que mais prevalecem dos compostos orgânicos em águas subterrâneas.

- Hidrocarbonetos do BTX dos componentes da gasolina e outros produtos de petróleo: **benzeno**, C_6H_6 e seus derivados metilados; **tolueno**, $C_6H_5(CH_3)$; e os três isômeros de **xileno**, $C_6H_4(CH_3)_2$ (ver Capítulo 7 para estruturas).

- MTBE (*metil-terc-butil éter*) da gasolina (ver Capítulo 8).

Os compostos químicos desses grupos aparecem normalmente em águas subterrâneas em lugares onde as indústrias e/ou disposição de resíduos estavam instaladas, especialmente de 1940 a 1980. Neste período pouca atenção foi dada ao destino final e residência destes compostos, uma vez que eles foram depositados no solo. As fontes dessas substâncias orgânicas incluem vazamento de depósitos de lixo químico, vazamentos de tanques subterrâneos de gasolina, vazamento de aterros municipais e derramamento acidental de compostos químicos sobre a terra.

Tricloroeteno é um solvente industrial usado para dissolver graxas sobre metal, assim como o percloroeteno. O MCL nos Estados Unidos para TCE em água potável é 5 μg/L, e o mesmo limite é usado atualmente no Canadá. Um artigo de 2006 divulgado pela Academia Nacional de Ciências dos Estados Unidos concluiu que o TCE é uma possível causa de câncer de fígado e pode causar distúrbios nas funções neurológicas e danos ao desenvolvimento e reprodução. Uma ligação entre a exposição do TCE e uma contagem baixa anormal no esperma em machos foi observada. A International Agency for Research on Cancer classificou o TCE como "provável cancerígeno para humanos".

O PCE não é somente usado como desengraxante de metal; também encontrado em várias aplicações como solvente em operações de lavagem a seco, tanto que pode ser liberado por um grande número de fontes. O grupo amostral de humanos com maior nível de exposição, um grupo de mulheres em Cape Cod, Massachusetts, que foi inadvertidamente exposto por décadas a altos níveis de PCE da água potável, apresentou um moderado aumento nos riscos de contrair câncer de mama.

A gasolina entra no solo via derramamento superficial, vazamento de tanques de estocagem e rupturas de bombas. Antes de 1980, os tanques de estocagem de gasolina eram feitos de aço; quase metade deles estava corroída o suficiente para apresentar vazamento após 15 anos de uso. Uma vez que os contaminantes orgânicos solúveis em água atingem as águas subterrâneas, eles são preferencialmente lixiviados para a água e podem migrar rapidamente no estado dissolvido. O componente BTX é o mais solúvel dos hidrocarbonetos e normalmente aparece em concentrações de 1-50 μg/L em águas subterrâneas. No entanto, os benzenos alquilados são rapidamente degradados pela bactéria aeróbia e, consequentemente, não são de longa permanência.

O componente MTBE da gasolina (Capítulo 7) é mais solúvel em água do que os hidrocarbonetos, mas não é rapidamente biodegradável. Ele não é altamente tóxico. O principal problema é o odor e sabor que ele dá à água: uma pequena quantidade de 15 μg/L pode apresentar sabor e odor na água. A contaminação por MTBE de água de poço mesmo em baixo nível está se tornando uma preocupação nos Estados Unidos uma vez que ela ocorre em cerca de um quarto de um milhão dos locais.

O escoadouro final para contaminantes orgânicos em águas subterrâneas

O comportamento dos compostos orgânicos que migram para o lençol freático depende significativamente de sua densidade relativa em relação ao 1,0 g/mL da água. Líquidos que são *menos* densos ("mais leves") do que a água formam uma massa que flutua sobre a superfície do lençol freático. Todos os hidrocarbonetos deste grupo têm uma pequena ou média massa molecular, incluindo a fração de BTX de gasolinas e outros produtos do petróleo (ver Tabela 14-1). Em contraste, solventes policlorados são *mais* densos ("mais pesados") do que a água, tanto que eles tendem a afundar para dentro do aquífero; importantes exemplos são *cloreto de metileno*, *clorofórmio*, *tetracloreto de carbono*, *1,1,1-tricloroetano*, TCE e PCE (Tabela 14-1). Materiais orgânicos de alto peso molecular não clorados, mas insolúveis, tais como *creosoto* e *alcatrão de carvão*, também fazem parte do grupo dos mais pesados do que a água. Estas substâncias são algumas vezes referidas como **líquidos em fase não aquosa densa**, DNAPLs.

Embora as bolhas do líquido oleoso que esses compostos orgânicos formam sejam geralmente encontradas em um aquífero com uma exposição diretamente abaixo de seu ponto original de entrada no solo ou próximo dele, a conclusão de que estejam imóveis na posição horizontal é equivocada. Muito lentamente – em um processo que frequentemente leva décadas ou séculos para completar – estes compostos de baixa-solubilidade gradualmente dissolvem-se na água que passa sobre as bolhas e promove um contínuo aumento de contaminantes na água subterrânea. A completa remoção de tais depósitos normalmente não é factível uma vez que eles podem existir como várias bolhas as quais o exato local é difícil de ser rastreado. Além disso, distúrbios do depósito durante a remoção ou tratamento podem aumentar sua rede de exposição para a fase aquosa. Ainda que a remoção de 90% da substância não necessariamente resulte na redução de sua concentração na água subterrânea. Portanto, a **pluma** de água poluída cresce na direção do fluxo de água, contaminando, portanto, todo o volume do aquífero (ver Figura 14-6). Por causa de tais contaminações, muitos poços de água potável têm sido fechados.

Descontaminação de água subterrânea: processos físicos e químicos

Nas últimas duas décadas, considerável energia e dinheiro foram gastos nos Estados Unidos com relação ao controle de poluição dos aquíferos por estes líquidos oleosos. A lixiviação dos orgânicos mais densos, especialmente PCE e TCE, contaminou as águas subterrâneas que estavam abaixo dos locais de resíduos tóxicos do U.S. Superfund (ver Capítulo 16). Infelizmente, não foi fácil encontrar uma solução para este problema de contaminação. O controle normalmente consiste em um sistema de **bombeamento e tratamento** que bombeia a água contaminada do aquífero, trata-a com a remoção de seus contaminantes orgânicos (usando métodos que serão descritos mais adiante neste capítulo) e retornam a água limpa para o aquífero ou para algum outro corpo aquático. Alternativamente, uma névoa fina de

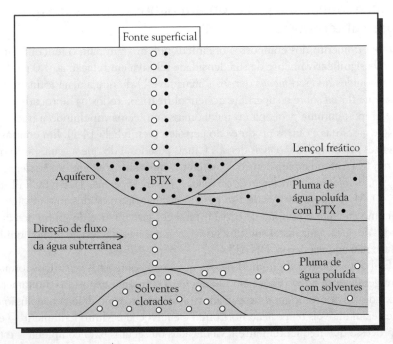

FIGURA 14-6 A contaminação de águas subterrâneas por compostos orgânicos.

água subterrânea contaminada é pulverizada sobre culturas durante algum tempo, utilizando um sistema móvel de pulverização; os contaminantes de COV (compostos orgânicos voláteis) evaporam no ar e a água limpa é usada para irrigação.

O volume de água que deve ser bombeado e tratado em um dado aquífero é enorme. Para contaminantes orgânicos com baixa solubilidade em água, a recontaminação da água retornada para o aquífero pela dissolução adicional das bolhas ocorrerá. Consequentemente, os sistemas de tratamento devem operar constantemente, e já há milhares deles espalhados pelos Estados Unidos.

Aquecimentos *in situ*, para vaporizar os líquidos orgânicos fazendo seus vapores subirem à superfície, e a adição de oxidantes para converter substâncias em produtos, como o dióxido de carbono, foram testados em alguns lugares. Tipicamente, as temperaturas mais próximas de 100°C são usadas no aquecimento, embora não se saiba se esta é ideal na maioria dos casos. O aquecimento e/ou a produção de gases ou precipitação por oxidação pode inadvertidamente mudar as condições geológicas e biológicas nas vizinhanças imediatas do tratamento, com efeitos inesperados na distribuição e mobilidade dos poluentes remanescentes.

Descontaminação de água subterrânea: biorremediação e atenuação natural

A **biorremediação** é o termo aplicado para a descontaminação de água ou solo usando bioquímica, mais do que processos químicos ou físicos. Recentemente houve interessante progresso registrado, usando biorremediação para limpeza da contaminação de solventes etenos clorados na água.

A biodegradação de cloroetenos pela bactéria *aeróbia* torna-se menos e menos eficiente quanto maior for a cloração, tanto que ele não é efetivo para percloroeteno. No entanto, sob condições *anaeróbias*, a biodegradação redutiva de PCE e TCE ocorre mais rapidamente, particularmente se uma substância oxidada tal como metanol é adicionada para fornecer elétrons para o processo de redução. Infelizmente, o passo de descloração desses compostos passa através do **cloreto de vinila**, $CH_2=CHCl$, um conhecido carcinogênico. Recentemente, uma bactéria foi descoberta para remover todos os cloros dos solventes orgânicos tais como TCE e PCE.

Devido ao alto custo e efetividade limitada de muitas tecnologias de limpeza de águas subterrâneas, o processo mais barato de atenuação natural – seguido pelo processo biológico natural, químico e físico para tratar contaminantes em águas subterrâneas – tornou-se popular. De fato, ele agora é usado em mais do que 25% dos locais do programa Superfund nos Estados Unidos e é o método mais usado para remediação de contaminação de águas subterrâneas provenientes de vazamentos em tanques subterrâneos.

No entanto, há uma grande controvérsia se a atenuação não natural é uma estratégia apropriada para gerenciar a contaminação de águas subterrâneas: muitos ambientalistas sentem que é uma maneira barata para a indústria evitar custos mais caros de limpeza. O U.S. National Research Council em 1997 apontou um comitê para determinar quais os poluentes que poderiam ser tratados com sucesso por essa técnica. A Tabela 14-2 resume seus resultados.

TABELA 14-2 Probabilidade de sucesso de remediação de águas subterrâneas por atenuação natural para várias substâncias

Classe de compostos	Processo de atenuação dominante	Probabilidade de sucesso dado pelo nível corrente de entendimento
Compostos orgânicos		
Hidrocarbonetos		Alto
BTEX	Biotransformação	Moderado
Gasolina, óleo combustível	Biotransformação	Baixo
Compostos alifáticos não voláteis	Biotransformação, imobilização	Baixo
PAHs	Biotransformação, imobilização	Baixo
Creosoto	Biotransformação, imobilização	Alto
Hidrocarbonetos oxigenados	Biotransformação	Baixo
Ésteres, cetonas e álcoois de baixo peso molecular	Biotransformação	Baixo
MTBE	Biotransformação	Baixo
Alifáticos halogenados		
PCE, TCE, tetracloreto de carbono	Biotransformação, transformação abiótica	Alto
TCA	Biotransformação	Baixo
Cloreto de metileno	Biotransformação	Baixo
Cloreto de Vinila	Biotransformação	Baixo
Dicloroetileno	Biotransformação, imobilização	Baixo
Aromáticos halogenados		
Altamente clorados		
PCBs, tetraclorodibenzofuranos, pentaclorofenol, benzeno multiclorados	Biotransformação	Moderado
Menos clorados		
PCBs, dioxinas, monoclorobenzenos	Biotransformação	Moderado
Compostos inorgânicos		
Metais		
Ni	Imobilização	Moderado
Cu, Zn	Imobilização	Baixo
Cd	Imobilização	Moderado
Pb	Imobilização	Baixo para moderado
Cr	Biotransformação, imobilização	Baixo

TABELA 14-2 Probabilidade de sucesso de remediação de águas subterrâneas por atenuação natural para várias substâncias *(Continuação)*

Classe de compostos	Processo de atenuação dominante	Probabilidade de sucesso dado pelo nível corrente de entendimento
Hg	Biotransformação, imobilização	Baixo
Não metais		
As	Biotransformação, imobilização	Baixo
Se	Biotransformação, imobilização	Baixo
Oxiânions		
Nitrato	Biotransformação	Moderado
Perclorato	Biotransformação	Baixo

Fonte: Adaptado de J.A. Macdonald, "Evaluating Natural Attenuation for Groundwater Cleanup", *Environmental Science and Technology,* (1 August 2000): 346A.

Somente três poluentes são considerados eficientes para serem tratados por atenuação natural:

- Hidrocarbonetos BTEX (isto é, hidrocarbonetos BTX mais etilbenzeno)
- Orgânicos contendo oxigênio de baixo peso molecular
- Cloreto de metileno

Em todos os três casos, a biotransformação é o processo dominante pelo qual a atenuação ocorre. Note que nenhum orgânico altamente clorado, incluindo TCE e PCE, e nem MTBE são tratados com sucesso desta maneira, e tampouco mercúrio ou íon perclorato.

Descontaminação de águas subterrâneas: remediação *in situ*

Os cientistas desenvolveram uma promissora técnica para tratar águas subterrâneas contaminadas por orgânicos clorados voláteis (principalmente C_1 e C_2). Eles construíram uma "parede" subterrânea de material permeável (principalmente areia grossa) ao longo do caminho da água. A água é limpa quando passa através da parede e não tem que ser bombeada para fora do aquífero (ver Figura 14-7).

O ingrediente colocado com o leito de areia que quimicamente limpa a água é o **íon metálico**, Fe^0, na forma de pequenos grânulos, um resíduo comum de processos industriais. Quando colocado em contato com certos orgânicos clorados

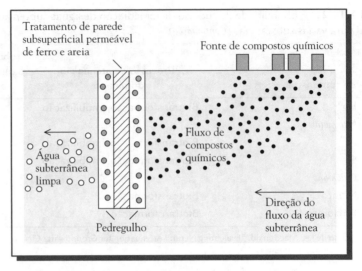

FIGURA 14-7 Purificação *in situ* de águas subterrâneas usando "parede de ferro".

em água, o ferro age como um agente redutor, doando elétrons para formar o íon **ferroso** ou Fe(II), o qual dissolve-se na água:

$$Fe(s) \longrightarrow Fe^{2+}(aq) + 2\,e^-$$

Normalmente esses elétrons são doados para as moléculas organocloradas que estão temporariamente adsorvidas na superfície do metal; os átomos de cloro nas moléculas são consequentemente reduzidos a íons cloreto, Cl^-, os quais são liberados para dentro da solução aquosa. Esta técnica é um exemplo de **degradação redutiva**. Por exemplo, a redução por elétrons de tricloroeteno para sua forma totalmente desclorada, eteno, pode ser escrita na forma não balanceada como

$$C_2HCl_3 \longrightarrow C_2H_4 + 3\,Cl^-$$

Aplicando a técnica de balanceamento redox padrão para soluções alcalinas, obtemos a semirreação balanceada

$$C_2HCl_3 + 3\,H_2O + 6\,e^- \longrightarrow C_2H_4 + 3\,Cl^- + 3\,OH^-$$

A combinação das semirreações (depois de multiplicar por 3 o passo de oxidação para igualar o número de elétrons perdidos e ganhos) resulta na reação global

$$3\,Fe(s) + C_2HCl_3 + 3\,H_2O \longrightarrow 3\,Fe^{2+}(aq) + C_2H_4 + 3\,Cl^- + 3\,OH^-$$

Um dos subprodutos da reação é o íon hidróxido, OH^-. Lembre-se do Capítulo 13: em áreas ricas em rochas calcárias, as águas subterrâneas contêm concentrações significativas de **bicarbonato de cálcio** dissolvido, $Ca(HCO_3)_2$. Os íons hidróxidos produzidos nas reações de remediação de águas subterrâneas reagem com bicarbonato para produzir íon carbonato, CO_3^{2-}, os quais combinam com íons cálcio dissolvidos para produzir carbonato de cálcio insolúvel, $CaCO_3$, o qual então precipita na mistura ferro-areia.

Medidas de campo indicam que esta nova tecnologia pode funcionar com sucesso por vários anos no mínimo e pode substituir os métodos de tratamento com bombeamento para muitas aplicações envolvendo metanos clorados e etanos dissolvidos em águas subterrâneas.

Recentemente foi observado que a cobertura do material de ferro com níquel aumenta dez vezes a velocidade de degradação dos compostos orgânicos; com esta modificação, esta técnica pode ser ainda mais útil do que a prevista na primeira. Também foi descoberto que o ferro elementar nas barreiras reduz íons Cr^{6+} solúvel para óxidos de Cr^{3+} insolúveis e podem, portanto, remediar águas subterrâneas contaminadas por Cr^{6+}. (A química ambiental do cromo é discutida em mais detalhes no Capítulo 15). Uma técnica para a criação *in situ* de ferro elementar de seus íons (Fe^{2+} e Fe^{3+}) pela injeção de agentes redutores aquosos foi testada.

Uma técnica *in situ* para tratamento de TCE e PCE pela hidrogenação foi desenvolvida recentemente. O processo usa gás H_2 dissolvido para rapidamente desclorar esses dois orgânicos, eventualmente formando etano e HCl. A reação usa um catalisador de paládio e pode ser feito com a perfuração de um poço e, por isso, não necessita que a água seja trazida para a superfície.

PROBLEMA 14-7

A dissolução de ferro no processo descrito produz algum gás de hidrogênio molecular, H_2. Mostre por meio de equações balanceadas como o hidrogênio poderia aumentar a redução de água mais do que de TCE.

PROBLEMA 14-8

Suponha que a tecnologia de "parede de ferro" reduza uma fração apreciável de TCE para cloreto de vinila mais do que completamente para eteno. Por que este seria um resultado inaceitável ambientalmente? (Note que, na prática, uma parede suficientemente fina de ferro e areia é usada para converter qualquer subproduto de cloreto de vinila para eteno.)

PROBLEMA 14-9

Deduza a reação global pela qual o percloroeteno é convertido para eteno pelo íon metálico.

> **PROBLEMA 14-10**
> Em um teste local para este processo de remediação, a água contém 270 mg/L de TCE e 53 mg/L de percloroeteno. Calcule a massa de ferro necessária para remediar 1 L desta água subterrânea.

Contaminação química e tratamento de efluentes e esgoto doméstico

A maioria dos municípios trata o esgoto bruto coletado das casas, edifícios e indústrias (incluindo plantas de processamento de alimentos) por meio de um sistema de **canalização sanitária** antes que o resíduo líquido seja depositado próximo a uma fonte de águas naturais, como um rio, lago ou oceano. Uma vez que as águas oriundas das chuvas e do derretimento da neve que drena as ruas e outras superfícies pavimentadas não estão altamente contaminadas, elas são frequentemente coletadas separadamente por um sistema pluvial e depositadas diretamente dentro de um corpo de água natural. Infelizmente, em algumas cidades, o fluxo de água pluvial não está separado do sistema de coleta de esgoto e estes dois são misturados com a água da chuva, não tratada, em cursos de água.

O principal componente do esgoto doméstico – além de água – é a matéria orgânica de origem biológica. Ela está presente principalmente na forma de partículas, variando desde tamanhos macroscópicos suficientes para serem retidas (junto com objetos como lenços de papel, pedras, meias, galhos de árvores, preservativos e absorventes internos) por uma grade, até as de tamanho microscópico, que retêm os materiais suspensos na água na forma de coloides.

Tratamento do esgoto doméstico

Na etapa de tratamento **primário** (ou mecânico) (ver Figura 14-8), as partículas maiores – incluindo areia e silte – são removidas pela passagem da água por uma grade e lentamente ao longo de uma lagoa ou tanque de decantação. No fundo da lagoa, forma-se um **lodo** de partículas insolúveis, enquanto um "líquido oleoso" (um termo que aqui inclui não somente gordura, óleo e graxas, mas também os produtos formados pela reação de sabão com íons de cálcio e magnésio), menos denso do que a água forma-se na superfície e é retirado como uma espuma. Cerca de 30% da demanda bioquímica de oxigênio (DBO) (Capítulo 13) do efluente é removido pelo processo de tratamento primário, ainda que este estágio do processo seja inteiramente de natureza mecânica. O tratamento e disposição do lodo serão discutidos posteriormente.

Depois de passar através do tratamento primário convencional, a água com esgoto que ficou muito mais clara ainda tem um alto valor de DBO – normalmente várias centenas de miligramas por litro – e está imprópria para os peixes se liberada nesta etapa (como ocorre em alguns locais que descartam no oceano). O alto valor de DBO deve-se principalmente às partículas coloidais orgânicas. Em uma etapa de tratamento **secundário** (biológico), muito desta matéria orgânica suspensa – bem como o que realmente está dissolvido na água – é biologicamente

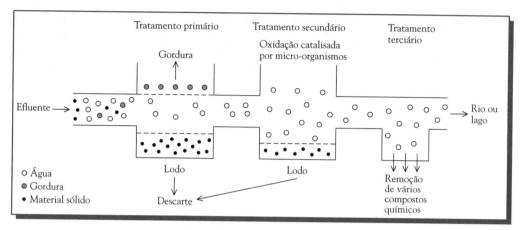

FIGURA 14-8 As etapas comuns no tratamento de efluente.

oxidado por micro-organismos para dióxido de carbono e água ou convertido para lodo, o qual pode prontamente ser removido da água. Uma vez ou outra, a água é pulverizada sobre um leito de areia e pedregulhos ou sobre plástico coberto com bactérias aeróbias (*filtragem por gotejamento*) ou ela é agitada em um reator de aeração (*processo de lodo ativado*) para efeito de reação com micro-organismo específico. O sistema é mantido bem aerado para aumentar a velocidade de oxidação. Em essência, este sistema mantido com uma alta concentração de micro-organismos aeróbios, especialmente bactéria, é o mesmo processo biológico que necessitaria de várias semanas para ocorrer nos corpos aquáticos, que, no entanto, ocorre em várias horas.

As reações de oxidação biológica do tratamento secundário reduz a DBO da água poluída para menos do que 100 mg/L, a qual é cerca de 10% da concentração original no esgoto não tratado. Por comparação, os padrões de qualidade de efluentes canadenses requerem que a DBO em águas não tratadas seja reduzida para 20 ppm ou menos. O processo de nitrificação também ocorre em alguma extensão, convertendo compostos orgânicos com nitrogênio para íons nitrato e dióxido de carbono (ver a seguir). Em resumo, o tratamento secundário de efluentes envolve reações bioquímicas que oxidam muito do material orgânico oxidável que não foi removido na primeira etapa. A água tratada diluída com uma maior quantidade de águas naturais pode ser suportada pela vida aquática. Normalmente, em alguns municípios a água produzida pelo tratamento secundário é desinfetada por cloração ou irradiação com luz UV, antes de ser bombeada para um corpo aquático. Recentes pesquisas realizadas no Japão mostraram que a cloração do efluente antes dele ser liberado produz compostos mutagênicos, provavelmente pela interação de substâncias contendo cloro com a matéria orgânica que permanece na água.

Alguns poucos municípios empregam também o tratamento de efluente **terciário** (*avançado* ou *químico*). Na fase terciária, substâncias específicas são removidas da água parcialmente purificada antes de sua desinfecção final. Em alguns casos, a água produzida pelo tratamento terciário é de qualidade suficientemente alta para ser usada como água potável. Alternativamente, a água do rio na qual o efluente das estações de tratamento de esgoto foi depositado é usada a jusante por municipalidades como água potável. O reúso da água depois que ela foi limpa é particularmente prevalente na Europa, onde as reservas de água doce estão menos disponíveis do que na América do Norte e a densidade do consumo da população é alta.

Dependendo do local, o tratamento terciário pode incluir alguns ou todos os seguintes processos químicos:

- Completa redução de DBO pela remoção de muitos dos materiais coloidais remanescentes usando um sal de alumínio em um processo similar ao usado para a purificação de água potável.
- Remoção de compostos orgânicos dissolvidos (incluindo clorofórmio) e alguns metais pesados pela adsorção sobre carvão ativado, sobre o qual a água é passada (ver Quadro 14-1).
- Remoção de fosfato (como discutido na próxima seção; parte do fósforo é removida na etapa de tratamento secundário, uma vez que os micro-organismos o incorporam como nutriente para seu crescimento).
- Remoção de metal pesado pela adição de hidróxido ou **íon sulfeto**, S^{2-}, para formar hidróxidos insolúveis de metal ou sulfetos, respectivamente (ver Capítulo 15).
- Remoção de ferro pela aeração a um alto valor de pH para oxidá-lo a seu estado de Fe^{3+} insolúvel, possivelmente em combinação com o uso de um forte agente oxidante para destruir ligantes orgânicos fortemente ligados ao íon Fe^{2+}, o qual preveniria sua oxidação.
- Remoção de íons inorgânicos em excesso, como discutido a seguir.

Em alguns efluentes, a completa remoção de compostos de **nitrogênio** – normalmente amônia ou compostos orgânicos com nitrogênio – é julgada como necessária. A remoção de amônia pode ser encontrada pelo aumento do pH em cerca de 11 (com soda) para converter muito dos íons amônio, NH_3, para sua forma molecular, amônia, seguido pelo borbulhamento de ar através da água para remover a amônia gasosa dissolvida. Este processo é relativamente caro por causa do uso intensivo de energia. Os íons amônio podem também ser removidos por troca iônica usando certas resinas que têm sítios de troca inicialmente ocupados por íons cálcio ou sódio.

Alternativamente, tanto o nitrogênio orgânico como a amônia podem ser removidos usando primeiro uma bactéria nitrificante para oxidar todo o nitrogênio para íon nitrato. Então o nitrato é submetido à desnitrificação pela bactéria para produzir **nitrogênio molecular**, N_2, o qual é borbulhado para fora da água. Uma vez que este passo de redução requer uma substância que será oxidada, **metanol**, CH_3OH, é adicionado à água se necessário e é convertido para dióxido de carbono no processo:

$$5\,CH_3OH + 6\,NO_3^- + 6\,H^+ \xrightarrow{bactéria} 5\,CO_2 + 3\,N_2 + 13\,H_2O$$

CAPÍTULO 14 Poluição e Purificação da Água

É claro que a água contaminada pelo íon nitrato pode também ser tratada por este último passo. Uma análise matemática da cinética das transformações é apresentada no Quadro 14-4.

PROBLEMA 14-11

Considerando que o K_b para a amônia é $1,8 \times 10^{-5}$, deduza uma fórmula dando a razão de amônia para íon amônio como uma função do pH da água. Qual é o valor desta razão em valores de pH de 5, 7, 9 e 11?

QUADRO 14-4 | **Variação com o tempo da concentração de amônia durante sua oxidação em duas etapas**

A oxidação de amônia catalisada por bactérias (ou de outros compostos orgânicos de nitrogênio reduzidos) para nitrato é uma reação com duas etapas principais, com o íon nitrito, NO_2^-, um intermediário:

Etapa 1 $NH_3 + \frac{3}{2} O_2 \longrightarrow NO_2^- + H^+ + H_2O$

Etapa 2 $NO_2^- + \frac{1}{2} O_2 \longrightarrow NO_3^-$

Se há oxigênio suficiente disponível, a velocidade de cada reação é de primeira ordem somente com relação à concentração do nitrogênio reagente, tanto que a sequência pode ser representada como

$$A \xrightarrow{k_1} B \xrightarrow{k_2} C$$

Onde A representa a amônia, B o íon nitrato, e k_1 e k_2 são constantes de velocidade de pseudo-primeira ordem. Uma vez que a velocidade da etapa 1 depende da primeira potência da concentração de amônia, então a velocidade de desaparecimento desta espécie é

$$\frac{d[A]}{dt} = -k_1[A]$$

Sendo que B (nitrito) é produzido nesta velocidade pela etapa 1, mas é consumido na etapa 2 por um processo no qual a velocidade é proporcional à primeira potência de sua concentração, podemos escrever

$$\frac{d[B]}{dt} = +k_1[A] - k_2[B]$$

Estas equações diferenciais podem ser rearranjadas e integradas resultando nas seguintes expressões para a evolução da [A] e [B] com o tempo, relativo a $[A]_0$, a concentração original de A:

$$[A]/[A]_0 = e^{-k_1 t}$$

$$[B]/[A]_0 = k_1(e^{-k_1 t} - e^{-k_2 t})/(k_2 - k_1)$$

Como pode ser visto da solução para o Problema 1, a concentração de B (nitrito) aumenta exponencialmente no início, chegando a um valor máximo e então diminui lentamente, se $k_1 > k_2$. Portanto, ocorrem neste caso concentrações significativas de íon nitrito em águas que passam pelas duas etapas de conversão de amônia para nitrato.

PROBLEMA 1

(a) Derive uma expressão geral relacionando o tempo no qual [B] alcança um máximo para k_1 e k_2.
(b) Desenhe um gráfico mostrando a evolução de [A] e [B] com o tempo para os valores $k_1 = 1$ e $k_2 = 2$.

A origem e a remoção de excesso de fosfato

Um dos casos mais famosos do mundo de poluição na água envolve o lago Erie, o qual se acreditava, nos anos 60, estar morrendo. Um dos autores deste livro relembra a visita a uma praia, outrora popular, na costa norte, no início dos anos 70, e a repulsa ante a visão e ao odor forte de peixes mortos podres em sua orla. Os problemas do lago Eire originaram-se principalmente de um excesso de entrada de **íon fosfato**, PO_4^{3-} nas águas de seus tributários. As fontes de fosfato foram os polifosfatos dos detergentes (como será explicado em detalhes posteriormente), o esgoto bruto e o escoamento das fazendas que usavam fosfato como fertilizantes. Como normalmente há um excesso de outros nutrientes dissolvidos nos lagos, o íon fosfato funciona como um *nutriente limitante* (controlador) para o crescimento de algas: o maior fornecedor deste íon, o mais abundante para o crescimento de algas, e seu crescimento pode ser igual a sua abundância. Quando uma grande massa de excesso de algas eventualmente morre e começa a se decompor por oxidação, a água torna-se deficiente em oxigênio, o que afeta desfavoravelmente a vida dos peixes. A água do lago também se torna de gosto desagradável, verde e limosa, e acumula peixes mortos e plantas aquáticas podres sobre as praias. Esta série de mudanças que inclui a rápida degradação e o envelhecimento, ocorre quando os lagos recebem quantidades excessivas de nutrientes a partir de áreas vizinhas é chamada de **eutrofização**. Quando o enriquecimento aumenta a partir da atividade humana, ele é chamado **eutrofização cultural**.

Para corrigir o problema, os Estados Unidos e Canadá assinaram em 1972 o *Great Lakes Water Quality Agreement* (Acordo sobre a Qualidade da Água dos Grandes Lagos). Desde então, mais de 8 milhões de dólares foram gastos na construção de estações de tratamento de esgoto para remover fosfatos do efluente antes que ele chegasse aos tributários e ao próprio lago. Além disso, os níveis de fosfatos em detergentes de roupas foram restringidos em Ontário e em muitos dos estados que estão ao redor da região dos Grandes Lagos. A quantidade total de fosfato que entrou no lago Eire agora foi diminuída por mais de dois terços. Como um resultado, o lago foi recuperado: suas praias mal-cheirosas estão ganhando popularidade com os turistas e seu comércio pesqueiro foi reavivado.

Como temos apontado, a presença de excesso de íon fosfato em águas naturais pode ter um efeito devastador sobre a ecologia aquática por causa da super fertilização da vida das plantas. Formalmente, uma das maiores fontes de fosfato como um poluente foi o detergente, e no material que segue, a regra de tais fosfatos é discutida.

A reação de detergentes sintéticos com íons cálcio e magnésio para formar íons complexos diminui o potencial de limpeza do detergente. **Íons polifosfatos**, os quais são ânions contendo várias unidades de fosfato ligados por oxigênio, são adicionados aos detergentes como *sequestradores* que preferencialmente formam complexos solúveis com os íons metálicos e, portanto, permitem que as moléculas de detergente operem como agentes limpadores mais do que sendo complexados com o Ca^{2+} e Mg^{2+} na água. Uma outra regra dos sequestradores é tornar a água de lavagem alcalina, o que ajuda a remover a sujeira de certos tecidos. Com o próprio sabão, os íons formam complexos insolúveis que contaminam a água limpa.

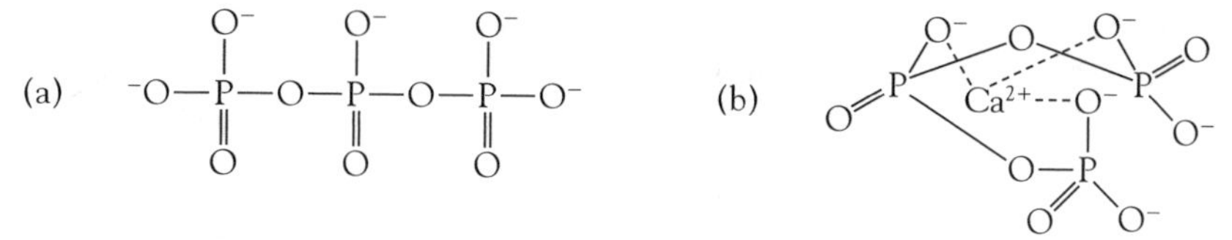

FIGURA 14-9 Estrutura do íon polifosfato: (a) não complexado e (b) complexado com o íon cálcio.

Em particular, grandes quantidades de **tripolifosfatos de sódio** (STP), $Na_5P_3O_{10}$, foram formalmente adicionadas como sequestrador em muitas formulações de detergentes sintéticos. Como mostrado na Figura 14-9a, o SPT contém uma cadeia de átomos de fósforo e oxigênio alternados, com um ou dois oxigênios adicionais ligados a cada fósforo. Em solução, um íon tripolifosfato pode formar um complexo com um íon cálcio formando interações entre 3 de seus átomos de oxigênio e o íon metálico (Figura 14-9b).

Substâncias como STP que têm mais do que um sítio de ligação para o íon metálico e, portanto, produzem uma estrutura de anel que incorpora o metal, são chamados **agentes quelantes** (da palavra grega "garra"). Em virtude das várias ligações que são formadas, os quelantes resultantes são muito estáveis e normalmente não liberam seus íons metálicos de volta em sua forma livre. O uso de agentes quelantes para remover metais do corpo é discutido no Capítulo 15.

Íon tripolifosfato, $P_3O_{10}^{5-}$, como o próprio íon fosfato, é uma base fraca em solução aquosa e, portanto, fornece o ambiente alcalino necessário para a efetiva limpeza:

$$P_3O_{10}^{5-} + H_2O \longrightarrow P_3O_{10}H^{4-} + OH^-$$

Infelizmente, quando a água de lavagem que contém STP é descartada, o excesso de tripolifosfato entra no corpo aquático, onde ele lentamente reage com a água e é transformado em íon fosfato, PO_4^{3-} (algumas vezes chamado de ortofosfato):

$$P_3O_{10}^{5-} + 2\,H_2O \longrightarrow 3\,PO_4^{3-} + 4\,H^+$$

Note que quando o tripolifosfato decompõe-se, STP comporta-se como um ácido mais do que como uma base (uma vez que H^+ é formado na reação).

Em função das preocupações ambientais, agora os fosfatos são usados raramente como sequestradores em detergentes em muitas áreas do mundo. No Canadá e partes da Europa, STP foi substituído amplamente por **nitrilotriacetato de sódio** (NTA) (ver Figura 14-10a). O ânion do NTA age de uma maneira similar a do STP, quelando os íons cálcio e magnésio usando um dos seus átomos de oxigênio e nitrogênio (Figura 14-10b). O NTA não é usado como um sequestrador nos Estados Unidos devido à preocupação com a saúde quanto pela sua baixa velocidade de degradação em águas potáveis. No entanto, os experimentos iniciais que deixaram esta preocupação em testes com animais estão abertos a esta questão, como são os receios sobre sua persistência e sua tendência para solubilizar metais pesados em fornecimento de águas.

(a) 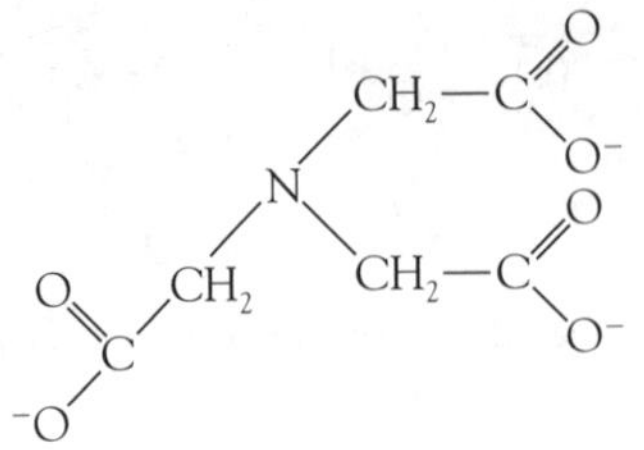 [estrutura química do íon nitrilotriacetato não complexado]

(b) 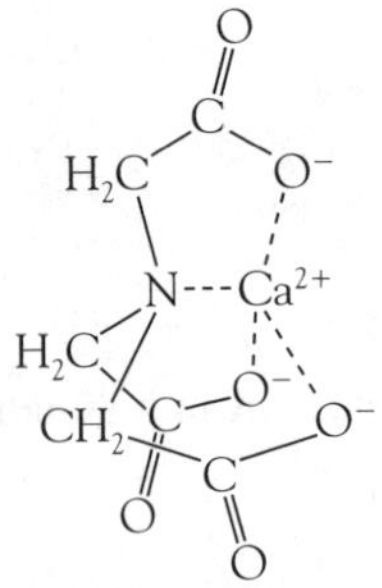 [estrutura química do íon nitrilotriacetato complexado com Ca²⁺]

FIGURA 14-10 Estrutura do íon nitrilotriacetato: (a) não complexado e (b) complexado com íon cálcio.

Outros sequestradores usados no momento incluem o *citrato de sódio*, carbonato de sódio (*lavagem à base de soda*), e *silicato de sódio*. Atualmente, substâncias chamadas **zeólitas** são também empregadas como sequestradores em detergentes. As zeólitas são minerais aluminosilicatos abundantes (ver Capítulo 16) consistindo de sódio, alumínio, silicone e oxigênio. Os últimos três elementos estão ligados entre si para formar uma gaiola, na qual o íon sódio pode entrar. Na presença de íons cálcio, as zeólitas trocam seu íon sódio por Ca^{2+} (embora não para Mg^{2+}), portanto, sequestrando-o em uma maneira similar aos polifosfatos. Como polifosfatos, elas também controlam o pH. Uma desvantagem do uso de zeólitas é que elas são insolúveis, tanto que seu uso aumenta a quantidade de lodo que deve ser removido em estações de tratamento de efluentes.

O íon fosfato pode ser removido dos efluentes municipais e industriais pela adição de cálcio suficiente como o hidróxido, $Ca(OH)_2$, para formar precipitados de fosfato de cálcio tais como $Ca_3(PO_4)_2$ e $Ca_5(PO_4)_3OH$ que pode então ser prontamente removido. A remoção de fósforo poderia ser uma prática padrão no tratamento de efluentes, mas não é ainda praticada em todas as cidades. Alguns políticos acreditam que a melhor solução para o ambiente é o uso de fosfatos, mais do que outros sequestradores, em detergentes e então a remoção eficiente em estações de tratamento de efluentes.

Geograficamente, o íon fosfato entra no corpo aquático de fontes pontuais e não pontuais. **Fontes pontuais** são locais específicos, como fábricas, aterros e estações de tratamento de esgoto que descartam os poluentes. **Fontes não pontuais** são grandes áreas de terra, como fazendas, florestas que sofreram extração de madeira, tanques sépticos, campos de golfe e gramados domésticos, enxurrada da chuva e deposição atmosférica. Embora cada fonte não pontual possa fornecer uma pequena quantidade de poluição, o total do grande número delas envolvido, pode gerar uma quantidade *total* maior do que as fontes pontuais. Por exemplo, agora que as estações de tratamento de esgoto e o controle de detergentes foram instituídos, muito do fosfato remanescente aumenta em muitas áreas das fontes não pontuais da agricultura.

Química Verde: Iminodisuccinato de sódio – um agente quelante biodegradável

Devido à maioria dos agentes quelantes não ser biodegradável ou ser lentamente biodegradável, eles não somente entram no ambiente (por exemplo, fosfatos agem como nutrientes), mas também pode ser necessário removê-los durante o tratamento de efluentes em uma estação de tratamento de efluentes. Diferentemente de muitos agentes quelantes, o **iminodisuccinato de sódio** (IDS, ver Figura 14-11) [também conhecido como sal de *D,L-aspartico-N-(1,2- dicarboxietil) tetrasódico*] prontamente se degrada no ambiente. O IDS não somente é biodegradável; também não é tóxico.

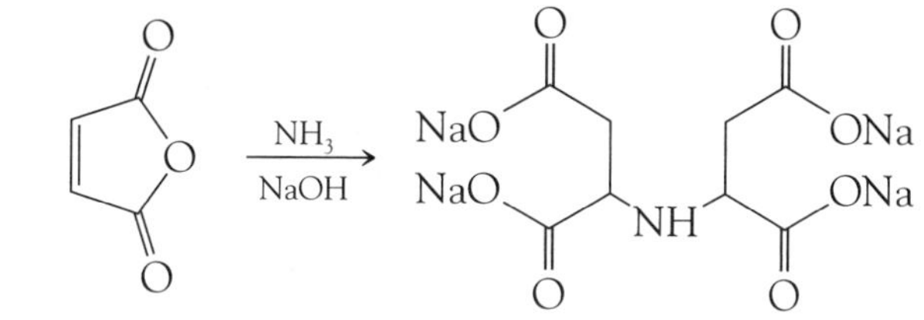

Anidrido maleico

Iminodisuccinato de sódio

FIGURA 14-11 Síntese e estrutura do iminodisuccinato de sódio, um agente quelante biodegradável.

O IDS pode ser usado como um efetivo agente quelante para absorção de nutrientes da agricultura, carregador de íons metálicos em processamento fotográfico, remediação de águas subterrâneas e como um sequestrador em detergentes e produtos de limpeza industriais e domésticos. A *Bayer Corporation* ganhou o Presidential Green Chemistry Challenge Award em 2001 pelo desenvolvimento do IDS como um agente quelante e de sua síntese a partir do anidrido maleico (Figura 14-11). Esta síntese é realizada sob condições moderadas, em apenas água como solvente. O excesso de amônia é reciclado para a própria produção de mais IDS. Esta síntese se coloca em completo contraste à síntese típica de agentes quelantes de aminocarboxilatos, os quais empregam cianeto de hidrogênio como um reagente. O IDS comercial da Bayer como um agente quelante tem o nome de Baypure.

Reduzindo a concentração de sal na água

A decomposição de substâncias orgânicas e biológicas durante a fase secundária do tratamento de efluentes normalmente resulta na produção de sais inorgânicos, muitos dos quais permanecem na água mesmo depois que as técnicas discutidas foram aplicadas. A água pode também tornar-se salgada devido ao seu uso em irrigação ou porque as unidades de água mais leves foram recarregadas e suas descargas dispostas como esgoto. Íons inorgânicos podem ser removidos da água pela dessalinização por meio do uso de uma das seguintes técnicas ou pelos métodos de precipitação mencionados anteriormente.

- **Osmose reversa** – Como mencionado anteriormente, esta técnica também é usada para produzir água potável de água salgada, como água do mar.
- **Eletrodiálise** – aqui uma série de membranas permeáveis somente para um ou outro pequeno cátion inorgânico ou pequeno ânion inorgânico é colocada verticalmente de um modo alternado (ver Figura 14-12) com uma célula elétrica. A corrente direta é aplicada através da água, tanto que os cátions migram em

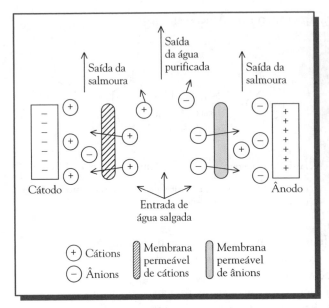

FIGURA 14-12 Unidade de eletrodiálise (esquemática) para a dessalinização da água. [Adaptado de S.E. Manahan, 1994. *Environmental Chemistry*, 6 th Ed. Boca Raton, FL: Lewis Publishers.]

direção ao cátodo e os ânions em direção ao ânodo. O líquido em zonas alternadas torna-se mais concentrado (enriquecido) ou menos concentrado (purificado) em íons; eventualmente a água concentrada de íons pode ser descartada como uma salmoura e a água purificada liberada para o ambiente. Esta tecnologia é também usada para dessalinizar água do mar com propósito de consumo.

• **Troca iônica** – alguns sólidos poliméricos contêm sítios que seguram íons de maneira relativamente fraca, tanto que um tipo de íon pode ser trocado por outro de mesma carga quando passa por ele. As resinas de troca iônica podem ser formuladas para possuir sítios catiônicos ou aniônicos que funcionam desta maneira. Os sítios de troca de uma resina catiônica deste tipo são inicialmente ocupados por íons H^+ e as de troca aniônica são ocupadas por íons OH^-. Quando a água poluída por íons M^+ e X^- é passada sequencialmente através de duas resinas, os íons H^+ sobre a primeira são substituídos por M^+, e então os íons OH^- sobre a segunda são substituídas por X^-. Portanto, a água que foi passada contém íons H^+ e OH^- mais do que os sais, os quais permanecem nas resinas. Certamente, esses dois íons imediatamente combinam para formar mais moléculas de água. Portanto, a troca iônica pode ser usada para remover sais do efluente, incluindo os metais pesados.

PROBLEMA 14-12

A água poluída por íons inorgânicos poderia ser purificada por destilação ou por congelamento. Por que você acha que tais técnicas não são usadas em grande escala para purificar a água?

Os cátions de metais de transição podem ser removidos da água usando uma técnica de precipitação ou redução, em qualquer um dos casos para formar sólidos insolúveis. A precipitação de sulfetos ou hidróxidos já foi mencionada; uma desvantagem deste último é a produção de um lodo volumoso que deve ser descartado de uma maneira aceitável. A redução eletrolítica de metais deixa sua deposição sobre o cátodo. Se, em vez do metal elementar, uma solução aquosa concentrada dele é desejada, o metal depositado pode ser reoxidado quimicamente pela adição de peróxido de hidrogênio ou eletroliticamente pela reversão da polaridade da célula.

O tratamento biológico de efluentes e esgoto

Uma alternativa para o processamento de efluentes em uma estação de tratamento convencional em pequenas comunidades é o tratamento biológico em um **pântano artificial** (também chamado de *brejo construído*) que contém plantas como tifa e junco. A descontaminação da água é acompanhada pela bactéria e outros micro-organismos que vivem entre as raízes das plantas e rizomas. As próprias plantas absorvem os metais em seu sistema de raízes e concentram os contaminantes com suas células. Em instalações construídas para tratar esgoto, o tratamento primário para filtrar sólidos, etc. em uma lagoa é normalmente implementada antes do efluente ser bombeado para o tanque, onde o equivalente ao tratamento secundário e terciário acontece. A planta usa para o seu crescimento os poluentes e aumenta o pH – o qual serve para destruir alguns micro-organismos perigosos.

Uma vantagem do tratamento biológico é que grandes quantidades de lodo não são geradas, em contraste aos tratamentos convencionais. Além disso, ele não requer a adição de outro composto químico sintético e nem o consumo de energia comercial. Entre os problemas de tais instalações está o decaimento da vegetação, que deve ser limitada para que a DBO da água processada não aumente muito mais, e o fato de que os pântanos requerem uma grande extensão de terra ao menos que eles sejam construídos de uma maneira que parte da rota seja vertical.

Em muitas comunidades rurais e pequenas, os **tanques sépticos** são usados para descontaminar esgotos, uma vez que instalações centrais de tratamento de esgoto não estão disponíveis. Esses tanques de concreto subterrâneos recebem o efluente normalmente de apenas uma casa. Embora os sólidos permaneçam no tanque, as gorduras e óleos sobem para a superfície e são periodicamente removidos. A bactéria no efluente alimenta o lodo do fundo do tanque, liquefazendo o resíduo. A água parcialmente purificada flui do tanque dentro de uma drenagem subterrânea, onde a completa descontaminação acontece. O sistema é relativamente passivo, comparado às instalações centrais, e como nos tanques artificiais, um tempo é necessário para que o processo ocorra. Além disso, os compostos de nitrogênio são convertidos para nitrato, mas o último não é reduzido para nitrogênio molecular, tanto que a água subterrânea sob o sistema séptico pode tornar-se contaminada pelo nitrato, como discutido anteriormente neste capítulo.

Drogas em efluentes de estações de tratamento de esgoto

Recentemente, concentrações traço de várias drogas – prescritas, não prescritas, ilegais e veterinárias – foram detectadas nas águas produzidas nas estações de tratamento de esgoto e em rios e córregos onde as águas fluem, em concentrações acima do nível de $\mu g/L$. Cerca de 100 substâncias foram detectadas em vários rios, lagos e águas costeiras. As substâncias – comumente incluindo, *estradiol*, *ibuprofeno*, a droga antidepressiva Prozac (*fluoxetina*), a droga antiepilética *carbamazepina* e produtos da degradação associada com medicamentos redutores de colesterol – estão presentes no esgoto bruto depois de sua excreção pela urina e fezes de humanos e animais, uma vez que a maioria das drogas são poucos absorvidas e metabolizadas pelo corpo. Elas também são resultado da disposição de medicamentos não usados ou com validade expirada.

Mais comumente, as concentrações de drogas em água potável são em nível de ppt, tanto que o risco provável para os humanos é pequeno. A pesquisa está sendo desenvolvida para determinar se poderiam existir efeitos sobre a saúde humana à exposição prolongada de uma combinação destas substâncias. Os hormônios sintéticos são considerados atribuir o maior risco para as espécies aquáticas. Já se encontrou que certos peixes sofrem distorções no seu desenvolvimento sexual pela exposição a efluentes de esgoto contendo estrógenos sintéticos de pílulas de controle de natalidade (ver Capítulo 12).

O tratamento de cianetos em efluentes

O íon cianeto, CN^-, liga-se fortemente a muitos metais, em especial aos da série de transição, sendo com frequência usado para extração desses metais em misturas. Assim, o cianeto é muito usado em minas, refinarias, e eletrodeposição de metais tais como ouro, cádmio e níquel. Infelizmente, o íon cianeto é muito venenoso para a vida dos animais uma vez que ele está ligado aos íons metálicos em matérias vivas, por exemplo, o ferro na proteína necessária para o oxigênio molecular ser utilizado pelas células.

O cianeto é uma espécie muito estável e não se decompõe rapidamente por si mesmo ou no ambiente. Portanto ele é um importante poluente na água e deve ser destruído quimicamente mais do que simplesmente descartado em um corpo aquático.

Podemos deduzir o tipo de tratamento que será efetivo para o cianeto considerando suas características ácido-base e redox. O íon cianeto é a base conjugada do ácido fraco HCN, **ácido hidrociânico**, o qual tem sua solubilidade em água limitada. Portanto a acidificação de soluções de cianetos resultará na liberação de perigoso gás HCN não sendo, por isso, é uma boa solução.

A química redox de íons cianetos pode ser prevista pela consideração dos estados de oxidação de dois átomos envolvidos. Se nitrogênio, o átomo mais eletronegativo, é considerado como estando completamente reduzido ao estado -3, então o carbono deve estar no estado $+2$. Portanto, uma maneira para destruir o íon cianeto é oxidar o carbono completamente, para o estado $+4$ em CO_2 ou HCO_3^-. Este pode ser acompanhado pela dissolução de oxigênio molecular, se altas temperaturas e elevadas pressões de ar são usadas:

$$2\ \overset{+2}{C}N^- + \overset{0}{O_2} + 4\ H_2O \longrightarrow 2\ \overset{+4\ -3}{HCO_3^-} + 2\ NH_3$$

O uso de agentes oxidantes mais fortes, como Cl_2 ou ClO^-, não somente oxida o carbono de $+2$ para $+4$, mas pode também oxidar o nitrogênio do estado -3 para o estado zero do nitrogênio molecular:

$$2\ \overset{+2\ -3}{CN^-} + 5\ \overset{0}{Cl_2} + 8\ OH^- \longrightarrow 2\ \overset{+4}{CO_2} + \overset{0}{N_2} + 10\ \overset{-1}{Cl^-} + 4\ H_2O$$

(Quatro dos dez elétrons ganhos coletivamente pelos cloros são usados pelos carbonos e seis pelos nitrogênios neste processo global.) Outros agentes oxidantes que são usados no tratamento de cianeto incluem o **peróxido de hidrogênio,**

H$_2$O$_2$, e/ou oxigênio molecular, ambos com o sal de cobre adicionado como um catalisador. O processo pode ser também realizado eletroquimicamente para altas concentrações de cianeto; a baixa concentração permanente de cianeto pode ser subsequentemente oxidada pelo ClO$^-$.

O cianeto de sódio está sendo atualmente usado em algumas águas superficiais tropicais como na Indonésia para confundir os peixes em recifes, de modo que eles possam ser capturados e vendidos vivos como frutos do mar ou como animais de estimação. Infelizmente, o cianeto mata os peixes menores e destrói o coral.

PROBLEMA 14-13

Se um agente oxidante ainda mais forte do que o cloro ou hipoclorito foram usados no tratamento de cianeto, qual seriam as outras possibilidades para os produtos contendo nitrogênio?

PROBLEMA 14-14

Para HCN em água, $K_a = 6,0 \times 10^{-10}$. Calcule a fração de cianeto que existe como ânion mais do que na forma molecular em valores de pH de 4, 7 e 10.

A disposição de lodos de esgoto

O **lodo** das etapas de tratamento primário e secundário de esgotos é principalmente matéria orgânica e água. Ele pode ser digerido anaerobicamente, em um processo que leva várias semanas para se completar. Os níveis de bactérias no lodo não são, portanto, completamente eliminados, mas são reduzidos em milhares de vezes. O lodo que permanece depois que ocorreu esta completa decomposição orgânica e depois que a água sobrenadante é removida é algumas vezes incinerado ou usado como aterros ou simplesmente descartado em um aterro ou em um corpo de água como o oceano. No entanto, o lodo é rico em nutrientes para plantas, tanto que cerca da metade do lodo do esgoto na América do Norte e Europa é usado sobre os campos de fazendas, campos de golfe e ainda gramados residenciais como fertilizantes de baixo nível algumas vezes chamado de *biossólidos*.

Infelizmente, o lodo do esgoto pode conter substâncias tóxicas, as quais potencialmente poderiam ser incorporadas no crescimento do alimento sobre a terra ou poderia contaminar águas subterrâneas. Em particular, concentrações de metais pesados frequentemente são mais altas em lodos de esgoto do que em solos, principalmente porque os resíduos industriais são algumas vezes liberados diretamente nas redes de esgoto divididas com as residências. Por exemplo, o nível de entrada de lodo municipal pode variar de várias centenas a milhares de miligramas por quilograma, comparada para uma média de cerca de 10 mg/kg na crosta da Terra. Em poucas estações de tratamento é feita uma avaliação para eliminar esses materiais antes da disposição final ocorrer. Alguns cientistas se preocupam que o crescimento de culturas de alimento no solo fertilizado por lodo de esgoto possa incorporar uma parte de metais pesados. Os experimentos controlados indicam que as plantas variam grandemente na extensão na qual elas absorvem metais à medida que aumenta sua quantidade; por exemplo, a entrada de chumbo em alface é particularmente grande, mas no caso do pepino é insignificante. A concentração de arsênio em solos da agricultura é normalmente intensificada se pesticidas com arsênio são aplicados neles; culturas plantadas nesses solos consequentemente absorvem algum do arsênio adsorvido. Outras substâncias de preocupação no uso de lodo de esgoto como fertilizante para alimentos são os alquilfenóis de detergentes, retardantes de chama bromados e farmacêuticos – especialmente antibióticos empregados na criação de animais.

Modernas técnicas de purificação de efluentes e ar

Os mais importantes poluentes químicos (como oposição ao biológico) dissolvidos em efluentes são normalmente organoclorados, fenóis, cianetos e metais pesados. Descreveremos a seguir alguns dos métodos de alta tecnologia que estão sendo desenvolvidos recentemente e colocados em prática para purificar efluentes, particularmente para remoção de organoclorados. Algumas dessas técnicas são usadas também para tratar ar contaminado.

A destruição de compostos orgânicos voláteis

As maiores fontes estacionárias na América do Norte de COVs (Capítulo 3) são a evaporação de solventes orgânicos, a fabricação de compostos químicos e a indústria de petróleo e suas formas de processamento e estocagem. O efluente que é contaminado com COVs, por exemplo, a água emanada de plantas petroquímicas ou de compostos químicos, é normalmente tratado por um processo de duas etapas:

1. Os COVs são removidos do efluente por **borbulhamento de ar**. Neste processo, o ar é passado de cima para baixo dentro da camada de efluentes, e os materiais voláteis são transferidos do líquido para a fase gasosa. Esta técnica não funciona muito bem para compostos que são muito solúveis na água.

2. Os COVs resultantes, agora presentes em baixa concentração em uma massa contida de ar úmido, são destruídos por um processo de **oxidação catalítica**. Por exemplo, o ar aquecido a 300-500°C é passado por um tempo curto sobre a platina ou, dependendo do COV, alguns outros metais preciosos que são suportados sobre a alumina. Os custos energéticos destas etapas são muito mais altos, uma vez que envolvem o aquecimento de um grande volume de ar úmido e vapor de água. Note que a saída de ar de tais processos contém **ácido clorídrico**, HCl, se o COV originalmente contém cloro; este composto deve ser removido por uma mistura gasosa com substâncias básicas antes do ar ser liberado para a atmosfera.

A remoção de COVs de emissões industriais *gasosas* normalmente opera por este mesmo processo de oxidação catalítica; tipicamente a concentração de COV no fluxo de ar é reduzida em 95%. Um trocador primário de calor recupera e reutiliza o calor de combustão dos COVs com o objetivo de aquecer os gases de entrada até a temperatura de operação.

A **adsorção** de compostos em carvão ativado (ver Quadro 14-1) ou em adsorventes sintéticos baseados em carbono é uma tecnologia de baixo custo usada para remover concentrações de baixo nível de COV em correntes tanto de líquidos quanto de vapores, e é também útil para compostos orgânicos não voláteis. Esses adsorventes podem ser facilmente regenerados por tratamento com fluxo de ar ou por outra técnica térmica bem como por solventes; os poluentes concentrados podem ser consequentemente destruídos por oxidação catalítica.

Métodos de oxidação avançada para purificação de água

Métodos convencionais de purificação de água normalmente não são efetivos no tratamento de alguns compostos orgânicos sintéticos como organoclorados que estão dissolvidos em baixas concentrações; exemplos incluem os poluentes comuns de águas subterrâneas como tricloroeteno e percloroeteno discutido. O método convencional para tratamento de águas contendo tais poluentes é adsorção dos organoclorados em carbono ativado; este remove os compostos, mas não os destrói. Os efluentes das fábricas de polpa e papel também contêm compostos organoclorados que são resistentes aos tratamentos convencionais.

Com a finalidade de purificar águas desses orgânicos extra-estáveis, têm sido desenvolvidos e disseminados os chamados **processos oxidativos avançados** (POA). Tais métodos visam à **mineralização** dos poluentes, isto é, a conversão totalmente a CO_2, H_2O e ácidos minerais tais como HCl. Muitos dos POA são processos que ocorrem a temperatura ambiente e usam energia para produzir intermediários altamente reativos de alto potencial de oxidação e redução, os quais atacam e destroem o composto alvo. A maioria dos POA envolve a geração de quantidades significativas de **radicais hidroxilas livre**, OH, o qual em solução aquosa é um agente oxidante muito efetivo, como é em ar (ver Capítulos 1-5). O radical hidroxila pode iniciar a oxidação de uma molécula pela extração de um átomo de hidrogênio ou pela adição de um átomo de uma ligação múltipla como faz no ar (Capítulo 5); em água, como uma alternativa adicional, ele pode também extrair um elétron de um ânion.

Uma vez que a geração de OH em solução é um processo relativamente caro, é econômico usar os POA para tratar somente os resíduos que são resistentes aos mais econômicos, os processos de tratamento convencionais. Portanto, os POA são empregados com pré-tratamento dos efluentes por processos biológicos ou outros, tratando primeiro os materiais mais facilmente oxidáveis.

Luz ultravioleta (UV) é frequentemente usada para iniciar a produção de radicais hidroxilas e, portanto, começar as oxidações. Normalmente peróxido de hidrogênio, H_2O_2, é adicionado para águas poluídas e luz UV, na faixa de 200-300 nm é irradiada sobre a solução. O peróxido de hidrogênio absorve a luz ultravioleta (especialmente a mais próxima de 200 nm do que a de 300 nm) e usa a energia obtida para separar a ligação O—O, resultando na formação de dois radicais OH:

$$H_2O_2 \xrightarrow{UV} 2\ OH$$

Alternativamente e menos comum, o ozônio é produzido e fotoquimicamente decomposto por UV. O átomo de oxigênio resultante reage com água para eficientemente produzir OH via a produção de intermediários de peróxido de hidrogênio, o qual é fotolisado:

$$O_3 \xrightarrow{UV} O_2^* + O^*$$

$$O^* + H_2O \xrightarrow{UV} H_2O_2 \longrightarrow 2\ OH$$

Uma fração dos átomos de oxigênio produzidos por fotólise do ozônio é eletronicamente excitado, e este reage com água para diretamente produzir radicais hidroxilas, como discutido no Capítulo 1.

PROBLEMA 14-15

Dado que a entalpia de formação para H_2O_2 e OH é, respectivamente, $-136,3$ e $+39,0$ kJ/mol, calcule a energia calorífica necessária para dissociar um mol de peróxido de hidrogênio em radicais hidroxilas livres. Qual é o comprimento de onda máximo de luz que poderia proporcionar esta transformação? [*Sugestão: ver Capítulo 1.*] Considerando que a luz com comprimento de onda de 254 nm é normalmente usada, e que toda a energia de cada fóton que está em excesso do necessário para a dissociação de uma molécula é perdida como calor, calcule a máxima percentagem de entrada de energia luminosa que pode ser usada para esta dissociação.

Radicais hidroxilas para tratamentos de efluentes podem ser também eficientemente produzidos *sem* o uso de luz UV pela combinação de peróxido de hidrogênio com ozônio. A química dos processos intermediários aqui é complexa, mas a reação global entre as duas espécies é

$$H_2O_2 + 2\ O_3 \longrightarrow 2\ OH + 3\ O_2$$

Este *método ozônio-H_2O_2* é o de mais baixo custo e de mais fácil adaptação para um sistema de tratamento de águas do que qualquer outro POA.

É também possível gerar radicais hidroxilas eletroliticamente. Em muitas das aplicações, um íon metálico (tal como, Ag^+ ou Ce^{3+}) é primeiro oxidado a um íon carregado mais positivamente (Ag^{2+} ou Ce^{4+} em nosso exemplo) que subsequentemente oxidará a água para H^+ e OH.

A maior deficiência associada com os processos oxidativos avançados é que eles produzem subprodutos tóxicos. Por exemplo, nos tratamentos com ozônio-peróxido e peróxido-UV de águas subterrâneas contaminadas com tricloroeteno e percloroeteno, os intermediários *ácido tricloroacético*, CCl_3COOH, e *ácido dicloroacético*, $CHCl_2COOH$, são formados em aproximadamente 1% do rendimento da reação.

Processos fotocatalíticos

Outra tecnologia inovadora para tratamento de efluentes envolve a irradiação pela luz UV de semicondutores sólidos fotocatalíticos como o **dióxido de titânio**, TiO_2, pequenas partículas, as quais estão suspensas em solução. O dióxido de titânio é escolhido como semicondutor para tais aplicações uma vez que ele não é tóxico, é muito resistente à fotocorrosão, é barato e abundante, tem um *band gap* na região do UV-A, e pode ser usado em temperatura ambiente. A irradiação em comprimentos de onda menores do que 385 nm produzem elétrons, e^-, na banda de condução e *lacunas*, h^+, na banda de valência dos óxidos metálicos. Os buracos na banda de valência do semicondutor podem reagir com os íons ou com as moléculas de água, produzindo radicais hidroxilas em ambos os casos:

$$h^+ + OH^- \longrightarrow OH$$

$$h^+ + H_2O \longrightarrow OH + H^+$$

As lacunas podem também reagir diretamente com os poluentes adsorvidos, produzindo cátions radicais que prontamente dão sequência às reações de degradação.

Normalmente, moléculas de O_2 dissolvidas na água reagem com os elétrons produzidos na superfície dos semicondutores, um processo que eventualmente produz radicais livres mais reativos, mas é relativamente lento. Se peróxido de hidrogênio é adicionado à água, ele reagirá com o elétron para formar o ânion radical e gerará radicais hidroxilas mais rapidamente.

O custo de energia elétrica necessária para gerar a luz UV necessária é normalmente o mais caro na operação de um sistema de POA. Com base nisso, os métodos com dióxido de titânio são ainda mais caros do que os descritos anteriormente, uma vez que consideravelmente mais eletricidade é necessária para destruição das moléculas dos poluentes. A luz solar poderia ser usada para fornecer a luz UV, mas somente cerca de 3% de sua luz situa-se na faixa apropriada e é absorvida pelo sólido. Um outro problema com o processo usando TiO_2 é a dificuldade de separar os vários reagentes e produtos das partículas de TiO_2 se o óxido metálico é usado na forma de um pó fino. No entanto, há atualmente sistemas mais eficientes nos quais o dióxido de titânio em suspensão é eficientemente separado da água purificada e reciclado de volta para o fluxo de entrada.

Alguns cientistas estão testando o TiO_2 imobilizado como um filme fino (1 μm de espessura) sobre uma superfície sólida como vidro, cerâmica ou alumina. Desse modo, as cerâmicas cobertas com TiO_2 são agora usadas sobre paredes e solos em algumas construções. A luz de baixo nível de UV de luz fluorescente em tais ambientes é suficiente para permitir a destruição de poluentes em fase gasosa e líquida que tocam o óxido sobre os materiais! Por exemplos, odores que incomodam as pessoas estão normalmente presentes no ar em concentrações de somente 10 ppm; em tais níveis, a radiação UV da luz fluorescente normal seria suficiente para removê-los por fotocatálise com TiO_2. Infecções bacterianas como as que causam muitas infecções secundárias em hospitais podem também ser eliminadas pela pintura de paredes e solos (em ambientes iluminados por lâmpadas fluorescentes) por um filme de dióxido de titânio. Os fotocatalisadores são inertes aos materiais de limpeza, não inviabilizando a sua utilização.

Outros processos oxidativos avançados

Um processo chamado **oxidação química direta** foi proposto para a destruição de resíduos orgânicos sólidos e líquidos na fase aquosa, particularmente em ambientes como edifícios, onde a luz necessária para o processo UV não pode ser convenientemente fornecida. Ele usa um ou outro dos oxidantes químicos mais fortes conhecidos, por exemplo, **ânion peroxidisulfato** acidificado, $S_2O_8^{2-}$, em pressão ambiente e temperatura moderada para oxidar os resíduos. Tal processo não necessita de catalisador e não produz resíduos secundários de preocupação. O sulfato que resulta do peroxidisulfato pode ser reciclado de volta ao oxidante. Outro agente oxidante muito forte que foi testado é o **ânion peroximonosulfato**, HSO_5^-, o **íon ferrato**, FeO_4^{2-}; neste último, o ferro está no estado de oxidação +6, tanto que ele não é considerado como um agente oxidante forte. Infelizmente, o íon ferrato sofre o problema de instabilidade.

> **PROBLEMA 14-16**
>
> Deduza a semirreação balanceada (meio ácido) na qual o íon peroxidisulfato é convertido em íon sulfato. Repita o exercício para a conversão de ácido oxálico, $C_2H_2O_4$, para dióxido de carbono. Combine estas semirreações em uma equação balanceada e calcule o volume de 0,010 mol L^{-1} de peroxidisulfato que é necessário para oxidar 1 kg de ácido oxálico.

Questões de revisão

1. Descreva a função de (a) aeração e (b) adição de sulfato de alumínio ou ferro na purificação de águas potáveis.

2. Descreva a química envolvida na remoção de excesso de íons cálcio e magnésio de águas potáveis.

3. Descreva como a água pode ser desinfetada pela (a) membrana de filtração e (b) irradiação ultravioleta.

4. Quais os outros dois métodos químicos, além da cloração, que são usados para a desinfecção de águas? Quais são as vantagens e desvantagens dessas alternativas?

5. Explique a química envolvida na desinfecção de águas por cloração. Qual é o agente ativo na destruição dos patógenos? Quais são as fontes práticas dos ingredientes ativos?

6. Explique por que o controle de pH da água em piscinas é importante. Quais os compostos que são formados quando a água clorada reage com amônia?

7. Discuta as vantagens e desvantagens de usar cloração para desinfetar a água, incluindo a natureza dos compostos THM.

8. Qual é o significado dos termos *águas subterrâneas* e *aquíferos*? Como a *zona saturada* do solo difere da *não saturada*?

9. Por que a preocupação com a poluição de águas subterrâneas está tão atrasada em relação a de águas superficiais?

10. Nomeie três importantes fontes de íon nitrato em águas subterrâneas.

11. Construa uma tabela que mostra os estados de oxidação comuns para o nitrogênio. Deduza em qual coluna os seguintes compostos ambientalmente importantes estão: HNO_2, NO, NH_3, N_2O, N_2, HNO_3 e NO_3^-. Quais das espécies tornam-se prevalentes em condições aeróbias em um lago? E sob condições anaeróbias? Qual é o estado de oxidação de nitrogênio em NH_2OH?

12. Explique por que o excesso de nitrato em águas potáveis ou produtos alimentícios pode ser um problema para a saúde; inclua a reação química balanceada relevante mostrando como o nitrato se torna reduzido.

13. O que é uma *N-nitrosamina*? Escreva a estrutura e o nome completo para a NDMA.

14. Qual é a fórmula para o íon perclorato? Qual é a origem do íon perclorato na água potável nos Estados Unidos?

15. Defina *lixiviação*.

16. Nomeie dois tipos de contaminantes orgânicos encontrados em águas subterrâneas e dê dois exemplos de cada tipo.

17. Explique a diferença na localização vertical em aquíferos entre os compostos como clorofórmio e tolueno.

18. Defina o termo *pluma* e descreva como ela se forma em um aquífero.

19. Por que os componentes BTX e MTBE da gasolina são os mais frequentemente encontrados em águas subterrâneas? Esses compostos são facilmente biodegradáveis?

20. Qual é o significado de *degradação redutiva*? Descreva a técnica *in situ* pela qual os organoclorados em aquíferos podem ser destruídos por descloração redutiva.

21. Qual o procedimento envolvido em *tratamentos de efluentes primário*? E em *tratamentos secundários*?

22. Liste cinco possíveis processos de purificação de águas que estão associados com o *tratamento terciário* de efluentes, incluindo um que remova os íons fosfato.

23. Quais os polifosfatos mais comumente usados em detergentes, e por que o seu uso causa problemas no meio ambiente? Quais são as principais fontes de fosfato em águas naturais? Quais outros sequestradores são usados em detergentes?

24. Descreva dois importantes métodos que são usados para *dessalinizar* efluentes.

25. Descreva processos químicos pelos quais o íon cianeto pode ser removido do efluente.

26. Descreva como os COVs dissolvidos em efluentes são normalmente removidos e destruídos.

27. Descreva o que representa POA e mostre o agente reativo mais comum em tais processos. Descreva três métodos pelos quais esta espécie reativa pode ser gerada.

28. Descreva dois métodos *fotocatalíticos* que podem destruir resíduos orgânicos.

29. O que é *oxidação química direta*? Quais são os dois agentes oxidantes fortes que podem ser usados para tais procedimentos?

Questões de Química Verde

Veja as discussões das áreas de foco e os princípios da Química Verde na Introdução antes de tentar resolver estas questões.

1. Quais são as vantagens de usar iminodisuccinato comparados com os outros agentes quelantes?

2. O desenvolvimento de iminodisuccinato pela Bayer recebeu o prêmio Presidential Green Chemistry Challenge.

(a) Em qual das três áreas foco deste prêmio este processo melhor se encaixa?

(b) Liste no mínimo três dos 12 princípios da Química Verde que são considerados na química desenvolvida pela Bayer.

Problemas adicionais

1. Dado que $K_a = 2,7 \times 10^{-8}$ para HOCl, deduza a fração de uma amostra do ácido em água que existe na forma molecular a valores de pH (predeterminado pela presença de outras espécies) de 7,0, 7,5, 8,0 e 8,5. [*Sugestão: derive uma expressão que mostre a fração de HOCl que é ionizada para a concentração de íons hidrogênio.*] Seria uma boa ideia deixar a água da piscina em pH acima de 8,5?

2. A constante de equilíbrio para a reação de cloro molecular dissolvido com água para dar íons hidrogênio, íons cloreto e HOCl é $4,5 \times 10^{-4}$, onde a concentração usual de água está incluída no valor de K. Se o pH da solução é determinado por outros processos, tanto que a quantidade de íon hidrogênio que contribuiu para a reação de cloro é insignificante, calcule a fração original de cloro a 50 ppm que permanece como Cl_2 a um valor de pH de 0, 1 e 2. [Notas: (1) A dissociação de HOCl em íons é insignificante nestes valores de pH. (2) Soluções aproximadas para a equação quadrática envolvendo estes cálculos não serão precisas em virtude da alta porcentagem de reação.]

3. Calcule o volume de $Ca_5(PO_4)_3OH$, a densidade é 3,1 g/mL, que é produzida para cada grama de tripolifosfato de sódio presente em um detergente quando ele é removido em um tratamento de efluentes terciário. Estime a massa anual de detergente usado por uma máquina de lavar proposta para uma residência típica de quatro pessoas; assumindo que os níveis de fosfato em detergentes de máquinas de lavar usados são de cerca de 50%, calcule o volume de $Ca_5(PO_4)_3OH$ que seria necessário anualmente para descartar os resíduos de fosfato de máquinas de lavar.

4. Calcule o número de oxidação do cloro em cloro molecular, HOCl, dióxido de cloro, monocloramina (ver Problema 10-3), e cloreto de sódio. Dado que o último item é a forma mais estável de cloro, preveja se as outras substâncias mencionadas são normalmente agentes oxidantes ou redutores, e liste-os em ordem deste comportamento redox. Usando esta análise e a seção sobre os compostos de cloro em seu livro texto de Química Introdutória, sugira outros compostos que poderiam ser úteis para desinfetar água.

5. A partir de seus nomes, você pode deduzir a natureza da similaridade em estrutura molecular entre peróxido de hidrogênio e compostos de enxofre que são usados em métodos de oxidação química? Pelos cálculos do estado de oxidação dos átomos no peróxido de hidrogênio, deduza por que ele pode agir como um agente oxidante.

6. O que poderia ser feito para descartar os solventes que são usados para extrair COV de adsorventes?

7. Escreva a etapa inicial da reação que ocorre se metilclorofórmio, CH_3CCl_3, fosse destruído por (a) degradação redutiva e (b) ataque de radicais hidroxilas.

8. Amostras de água de três efluentes foram analisadas e os poluentes importantes determinados são listados abaixo. Em cada caso, projete os processos econômicos e práticos (outros além do tratamento com carbono ativado) para purificar a água dos poluentes:

(a) íon fosfato, íon amônio e sal (em água contendo íon bicarbonato);

(b) íon nitrito, PCE, e Fe(II);

(c) íon cádmio, tetracloreto de carbono e glicose.

9. Escreva a reação que ocorre entre radicais hidroxilas e íon carbonato dissolvido em água. Quais são as duas substâncias alternativas que você poderia adicionar à água para diminuir a concentração de íons carbonato, uma que opera pela eliminação de dióxido de carbono e a outra por precipitação do íon, para diminuir a quantidade de radical hidroxila destruída por esta reação? Dado a constante do produto de solubilidade apresentado neste capítulo, estime a concentração prática mais baixa de carbonato que você chegaria por este processo, e comente quão desejáveis seriam os íons que você teria introduzido na água através do mesmo.

10. A água potável tratada deveria conter 0,5 mg/L de Cl_2 depois que a maioria do cloro fosse convertido para HOCl. Qual pressão de Cl_2 (g) é necessária para manter esta concentração? $K_H = 8,0 \times 10^{-3}$ mol L^{-1} atm^{-1}, para Cl_2.

11. A uma dada temperatura, o K_a para o HOCl é $3,5 \times 10^{-8}$. Qual seria o valor de pH para concentrações de 1,00 e 0,100 mol L^{-1} de HOCl nesta temperatura? Qual é a porcentagem nestas duas concentrações do HOCl quando ele não está dissociado?.

12. Para dessalinizar a água do mar por osmose reversa, uma pressão em excesso de uma solução de pressão osmótica, π, deve ser aplicada sobre a membrana. A pressão osmótica total exercida em uma solução é determinada pela concentração molar total, M, do seu soluto, e é dada pela equação π = MRT. Usando a composição para a água do mar listada no Capítulo 13, determine a pressão mínima que deve ser exercida sobre a água do mar para dessalinizar usando osmose reserva a 20°C. Lembre-se que $R = 0,082$ L atm $mol^{-1}K^{-1}$.

13. Substâncias contendo cloro, com uma grande variedade de números de oxidação foram descritos neste capítulo ou em outros anteriores, neste livro. Para cada substância na lista abaixo, escreva sua fórmula, deduza o número de oxidação de seu cloro e preencha nas linhas apropriadas da tabela abaixo, como mostrado no exemplo abaixo:

íon cloro   íon perclorato
cloro molecular   ácido hipocloroso
dióxido de cloro   monóxido de cloro
íon cloreto   íon clorato

Número de oxidação	Fórmula de exemplo	Nome do exemplo
-1		
0		
+1		
+2		
+3		
+4		
+5		
+6	ClO_3	Trióxido de cloro
+7		

Leitura complementar

1. A. Kolch, "Disinfecting Drinking Water with UV Light", *Pollution Engineering* (October 1999): 34.

2. F. Bove et al., "Drinking Water Contaminants and Adverse Pregnancy Outcomes: A Review", *Environmental Health Perspectives* 110 (supplement 1): 61.

3. J.R. Nuckols et al., "Influence of Tap Water Quality and Household Use Activities on Indoor Air and Internal Dose Levels of Trihalomethanes," *Environmental Health Perspectives*, 113 (2005): 863. Ver também ibid, 114 (2006): 514.

4. U. van Gunten, "Ozonation of Drinking Water", Parts I and II, *Water Research* 37 (2003): 1443, 1469.

5. S.D. Richardson et al., "Identification of New Ozone Disinfection Byproducts in Drinking Water," *Environmental Science and Technology* 33 (1999): 3368.

6. R.F.Service, "Desalination Freshens Up", *Science* 313 (2006): 1088.

7. "Chlorinated Solvent Source Zones", *Environmental Science and Technology* (Junho 1, 2003): 225A.

8. P.B. Hatzinger, "Perclorate Biodegradation for Water Treatment", *Environmental Science and Technology* (Junho 1, 2005): 239A.

9. L. Fewtrell, "Drinking-Water Nitrate, Methemoglobinemia, and Global Burden of Disease: A Discussion" *Environmental Health Perspectives*, 112 (2004): 1371.

10. M.P. Zeegers et al., "Nitrate Intake Does Not Influence Bladder Cancer Risk: The Netherlands Cohort Study", *Environmental Health Perspectives*, 114 (2006): 1527.

11. M.A. Montgomery and M. Elimelech, "Water and Sanitation in Developing Countries", *Environmental Science and Technology*, 41 (2007): 17.

12. B.T. Nolan et al., "Risk of Nitrate in Groundwaters of the United States – A National Perspective", *Environmental Science and Technology* 31 (1997): 2229.

13. J.A. MacDonald, "Evaluating Natural Attenuation for Groundwater Cleanup", *Environmental Science and Technology* (1 August 2000): 346A.

14. L.W. Canter, R.C. Knox, e D.M. Fairchild, *Groundwater Quality Protection* (Boca Raton, FL: Lewis Publishers, 1987).

15. E.K. Nyer, *Groundwater Treatment Technology*, 2nd ed., (New York: Van Nostrand Reinhold, 1992).

16. D.M. Mackay and J.A. Cherry, "Groundwater Contamination: Pump-and-Treat Remediation, "*Environmental Science and Technology* 23 (1989): 630.

17. R.J. Gilliom, "Pesticides in U.S. Streams and Groundwater", *Environmental Science and Technology* 41 (2007): 3409.

18. "Environmental Processes '96: A Special Report," *Hydrocarbon Processing Magazine* (International Ed.) 75 (1996): 85 [revisões de tecnologias emergentes que podem auxiliar em problemas de poluição de água e ar].

19. D. Simonsson, "Eletrochemistry for a Cleaner Environment", *Chemical Society Reviews* 26 (1997): 181.

20. N.C. Baird, "Free Radicals Reactions in Aqueous Solutions: Examples from Advanced Oxidation Processes for Wastewater and from the Chemistry in Airborne Water Droplets", *Journal of Chemical Education* 74 (1997): 817.

Material online

Acesse o site www.bookman.com.br e leia o material complementar deste capítulo, com dicas sobre o que você pode fazer.

ANÁLISE INSTRUMENTAL AMBIENTAL V | Cromatografia iônica de ânions de relevância ambiental

A *determinação quantitativa de níveis de íons importantes ambientalmente, tais como aqueles discutidos nos capítulos anteriores, pode ser acompanhada usando o método cromatográfico descrito neste quadro.*

A necessidade de determinar a prevalência de ânions comuns como fosfato (PO_4^{3-}), nitrato (NO_3^-) ou fluoreto (F^-) não é imediatamente nítida. O significado na biosfera destes íons ubíquos não é tão óbvio como é para os PCB, por exemplo, ou pesticidas ou metais tóxicos como mercúrio ou cádmio. A razão pela qual os componentes iônicos são importantes é que eles podem dar uma indicação do relativo potencial de oxidação/redução em uma amostra aquosa colhida de um ambiente como um lago estagnado (PO_4^{3-}), ou da contaminação de água subterrânea por arraste de fertilizantes (NO_3^-), ou se o abastecimento de água municipal necessita ser completado com fluoreto (F^-) para a saúde dental das crianças. Embora estes íons carregados possam ser detectados por muitos detectores ultravioletas disponíveis amplamente em muitos sistemas de cromatografia líquida de alta eficiência (Janos e Aczel, 1996), uma medida mais sensível de detecção envolve a condutividade iônica. Esse método cromatográfico é chamado de *cromatografia iônica com detecção de condutividade iônica*. Embora os cátions possam ser também separados pela cromatografia iônica (CI), somente as separações aniônicas serão discutidas aqui.

O coração do processo de separação na cromatografia iônica é uma coluna curta (10 – 15 cm), empacotada com partículas de pequeno diâmetro chamadas de *resinas de troca iônica*. Elas são normalmente feitas de um polímero de estireno/divinilbenzeno ou micropartículas de sílica cobertas com compostos que têm um grupo funcional aniônico tais como uma amina quaternária, —$N(CH_3)_3^+OH^-$, ou uma amina primária, —$NH_3^+OH^-$, quando elas estão para serem usadas para a separação de ânions.

O processo atual de separação cromatográfica ocorre depois que uma amostra contendo ânions (e seus cátions associados) é injetada na coluna cromatográfica. Com a cromatografia gasosa (ver Análise Ambiental Instrumental Quadro II), a fase móvel é um gás inerte que não interage quimicamente com a superfície cromatográfica. A fase móvel na cromatografia iônica, por outro lado, é uma solução de cátions e ânions com um pH cuidadosamente controlado; tampão também é frequentemente usado. Essa mistura complexa de íons da fase móvel – cuidadosamente escolhida para cada grupo de analitos iônicos a ser separado – interage com esses analitos e os grupos funcionais da superfície da coluna cromatográfica. Essa interação pode ser de muitas formas, dependendo de um número de variáveis, mas pode ser melhor descrita na maioria da cromatografia iônica como uma competição dos ânions da fase móvel e o analito iônico aos sítios cromatográficos no material presente na coluna (os grupos funcionais carregados tais como —$N(CH_3)_3^+$ ou —SO_3^-). Essa competição resulta em diferentes tempos de viagem para cada um dos analitos quando eles passam pela coluna; alguns são retidos por mais tempo do que outros. (O movimento global através da coluna é feito por bombeamento da fase móvel por uma bomba líquida externa.) Os tempos distintos de retenção do analito resultam – como na cromatografia gasosa – em diferentes tempos de retenção para cada ânion na mistura original. O resultado é uma separação cromatográfica de ânions.

(continua)

> **ANÁLISE INSTRUMENTAL AMBIENTAL V**
>
> **Cromatografia iônica de ânions de relevância ambiental**
> (*continuação*)
>
> O processo para a retenção cromatográfica de íon aniônico pela resina de troca iônica pode ser representado pela equação
>
> $$RN(CH_3)_3{}^+ HCO_3{}^-(s) + \hat{a}nion^-(aq) \longrightarrow$$
> $$RN(CH_3)_3{}^+\hat{a}nion^-(s) + HCO_3{}^-(aq)$$
>
> Nesta equação o termo **ânion⁻** representa qualquer um dos analitos aniônicos mencionados acima. Quando uma amostra teste é injetada na coluna, este ânion é rapidamente retido por complexação com a fase estacionária próxima a cabeça da coluna. O próximo passo no processo cromatográfico é substituir a fase móvel com uma quantidade controlada de um íon aniônico tal como bicarbonato, $HCO_3{}^-$, o qual é bombeado através da coluna. A presença do ânion bicarbonato na fase móvel força o equilíbrio na equação acima para a esquerda; o ânion retido do analito é liberado e move-se pela coluna através da fase móvel. Conforme o analito se movimenta ao longo da coluna, ele passa repetidamente por este mesmo processo de retenção e mobilização (ou troca entre a fase estacionária e a fase móvel). Ainda mais importante é o fato que diferentes analitos (por exemplo, fluoreto, fosfato ou cloreto) experimentam esse processo de troca em graus diferentes, passando, portanto, em velocidades globais diferentes pela coluna de CI. O resultado é que analitos diferentes saem da coluna em tempos diferentes, ou seja, a separação cromatográfica acontece.
>
> A tarefa de detectar analitos aniônicos na presença dos ânions sempre presentes na fase móvel não é uma tarefa trivial. Dado que ambos os tipos de ânions – os analitos e os da fase móvel – conduzem eletricidade, o uso de uma célula de condutividade posicionada no final da coluna CI, como detector, não é normalmente prático. O problema é especialmente difícil porque, com o objetivo de conseguir a separação de alguns ânions importantes, a fase móvel frequentemente tem um alto teor iônico para ajudar a deslocar os analitos aniônicos da superfície cromatográfica, o que é obviamente necessário para a separação. Por isso, a maior parte da condutividade iônica que passa através do detector é atribuída aos íons da fase móvel, e não ao analito – uma situação impraticável quando se está tentando detectar os ânions do analito via condutividade.
>
> Uma solução engenhosa para esse problema é chamada de *supressão de condutividade* ou *supressão do eluente* (*fase móvel*). Essa tecnologia converte os ânions da fase móvel de uma forma iônica facilmente dissociável para uma forma molecular (solúvel), que não influencia grandemente o sinal produzido no detector de condutividade. O módulo de supressão é colocado depois da coluna cromatográfica, mas antes do detector de condutividade. Em um sistema de troca aniônica, o módulo de supressão deve provocar a seguinte reação:
>
> $$Na^+(aq) + HCO_3{}^-(aq) + \mathbf{resina^-H^+}(s) \longrightarrow$$
> $$resina^-Na^+(s) + H_2CO_3(aq)$$
>
> Aqui **resina⁻H⁺** representa uma resina de troca catiônica que trocará cátions – em vez de ânions como na coluna cromatográfica descrita. Este processo basicamente previne (ou suprime) os ânions da fase móvel de contribuir para a condutividade, pela conversão do ânion bicarbonato condutor de corrente em H_2CO_3, relativamente não dissociado. Por conseguinte, o sinal da condutividade do detector está baseado quase que completamente na passagem dos ânions do analito através da célula do detector. (Esses ânions não são afetados pela resina de

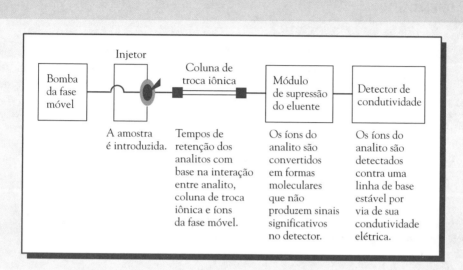

troca catiônica). Isso resulta em limites de detecção menores (isto é, melhor) para os analitos de interesse e em uma linha base mais estável (menos ruído e menos flutuação) que em um sistema similar sem supressão do eluente.

A figura acima é uma representação esquemática de um sistema de cromatografia de íons. Estão detalhados um injetor, a coluna cromatográfica, o módulo supressor de eluente e o detector de condutividade, assim como os processos que ocorrem em cada etapa.

A figura à direita é um exemplo do tipo de cromatograma gerado por um sistema desse tipo. Os ânions detectados são o fluoreto, o cloreto, o fosfato e o nitrato. Como em todos os cromatogramas, representa-se a intensidade do sinal do detector em relação ao tempo.

Pesquisadores usaram este método recentemente para determinar ânions nitrato e nitrito em orvalho, chuva e neve coletada em Masschusetts (Zuo et al., 2006). Em vez de detecção por condutividade, os autores usaram o detector por absorção UV e escolheram um comprimento de onda analítico no qual nenhum dos ânions da fase móvel absorveria (205 nm). Surpreendentemente, o orvalho tinha a mais alta concentração desses ânions comparados à chuva e à neve coletadas no mesmo local (ver

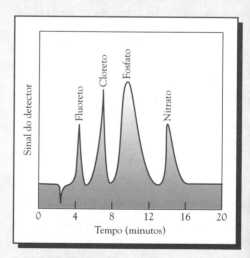

(continua)

ANÁLISE INSTRUMENTAL AMBIENTAL V	Cromatografia iônica de ânions de relevância ambiental (*continuação*)

Amostra		Data	Nitrito (ng/mL)	Nitrato (µg/mL)
Orvalho	1	27.09.2005	640	4,87
	2	27.09.2005	620	4,79
	3	26.09.2005	830	5,99
Chuva	1	02.10.2005	< LD*	2,63
	2	02.09.2005	<LD*	2,62
	3	28.05.2005	140	1,20
Neve	1	29.01.2005	21	0,320
	2	18.01.2005	32	0,376
	3	12.01.2005	32	0,60
	4	12.01.2005	26	0,56

*Limite de detecção para nitrito = 10 ng/mL

tabela acima). Os autores propuseram que as concentrações de nitrato no orvalho variaram de 4,79 para 5,99 µg/mL, sugerindo que o orvalho atua como um sumidouro noturno para estas espécies aniônicas; eles também notaram que isto pode ser importante para a vegetação porque esses ânions são mantidos em contato com a superfície das folhas por longos períodos de tempo enquanto o orvalho é formado, e a concentração pode aumentar enquanto o orvalho evapora pela manhã.

Uma vez que a fotólise de ambos os ânions em solução aquosa não profunda pode proporcionar a formação de radicais hidroxila e peróxido de hidrogênio, esta pode ser uma fonte de estresse para as plantas nas quais forma o orvalho (Kobayashi et al., 2002):

$$NO_2^- + H_2O + luz \longrightarrow OH + NO + OH^-$$
$$NO_3^- + H_2O + luz \longrightarrow OH + NO_2 + OH^-$$

Estudos deste processo sobre as folhas adultas de pinheiros vermelhos em árvores localizadas no Mount Gokurakuji, no oeste do Japão, concluíram que 40% da produção de radical hidroxila no orvalho sobre estas árvores origina-se do nitrito e nitrato (Nakatani et al., 2001).

Referência: P. Janos and P. Aczel, "Ions Chromatographic Separation of Selenite and Selenate Using a Polyanionic Eluent", *Journal of Chromatography* A 749 (1996): 115-122.

T. Kobayashi, N. Natanani, T. Hirakawa, M. Suzuki, T. Miyake, M. Chiwa, T. Yuhara, N. Hashimoto, K. Inoue, K. Yamamura, N. Agus, J.R. Sinogaya, K. Nakane, A. Kume, T. Arakaki, and H. Sakugawa, *Environmental Pollution* 118 (2002): 383-391.

N. Nakatani, T. Miyake, M. Chiwa, M. Hashimoto, T. Arakaki, and H. Sakugawa, "Photochemical Formation of OH Radicals in Dew formed on the Pine Needles at Mt. Gokurakuji", *Water, Air and Soil Pollution* 130 (2001) 397-402.

Y. Zuo, C. Wang, and T. Van, "Simultaneous Determination of Nitrite and Nitrate in Dew, Rain, Snow and Lake Water Sample by Ion-Pair High-Performance Liquid Chromatography" *Talanta* (2006): 281-285.

PARTE V

Metais, Solos, Sedimentos e Disposição de Resíduos

Conteúdos da Parte V
Capítulo 15 Metais Pesados Tóxicos
Capítulo 16 Resíduos, Solos e Sedimentos

Análise Instrumental Ambiental VI
Determinação de Chumbo por Plasma Acoplado Indutivamente

Artigo da *Scientific American*
- Mapeando o Mercúrio

CAPÍTULO 15

Metais Pesados Tóxicos

Neste capítulo, os seguintes tópicos introdutórios de química serão usados:
- Semirreações redox
- Eletrólise
- Cálculos de meia-vida
- Cálculos de constante de equilíbrio ácido-base e produto de solubilidade, incluindo manipulações para múltiplos equilíbrios.

Fundamentos dos capítulos anteriores usados neste capítulo:
- Estado estacionário; comprimento de onda da luz visível e UV (Capítulo 1)
- Sinergismo (Capítulo 4)
- Bioacumulação; LD_{50}; curvas dose-resposta; Níveis máximos de contaminante (Capítulo 10)
- Águas calcárias, aeróbias e anaeróbias (Capítulo 13)

Introdução

Em química, o termo **metal pesado** não se refere a um tipo de música de rock, mas a um tipo de elemento químico, e muitos exemplos deles são venenosos para os seres humanos. Os cinco principais metais discutidos neste capítulo – **mercúrio** (Hg), **chumbo** (Pb), **cádmio** (Cd), **crômio** (Cr) e **arsênio** (As) – representam os mais perigosos no ambiente por seu uso intensivo, sua toxicidade e sua larga distribuição. Nenhum penetrou ainda no ambiente em uma extensão que constituísse um grande perigo. No entanto, cada um deles foi encontrado em níveis tóxicos em certos locais nos últimos tempos. Os metais se diferenciam dos compostos orgânicos tóxicos expostos nos Capítulos 10-12, por não serem totalmente degradáveis em formas não tóxicas, embora eles possam ser transformados em formas insolúveis e, portanto, biologicamente indisponíveis a menos que eles sejam novamente convertidos para espécies mais solúveis. O destino final para metais pesados normalmente são os solos e sedimentos.

Os metais pesados estão localizados próximos ao meio e topo da tabela periódica. Suas densidades são altas comparadas aos materiais comuns. As densidades dos metais de interesse aqui são listadas e comparadas com os valores da água e de dois metais "leves" comuns na Tabela 15-1.

Embora normalmente pensemos em metais pesados como poluentes da água, eles são, na maioria das vezes, transportados de um lugar para outro via atmosfera, ou como gases ou como espécies adsorvidas ou absorvidas sobre material particulado em suspensão. Como exposto mais adiante neste capítulo, a deposição de chumbo em sedimentos de lagos europeus data da Grécia antiga. Nos dias atuais, mais da metade da entrada de metais pesados nas águas dos Grandes Lagos, por exemplo, deve-se à deposição a partir do ar.

Especiação e toxicidade de metais pesados

Embora o *vapor* de mercúrio seja altamente tóxico, os metais pesados Hg, Pb, Cd, Cr e As não são particularmente tóxicos como elementos livres *condensados*. No entanto, todos os cinco são perigosos na forma de seus cátions, e a maioria é também altamente tóxica quando ligada a cadeias curtas de átomos de carbono. Bioquimicamente, o mecanismo da ação tóxica aumenta com a força de afinidade dos cátions com o enxofre. Portanto, *grupos sulfidrilas*, −SH, os quais ocorrem normalmente nas enzimas que controlam a velocidade das reações metabólicas críticas no corpo humano, prontamente atacam os cátions de metais pesados ingeridos ou as moléculas que contêm os metais. Como a ligação metal-enxofre resultante afeta a enzima inteira, ela não pode agir normalmente e, como um resultado, a saúde humana é afetada, algumas vezes fatalmente. A reação de cátions de metais pesados

TABELA 15-1 Densidades de alguns metais pesados importantes e outras substâncias

Substância	Densidade (g/mL)
Hg	13,5
Pb	11,3
Cu	9,0
Cd	8,7
Cr	7,2
Sn	5,8-7,3
As	5,8
Al	2,7
Mg	1,7
H_2O	1,0

M^{2+} (onde M é Hg, Pb ou Cd) com as unidades sulfidrilas das enzimas, R—S—H, para produzir sistemas estáveis como R—S—M—S—R é análoga a suas reações com o simples composto inorgânico **sulfeto de hidrogênio**, H_2S, com o qual eles resultam em sólidos insolúveis de MS.

PROBLEMA 15-1

Escreva as reações químicas balanceadas que correspondem à reação de um íon M^{2+} (a) com H_2S e (b) com R—S—H para produzir íons hidrogênio e os produtos mencionados no texto.

Um tratamento medicinal comum para envenenamento agudo de metal pesado é a administração de um composto que se liga ao metal com mais força do que a enzima; subsequentemente a combinação metal-composto é solubilizada e excretada pelo corpo. Um composto usado para tratar o envenenamento de mercúrio e chumbo é o **British Anti-Lewisite** (BAL). Sua molécula contém dois grupos —SH que juntos capturam o metal. Também para esta proposta é útil o sal de cálcio do **ácido etilenodiaminotetraacético** (EDTA), um composto muito conhecido que extrai e solubiliza a maioria dos íons metálicos. Os íons metálicos são complexados pelos dois nitrogênios e os oxigênios carregados para formar um quelato (Capítulo 14). O quelato contendo o metal é em seguida excretado do corpo:

$$\begin{array}{ccc} CH_2 & CH & CH_2 \\ | & | & | \\ OH & SH & SH \end{array}$$

estrutura do British Anti-Lewisite

O tratamento de envenenamento por metais pesados pela terapia com quelantes é melhor quando aplicado no início, antes que mudanças neurológicas tenham ocorrido. O cálcio, mais do que o sal de sódio, é usado uma que vez que o íon cálcio não é inadvertidamente carregado do corpo pelo EDTA.

A toxicidade para quatro dos metais pesados depende muito da forma química do elemento, ou seja, de sua **especiação**. Algumas substâncias são quase completamente insolúveis e passam pelo corpo humano sem ser muito tóxicas. As formas mais devastadoras do metal são:

- Aquelas que causam imediato efeito à saúde ou morte (por exemplo, uma dose suficientemente grande de óxido de arsênio), tanto que a terapia não pode exercer seu efeito a tempo.
- Aquelas que podem passar pela membrana protetora da barreira cérebro–sangue–cérebro – ou a barreira da placenta que protege o desenvolvimento do feto.

Para o mercúrio e o chumbo, as formas que têm grupos alquilas que se ligam ao metal são altamente tóxicas. Uma vez que estes compostos são moléculas covalentes, eles são solúveis em tecidos de animais e podem passar pelas membranas biológicas, enquanto que os íons carregados são menos hábeis para fazê-lo; por exemplo, a toxicidade de chumbo como íon Pb^{2+} e em moléculas covalentes difere substancialmente.

A toxicidade de uma dada concentração de um metal pesado presente em um curso de água natural depende não somente de sua especiação, mas também do pH da água e da quantidade de matéria orgânica suspensa e dissolvida, uma vez que as interações, como complexação e adsorção, podem remover alguns dos íons metálicos da atividade biológica potencial.

Bioacumulação de metais pesados

Recorde do Capítulo 10, no qual é dito que algumas substâncias passam pelo fenômeno de biomagnificação: suas concentrações aumentam progressivamente ao longo da cadeia alimentar ecológica. Somente um dos cinco metais pesados, o mercúrio, é indisputavelmente capaz de passar por este processo. No entanto, muitos organismos aquáticos bioconcentram (mas não biomagnificam) metais pesados. Por exemplo, ostras e mariscos podem conter níveis de mercúrio e cádmio que são 100 mil vezes maiores do que os presentes na água em que vivem.

As concentrações da maior parte dos metais pesados na água potável são normalmente pequenas e não causam problemas diretos de saúde; no entanto, exceções que ocorrem serão discutidas posteriormente. Como no caso de compostos orgânicos tóxicos, as quantidades de metais ingeridas em nossos alimentos são normalmente de muito maior preocupação do que a ingestão atribuída à água potável. Paradoxalmente, os metais pesados nos peixes que ingerimos vêm da água doce.

Mercúrio

Vapor de mercúrio

O mercúrio elementar é empregado em centenas de aplicações, muitas das quais (por exemplo, acendedores elétricos) consideram a vantagem de suas diferentes propriedades, como a de ser um líquido que conduz bem a eletricidade. Em automóveis construídos antes de 2000, os acendedores elétricos que operam acessórios e luzes do porta-malas continham mercúrio, como instrumentos no painel e luzes de breques; todo este mercúrio é perdido para o ambiente quando o aço dos carros são reciclados, a menos que o elemento seja especialmente coletado, como é exigido em alguns locais.

O mercúrio é usado ainda em bulbos de luzes fluorescentes, incluindo as pequenas que são usadas atualmente para uso doméstico para substituir os bulbos incandescentes, e nas lâmpadas de mercúrio empregadas para luzes de rua. Uma vez que os átomos de mercúrio energizados emitem luz na região do ultravioleta mais do que na região do visível do espectro (Capítulo 1), os bulbos são cobertos com um material que absorve o UV e a reemite como luz visível. O metal é liberado para o ambiente se as lâmpadas são quebradas, ainda que o mercúrio contido nas lâmpadas fluorescentes tenha sido reduzido em 80% em meados da década de 80, ficando abaixo de 5–10 mg atualmente. Esta quantidade de mercúrio é menor do que a quantidade do metal que teria sido emitida para o ar pelas usinas termoelétricas se um bulbo de luz incandescente, com sua mais baixa eficiência em converter eletricidade para luz, tivesse sido usado em seu lugar. Bulbos fluorescentes são o único uso de mercúrio para o qual uma alternativa sustentável não foi encontrada. Para as luzes de rua, houve uma mudança para lâmpadas de vapor de sódio, que apresentam uma toxicidade mais baixa e são mais eficientes como fontes de luz do que os bulbos com mercúrio.

O mercúrio é um dos metais mais voláteis e seu vapor é altamente tóxico. Quando o mercúrio é usado em lugares fechados, uma adequada ventilação é necessária uma vez que a pressão de equilíbrio de vapor do mercúrio é centenas de vezes a máxima exposição recomendada. O vapor de mercúrio consiste de átomos livres e neutros. Se inalado, os átomos difundem-se dos pulmões para o fluxo sanguíneo e, como são eletricamente neutros, eles prontamente atravessam a barreira sangue-cérebro para entrar no cérebro. O resultado é um sério dano ao sistema nervoso central, manifestado por dificuldades de coordenação, visão e senso tátil. O mercúrio líquido não é altamente tóxico, e a maioria do que é ingerido é excretado. Apesar disso, não se deve permitir que crianças brinquem com gotas do metal por causa dos danos causados pela inalação de seus vapores.

O final do século XX viu um substancial declínio nas emissões antropogênicas de mercúrio para os ambientes terrestres e aquáticos de muitas fontes em países desenvolvidos, resultado de uma tentativa governamental para reduzir seus usos e emissões. Emissões de mercúrio de operações em larga escala industrial em países desenvolvidos foram diminuídos com sucesso. O uso total de mercúrio diminuiu nos Estados Unidos em mais de 95% nas últimas três décadas. Por exemplo, o mercúrio foi eliminado de baterias. Nos Estados Unidos, a redução da emissão de mercúrio vinda da disposição de produtos contendo mercúrio foi resultado principalmente:

- do controle de emissão de incineradores de lixo hospitalar e municipal; e
- da remoção de baterias e tintas do fluxo de resíduos.

No Canadá, a redução da emissão veio do controle na fundição do metal, do fechamento quase que completo das indústrias de cloro-álcali (as quais usavam eletrodos de mercúrio) e do controle na incineração do lixo.

Depois dos anos 90, a concentração de mercúrio atmosférico aumentou cerca de 1,5% ao ano, não estabilizando com o declínio das emissões industriais. Grandes quantidades de vapor de mercúrio são liberadas no ar como resultado da queima irregular de carvão e combustíveis, ambos contendo traços deste elemento, e de lixos municipais incinerados que contêm mercúrio em produtos como baterias. Atualmente, as usinas termoelétricas e incineradores de resíduos municipais e hospitalares são a maior fonte de emissão de mercúrio para a atmosfera na América do Norte.

O mercúrio vaporizado é eventualmente oxidado e retorna com a chuva e com a neve, normalmente precipitando longe do lugar de onde foi emitido originalmente. O tema *As Emissões de Mercúrio de Usinas de Energia* é discutido em detalhes no Estudo de caso disponível no site da Bookman, www.bookman.com.br.

No ar, a maior parte do mercúrio elementar está no estado de vapor (gasoso), com somente uma pequena fração ligada às partículas da atmosfera. O mercúrio gasoso atmosférico pode viajar por longas distâncias antes de ser oxidado e então dissolvido pela chuva e, subsequentemente, depositado sobre a terra ou nos corpos aquáticos. Este ciclo global do mercúrio resulta em sua distribuição em partes remotas do planeta.

Controle de emissão nos Estados Unidos em usinas de energia

As 1100 usinas de energia que queimam carvão nos Estados Unidos estão entre as últimas maiores não regulamentadas emissoras de mercúrio para o ambiente. Como resultado da pressão legal de grupos ambientalistas, por ordem judicial, a EPA foi forçada em 2005 estabelecer uma regulamentação visando a reduzir as emissões. As reduções estão programadas para ocorrer em duas fases:

- Em 2010, as emissões totais de mercúrio devem ser de 38 toneladas por ano. Isto será acompanhado como um "cobenefício" das novas reduções nas emissões de dióxido de enxofre e óxido de nitrogênio das plantas que devem ser implementadas nesta data, como discutido nos Capítulos 3 e 4.
- Em 2018, as emissões anuais de mercúrio devem ser reduzidas para 15 toneladas.

Cada estado determinou uma cota de emissão e está convocado a desenvolver um plano para encontrar sua determinada redução de emissão. As plantas de energias e estados podem comercializar as reduções entre eles, desde que a meta total seja atingida. Críticos do novo programa apontam que se for permitida a realização de uma média da redução entre os anos, emissões mais altas poderiam ser registradas em anos posteriores se reduções maiores do que foram determinadas pelas regras ocorressem nos anos iniciais. Eles também apontam que os *hot spots* de deposição de mercúrio podem ser perpetuados por causa das cláusulas de comércio, e que a redução total em emissões será muito pequena por muitos anos ainda.

Amálgamas de mercúrio

O mercúrio prontamente forma **amálgamas**, os quais são soluções ou ligas com quase todos os metais ou combinações de metais. O amálgama dental que foi usado por mais de 150 anos inicialmente tem uma consistência "pastosa". Ele é preparado combinando proporções aproximadamente iguais de mercúrio líquido e uma mistura sólida composta principalmente de prata com quantidades variáveis de cobre, estanho e zinco. A ligeira expansão de volume que acompanha a sua solidificação assegura o completo preenchimento do amálgama na cavidade dental. Quando uma obturação é colocada em um dente, e sempre que a obturação está envolvida na mastigação do alimento, uma pequena quantidade do mercúrio é vaporizada. Alguns cientistas acreditam que a exposição do mercúrio através desta fonte causa problema em longo prazo à saúde de alguns indivíduos, mas um painel de especialistas do U.S. National Institutes of Health concluiu que os amálgamas dentais não apresentam risco à saúde. Um estudo recente em adultos mostrou que nenhuma medida de exposição ao mercúrio – seja o nível do elemento na urina ou o número de obturações dentais – correlaciona-se com qualquer medida de funcionamento mental ou controle de coordenação motora; outro estudo constatou que problemas neurológicos ou de QI estão correlacionados com o uso de amálgamas para obturações de dentes em crianças.

Alguns países da Europa, como Alemanha, proibiram o uso de mercúrio em obturações, pelo menos em mulheres grávidas e crianças pequenas. O "amálgama" livre de mercúrio para uso na odontologia está em desenvolvimento; obturações de porcelana já são comuns, embora sejam caras. Alguma preocupação foi expressa sobre a liberação de vapor de mercúrio elementar para a atmosfera quando os cadáveres de pessoas que possuem dentes preenchidos com amálgamas de mercúrio são cremados, porque o amálgama se decompõe a altas temperaturas. Em países como Suécia, os crematórios são construídos com filtros de selênio que removem a maioria do mercúrio das emissões pela formação de cristais de seleneto de mercúrio.

Em alguns consultórios de dentistas é necessário atualmente instalar um separador para capturar mercúrio dos efluentes que saem dos fluxos de drenagem tornando-se parte do esgoto doméstico. Em média, cada dentista produz cerca de 1 kg de resíduo de mercúrio por ano. Juntos, os dentistas liberam aproximadamente a mesma quantidade do metal emitida por plantas de energia baseada na queima de carvão. Devido ao controle de emissões por dentistas, o lodo de esgoto usado por fazendeiros como fertilizantes (Capítulo 16) terá muito mais baixa concentração de mercúrio no futuro.

Em trabalhos de alguns depósitos de minério, quantidades muito pequenas de ouro elementar ou prata são extraídas de uma quantidade muito maior de partículas densas de solo ou sedimento pela adição de mercúrio elementar na mistura. O mercúrio extrai o ouro ou a prata pela formação de um amálgama, o qual é então queimado para liberar o mercúrio. De 1570 até cerca de 1900, este processo foi usado para extrair prata de minérios nas Américas Central e do Sul. Cerca de 1 g de mercúrio foi perdido para o ambiente para cada grama de prata produzida, resultando na liberação de quase 200 mil toneladas de mercúrio. O mercúrio foi enviado para regiões de Almaden, Espanha, e do Peru. Até recentemente, o processo correspondente de extração de ouro por amalgamação com mercúrio foi realizado na China em operações de grande e pequena escala. A razão de mercúrio para o ouro em tais oficinas, alguma dos quais continuam operando ilegalmente em regiões remotas, é em média de 15 para 1.

Hoje, o procedimento de extração de ouro é realizado em grande escala no Brasil para obter ouro de sedimentos; ele resulta em uma poluição substancial de mercúrio no ar e, pelo manuseio pouco cuidadoso, nos rios da Amazônia. O perigo à saúde para trabalhadores que usam processos que envolvem a vaporização de mercúrio é significativo, uma vez que o elemento também é tóxico em sua forma gasosa. Além disso, o mercúrio vaporizado de tais operações normalmente significa mais do que 10% das emissões antropogênicas de mercúrio no ar. Pessoas que vivem em regiões de minas frequentemente inalam o ar no qual a concentração de mercúrio elementar no ar excede a 50 $\mu g/m^3$, a qual é 50 vezes o valor de exposição pública permitida pela Organização Mundial da Saúde (OMS). Como consequência, muitos trabalhadores da "queima de amálgama" apresentam tremores e outros sinais de envenenamento por mercúrio. Adicionalmente, mercúrio na superfície de sedimentos remexidos pelo desflorestamento na região entra no ambiente aquático, onde uma parte é metilado e entra na cadeia alimentar. Iniciativas foram tomadas pela União Europeia para incorporar tecnologias de baixo custo em processos para prevenir a massiva liberação de mercúrio no ar e no Rio Amazonas durante a extração de ouro.

Mercúrio e processo industrial de cloro-álcali

Um amálgama de sódio e mercúrio é usado em algumas plantas industriais de *cloro-álcali* no processo para converter cloreto de sódio aquoso no produto comercial **cloro**, Cl_2, e **hidróxido de sódio**, NaOH,(e hidrogênio gasoso) por eletrólise. Com o objetivo de formar uma solução concentrada, ou seja, a solução pura de NaOH, um fluxo de mercúrio é usado como eletrodo negativo (cátodo) da célula eletroquímica. O sódio metálico produzido pela redução na eletrólise combina com o mercúrio e é removido da solução de NaCl sem ter reagido em meio aquoso:

$$Na^+ (aq) + e^- \xrightarrow{Hg} Na \text{ (em um amálgama de Na—Hg)}$$

Quando os metais como o sódio são dissolvidos em amálgamas, sua reatividade é grandemente diminuída, se comparada ao seu estado livre, tanto que o sódio elementar, altamente reativo no amálgama Na—Hg, não reage com a água na solução original. Em vez disso, o amálgama é removido e, mais tarde, induzido pela aplicação de uma pequena corrente elétrica, para reagir com a água em uma câmara separada, produzindo hidróxido de sódio, que está livre de sal.

O mercúrio é recuperado depois da produção de NaOH e é reciclado de volta para a célula original. A reciclagem de mercúrio não é completa, no entanto, e alguns encontram seu caminho no ar e nos corpos aquáticos nos quais a água de resfriamento da planta é obtida e para qual é retornada. Embora o mercúrio líquido não seja solúvel em água e muito pouco em ácido diluído, ele pode ser oxidado para uma forma solúvel pela intervenção de bactérias que estão presentes em águas naturais. Desse modo, o mercúrio torna-se acessível para o peixe.

A massa de mercúrio perdida em média para o ambiente da planta de cloro-álcali diminuiu enormemente, quando o problema foi identificado, nos anos 60. Além disso, instalações na América da Norte que usam eletrodos de mercúrio têm sido largamente desativadas. Elas foram substituídas por outras, que usam uma membrana de fluorocarbono que separa a solução de NaCl da solução livre de cloro no eletrodo negativo. A membrana é desenhada de uma forma que o Na^+, e não os ânions, podem passar por ela. Em ambos os tipos de células, a reação global é

$$2\,NaCl(aq) + H_2O(l) \longrightarrow 2\,NaOH(aq) + Cl_2(g) + H_2(g)$$

O íon 2+ do mercúrio

Como seus parceiros, zinco e cádmio, no mesmo subgrupo da tabela periódica, o íon mais comum do mercúrio é a espécie 2+, Hg^{2+}, o íon **mercúrico** ou **mercúrio (II)**. Um exemplo de um composto contendo o íon mercúrico é o minério vermelho *cinabar*, HgS, ou seja, $Hg^{2+}S^{2-}$. Como a maioria dos sulfetos, este sal é muito insolúvel em água; deste modo, o efluente de plantas de cloro-álcali é algumas vezes tratado pela adição de sais solúveis, como Na_2S, que contém o íon sulfeto, já que esta ação precipita o mercúrio iônico como HgS:

$$Hg^{2+} + S^{2-} \longrightarrow HgS(s)$$

PROBLEMA 15-2

O produto de solubilidade, K_{ps}, para HgS é $3{,}0 \times 10^{-53}$. Calcule a solubilidade de HgS em água em moles por litro e transforme sua resposta em números de íons mercúricos por litro. De acordo com este cálculo, qual o volume de água em equilíbrio com o sólido HgS que contém um íon simples de Hg^{2+}?

A maioria do mercúrio no ambiente é inorgânico, na forma do íon Hg^{2+}. Os níveis de mercúrio iônico, ainda que em áreas remotas, sejam duas a cinco vezes maiores dos que os valores pré-industriais, com locais poluídos tendo níveis de 10 ou mais vezes maiores. Em águas naturais, muito do Hg^{2+} está ligado a particulados em suspensão, tanto que ele está eventualmente depositado em sedimentos – um tópico considerado em detalhes quando a química do solo e do sedimento é discutida (Capítulo 16).

O sal nitrato de Hg^{2+} é solúvel em água e foi usado um tempo no tratamento de peles para fazer feltro para chapéus. A pele era imersa em uma solução quente de nitrato mercúrico, que endurecia as fibras, permitindo que fossem entrelaçadas mais facilmente. Como consequência desta exposição constante ao mercúrio, trabalhadores envolvidos na indústria do feltro frequentemente apresentavam desordens nervosas: tremores musculares, depressão, perda de memória, paralisia e insanidade (dando origem à expressão "maluco como um chapeleiro", frase familiar para os fãs de *Alice no País das Maravilhas*, de Lewis Carroll). O vapor de mercúrio e, em uma menor extensão, sais de mercúrio, atacam o sistema nervoso central, mas os principais órgãos-alvo para o Hg^{2+} são o fígado e o rim, onde pode causar danos extensivos.

Óxido mercúrico, HgO, está presente na forma de pasta em baterias de *células de mercúrio* como usadas em aparelhos de audição. Se as baterias gastas descartadas são incineradas como lixo, o mercúrio volátil pode ser liberado para o ar.

A quantidade de mercúrio usado em baterias comuns de lanternas, adicionadas como um constituinte minoritário dos eletrodos de zinco para prevenir sua corrosão e, portanto estender o tempo de vida do produto, foi drasticamente reduzido – cerca de 10.000 mg/kg para cerca de 300 mg/kg em baterias alcalinas – e, em muitos casos, completamente eliminado, cortando pela metade o mercúrio em lixos domésticos. Na América do Norte, somente algumas "baterias de botões" usadas em relógios, calculadoras, aparelhos auditivos, etc., ainda possuem um significante conteúdo de mercúrio.

O outro íon inorgânico de mercúrio, Hg_2^{2+}, não é muito tóxico uma vez que ele combina no estômago com o íon cloreto para produzir Hg_2Cl_2 insolúvel.

Toxicidade de metilmercúrio

Quando em combinação com os ânions capazes de formar ligações covalentes, o íon mercúrico, Hg^{2+}, forma moléculas covalentes mais do que sais iônicos. Por exemplo, $HgCl_2$ é um composto molecular, não um sal de Hg^{2+} e Cl^-. E como o íon cloreto forma um composto covalente com o Hg^{2+}, então o mesmo ocorre com o *ânion metil*, CH_3^-, formando o volátil molecular líquido **dimetilmercúrio**, $Hg(CH_3)_2$. O processo de formação de dimetilmercúrio ocorre no sedimento lamacento de rios e lagos, especialmente sob condições anaeróbias, quando as bactérias anaeróbias e microorganismos convertem Hg^{2+} para $Hg(CH_3)_2$. O agente ativo no processo de biometilação é um constituinte comum de micro-organismos; ele é um derivado da vitamina B_{12} com um ânion CH_3^- ligado ao cobalto e é chamado de *metilcobalamina*.

Os compostos menos voláteis misturados de CH_3HgCl e CH_3HgOH, coletivamente chamado de **metilmercúrio** (ou *monometilmercúrio*), são frequentemente escritos como CH_3HgX, ou algumas vezes simplesmente $CH_3Hg^+X^-$, uma vez que estas substâncias, como a maioria daquelas escritas como Hg^{2+}, consistem em moléculas covalentes, não estruturas iônicas. De fato, o íon metilmercúrio CH_3Hg^+ existe somente em compostos com ânions como nitrato ou sulfato. Os compostos de metilmercúrio são ainda mais prontamente formados pelo mesmo caminho que o dimetilmercúrio na superfície de sedimentos em águas anaeróbias. A produção de metilmercúrio predomina sobre a formação de dimetilmercúrio em soluções aquosas ácidas ou neutras. O **íon sulfato**, SO_4^{2-}, estimula a bactéria sulfato-redutora que metila o mercúrio; em contraste, a presença de íons sulfeto resulta na formação de complexos de sulfeto de mercúrio que não levam à metilação.

Por causa da volatilidade, o dimetilmercúrio evapora da água relativamente rápido, em vez de ser transformado pela condição ácida na forma de monometil. O caminho para a produção e destino de dimetilmercúrio e de outras espécies de mercúrio em um corpo de água são ilustrados na Figura 15-1. A metilação de mercúrio inorgânico ocorre na região anaeróbia de lagos, especialmente próximos à interface do epilímnio e o hipolímnio, e na interface do hipolímnio com os sedimentos, mas não em águas aeróbias. Sedimentos ricos em matéria orgânica na superfície de aquecimento, lagos rasos, são importantes locais de produção de metilmercúrio. Pântanos são também locais ativos de produção de metilmercúrio. O metilmercúrio em águas superficiais é fotodegradado (em produtos ainda desconhecidos) e é o mais importante processo para esta substância em alguns lagos.

O próprio íon mercúrico não é prontamente transportado diretamente às membranas biológicas. O metilmercúrio é uma toxina mais potente do que os sais de Hg^{2+}, porque é solúvel em tecidos gordurosos de animais, bioacumula e biomagnifica, e é mais móvel. Uma vez ingerido, o composto original CH_3HgX é convertido para compostos nos quais o

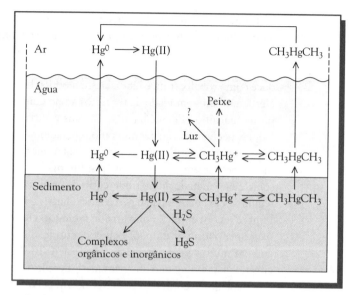

FIGURA 15-1 O ciclo do mercúrio em água doce de lagos. [Fonte: Adaptado de M.R. Winfrey and J.W.M.Rudd. "Environmental Factors Affecting the Formation of Methylmercury in Low pH Lakes", *Environmental Toxicology and Chemistry* 9 (1990): 853-869.]

X é um ácido amino contendo enxofre; em algumas destas formas, ele é solúvel em tecidos biológicos e pode atravessar a barreira sangue-cérebro e a barreira da placenta humana, apresentando um duplo perigo. O metilmercúrio é, de fato, a forma mais perigosa de mercúrio, seguida pelo vapor do elemento. O principal efeito tóxico de metilmercúrio ocorre no sistema nervoso central. No cérebro, o metilmercúrio é convertido para Hg^{2+}, o qual provavelmente é responsável por danos depois de sua entrada. O vapor de mercúrio também é oxidado para o íon na célula. Portanto, as barreiras usuais na célula para Hg^{2+} são evitadas pelo Hg^0 e CH_3HgX, o qual por sua neutralidade elétrica pode penetrar nas defesas e, mais tarde, pode ser convertida para as formas iônicas 2+, altamente tóxicas.

A maioria do mercúrio presente em humanos está na forma de metilmercúrio. Quase todo origina-se do peixe de nossa alimentação. O mercúrio em peixes apresenta-se normalmente como metilmercúrio em no mínimo 80%. A contaminação por mercúrio é a razão pela qual cerca de 97% de propagandas contra a ingestão de peixes ocorreram em várias regiões da América do Norte. Em contraste aos organoclorados, os quais predominam nas porções gordurosas de peixe, o metilmercúrio pode ligar-se aos grupos sulfidrílicos em proteínas sendo distribuído por todo o peixe. Consequentemente, a parte que contém mercúrio não pode ser cortada antes de o peixe ser ingerido.

Os peixes absorvem o metilmercúrio que está dissolvido na água pelas guelras (bioconcentração) ou pela alimentação (biomagnificação). A razão entre o metilmercúrio no músculo do peixe e o dissolvido na água na qual o peixe nada é cerca de 1 milhão por um e pode exceder 10 milhões por um. A mais alta concentração de metilmercúrio (acima de 1 μg/g) é usualmente encontrada em carnívoros grandes e do final da cadeia alimentar marinha como tubarão, serra leal, peixe-paleta camelo, peixe-espada e grandes atuns (vendidos como filés e sushi), e em espécies de água doce como robalo, truta e lúcio. Deste modo, o U.S. Food and Drug Administration alerta mulheres em idade de ter filhos a não comer os quatro primeiros tipos desses peixes marinhos. Em média, o peixe mais velho terá mais metilmercúrio bioacumulado. Espécies não carnívoras como o peixe branco não acumulam muito mercúrio porque a biomagnificação em sua cadeia alimentar opera em uma extensão muito menor do que em peixes carnívoros. Em média, a maior parte dos americanos consome quase metade do metilmercúrio do atum (a maioria de variedades enlatadas), seguido pelo peixe-espada, pescada, camarões e bacalhau. O Canadá recentemente limitou a concentração máxima de mercúrio em seis espécies de peixes do oceano para uma parte por milhão; esta concentração não é incomum em peixes-espada, embora muitos peixes possuam níveis de 0,10-0,15 μg/g. A EPA estabeleceu um critério de 0,3 μg/g máximo para metilmercúrio em tecido de peixes.

Em lagos, o conteúdo de mercúrio em peixes é geralmente maior em águas ácidas, provavelmente por causa da solubilidade de mercúrio ser maior e a metilação de mercúrio ser mais rápida em pH mais baixo. Desta maneira, a acidificação de águas naturais indiretamente aumenta a exposição de peixes predadores ao metilmercúrio. A relação entre os níveis de mercúrio em peixes pequenos e o pH da água é ilustrada na Figura 15-2. Os dados desta figura são de uma coleção de lagos em Wisconsin, oeste de Ontário, e Nova Escócia; a maioria dos lagos ácidos está na Nova Escócia.

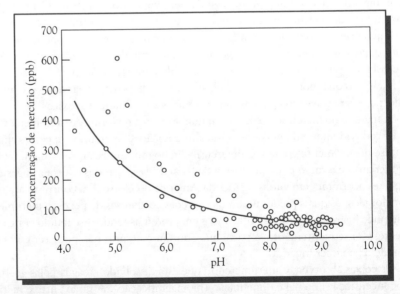

FIGURA 15-2 A relação entre o pH e a concentração de mercúrio em peixes para um comprimento padrão de peixe para 84 lagos de Ontario, Nova Escócia, e Wisconsin. [Fonte: D.Lean, "Mercury Pollution", *Canadian Chemical News* January 2003): 23.]

Acumulação de metilmercúrio no ambiente e no corpo humano

O tempo de meia-vida de compostos de metilmercúrio em humanos, cerca de 70 dias, é muito mais longo do que dos sais de Hg^{2+}, em parte, pela maior solubilidade em um ambiente lipídico. Consequentemente, o metilmercúrio pode-se acumular no organismo em concentrações muito maiores que as observadas no estado estacionário, mesmo que a pessoa consuma diariamente quantidades que, individualmente, não seriam prejudiciais.

PROBLEMA 15-3

Se o tempo de meia-vida do metilmercúrio no corpo humano é de 70 dias, qual é a acumulação no estado estacionário em uma pessoa que consome diariamente 1 kg de peixe contendo 0,5 μg/g de metilmercúrio? [*Sugestão: Relembre a discussão de concentrações no estado estacionário do Capítulo 6.*]

A maioria dos problemas ambientais divulgados envolvendo o mercúrio está relacionada com o fato que a forma metilada é um veneno cumulativo. No entanto, em concentrações suficientemente altas, ele pode ser fatal. Em 1997, a pesquisadora Karen Wetterhahn, do Dartmouth College, morreu por envenenamento de mercúrio vários meses depois que uma ou duas gostas de dimetilmercúrio puro aparentemente passaram pela luva de látex que ela usava enquanto trabalhava em experimentos com o composto. Compostos de dialquilmercúrio, incluindo dimetilmercúrio, são também chamados de *supertóxicos* porque eles são muito tóxicos mesmo em pequenas quantidades.

Na cidade de pescadores de Minamata, Japão, uma planta química que utilizava Hg^{2+} como catalisador no processo de produção de cloreto de polivinila descarregou resíduos que continham mercúrio na Baía de Minamata. Os compostos de metilmercúrio, principalmente $CH_3Hg—SCH_3$, que foram formados do mercúrio inorgânico por biometilação por micro-organismos nos sedimentos da baía e, então, bioacumularam em concentrações mais altas do que 100 ppm nos peixes, que era o principal componente da dieta de muitos residentes locais. (Por contraste, o limite norte-americano recomendado para o mercúrio total em peixe para ser consumido por humanos é 0,3 μg/g.) Milhares de pessoas em Minamata foram afetadas nos anos 50 por envenenamento de mercúrio a partir desta fonte, e centenas delas morreram. Uma vez que o conjunto de sintomas em humanos ocorre muito depois do envenenamento, os primeiros sinais da *doença de Minamata* foram observados em gatos que comeram restos de peixes: eles começaram a pular e se contorcer, correr em círculos, e finalmente lançavam-se dentro da água e se afogavam. Os sintomas em humanos começam com disfunções do sistema nervoso central, uma vez que órgão-alvo para o metilmercúrio é o cérebro; eles incluem dormência nos braços e pernas, visão nebulosa e mesmo perda de visão, perda de audição e coordenação motora, letargia e irritabilidade.

Já que o metilmercúrio pode ser passado para o feto, crianças nascidas de mães de Minamata envenenadas, por mercúrio – mesmo que ligeiramente – mostram severos danos no cérebro, sendo em alguns casos fatais. Essas crianças apresentaram sintomas similares ao da paralisia cerebral: retardamento mental, distúrbios motores e mesmo paralisia. Como no caso de altos níveis de PCB discutidos no Capítulo 11, o desenvolvimento dos fetos foi muito mais afetado pelo metilmercúrio do que as próprias mães. O envenenamento de Minamata deve seguramente ocupar um dos primeiros lugares na classificação dos principais desastres ambientais dos tempos modernos.

Outras fontes de metilmercúrio

Compostos orgânicos de mercúrio usados como fungicidas na agricultura e em indústrias têm um efeito no ambiente proveniente das aplicações. No entanto, como resultado do contato com o solo, os compostos são eventualmente degradados e o mercúrio torna-se retido sob a forma de compostos insolúveis pela ligação com o enxofre presente na argila e matéria orgânica.

Centenas de mortes no Iraque em 1956, 1960 e 1972 e algumas na China e nos Estados Unidos resultaram do consumo de pães feitos de grãos de cereais (destinados à agricultura) que tinham sido tratados com fungicidas à base de mercúrio, para reduzir as perdas decorrentes do ataque de fungos. Os fungicidas contêm compostos de **etilmercúrio**, $CH_3CH_2Hg^+$, o qual presumivelmente tem sua toxicidade similar ao metilmercúrio. Na Suécia e no Canadá, o uso de compostos de mercúrio para tratar sementes levou a uma redução significativa no número de aves de rapina que consumiam pequenos pássaros e mamíferos que se alimentavam de sementes espalhadas. O uso de produtos à base de etilmercúrio na agricultura é atualmente restrito na América do Norte e no oeste da Europa.

O mercúrio é lixiviado de rochas e solos para os sistemas aquáticos por processos naturais, alguns dos quais são acelerados pela atividade humana. Inundações de algumas áreas podem liberar mercúrio na água. Por exemplo, depois da inundação das áreas imensas do norte de Quebec e Manitoba para construção de represas de energia hidrelétrica, os solos das novas superfícies (e em menor extensão a vegetação) liberaram uma considerável quantidade de metilmercúrio solúvel, formado do conteúdo "natural" daquele meio. O metilmercúrio adicional resultou do contato do solo ligado ao Hg^{2+} com bactérias anaeróbias produzidas pela decomposição da matéria orgânica imersa. Desta maneira o mercúrio inorgânico inicialmente insolúvel foi convertido para metilmercúrio, que prontamente se dissolveu na água. O metilmercúrio depois entrou na cadeia alimentar pela sua absorção pelos peixes, e pessoas nativas que comiam peixe destas áreas inundadas tiveram o nível de contaminação elevado de mercúrio em seus corpos. Deste modo, a concentração de metilmercúrio em peixes destas áreas, 5 ppm ou mais, aproxima-se da apresentada somente em regiões poluídas por mercúrio procedente da atividade industrial.

Em 1999, a segurança de usar preservativos baseados em mercúrio em muitas das preparações de vacinas administradas em crianças foi questionada pela American Academy of Pedriatrics e pelo U.S. Public Health Service. O preservativo, *Timerosal*, é o $CH_3CH_2—Hg—S—C_6H_4COOH$. Diz-se que ele contém o íon etilmercúrio, mas presumivelmente, como a maior parte do sistema metilmercúrio, é, na verdade, um covalente composto. Esta substância foi removida da fabricação de todas as vacinas destinadas para uso em crianças nos Estados Unidos, com exceção das vacinas contra gripe. O preservativo foi também largamente usado como desinfetante tópico.

O uso de mercúrio em preservativos e como medicamento

Compostos do íon **fenilmercúrio**, $C_6H_5Hg^+$, com acetato ou nitrato como ânion, foram usados para preservar tintas durante sua permanência na lata e para prevenir o aparecimento de bolor após aplicações de tinta látex, particularmente em áreas úmidas. Os sais de fenilmercúrio não são tão tóxicos para humanos como são os compostos de metilmercúrio, porque eles se decompõem em compostos menos tóxicos de Hg^{2+}. No entanto, os compostos de mercúrio foram proibidos de ser usados em tintas de látex para ambientes fechados nos Estados Unidos por mais de uma década por causa da inevitável ingestão do elemento. Compostos de fenilmercúrio foram também usados para evitar a formação de *limo* em indústrias de polpa e papel; como essa prática vem sendo evitada e os resíduos contendo mercúrio são usualmente tratados, as emissões de mercúrio liberadas de tais fontes têm diminuído enormemente.

Por causa de suas qualidades como antisséptico e qualidade preservativa, no entanto, alguns compostos de mercúrio são ainda usados em produtos farmacêuticos (especialmente como antisséptico tópico) e cosméticos. O mercúrio elementar foi também usado em alguns produtos farmacêuticos no passado. Deste modo, as pílulas antidepressivas que Abraham Lincoln tomou, principalmente nos anos antes de ser tornar presidente, continham o elemento, e alguns historiadores médicos acham que o mercúrio em seu sangue pode tê-lo levado a ter um comportamento estranho naquele período. O mercúrio do minério cinabar é usado ainda hoje na China, como uma droga, pigmento e preservativo.

PROBLEMA 15-4

Uma quantidade de um composto de mercúrio-cloro é incluída em um carregamento de resíduos com destino a um depósito de lixo tóxico. Antes que ele possa ser descartado apropriadamente, os proprietários do depósito necessitam saber se o composto é $HgCl_2$, Hg_2Cl_2 ou algum outro composto. Eles mandaram uma amostra para análise e encontraram que ele contém 26,1% de cloro em massa. Qual é a fórmula do composto?

Níveis seguros de mercúrio no corpo

É um pouco tranquilizador que entre os efeitos diretos de metilmercúrio em humanos e durante a gestação provavelmente haja um limiar em que nenhum efeito é observado. Atualmente a ingestão diária de metilmercúrio de 99,9% dos norte-

-americanos situa-se abaixo do "limite seguro" estabelecido pela OMS. Por outro lado, alguns efeitos na visão pelo consumo de metilmercúrio são observados mesmo quando a concentração de mercúrio (total) no cabelo situa-se abaixo do limite reconhecido de 50 $\mu g/g$.

No entanto, se a saúde pré-natal é a principal consideração e se um fator seguro de 10 é aplicado, uma fração substancial da população dos Estados Unidos excederia o limite seguro. A OMS concluiu que níveis de 10-20 $\mu g/g$ de metilmercúrio em cabelo indica que a gestante tem metilmercúrio suficiente em seu sangue para representar uma ameaça para o desenvolvimento do feto. Isto coloca em risco o desenvolvimento fetal de mais que 30% das mulheres em algumas comunidades nativas no norte do Canadá, por exemplo, na qual o peixe é a maior parte da dieta. Embora seja claro que altos níveis de metilmercúrio possam resultar em incapacidade de desenvolvimento, há continuas controvérsias se o metilmercúrio adquirido em uma dieta alta em peixe e animais marinhos pode causar significativos danos neurológicos para um adulto ou para o desenvolvimento do feto. Os estudos epidemiológicos desta questão, até o momento, produziram resultados inconsistentes.

PROBLEMA 15-5

Qual é a massa, em miligramas, de mercúrio em 1,00 kg de truta que possui uma quantidade padrão norte–americana de 0,50 $\mu g/g$ de mercúrio? Qual a massa de peixe, a um nível de Hg de 0,50 $\mu g/g$, que uma pessoa teria que comer para ingerir um total de 100 mg de mercúrio?

PROBLEMA 15-6

A nova dose de referência oral da EPA para metilmercúrio é 0,1 $\mu g\ kg^{-1}$ de peso do corpo/dia. Qual a massa de peixe que uma mulher de 60 kg pode comer com segurança em uma semana se a média do nível de metilmercúrio no peixe é 0,30 ppm? A aproximadamente quantas porções de peixe isto corresponde?

Controle internacional do mercúrio

Embora as emissões atmosféricas atualmente dominem a preocupação com o mercúrio em muitos países, especialmente os desenvolvidos, outras fontes também podem contribuir significativamente. O mercúrio é ainda usado extensivamente na extração de ouro e prata, bem como na produção de cloro em indústrias de cloro-álcali, em países em desenvolvimento.

Em 2005, o United Nations Environment Programme considerou necessário um pacto global para frear a produção de mercúrio e para proibir complementamente a exportação de mercúrio entre os países. No entanto, os Estados Unidos dirigiram um movimento, que tem se mostrado um sucesso, que sugeriu a parceria voluntária entre os países para aumentar o seu gerenciamento de mercúrio.

Chumbo

Embora a concentração ambiental de chumbo, Pb, ainda esteja aumentando em algumas partes do mundo, os usos que resultam em dispersão descontrolada estão sendo amplamente reduzidos nas duas últimas décadas em muitos países desenvolvidos. Consequentemente, sua concentração em solos, água e ar diminuiu de forma substancial.

O ponto de fusão relativamente baixo do chumbo de 327°C permite que seja facilmente trabalhado – ele foi o primeiro metal a ser extraído de seu minério – e moldado. O chumbo foi usado tanto como metal estrutural nos tempos antigos como para proteger construções das intempéries, em tubulações de água e para recipientes de cozinha. O chumbo é ainda usado em telhados e chapas para cobrir juntas, e em isolamentos acústicos. Quando combinado com estanho, forma a solda, uma liga de baixo ponto de fusão usada em eletrônica e outras aplicações (por exemplo, latas de estanho) para fazer conexões entre sólidos metálicos.

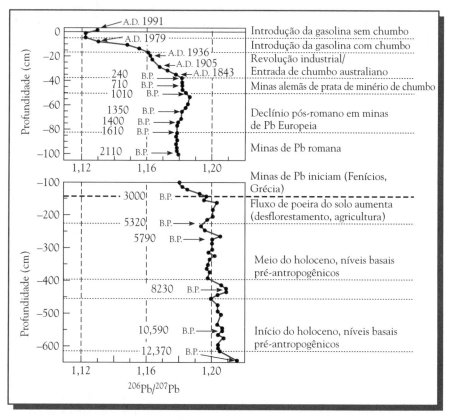

FIGURA 15-3 Composição isotópica de chumbo em um pântano de turfa suíça e a cronologia de deposição atmosférica de chumbo. Note a mudança na escala de profundidade a 100 cm. [Fonte: W. Sthotyk et al., "History of Atmospheric Lead Deposition Since ^{14}C BP from a Peat Bog, Jura Mountain, Switzerland," *Science* 281 (1998): 1635, Figure 3B.]

Análises de amostras de gelo da Groenlândia indicam que a concentração de chumbo na atmosfera alcançou um pico nos tempos romanos que não foi igualado até o Renascimento. A história da presença de chumbo no ambiente pode ser vista na Figura 15-3, na qual a razão de dois isótopos estáveis de chumbo em amostras coletadas de um pântano de turfas na Suíça é representado contra a profundidade na qual a amostra foi retirada. As camadas do pântano foram depositadas gradualmente por milênios, e cada uma delas incorporou partículas depositadas de poeira contendo chumbo do ar no tempo. O chumbo originado de diferentes locais geográficos tem diferentes razões isotópicas, tanto que podemos mostrar no gráfico a origem do chumbo atmosférico em diferentes tempos no passado. A razão $^{206}Pb/^{207}Pb$ é próxima a 1,20 para profundidades que excedem 145 cm, ou 3000 anos atrás (a idade do sedimento é determinada pela datação do ^{14}C da turfa); as variações na razão abaixo daquela profundidade refletem mudanças na dominância de intempéries do solo e rochas em diferentes áreas no tempo. Iniciando há cerca de 3000 anos, a razão caiu para 1,18, refletindo a composição isotópica do minério de chumbo europeu extraído durante os tempos romanos e desde então. Antes disso, na Grécia antiga, a prata foi primeiro produzida em massa para uso em moedas; aparentemente a quantidade substancial de contaminantes de chumbo na prata bruta escapou para o ar durante o refinamento do metal. Em aproximadamente 1860, a razão isotópica do chumbo depositado na Europa começou uma diminuição contínua, com a taxa de mudança aumentando com a introdução da gasolina com chumbo em aproximadamente 1940, provavelmente como consequência do uso extensivo de chumbo, primeiro da Austrália (razão de 1,04) e depois no Canadá. Recentemente, a razão começou a aumentar por causa da diminuição do uso de chumbo na gasolina europeia.

Chumbo elementar como um risco ambiental

O chumbo é também encontrado em munições (balas de chumbo) usadas em grandes quantidades por caçadores de aves aquáticas. Muitos patos e garças são feridos ou mortos pelo envenenamento crônico por chumbo depois da ingestão dessas, as quais se dissolvem no ambiente ácido onde se depositam. Além disso, os patos consomem as bolinhas de chumbo deixadas na terra ou no fundo dos lagos, confundindo-as com comida ou grãos. As aves predadoras (como a águia-calva) algumas vezes capturam patos e outras aves aquáticas que tenham sido atingidas pelo tiro de um caçador ou que tenham ingerido bolinhas de chumbo, tornando-se vítimas de envenenamento por chumbo. Por isso, as balas de chumbo foram proibidas nos Estados Unidos, no Canadá, na Holanda, Noruega e Dinamarca. No entanto, muitas águias morrem na América do Norte porque elas engolem e envenenam-se com as chumbadas das linhas de pesca usadas em pescarias esportivas.

A munição de chumbo na forma de projéteis e balas de espingardas de caça (usadas para jogos de tiro ao alvo) também é um problema ambiental. Os condores sofrem de envenenamento por chumbo, na Califórnia, algumas vezes de forma fatal, quando comem veados que foram acertados e depois abandonados pelos caçadores; as balas de chumbo explodem em muitos fragmentos com o impacto e contaminam a carne.

Chumbo iônico 2+ em água e alimentos como um perigo ambiental para humanos

Embora o chumbo elementar não seja um problema ambiental para muitas formas de vida, ele torna-se uma preocupação real ao dissolver-se para dar origem à forma iônica.

O íon estável de chumbo é a espécie 2+, Pb(II) como Pb^{2+}. Por exemplo, o chumbo forma o **sulfeto de chumbo** iônico PbS, $Pb^{2+}S^{2-}$, base do componente metálico do minério altamente insolúvel *galena*, do qual quase todo o chumbo é extraído.

O chumbo sozinho não reage com ácidos diluídos. Na realidade, ele é estável como um eletrodo na *bateria de chumbo*, mesmo quando entra em contato com **ácido sulfúrico**, H_2SO_4, fortemente concentrado. No entanto, uma pequena quantidade do chumbo presente nas soldas usadas no passado para selar latas de estanho pode dissolver-se no ácido diluído dos sucos de frutas e outros alimentos ácidos se o ar está presente – ou seja, uma vez que a lata foi aberta –, o chumbo é oxidado pelo oxigênio em ambientes ácidos:

$$2\ Pb(s) + O_2 + 4\ H^+ \longrightarrow 2\ Pb^{2+}(aq) + 2\ H_2O$$

O Pb^{2+} produzido por meio dessa reação contamina o conteúdo das latas; por esta razão, as soldas de chumbo não são mais usadas com essa finalidade na América do Norte. Em parte como resultado desta mudança, a ingestão diária média de chumbo para crianças de dois anos caiu de cerca de 30 µg, em 1982, para 2 µg em 1991.

A Expedição Franklin, de 1845, para encontrar uma passagem no Ártico falhou porque todos os seus membros morreram de envenenamento pelo chumbo das soldas nas latas de estanho que levavam a comida. A escritora canadense Margaret Atwood escreveu eloquentemente sobre o incidente em sua curta história *The Age of Lead*:

> *Foi a lata de estanho que fez isso, que era então uma nova invenção, uma nova tecnologia, a última defesa contra a fome e o escorbuto. A Expedição Franklin foi excelentemente abastecida com latas de estanho, cheias de carne e sopa, e soldada com chumbo. A expedição toda foi envenenada com chumbo. Ninguém sabia. Ninguém podia sentir. Ele invadiu seus ossos, pulmões e cérebros, enfraquecendo-os e confundindo seus pensamentos, tanto que, no final, aqueles que não tinham morrido nos navios começaram a caminhar como idiotas pelas pedras e gelos, arrancando um bote salva-vidas para baixo carregados com escovas de dentes, sabão, lenços e chinelos, peças não usadas de junco. Quando eles foram encontrados (10 anos mais tarde, esqueletos com casacos esfarrapados, mostrando onde eles colapsaram), estavam na parte superior detrás do navio. Foi o que eles tinham comido que lhes havia matado.*
>
> [Margaret Atwood, "The Age of Lead", em Wilderness Tips, Copyright 1991 by O.W. Toad Limited]

Os níveis máximos recomendados para íons importantes de metal pesado em água potável estão resumidos na Tabela 15-2. O limite para o chumbo, 10-15 µg/L, é excedido algumas vezes na água distribuída para o consumidor ainda que ela esteja

TABELA 15-2 Limites em água potável para metais pesados

Metal	Nível máximo de contaminante EPA ($\mu g/L$)	Concentração máxima aceitável canadense ($\mu g/L$)	Limite da OMS ($\mu g/L$)
As	10	10	10
Cd	5	5	3
Cr	100	50	50
Hg (inorgânico)	2	1	6
Pb	15	10	10

suficientemente pura quando deixa a estação de tratamento. O chumbo usado para soldar as juntas de tubulações de cobre de água doméstica, e aquele utilizado em décadas e séculos anteriores para construir as suas tubulações, podem dissolver-se em água potável, particularmente se a água é considerada ácida ou se ela é leve. O problema de contaminação da água por chumbo durante a distribuição tornou-se um tema de controvérsia em 2007 na cidade natal de um dos autores deste livro (London, Ontário), bem como, com a preocupação rapidamente espalhada para casas mais velhas em outras cidades em Ontário. Em geral, é uma boa ideia não beber água que foi deixada de uma noite para outra em reservatórios mais velhos de água potável ou nas tubulações de residências antigas; a água em tais sistemas de bombeamento deveria correr por um minuto ou mais antes de ser consumida.

A contaminação da água por chumbo é menos problemática em áreas de água calcária, uma vez que uma camada insolúvel contendo compostos como $PbCO_3$ se forma sobre a superfície do chumbo pela reação do metal dissolvido com o oxigênio e o **íon carbonato**, CO_3^{2-}, na água (Capítulo 13). Esta camada previne que a parte de baixo do metal se dissolva na água que passa sobre ela. Em algumas regiões da Inglaterra e cidades no nordeste dos Estados Unidos que têm água leve e redes de tubulações de chumbo antigas, os fosfatos são adicionados à água potável para formar uma camada protetora insolúvel similar sobre o lado interno das tubulações de chumbo e, então, reduzir a concentração de chumbo dissolvido.

O chumbo na água é mais completamente absorvido pelo corpo do que o do alimento. Agora que muitas outras fontes de chumbo foram banidas, a água potável é responsável por cerca de um quinto da quantidade de chumbo ingerida pelos norte-americanos, cuja maior fonte é o alimento. Muitos sistemas de tratamento de água doméstico removem com sucesso a maioria do chumbo da água potável. A água engarrafada vendida em frascos de plástico normalmente tem níveis muito baixos de chumbo, em média de 16 ng/L, como revela uma avaliação recente, indica que não é muito mais alto do que as águas subterrâneas coletadas em aquíferos de águas profundas. As águas engarrafadas em frascos de vidro têm mais chumbo, acima de 1 $\mu g/L$, uma vez que quantidades muito pequenas do metal são lixiviadas do vidro.

PROBLEMA 15-7

De acordo com um levantamento de 1992, a água potável em um terço das casas de Chicago apresentava níveis de chumbo de cerca de 10 $\mu g/L$. Assumindo que um adulto bebe cerca de 2 L de água em um dia, calcule o total de chumbo que residentes daquelas casas de Chicago obtêm diariamente de sua água potável.

Sais de chumbo como esmalte e pigmentos

Uma forma do óxido PbO é um sólido amarelo que foi usado desde a época dos antigos egípcios para esmaltar cerâmicas. No processo de esmaltação, o material é fundido e aplicado como um filme fino na superfície de cerâmica, com o objetivo de torná-la resistente a água e proporcionar uma aparência luminosa intensamente brilhante. O óxido torna-se um perigo se ele é aplicado incorretamente: uma parte se dissolverá por um período de horas e dias se em alimentos e líquidos ácidos tal como sidras, que são estocadas em frascos de cerâmica –, resultando em Pb^{2+} dissolvido, até centenas ou mesmo milhares de partes por milhão, nos alimentos:

$$PbO(s) + 2\,H^+(aq) \longrightarrow Pb^{2+}(aq) + H_2O$$

Deste modo, louças esmaltadas com chumbo ainda são a maior fonte de chumbo na alimentação, especialmente, mas não exclusivamente, em países em desenvolvimento. A lixiviação de chumbo de cerâmicas esmaltadas usadas para preparar alimentos é uma das maiores fontes do elemento para crianças no México, onde a contaminação por chumbo é um problema de saúde pública.

Vários sais de chumbo foram usados como pigmento por milênios, por serem estáveis e terem cor brilhante. O **cromato de chumbo**, $PbCrO_4$, é o pigmento amarelo usado em tintas aplicadas em ônibus escolares e para as faixas amarelas em estradas. O *chumbo vermelho*, Pb_3O_4, é usado em tintas resistentes à corrosão e tem uma cor vermelho brilhante. Ela foi usada em grandes quantidades no passado para produzir uma cobertura antiferrugem sobre a superfície de ferro e aço. O **acetato de chumbo** é normalmente usado em preparações de tintas para cabelos grisalhos, porque o íon Pb^{2+} deste sal solúvel combina com os grupos SH da proteína do cabelo para dar uma cor escura.

Pigmentos de chumbo foram usados para produzir as cores usadas em capas de revistas e embalagens de alimentos. O **chumbo branco**, $Pb(CO_3)_2(OH)_2$, foi usado extensivamente até meados do século XX como um componente principal de tinta branca de interiores. Por ser mais durável do que as tintas sem chumbo, foi frequentemente usado sobre superfícies sujeitas à maior agressão como armários de cozinha e decorações de janelas. No entanto, quando a tinta descasca da parede, as crianças pequenas podem comer a película de tinta, uma vez que o Pb^{2+} tem um sabor doce. As pessoas que renovam casas antigas deveriam assegurar-se de que o lixo das camadas de tinta velha está propriamente protegido. As crianças em subúrbios, nos quais as coberturas antigas de tinta estão continuamente descascando, frequentemente possuem elevados níveis de chumbo no sangue. As tintas brancas de chumbo de interiores foram substituídas atualmente pelo pigmento de **dióxido de titânio**, TiO_2. Embora estejam proibidos de serem usados em tintas de interiores (desde 1978 nos Estados Unidos), os pigmentos de chumbo continuam a compor tintas de exteriores, com o resultado de que o solo ao redor das casas pode, eventualmente, tornar-se contaminado. Alguns desses solos contaminados com chumbo podem ser ingeridos por crianças pequenas por causa do seu sabor adocicado. O chumbo é ainda largamente utilizado em tintas de interiores vendidas na China, na Índia e em alguns outros países da Ásia, algumas vezes em níveis que excedem a 180.000 µg/L (quando comparado aos padrões dos Estados Unidos, de no máximo 600 µg/L para novas tintas).

Uma fonte adicional de resíduo de sabor doce contendo chumbo era a superfície de alguns tipos de minipersianas de PVC que tinham o metal incorporado como um estabilizador no plástico e resistente à decomposição parcial da exposição à luz UV do sol. O chumbo é usado como um estabilizador em uma variedade de outros produtos de PVC, incluindo brinquedos de criança.

Poeiras de chumbo, as quais se originam de solos contendo pequenas partículas de compostos de chumbo, são atualmente a maior fonte deste metal para crianças nos subúrbios das cidades dos Estados Unidos. O chumbo coletivamente se origina de pequenas mas numerosas contribuições individuais de muitas fontes já mencionadas: lascas de tintas, cerâmicas, plásticos, gasolina, plantas de reciclagem e ainda sais de chumbo usados em preparações de corantes de cabelo. O uso de **arsenato de chumbo**, $Pb_3(AsO_4)_2$, como um pesticida foi outra fonte de Pb^{2+} no solo.

Química Verde: Substituição de chumbo em coberturas por eletrodeposição

As placas de superfície metálica de aço sofrem corrosão muito rapidamente se não são cobertas com uma camada protetora. Desde os anos 60, uma técnica chamada *eletrodeposição* competiu com as tintas de aspersão para cobrir aço. Em 1976, os primeiros automóveis foram tratados por eletrodeposição. Nesta técnica a superfície a ser tratada é mergulhada em um banho, com a superfície agindo como um cátodo ou ânodo, e a cobertura é depositada eletroforeticamente. A eletrodeposição tem muitas vantagens sobre a aspersão de tinta, incluindo:

- menor poluição do ar, pela diminuição na emissão de solventes;
- melhor proteção à corrosão, devido à melhor cobertura de áreas menos acessíveis;
- resíduos reduzidos, pela alta eficiência de transferência;
- espessura da cobertura mais uniforme.

Virtualmente todas as primeiras coberturas para automóveis são feitas por este método. O chumbo vermelho, Pb_3O_4, mencionado anteriormente, oferece significante resistência à corrosão, e a primeira camada usa grandes quantidades deste material. Embora o chumbo tenha sido proibido em tintas residenciais nos Estados Unidos desde 1972, a demanda por resistência à corrosão para veículos automotores resultou em isenção de regulamentações ambientais com respeito ao chumbo em tintas de automóveis e caminhões.

A PPG Industries descobriu que o *óxido de ítrio* serve como um excelente substituto para o chumbo como um inibidor de corrosão e recebeu um Presidential Green Chemistry Challenge em 2001. Em relação ao chumbo, o óxido de ítrio é duas vezes mais efetivo em inibir a corrosão, mas somente 1/120 em relação à toxicidade. Uma consideração adicional é o processo de pré-tratamento usado para auxiliar na adesão e primeira resistência à corrosão para a aplicação da eletrocobertura. O uso de ítrio elimina cromo do pré-tratamento metálico e reduz a quantidade de níquel comparado ao processo de chumbo. É estimado que o emprego de ítrio em eletrodeposição em automóveis eliminará não somente o uso de 1 milhão de libras de chumbo, mas também 25 mil lb de cromo e 50 mil lb de níquel sobre uma base anual. Em setembro de 2006, mais de 38 milhões de veículos automotores foram cobertos com o produto contendo ítrio desde sua introdução em 2001. De acordo com as indústrias PPB, nenhum cliente nos Estados Unidos ou Europa compraram produtos com cobertura contendo chumbo para qualquer aplicação, incluindo automóveis.

Dissolução de outros sais de chumbo insolúveis

A presença de concentrações significantes de chumbo em águas naturais é vista como paradoxal, dado que tanto os seus sulfetos, PbS, quanto seu carbonato, $PbCO_3$, são altamente insolúveis em água:

$$PbS(s) \rightleftharpoons Pb^{2+} + S^{2-} \qquad K_{ps} = 8,4 \times 10^{-28}$$

$$PbCO_3(s) \rightleftharpoons Pb^{2+} + CO_3^{2-} \qquad K_{ps} = 1,5 \times 10^{-13}$$

Em ambos os sais, no entanto, os ânions comportam-se como bases ligeiramente fortes. Portanto, as reações de dissolução são seguidas pela reação dos ânions com a água:

$$S^{2-} + H_2O \rightleftharpoons HS^- + OH^-$$

$$CO_3^{2-} + H_2O \rightleftharpoons CO_3^- + OH^-$$

Como estas reações reduzem as concentrações dos ânions originais produzidos pela dissolução do PbS ou $PbCO_3$, a posição de equilíbrio nas reações originais desloca-se para a direita, dissolvendo mais do sal, análogo com o processo envolvendo $CaCO_3$ que analisamos no Capítulo 13. Portanto, as solubilidades de PbS e $PbCO_3$ em água são substancialmente aumentadas pela reação do ânion com a água.

Se a água altamente ácida entra em contato com minerais como PbS, o sólido "insolúvel" dissolve-se em uma maior extensão do que em águas neutras. Isso ocorre porque o íon sulfeto inicialmente produzido é quase que inteiramente convertido em **íon bissulfeto**, HS^-, o qual é convertido pelo ácido para o gás sulfeto de hidrogênio dissolvido, H_2S, uma vez que S^{2-} e HS^- agem como bases na presença de ácido:

$$S^{2-} + H^+ \rightleftharpoons HS^- \qquad K = 1/K_a(HS^-) = 7,7 \times 10^{12}$$

$$HS^- + H^+ \rightleftharpoons H_2S \qquad K' = 1/K_a(H_2S) = 1,0 \times 10^7$$

Quando estas duas reações são somadas à dissolução do PbS em Pb^{2+} e S^{2-}, a reação global é

$$PbS(s) + 2\,H^+ \rightleftharpoons Pb^{2+} + H_2S(aq)$$

Para a constante de equilíbrio K_{global} para um processo global, o qual é a soma das três outras, o produto de suas constantes de equilíbrio, neste caso é $K_{global} = K_{ps}KK'$ = $6,5 \times 10^{-8}$. Pela aplicação da *lei de ação das massas* para esta reação, encontramos a expressão para a constante de equilíbrio em termos de concentração

$$K_{global} = [Pb^{2+}][H_2S]/[H^+]^2$$

Sob condições nas quais não há quantidades significativas de gás de sulfeto de hidrogênio vaporizado, mas suficientemente ácidos para que quase todos os enxofres existam como H_2S, mais do que como S^{2-} ou HS^-, a estequiometria da reação permite-nos escrever que $[Pb^{2+}] = [H_2S]$. Pela substituição desta relação na equação acima, obtemos

$$[Pb^{2+}]^2 = 6,5 \times 10^{-8}[H^+]^2$$

ou

$$[Pb^{2+}] = 2,5 \times 10^{-4}[H^+]$$

Desse modo, a solubilidade de PbS aumenta linearmente com a concentração de H^+ em águas ácidas. Em pH = 4, a solubilidade de PbS e a concentração do íon Pb^{2+} em água é calculada por $2,5 \times 10^{-8}$ mol L^{-1}, enquanto que em pH = 2, a solubilidade é $2,5 \times 10^{-6}$ mol L^{-1}. Concluímos que as concentrações perigosas do íon chumbo podem ocorrer em corpos aquáticos altamente ácidos que estão em contato com minerais de chumbo "insolúveis".

> **PROBLEMA 15-8**
>
> A partir de cálculos similares aos do PbS, deduza a relação entre a solubilidade de sulfeto de mercúrio, HgS ($K_{ps} = 3,0 \times 10^{-53}$), e a concentração do íon hidrogênio em águas ácidas. A solubilidade de HgS é aumentada pela exposição ácida?

Chumbo iônico 4+ em baterias de automóveis

Em ambientes altamente oxidantes, o chumbo pode formar o íon 4+, uma forma de Pb(IV). Como o óxido PbO_2, escrito na forma iônica como $Pb^{4+}(O^{2-})$, existe e faz parte de uma mistura de óxidos de Pb_2O_3 e Pb_3O_4, os quais são combinações de Pb(II) como PbO e Pb(IV) como PbO_2.

O chumbo elementar e o óxido de chumbo PbO_2, empregado como os dois eletrodos em baterias em quase todos os veículos, constituem atualmente o maior uso do elemento. As baterias de estocagem que não são recicladas constituem a principal fonte de chumbo em resíduos municipais; alguns estados e países proibiram o descarte de tais baterias. A maioria do chumbo usado nestas baterias, no entanto, é reciclado com relação ao seu conteúdo de chumbo. Durante a operação de reciclagem, o chumbo pode ser liberado no ambiente se um controle cuidadoso não for mantido. Deste modo, tais operações de reciclagem frequentemente constituem uma fonte pontual urbana de emissão de chumbo nas vizinhanças da comunidade. As operações de reciclagem de chumbo nos Estados Unidos são realizadas sob controle estrito, o que não ocorre necessariamente em países em desenvolvimento, onde as baterias são normalmente enviadas para a reciclagem.

Compostos orgânicos tetravalentes de chumbo como aditivos na gasolina

Enquanto os compostos de Pb(II) são iônicos, a maioria dos compostos de Pb(IV) mais moléculas covalentes do que compostos iônicos de Pb^{4+}. Neste caso, o chumbo tetravalente é similar à forma correspondente dos outros elementos (C, Si, Ge, Sn) em seu grupo da tabela periódica.

Comercial e ambientalmente, os compostos mais importantes covalentes de chumbo (IV) são os compostos *tetralquilas*, PbR_4, especialmente aqueles nos quais o R é o grupo metila, CH_3, e o grupo etila, CH_2CH_3, chamado **chumbo de tetrametila**, $Pb(CH_3)_4$, e **chumbo de tetraetila**, $Pb(C_2H_5)_4$. No passado, ambos os compostos foram largamente utilizados como aditivos em gasolina com chumbo. Como discutido no Capítulo 7, esta prática já foi banida na América do Norte e em muitos outros países desenvolvidos, exceto em combustíveis de aviação, para o qual não foi encontrado ainda um substituto aceitável.

Dado que os compostos de chumbo tetralquila, PbR_4 são voláteis, eles evaporam-se da gasolina em certa extensão, chegando no ambiente na forma gasosa. Eles não são solúveis em água, mas são prontamente absorvidos pela pele. No fígado humano, as moléculas de PbR_4 são convertidas em uma forma mais tóxica que são os íons PbR_3^+, neurotoxinas que podem atravessar a barreira sangue-cérebro. Em doses substanciais, esses compostos orgânicos de chumbo causam sintomas que imitam a psicose. Não são conhecidos quais os efeitos, caso haja, que podem ser atribuídos à exposição crônica a níveis baixos. Em exposições muito altas, os compostos de chumbo tetralquilas são fatais, como foi descoberto muitos anos atrás quando vários empregados das companhias que originariamente produziam estes compostos morreram. Ao contrário do mercúrio, pouco ou nenhuma metilação de chumbo inorgânico ocorre na natureza. Portanto quase todo o chumbo tetraalquilado no ambiente provavelmente originou-se da gasolina com chumbo.

Chumbo ambiental da gasolina com chumbo

Quando estes aditivos são usados na gasolina, os átomos de chumbo liberados pela combustão dos compostos tetralquilas devem ser removidos antes que possam formar depósitos metálicos e danificar o motor dos veículos. Para converter os produtos de combustão em formas voláteis que possam deixar o motor nos gases de emissão, pequenas quantidades de **dibrometo de etileno** e **dicloreto de etileno** são também adicionadas à gasolina com chumbo. Como resultado, o chumbo é removido do motor e entra na atmosfera a partir do escapamento como uma mistura do haleto PbBrCl e dos haletos $PbBr_2$ e $PbCl_2$. Subsequentemente, sob a influência da luz solar, estes compostos formam PbO, o qual existe na forma de particulado como um aerossol na atmosfera, por horas ou dias. Em consequência, nem todo composto é depositado na vizinhança próxima às estradas e ruas. Como resultado, o PbO pode entrar na cadeia alimentar em locais mais distantes, depositando-se sobre vegetais ou sobre pastagens de animais. Além disso, uma pequena parte dos di-haletos de etileno é convertida em dioxinas e furanos, sendo introduzida no ambiente sob essas formas.

Uma alta proporção de chumbo no ambiente em muitas partes do mundo é emitida pelos veículos e ocorre no ambiente principalmente na forma inorgânica. A conversão de gasolina sem chumbo na América do Norte e Europa, cujo impulso inicial foi a interferência do chumbo presente nos gases de exaustão com o funcionamento adequado dos conversores catalíticos, teve o efeito colateral benéfico de diminuir muito a ingestão média de chumbo por habitantes de áreas urbanas. A ambientalista Barry Commoner chegou a definir a eliminação de chumbo da gasolina como "um dos (poucos) sucessos ambientais históricos". Cientistas europeus recentemente conseguiram traçar a ascensão e queda dos compostos atmosféricos alquilados de chumbo analisando diferentes safras de um vinho tinto francês (*Chateauneuf-du-Pape*) produzido por uvas cultivadas nas proximidades de duas estradas de alto tráfego. Eles descobriram que a concentração de trimetilchumbo, PbR_3^+ – o produto de degradação do composto chumbo tetrametila – elevou-se de modo constante até atingir um máximo em meados da década de 70, seguindo-se um declínio contínuo até cerca de um décimo da concentração do pico no início dos anos 90, à medida que o composto foi sendo gradualmente removido da gasolina. Este modelo de uso é consistente com a variação em consumo nos Estados Unidos de chumbo para uso em gasolina; ele está representado na Figura 15-4 e mostra a aumento agudo de 1930 para 1970, seguido de um declínio com o mesmo perfil.

Em muitos países do mundo, o uso de gasolina com chumbo continua. Nestas áreas, o ar é a maior fonte de chumbo ingerido pelos humanos, como foi no passado na América do Norte e Europa. Por exemplo, o chumbo atmosférico do México pela emissão veicular é a maior fonte dos elevados níveis encontrados no sangue de muitas crianças. Uma parte do chumbo vindo da gasolina entra no corpo diretamente pela inalação de ar e parte, indiretamente, a partir do alimento no qual o chumbo foi incorporado. Micro-organismos bioconcentram chumbo, mas ao contrário do mercúrio, o chumbo não sobre biomagnificação na cadeia alimentar.

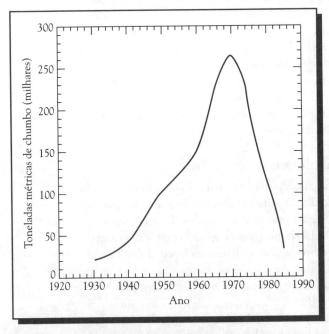

FIGURA 15-4 O consumo histórico de chumbo em gasolina nos Estados Unidos. [Fonte: C.E. Dunlop et al. "Past Leaded Gasoline Emissions as a Nonpoint Source Tracer in Riparian Systems". *Environmental Science and Technology* 34 (2000): 1211.]

Efeitos do chumbo sobre a reprodução humana e inteligência

A maior parte do chumbo ingerido por seres humanos está presente no sangue, mas eventualmente alcança um platô. Qualquer excesso entra no tecido leve, incluindo os órgãos, particularmente o cérebro. Eventualmente o chumbo é depositado nos ossos, onde substitui o cálcio, uma vez que os íons Pb^{2+} e Ca^{2+} são similares em tamanho. Na realidade, a absorção de chumbo pelo corpo aumenta em pessoas com uma deficiência em cálcio (ou ferro) e é muito mais alta em crianças do que em adultos. Um estudo no México indicou que as mulheres grávidas podem diminuir o nível de chumbo em seus corpos – e provavelmente no sangue dos fetos em desenvolvimento – pela ingestão de suplementos de cálcio.

Em altos níveis, o chumbo inorgânico (Pb^{2+}) é um veneno metabólico. Sua toxicidade é proporcional à quantidade presente nos tecidos leves, ao contrário do sangue ou dos ossos. O chumbo permanece em ossos humanos por décadas, portanto, ele pode acumular-se no corpo. A dissolução do osso, como ocorre com mais idade, doenças como osteoartrite e periodontal avançada ou em situações de estresse como gravidez e menopausa, resultam na remobilização do estoque de chumbo nos ossos para o fluxo sanguíneo, onde o composto pode produzir efeitos tóxicos. O excesso de chumbo pode causar a deterioração de ossos em adultos. Recentemente uma correlação foi encontrada entre a perda óssea periodontal e o nível de chumbo no sangue em adultos nos Estados Unidos, particularmente em fumantes. Crianças expostas a ele no ambiente também têm mais cavidades dentais.

Embora haja alguma evidência que muito chumbo pode aumentar ligeiramente a pressão sanguínea de adultos, os seres humanos com mais riscos de Pb^{2+}, ainda que relativamente em baixos níveis, são os fetos e crianças em idade de cerca de sete anos. Ambos os grupos são mais sensíveis ao chumbo do que os adultos, em parte porque absorvem uma maior porcentagem de chumbo em sua alimentação e, por outra parte, porque seus cérebros estão crescendo rapidamente. O metal prontamente atravessa a placenta e então é passado da mãe para a criança. Por causa da imaturidade da barreira sangue-cérebro do feto, pouco pode ser feito para prevenir a entrada de chumbo em seu cérebro. Além disso, o composto é transferido, pós--nascimento, da mãe pelo seu leite materno e/ou pela água da torneira usada para preparar a mamadeira.

O principal risco para crianças com relação ao chumbo é a interferência com o desenvolvimento normal do cérebro. Um número de estudos constatou pequena, mas consistente e significativa diminuição da capacidade neuropsicológica em crianças pequenas decorrente da absorção de chumbo do ambiente, seja antes, seja depois do nascimento. O chumbo parece ter efeitos deletérios sobre o comportamento das crianças e a falta de atenção, e possivelmente sobre o QI. Isto está ilustrado na Figura 15-5, na qual um índice de desenvolvimento mental é mostrado em função da idade para grupos de crianças pequenas diferenciado pela quantidade de chumbo nos cordões umbilicais ao nascimento. Um estudo em crianças de uma comunidade dedicada à fundição de chumbo (Port Pirie) na Austrália indica que

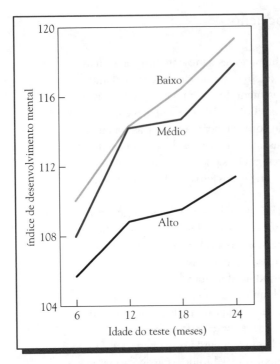

FIGURA 15-5 O efeito da exposição pré-natal ao chumbo sobre o desenvolvimento mental dos bebês. A exposição ao chumbo é medida por sua concentração no sangue do cordão umbilical. [Fonte: D. Bellinger Et al. "Longitudinal Analyses of Prenatal and Postnatal Lead Exposure and Early Cognitive Development", *New England Journal of Medicine* 316 (1987): 1037-1043. Reimpresso com a permissão do *New England Journal of Medicine*.]

aquelas com um nível de chumbo no sangue de 300 ng/mL têm uma média de QI de 4 a 5 pontos menor do que as crianças com nível de 100 ng/mL. Isto é consistente com outros estudos que indicam haver um déficit de QI de cerca de 2-3 pontos para cada aumento de 100 ng/mL de chumbo no sangue. Algumas pesquisas demonstram que a exposição pré-natal ao chumbo – especialmente durante o primeiro semestre de gravidez – tem um maior efeito negativo sobre os valores de QI em crianças do primário; outras, que é o nível de chumbo na idade de dois anos (quando a concentração no sangue atinge um pico) que é predominante; outros, ainda que é o nível concomitante de chumbo – ainda que inferior ao do início da infância – que é o fator dominante. Nenhum valor limite para os efeitos de chumbo sobre o QI é aparente nos estudos.

Um trabalho feito entre 1976-1980 em crianças norte-americanas com idade de seis meses a cinco anos observou que cerca de 4% delas tinham níveis de chumbo no sangue de 300 ng/g, e que um adicional de 20%, níveis acima de 200 ng/mL (ver Figura 15-6a). Estas concentrações representam dois dos valores de corte que haviam sido propostos no passado como níveis "seguros", mas parece que estes podem não ser os níveis abaixo dos quais o chumbo não produz efeitos prejudiciais (ou seja, não há limite) em crianças pequenas e não nascidas. Um segundo levantamento, entre 1988-1991, indicou que os níveis de chumbo no sangue em crianças norte-americanas caíram substancialmente; menos do que 9% daquelas com idade entre um e cinco anos tinham níveis de chumbo no sangue maiores do que 100 ng/mL (ver Figura 15-6b). O nível médio de chumbo no sangue de adultos americanos caiu de cerca de 150 ng/mL nos anos 70 para cerca de 10-20 ng/mL nos dias atuais.

Os efeitos do envenenamento de chumbo foram conhecidos pelos antigos gregos, que perceberam que as bebidas ácidas dos frascos cobertos com substâncias contendo composto poderiam deixá-los doentes. Esta informação não estava disponível para os romanos. Deste modo, eles algumas vezes deliberadamente adulteravam o vinho ácido adicionando açúcar com sais de chumbo para melhorar o sabor. A concentração de chumbo nos ossos dos romanos é quase 10 vezes a encontrada em norte-americanos dos tempos atuais. Alguns historiadores têm como hipótese que o envenenamento crônico da burguesia romana, por chumbo proveniente do vinho e outras fontes, contribuiu para a eventual queda do Império Romano, por causa dos

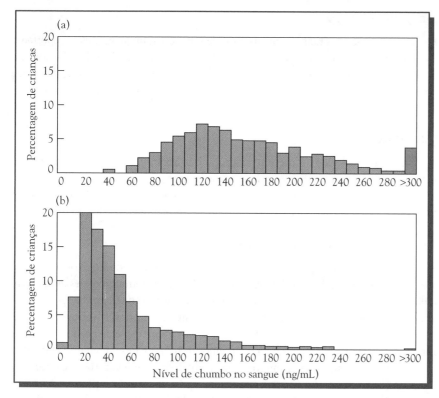

FIGURA 15-6 A distribuição dos níveis de chumbo no sangue de crianças americanas entre 1-5 anos (a) em 1976-1980 e (b) em 1988-1991. [Fonte: R.A. Goyer, "Results of Lead Research: Prenatal Exposure and Neurological Consequences", *Environmental Health Perspectives* 104 (1996): 1050-1054.]

efeitos mentais sobre o sistema neurológico e reprodutivo. Estes últimos incluem disfunção no esperma em machos e uma incapacidade para manter o feto em fêmeas. É fato que, no passado, mulheres que trabalhavam nas indústrias de chumbo sofreram abortos e nascimento de bebê morto em taxas maiores do que a média. Também se ressalta terem sido registrados, na Idade Média e até mesmo em tempos recentes, a contaminação de bebidas pelo chumbo originada na destilação do álcool em recipientes, além de episódios de cólica e gota devido ao envenenamento por chumbo.

Em resumo, se comparamos um átomo de cada metal, o chumbo não é tão perigoso quanto o mercúrio. No entanto, a população em geral está exposta ao chumbo proveniente de uma maior variedade de fontes, e geralmente em níveis mais elevados do que os associados ao mercúrio. Globalmente, mais pessoas são adversamente afetadas pelo chumbo, embora em média, em menor extensão, do que as expostas ao mercúrio. Ambos os metais são mais tóxicos na forma orgânica do que como um simples cátion inorgânico. Em termos de suas concentrações ambientais, o chumbo está muito mais próximo – cerca de um fator de 10 – para o nível no qual se manifestam sinais evidentes de envenenamento do que qualquer outra substância, incluindo o mercúrio. Portanto, é adequado que a sociedade continue a tomar medidas graduais para reduzir a futura exposição humana ao composto.

> **PROBLEMA 15-9**
>
> As concentrações de chumbo em amostras de sangue são frequentemente reportadas em unidades de microgramas de Pb por decilitros ou em micromol de chumbo por litro de sangue. Calcule o valor da concentração nestas unidades de uma amostra de sangue contendo 60 μg/L de chumbo, assumindo que a densidade do sangue é 1,0 g/mL.

Cádmio

Cádmio, Cd, pertence ao mesmo subgrupo da tabela periódica que o zinco e o mercúrio, mas é mais similar ao zinco. Como o zinco, o único íon de cádmio é a espécie 2+. Ao contrário do mercúrio, os compostos de cádmio com ânions simples, tais como o cloreto, são sais iônicos mais do que moléculas covalentes.

Fontes ambientais de cádmio

A maioria do cádmio é produzido como subproduto da fusão de zinco, uma vez que os dois metais normalmente ocorrem juntos. Algumas contaminações ambientais pelo cádmio frequentemente são verificadas nas áreas vizinhas a fundições de zinco, chumbo e cobre. Como é o caso para os outros metais pesados, a queima de carvão introduz cádmio para o ambiente. A disposição por incineração de resíduos de materiais que contêm cádmio é também uma importante fonte deste metal no ambiente.

Um importante uso de cádmio é como um eletrodo em baterias recarregáveis de *nicad* (níquel-cádmio), usada em calculadoras e aparelhos similares. Quando a corrente flui a partir da bateria, o eletrodo sólido de cádmio metálico dissolve-se parcialmente para formar **hidróxido de cádmio** insolúvel, $Cd(OH)_2$, pela incorporação de íons hidróxidos do meio ao qual ela está em contato. Quando a bateria está sendo recarregada, o hidróxido sólido, que foi depositado sobre o eletrodo de metal, é convertido novamente em cádmio metálico:

$$Cd(s) + 2\ OH^- \rightleftharpoons Cd(OH)_2(s) + 2\ e^-$$

Cada bateria de nicad contém cerca de 5 g de cádmio, muito do qual é volatilizado e liberado no ambiente se as baterias usadas são incineradas em depósitos de lixo. O cádmio metálico tende a se condensar sobre as partículas menores do fluxo de fumaça do incinerador, que são precisamente aquelas difíceis de serem capturadas pelos dispositivos de controle de poluição colocados na chaminé de saída de gases. Com o objetivo de evitar a emissão atmosférica de cádmio durante a combustão, algumas prefeituras solicitam, atualmente, que as baterias nicad sejam separadas do restante do lixo. A reciclagem de metais de tais baterias também se iniciou em algumas áreas. No entanto, a União Europeia proibiu o uso baterias de nicad, exceto em ferramentas de energia sem fio e sistemas usados para propósitos de segurança e médicos. Alguns estados dos Estados Unidos proibiram o descarte de baterias de nicad. Os fabricantes dessas baterias esperam poder substituí-las em breve por outras que não contenham cádmio.

Na forma iônica, o uso principal de cádmio é como um pigmento. Dado que a cor de **sulfeto cádmio**, CdS, depende do tamanho das partículas, pigmentos do metal de muitas colorações podem ser preparadas. Ambos, CdS e CdSe, foram usados extensivamente para colorir plásticos. Por vários séculos, os pintores usaram pigmentos de sulfeto de cádmio em tintas para produzir cores amarelas brilhantes e resistiram a parar de usá-las alegando não haver substitutos adequados.

Van Gogh não poderia ter pintado seu famoso "*Girassóis*" sem os tons amarelos de cádmio. Cogita-se que o envenenamento por cádmio pode ter contribuído para o estado mental de angústia do pintor.

O cádmio é liberado no ambiente durante a incineração de plásticos e outros materiais que o contêm como um pigmento ou estabilizador. Sua liberação para a atmosfera também acontece quando o aço laminado com o composto é reciclado, já que o elemento quando aquecido é razoavelmente volátil (seu ponto de ebulição é 765°C).

Ingestão humana de cádmio

O Cd^{2+} é mais solúvel em água, a menos que íons sulfeto estejam também presentes para precipitar o metal como CdS. Portanto, os seres humanos ingerem usualmente apenas uma pequena parcela de cádmio diretamente da água ou inalação do ar, exceto para indivíduos que vivem próximos a minas e fundições, particularmente aquelas que processam zinco. O nível máximo de contaminante (MCL) para cádmio em água potável nos Estados Unidos é de 5 $\mu g/L$ (Tabela 15-2).

Os fumantes também são expostos ao cádmio que é absorvido do solo e água de irrigação pelas plantas de tabaco e então liberadas pela fumaça quando um cigarro é queimado. Os fumantes inveterados ingerem aproximadamente o dobro de cádmio que os não fumantes ingerem de todas as outras fontes do elemento.

Pela similaridade com o zinco, as plantas absorvem cádmio da água de irrigação. O uso em campos agrícolas de fertilizantes de fosfato, o qual contém cádmio iônico como um contaminante natural, e o lodo de esgoto contaminado com cádmio emitido pelas indústrias, aumentam o nível desse metal no solo e subsequentemente em plantas em crescimento. No futuro, o cádmio pode ser removido dos fertilizantes de fosfato antes de ser vendido ao consumidor (ver também Capítulo 16). O solo também recebe cádmio da deposição atmosférica. Uma vez que ele entra nas plantas com a diminuição do pH do solo, um efeito da chuva ácida é aumentar os níveis de cádmio em alimentos.

Para a maioria de nós, a maior proporção de nossa exposição ao cádmio vem dos alimentos. Frutos do mar e os órgãos comestíveis, particularmente os rins, têm níveis maiores do que outros alimentos. No entanto, a maior parte do cádmio na dieta normalmente vem de batatas, trigo, arroz e outros cereais, já que a maior parte das pessoas consome muito mais esses produtos do que frutos do mar e rins. Uma exceção é o povo Inuit, dos territórios ao noroeste do Canadá; um componente muito apreciado de sua dieta são os rins de caribu, órgãos altamente contaminados pelo cádmio que chega às regiões árticas levado pelo vento a partir das regiões industriais da Europa e América do Norte.

Historicamente, todos os episódios de sérias contaminações por cádmio são decorrentes da poluição de minas e fundições não ferrosas. O maior problema ambiental envolvendo o cádmio ocorreu na região do Jintsu River Valley, no Japão, onde o arroz para consumo local foi plantado com água de irrigação vinda de um rio cronicamente contaminado com cádmio dissolvido por uma mineração e fundição de zinco.

Centenas de pessoas daquela área, particularmente mulheres idosas que tinham gerado muitos filhos e que se alimentavam de dietas pobres, contraíram uma doença degenerativa dos ossos chamada de *itai-itai*, ou *ai-ai*, assim denominada por causa da dor aguda nas articulações. Nesta doença, alguns dos íons Ca^{2+} nos ossos são substituídos por Cd^{2+} uma vez que eles têm a mesma carga e virtualmente o mesmo tamanho. Os ossos lentamente tornam-se porosos e podem sofrer fraturas ou mesmo colapsar. A ingestão de cádmio responsável pelo itai-itai foi estimada em cerca de 600 µg/dia, o qual é cerca de 10 vezes a média de ingestão dos norte-americanos.

Proteção contra baixos níveis de cádmio

O cádmio apresenta toxicidade aguda: a dose letal é cerca de 1 g. Os seres humanos são protegidos contra a exposição crônica em baixos níveis de cádmio pela proteína rica em enxofre **metalotioneína**, cuja função usual é regular o metabolismo do zinco. Como ela tem muitos grupos sulfidrílicos, a metalotioneína pode complexar quase todo o Cd^{2+} ingerido, e o complexo é depois eliminado na urina. Se a quantidade de cádmio absorvida pelo corpo excede a capacidade da metalotioneína para complexá-lo, o metal é estocado no fígado e nos rins. Deste modo, há evidências que a exposição crônica ao cádmio eventualmente provoca um aumento nas chances de adquirir uma doença renal.

A carga média de cádmio em humanos está aumentando. Embora o cádmio não seja biomagnificado, ele é um veneno cumulativo; se não for eliminado rapidamente (por metalotioneína, como discutido), seu tempo de vida no corpo é de várias décadas. As áreas geográficas de maior risco de cádmio são o Japão e a Europa central; em ambas as regiões, a poluição do solo pelo cádmio é particularmente alta por contaminação decorrente de operações industriais. A plantação de arroz em muitas áreas do Japão é frequentemente contaminada com altos níveis de cádmio. Como consequência, a ingestão de cádmio pela alimentação de residentes do Japão é substancialmente maior do que para pessoas de outros países desenvolvidos. Deste modo, no Japão a quantidade média diária de cádmio ingerida está começando a se aproximar do nível máximo recomendado pelas autoridades de saúde, embora este limite esteja estabelecido com um grande fator de segurança em relação aos níveis que poderiam gerar efeitos prejudiciais a saúde.

Arsênio

O arsênio não é considerado um metal; ele é um metaloide – suas propriedades são intermediárias entre as dos metais e dos não metais. No entanto, por conveniência, o discutiremos neste capítulo.

Compostos de arsênio, tais como o óxido As_2O_3, **arsênio branco**, foram o veneno escolhido por assassinos e suicidas dos tempos antigos ao longo da Idade Média. No século XVII, o arsênio foi considerado em algumas sociedades europeias como sendo um veneno, mas também uma substância mágica usada na cura para certas doenças, incluindo impotência, e como profilático contra a peste. Deste modo, os compostos de arsênio foram usados terapeuticamente por 2000 anos, e ainda hoje cerca de 50 medicamentos chineses contêm este elemento. Há pequenos níveis de arsênio em muitos alimentos, e uma quantidade traço do elemento aparentemente é essencial para a boa saúde humana.

Toxicidade de arsênio (III) *versus* arsênio (V)

O arsênio está no mesmo grupo da tabela periódica que o fósforo, então ele também tem uma configuração eletrônica s^2p^3 em sua camada de valência. A perda dos três elétrons p dá lugar ao íon 3+, enquanto que o compartilhamento dos três elétrons compõe o arsênio trivalente; estas formas são designadas coletivamente como As(III). O arsênio (III) existe normalmente em soluções aquosas e em sólidos como **íon arsenito**, AsO_3^{3-} (que pode ser considerado como um As^{3+} ligado a três íons O^{-2} ao seu redor), ou uma de suas formas protonadas sucessivamente: $HAsO_3^{2-}$, $H_2AsO_3^-$ ou H_3AsO_3.

Alternativamente, a perda dos cinco elétrons da camada de valência dá origem ao íon 5+, e o compartilhamento de todos fornece o arsênio pentavalente; coletivamente, estas duas formas são designadas como As(V). O arsênio (V) também existe normalmente como um oxiânion, o **íon arsenato**, AsO_4^{3-} (equivalente ao As^{5+} ligado a quatro íons O^{2-}), ou uma de suas sucessivas formas protonadas: $HAsO_4^{2-}$, $H_2AsO_4^-$ ou H_3AsO_4.

arsenito
AsO_3^{3-}

arsenato
AsO_4^{3-}

Geralmente, o arsênio comporta-se como o fósforo, que existe na forma análoga à forma do oxiânion PO_3^{3-} e PO_4^{3-}, chamado *fosfito e fosfato*, respectivamente. No entanto, o arsênio tem mais tendência do que o fósforo a formar ligações iônicas, em vez de covalentes por causa do seu maior caráter metálico. Pela similaridade nas propriedades, os compostos de arsênio coexistem com os de fósforo na natureza. Consequentemente, o primeiro com frequência contamina depósitos de fósforo e fosfatos comerciais.

O efeito letal do arsênio quando consumido em uma dose aguda deve-se ao dano gastrointestinal, resultando em vômitos severos e diarreia. As(III) inorgânico é mais tóxico do que As(V), embora este último seja convertido, pela redução, a As(III) no corpo humano. É sabido que a maior toxicidade do As(III) decorre da sua habilidade em ser retido por mais tempo no corpo pela ligação aos grupos sulfidrilas em um de inúmeras enzimas. Pela subsequente inatividade das enzimas, a energia de produção na célula decai e a célula é prejudicada. Uma vez que o arsênio é metilado no fígado, ele não se liga à enzima e então é amplamente destoxificado.

Fontes antropogênicas de arsênio no ambiente

As fontes antropogênicas de arsênio são:

- o uso contínuo de seus compostos como pesticidas;
- sua liberação não intencional durante a mineração e fundição do ouro, chumbo, cobre e níquel, nos quais o minério normalmente contém este composto (o lixiviado das minas de ouro abandonadas de décadas e séculos anteriores ainda são uma fonte significativa de poluição de arsênio em sistemas aquáticos);
- a produção de ferro e aço;
- a combustão de carvão, no qual ele é um contaminante; e
- água contaminada com arsênio trazida de níveis profundos por poços.

O arsênio presente no carvão bruto pode tornar-se um sério poluente, especialmente em áreas ao redor de onde o combustível fóssil é queimado. A poluição total do arsênio pode ser substancial onde o carvão é queimado em fornos pequenos e não ventilados mais do que em instalações grandes e potentes. Nestes casos, que comumente ocorrem em regiões de alguns países em desenvolvimento, o arsênio não somente torna-se um poluente de ar interior, mas também um contaminante para o alimento e a água estocada nesses ambientes. Este problema é particularmente agudo no Guizhou, província da China, onde os níveis de arsênio no carvão são extraordinariamente altos, acima de 1% (ou seja, 10.000 ppm) em alguns casos. Muitos dos residentes da localidade sofrem de problemas de saúde relacionados ao arsênio, uma vez que eles usam o carvão para cozinhar em casa e comer. Ao contrário, a média de arsênio em carvões dos Estados Unidos é cerca de 22 mg/kg, e a maioria do carvão ao redor do mundo tem um nível de arsênio de menos que 5 mg/kg.

Os compostos com arsênio encontraram amplo uso como pesticidas antes da era moderna de compostos químicos orgânicos. Embora seu uso nestas aplicações tenha diminuído, a contaminação de arsênio permanece um problema ambiental em algumas áreas do mundo. Os pesticidas mais comuns baseados em arsênio incluem o inseticida de arsenato de chumbo, $Pb_3(AsO_4)_2$, e o herbicida **arsenato de cálcio**, $Ca_3(AsO_4)_2$, que contêm As(V) como, AsO_4^{3-}. Os herbicidas **arsenito de sódio**, Na_3AsO_3, e o **Verde Paris**, $Cu_3(AsO_3)_2$, contêm As(III) na forma de AsO_3^{3-}. Um composto orgânico contendo As (V) é rotineiramente usado em alimentos para frangos para estimular o crescimento e prevenir doenças; alguns cientistas têm se preocupado com a contaminação do solo e água pela lixiviação de arsênio de esterco de frangos. Alguns dos derivados metilados de ácido arsênico) são também usados como herbicidas em países desenvolvidos. O sal de sódio do íon arsenato – no qual um —OH foi substituído por um grupo metil – produz o **íon metanoarsonato**, $O=As(OH)(CH_3)O^-$, um herbicida amplamente usado em campos de golfe e plantações de algodão nos Estados Unidos. Tais compostos de As(V) agem sobre ervas daninhas porque eles entram no metabolismo da planta no lugar dos íons fosfato. As consequências ambientais de usar um outro metal pesado, estanho, em um pesticida são discutidas no Quadro 15-1.

QUADRO 15-1 — Compostos de organoestanho

Embora os compostos inorgânicos de estanho (Sn) sejam relativamente não tóxicos, a ligação de uma ou mais cadeias carbônicas ao metal resultam em substâncias tóxicas. Tais compostos de organoestanho têm alguns usos em comum, como aditivos para estabilizar plásticos de PVC e fungicidas para preservar madeira e, portanto, geram preocupação ambiental.

O estanho forma uma série de compostos de fórmula geral R_3SnX, as quais são substâncias de fórmulas moleculares normalmente mostradas como se fossem substâncias iônicas, ou seja, $(R_3Sn^+)(X^-)$, onde R é um grupo hidrocarboneto e X, um ânion monoatômico; compostos correspondentes como os $(R_3Sn)_2O$ também ocorrem. Todos estes compostos são tóxicos para mamíferos quando o R é uma cadeia alquílica muito curta; a toxicidade máxima ocorre quando R é o grupo etila, C_2H_5, e diminui progressivamente com o aumento do comprimento da cadeia.

Para o caso dos fungos, a maior atividade tóxica é alcançada quando cada cadeia hidrocarbônica possui quatro carbonos formando uma cadeia não ramificada, isto é, quando R é o grupo n-butila, $-CH_2CH_2CH_2CH_3$ (ou simplesmente $n\text{-}C_4H_9$). O *óxido de tributilestanho*, $(R_3Sn)_2O$ onde $R = n\text{-}C_4H_9$, e seu fluoreto correspondente têm sido usados como fungicidas; eles são habitualmente adicionados como agentes "antimofo" (algicidas) nas tintas aplicadas em embarcadouros, cascos de navio, recipientes para conservas de lagosta, redes de pesca, etc. com objetivo de prevenir o acúmulo de organismos marinhos viscosos, como larvas de bálanos (*por exemplo*, cracas). Nos últimos anos, o tributilestanho tem sido adicionado em revestimentos poliméricos para cascos de barcos, o que acarreta a formação de uma fina camada do composto em torno do casco. Os compostos de estanho têm sido substituídos pelo óxido de cobre (I), Cu_2O, em tais aplicações uma vez que a efetividade deste último dura mais do que uma temporada.

Infelizmente, parte do tributilestanho sofre lixiviação e chega até as águas superficiais que estão em contato com os revestimentos ou as tintas, especialmente nos portos em que os navios encontram-se atracados, entrando subsequentemente na cadeia alimentar por meio dos micro-organismos que vivem próximo à superfície. Isto pode causar esterilidade ou morte em peixes e alguns tipos de ostras e moluscos que se alimentam desses micro-organismos. Alguns países têm limitado o uso dos compostos de tributilestanho para grandes embarcações. Assim, embora a concentração de tributilestanho tenha diminuído nas águas de pequenos portos e marinas, o poluente ainda tende a concentrar-se em regiões costeiras marinhas por causa do uso em grandes embarcações. Os cientistas estão preocupados com a presença dos compostos de tributilestanho nessas águas, o que poderia afetar a reprodução de peixes.

Por esta razão, a International Maritime Organization proibiu novas aplicações de tributilestanho em navios de qualquer tamanho a partir de 2003 e solicitou que o material seja removido de todas as antigas aplicações até 2008. Ironicamente, o herbicida triazina adicionado às tintas antimofo baseadas em cobre, que foi introduzido para substituir aqueles baseados em tributilestanho, degrada-se em água muito lentamente, e por esta razão tem começado a se acumular no ambiente.

Os organismos superiores têm a capacidade enzimática de degradar o tributilestanho rápida e convenientemente, de maneira que os compostos não são muito tóxicos para os seres humanos. No entanto, a maioria dos humanos tem um nível detectável de tributilestanho no sangue.

Desde os anos 70, o arsênio foi usado na forma do composto **arsenato de cobre cromado**, CCA, para tratamento sob pressão para prevenir o apodrecimento e danos causados por cupins. Infelizmente, parte do arsênio é liberada da madeira com o tempo. Cerca de 90% do uso industrial atual de arsênio nos Estados Unidos está em preservativos de madeira. Os produtores dos Estados Unidos e Canadá de madeira tratada com CCA voluntariamente abandonaram o uso de compostos de arsênio no final de 2003 para as madeiras destinadas estruturas residenciais como deques, mesas de piquenique, cercas e equipamentos de parques de diversão. O CCA é discutido em detalhes na seção do cromo. A EPA já proibiu o arsênio em todos os outros pesticidas.

Arsênio em água potável

Arsênio – muito dele de fontes naturais – é um dos mais sérios perigos ambientais à saúde. A presença de níveis significativos de arsênio, As, em abastecimento de água potável é um assunto ambiental controverso e significante. Os níveis naturais de arsênio em água podem ser muito altos, e é mais comum aparecer problemas de saúde desta fonte do que de fontes antropogênicas. Embora o metaloide tenha sido usado por milênios como um veneno perigoso, o maior problema em água potável de sua presença em baixos níveis para a saúde é o câncer. Águas potáveis contaminadas com arsênio também foram relacionadas ao diabetes e doenças cardiovasculares, talvez pela interferência em um processo hormonal associado com ambas as condições.

O arsênio é carcinogênico em humanos. O câncer de pulmão resulta da sua inalação e, provavelmente, de sua ingestão. Cânceres de pulmão, bexiga e pele, e talvez também do rim, aumentam com a ingestão do composto presente na água. O mecanismo pelo qual o arsênio pode causar câncer não é claro. Evidências sugerem que ele age como um *cocarcinogênico*, inibindo o mecanismo de reparo do DNA e, portanto, aumentando as possibilidades de causar câncer de outros carcinogênicos. No Chile, há evidências de que a fumaça e exposição simultânea para arsênio ambiental agem de forma sinérgica para causar câncer de pulmão, ou seja, seus efeitos conjuntos são maiores do que a soma de seus efeitos individuais se cada um age independentemente, como discutido no Capítulo 4. Outros dados do Chile mostram que a exposição ao arsênio durante o início da infância ou ainda *no útero* aumenta a mortalidade em adultos jovens de doenças de pulmão malignas e não malignas. De fato, considera-se que arsênio age sinergicamente com vários *cofatores* – ou seja, fatores cuja presença afeta negativamente a saúde de um indivíduo em extensão maior do que se o arsênio agisse individualmente. A exposição a níveis de luz UV do sol e uma ausência de selênio na dieta (derivada da má nutrição e/ou baixos níveis de selênio na alimentação local) são outros cofatores com o arsênio. O efeito protetor de selênio em reduzir a quantidade de arsênio ativo no corpo pode aumentar a partir da formação de uma biomolécula contendo uma ligação As=Se. Pesquisas estão neste caminho para determinar se a suplementação de selênio da dieta seria efetiva em reagir aos efeitos negativos à saúde do excesso de arsênio na água potável de Bangladesh e da região de Bengala, na Índia.

Água potável, especialmente a derivada de águas subterrâneas, para muitas pessoas, é a maior fonte de arsênio. Embora o uso antropogênico de arsênio possa resultar em contaminação da água, de longe os maiores problemas ocorrem com contaminação por processos naturais. A água subterrânea em várias partes do mundo é altamente contaminada com arsênio. Infelizmente, o arsênio é insípido, inodoro e invisível, tanto que não é facilmente detectado.

Os maiores problemas dos altos níveis de arsênio ocorrem no Delta de Bengala, resultando que 10 milhões de pessoas em Bangladesh e na região de Bengala Ocidental da Índia bebem água contaminada com arsênio. A OMS tem chamado esta situação de "o maior envenenamento de uma população da história". O problema deriva da criação de dezenas de milhões de poços canalizados que minam água subterrânea que estavam inacessíveis anteriormente. Os poços canalizados de concreto se estendem por 20 m (60 ft) ou mais dentro do solo. Ironicamente, eles foram construídos pela Unicef nos anos 70 e início dos anos 80 em um projeto de grande sucesso para eliminar diarreia, cólera e outras doenças hídricas e para reduzir a alta taxa de mortalidade infantil causada pelo uso de águas microbianamente inseguras de riachos, lagoas e poços rasos usados no passado. Cerca da metade dos tubos dos poços – afetando aproximadamente 50 milhões de pessoas em Bangladesh – produzem água com níveis de arsênio tão altos quanto 500-1000 $\mu g/L$, excedendo enormemente o estabelecido pela OMS para água potável, de 10 $\mu g/L$ (Tabela 15-2). Os sedimentos que as águas subterrâneas atravessam contêm arsênio. Geralmente, um poço mais profundo do que 20 m possui uma concentração mais baixa de arsênio.

Vários milhões de pessoas que vivem na região do Delta de Bengala provavelmente terão problemas de pele originados por águas subterrâneas contaminadas com arsênio se a ação de remediação não for considerada; uma fração delas também sofrerá das mais sérias indisposições de *arsenicoses*, as quais podem causar câncer de pele, bexiga, rins e pulmões. As lesões na pele aparecem depois de 5-15 anos de exposição a altos níveis de arsênio em água potável. Um número muito grande de residentes de Bengala Ocidental já desenvolveu tais lesões – sinal externo usual de exposição crônica ao arsênio – que podem desenvolver para um câncer de pele. A principal causa de mortes relacionadas ao arsênio entre estas pessoas é o câncer de pulmão. Foi observado que as culturas de arroz e vegetais em Bangladesh que usam água de irrigação de poços canalizados são também contaminados por arsênio, e esta pode ser a fonte dominante do elemento para algumas pessoas. Grãos e cereais absorvem arsênio adicional da água quando estão sendo cozidos.

Recentes pesquisas em Bangladesh mostram que o aumento nos níveis de arsênio e/ou manganês na água potável confere progressivamente mais e mais efeitos negativos sobre os níveis intelectuais de crianças de seis e dez anos de idade. O nível de Mn em tais estudos foi em média de 1,4 $\mu g/L$, comparado ao do padrão da OMS, de 0,5 $\mu g/L$. Os níveis elevados de manganês estão presentes também nos Estados Unidos: aproximadamente 6% dos poços domésticos excedem a concentração de 0,3 $\mu g/L$ de Mn sugerida pela EPA para exposição máxima ao longo da vida em água potável.

A origem do arsênio dissolvido na água em Bangladesh é controversa. Normalmente o elemento é coprecipitado com e adsorvido sobre a superfície de óxidos de ferro (II) no solo, como teria ocorrido nos tempos antigos quando sedimentos estavam sendo formados. No entanto, o arsênio, junto com o ferro, dissolve-se quando o ferro (III) insolúvel é reduzido pelo carbono orgânico natural para o Fe(II) mais solúvel. Deste modo, a mais alta concentração de ferro dissolvido significa uma mais alta concentração de arsênio na água. O centro da controvérsia está em se o processo dominante é natural, no qual a turfa enterrada age como um agente redutor, como tem sido feito por milênios, ou se a liberação tem sido fortemente acelerada nos anos recentes como um efeito indireto da redução anual dos lençóis de água pela extração massiva para irrigação de culturas. No último mecanismo, a subsequente recarga do aquífero danificado transporta carbono na água através de lixiviação da superfície, resultando em completa redução de óxidos de ferro e solubilização de arsênio. A redução de arsênio do estado +5, no qual ele existe quando está adsorvido ao mineral de ferro para o mais solúvel +3 é também considerado um fator que ajuda a liberar o elemento para a água. A água obtida dos poços adjacentes separados ainda por somente dez metros um do outro podem diferir enormemente no conteúdo de arsênio, aparentemente como resultado da sua extração dos sedimentos inicialmente depositados nos tempos antigos por diferentes fluxos, que tiveram diferentes fontes de carbono orgânico sendo depositado simultaneamente. Amplos testes de poços em Bangladesh realizados em 1999 identificaram estas liberações de altos níveis de arsênio, e as bordas de tais poços foram pintadas de vermelho para alertar as pessoas do perigo. Milhares de grandes, profundos poços que extraem água de aquíferos menos contaminados com arsênio foram então instalados como estações centralizadas em muitas aldeias.

Águas potáveis contaminadas com arsênio também são um grande problema no Chile, na Argentina, no México, Nepal, Vietnã, em Taiwan, na China, bem como em outras áreas da Índia. Cerca de 8% das mortes de adultos chilenos acima de 30 anos são atribuídas ao envenenamento por arsênio. Um estudo com residentes de Taiwan expostos a altos níveis deste elemento em suas águas de poços, estabeleceu uma relação entre a exposição a arsênio e incidência de câncer de pele. Como em Bangladesh, os problemas com arsênio começaram somente quando as pessoas começaram a beber água subterrânea, a qual estava coletada como sendo uma água mais pura do que da superfície, uma vez que esta última está frequentemente contaminada por esgoto.

Padrões de arsênio para água potável

Água potável, especialmente água subterrânea, é uma grande fonte de arsênio para a maioria das pessoas. A média global de conteúdo de arsênio inorgânico de água potável fica em torno de 2,5 μg/L. A OMS estabeleceu 10 μg/L como o limite aceitável para arsênio em água potável, e a União Europeia adotou este padrão em 2003 (Tabela 15-2). O padrão em muitos países em desenvolvimento é ainda 50 μg/L, o qual não está distante de ser considerado seguro. Nos últimos dias da administração de Clinton (2000), o nível máximo de contaminante para arsênio em água potável nos Estados Unidos foi diminuído de 50 μg/L para 10 μg/L. Embora a administração de Bush tenha sido quem primeiro estabeleceu esta regulamentação, posteriormente concluiu-se que era justificado. Por isso, o limite de 10 μg/L tornou-se lei em fevereiro de 2002, com o início de sua obediência sendo fixada para o ano de 2006.

A forma da curva dose-resposta (ver Capítulo 10) em baixas concentrações de arsênio é desconhecida. Assumindo que não existe limite, uma extrapolação linear de incidência de câncer humano de populações que foram expostas a altos níveis de arsênio deixa a conclusão de que há um risco de 1 em 1000 de morrer de câncer induzido pelo nível de fundo normal de arsênio ao longo da vida. Esta estimativa faz com que o arsênio se iguale à fumaça de cigarro do ambiente e exposição a radônio como um carcinogênico ambiental. A água potável acima de um tempo de vida ao nível de 50 µg/L, o antigo padrão dos Estados Unidos, causaria câncer de pulmão e bexiga em cerca de 1% da população, um risco muito maior do que continuamente consumido por qualquer outro contaminante em água em seu NMC. Alguns ambientalistas argumentam que os padrões de arsênio deveria ser baixado ainda mais, para 3 µg/L, no qual o risco é 1 em 1000, enquanto que 10 µg/L é cerca de 3 por mil. Cerca de 57 milhões de norte-americanos atualmente bebem água contaminada com mais do que 1 ppb de arsênio; áreas das adjacências dos Estados Unidos, com águas subterrâneas que podem conter mais do que 10 µg/L de As são mostradas em verde escuro na Figura 15-7. A maior parte destes

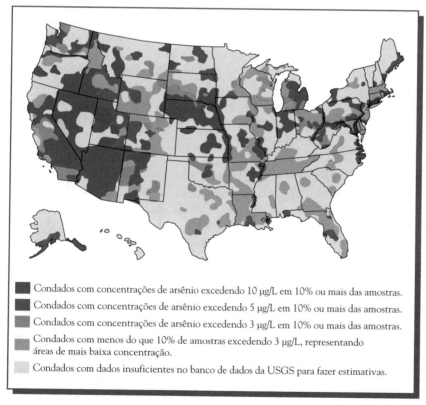

■ Condados com concentrações de arsênio excedendo 10 µg/L em 10% ou mais das amostras.
■ Condados com concentrações de arsênio excedendo 5 µg/L em 10% ou mais das amostras.
■ Condados com concentrações de arsênio excedendo 3 µg/L em 10% ou mais das amostras.
□ Condados com menos do que 10% de amostras excedendo 3 µg/L, representando áreas de mais baixa concentração.
□ Condados com dados insuficientes no banco de dados da USGS para fazer estimativas.

FIGURA 15-7 Concentrações médias de arsênio em água potável nos Estados Unidos. [Fonte: "Pressure to Set Controversial Arsenic Standard Increases", *Environmental Science and Technology* 34 (2000): 208A.]

sistemas aquáticos situa-se nos estados do oeste, meio-oeste, sudoeste e Nova Inglaterra e usam água subterrânea com arsênio de ocorrência natural.

Uma das dificuldades em estabelecer um padrão para níveis de arsênio em água potável é saber a maneira pela qual o elemento opera como um carcinogênico. Para, carcinogênicos que induzem o câncer diretamente – por danos ao DNA – é reconhecido que nenhuma quantidade de exposição para a substância é segura, uma vez que o risco aumenta de zero em proporção direta à exposição. No entanto, como mencionado anteriormente, há evidências de que o arsênio não age diretamente, mas indiretamente, pelo dano celular induzido e replicado ou pela inibição no reparo do DNA danificado causado por outro carcinogênico, tal como luz UV ou fumaça de cigarro. Para carcinogênicos que agem indiretamente pode haver um limite, um nível abaixo do qual a substância pode ser considerada segura e não causar danos.

Alguns cientistas não estão convencidos de que estas estimativas para o risco de câncer são todas reais, uma vez que a extrapolação da incidência de câncer de altos níveis de arsênio para baixas concentrações ambientais pode não ser válida se o arsênio agir indiretamente como um carcinogênico. Seria difícil resolver este problema pela análise da tendência de câncer em diferentes partes dos Estados Unidos, já que a fração prevista de câncer de pulmão e bexiga causada pelo arsênio é ainda uma porcentagem pequena em relação ao total para estas doenças.

Um argumento contra fazer o padrão de arsênio ainda mais baixo do que 10 $\mu g/L$ é que ele forçará alguns fornecedores pequenos de água potável a fechar, uma vez que eles não podem arcar com os custos de equipamentos para remover o elemento. Tal fechamento poderia fazer com que seus consumidores voltassem a consumir águas ainda menos seguras com respeito a outros parâmetros. Deste modo, a diminuição do padrão para 10 $\mu g/L$ é considerada mais cara para o usuário de pequenas empresas de água, ou seja, para muitas pessoas em áreas rurais, várias centenas de dólares ao ano, enquanto ele custará aos usuários de grandes empresas somente uns poucos dólares anualmente.

Remoção de arsênio da água

Atualmente o processo mais usado para remover arsênio é passar a água potável sobre a superfície de *alumina* ativada (óxido de alumínio), na qual o arsênio é adsorvido. A superfície requer limpeza periódica das espécies adsorvidas para permanecer efetiva. A osmose reversa pode também ser usada para remover arsênio, embora, como discutido anteriormente (Capítulo 14), o processo seja caro.

Como o arsênio prontamente adsorve em óxidos de ferro, a água pode ser passada por um leito de óxido de ferro para remover a maioria do arsênio. Alternativamente, o arsênio pode ser capturado quando o hidróxido de ferro é precipitado da água, em uma técnica similar à remoção de coloides descritas no Capítulo 14. Algumas outras técnicas usadas em aldeias na Índia e em Bangladesh usam o método da alumina ou filtração da água através da areia. Todas as técnicas de remoção necessitam de manutenção regular dos equipamentos e adequado descarte periódico dos resíduos contendo arsênio. Alguns analistas acreditam que nenhuma das técnicas de remoção funciona com confiança em muitas áreas, parcialmente pela manutenção deficiente; em vez disso, as pessoas deveriam ser direcionadas a furar poços com baixo nível de contaminação de arsênio mais do que tentar eliminar o arsênio da água dos poços contaminados que contêm altos níveis do elemento. Plantas centralizadas de tratamento de água que usam água superficial estão sendo construídas em algumas áreas para tornarem-se independentes das águas subterrâneas.

Como cálcio e magnésio, o arsênio pode ser removido da água potável em grandes estações de tratamento pela precipitação na forma de um dos sais insolúveis. O arsênio em águas superficiais normalmente existe como As (V). O sal formado pelo íon férrico, Fe^{3+}, e íon arsenato é insolúvel, tão solúvel como **cloreto férrico**, $FeCl_3$, é dissolvido na água, e o **arsenato férrico**, $FeAsO_4$, é filtrado da mistura resultante:

$$Fe^{3+} + AsO_4^{3-} \longrightarrow FeAsO_4(s)$$

O arsênio em águas subterrâneas frequentemente existe como As(III), uma vez que há condições redutoras no subsolo e ele deve ser oxidado a As(V) antes que este processo seja usado.

O arsênio não pode ser removido da água pela troca catiônica, porque ele ocorre como um ânion e não como um cátion. No entanto, a troca aniônica pode ser usada para remover arsênio da água potável. A troca aniônica também funciona melhor para As(V) do que para As(III), uma vez que este último existe parcialmente como o H_3PO_3 neutro, mais do que uma forma aniônica em valores normais de pH da água (6,5-8,5), enquanto o As(V) está completamente ionizado nesta faixa (ver Problemas Adicionais 3). A troca aniônica é problemática se quantidades apreciáveis de íons sulfato, SO_4^{2-}, estão também presentes na água, trocando preferencialmente o arsenato, e, portanto, capturando muitos sítios e deixando poucos nos quais o arsênio pode trocar.

Estado estacionário de arsênio em água

Um modelo imparcialmente realístico para o balanço de massa de arsênio em um típico corpo aquático grande, neste caso o Lago Ontário, é mostrado na Figura 15-8. O lago recebe 161 toneladas de As por ano, quase todo ele de fluxo de rios e lagos que se origina em fontes baseadas na terra; e o restante da atmosfera, principalmente na forma de arsênio dissolvido em chuva e neve. Cerca de três quartos da entrada anual deixam o lago pela saída (para o rio St. Lawrence). O outro quarto corresponde à quantidade depositada no sedimento superficial, depois da correção para arsênio redissolvido na coluna de água desta fonte. Acima disso, o arsênio do sedimento, com uma concentração de cerca de 10 mg/kg, torna-se enterrado. A taxa de entrada e saída de arsênio para o Lago Ontário é igual, tanto que ele está em um estado estacionário, e a concentração do elemento na água, cerca de 0,5 μg/L, permanece constante com o tempo.

Arsênio na forma molecular orgânica e outra

As formas orgânicas ambientais comuns de arsênio não são simplesmente derivados metilados, como o mercúrio e o chumbo. Mais do que isso, elas são derivadas de oxiácidos solúveis em água que podem ser excretados pelo corpo e assim são menos tóxicos do que algumas formas inorgânicas. Como mencionado anteriormente, o arsênio ocorre mais comumente em água como o ácido As(V) H_3AsO_4, ou seja, $(OH)_3As\!=\!O$, ou uma de suas formas desprotonadas. A metilação biológica no ambiente pela metilcobalamina inicialmente envolve a substituição de um ou mais grupos —OH do ácido por grupos —CH_3. A monometilação pelo fígado humano e rins converte mais, mas não todo o arsênio inorgânico para $(CH_3)(OH)_2As\!=\!O$ e então para o ácido dimetil correspondente, os quais são então prontamente excretados.

Embora muito da exposição diária ao arsênio pelos adultos norte-americanos deve-se à ingestão de alimentos, especialmente carne e frutos do mar, muito do arsênio nessas fontes ocorre na forma orgânica e é, portanto, prontamente excretada. Em frutos do mar, as formas mais comuns de arsênio são o próprio íon $(CH_3)_4As^+$, uma forma de As(III), ou o íon com o grupo metila substituído pelo —CH_2CH_2OH ou —CH_2COOH. As formas orgânicas de arsênio em frutos do mar são provavelmente não carcinogênicos e são muito menos tóxicas do que as formas inorgânicas, como ilustrado em modo intenso pelos seus altos valores de LD_{50}, da ordem de milhares de miligramas por quilogramas, comparado a esses para arsênio inorgânico, os quais são cerca de 1% desses valores (ver Tabela 15-3).

Em contraste a esses compostos, os compostos neutros de As(III) tais como **arsina**, AsH_3, e **trimetilarsina**, $As(CH_3)_3$, são as formas mais tóxicas de arsênio. Curiosamente, o composto trimetil é produzido pela reação, sob condições úmidas, de moldes em cola de papel de parede com o pigmento verde à base de

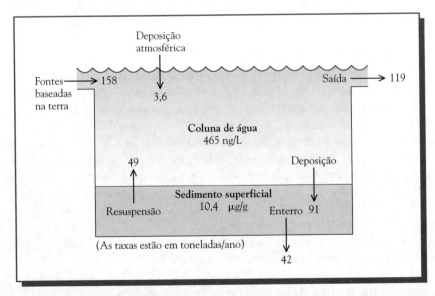

FIGURA 15-8 Diagrama do balanço de massa para o modelo de estado estacionário para arsênio no Lago Ontário. [Fonte: Adaptado de S.Thompson et al., "A modeling Strategy for Planning the Virtual Elimination of Persistent Toxic Chemicals from the Great Lakes", *Journal of Great Lakes Research* 25 (1999): 814.]

TABELA 15-3 Valores de LD_{50} para algumas formas comuns de arsênio

Nome	Fórmula	LD_{50} (mg/kg)
Ácido arsenoso	H_3AsO	14
Ácido arsenico	H_3AsO_4	20
Ácido metilarsônico	$CH_3AsO(OH)_2$	700-1800
Ácido dimetilarsônico	$(CH_3)_2AsO(OH)$	700-1800
Arsenocolina	$(CH_3)_3As^+CH_2CH_2OH$	6500
Arsenobetaína	$(CH_3)_3As^+CH_2COO^-$	>10.000

Fonte: X.C. Le, "Arsenic Speciation in the Environment", *Canadian Chemical New* (September, 1999): 18.

arsênio, $CuHAsO_3$ utilizado em papel de parede. Exemplos de doenças misteriosas e de "morte pelo papel de parede" de humanos decorrentes da exposição crônica ao gás de $As(CH_3)_3$ liberado dentro das salas por este mecanismo foram reportados. Alguns historiadores acreditam que Napoleão foi fatalmente envenenado pela trimetilarsina emitida do papel de parede em sua casa úmida na ilha de Santa Helena, onde ele viveu no exílio. Também houve episódios de envenenamento humano de arsina gasosa acidentalmente gerada e liberada quando as soluções aquosas de As(III) como $HAsO_2$ entraram em contato com um metal facilmente oxidado, como alumínio ou zinco, e então o arsênio foi reduzido a As(−III):

$$2\,Al(s) + HAsO_2 + 6\,H^+ \longrightarrow 2\,Al^{3+} + AsH_3 + 2\,H_2O$$

Cromo

O cromo normalmente ocorre na forma de íons inorgânicos. Os seus estados de oxidação comuns são +3 e +6, ou seja, Cr(III) e Cr(VI), também conhecidos como cromo *trivalente* e *hexavalente*, respectivamente.

Sob condições oxidantes (ou seja, aeróbias), o cromo existe no estado (VI), normalmente como o **íon cromato**, CrO_4^{2-}, embora sob condições ligeiramente ácidas este oxiânion é protonado para $HCrO_4^-$.

$$H^+ + CrO_4^{2-} \rightleftharpoons HCrO_4^-$$

Os oxiânions de cromo (VI) são altamente solúveis em água. Ambos os íons Cr(VI) mencionados são amarelos e fornecem uma cor amarelada para a água, mesmo que o nível de cromo esteja abaixo de 1 mg/L. (Em altas concentrações não encontradas no ambiente, o cromato dimeriza para dar o *íon dicromato* laranja, $Cr_2O_7^{2-}$, familiar no laboratório como um forte agente oxidante e usado na determinação da demanda química de oxigênio (DQO) de amostras de água, como discutido no Capítulo 13.)

Sob condições redutoras (ou seja, anaeróbias), o cromo existe no estado (III). Em solução aquosa, este estado ocorre como o íon +3, ou seja, Cr^{3+}. No entanto, a solubilidade aquosa deste íon não é alta, e o Cr(III) é frequentemente precipitado como seu hidróxido, $Cr(OH)_3$, sob condições alcalinas, neutras ou ligeiramente ácidas:

$$Cr^{3+} + 3\,OH^- \rightleftharpoons Cr(OH)_3(s)$$

Assim, se o cromo ocorre como um íon dissolvido em água ou como um precipitado depende de quando o ambiente aquoso é oxidado ou reduzido. A diferença é importante, uma vez que o Cr (VI) hexavalente é tóxico e um suspeito carcinogênico, enquanto o Cr (III) trivalente é muito menos tóxico e ainda age como um nutriente traço. O íon cromato, CrO_4^{2-}, prontamente entra na célula biológica, aparentemente por causa de sua similaridade estrutural com o íon sulfato, SO_4^{2-}. Do lado de dentro da célula, ele pode oxidar as bases de DNA e RNA. Pelo cromo hexavalente ser mais tóxico, mais solúvel e mais móbil do que o cromo trivalente, ele é considerado como de alto risco para a saúde. (O termo *cromo hexavalente* ficou famoso há poucos anos no filme *Erin Brockovich*, a história de como uma assistente legal batalhou com sucesso contra a poluição local de água subterrânea por esta substância.)

Contaminação de água por cromo

O cromo é largamente usado para eletrodeposição, proteção contra corrosão e curtimento de couro. Em curtimento, o Cr(III) liga-se à proteína na pele do animal para formar o couro que é resistente à água, calor e bactéria. Como consequência da emissão industrial, o cromo é um poluente aquático comum, especialmente de águas subterrâneas sob áreas com indústrias de proteção de metais. É também o segundo contaminante inorgânico mais abundante de águas subterrâneas sobre locais de resíduos perigosos. O MCL para o cromo total nos Estados Unidos em água potável é de 100 µg/L (Tabela 15-2).

A maioria dos metais pesados dissolvidos pode ser removida do efluente pelo simples aumento do pH, uma vez que seus hidróxidos são insolúveis. No entanto, o Cr(VI) não precipita em qualquer pH. Pela baixa solubilidade e, portanto, baixa mobilidade de Cr(III), a maneira usual para extrair cromo (VI) da água é primeiro usar um agente redutor para converter Cr(VI) em Cr(III):

$$\underset{\text{(solúvel)}}{CrO_4^{2-}} + 3\,e^- + 8\,H^+ \rightleftharpoons \underset{\text{(insolúvel)}}{Cr^{3+}} + 4\,H_2O$$

Agentes redutores comumente empregados para esta conversão são SO_2 gasoso ou uma solução de *sulfito de sódio*, Na_2SO_3. Além disso, reduzindo o Cr(VI) para Cr(III) pela adição de ferro na forma de Fe(II) e, então, adicionando base para precipitar Cr(III) é uma prática comum em purificação de resíduos aquosos contendo Cr. Ferro elementar finamente granulado colocado em uma parede permeável posicionada no caminho do fluxo do poluente de água subterrânea é uma outra aplicação desta técnica. O ferro reduz o cromo, e então como Fe^{3+} ele forma um composto insolúvel de Fe(III)—Cr(III). Este processo de redução pode ocorrer espontaneamente em solos com, por exemplo, Fe^{2+} ou carbono orgânico como agente redutor. O cromo hexavalente é considerado móbil em solos, uma vez que ele não é fortemente absorvido por muitos tipos de solos. No entanto, ele pode ser reduzido para a forma trivalente menos móbil pelas substâncias húmicas em solos que são ricos em matéria orgânica.

O preservativo de madeiras CCA

Outra significativa potencial fonte de cromo para o ambiente vem de sua presença em *arsenato de cobre cromado* (CCA), um preservativo de madeira largamente utilizado mencionado anteriormente. O CCA é uma mistura transportada pela água poluída de óxidos de metal com o qual a madeira é tratada usando o processo de impregnação a vácuo. A quantidade de CCA introduzida na madeira é quase 10% da massa da mesma. O cromo usado é inicialmente hexavalente. No entanto, durante um período de *fixação*, o qual permanece por várias semanas depois do tratamento, quase todo o Cr(VI) é reduzido a Cr(III) pela reação com o carbono na madeira. Este processo produz complexos insolúveis que são lentos para desprender-se da madeira tratada sobre o seu tempo de vida, uma vez que o cobre e o cromo ao menos estão ligados à madeira. A lixiviação de metais pesados da madeira é muito lenta, de poucos meses depois do tratamento, com mais cobre e arsênio do que cromo sendo perdidos.

Um dos usos do CCA é para proteger as estruturas de madeiras, como em docas residenciais, que são destinadas para ser usadas em ambientes aquáticos. Por razões de preservação da saúde humana e ambiental, o CCA foi largamente substituído por preservativos orgânicos como o creosoto e pentaclorofenol (mencionado no Capítulo 11) em tais aplicações. No entanto, não somente o cromo, mas também o arsênio e cobre, são lixiviados das estruturas dentro da água com o passar do tempo.

Química Verde: Remoção de arsênio e cromo de madeira tratada sob pressão

A madeira que é usada para construção exterior degrada em três a cinco anos se não for tratada com pesticidas que previnem a destruição por cupins, fungos e outros agentes destruidores da madeira. A maioria da madeira exterior preservada que é atualmente usada é comumente chamada de *madeira tratada sob pressão*. Ela é encontrada em mais de 50% das casas nos Estados Unidos e é usada também em deques, cercas, paredes de retenção, atracadouros, docas, pontes de madeira, mesas de piquenique e equipamentos de parques de diversão, e duram de 10 a 50 anos. O tratamento da madeira resulta na conservação de milhões de árvores a cada ano e limita o uso de madeiras raras que contêm preservativos naturais, tais como madeiras vermelhas.

A madeira tratada sob pressão é produzida pela colocação da madeira em um cilindro horizontal o qual é evacuado e retira muito da mistura das células da madeira. Uma solução de preservativo aquoso é então bombeada para dentro do cilindro e a pressão é aumentada, forçando a solução para dentro das células da madeira. Desde os anos 30, nos Estados Unidos, a solução de preservativo usada em 95% da madeira tratada sob pressão é o arsenato de cobre cromado (CCA) discutido na seção anterior.

Embora a composição exata varie, a formulação mais comum para a solução de preservativo é 35,3% de CrO_3, 19,6% de CuO, e 45,1% de As_2O_3. O tratamento com CCA resulta em madeira com concentrações de cobre, cromo e arsênio de 0,1-2,0%, 0,25-4,0% e 0,15-4,0%, respectivamente. Em 2001, 7 bilhões de tábuas de madeira tratadas sob pressão (suficientes para construir 450 mil casas) foram produzidas, utilizando 150 milhões de libras de CCA. O CCA continha 64 milhões de libras de cromo hexavalente e 40 milhões de libras de arsênio. Uma simples tábua de 2 × 6 polegadas e 12 pés de comprimento contém em torno de 16 a 300 g de arsênio. Se todo este arsênio fosse ingerido, ele seria suficiente para matar muitas pessoas.

Embora os preservativos estejam "aprisionados" dentro da madeira, as autoridades de saúde e ambientalistas têm estado preocupadas com o potencial de lixiviação de arsênio e cromo das madeiras tratadas sob pressão e a ingestão destes elementos pelos recém-nascidos e crianças que têm contato direto com a madeira. Estudos dos solos abaixo de deques feitos de madeiras tratadas sob pressão apresentaram concentrações de cobre, cromo e arsênio com média de 75, 43 e 76 mg/kg, enquanto o solo de controle continha 17, 20 e 4 mg/kg. Estudos também indicam que a quantidade medida de arsênio pode ser liberada da superfície da madeira tratada sob pressão por contato direto.

A EPA anunciou recentemente que, por causa da preocupação com a saúde humana e com o ambiente associado com o CCA, os produtores de madeira cessaram o tratamento com CCA na produção em 31 de dezembro de 2003, para produtos de usos residenciais. A Chemical Specialties, Inc. (CSI) em 1996 introduziu um novo preservativo de madeira chamado *Preserve* para substituir o CCA, com qual ganharam o Presidential Green Chemistry Challenge Award em 2002. O Preserve é formulado com um preservativo de madeira alcalino quaternário (ACQ). Os ingredientes ativos na preparação são cobre e um *sal quaternário de amônio*, $R_4N^+Cl^-$ (sendo o cloreto de didecil dimetil amônio ou o cloreto de alquil dimetil benzil amônio). De acordo com a OMS, nenhum dos ingredientes é carcinogênico para mamíferos ou humanos.

Como não há preocupações ambientais e de saúde para o ACQ do ponto de vista da EPA, ele é registrado como um pesticida não restrito para tratamento de produtos de madeira. Formulações análogas de cobre e ACQ são usadas como algicidas e fungicidas em lagos, rios e riachos, bem como para armadilhas de peixes e abastecimento de água potável. Os sais de amônio quaternário são também usados como surfactantes em detergentes domésticos e industriais e desinfetantes e, ao contrário do arsênio, eles têm uma baixa toxicidade para mamíferos. É também notável que o cobre usado na formulação de ACQ é obtido de pedaços de cobre. A madeira tratada com ACQ não somente elimina a preocupação com câncer e toxicidade associada com o CCA, mas ela também oferece a vantagens de simplificar a disposição de madeiras tratadas e eliminação da geração de resíduos perigosos de aproximadamente 450 locais de tratamento pelos Estados Unidos.

Questões de revisão

1. O que é um *grupo sulfidrila*, e como ele interage bioquimicamente com os metais pesados? Como a interação afeta os processos no corpo?

2. O que é um *quelante*? Qual é o princípio envolvido no uso de quelantes para o envenenamento por metais pesados?

3. Os metais pesados são bioconcentrados? E biomagnificados?

4. Quais são as fontes mais importantes de mercúrio na atmosfera?

5. O mercúrio líquido ou o vapor é o mais tóxico? Descreva o mecanismo pelo o qual o vapor de mercúrio afeta o corpo humano.

6. O que é um *amálgama*? Dê dois exemplos e explique como eles são usados.

7. Explique como o *processo cloro-álcali* permite a liberação de mercúrio para o ambiente.

8. Nomeie dois usos para o mercúrio em baterias.

9. Escreva as fórmulas para o íon metilmercúrio, para dois de sua forma molecular comum, e para o dimetilmercúrio. Qual é a principal fonte de exposição de humanos para o metilmercúrio?

10. Explique por que o vapor de mercúrio e compostos metilmercúrio são muito mais tóxicos do que outras formas do elemento.

11. Qual é o significado de *doença de Minamata*? Descreva seus sintomas e como apareceram a primeira vez.

12. Liste vários usos para compostos orgânicos de mercúrio. Quais deles têm sido gradativamente proibidos?

13. Quais são as duas formas iônicas mais comuns de chumbo?

14. Explique como o chumbo pode se dissolver – por exemplo, em suco de fruta enlatado – mesmo sendo insolúvel em ácidos minerais.

15. Explique por que a concentração de chumbo de água potável decorrente de tubulações de chumbo é menos comum em regiões de águas duras do que em regiões de águas moles.

16. Por que os compostos de chumbo são usados em tintas? Por que os compostos de mercúrio foram usados em tintas?

17. Explique por que os compostos de metais pesados como PbS e $PbCO_3$ tornam-se muito mais solúveis em água ácida.

18. Em qual forma o chumbo existe nas baterias?

19. Quais são as fórmulas e nomes dos dois compostos orgânicos de chumbo que foram usados como aditivos da gasolina? Quais eram suas funções?

20. Discuta a toxicidade do chumbo, especialmente com respeito aos seus efeitos neurológicos. Quais os subgrupos da população são de maior risco relativamente ao chumbo?

21. Quais são as principais fontes de cádmio no ambiente?

22. Explique como as baterias *nicad* operam. Quais são os outros usos para o cádmio?

23. Qual é a fonte principal de cádmio para humanos?

24. Descreva qual é o significado para a doença *itai-itai* e relate onde ela apareceu e por que.

25. O que é *metalotioneína*? Qual é seu significado com respeito ao cádmio no corpo?

26. Quais são alguns dos usos de arsênio que resultam em contaminação do ambiente?

27. Quais os compostos orgânicos de arsênio são de significado ambiental? Por que o arsênio na forma de ácidos orgânicos não é muito tóxico para humanos?

28. Quais são as principais preocupações à saúde sobre o arsênio em água potável? Por que a água potável em muitas regiões de Bangladesh é fortemente poluída com arsênio?

29. Descreva como o arsênio pode ser removido da água.

30. Quais são os dois importantes estados de oxidação de cromo? Qual deles é o mais tóxico?

31. Explique como o Cr(VI) pode ser removido de efluentes.

32. O que é CCA? Nomeie dois metais pesados tóxicos que ele possui.

33. Complete a tabela mostrada abaixo:

Elemento	Forma iônica comum	Forma organometálica comum	Forma mais tóxica
Mercúrio			
Chumbo			
Cádmio			
Arsênio			
Cromo			

 Questões sobre Química Verde

Veja as discussões das áreas de foco e os princípios da Química Verde na Introdução antes de tentar resolver estas questões.

1. A substituição de chumbo com ítrio em coberturas por eletrodeposição deu a PPG um Presidential Green Chemistry Challenge Award.

(a) Em qual das três áreas foco deste prêmio este processo melhor se encaixa?

(b) Liste no mínimo três dos doze princípios da química verde que são considerados na química verde desenvolvida pela PPG.

2. Quais as vantagens ambientais que o uso de óxido de ítrio tem sobre o uso de óxido de chumbo em coberturas por eletrodeposição?

3. Quais as vantagens ambientais que a eletrodeposição oferece sobre a tinta por aspersão?

4. A remoção de arsênio e cromo de madeiras tratadas sob pressão deu a Chemical Specialties, Inc. um Presidential Green Chemistry Challenge Award.

(a) Em qual das três áreas foco deste prêmio este processo melhor se encaixa?

(b) Liste no mínimo três dos 12 princípios da Química Verde que são considerados na química desenvolvida pela Chemical Specialties, Inc.

Problemas adicionais

1. Um homem que pesa 50 kg come 1 kg de peixe em um dia. Se o peixe contém o limite permitido de 0,5 ppm de metilmercúrio, e assumindo que esta substância é igualmente distribuída em seu corpo, calcule a concentração no estado estacionário de metilmercúrio que ele resultará. Por comparação desta concentração com a do peixe, decida se a biomagnificação está ocorrendo na transferência de metilmercúrio do peixe para o homem. Sua última resposta seria diferente se ele tivesse comido somente 0,2 kg de peixe em um dia?

2. (a) Desenhe de forma aproximada uma curva de decaimento exponencial para a distribuição de chumbo sanguíneo entre crianças, baseada nos dados da Figura 15-6b de 20 ng/mL (o ponto zero da função) até os níveis mais altos. Determine, por integração, o percentual total de crianças que essa função prevê com níveis superiores a 100 ng/mL.

(b) o que o fato da curva da Figura 15-6b não continuar a aumentar à medida que o nível sanguíneo de chumbo aproxima-se de zero nos diz sobre o nível basal de chumbo no ambiente?

3. (a) Uma vez que o íon AsO_4^{2-} é básico, as formas $HAsO_4^{2-}$, $H_2AsO_4^{-}$ e H_3AsO_4 devem estar todas presentes também na solução aquosa de seus sais. Sabendo que para o H_3AsO_4, as constantes sucessivas de dissociação ácida são $6,3 \times 10^{-3}$, $1,3 \times 10^{-7}$ e $3,2 \times 10^{-12}$, deduza a forma predominante do arsênio em águas de pH = 4, 6, 8 e 10.

(b) O arsênio em sua forma As(III) existe em solução como H_3PO_3 ou uma de suas formas ionizadas. Dado que a constante de dissociação ácida para H_3PO_3 é 6×10^{-10}, calcule a razão de suas formas moleculares não ionizadas para a forma ionizada $H_2PO_3^{-}$ em valores de pH de 8 e 10.

4. O objetivo deste problema é estimar a massa de chumbo que, no passado, poderia ter sido depositada anualmente, em cada metro quadrado de terra nas proximidades de uma estrada de seis pistas de grande tráfego, procedente dos compostos de chumbo emitidos pelos carros que nela circulam. Use estimativas razoáveis para o número de carros que trafegam por um dado ponto por dia e para a contagem média de quilometragem por litro ou galão de gasolina. Suponha que a gasolina contenha aproximadamente um grama de chumbo por galão, ou 0,2 g por litro, e faça a aproximação de que a metade do chumbo foi depositada em uma extensão de 1.000 metros de cada lado da estrada.

5. Como o fenômeno da chuva ácida afeta indiretamente o risco do mercúrio, chumbo e cádmio na saúde humana?

6. Os íons 2+ de mercúrio, chumbo e cádmio formam uma série de complexos pela ligação em reações de equilíbrio sucessivas com até quatro íons cloreto. Deduza as fórmulas para as espécies de um desses metais, incluindo as cargas líquidas dos complexos. Os complexos com três ou quatro cloros serão encontrados com maior probabilidade em água doce ou em água do mar?

7. Mediante uma pesquisa em livros ou em páginas na internet sobre metais pesados e/ou poluição na água, determine por que o cobre também é considerado tóxico, e encontre quais os tipos de organismos estão em risco pelos elevados níveis no ambiente desse metal. A especiação afeta a toxicidade desse metal pesado?

8. Baseado no material deste capítulo escreva um parágrafo justificando sua escolha entre os quatro metais estudados que você acha que necessita uma maior ação reguladora para o controle por razões ambientais.

9. A pressão de vapor de mercúrio a temperatura ambiente é cerca de $1,6 \times 10^{-6}$ atm. Imagine um laboratório de química que estava em uso por décadas e tem tido por muitos anos descartes de mercúrio, o que provocou a acumulação de mercúrio líquido em várias áreas, por exemplo, em rachaduras no solo e outras fendas e que o equilíbrio Hg líquido-vapor foi estabelecido. Qual é a concentração de vapor de Hg neste laboratório em miligramas por metro cúbico, em uma temperatura ambiente de 20°C? Compare isto para o valor limite de 0,05 mg m^{-3} estabelecido pela American Conference of Governmental Industrial Hygienists para exposição segura baseada em uma semana de 40 horas de trabalho.

Leitura complementar

1. J.E. Ferguson, *The Heavy Elements: Environmental Impact and Health Effects*, (Oxford: Pergamon Press, 1990).

2. T.W. Clarkson, "The Three Modern Faces of Mercury", *Environmental Health Perspectives* 110, supplement 1 (2002):11.

3. G.J. Myers and P.W. Davidson, "Does Methylmercury Have a Role in Causing Developmental Disabilities in Children?" *Environmental Health Perspectives* 108, supplement 3 (2002):413.

4. G.-B. Jiang, J.-B, Shi, and X.-B, Feng, "Mercury Pollution in China", *Environmental Science and Technology* 40 (2006): 3672.

5. T.W. Clarkson, "Mercury: Major Issues in Environmental Health", *Environmental Health Perspectives* 100, (1992): 31-38.

6. R. Hoffmann, "Winning Gold", *American Scientist* 82 (1994): 15-17.

7. R.A. Goyer, "Results of Lead Research: Prenatal Exposure and Neurological Consequences", *Environmental Health Perspectives* 104, (1996): 1050-1054.

8. R.L. Canfield et al., "Intellectual Impairment in Children with Blood Lead Concentrations Below 10 µg per Deciliter", *New England Journal of Medicine* 348 (2003): 1517.

9. A.Spivey, "The Weight of Lead: Effects Add Up in Adults" *Environmental Health Perspectives* 115 (2007): A31.

10. P.A. Baghust et al., "Environmental Exposure to Lead and Children's Intelligence at the Age of Seven Years", *New England Journal of Medicine* 327 (1992): 1279; "Exposure to Environmental Lead and Visual-Motor Integration at Age 7 Years: The Port Pirie Cohort Study", *Epidemiology* 6 (1995): 104.

11. W. Shotyk and M. Krachler, "Lead in Bottled Water: Contamination from Glass and Comparison with Pristine Groundwater", *Environmental Science and Technology* 41 (2007): 3508.

12. M.N. Mead, "Arsenic: In Search of an Antidote to a Global Poison", *Environmental Health Perspectives* 113 (2005): A378.

13. A. Lykknes and L. Kvittingen, "Arsenic: Not so Evil After All?" *Journal of Chemical Education* 80 (2003): 497.

14. J.A. Hingston et al., "Leaching of Chromated Copper Arsenate Wood Preservatives: A Review", *Environmental Pollution* 111 (2001): 53.

Material online

Acesse o site www.bookman.com.br e leia o material complementar deste capítulo, com dicas sobre o que você pode fazer.

CAPÍTULO 16

Resíduos, Solos e Sedimentos

Neste capítulo, os seguintes tópicos introdutórios de química serão usados:
- Termoquímica
- Conceitos de oxidação e redução com perda ou ganho de elétrons; número de oxidação; eletroquímica básica
- Fundamentos de química orgânica (ver Apêndice)
- Conceitos de ácidos e bases; pH
- Diagrama de fases

Fundamentos dos capítulos anteriores usados neste capítulo:
- Adsorção; NO_X; particulados (Capítulos 3 e 4)
- Decomposição aeróbia e anaeróbia; metano (Capítulo 6)
- Etanol; MTBE (Capítulo 8)
- DDT; K_{oc} (Capítulo 10)
- PCB, dioxinas e furanos (Capítulo 11)
- HPA; ftalatos; BTEX, solventes clorados (Capítulo 12)
- DBO, DQO e química de águas carbonatadas (Capítulo 13)
- Química dos metais pesados (Capítulo 15)

Introdução

Neste capítulo, direcionaremos nossa atenção para os aspectos ambientais do estado sólido – particularmente do solo e dos sedimentos do sistema aquático natural – e as formas pelas quais os solos e sedimentos poluídos podem ser remediados.

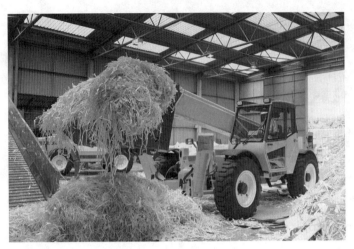

Um trator movendo papel triturado no armazém de uma planta de reciclagem de papel. O papel pode ser reutilizado ou reciclado de diferentes maneiras. (Digital Vision).

Um assunto muito relacionado é a natureza e a disposição de resíduos concentrados de todos os tipos, incluindo lixo doméstico e resíduos perigosos, e suas possíveis reciclagens.

O material deste capítulo foi apresentado em ordem crescente de toxicidade e perigo. Portanto, iniciamos com as substâncias menos tóxicas – lixo doméstico e comercial – e levamos em consideração sua disposição em aterro sanitário, incineração ou reciclagem. Em seguida, consideramos solos e sedimentos e sua contaminação por compostos químicos. Finalmente, destacaremos os resíduos perigosos e alguns dos métodos de alta tecnologia que estão sendo desenvolvidos para suas disposições.

Lixo doméstico e comercial: disposição e minimização

A maioria do material que descartamos e que precisa ser descartado não é perigosa, é simplesmente *lixo* ou *refugo*. A maior parte dos simples constituintes desses **resíduos sólidos** (definindo como resíduo aquele que é coletado e transportado por outros meios que não seja a água) é entulho de construção e demolição, sendo quase todo também reutilizado, ou eventualmente enterrado no solo. O segundo maior volume de resíduos é aquele gerado por setores comerciais e industriais, seguidos pelos resíduos domésticos provenientes das residências. Tipicamente, um norte-americano produz cerca de 2 kg de resíduo doméstico e comercial por dia, duas vezes mais que a média de um europeu. Nesta discussão consideraremos a enorme quantidade de resíduos gerados pela indústria petrolífera e pela agricultura, como a fuligem oriunda da queima em usinas, ou como o esgoto, que foi discutido no Capítulo 14.

Uma divisão pelo tipo de resíduo sólido gerado em países com diferentes níveis de desenvolvimento econômico é mostrado na Figura 16-1. Observe que a fração correspondente aos resíduos de matéria orgânica decresce com o aumento do nível de desenvolvimento econômico. O oposto é verdadeiro para o papel, que é o componente em maior quantidade em países industrializados, e predomina no resíduo do setor comercial. Historicamente, o maior componente do resíduo de papel era composto por jornais; na atualidade o papel de embalagens é similar. A quantidade de embalagens tem aumentado, em parte, porque muitos artigos,

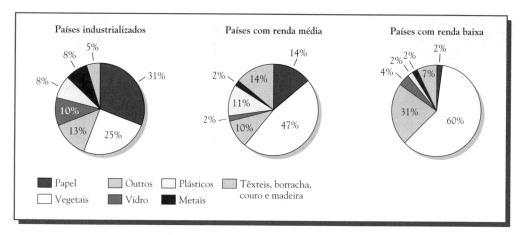

FIGURA 16-1 Composição típica de resíduos sólidos de países com diferentes níveis de desenvolvimento econômico. [Fonte: "Waste and the Environment," *The Economist* (29 May 1993): 5 (Environment Survey section).]

atualmente, são produzidos longe do seu destino final, e precisam ser transportados adequadamente por longas distâncias.

Cada uma das frações de plásticos, vidros e metais participa com um décimo do volume do resíduo sólido em países em desenvolvimento, enquanto que a fração relativa à matéria orgânica (restos de alimentos) representa cerca de dois terços desse valor. Essa proporção é muito diferente em regiões nas quais os materiais são reciclados ou sofrem o processo de compostagem: os componentes de vidros e metais poderiam ser muito menores.

Disposição de lixo em aterro sanitário

O principal método utilizado para disposição de **resíduos sólidos municipais**, RSM, é a sua disposição em um aterro sanitário (também chamado de depósito de lixo ou lixão), que é uma cova grande no solo habitualmente coberta com terra e/ou argila após ter sido preenchida. Por exemplo, entre 85 e 90% dos resíduos domésticos e comerciais do Reino Unido são comumente dispostos em aterros sanitários, aproximadamente 6% são incinerados e a mesma fração é reciclada e reusada; valores similares podem ser encontrados em muitas cidades da América do Norte. O método mais comum de disposição de resíduos sólidos é o aterro sanitário, porque seus custos diretos são substancialmente menores que a utilização por outros meios.

No passado, normalmente os aterros eram simplesmente um grande buraco no solo oriundo de uma atividade de extração mineral, principalmente areia ou cascalho. Em muitos casos, os líquidos gerados nesse local vazavam e contaminavam os aquíferos que se encontram logo abaixo; isto era real, especialmente para aterros que foram construídos numa cova ou fossa anteriormente desenvolvida por uma atividade de extração de areia, uma vez que a água percola facilmente por meio desse meio. Esses aterros sanitários não foram planejados, controlados ou supervisionados e receberam todo tipo de resíduos, incluindo os perigosos.

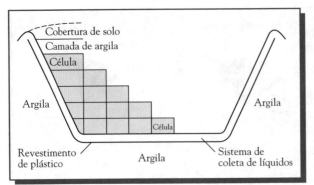

FIGURA 16-2 Componentes de um aterro moderno (processo de enchimento).

Aterros municipais modernos possuem um projeto de engenharia muito mais elaborado; frequentemente não recebem resíduos perigosos e sua área para implantação é cuidadosamente escolhida para minimizar o impacto ambiental. Os componentes de um moderno e típico aterro são mostrados na Figura 16-2.

Num **aterro sanitário**, o RSM é compactado em camadas (para reduzir o volume) e coberto com aproximadamente 20 cm (8 pol.) de terra ao final de cada operação diária. Deste modo, o aterro consiste de uma série de *células* adjacentes, cada uma delas correspondente ao resíduo de um dia de operação (Figura 16-2). Após uma camada de célula ser completada, outra é iniciada e o processo é continuado até que a vala seja preenchida. Eventualmente, o aterro é coberto por uma camada de terra com um metro ou mais, ou preferencialmente com argila, material razoavelmente impermeável à água da chuva. Uma *geomembrana* confeccionada de plástico pode ser disposta na parte superior como um revestimento em lugar da argila ou sobre ela. O sistema recomendado pela EPA está ilustrado na Figura 16-3.

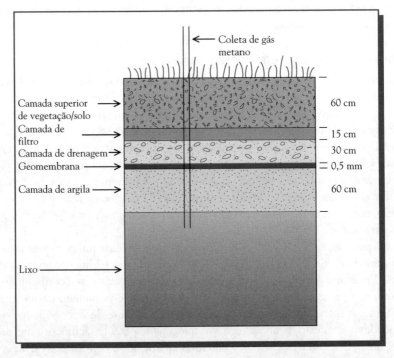

FIGURA 16-3 Projeto de um aterro com sistema de cobertura, recomendado pela EPA.

Durante o tempo em que o lixo municipal em um aterro é decomposto – aerobicamente no início e anaerobicamente após poucos meses ou um ano – a água da chuva, o líquido do próprio resíduo e a água subterrânea, que se infiltram no aterro, percolam pelos resíduos produzindo um líquido chamado **chorume**. Esse líquido contém contaminantes dissolvidos, suspensos, bem como micro-organismos que foram lixiviados dos resíduos sólidos. O volume de chorume é relativamente alto nos primeiros anos após o aterro ser coberto. O chorume contém normalmente:

- ácidos orgânicos voláteis, como *ácido acético* e vários ácidos graxos de cadeia longa
- bactérias
- metais pesados, normalmente em baixa concentração (principalmente chumbo e cádmio)
- sais de íons inorgânicos comuns, como o Ca^{2+}

Os **micropoluentes** presentes no chorume de um RSM incluem os compostos orgânicos voláteis mais comuns, como o *tolueno* e *diclorometano*.

Etapas na decomposição do lixo em um aterro

Há três etapas de decomposição dos resíduos num aterro municipal. Nos aterros que ainda estão recebendo resíduos ocorrem, simultaneamente, três estágios de decomposição em regiões ou profundidades diferentes. Na prática, apenas resíduos de alimentos e plantas biodegradáveis. Borracha, plásticos e muito do papel contido no lixo possuem uma degradação muito lenta.

- Na primeira, ocorre uma curta **etapa aeróbia**, o oxigênio está disponível no lixo; ele oxida os materiais orgânicos a CO_2 e água, com a liberação de calor. A temperatura interna pode atingir entre 70 e 80°C, uma vez que as reações são exotérmicas. O dióxido de carbono liberado da matéria orgânica torna o chorume ácido, dessa forma facilitando sua capacidade de lixiviar os metais presentes no lixo. Levando-se em consideração que a maioria do material biodegradável é composta por *celulose*, cuja fórmula empírica é aproximadamente CH_2O, podemos descrever essa fase da reação como

$$CH_2O + O_2 \longrightarrow CO_2 + H_2O$$

Uma parte da matéria orgânica é parcialmente oxidada a aldeídos, cetonas e alcoóis, que dão ao resíduo fresco uma característica de cheiro adocicado.

- Na segunda, **fase anaeróbia ácida**, ocorre o processo de *fermentação ácida*, gerando os gases *amônia*, *hidrogênio* e **dióxido de carbono** e uma grande quantidade de compostos orgânicos parcialmente degradados, especialmente ácidos orgânicos. O pH do chorume nessa fase se encontra na faixa de 5,5 a 6,5 e é quimicamente agressivo. Outras substâncias orgânicas e inorgânicas se dissolvem nesse chorume em função de sua acidez. Novamente, o dióxido de carbono é liberado. Essa fase da reação pode ser simplificada pela seguinte reação:

$$2\ CH_2O \longrightarrow CH_3COOH$$

embora os ácidos graxos de cadeias longas, que posteriormente se decompõem em ácido acético, sejam formados inicialmente, como é o caso do gás hidrogênio.

Nessa fase, o chorume possui uma alta demanda de oxigênio (ver DBO e DQO, Capítulo 13), bem como uma concentração relativamente elevada de metais pesados. A decomposição anaeróbia produz ácidos carboxílicos voláteis e ésteres que são dissolvidos na água. O odor adocicado e repugnante que emana do aterro durante essa fase resulta desses éteres e tioesteres.

- Na terceira, inicia-se o **estágio anaeróbio** ou **metanogênico**, aproximadamente seis meses a um ano após a cobertura e pode continuar por um período muito longo de tempo. O metabolismo das bactérias anaeróbias é muito lento para decompor os ácidos orgânicos e o hidrogênio que são produzidos na segunda fase. Como os ácidos orgânicos são consumidos nesse processo, o pH aumenta para aproximadamente 7 ou 8 e o chorume torna-se menos reativo. Os principais produtos nessa fase são dióxido de carbono e **metano**, CH_4. Para uma primeira aproximação, a reação global aqui é:

$$CH_3COOH \longrightarrow CH_4 + CO_2$$

A geração de metano normalmente se estende por uma ou duas décadas e depois diminui relativamente rápido. Um pouco de metano também é formado quando o gás hidrogênio reage com dióxido de carbono. Valores mais baixos de DBO e volumes menores estão associados com o aterro nesta fase. Como o chorume não é ácido nessa fase, a concentração dos metais pesados diminui, uma vez que esses elementos não são muito solúveis em meios cujo pH é mais elevado.

Frequentemente, o gás metano produzido num aterro é lançado na atmosfera, sendo direcionado para poços ou valas cheias de cascalho no aterro. Em algumas cidades o gás metano é queimado antes que ele seja liberado para a atmosfera (ver Figura 16-3). Esse tratamento do metano é muito importante, pois o seu potencial, como um gás estufa, é muito maior do que o CO_2 produzido na combustão (Capítulo 6). O calor produzido na combustão desse gás pode ser usado em propostas práticas. De fato, o segundo e o terceiro estágios de decomposição em um aterro são idênticos aos usados na produção proposital de **biogás** (biometano) para energia em reatores usando lodo de resíduos sólidos municipais, resíduos do processamento de alimentos, resíduos de animais e outros materiais biodegradáveis.

PROBLEMA 16-1

Calcule o volume do gás metano, a 15°C e 1,0 atm de pressão, que é liberado anualmente por decomposição anaeróbia de 1 kg de lixo, assumindo que o mesmo possui 20% de matéria orgânica biodegradável natural e que a decomposição ocorre uniformemente por um período de 20 anos. [*Sugestão: Adicione também as equações dos dois estágios de decomposição anaeróbia*].

Chorume proveniente de um aterro

Um planejamento é necessário para o controle do chorume produzido num aterro. De outro modo, o líquido pode fluir para a parte inferior do aterro, percolar através dos poros do solo e contaminar a água subterrânea. Alternativamente, se o solo sob o aterro não for poroso, o chorume pode se acumular gradualmente e transbordar (o efeito de transbordamento de banheira), possivelmente contaminando as águas superficiais próximas.

Os componentes mais comuns usados para controle do chorume consistem de:

- Um **sistema de coleta e remoção**, seguido pelo tratamento do líquido. Normalmente o efeito potencial do chorume em águas subterrâneas é monitorado pela perfuração e teste de vários poços na região próxima ao aterro.
- Um **revestimento** colocado em torno das paredes e no fundo do aterro. O material de revestimento pode ser sintético (por exemplo, um plástico com 2 mm de espessura, polietileno de alta densidade) ou natural (por exemplo, argila compactada). O material escolhido é impermeável à água e prevenirá o vazamento do chorume contaminado para a água do lençol subterrâneo, especialmente se e quando o sistema de coleta não funcionar por causa de entupimento, etc. Desde 1991, novos aterros nos Estados Unidos precisam ter pelo menos seis camadas de proteção entre o lixo e a água subterrânea subjacente! Os revestimentos que têm sido desenvolvidos consistem de *argila bentonita* – que é um excelente material selante e que eficientemente se liga aos metais pesados prevenindo sua migração para fora do aterro – disposta entre duas camadas de um plástico, como o polietileno.

Sistemas de tratamento de chorume devem atuar em todos os componentes principais do líquido. O tratamento do chorume, comumente realizado numa planta de tratamento de esgoto, é acompanhado por uma degradação aeróbia para que os valores de DBO diminuam rapidamente, algumas vezes usando métodos de oxidação avançada com aplicação de ozônio (Capítulo 14). No passado, o chorume coletado simplesmente retornava para o topo do aterro, uma vez que durante a segunda percolação através do lixo, muito do seu conteúdo orgânico era degradado biologicamente; no entanto, essa prática não é estimulada nos Estados Unidos.

Incineração de lixo

Além do aterramento, o modo mais comum para dispor resíduos, particularmente os orgânicos e biológicos é a **incineração**: a oxidação pela queima controlada dos materiais para simples produtos mineralizados, tais como dióxido de carbono e água. A principal vantagem na incineração de resíduos sólidos municipais é a redução significativa do *volume* do material que seria disposto em aterro. No caso das substâncias tóxicas e perigosas, o objetivo mais importante é justamente a eliminação da ameaça tóxica do material. A incineração de resíduos sólidos hospitalares é realizada para esterilização bem como para redução do volume.

Muitos municípios do mundo queimam resíduos sólidos domésticos em incineradores. Por exemplo, no Japão e na Dinamarca, mais da metade dos resíduos domésticos são queimados, mas essa prática foi banida em muitas regiões. Os componentes inflamáveis do lixo, como papel, plástico e madeira servem como combustível no incinerador. Os incineradores mais comuns para RSM são aqueles de um estágio, de unidades de queima de massa, e o tipo **modular** de dois estágios, que é mais moderno. Posteriormente, os resíduos são colocados na câmara primária e queimados a uma temperatura de aproximadamente 760°C. Os gases e as partículas, que resultam do primeiro estágio, são queimados mais eficientemente em temperaturas acima de 870°C na segunda câmara de combustão. A quantidade de gases perdidos que deve ser controlada posteriormente é significativamente reduzida em dois estágios comparada a um estágio, embora os gases sejam mais aquecidos quando eles saem da unidade de um estágio para resultar numa combustão mais completa. Em alguns incineradores, uma tentativa é feita para recuperar uma parte do calor dos processos de combustão e convertê-lo em vapor, água quente ou mesmo eletricidade.

Os produtos resultantes dos incineradores municipais não incluem apenas os gases finais, mas também resíduos sólidos que chegam próximos a um terço da massa inicial do lixo. A **cinza de fundo** é o material não combustível que é coletado no fundo do incinerador. A **cinza volante** é o material sólido finamente dividido que normalmente é retirado pelo controle de poluição ambiental na chaminé para evitar que ele seja liberado para a atmosfera. Uma grande parte dessas cinzas consiste de componentes inorgânicos do lixo, os quais formam sólidos em vez de gases mesmo quando são totalmente oxidados. Embora a cinza volante constitua apenas de 10 a 25% da massa total, ela é geralmente o componente mais tóxico, uma vez que metais pesados, dioxinas e furanos rapidamente se condensam sobre suas pequenas partículas. O caráter de baixa densidade e pequenas partículas das cinzas faz com que a dispersão inadvertida para a atmosfera seja um risco significativo. Uma preocupação particular é a presença de metais nas cinzas, que poderiam potencialmente ser lixiviados desse meio e poluir as águas superficiais e subterrâneas próximas. Por muitos anos era comum a disposição de cinzas de incineradores em aterros. Técnicas como a adição de um adesivo ou fusão e vitrificação têm atualmente sido desenvolvidas para solidificar as cinzas em um material resistente à lixiviação, que pode não ser classificado como resíduo perigoso. Em muitos países, como Dinamarca e Países Baixos, a cinza é reciclada principalmente em asfalto.

A principal preocupação ambiental em relação à incineração é a poluição atmosférica que é gerada, consistindo tanto de gases como de material particulado. O sistema de controle da emissão de incineradores de RSM pode ser eficiente para uma grande fração dos poluentes, mas não para todas as substâncias tóxicas emitidas para a atmosfera no processo de combustão. Quase a metade do custo capital dos novos incineradores é relativa aos equipamentos de controle de poluição. Normalmente, o controle inclui um **filtro de mangas**, feito de tecido e usado para filtrar o material particulado, especialmente com diâmetro superior a 0,5 μm, do efluente gasoso. Periodicamente, os filtros de mangas são sacudidos ou o fluxo de ar é invertido para coletar as cinzas volantes. Típico também é um **lavador de gases**, que é uma corrente de líquido ou sólido que passa através de um fluxo de gás, removendo parte das partículas e gases. Se o fluxo líquido consiste de **cal**, CaO e água, formará $Ca(OH)_2$, ou se o fluxo sólido consiste de cal, gases ácidos como HCl e SO_2 são eficientemente removidos uma vez que eles são neutralizados pela cal formando sais. Metais pesados também são removidos em meio básico, já que formam hidróxidos insolúveis. Em algumas instalações modernas, *óxidos de nitrogênio* são removidos borrifando-se amônia e *ureia* nos gases quentes de saída (relembre a explicação da química no Capítulo 3). Em outra nova tecnologia usada em incineradores de lixo, carvão ativado ou pó de carvão mineral é soprado nos gases de saída, os quais são em seguida filtrados pelos filtros de mangas; uma grande parte do conteúdo de dioxina, furano e mercúrio, contida nos gases de saída, é removida, uma vez que esses componentes são adsorvidos na superfície do carvão ativado ou carvão mineral.

Embora as preocupações tenham sido dirigidas às emissões resultantes dos incineradores de *resíduos perigosos* (discutido posteriormente neste capítulo), muitos monitoramentos nos Estados Unidos, da década de 1990, indicaram que muito mais dioxina e furano emanavam de incineradores de resíduo hospitalar e lixo municipal do que de resíduos perigosos, embora fornos de cimenteiras usados para resíduos perigosos (discutido posteriormente) também possuam uma contribuição significativa. Existem mais de mil incineradores de resíduo hospitalar nos Estados Unidos. As emissões para a atmosfera a partir de incineradores são mais prováveis durante a partida e quando ocorrem falhas de funcionamento. Pelo fato dos incineradores de resíduo hospitalar e de barris de lixo de fundo de quintal operarem de um modo intermitente, eles tendem a produzir mais poluentes atmosféricos por unidade de massa de resíduo incinerado do que os grandes incineradores. De um modo geral, incineradores municipais, de quintal e de resíduos hospitalares são considerados as maiores fontes antropogênicas de mercúrio e dioxinas/furanos nos Estados Unidos e uma fonte com moderada importância de cádmio e chumbo.

Química Verde: Poliaspartato – um biodegradável anti-incrustante e agente dispersante

Em tubulações, caldeiras, sistemas de refrigeração de águas e outros equipamentos que lidam com água, incrustações (Figura 16-4) tendem a reduzir o fluxo de água e transferência de calor, diminuindo, dessa forma, a eficiência. Além disso, as incrustações podem provocar corrosão e danos aos equipamentos. A incrustação é usualmente o resultado da precipitação de compostos insolúveis, como *carbonato de cálcio*, *sulfato de cálcio* e *sulfato de bário*. Compostos chamados de *anti-incrustantes* e *dispersantes* são empregados para prevenir o acúmulo das incrustações. Considerando que *anti-incrustantes* previnem a formação de incrustações, os dispersantes permitem sua formação, mas as mantêm em estado de suspensão que pode simplesmente ser lançada para fora dos equipamentos.

Um dos compostos mais utilizados como antiescamas e dispersante é o poliânion **poliacrilato** ou PAC:

$$\left[-CH_2-\underset{\underset{O^-}{\overset{\overset{C=O}{|}}{|}}}{CH}- \right]_n$$

As cadeias curtas desses polímeros atuam como um anti-incrustante, enquanto que as cadeias longas, como dispersantes. Os *grupos carboxilatos* aniônicos —COO^-, do PAC são capazes de formar complexos com os cátions (tais como cálcio e bário) normalmente encontrados em incrustações, portanto, previnem a formação de escamas ou mesmo as dispersam. Em todo o mundo, muitas centenas de milhões de quilogramas de PAC são produzidas a cada ano, uma grande parte desse montante é usada como dispersante ou anti-incrustante. Muito embora o PAC não seja tóxico, ele não é volátil e não se degrada no ambiente. Quando usado para tratamento de água, ele se acumula em lagos e rios ou, na melhor das hipóteses, precisa ser removido na estação de tratamento de água como lodo e fazer sua disposição em aterro.

Para prevenir esse problema ambiental, um anti-incrustante e dispersante biodegradável como o **poliaspartato** foi desenvolvido. O poliaspartato pode ser usado para substituir o PAC, mas pelo fato de sofrer biodegradação para produtos inócuos (como dióxido de carbono e água), elimina-se a necessidade de sua remoção em estações de tratamento de água e disposição em aterros.

Embora o desempenho do poliaspartato seja comparável ao do PAC, seu custo no passado era proibitivo. A Donlar Corporation desenvolveu uma nova síntese de poliaspartato que diminuiu os custos do polímero e o tornou competitivo em relação ao PAC. Por essa realização, a Donlar recebeu um Presidential Green Chemistry Challenge Award em 1996. A síntese da Donlar (Figura 16-5) se inicia pelo aquecimento do *ácido aspártico* (um aminoácido de ocorrência natural) para produzir *polisuccinamida* e, em seguida, pela hidrólise básica para resultar em poliaspartato. Essa síntese simples e direta não é apenas desejável economicamente, mas também ambientalmente correta. O primeiro passo, simplesmente, requer calor e produz apenas água como subproduto, enquanto que o segundo passo

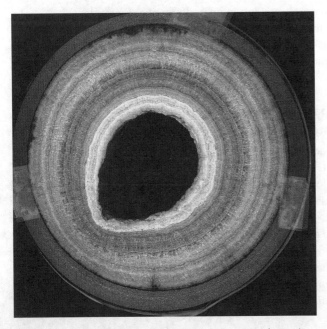

FIGURA 16-4 Incrustação numa tubulação de água (Ward Lopes).

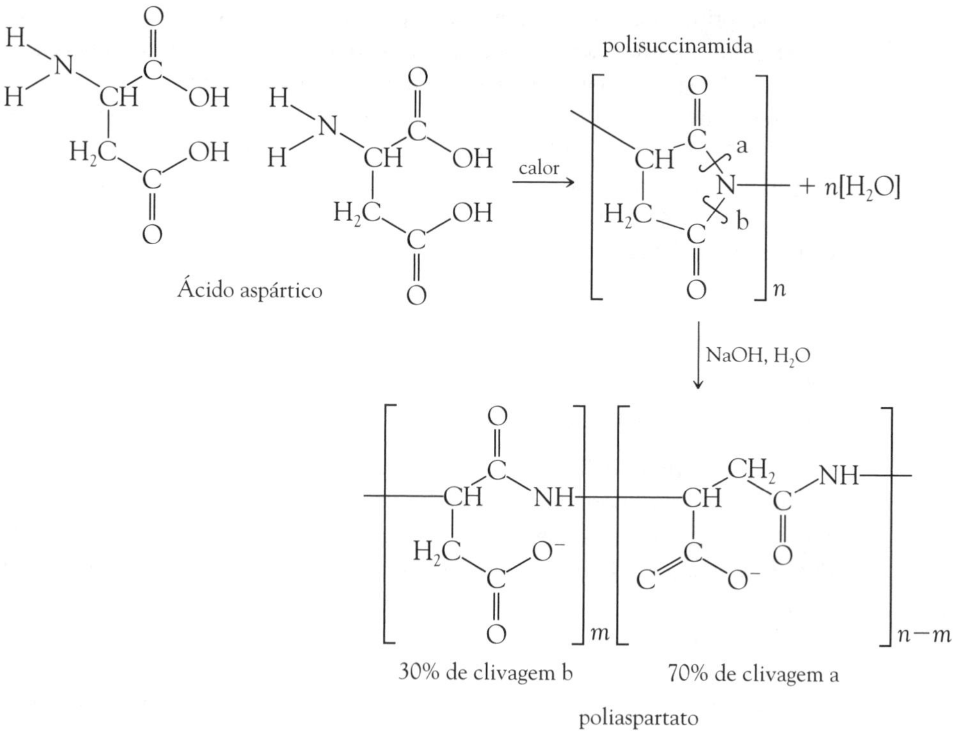

FIGURA 16-5 Síntese do poliaspartato da Doular Corporation.

usa água em meio básico para resultar no produto desejado. O produto dessa síntese é geralmente chamado de **poliaspartato térmico** (PAT) por causa do calor utilizado na síntese. O poliaspartato também pode ser usado em fertilizantes (para acentuar a absorção de nutrientes) e detergentes (como abrasivo).

A reciclagem de resíduos domiciliares e comerciais

Nas últimas décadas houve uma pressão nos países desenvolvidos no sentido de reduzir a quantidade de material descartado como resíduo após um único uso. Os incentivos aqui são para conservar as fontes naturais, incluindo energia, a partir das quais o material é produzido e para reduzir o volume de material que precisa ser enterrado como lixo, incinerado, etc. Os **quatros Rs** do princípio de gerenciamento de resíduos são:

- **Reduzir** a quantidade do material usado (algumas vezes chamado de *redução na fonte*).
- **Reusar** o material da forma eles são formulados.
- **Reciclar** o material para recuperar componentes que possam ser reprocessados.
- **Recuperar** o conteúdo energético do material caso ele não possa ser usado de outra maneira.

Esses princípios podem ser utilizados para todos os tipos de resíduos, incluindo os perigosos, mas na discussão seguinte nos concentraremos na sua aplicação em materiais domésticos, particularmente em relação à sua reciclagem.

Frequentemente é feita uma distinção entre a **reciclagem pré-consumo**, a qual envolve o uso de resíduo gerado durante ao processo de fabricação, e a **reciclagem pós-consumo**, que envolve o reúso de materiais que tenham sido recuperados de consumidores domésticos e comerciais. Os produtos de pós-consumo mais comumente coletados são:

- papel (principalmente jornais e papelão)
- alumínio (especialmente latas de bebidas)
- aço (principalmente latas de alimentos)
- embalagens de plástico e vidro

Os custos do trabalho, energia e poluição, associados à coleta dos materiais, classificação e transporte para as instalações onde eles podem ser reusados devem ser considerados em qualquer análise de reciclagem. Além disso, historicamente a demanda para materiais reciclados, nessas categorias, tem sido instável, com preços oscilando muito em reação às mudanças de oferta e procura. Por essas razões, e outras similares, a reciclagem de papel, vidro e plástico normalmente necessita ser justificada em bases não econômicas e não energéticas, como por exemplo, na economia de espaço em aterro. As formas mais comuns e economicamente viáveis de reciclar materiais, habitualmente, envolvem um mínimo de reprocessamento químico e corresponde ao mais próximo **reúso** – por exemplo, usar jornais para fazer papelão ou isolante e reusar embalagens de vidro e plástico. Grandes debates ainda existem, tanto na imprensa popular como na literatura científica, se a reciclagem é ou não uma atividade compensadora.

A reciclagem de metais e vidros

Do ponto de vista econômico e da conservação de energia, a reciclagem de metais faz sentido. O metal puro tem que ser obtido pela redução da forma oxidada do elemento encontrado na natureza. O processo de redução requer energia que não necessita ser gasta no momento em que a forma metálica do elemento é reciclada.

Considere a redução do alumínio e ferro a partir dos minérios dos respectivos óxidos. Por definição, as entalpias desses processos são iguais aos valores negativos das suas entalpias de formação:

$$Al_2O_3 \longrightarrow 2\,Al + \tfrac{3}{2}O_2 \quad \Delta H° = -\Delta H_f° \,(Al_2O_3)$$
$$= +1676 \text{ kJ/mol óxido}$$
$$= +31 \text{ kJ/g metal}$$

A reciclagem do alumínio pode economizar 95% da energia que é necessária para a produção do metal Al a partir do minério de bauxita. Desde que a energia necessária para a redução do alumínio precisa vir da eletricidade, e essa energia corresponde a cerca de 25% dos custos de sua produção, do ponto de vista da economia faz sentido reciclar esse metal. No entanto, a taxa de reciclagem para as latas de alumínio nos Estados Unidos caiu de 65% em 1992 para somente 45% em 2005. Por outro lado, a Suécia, que necessita de depósitos para embalagens de bebidas que são retornadas após seu uso, coleta 85% das latas de alumínio. Considerável economia em alumínio tem resultado na redução de cerca de um terço do peso de latas individuais nas ultimas décadas. O alumínio pode ser reciclado indefinidamente sem perda de qualidade. Globalmente, o alumínio reciclado fornece cerca de um terço da produção de metal. A reciclagem de latas de aço economiza cerca de dois terços da energia usada para produzi-las a partir do minério de ferro.

PROBLEMA 16-2

A entalpia de formação do principal minério de ferro, Fe_2O_3, é − 824kJ/mol. Calcule a entalpia da reação na qual 1,00 g de ferro metálico é formado a partir do minério. De posse desse resultado, você esperaria que as empresas de reciclagem estivessem mais dispostas a pagar um preço maior ou menor por quilograma de refugos de ferro ou de alumínio?

No caso do papel, vidro e plástico, não há mudança significativa no estado de oxidação médio dos principais materiais durante suas transformações a partir da matéria-prima – madeira, areia cal e óleo, respectivamente – para produtos acabados; então não há grande economia de energia quando eles são reciclados.

Fornos modernos, pouco poluentes e energicamente eficientes não podem funcionar com uma alta proporção de vidro usado, diferentemente daqueles que usam combustíveis fósseis que são mais poluentes e consomem mais energia. Consequentemente, a reciclagem de uma quantidade maior de vidro pode resultar em um aumento da poluição e maior consumo de energia, ao contrário do primeiro caso! De toda forma, o uso de embalagens de vidro para bebidas tem caído rapidamente, e sua taxa de reciclagem diminuiu de 31% em 1992 para 20% em 2003 nos Estados Unidos.

A reciclagem de papel

Os habitantes dos países desenvolvidos descartam mais papel que qualquer outro material que compõe o resíduo sólido municipal (ver Figura 16-1), e este parece ser um material evidente para reciclagem. No entanto, a produção de papel virgem, por exemplo, usa somente cerca de um quarto a mais de energia que a reciclagem de papel usado.

O transporte de resíduos de papel para usinas de reciclagem da polpa e a despigmentação, que é um processo usado na reciclagem do papel desperdiçado no qual a maioria da tinta de impressão e de outras impurezas é removida para permitir o reúso na produção do papel novo, possuem um alto consumo de energia. Apesar dessas considerações, atualmente são recicladas quantidades enormes de papel, especialmente papel de jornal. Na verdade, produtos de papel ondulado são os materiais reciclados com maior intensidade na América do Norte.

A primeira etapa na reciclagem de papel é a dispersão mecânica em seu conjunto de fibras em água. Em seguida, ele é limpo para remover contaminantes não fibrosos, seguido pelo tratamento com *hidróxido de sódio* ou *carbonato de sódio* para remoção de pigmentos. Um detergente é adicionado para auxiliar na dispersão de pigmentos e as partículas de tinta são removidas por lavagem ou flotação com bolhas de ar, que as conduzem para a superfície. O material resultante é comumente menos branco que a fibra virgem e frequentemente os dois tipos são misturados. Se necessário, a brancura do material reciclado pode ser melhorada por branqueamento, comumente com *peróxidos* e *hidrosulfitos*. A tinta usada, que é recuperada em um lodo com um pouco de fibras, é depois prensada para remoção da água e, em seguida, queimada para produção de vapor que é usado nas operações das usinas, ou pode ser tratada para diminuir sua toxicidade. Em geral, o uso e a liberação para o ambiente de substâncias como *cloro* ou outros agentes branqueadores, ácidos e solventes orgânicos é significativamente menor com a produção de papel reciclado do que na fabricação de material virgem.

Papéis de diferentes tipos são compostos de fibras de diferentes comprimentos (longas em papel de escritório e curtas em papel de jornal) que não podem ser misturados na reciclagem para produzir papel de alta qualidade. Além disso, há um limite para o número de vezes que o papel pode ser reciclado, uma vez que com cada ciclo as fibras da polpa tornam-se mais curtas e então perdem a sua integridade. O papel de jornal pode ser reciclado em papel de jornal cerca de seis a oito vezes. Caixas de alimentos e ovos normalmente são feitas de fibra de polpa reciclada.

De 1985 a 2000 quase 20 bilhões de dólares foram gastos pela indústria de papel nos Estados Unidos em tecnologia e investimento de capital na reciclagem de papel; o objetivo final foi reciclar aproximadamente a metade de todo o papel usado no país. De fato, em meados do ano 2000, aproximadamente metade dos produtos de papel e papelão no país foi reciclado, comparado a dois terços de muitos países do norte da Europa. Taxas de reciclagem nos Estados Unidos em 2003 foram 82% para jornais, 71% para caixas onduladas, 56% para papel de escritório, 33% para revistas e 16% para listas telefônicas.

A questão se é preferível reciclar o papel, em vez de enterrá-lo em um aterro é controversa. Uma vez que o papel é feito de madeira, a qual cresceu extraindo dióxido de carbono da atmosfera, colocar o papel em aterros em que nunca irá se decompor é uma forma de sequestrar CO_2. Pesquisas indicam que cerca de 70% do carbono no papel – e mais do que 97% de outros produtos da madeira – permanecem sem se decompor em aterros. No entanto, este argumento é negado se qualquer fração insignificante do papel se decompuser para emitir metano; sem levar em consideração a grande quantidade de energia e água necessárias para produzir o papel virgem comparado ao papel reciclado.

Talvez um uso mais inteligente para resíduo do papel no futuro será sua conversão no combustível *etanol*, como discutido no Capítulo 8. O papel pode ser incinerado diretamente para recuperar seu conteúdo energético, reduzindo a quantidade de combustíveis fósseis queimados em usinas de energia. De acordo com uma análise realizada pelo Centre for Environmental Technology britânico, a reciclagem do papel é ambientalmente superior à disposição em aterro, mas é verdadeiramente inferior a queima para seu valor como combustível quando todos os fatores são levados em consideração.

A reciclagem de pneus

Outro item de consumo que apresenta um problema no gerenciamento de resíduos é o pneu de veículos. Na América do Norte, em média são descartados cerca de 10 kg de borracha de pneu por pessoa por ano; portanto, em torno de um terço de um *bilhão* de pneus são acrescentados ao estoque de aproximadamente 3 bilhões de pneus que atualmente estão armazenados em pilhas imensas e esperam um destino final! Pelo fato de que os pneus são fabricados principalmente do petróleo, e como consequência são inflamáveis, incêndios nessas enormes pilhas não são incomuns e produzem uma tremenda quantidade de fumaça, *monóxido de carbono* e substâncias tóxicas, tais como **hidrocarbonetos poliaromáticos (HPAs)** e **dioxinas** (Capítulo 11). Esses incêndios são muito difíceis de extinguir por causa dos bolsões de ar dentro e entre os pneus.

Existe um grande esforço para que se use o pneu como combustível ou como um componente do asfalto, mas atualmente essas aplicações consomem apenas 10% da quantidade de pneus que são descartados anualmente. Uma parte dos pneus usados é também utilizada para produzir produtos paisagísticos.

Tem sido realizado um grande número de tentativas comerciais de reprocessamento de fragmentos de pneus utilizando-se da **pirólise** – uma degradação térmica do material na ausência de oxigênio. Os produtos resultantes são gases com baixas flutuações e combustíveis líquidos e um **carvão de pirólise** que contém minerais e uma versão com baixa variação de um material chamado **negro de fumo**, o qual pode ser posteriormente tratado e convertido em *carvão ativado* (Capítulo 14). Eventualmente, é possível converter o componente líquido em carvão de pirólise de alto grau, dessa forma tornando o processo economicamente lucrativo. A "borracha" dos pneus consiste de aproximadamente 62% de um polímero de hidrocarboneto e 31% de negro de fumo – adicionado para fortalecer os pneus e reduzir o desgaste – portanto, há um mercado pronto para esse último produto. O uso do componente líquido como combustível é problemático por causa do seu alto conteúdo de hidrocarbonetos aromáticos.

A reciclagem de plásticos

Um dos sucessos da indústria química no século XX foi o desenvolvimento de uma grande variedade de **plásticos**. Em nível molecular, todos os plásticos são compostos de moléculas poliméricas orgânicas, muitas unidades longas de matéria nas quais uma unidade estrutural curta é repetida várias vezes. Toda a matéria-prima (exceto o cloro) que é utilizada na fabricação do plástico é obtida do petróleo.

Conceitualmente, o polímero mais simples é o **polietileno** (ou **polieteno**), cujas moléculas são compostas de milhares de unidades —CH_2— ligadas entre si.

$$\cdots-\overset{\overset{\displaystyle H}{|}}{\underset{\underset{\displaystyle H}{|}}{C}}-\overset{\overset{\displaystyle H}{|}}{\underset{\underset{\displaystyle H}{|}}{C}}-\overset{\overset{\displaystyle H}{|}}{\underset{\underset{\displaystyle H}{|}}{C}}-\overset{\overset{\displaystyle H}{|}}{\underset{\underset{\displaystyle H}{|}}{C}}-\overset{\overset{\displaystyle H}{|}}{\underset{\underset{\displaystyle H}{|}}{C}}-\overset{\overset{\displaystyle H}{|}}{\underset{\underset{\displaystyle H}{|}}{C}}-\cdots$$

Esse polímero é preparado pela combinação de muitas moléculas de *etileno* (eteno) – por essa razão o nome – e é um exemplo de um **polímero por adição**. Dependendo exatamente de qual modo ocorre a polimerização, é formado tanto o ***polietileno de baixa densidade*** **(PEBD)** (o plástico conhecido possui uma denominação de reciclagem número 4) como o ***polietileno de alta densidade*** **(PEAD)** (o plástico branco e turvo ou opaco tem uma denominação número 2).

Existem muitos outros polímeros por adição similares ao polietileno, nos quais um (ou mais) dos quatro átomos de hidrogênio em cada unidade etilênica, —CH_2—CH_2—, é substituído por um grupo ou átomo X, resultando no polímero

$$\cdots-\overset{\overset{\displaystyle H}{|}}{\underset{\underset{\displaystyle H}{|}}{C}}-\overset{\overset{\displaystyle H}{|}}{\underset{\underset{\displaystyle X}{|}}{C}}-\overset{\overset{\displaystyle H}{|}}{\underset{\underset{\displaystyle H}{|}}{C}}-\overset{\overset{\displaystyle H}{|}}{\underset{\underset{\displaystyle X}{|}}{C}}-\cdots$$

Se o elemento X, ligado a todos os átomos de carbono secundário em cada cadeia for o cloro, então é obtido o polímero transparente (ou de cor azul) **cloreto de polivinila (PVC)** (reciclagem número 3). Se o substituinte for um grupo metila, temos o **polipropileno** (reciclagem número 5), e se for um anel benzeno resulta em **poliestireno** (número 6). Os plásticos formados a partir de todos esses polímeros são usados extensivamente em embalagens, como indicado pelo uso original listado na Tabela 16-1.

Outro plástico comumente reciclado (número 1) é o plástico transparente **polietileno teriftalato (PET)**. Sua estrutura é uma cadeia de duas unidades de CH_2 alternadas com uma unidade da molécula orgânica *ácido tereftálico*. O PET é usado na forma de filme (fita magnética bem como filme fotográfico), fibra e resina modelada (por exemplo, garrafas plásticas).

No último quarto do século XX, os plásticos tornaram-se o símbolo de uma sociedade descartável, uma vez que muito dos produtos – especialmente aqueles usados em embalagens – foram programados para serem usados uma única vez e depois descartados. Muitos ambientalistas acreditavam que os resíduos plásticos foram os principais culpados na crise do lixo. Realmente, plásticos modelados ocupam a maior porcentagem do volume de aterros do que sua porcentagem em massa, porque suas densidades são baixas, muito embora eles sejam eventualmente comprimidos pelo próprio peso colocado sobre os mesmos, ou compactado por

TABELA 16-1   Plásticos comumente reciclados

Número atribuído à reciclagem	Sigla e nome do plástico	Exemplo de uso do original	Exemplo de uso do reciclado
1	PET Polietileno tereftalato	Garrafas de bebidas; frascos de alimentos e produto de limpeza; recipientes de produtos farmacêuticos	Fibras de tapete; material de isolamento; recipientes para não alimentos
2	PEAD Polietileno de alta densidade	Garrafas de leite, suco e água; pote de margarina; sacolas de compra dobráveis	Frascos de óleo e sabão; refugo de latas; sacolas de compras; tubulação
3	PVC (ou V) Cloreto de polivinila	Garrafas de alimentos, águas e produtos químicos; embrulho de alimentos; embalagem tipo bolha; material de construção	Tubulação de drenagem; ladrilhos para piso; cones de tráfego
4	PEBD Polietileno de baixa densidade	Sacos flexíveis para entulho/lixo, leite e alimentos; embalagens e recipientes flexíveis	Sacos para entulho/lixo e produtos alimentícios; tubulação de irrigação; frascos de óleo
5	PP Polipropileno	Alças, tampas de garrafa, invólucros e garrafas; pote de alimentos	Componentes de carros; fibras; baldes; recipiente para entulhos
6	PE Poliestireno	Copo de plástico expandido e embalagens; talheres descartáveis; móveis; utensílios domésticos	Isolantes, brinquedos; bandejas; embalagens de amendoim
7	Outros	Vários	Plásticos especiais: postes, cercas e palhetas

máquinas antes de serem colocados no aterro. Os plásticos estão no segundo lugar como os constituintes mais comuns do lixo municipal, seguido por papel e papelão por uma grande margem. O uso *per capita* anual de plástico na América do Norte é de aproximadamente 30 kg.

Por várias razões, incluindo o fato de que os aterros, especialmente em toda a Europa, estão alcançando suas capacidades máximas e que muitos cidadãos em países desenvolvidos são contrários à sua incineração, muitos plásticos são agora coletados dos consumidores e reciclados. Conforme meados da década de 1990, mais de 80% da massa de plásticos reciclados nos Estados Unidos consistiam de PET e PEAD, em quantidades aproximadamente iguais, com PEBD que era o único de significância. Alguns países, como Suíça e Alemanha, têm dado aos fabricantes a responsabilidade legal pela coleta e reciclagem de embalagens e seus produtos.

Há poucas dúvidas de que o povo em muitos países desenvolvidos apoie a reciclagem de plásticos. Como nos últimos anos de 1990 cerca da metade das comunidades urbanas nos Estados Unidos tinham restrições aos programas de reciclagem que incluíam plásticos. No entanto, a taxa de reciclagem para garrafas PET de refrigerante nos Estados Unidos caiu de 40% em 1995 para somente 22% (do total anual de aproximadamente 25 bilhões, correspondendo a cerca de 100 *per capita*) em 2004. Como no caso do alumínio, a Suécia alcançou uma alta taxa de reciclagem (80%) pela necessidade de depósito para as garrafas de plásticos retornáveis. A maioria das garrafas de PET recicladas é usada para fazer fibras para tapetes, cordas e filmes, apesar de que 14% sejam usados em embalagens de alimentos e bebidas. Somente uma fração da demanda de garrafas de PET é derretida pelo próprio fornecedor.

As embalagens de PEAD atingiram uma alta na taxa de reciclagem (26%) maior que do PET nos Estados Unidos, provavelmente porque eles são usados para leite e para produtos não alimentícios que são primariamente encontrados em casa. Os produtos de PEAD incluem garrafas de produtos não alimentícios, produtos de plástico de jardins como vasos e tábuas para deques.

Cerca de 150 sacolas de polietileno são produzidas anualmente para cada homem, mulher e criança do planeta. Aproximadamente 80% delas são usadas apenas uma vez, em cozinhas como sacos de lixo ou pelos donos de cachorros. Embora elas constituam menos do que 1% do lixo mandado para os aterros, e sua incineração possa recuperar energia do óleo usado para fazê-las, elas são formas altamente visíveis de poluição quando se espalham por ruas e praias. Além disso, as sacolas de plástico podem ter um efeito devastador sobre animais marinhos como tartarugas e baleias, cujo estômago pode ser bloqueado se elas inadvertidamente consumirem as sacolas. Embora as sacolas de plástico sejam coletadas para reciclagem em alguns locais, os países como Dinamarca, Irlanda e Taiwan impuseram uma taxa sobre elas para desencorajar seu uso.

Havia muita resistência para reciclar plásticos em algumas regiões, incluindo muito das indústrias de plásticos. Seu argumento é que plásticos virgens são produtos de baixo custo e são fabricados a partir de uma matéria-prima relativamente de baixo custo (petróleo). A entrada de energia na fabricação de plásticos é muito pequena comparada àquela para fabricar alumínio ou aço a partir de sua matéria-prima. O custo do processo de limpeza do plástico usado e sua conversão novamente em seus monômeros para que ele possa outra vez ser polimerizado é substancial, comparado ao custo atual do petróleo. Alguns executivos da indústria de plástico acreditam que o melhor método para disposição de plásticos é simplesmente queimá-los e usar o calor para gerar energia, especialmente pelo fato de que há pouca oposição do público pela simples queima da maior parte (mais de três quartos) do petróleo produzido em veículos, fornos domésticos e usinas para produção de energia. Além disso, experimentos indicam que a presença de plásticos faz com que os outros materiais no lixo doméstico queimem mais limpamente, além de reduzir a necessidade da adição de combustível fóssil complementar. Embora os plásticos somem menos que 10% da massa do lixo, eles perfazem mais que um terço do seu conteúdo energético.

Os ambientalistas levam em conta esses argumentos chamando a atenção para o fato de que se impactos ambientais estavam sendo incluídos na determinação do custo de material virgem, os plásticos reciclados poderiam ser a opção de menor custo. Também a combustão de alguns tipos de plásticos, notadamente o PVC, produz dioxinas e furanos e libera o gás *cloreto de hidrogênio*.

Maneiras de reciclagem de plásticos

Existem quatro maneiras para reciclar plásticos, uma física e três químicas:

1. **Reprocessar** o plástico (processo físico) refundindo ou remodelando. Usualmente os plásticos são lavados, fragmentados e moídos, desta forma, limpos, podendo ser fabricados novos produtos.
2. **Despolimerizar** o plástico em seus componentes monoméricos por um processo químico ou térmico que possa ser novamente polimerizado.
3. **Transformar** o plástico quimicamente em uma substância de baixa qualidade a partir da qual outros materiais possam ser feitos.
4. **Queimar** o plástico para obter energia (reciclagem de energia).

Exemplos da opção de *reprocessamento* incluem a produção de fibras de tapete de PET reciclado, recipientes de refugo de plásticos, sacolas de compra, etc., a partir do PEAD e de estojos de CD e acessórios de escritórios, tais como bandejas e réguas a partir de poliestireno reciclado. Exemplos adicionais de reprocessamento estão listados por categoria de embalagem de plástico na última coluna da Tabela 16-1.

A opção de *despolimerização* pode ser empregada com o PET e outros polímeros do tipo —A—B—A—B—A—B—, nos quais as unidades do tipo A e B se alternam na estrutura. Estas **condensações de polímeros** são produzidas pela combinação de pequenas moléculas que contêm unidades A e B. Durante o processo de polimerização, A e B formam o polímero e as partes remanescentes das moléculas se combinam. Por exemplo, na produção de PET, é formada a molécula de *metanol*, CH_3OH, a partir da unidade OH de um componente e o CH_3 do outro. No processo de despolimerização química um catalisador e calor são aplicados a uma mistura de metanol e o plástico para *inverter* o processo de polimerização e recuperar os componentes originais:

$$CH_3-A-CH_3 + HO-B-OH + CH_3-A-CH_3 + HO-B-OH + \cdots$$

$$\underset{\text{despolimerização}}{\overset{\text{polimerização}}{\rightleftarrows}} CH_3-A-B-A-B-A \cdots -A-B-A-B-OH + \text{muitos } CH_3OH$$

Para PET, B é —CH_2—CH_2— e A é

$$-O-\underset{\underset{O}{\|}}{C}-\!\!\!\bigcirc\!\!\!-\underset{\underset{O}{\|}}{C}-O-$$

A reciclagem física do PET geralmente tem mais viabilidade econômica do que o reprocessamento químico.

Uma das dificuldades na despolimerização de plásticos é o fato de que compostos orgânicos e inorgânicos são frequentemente adicionados ao polímero original para modificar as propriedades físicas do plástico, tais como a sua flexibilidade, e esses precisam ser removidos antes que os monômeros possam ser reusados.

Para muitos polímeros por adição é difícil planejar um processo pelo qual os monômeros originais possam ser refeitos. Por exemplo, o rendimento de monômero para a despolimerização do poliestireno é cerca de 40%, mas é muito próximo de zero para o polietileno uma vez que a cadeia será rompida em posições aleatórias e não produzirá exclusivamente unidades de dois carbonos.

Exemplos de opções de *transformação* são:

- Processos *redutivos* como a produção de óleo sintético não refinado pela hidrogenação de plásticos ou por aquecimento a altas temperaturas para "romper" as moléculas do polímero, processo que pode ser usado mesmo com mistura de plástico. A pirólise do polietileno em monômeros, que pode ser convertido em lubrificantes, também tem sido uma proposta.
- Processos *oxidativos* como a gaseificação de plástico pela adição de oxigênio e vapor para produzir gás sintético (uma mistura de hidrogênio o monóxido de carbono, discutido no Capítulo 8).

Química Verde: Desenvolvimento de tecidos recicláveis para atapetamento

Nos Estados Unidos, 2,3 bilhões de jardas quadradas de tapetes foram descartadas em 2004. Isto é suficiente para cobrir toda a área de Washington D.C. 11 vezes, ou cerca de ¾ do estado de Rhode Island. O empreendimento de recuperação de tapete na América (CARE) registra que em 2005, 89% do tapete usado foram dispostos em aterros, 3% foram incinerados em fornos de cimento e somente 7% foram reciclados. O tecido para tapetes não é biodegradável, e consome rapidamente o espaço altamente valioso em aterros e, finalmente, é feito de petróleo, uma fonte não renovável. Como as taxas de entrada de aterros aumentam gradativamente – estimativas indicam que elas duplicarão a cada cinco anos – e os custos de transporte, instalação e substituição de tapetes aumenta, a demanda para uma alternativa econômica e ambientalmente responsável em relação à disposição desse tipo de resíduo tem aumentado.

Os dois maiores componentes do tecido para tapetes são as fibras do forro e da parte aparente. Desde os anos 1970, o cloreto de polivinila (PVC) tem sido o material preferido para o forro de tapetes. Preocupações ambientais e de saúde a respeito do PVC incluem o *cloreto de vinila* (monômero usado na produção do PVC) e o plastificante *ftalato*. Cloreto de vinila, um conhecido carcinógeno, é volátil. Alguns acreditam que esse composto escapa como gás a partir do polímero, enquanto outros argumentam que altas temperaturas usadas para processar o PVC eliminariam virtualmente todo o monômero volátil. Ftalatos, que são adicionados ao PVC para torná-lo mais flexível, migram para fora do polímero e se dispersam extensamente no ambiente. A crescente preocupação sobre os efeitos de ftalatos sobre o sistema reprodutivo humano foi discutido no Capítulo 12. Além disso, como também discutido no Capítulo 12, quando ocorre a queima do PVC, ele produz subprodutos tóxicos, incluindo dioxinas, furanos e ácido clorídrico.

A reciclagem é trivial quando ela ocorre com papel, vidro e plástico. No entanto, a maioria da população não pensa sobre a reciclagem dos tapetes. Nos Estados Unidos apenas 7% desse tipo de resíduo são reciclados, em parte porque o PVC do forro interfere no processo de reciclagem. As indústrias Shaw venceram um Presidential Green Chemistry Challenge Award em 2003 pelo desenvolvimento de um novo tipo de tecido para tapetes que permite reciclagem em circuito fechado, isto é, a reciclagem do tecido de forros de tapetes usados com um pouco de perda do material. Esse novo tipo de tecido para tapetes, conhecido como *EcoWorx*, emprega forro de poliolefina e fibras de nylon-6. Além de servir para a reciclagem, o forro de poliolefina possui baixa toxicidade e elimina a significativa preocupação ambiental relativa à saúde relacionada com o PVC.

O processo de reciclagem EcoWorx de tecido para tapetes tem início com a moagem do tecido usado, separando as partículas mais pesadas (o forro de poliolefina) das mais leves (as fibras de nylon-6) com um fluxo de ar (processo conhecido como *purificação*). As partículas de poliolefinas podem, portanto, ser reusadas no processo de extrusão para produção de um novo forro. O nylon-6 é despolimerizado em seus monômeros (caprolactama) e repolimerizado em fibras virgens de nylon-6. As fibras são, então, usadas para formar o novo tecido para tapetes, completando o ciclo. Ambos os tecidos, forro e fibras, da EcoWorx podem ser usados muitas vezes para fabricar um novo tapete.

Há muitas vantagens ambientais adicionais do EcoWorx, bem como vantagens econômicas:

- A reciclagem não requer suprimentos adicionais de petróleo; esse benefício não é apenas ambiental, mas também de nível econômico.
- A reciclagem reduz a necessidade de área de aterro.
- O tecido de tapete de poliolefina retornado é 40% mais leve que o de PVC reusado. Uma quantidade maior de tecido pode ser transportada por caminhões com limites de peso, portanto um menor consumo de combustível, de custos e de poluição.
- O uso de poliolefinas elimina o processo de aquecimento muito energético que é requerido para o PVC. Novamente, isso resulta em diminuição no consumo de combustível, nos custos e na poluição.
- Em tapetes reusados (incluindo PVC reusado), quantidades significativas de material inorgânico de enchimento são usadas para proporcionar leveza e volume. Tradicionalmente, o *carbonato de cálcio* virgem é empregado para esse propósito. EcoWorx contém 60% de cinza volante classe C (um subproduto da queima de carvão fóssil ou carvão sub-betuminoso) como material de enchimento. O uso de cinza volante como material de enchimento significa a utilização de um subproduto indesejável e evita o uso de um composto químico virgem.

O retorno dos bens para a reciclagem é frequentemente uma barreira significativa para esse processo. Para superar essa dificuldade, a indústria Shaw desenvolveu um sistema de retorno dos tapetes até o final de sua vida útil, sem custo para o consumidor.

Avaliação do ciclo de vida

Uma técnica usada na minimização da produção de resíduos e na prevenção à poluição é a **avaliação do ciclo de vida** (ou **análise**), ACV – um cálculo de tudo que entra e sai na vida de um produto, desde a extração da matéria-prima até a disposição final. Essa análise, do berço ao túmulo para um produto (ou processo) pode ser usada para identificar os tipos e magnitudes de impactos ambientais inerentes ao produto (ou processo), incluindo as fontes naturais usadas e a poluição resultante.

Os resultados de uma avaliação do ciclo de vida podem ser usados de duas maneiras:

- para identificar oportunidades no ciclo de vida para minimizar o ônus ambiental global de um produto, e
- para comparar dois ou mais produtos alternativos para determinar qual é o mais amigo do ambiente.

Um exemplo do primeiro uso é a produção de veículos automotores; o ciclo de vida e as mais importantes entradas e saídas são ilustrados na Figura 16-6. Em projetos de novos carros, são usadas as avaliações do ciclo de vida para auxiliar

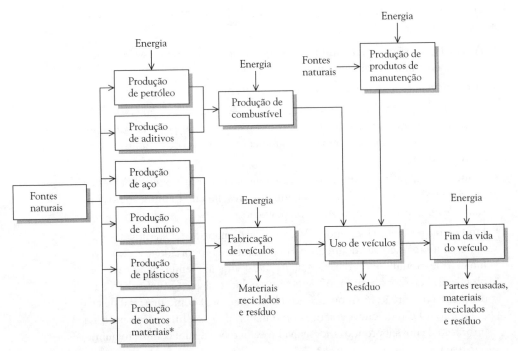

FIGURA 16-6 Componentes importantes de entrada e saída na avaliação do ciclo de vida de veículos automotores. [Fonte: M. Freemantle, "Total Life-Cycle Analysis Harnessed to Generate 'Greener' Automobiles," *Chemical and Engineering News* (27 November 1995): 25.]

na minimização da poluição, ao mesmo tempo mantendo a viabilidade econômica. A análise é particularmente útil na identificação de novas responsabilidades ambientais que aumentam se outras estão diminuindo. Por exemplo, veículos poderiam ser muito mais leves aumentando o uso do plástico: no entanto, os tipos de plásticos usados são difíceis para reciclar e eles aumentariam a eventual carga de resíduos sólidos nos aterros.

Solos e sedimentos

A contaminação do solo por resíduos não é somente um fenômeno dos tempos modernos. Na época de Roma, jazidas de metais eram exploradas e o minério era fundido, poluindo os arredores da zona rural com resíduos das minas. A produção de materiais e produtos químicos na Europa, mesmo no início da Revolução Industrial, produziu uma poluição substancial. No entanto, a extensão da contaminação e o risco dos materiais descartados se expandiram muito no último século, particularmente no período após a Segunda Guerra Mundial.

Iniciamos a seção discutindo a natureza dos solos e dos sedimentos.

Química básica do solo

Os solos são compostos principalmente de partículas sólidas, cerca de 90% das quais são inorgânicas em natureza e o restante é matéria orgânica e espaços porosos, com metade de ar e metade de água. As partículas inorgânicas são resíduos do intemperismo das rochas; quimicamente elas são principalmente **minerais silicatos**. Em nível atômico, esses minerais consistem de estruturas inorgânicas poliméricas nas quais a unidade fundamental é o átomo de silício rodeado tetraedricamente por quatro átomos de oxigênio. Uma vez que esses átomos de oxigênio são compartilhados a cada ligação com outro silício, etc., a estrutura resultante é uma rede ampliada. Há muitas variações no tema estrutura de silicatos. Algumas redes possuem exatamente duas vezes tantos oxigênios (formalmente, O^{2-}) quanto silício (formalmente, Si^{4+}) e correspondem aos polímeros eletricamente neutros de SiO_2. Em outras, algumas posições tetraédricas são ocupadas por íons alumínio, Al^{3+}; em vez do Si^{4+}; a carga extra negativa nessa rede é neutralizada pela presença de outros cátions, como H^+, Na^+, K^+, Mg^{2+}, Ca^+ e Fe^{2+}. Algumas unidades estruturais comuns silício-oxigênio são ilustradas na Figura 16-7.

Ao longo do tempo, o intemperismo de minerais de silicatos de rochas pode envolver reações químicas com água e ácidos nas quais ocorre a substituição de íons. Consequentemente, essas reações produzem substâncias que são exemplos importantes de uma classe de material do solo conhecida como **minerais argilosos**. Um mineral que possui um tamanho de partícula menor que 2 μm é por definição um componente da fração da argila do solo.

Além da argila, existem muitos outros tipos de solo; a definição de cada tipo depende do tamanho da partícula, como indicado na Figura 16-8. Observe que ocorre um aumento em tamanho por um fator de 10 para cada tipo de transição: o limite superior para silte é 10 vezes maior que o da argila, que para a areia fina é

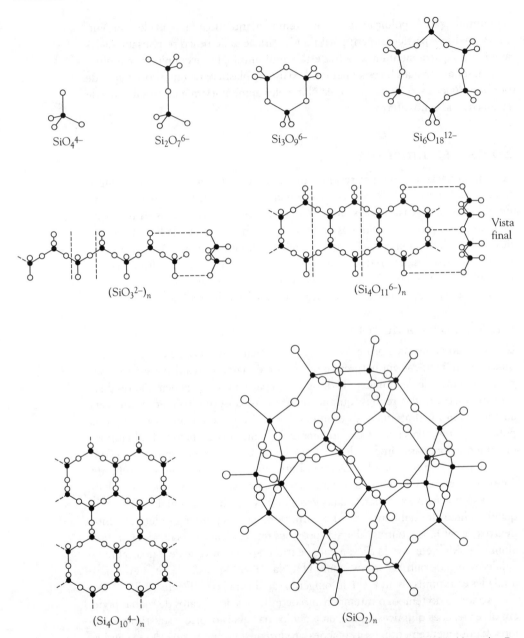

FIGURA 16-7 As unidades estruturais comuns em minerais silicatos. [Fonte: R. W. Raiswell, P. Brimblecombe, D. L. Dent, and P. S. Liss, *Environmetal Chemistry* (London: Edward Arnold Publishers, 1980).]

10 vezes maior que do silte, etc. Em virtude do tamanho da partícula de areia ser grande, ela tem densidade relativamente baixa e a água corre facilmente através do seu interior. Ao contrário, solos compostos de argila são densos e possuem drenagem e aeração pobre, uma vez que as partículas de areia formam uma massa

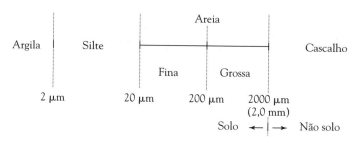

FIGURA 16-8 O sistema de classificação de solo por tamanho de partículas da Sociedade Internacional de Ciência do Solo. [Fonte: G. W. vanLoon and S. J. Duffy, *Environmental Chemistry* (Oxford: Oxford University Press, 2000).]

pegajosa quando está úmida, em contraste com as partículas de areia e silte, as quais não se aglomeram umas com as outras. O melhor solo para agricultura possui uma combinação de tipos de solos. O intervalo de concentração dos elementos principais e secundários é dos componentes minerais do solo, é apresentado na Tabela 16-2.

As partículas de argila atuam como coloides na água. Uma vez que as partículas de argila são muito menores que as de areia ou silte, sua área superficial total por grama é milhares de vezes maior. Consequentemente, os processos mais importantes no solo ocorrem na superfície das partículas coloidais da argila.

Partículas de argila possuem uma camada externa de cátions que estão ligadas eletrostaticamente a uma camada interna eletricamente carregada, como ilustrado na Figura 16-9. Os cátions mais comuns no solo são H^+, Na^+, K^+, Mg^{2+} e Ca^+. Dependendo da concentração de cátions na água adjacente à partícula de argila, os cátions sobre as partículas são suscetíveis de serem trocados por eles. Por exemplo, em uma água rica em íons potássio mas pobre em outros íons, os íons K^+ deslocarão os íons ligados à superfície da partícula de argila (ver Figura 16-9). Se, por outro lado, o solo for ácido – isto é, rico em íons H^+ – os íons metálicos

TABELA 16-2 Teor dos elementos dos componentes minerais dos solos

Elementos principais (%)		Elementos secundários (mg/kg)	
Si	30-45	Zn	10-250
Al	2,4-7,4	Cu	5-15
Fe	1,2-4,3	Ni	20-30
Ti	0,3-0,7	Mn	~400
Ca	0,01-3,9	Co	1-20
Mg	0,01-1,6	Cr	10-50
K	0,2-2,5	Pb	1-50
Na	Traço-1,5	As	1-20

Fonte: G. W. vanLoon and S. J. Duffy, *Environmental Chemistry* (Oxford: Oxford University Press, 2000).

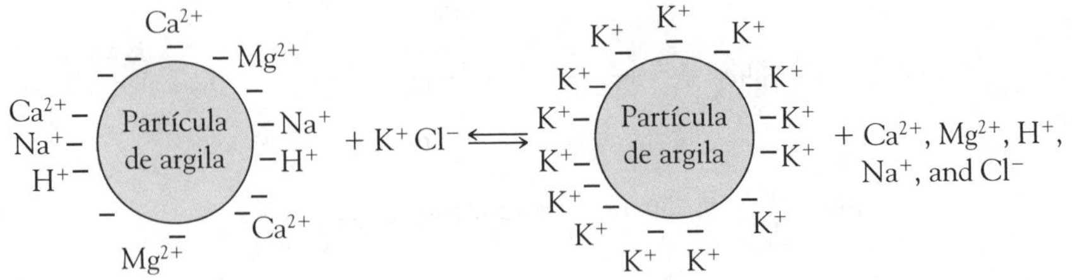

$$\text{Ca}^{2+}-\text{Partícula de argila}-\text{Mg}^{2+}, \text{Na}^+, \text{H}^+, \text{Ca}^{2+} + \text{K}^+\text{Cl}^- \rightleftharpoons \text{K}^+-\text{Partícula de argila}-\text{K}^+ + \text{Ca}^{2+}, \text{Mg}^{2+}, \text{H}^+, \text{Na}^+, \text{and Cl}^-$$

FIGURA 16-9 Equilíbrio de troca iônica na superfície de uma partícula de argila. A adição de íons K^+ na água do solo desloca o equilíbrio de troca para a direita, enquanto que a remoção de íons K^+ da solução a desloca para a esquerda. [Fonte: R. W. Raiswell, P. Brimblecombe, D. L. Dent and P. S. Liss, *Environmental Chemistry* (London: Edward Arnold Publishers, 1980).]

sobre a superfície serão deslocados pelos íons H^+ e os íons metálicos passarão para a fase aquosa. Geralmente, a maior carga positiva no cátion, é a mais fortemente ligada à partícula. Metais pesados dissolvidos na água do solo são frequentemente adsorvidos na superfície das partículas de argila.

Além dos minerais, os outros componentes importantes do solo são matéria orgânica, água e ar. A proporção de cada componente varia muito de um solo para outro. A matéria orgânica (1-6%), que fornece a cor escura ao solo, é principalmente um material chamado **húmus**. O húmus é derivado principalmente das plantas fotossintéticas e alguns componentes (tais como celulose e hemicelulose) que já foram decompostos pelos organismos que vivem no solo. O material originário das plantas não decomposto é principalmente proteína e lignina, ambas substâncias poliméricas muito insolúveis em água. Uma quantidade significativa de carbono na lignina existe na forma de anéis aromáticos de benzeno de seis membros conectados por cadeias de carbono e átomos de oxigênio (ver Figura 11-4). Muito da matéria orgânica do solo também consiste de partículas coloidais.

Como resultado da oxidação parcial de alguma lignina, muitas das cadeias poliméricas resultantes contêm grupos *de ácidos carboxílicos*, -COOH. Essa porção escura do húmus consiste em **ácidos húmicos** e **fúlvicos**, e é solúvel em soluções básicas devido à presença de grupos ácidos. Por definição, o ácido húmico é *insolúvel* em solução ácida, enquanto que ácido fúlvico é *solúvel*. O ácido húmico é menos solúvel em ácido que o fúlvico não apenas por causa da sua massa molecular ser muito maior (100 a 1000 vezes), mas também pelo fato de seu conteúdo de oxigênio ser menor e, por isso, possuir menos grupos —OH por carbono para formar ligações de hidrogênio com a água. Os grupos ácidos são frequentemente adsorvidos sobre a superfície dos minerais de argila, sendo que a extensão é dependente da distribuição de cargas na superfície das partículas. Os ácidos húmicos e fúlvicos formam coloides, que são hidrofílicos, enquanto que aqueles da argila são hidrofóbicos. Geralmente, moléculas orgânicas não polares são mais fortemente atraídas pela matéria orgânica no solo do que na superfície das partículas derivadas dos minerais.

Uma vez que uma parte do carbono do material vegetal original foi transformado em dióxido de carbono, e depois perdido como um gás para a vizinhança, o húmus tem relativamente mais nitrogênio do que o vegetal original; seus outros principais componentes são carbono, oxigênio e hidrogênio. Em função do processo de decomposição ocorrer nos componentes orgânicos do solo, a concentração de O_2 no ar do solo é muitas vezes de apenas 5-10% em vez de 20%, e sua concentração de CO_2 é normalmente várias centenas de vezes aquela presente na atmosfera.

PROBLEMA 16-3

A composição percentual em massa de um ácido fúlvico típico é 50,7% de carbono, 45,1% de oxigênio e 4,22% de hidrogênio. Deduza a fórmula empírica (mais simples) para a substância.

A acidez e a capacidade de troca de cátion do solo

Se o solo na superfície contiver minerais com elementos no estado reduzido, sua oxidação por meio do oxigênio atmosférico pode produzir um ácido. Um exemplo é a oxidação do enxofre na *pirita*, discutida no Capítulo 13. Chuva ácida, certamente, proporciona outra fonte de acidez em certas regiões (Capítulo 4).

Quantitativamente, a habilidade para troca de cátions em solos é expressa como **capacidade de troca de cátion**, CTC, que é definida como a quantidade de cátions que são reversivelmente adsorvidos por unidade de massa (seca) do material. A quantidade de cátions é dada como o número de mol de carga positiva (comumente expressa como centimol ou milimol) e a massa de solo comumente utilizada é de 100 g ou 1,00 kg. Valores típicos da CTC para argila mineral comum se situam entre 1 e 150 centimol por quilograma (cmol/kg). Os valores de CTC são determinados em grande parte pela área superficial por grama do mineral. Os valores de CTC para os componentes orgânicos do solo são altos, devido ao grande número de grupos —COOH que podem trocar e se ligar aos cátions; por exemplo, o CTC da turfa pode ser tão alto quanto 400 cmol/kg.

PROBLEMA 16-4

A CTC de uma amostra de solo é 20 cmol/kg. Qual é o valor da CTC para essa amostra em unidade de milimol por 100 gramas?

Biologicamente, a troca de cátions pelo solo é o mecanismo pelo qual as raízes das plantas obtêm íons metálicos como potássio, cálcio e magnésio. Embora as raízes liberem íons hidrogênio para o solo na troca com íons metálicos, esta não é a principal razão por que os solos nos quais as plantas crescem são, frequentemente, um pouco ácidos. A maioria da acidez deve-se aos processos metabólicos envolvendo as raízes e os micro-organismos do solo, o que resulta na produção de *ácido carbônico*, H_2CO_3, e ácidos orgânicos fracos.

A água das chuvas que é ácida libera cátions básicos das partículas do solo trocando-os por íons H^+. A acidez da água que flui através do solo permanece baixa por essa razão. No entanto, uma vez que os cátions básicos tenham sido esgotados, íons alumínio são liberados, como discutido no Capítulo 4. Sabe-se que, no passado, cátions básicos provenientes das partículas de poeira, especialmente aquelas contendo carbonatos de cálcio e magnésio, neutralizavam uma parte da acidez das chuvas, mas com *dióxido de enxofre*, suas emissões a partir de fontes industriais têm sido reduzidas nas últimas décadas.

O pH do solo pode variar acima de um intervalo significativo por uma variedade de razões. Por exemplo, solos em áreas com pouca ocorrência de chuvas, mas altas concentrações de sais solúveis de carbonato de sódio, Na_2CO_3, tornam-se alcalinos em decorrência da (hidrólise) reação do **íon carbonato**, CO_3^{2-}, com a água, como discutido no Capítulo 13.

Solos que são muito alcalinos para a prática da agricultura podem ser remediados tanto pela adição de enxofre elementar, que libera íons hidrogênio, quando ele é oxidado para *íon sulfato* pela ação de bactérias, ou pela adição de sais de sulfato de um metal como ferro (III) ou alumínio, que reagem com a água do solo para capturar íons hidroxilas e liberar íons hidrogênio:

$$2\,S(s) + 3\,O_2 + 2\,H_2O \longrightarrow 4\,H^+ + 2\,SO_4^{2-}$$
$$Fe^{3+} + 3\,H_2O \longrightarrow Fe(OH)_3(s) + 3\,H^+$$

O pH da água presente no solo é determinado pela concentração de íons hidrogênio e hidróxidos. Entretanto, o solo possui **acidez reversível** em função do grande número de átomos de hidrogênio nos grupos —COOH e —OH na fração orgânica e nas posições de troca de cátions nos minerais que são ocupados por íons H^+. Em outras palavras, os solos atuam como ácidos fracos, retendo seus íons H^+ na forma associada até que sejam influenciados pelas bases. Portanto, o pH do solo tende a ser tamponado evitando um grande aumento no pH, uma vez que o íon hidrogênio pode ser lentamente liberado para a fase aquosa. No processo de **calagem**, que é a adição de sais, como o carbonato de cálcio no solo, íons carbonato neutralizam os ácidos presentes na zona superior do solo produzindo dióxido de carbono e água. Uma vez que ocorreu este processo, os íons cálcio podem substituir íons hidrogênio na matéria orgânica e argilas. Os íons carbonatos adicionais que entram para a fase aquosa se combinam com os íons H^+ liberados recentemente, para novamente produzir o ácido carbônico (fraco), que se dissocia em dióxido de carbono e água. Desse modo, a calagem é um procedimento pelo qual o pH do solo pode ser um pouco aumentado, e é o método prático pelo qual os solos podem ser remediados.

Salinidade do solo

Em climas quentes e secos, os sais e a alcalinidade tendem a se acumular uma vez que há pouca chuva para lixiviar os íons do solo. Em contraste com outros climas, a malha de movimento de água em climas áridos é mais ascendente que descendente: a evaporação da água e a perda por transpiração das plantas excedem às chuvas. Os sais que acompanham a migração ascendente da água permanecem na superfície ou próxima dela quando a água escapa para a atmosfera. A acumulação de sais na superfície também ocorre em regiões semiáridas por causa do uso de sistemas de irrigação de baixa qualidade, cujos sais permanecem no solo após a água ter sido evaporada.

Íons são também liberados na superfície do solo devido ao intemperismo de outros minerais insolúveis. Um exemplo simples é a reação de *olivina*:

$$MgSiO_4 + 4\,H_2O \longrightarrow Si(OH)_4 + 2\,Mg^{2+} + 4\,OH^-$$

Íons hidroxila adicionais são produzidos quando o *íon silicato*, SiO_4^{4-}, produzido pelo intemperismo do mineral, reage como uma base forte com água.

Como regra geral, a hidrólise de minerais silicatos (reação com a água) na superfície produz cátions e íons hidróxidos. Em climas não áridos, o hidróxido é neutralizado por ácidos que são naturalmente produzidos no solo (ver seção posterior), mas isso não ocorre em climas áridos. Há muito pouca matéria orgânica nos solos das regiões áridas. O hidróxido reage com o dióxido de carbono da atmosfera que se dissolve na água para produzir íons *bicarbonato* e carbonato:

$$OH^- + CO_2 \longrightarrow HCO_3^-$$
$$HCO_3^- \longrightarrow H^+ + CO_3^{2-}$$

Consequentemente, sais de bicarbonato e carbonato se acumulam em solos áridos. Se os cátions predominantes no solo são o cálcio e o magnésio, a maior parte dos íons carbonato será imobilizada como seus sais de carbonato insolúveis. No entanto, se a predominância for de sódio e potássio, o solo quando estiver úmido terá um pH alto, uma vez que os sais de carbonato desses íons são solúveis e o CO_3^{2-} livre atuará como uma base:

$$CO_3^{2-} + H_2O \rightleftharpoons HCO_3^- + OH^-$$

O aumento da salinidade é um grande problema na Austrália, especialmente em regiões onde o trigo e outras culturas de raízes superficiais têm substituído a vegetação natural de raízes longas. Essa substituição, mais a irrigação de culturas incluindo arroz e algodão, tem resultado num aumento do nível freático e, com isso, do sal que anteriormente se encontrava nas profundezas no solo.

Sedimentos

Sedimentos são camadas de partículas minerais e orgânicas, frequentemente de granulometria fina, que são encontrados no fundo de corpos de águas naturais como lagos, rios e oceanos. A proporção entre minerais e matéria orgânica varia substancialmente, dependendo da localização. Os sedimentos são de muita importância ambiental porque eles são o depósito de muitas substâncias químicas, especialmente metais pesados e compostos orgânicos tais como HPA e pesticidas, a partir dos quais eles podem ser transferidos para os organismos que habitam essa região. Portanto, a proteção da qualidade dos sedimentos é um dos componentes de todo gerenciamento de águas.

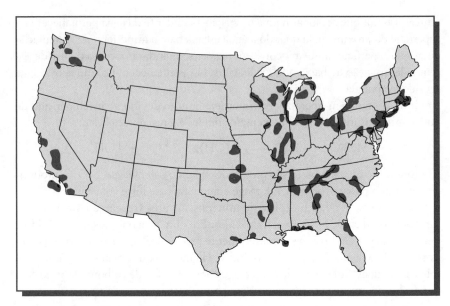

FIGURA 16-10 Bacias hidrográficas dos Estados Unidos onde os sedimentos contaminados podem oferecer riscos ambientais. [Fonte: U.S. EPA, in B. Hileman, "EPA Finds 7% of Watersheds Have Polluted Sediments," *Chemical and Engineering News* (26 January 1998): 27.]

No mapa da Figura 16-10 são mostradas bacias hidrográficas continentais dos Estados Unidos, onde os sedimentos estão suficientemente contaminados para atribuir riscos ambientais. De acordo com um relatório da EPA, 7% de todas as bacias hidrográficas oferecem um risco para as pessoas que se alimentam de peixes oriundos das mesmas, e para os peixes e animais selvagens. Os dois poluentes encontrados em altos níveis com mais frequência nesses locais contaminados são **PCB** e mercúrio, embora **DDT** (e seus metabólitos) e HPA também tenham sido encontrados em altas concentrações em muitos pontos de amostragem.

A transferência de poluentes orgânicos hidrofóbicos para organismos pode originar-se da transferência intermediária para a **água intersticial**, que é a água presente nos poros microscópicos que existem no interior do material que compõe o sedimento. Compostos orgânicos estão em equilíbrio entre a fração adsorvida nas partículas sólidas e aquelas dos interstícios. Por essa razão, a água intersticial é frequentemente avaliada em relação à toxicidade para estabelecer níveis de contaminação de sedimentos.

A ligação de metais pesados em solos e sedimentos

A disposição derradeira dos metais pesados, e também de muitos compostos orgânicos tóxicos, é a deposição e sepultamento em solos e sedimentos. Metais pesados normalmente se acumulam na camada superior do solo e, por isso, são acessíveis para que sejam absorvidos pelas raízes das plantas. Por esse motivo é importante conhecer a natureza desses sistemas e como eles funcionam.

Materiais húmicos possuem uma grande afinidade pelos cátions de metais pesados e os extraem da água por meio do processo de troca iônica. A ligação dos cátions metálicos ocorre geralmente pela formação de complexos dos íons metálicos com o grupo —COOH dos ácidos húmicos ou fúlvicos. Por exemplo, para ácidos fúlvicos, a interação mais importante provavelmente envolve um grupo —COOH e um grupo —OH de carbonos adjacentes de um anel benzeno na estrutura polimérica, na qual o íon do metal pesado substitui dois íons H^+:

M = metal pesado

Ácidos húmicos normalmente produzem complexos insolúveis na água, enquanto que aqueles de ácidos fúlvicos menores são solúveis em água.

PROBLEMA 16-5

Desenhe a estrutura que seria esperada se um íon metálico dipositivo M^{2+} fosse ligado a dois grupos —COOH⁻ em carbonos adjacentes num anel benzênico.

Os metais pesados (Capítulo 15) são retidos pelo solo por três métodos:

- por adsorção sobre à superfície das partículas minerais;
- por complexação pela ação de substâncias húmicas em partículas orgânicas; e
- por reações de precipitação.

Os processos de precipitação dos íons mercúrio e cádmio envolvem a formação dos sulfetos insolúveis HgS e CdS quando os íons livres em solução encontram os íons *sulfeto*, S^{2-}. Concentrações significativas de íons sulfeto ocorrem próximo ao fundo dos lagos nos meses de verão, quando a água é normalmente pobre em oxigênio dissolvido, como discutido no Capítulo 13. No entanto, a concentração total de mercúrio na água do solo pode exceder os limites fixados pelo produto de solubilidade do HgS, porque uma parte do mercúrio tomará a forma do composto molecular moderadamente solúvel, $Hg(OH)_2$ e não participará no equilíbrio com o sulfeto.

Em solos ácidos, a concentração de Cd^{2+} pode ser substancial, uma vez que esse íon adsorve fracamente apenas em argilas e outros materiais particulados. Acima de um pH igual a 7, no entanto, o Cd^{2+} é precipitado como o sulfeto, carbonato ou fosfato, uma vez que a concentração desses íons aumenta com o aumento do nível do íon hidróxido.

Portanto, a calagem do solo para aumentar seu pH é um modo efetivo de imobilizar o íon cádmio e, por meio disso, prevenir sua absorção pelas plantas.

Como muitos outros compostos químicos, os íons de metais pesados são frequentemente adsorvidos na superfície do material particulado, especialmente os orgânicos que estão em suspensão na água, uma vez que simplesmente estão dissolvidos em água como íon livre ou como complexos com biomoléculas solúveis, tal como os ácidos fúlvicos. As partículas eventualmente vão para o fundo dos lagos e são enterradas quando outros sedimentos se acumulam sobre elas. Esse enterro representa um importante sumidouro para muitos poluentes aquáticos e é um mecanismo pelo qual a água é purificada. Antes elas estão cobertas por camadas subsequentes de sedimentos; no entanto, a matéria recentemente depositada no fundo de um corpo aquático pode recontaminar a água acima dela pela dessorção dos compostos químicos, uma vez que absorção e dessorção estabelece um equilíbrio. Além disso, os poluentes adsorvidos podem entrar na cadeia alimentar se as partículas forem consumidas por organismos que crescem e se alimentam no fundo do corpo aquático.

Apenas a concentração total de matéria orgânica no sedimento pode não ser uma boa medida das quantidades que estão biologicamente disponíveis, o mesmo é verdadeiro para os níveis de íons de metais pesados presentes. Sedimentos diferentes com a mesma concentração total dos íons de um metal pesado podem variar por um fator de no mínimo 10 em termos de toxicidade, para os organismos, associada ao metal. Esta variação ocorre principalmente porque os sulfetos nos sedimentos controlam a disponibilidade dos metais. Se a concentração de íons sulfetos *excede* o total dos metais, virtualmente todos os íons metálicos serão presos como sais de sulfetos insolúveis tais como HgS, CdS, etc, e estará indisponível biologicamente em valores normais de pH. No entanto, se a concentração de sulfeto é menor do que dos metais, a diferença é biologicamente disponível. O íon sulfeto que está disponível para complexar com os metais é a quantidade que dissolverá em ácidos aquosos a frio e é denominado **sulfeto orgânico volátil**, SOV. Sedimentos poluídos industrialmente podem ter concentrações de SOB de centenas de micromol de enxofre por grama, enquanto que sedimentos não contaminados de ambientes oxidados podem ter valores tão baixos como 0,01 μmol/g.

Embora o mercúrio na forma de Hg^{2+} seja fortemente ligado aos sedimentos e não se redissolva prontamente na água, problemas ambientais têm aumentado em muitos corpos de água pela conversão do metal em *metilmercúrio* e sua subsequente liberação na cadeia alimentar aquática. O ciclo global das espécies de mercúrio entre ar, água e sedimentos está ilustrado na Figura 15-1.

Como discutido anteriormente, as bactérias anaeróbias metilam o *íon mercúrio* para formar $Hg(CH_3)_2$ e CH_3HgX, que em seguida rapidamente se dessorve das partículas de sedimento e se dissolve na água, entrando, portanto, na cadeia alimentar. Embora o nível de metilmercúrio dissolvido em água possa ser extremamente baixo (na ordem de centenas de partes por trilhão), um fator de biomagnificação de 10^8 resulta em concentrações na faixa de ppm nos músculos de alguns peixes. As consequências devastadoras do envenenamento por metilmercúrio foram descritas anteriormente (Capítulo 15).

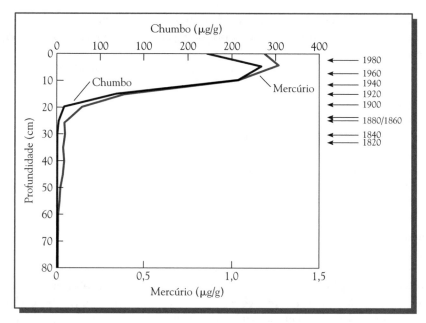

FIGURA 16-11 Concentração de chumbo e mercúrio nos sedimentos de Halifax Harbor *versus* profundidade (e, logo, por ano de depósito). [Fonte: D. E. Buckley, "Environmental Geochemistry in Halifax Harbour," *WAT on Earth* (1992): 5.]

Escavações e análises dos sedimentos de fundo de um corpo aquático podem resultar num registro histórico de contaminação por várias substâncias. Por exemplo, as curvas apresentadas na Figura 16-11 ilustram os níveis de mercúrio e de chumbo nos sedimentos da enseada em Halifax, Nova Escócia, em função da profundidade e, logo, por ano. Por décadas esgotos sem tratamento foram despejados nessa enseada. Consequentemente, seus sedimentos são um registro histórico dos níveis de poluentes no esgoto. O pico máximo de poluição por metais foi atingido próximo do ano de 1970, sendo seu aumento iniciado drasticamente em torno do ano de 1900. Essas tendências são também típicas de níveis de metais pesados em outros corpos de água, tal como os Grandes Lagos; as características de decréscimo nas últimas décadas se derem à imposição de controles de poluição.

Em resumo, solos e sedimentos atuam como enormes sumidouros e reservatórios na retenção de metais pesados.

Rejeitos de minas

Nos tempos modernos muitos minerais (e em alguns casos combustíveis fósseis) são extraídos de uma grande quantidade de rochas (ou areia, etc.) mais do que em tempos passados, uma vez que os suprimentos remanescentes dos minerais ocorrem na forma diluída. Essa prática produz enormes quantidades de rochas trituradas indesejadas na forma de resíduo seco, de granulometria grossa e que precisam ser dispostas, comumente, em pilhas de escória ou aterros próximos à mina. Eventualmente, esses depósitos de resíduos são cobertos com terra e vegetação.

Um dos problemas ambientais mais importantes aparece com a disposição dos **rejeitos** do processamento de minérios – lamas de granulometia fina que são mais ricas em minerais e frequentemente contêm compostos químicos tais como *cianeto* (Capítulo 14) que foram usados para extrair ou processar o minério. Os compostos tóxicos dos rejeitos são uma fonte potencial de poluição para as águas superficiais locais, águas subterrâneas e solo.

Para prevenir sua dispersão para o ambiente, os rejeitos são normalmente depositados, como lamas, em represas construídas no local para essa finalidade. Para prevenir o vazamento para o solo, um revestimento de argila ou geomembrana é normalmente incorporado no fundo do aterro. Com o tempo, o sólido assenta no fundo da represa e a água evapora ou é drenada, isto é, os rejeitos são *desidratados*, embora isso possa levar um longo tempo para acontecer. Em alguns casos, materiais tóxicos como metais pesados, nitratos ou excesso de acidez, são removidos pelo tratamento dos rejeitos. Eventualmente, para estabilizar a cobertura vegetal, matéria orgânica e fertilizante precisam ser adicionados, uma vez que os rejeitos secos contêm pouco ou nada de matéria orgânica e consequentemente são estéreis e hostis para as plantas.

Se as rochas trituradas ou os rejeitos contiverem *pirita de ferro*, a exposição ao oxigênio produzirá *ácido sulfúrico* por meio de uma série de reações, discutidas na drenagem ácida da mina no Capítulo 13. A acidez pode ser neutralizada pela adição contínua de calcário.

O problema ambiental mais importante associado ao represamento de rejeitos é a falha em potencial inerente ao processo, resultando numa catastrófica descarga de rejeitos em um curso d'água e/ou no solo. A falha pode ser decorrente da inundação, terremoto ou simplesmente pela perda de estabilidade da represa por pressão durante todo o tempo. Um número de tais incidentes ocorreu na última década – por exemplo, na Espanha – com resultados devastadores para os animais, peixes e, em alguns casos, solos utilizados para a agricultura.

Uma alternativa para estocagem de rejeitos sobre o solo é a sua disposição no fundo dos oceanos usando tubulações que chegam a 100 m ou mais. Uma deficiência de oxigênio reduzirá o processo de oxidação, e dentro de uns poucos anos os rejeitos serão cobertos por outros entulhos. Alguns biólogos não estão totalmente certos sobre esse procedimento de disposição, porque o ambiente no qual vivem os organismos de fundo certamente terão problemas. Tem ocorrido a contaminação de peixes por metais pesados em áreas onde é usada essa prática de disposição. Pelas características da granulometria fina dos rejeitos, ocorre uma dispersão sobre uma enorme área no fundo do oceano.

A remediação do solo contaminado

Mesmo em áreas consideradas virgens pode haver regiões com solos contaminados. Por exemplo, as atividades em grande escala da indústria florestal na Nova

Zelândia têm provocado a contaminação de várias centenas de locais onde a madeira serrada é tratada com o preservante *pentaclorofenol*, PCF (Capítulo 11). Os contaminantes furano e dioxina do PCF também são encontrados nos solos. Todos os três tipos de contaminantes têm sido lixiviados para as águas subterrâneas em algumas dessas áreas e iniciado o processo de bioacumulação na cadeia alimentar.

Solo contaminado é encontrado com mais frequência não apenas próximo aos locais de depósitos de resíduos e de indústrias químicas, mas também perto de tubulações e de postos de gasolina. Os três principais tipos de tecnologias atualmente disponíveis para a remediação de áreas contaminadas são:

- contenção ou imobilização;
- mobilização; e
- destruição.

Em geral, as tecnologias podem ser aplicadas *in situ*, isto é, no local da contaminação, ou *ex situ*, após a remoção do material contaminado para outro local. Devido aos custos e riscos, por exemplo, o aumento da poluição atmosférica em decorrência da escavação, processos *in situ* são comumente preferidos.

Entre as técnicas associadas com **contenção** *in situ* (isto é, o isolamento dos resíduos do ambiente) está a cobertura do local contaminado, particularmente com argila e/ou a imposição de barreiras de baixa permeabilidade, que evita a propagação lateral dos contaminantes. Contenção *ex situ* consistiria da disposição do solo escavado em aterros especiais. As técnicas de **imobilização** incluem as técnicas de solidificação e imobilização, e são especialmente úteis para resíduos inorgânicos, os quais podem ter dificuldades no tratamento por outros métodos. A estabilização pode ser encontrada frequentemente pela adição de uma substância para converter um íon de metal pesado em um sal insolúvel, tal como o sulfeto no caso do mercúrio e chumbo, ou o óxido no caso do cromo. Um resíduo concentrado pode ser solidificado pela reação com o *cimento Portland*, por exemplo, ou pelo sepultamento dos resíduos em vidro fundido no processo de **vitrificação**. Por essas técnicas, a solubilidade e a mobilidade dos contaminantes são reduzidas.

As técnicas de **mobilização** são principalmente efetuadas *in situ* e incluem uma lavagem do solo e a extração do vapor dos contaminantes do solo, compostos esses altamente voláteis e insolúveis em água, como a gasolina. O aquecimento do solo para aumentar a taxa de evaporação e poços de injeção de ar muitas vezes são utilizados em conjunção com a **extração de vapores** do solo, na qual os contaminantes são removidos usando-se de perfuração de poços no solo e aplicando-se extração a vácuo. Como indicado na Tabela 16-3, essa técnica é a mais frequentemente usada em tecnologia inovadora em locais *Superfund* (Quadro 16-1) nos Estados Unidos. Uma tecnologia relacionada é a **dessorção térmica**, na qual resíduos são aquecidos para provocar a vaporização dos compostos orgânicos voláteis. A extração de vapores do solo e a dessorção térmica são úteis na remediação de compostos orgânicos voláteis e semivoláteis, o último inclui muitos HPA.

TABELA 16-3 Tecnologias inovadoras de remediação comuns em projetos de locais Superfund nos Estados Unidos (a partir de 1996)

Tecnologia	Locais em projeto ou em instalação	Locais em operação ou finalizados	Número total
Extração de vapores do solo	69	70	139
Dessorção térmica	22	28	50
Biorremediação (*ex situ*)	24	19	43
Biorremediação (*in situ*)	14	12	26
Limpeza *in situ*	9	7	16
Lavagem de solo	8	1	9
Extração com solvente	4	1	5

Fonte de dados: EPA, *Innovative Treatment Technologies: Annual Status Report*, 8ª ed., 1996.

QUADRO 16-1 | O programa Superfund

Em 1980, o governo federal dos Estados Unidos estabeleceu um programa atualmente conhecido como *Superfund* para limpeza total de depósitos de resíduos tóxicos abandonados ou ilegais, uma vez que compostos químicos perigosos de muitos desses locais estavam poluindo a água subterrânea. Os custos dessa limpeza são divididos entre as indústrias químicas, os donos antigos e atuais dessas áreas e o governo. Muitos bilhões de dólares já foram gastos em remediação e muitos bilhões de dólares adicionais, certamente, serão necessários. O progresso em trabalhos de limpeza total tem sido certamente lento por conta do litígio envolvido e as enormes quantidades de dinheiro em risco. Muitas décadas serão necessárias antes mesmo que as áreas de maior prioridade sejam descontaminadas.

O programa Superfund é administrado pela EPA, que identificou aproximadamente 1.300 áreas de resíduos tendo estas um grande potencial para causar danos aos seres humanos e ao ambiente em que eles têm sido colocados, conforme a Lista de Prioridades Nacionais. Os estados de Nova Jersey, Pensilvânia e Califórnia têm o maior número de locais prioritários.

No final dos anos 1990, a EPA finalizou os trabalhos de limpeza em 300 áreas, iniciando trabalhos em mais 700 outras, e realizou remoções de emergência em mais de 3.000 locais adicionais. A velocidade com que o trabalho de limpeza foi completado nos locais adicionais demorou apreciavelmente em meados dos anos 2000. No total, mais de 30.000 locais foram identificados com potencial para necessidade de descontaminação.

Os contaminantes mais comuns nas áreas Superfund são os metais pesados chumbo, cádmio e mercúrio, e os compostos orgânicos benzeno, tolueno, etilbenzeno e tricloroetileno.

A **lavagem do solo** *in situ* é conduzida pela injeção de fluidos através de poços no solo subsuperficial e coletando-os em outros poços. O fluido pode simplesmente ser água, que removerá constituintes solúveis em água, ou uma solução aquosa ácida ou básica para remover contaminantes básicos ou ácidos, respectivamente. Outras opções de lavagem de solos incluem o uso de soluções contendo agentes quelantes tal como EDTA (ver Capítulo 15) para remover metais; e agentes oxidantes que poderão solubilizar previamente espécies insolúveis. Os solventes usados para extrair os complexos organo-metálicos do ambiente aquoso do solo incluem hidrocarbonetos e dióxido de carbono supercrítico (substância descrita posteriormente neste capítulo). Em ordem para os complexos resultantes serem eletricamente neutros e portanto preferencialmente solúveis na fase orgânica, um agente quelante com hidrogênios ácidos que são substituídos pelo metal é normalmente empregado. Se o metal existe como um oxiânion, por exemplo, cromo na forma de Cr(VI), ele primeiro tem que ser reduzido em número de oxidação antes de ser ligado ao agente quelante.

Algumas vezes, a solução de lavagem usa **surfactantes**, ou agentes *tensoativos*. Essas substâncias, como os detergentes, possuem componentes hidrofóbicos e hidrofílicos dentro da mesma molécula e dessa forma podem aumentar a mobilização de contaminantes hidrofóbicos para a fase aquosa. **Biossurfactantes** produzidos por micróbios foram recentemente descobertos de modo que se pode seletivamente remover certos metais pesados, tais como o cádmio do solo. Atualmente, os métodos de lavagem do solo e limpeza são as mais comuns tecnologias inovadoras usadas para remover metais em áreas Superfund.

As técnicas de contenção, mobilização e imobilização por elas mesmas não resultam na *eliminação* de contaminantes perigosos. Técnicas de **destruição**, principalmente incineração e biorremediação, resultam na eliminação permanente porque elas transformam os contaminantes química ou bioquimicamente. Os contaminantes orgânicos no solo podem ser oxidados (mineralizados) colocando o solo escavado numa câmara de combustão de um incinerador, ou pela incineração ou uma das técnicas especiais de oxidação que será discutida mais adiante para tratar das substâncias que foram extraídas do solo. A biorremediação usa as atividades metabólicas dos micro-organismos para destruir contaminantes tóxicos e é também discutida em detalhes mais a frente.

Técnicas eletroquímicas são algumas vezes usadas para remediar solos. A disposição de eletrodos em solos contaminados e a aplicação de um potencial entre eles resulta em um transporte de íons através do solo: os íons se movimentam na água subterrânea (eletrólito). Se íons de metais pesados estiverem dissolvidos na água, eles se moverão para o cátodo (negativamente carregado) e serão depositados sobre ele. De fato, no processo, outros íons metálicos tendem a ser dessorvidos de suas posições nas superfícies de argila, negativamente carregadas, uma vez que o íon hidrogênio é liberado no ânodo (pois a água sofre eletrólise) e subsequentemente migra na água subterrânea em direção ao cátodo (ver Figura 16-12). Lembre-se que íons de metais pesados são muito mais solúveis em um meio ácido do que em um meio neutro ou básico.

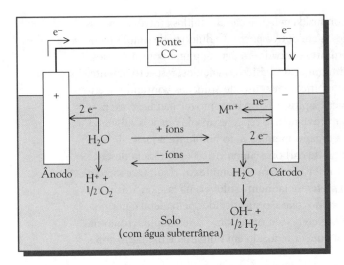

FIGURA 16-12 Remediação eletroquímica de solo contaminado por metais.

Em algumas aplicações de tais métodos eletrocinéticos, o processo é parado antes que os metais sejam depositados sobre o cátodo, mas depois eles migram a maioria da distância na direção dele. O fluxo de íons hidróxido do cátodo (ver Figura 16-12) precipita muitos metais em qualquer evento. O solo rico em metais ao redor do eletrodo é então escavado e limpo por sua lavagem ou por outra técnica. Por meio da repetição deste procedimento e inserção dos eletrodos em diferentes locais no solo, uma maior eficiência de extração dos metais pesados é possível. As técnicas eletrocinéticas foram usadas com sucesso para cobre, chumbo, cádmio, mercúrio, cromo e alguns metais radioativos. O método é alto em demanda de energia e, portanto, em custo, porque muito do potencial elétrico aplicado é perdido pela eletrólise da água do solo.

A **oxidação química** *in situ* pode muitas vezes ser usada para remediar solos (e água subterrânea) contaminados com solventes clorados e/ou BTEX (Capítulo 14). O agente oxidante é injetado diretamente por meio de um poço no resíduo submerso e pode ou não ser extraído do outro lado da região contaminada. Tipicamente, um sal de *íon permanganato*, MnO_4^-, é usado em locais contaminados com TCE, PCE e MTBE, enquanto que *ozônio* ou *peróxido de hidrogênio* é usado para BTEX e HPAs ou, em alguns casos, para solventes clorados C_2. O produto da oxidação, MnO_2, por permanganato é um constituinte natural do solo. Peróxido de hidrogênio é frequentemente adicionado com sais de ferro (juntos são chamados de *Reagente de Fenton*) para formar radicais hidroxilas por uma reação descrita no Capítulo 14.

A análise e remediação de sedimentos contaminados

Agora percebemos que muitos sedimentos de rios e lagos são altamente contaminados com metais pesados e/ou compostos orgânicos tóxicos e que tais sedimentos atuam como fonte de contaminação da água que flui acima deles.

Uma maneira para determinar a extensão da contaminação de um sedimento é analisar uma amostra deste em relação à quantidade total de chumbo, mercúrio e outros metais pesados que estejam presentes. Entretanto, essa técnica falha na distinção entre os compostos tóxicos presentes em diferentes formas tóxicas, ou numa espécie que possa ser resolubilizada na água e àquelas que estão fortemente ligadas às partículas de sedimento e que são improváveis de serem resolubilizadas. Portanto, um teste mais significativo envolve a extração de uma amostra de sedimento das substâncias que são solúveis em água ou em uma solução ácida fraca, analisando-se o extrato líquido resultante de tal processo. Desse modo as espécies que possuem uma ligação muito forte com a matriz podem ser deixadas de fora da soma, sendo consideradas agentes tóxicos inativos. Finalmente, o efeito dos sedimentos sobre os organismos que naturalmente habitam nesse ou sobre esse meio pode ser determinado pela adição de organismos numa amostra de sedimento e observando se eles sobrevivem e se reproduzem normalmente.

Vários tipos de remediação têm sido usados em sedimentos altamente contaminados. Em muitos casos, a solução mais simples é cobrir os sedimentos contaminados com solo ou sedimento não poluído e instalar uma barreira entre os contaminantes e o sistema aquático. Em outros casos, os sedimentos contaminados são dragados do fundo do corpo d'água para uma profundidade maior, na qual a concentração do contaminante é aceitável. Se os sedimentos contêm altas concentrações de compostos orgânicos e nutrientes inorgânicos, eles são frequentemente usados para acentuar solos que não sejam usados para fins de agricultura. Em alguns casos o sedimento pode ser usado para cultivo, desde que os metais pesados e outros contaminantes presentes não entrem no crescimento dos alimentos. O cádmio é comumente o metal pesado de maior preocupação em tais sedimentos; se o pH do solo for 6,5 ou maior, a maioria do cádmio não será solúvel, portanto, na maioria das vezes é tolerada uma alta concentração total desse metal.

Muitos métodos químicos e biológicos de descontaminação de sedimentos encontram-se em uso. Por exemplo, o tratamento com o carbonato de cálcio ou cal aumenta o pH dos sedimentos e, por meio disso, imobiliza os metais pesados. Em algumas situações, sedimentos contaminados são simplesmente cobertos com um sólido quimicamente ativo, como calcário (carbonato de cálcio), *gipsita* (sulfato de cálcio), *sulfato de ferro (III)* ou *carvão ativado*, que gradualmente desintoxicam os sedimentos. Em outros casos, os sedimentos são primeiramente dragados do fundo do corpo d'água e depois são tratados. Metais pesados são frequentemente removidos pela acidificação dos sedimentos ou tratando-os com um agente quelante; em ambos os casos os metais pesados tornam-se solúveis em água e são lixiviados do sólido. Para contaminantes orgânicos, a extração de substâncias tóxicas usando solventes e a destruição, seja por tratamento térmico do sólido ou introdução de micro-organismos que os consomem, são as principais opções. Os sedimentos descontaminados, portanto, podem ser retornados para o corpo aquático ou espalhados no solo. Essas técnicas para remoção de metais e compostos orgânicos dos sedimentos são também muitas vezes úteis em solos contaminados.

Biorremediação de resíduos e solo

Recorde-se do exposto no Capítulo 14, que a *biorremediação* envolve o uso de organismos vivos, especialmente micro-organismos, que degradam resíduos ambientais. É uma técnica que está experimentando um crescimento rápido, especialmente em colaboração com a engenharia genética, a qual é usada para desenvolver linhagens de micróbios com habilidade para lidar com poluentes específicos. A biorremediação é usada particularmente para a remediação de áreas onde foram dispostos resíduos e solos contaminados com compostos orgânicos semivoláteis, como os HPA. É um método usual nas áreas Superfund (ver Tabela 16-3).

A biorremediação explora a habilidade dos micro-organismos, especialmente bactérias e fungos, para degradar muitos tipos de resíduos, usualmente para substâncias simples e menos tóxicas. Durante muitos anos imaginava-se que os micro-organismos poderiam e, eventualmente, degradariam *todas* as substâncias orgânicas, incluindo todos os poluentes, que entraram nas águas naturais ou solo. A descoberta de que alguns compostos, especialmente organoclorados, eram resistentes a uma rápida biodegradação foi responsável pela retificação daquela concepção errônea. Substâncias resistentes à biodegradação são chamadas de **recalcitrantes** ou **biorrefratárias**. Além disso, outras substâncias, incluindo muitos compostos orgânicos, são biodegradados apenas parcialmente; eles são transformados em outros compostos orgânicos, alguns deles podem ser biorrefratário e/ou mesmo mais tóxicos do que as substâncias originais. Um exemplo do último fenômeno é a conversão potencial de um solvente que foi muito usado no passado, o *1,1,1-tricloroetano* (metil clorofórmio, atualmente banido do mercado e considerado uma substância destruidora de ozônio, assunto discutido no Capítulo 2), no composto carcinogênico, *cloreto de vinila*, $CHCl=CH_2$, pela combinação de etapas abióticas e microbianas.

Se a técnica de biorremediação é para efetivamente acontecer, muitas condições precisam ser cumpridas:

- o resíduo precisa ser suscetível à degradação biológica e em uma forma física que seja suscetível aos micróbios;
- os micróbios apropriados devem estar disponíveis; e
- as condições ambientais, tal como pH, temperatura e nível de oxigênio, devem ser apropriados.

Um exemplo de biodegradação é a degradação de hidrocarbonetos aromáticos pelos organismos do solo quando alguns locais são contaminados por gasolina e óleo. O maior projeto de biorremediação da história foi o tratamento do derramamento de petróleo pelo navio petroleiro Exxon Valdez no Alaska em 1989. A biorremediação consistiu da adição de fertilizante contendo nitrogênio em mais de 100 km da costa que tinha sido contaminada, dessa forma estimulando o crescimento de micro-organismos nativos, incluindo aqueles que poderiam degradar hidrocarbonetos. O petróleo na superfície e subsuperfície foi biodegradado nessa operação. Alguns dos componentes aromáticos do petróleo no derramamento marinho tornaram-se mais suscetíveis à biodegradação uma vez que eles são foto-oxidados pela luz solar em espécies mais polares.

Nesse contexto, tal como os solos contaminados, a biodegradação de HPA é lenta já que são adsorvidos fortemente pelas partículas do solo e não são prontamente liberados para a fase aquosa na qual a biodegradação poderia ocorrer. Solos contaminados com HPA são especialmente predominantes em áreas de fábricas de gás, usadas no período entre 1850-1950, para a produção de "gás urbano" a partir de carvão ou petróleo. A poluição é principalmente na forma de depósitos de **alcatrão**, os quais são resíduos que possuem líquidos orgânicos de alta massa molecular mais densos que a água sendo misturados com o solo e contendo altos níveis de BTEX e HPA. Infelizmente, a água subterrânea que entra em contato com o alcatrão pode se contaminar se alguns desses constituintes mais solúveis, tais como benzeno e naftaleno se dissolverem, mesmo que a maior parte do alcatrão seja insolúvel em água. Os outros contaminantes comuns do solo em áreas de fábricas de gás são *fenóis* e cianetos.

Processos de biorremediação acontecem tanto em condições aeróbias como anaeróbias. No **tratamento aeróbio** de resíduos, são empregados fungos e bactérias aeróbias que utilizam oxigênio; quimicamente, os processos são a oxidação, visto que os micro-organismos usam os resíduos como fonte de alimento. Em alguns procedimentos de biorremediação aeróbia do solo, a água saturada com oxigênio é bombeada através do sólido para assegurar que a disponibilidade de O_2 permaneça alta. Por exemplo, cerca de 85.000 toneladas de solo contaminado por gasolina, óleo e graxa em uma planta de combustível em Toronto foram recentemente descontaminadas, primeiramente cobrindo o solo com plástico e então bombeando ar, água e fertilizante para dentro a fim de estimular a multiplicação da população de bactérias aeróbias e consumir os poluentes de hidrocarbonetos. O processo de biorremediação levou apenas três meses.

Existem muitos exemplos de resíduos que podem ser degradados por micro-organismos anaeróbios, embora usualmente as mais rápidas e completas degradações sejam obtidas com micro-organismos aeróbios. O processo anaeróbio comumente funciona melhor quando existe um pouco de átomos de oxigênio no próprio resíduo orgânico. Em geral, o processo corresponde à *fermentação* discutida no Capítulo 13, na qual a biomassa, com uma fórmula empírica aproximada de CH_2O, se decompõe em metano e dióxido de carbono:

$$2\ CH_2O \longrightarrow CH_4 + CO_2$$

Uma vantagem da biodegradação anaeróbia é sua produção de *ácido sulfídrico*, o qual precipita *in situ*, íons de metais pesados em seu sulfeto correspondente.

Muitas estratégias usadas na biorremediação são baseadas no fato de que os micro-organismos se desenvolvem rapidamente – como resultado do seu curto ciclo reprodutivo – e desenvolvem a habilidade para usar fontes de nutrientes e carbono que tiver à disposição, mesmo que ela seja resíduos químicos. Uma estratégia de remediação é isolar os micro-organismos mais eficientes na degradação da área contaminada, multiplicá-los a uma grande população em laboratório e, finalmente, retornar à população aumentada para o local. Uma estratégia melhor do que esperar o desenvolvimento dos mesmos é introduzir micro-organismos que foram encontrados em outras áreas que são úteis na degradação de um tipo particular de resíduo. Infelizmente, micro-organismos adaptados para um ambiente podem não ser capazes de sobreviver em outro local se outros contaminantes agressivos estiverem presentes. Uma terceira estratégia é a estimulação do crescimento da população de organismos nativos da área por adição de nutrientes nos resíduos e assegurando que a acidez e níveis de umidade sejam otimizados.

Melhor do que esperar que os micro-organismos se desenvolvam espontaneamente, uma estratégia alternativa é o uso da engenharia genética para desenvolver micróbios especificamente projetados para atacar os poluentes orgânicos comuns. No entanto, autoridades regulatórias têm sido bastante relutantes em permitir que organismos geneticamente modificados sejam liberados para o meio ambiente, uma vez que a oposição pública para tal mudança seria significativa.

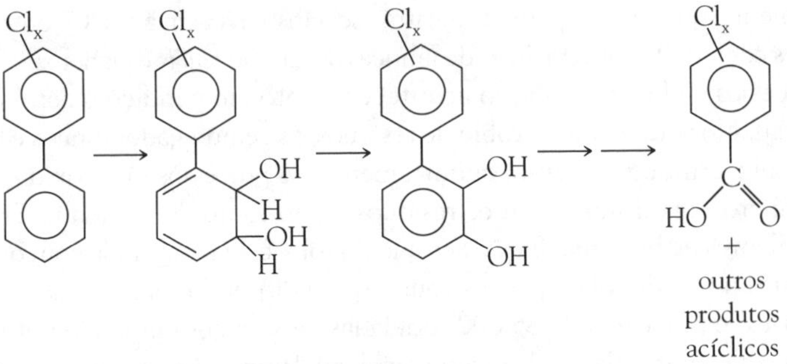

FIGURA 16-13 Exemplo de degradação aeróbia de moléculas de PCB.

Além das bactérias, o **fungo white-rot** pode ser usado na biodegradação. Essa espécie se protege dos poluentes degradando-os na parte externa da parede celular, excretando enzimas que catalisam a produção de *radicais hidroxilas* e outros compostos químicos reativos. Desde que radicais hidroxilas, em particular, são considerados não específicos em relação às substâncias a serem oxidadas, os fungos são úteis na degradação de misturas de resíduos, incluindo várias substâncias cloradas tais como DDT e *2,4,5-T*, bem como HPA.

Biorremediação de contaminantes organoclorados

Foi constatado que os PCBs (Capítulo 11) em sedimentos sofrem alguma biodegradação. As moléculas de PCB com relativamente poucos átomos de cloro experimentam a biodegradação oxidativa aeróbia por uma variedade de micro-organismos. Para que a reação se inicie, um par de carbonos não substituídos – um orto, com o ponto de conexão entre os anéis, e um meta próximo a ele – precisam estar disponíveis em um dos anéis de benzeno. Após a hidroxilação 2,3, nessas duas posições, o carbono–carbono 1,2 ligado aos carbonos orto se separam na sequência, destruindo, portanto, o segundo anel e produzindo compostos que prontamente se degradam (ver Figura 16-13).

PROBLEMA 16-6

Deduza as posições de substituição do cloro no anel benzênico do ácido benzóico que resulta da degradação aeróbia do 2,3′,5-triclorobifenila.

Embora as moléculas de PCBs, que são substituídas intensamente por cloros, não passem por esse processo, uma vez que elas são improváveis de ter carbonos adjacentes não substituídos, elas sofrerão **degradação anaeróbia**, como será para os compostos orgânicos perclorados, tais como TCE e HCB (Capítulo 10). Na ausência de oxigênio, micro-organismos anaeróbios facilitam a remoção de átomos de cloro e suas substituições por átomos de hidrogênio, aparentemente por um mecanismo de descloração redutiva que inicialmente envolve a adição de um elétron à molécula. No caso dos PCBs, essa descloração redutiva ocorre mais prontamente com cloros orto e meta. Aparentemente, efeitos estéricos blo-

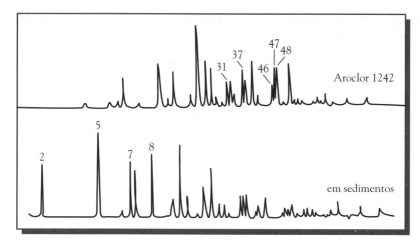

FIGURA 16-14 Perfis de concentração (cromatogramas) para vários congêneres de PCBs do Aroclor 1242 comercial e após biodegradação (escalas diferentes) em um sedimento. Os componentes principais dos picos correspondem às seguintes posições do cloro substituídos: 2 = 2-clorobifenila; 5 = 2,2′ em um pouco de 2,6; 7 = 2,3′; 8 = 2,4′ e algum 2,3; 31 = 2,2′, 5,5′; 46 = 2,4,4′,5; 47 = 2,3′, 4′,5; 48 = 2,3′, 4,4′. Note que a biodegradação produz congêneres orto-substituídos que estão presentes em baixa concentração ou ausentes na amostra original. [Fonte: D.A. Abramowicz e D.R. Olson, *CHEMTECH* (Julho 1995): 36-40].

queiam a posição orto impedindo de serem atacadas na maioria dos mecanismos anaeróbios.

Portanto, os produtos de tratamento anaeróbio aqui são congêneres orto substituídos, por último 2-clorobifenila e especialmente 2,2′-diclorobifenila.

Uma vez que a toxicidade, como de uma dioxina, dos PCB, requer muitos cloros meta e para (ver Capítulo 11), o processo de degradação anaeróbio reduz significativamente o risco na saúde a partir da contaminação por PCB. Naturalmente, uma vez que os pontos adjacentes orto e meta sem cloro estão disponíveis, micro-organismos aeróbios – se disponíveis – poderiam degradar a estrutura da bifenila, como já abordado. Na Figura 16-14 é ilustrada a mudança em composição de uma amostra comercial de BPC, após ter permanecido por algum tempo em sedimentos que continham bactérias anaeróbias.

Fitorremediação de solos e sedimentos

A técnica de **fitorremediação**, uso de vegetação para descontaminação *in situ* de solos e sedimentos de metais pesados e poluentes orgânicos, é uma tecnologia emergente. Como ilustrado na Figura 16-15, as plantas podem remover poluentes por três mecanismos:

- retirada direta dos contaminantes e sua acumulação no tecido da planta (fitoextração);
- liberação de oxigênio no solo e substâncias bioquímicas, tais como enzimas, que estimulam a biodegradação de poluentes; e
- intensificação da biodegradação por fungos e micróbios localizados na interface raiz-solo.

As vantagens da fitorremediação incluem seu custo relativamente baixo, benefícios estéticos e natureza não intrusiva.

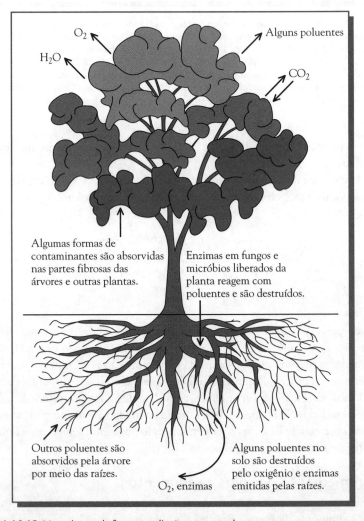

FIGURA 16-15 Mecanismos de fotorremediação por uma planta.

Certas plantas são **hiperacumuladoras** de metais, isto é, elas possuem uma habilidade em absorver um nível médio muito mais alto desses contaminantes (por um fator de no mínimo 10-100, para resultar numa concentração de contaminantes de 0,1% ou mais) e para concentrá-los muito mais do que fazem as plantas normais. Essa habilidade envolve provavelmente um longo período de tempo, conforme as plantas crescem, em solos naturais que contêm altas concentrações de poluentes, especialmente metais pesados. No processo de biorremediação, estas plantas crescem em áreas contaminadas, em seguida são colhidas e queimadas. Em alguns casos, as cinzas resultantes ficam muito concentradas em metais, inclusive os mesmos podem ser aproveitados!

A fitorremediação é uma técnica atrativa, pois frequentemente os metais são difíceis de serem extraídos por meio de outras tecnologias, porque suas concentrações são comumente muito baixas. Por exemplo, o arbusto chamado de *Alpine pennycress* possui a habilidade para hiperacumular cádmio, zinco e níquel. A fitorremediação foi um sucesso usado para extração, por exemplo, de cádmio por jacintos e várias gramas; de chumbo e cobre por alfafa; e de cromo por mostarda indiana, girassóis e trigo mourisco. Em alguns casos, um agente quelante é adicionado ao solo para aumentar a acumulação de metais pela planta. Cientistas estão fazendo experimentos com vários tipos de plantas que podem extrair chumbo dos solos. Uma dificuldade com a fitorremediação é que os hiperacumuladores, geralmente, são plantas que possuem um crescimento muito lento e, consequentemente, a acumulação de metais é lenta. No entanto, a árvore do álamo de crescimento rápido mostra ser a promessa de um fitorremediador eficiente. Um tipo de álamo híbrido recentemente desenvolvido absorve eficientemente o TCE de áreas de resíduos perigosos e de água subterrânea. Em geral, há a necessidade de se colher as plantas antes que elas percam suas folhas ou comecem a se deteriorar, evitando que os contaminantes não venham a se dispersar ou retornar ao solo.

As plantas podem absorver eficientemente substâncias orgânicas que são moderadamente hidrofóbicas, com valores de log K_{oc} (Capítulo 10) entre 0,5 e 3, intervalo esse que inclui os componentes do BETX e alguns solventes clorados. As substâncias que são mais hidrofóbicas, além do limite superior desse intervalo, se ligam tão fortemente às raízes que elas não são facilmente capturadas pelas plantas. Uma vez absorvida, a planta pode estocar a substância transformando-a em seus componentes de lignina, ou pode metabolizá-la e liberar os produtos na atmosfera.

Substâncias que as plantas liberam no solo incluem ligantes, quelantes e enzimas: por complexação do metal, o composto formado pode ter sua toxicidade diminuída, e em último caso pode biodegradar os poluentes. Por exemplo, sabe-se que a enzima *desalogenase*, derivada das plantas, pode degradar o TCE. As plantas também liberam oxigênio nas raízes, e por meio disso facilitam as transformações aeróbias. Como anteriormente discutido, os fungos que existem na associação simbiótica com uma planta também tem enzimas que podem auxiliar na degradação dos contaminantes orgânicos no solo.

A biodegradação em geral, e a fitorremediação, em particular, são tecnologias rápidas e emergentes. É óbvio que o potencial a longo prazo dessas tecnologias será usado em muitas áreas que necessitam de descontaminação. Experimentos em muitas áreas têm mostrado que a fitorremediação pode ser usada com sucesso na degradação de derivados de petróleo presentes nos solos. O número de áreas Superfund onde foram aplicadas as tecnologias de biorremediação é mostrado na Tabela 16-3.

Resíduos perigosos

Nesta seção, consideramos a natureza dos vários tipos de resíduos perigosos e discutiremos como amostras individuais de tais resíduos podem ser destruídas como uma alternativa para simplesmente estocá-las e, dessa maneira, adiar o problema para uma data posterior.

Atualmente existem, apenas nos Estados Unidos, mais de 50 mil áreas de resíduos perigosos e talvez 300 mil tanques de estocagem no subsolo com vazamentos. O programa Superfund da EPA foi criado para recuperar áreas de resíduos; o custo eventual é estimado em 31 bilhões de dólares (ver Quadro 16-1).

A natureza dos resíduos perigosos

Uma substância pode ser chamada de perigosa se ela constituir-se em perigo para o ambiente, especialmente para os organismos vivos. Portanto, **resíduos perigosos** são substâncias que têm sido descartadas ou designadas como resíduos e que apresentam um perigo. A maioria dos resíduos perigosos com o quais lidamos são substâncias químicas comerciais ou subprodutos de sua fabricação; aqui não são considerados os materiais biológicos.

No Capítulo 10, focamos as substâncias **tóxicas**, isto é, aquelas que ameaçam a saúde de um organismo quando penetram no seu corpo. Outros tipos comuns de materiais perigosos incluem aqueles que são:

- **inflamáveis** e queimam pronta e facilmente;
- **corrrosivos** porque suas características ácidas ou básicas permitem que eles corroam facilmente outros materiais;
- **reativos**, não incluído na ignição ou corrosão, isto é, por explosão; e
- **radioativos**.

Alguns materiais são perigosos em mais de uma simples categoria.

O gerenciamento de resíduos perigosos

Existem quatro estratégias de gerenciamento de resíduos perigosos. De acordo com a decrescente ordem de prioridade, eles são:

- **Redução na fonte**: minimização intencional, por meio de planejamento de processos, dos resíduos perigosos gerados em primeiro lugar. Os casos de química verde apresentados ao longo deste texto fornecem muitos exemplos dessa estratégia.

- **Reciclagem e reúso**: uso de um processo diferente como matéria-prima, por uma mesma companhia ou por outra, de resíduos perigosos gerados no processo.
- **Tratamento**: uso de algum processo físico, químico, biológico ou térmico – incluindo incineração – que reduz ou elimina os riscos dos resíduos. Exemplos de tais tecnologias são discutidos nas seções posteriores.
- **Disposição**: aterramento de resíduos não líquidos num aterro adequadamente projetado. No passado, resíduos líquidos perigosos eram, com frequência, injetados em poços profundos no subsolo.

Aterros que são especificamente projetados para receber resíduos perigosos possuem muitas características além daquelas discutidas para aterros sanitários. A localização de tais aterros deve estar:

- numa área com solos de argila ou silte, para promover uma barreira adicional da dispersão do chorume, e
- longe das fontes de águas subterrâneas.

Frequentemente os resíduos perigosos em tais aterros são agrupados de acordo como suas características física e química, portanto, materiais incompatíveis não são colocados próximos uns dos outros.

Substâncias tóxicas

Como mencionado, resíduos tóxicos são aqueles que causam deteriorização da saúde de seres humanos e outros organismos quando eles adentram um corpo vivo. Suas características, bem como muitos exemplos, foram discutidos particularmente nos Capítulos 10-12 e 15, e aqui não serão revistos em detalhes. As principais substâncias que são preocupantes incluem os metais pesados, pesticidas organoclorados, solventes orgânicos e PCBs.

Como exemplo da magnitude desse problema de gerenciamento de resíduos de substâncias tóxicas, considere os PCBs que ainda são usados nos capacitores em tubos de balastro de instalações de lâmpadas fluorescentes. Dentro de um compartimento de capacitor selado se encontra um líquido grosso, tipo gel, do óleo concentrado de PCB que é absorvido em muitas camadas de papel. Um capacitor típico contém cerca de 20g – aproximadamente uma colher de sopa – do PCB líquido. Embora cada balastro não contenha muito PCB, o número dessas instalações de iluminação em uso nos países desenvolvidos é enorme. Portanto, o recolhimento e a disposição final dos PCBs dessas fontes será uma tarefa que tomará muitos anos e muito dinheiro. Métodos de disposição para compostos orgânicos tóxicos são discutidos posteriormente nesse capítulo.

Incineração de resíduo tóxico

Incineradores que lidam com resíduos perigosos são frequentemente mais elaborados do que aqueles que queimam resíduos municipais, pois é importante que o material seja mais completamente destruído e que as emissões sejam mais rigidamente controladas. Em alguns casos, o resíduo (por exemplo, PCB) não se inflamaria por si mesmo, ou seja, ele precisaria ser adicionado junto a outros resíduos combustíveis ou mesmo pela adição de um combustível suplementar, tal como gás natural ou líquidos derivados do petróleo. As instalações modernas empregam chamas muito quentes, garantindo que haja oxigênio suficiente na zona de combustão, a fim de manter os compostos do resíduo na região de combustão tempo suficiente para garantir que sua **destruição e eficiente remoção**, DER, seja essencialmente completa, isto é, > 99,9999%, chamado de "seis noves". A presença de monóxido de carbono numa concentração maior que 100 ppmv no gás emitido é frequentemente usado como um indicador de combustão incompleta.

Anualmente, cerca de 3 milhões de toneladas de resíduos perigosos são queimados nos Estados Unidos, embora isso represente apenas 2% de toda a quantidade gerada. Três quartos dos resíduos perigosos são distribuídos para o tratamento aquoso, e 12% são dispostos no solo ou injetados em poços profundos.

As duas formas mais comuns de incineradores de resíduos tóxicos são o forno rotativo e o tipo por injeção de líquidos. O **incinerador de forno rotativo** pode receber resíduos de todos os tipos, incluindo sólidos inertes, tais como solos e lamas. Os resíduos são alimentados em um cilindro longo (> 20 m) que é inclinado num pequeno ângulo (cerca de 5° em relação à horizontal) longe da entrada final e gira lentamente para que o material não queimado seja continuamente exposto às condições oxidantes, entre 650 e 1100°C (ver Figura 16-16). Por um período de aproximadamente uma hora, o resíduo percorre um caminho descendente no cilindro e é queimado. Os gases quentes que saem do forno são enviados para a segunda câmara de combustão (não rotativa), equipada com um queimador no qual a temperatura se encontra entre 900 e 1200°C. Os gases permanecem nessa câmara pelo menos por dois segundos para que as moléculas orgânicas sejam destruídas completamente. Em algumas instalações, os resíduos líquidos podem ser alimentados diretamente nessa câmara como combustível. Os gases que saem da segunda câmara são rapidamente resfriados a aproximadamente 230°C por um borrifo de água

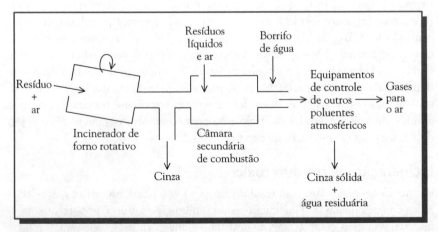

FIGURA 16-16 Diagrama esquemático dos componentes de um incinerador de forno rotativo, incluindo equipamentos de controle de poluição atmosférica.

(em alguns casos com recuperação de calor), já que eles destroem os equipamentos de controle de poluição atmosférica que se encontram logo em seguida.

O forno rotativo e outros tipos de incineradores normalmente empregam a mesma série de etapas para purificar a descarga de material particulado e de gases ácidos antes que ela seja liberada na atmosfera, da mesma forma que o incinerador de lixo, por exemplo, um vaso separador de gás e um filtro removedor de partículas.

Os **fornos de cimenteiras** pertencem a um tipo especial de forno rotatório de grande porte usado para preparar cimento a partir de calcário, areia, argila e xisto. Temperaturas muito elevadas de 1700°C ou mais são geradas em fornos de cimenteiras a fim de retirar o dióxido de carbono do calcário, $CaCO_3$, na formação da *cal virgem*, CaO. Além disso, em temperatura de combustão mais elevada (comparado aos incineradores), os resíduos em fornos de cimenteiras são queimados com um combustível direto na chama; o tempo de residência do material no forno é também mais longo. Resíduos líquidos perigosos são muitas vezes usados como parte de combustível (até 40%) nessas unidades; o restante é um combustível fóssil, normalmente o carvão. Recentemente, foram desenvolvidas técnicas que permitem a utilização de fornos que utilizam lamas e sólidos. Fornos de cimenteiras queimam mais resíduos perigosos (cerca de um milhão de toneladas por ano) do que os incineradores comerciais nos Estados Unidos, apesar de que mais resíduos sejam incinerados no local por indústrias químicas.

No **incinerador por injeção de líquidos** – um cilindro vertical ou horizontal – que bombeia resíduos líquidos são primeiramente dispersados numa névoa mista de pequenas gotas. Na parte dessas gotículas mais finamente divididas, a combustão subsequente é mais completa e ocorre em torno de 1600°C com um tempo de residência de um ou dois segundos. Para produzir as altas temperaturas de combustão é usado um combustível ou algum resíduo "rico" (de fácil combustão). Em contraste com o forno de cimenteiras, apenas uma câmara simples de combustão é usada, embora em versões modernas uma segunda entrada de ar é introduzida para melhorar a distribuição de oxigênio e resultar numa combustão mais completa. Os gases de exaustão podem passar através de um "borrifo" seco para neutralizar e remover os gases ácidos, seguido por um filtro removedor de partículas para retirar particulados, antes de serem liberados para a atmosfera exterior.

O incinerador de resíduos perigosos tem ganhado muita atenção dos ambientalistas e da população em geral por causa do seu potencial em liberar substâncias tóxicas – particularmente os gases liberados para a atmosfera – resultantes da operação dessas unidades. Uma atenção especial é dispensada aos **produtos de combustão incompleta**, PCI, que têm sido encontrados em gases e adsorvidos em partículas emitidas pelos incineradores. Os PCIs devem ser formados na região pós-chama porque eles não podem permanecer estáveis a temperatura da chama. Alguns dos gases mais predominantes são o metano e o benzeno.

Por meio de pesquisas para entender a formação desses poluentes, cientistas e engenheiros têm descoberto que as reações podem ocorrer na parte de cima da chama em zonas "de resfriamento rápido" e nos equipamentos de controle de poluição, onde a temperatura cai abaixo de 600°C. Aparentemente ocorrem ambos os processos, em fase gasosa e catalisado na superfície. Por exemplo, dioxinas e furanos em concentrações ao nível de traço se formam entre 200 e 400°C nas cinzas volantes e na superfície da fuligem onde os processos devem ser catalisados por íons de metais de transição. A temperatura próxima aos 400°C é ótima para a formação da dioxina; abaixo disso, a reação de formação é lenta, e acima elas são rapidamente decompostas. Não está estabelecido se as dioxinas e furanos resultam da ligação na superfície dos compostos precursores, tais como clorobenzenos e clorofenóis, ou da então chamada síntese *de novo* envolvendo cloro livre, estruturas do tipo furanos ou tipo dioxinas reagindo com cloretos inorgânicos.

Também têm sido demonstradas preocupações em relação ao aumento das emissões que poderiam ocorrer no momento em que o incinerador estivesse sendo desligado e durante algum acidente ou na falta de energia, quando as temperaturas podem ficar mais baixas por alguns momentos, e então uma maior quantidade de dioxinas e furanos poderiam provavelmente se formar sob tais condições. **Emissões fugitivas**, as quais incluem emissões de válvulas, pequenas rupturas, vazamentos acidentais, etc., também causam preocupações. Na poeira emitida pelos fornos de incineradores de cimenteiras foram encontrados metais tóxicos e alguns PCIs. De fato, o risco para a saúde resultante da emissão de íons de metais tóxicos (normalmente como óxidos ou cloretos) da incineração de resíduos perigosos pode exceder àquele dos compostos orgânicos tóxicos. Como no caso de incineradores municipais, o resíduo sólido das unidades de resíduos perigosos pode somar um terço do volume original do resíduo, e também contém traços de materiais tóxicos, como as águas residuárias das unidades de depuração.

As várias preocupações relativas à incineração têm estimulado o desenvolvimento de outras tecnologias para disposição de resíduos perigosos. Na **combustão de sal fundido**, os resíduos são aquecidos numa temperatura próxima a 900°C e destruídos pela sua mistura com carbonato de sódio fundido. O sal de carbonato consumido contém NaCl, NaOH e vários metais do resíduo queimado, o qual pode ser recuperado de modo que o Na_2CO_3 possa ser reusado. Nenhum gás ácido é emitido, uma vez que ele reage com o sal. Nos **incineradores de leito fluidizado**, um material sólido, tal como calcário, areia ou alumina, é suspenso no ar (fluidizado) por meio de um jato de ar, e os resíduos são queimados num fluido em torno de 900°C. Uma câmara de combustão secundária completa a oxidação dos gases de exaustão. **Incineradores de plasma** podem alcançar temperaturas de 10.000°C pela passagem de uma forte corrente elétrica através de um gás inerte, como o argônio. O plasma consiste em uma mistura de elétrons e íons positivos, incluindo os núcleos, e pode decompor compostos com sucesso, produzindo uma emissão muito mais baixa que os incineradores tradicionais. Em tal plasma **térmico** ou **quente**, todas as partículas se movimentam em altas velocidades e são termicamente quentes. Em uma variante utilizada para tratar resíduos sólidos municipais, o plasma é primeiro criado no ar, que é então usado para aquecer uma mistura de resíduos, coque e calcário a 1500°C ou mais em uma segunda câmara deficiente de oxigênio. Os compostos inorgânicos são convertidos a uma escória inócua o suficiente para ser usada como material de construção. Os compostos inorgânicos são quebrados a um gás de síntese, a combinação de monóxido de carbono e hidrogênio discutida no Capítulo 8, o qual é então usado como combustível.

Fluidos supercríticos

O uso de **fluidos supercríticos** é uma alternativa moderna para incineração. O estado supercrítico da matéria é produzido quando gases ou líquidos são submetidos a pressões muito altas, e em alguns casos a elevadas temperaturas. Nas pressões e temperaturas no **ponto crítico**, ou superior a ele, não existe uma grande diferença entre as fases gasosas e líquidas de uma substância. Sob essas condições, existe apenas o estado supercrítico, com propriedades que estão entre as de um gás e as de um líquido. Por exemplo, para a água, a pressão crítica equivale a 218 atm (22,1 megapascal) e a temperatura crítica é 374°C, como ilustrado no diagrama de fase na Figura 16-17. Dependendo, exatamente, de que modo essa alta pressão é aplicada, as propriedades físicas do fluido supercrítico variam entre aquelas de um gás (em pressões relativamente mais baixas) e aquelas de um líquido (em pressões mais altas); a variação das propriedades com a pressão ou temperatura é particularmente acentuada perto do ponto crítico. Portanto, a densidade supercrítica da água pode variar em um intervalo significativo, dependendo de quanta pressão (acima de 218 atm) é aplicada. Outras substâncias, que facilmente formam fluidos supercríticos, são o dióxido de carbono (ver Capítulos 6 e 7) que é usado para muitas extrações na indústria alimentícia, incluindo a descafeinação do café em grãos, o xenônio e o argônio. Consulte a Tabela 16-4 para obter as temperaturas e pressões críticas.

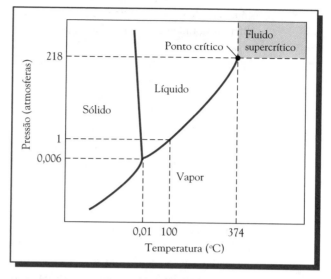

FIGURA 16-17 Diagrama de fase para água (sem escala). Observe a região para o estado supercrítico (sombreada em verde), que existe a temperatura e a pressão além do ponto crítico.

A **oxidação supercrítica com água** (OSCA) é uma tecnologia inovadora em rápido desenvolvimento para a destruição de resíduos orgânicos e materiais perigosos, tais como fenol. Inicialmente, os resíduos orgânicos para serem destruídos são dissolvidos numa solução aquosa ou permanecem em suspensão nesse meio. O líquido é então submetido a uma pressão muito alta e temperatura na faixa de 400 a 600°C para que a água fique acima de suas condições críticas e, portanto, comporte-se

TABELA 16-4 Características de fluidos supercríticos

Substância	Temperatura crítica (°C)	Pressão crítica (atm)
Água	374,1	217,7
Dióxido de carbono	31,2	72,9
Argônio	150,9	48,0
Xenônio	16,6	58,4

como um fluido supercrítico. As características de solubilidade da água supercrítica diferem notadamente daquelas da água líquida normal: a maioria das substâncias orgânicas torna-se muito *mais* solúvel e muitas substâncias iônicas, muito *menos* solúveis. Similarmente, e também pelo fato de que pressões muito altas são aplicadas, o O_2 é muito mais solúvel em água supercrítica do que em condições de água líquida.

Numa associação da água no estado supercrítico e temperaturas elevadas, os materiais orgânicos dissolvidos nesse meio são rapidamente oxidados por uma elevada quantidade de O_2 bombeado e dissolvido no fluido. Peróxido de hidrogênio pode ser adicionado para gerar radicais hidroxila, os quais iniciam uma oxidação mais rápida. Uma vez que os materiais se difundem muito mais rapidamente no estado supercrítico do que em líquidos, a reação é geralmente completada em segundos ou minutos. Um problema prático com o método OSCA é que sais inorgânicos insolúveis que são formados na reação podem corroer os equipamento a alta pressão e, portanto, diminuir o seu tempo de vida; esse problema de corrosão pode ser resolvido projetando o reator de tal modo que não exista nenhuma zona na qual os sais possam ser formados/depositados.

As vantagens dessa tecnologia OSCA incluem a rapidez da reação de destruição e a ausência dos subprodutos gasosos de NO_x que são característicos da combustão na fase gasosa. As condições requeridas de pressão e temperatura são facilmente acessíveis com equipamentos normalmente disponíveis de alta pressão. Existem alguns produtos intermediários de oxidação – principalmente ácidos orgânicos e álcoois, e também algumas dioxinas e furanos – que são formadas no processo OSCA, que, no entanto, aumentam as preocupações sobre a toxicidade relativa aos efluentes gerados. Na variação dessa tecnologia, na qual é usado um catalisador, a porcentagem de conversão para produtos totalmente oxidados é aumentada e a quantidade de intermediários que persiste é diminuída.

No processo de **oxidação por ar úmido** são usadas temperaturas (tipicamente entre 120 e 320°C) e pressões mais baixas que aquelas requeridas para alcançar condições supercríticas para a água, a fim de oxidar eficientemente os resíduos aquosos (frequentemente usando um catalisador). A oxidação é eficiente porque a quantidade de oxigênio que se dissolve em condições de altas pressões favorece a reação. O processo é geralmente muito mais lento que em água supercrítica, requerendo cerca de uma hora. No entanto, os custos de operação de tal método são mais baixos que a tecnologia OSCA relativamente mais dispendiosa.

Dióxido de carbono supercrítico tem sido usado para extrair contaminantes orgânicos de água poluída, tais como o aditivo de gasolina MTBE. Após a extração, a pressão pode ser diminuída, a um ponto no qual o dióxido de carbono torna-se um gás, restando os contaminantes, no estado líquido, para serem incinerados ou oxidados de outra maneira. Similarmente, fluidos supercríticos podem ser usados na extração de contaminantes como PCBs e DDT de solos e sedimentos.

Processos não oxidativos

Todos os processos recém-descritos empregam a oxidação como um meio de destruição de resíduos perigosos. No entanto, foi projetado um **processo químico de redução**, com ciclo fechado, sem emissões não controladas, usando uma atmosfera *redutora* em vez de um oxidante para destruir resíduos perigosos. Uma vantagem da ausência de oxigênio é que não há chance alguma da formação acidental de dioxinas e furanos. A atmosfera redutora é conseguida usando-se o gás hidrogênio em torno de 850°C, assim como a substância que reage com a névoa pré-aquecida de resíduos. O carbono dos resíduos é convertido em metano (e alguns intermediários de outros hidrocarbonetos como benzeno, os quais são subsequentemente hidrogenados para produzir metano adicional). O oxigênio, nitrogênio, enxofre e cloro são convertidos em seus hidretos. O processo tem uma melhora efetiva pela presença de água, que sob essas condições de reação pode atuar como um agente redutor e formar hidrogênio adicional pela reação de água gasosa com metano (ver Capítulo 8). A formação de HPA, que é característica de outros processos em condições de altas temperaturas na ausência de ar, é suprimida mantendo-se o conteúdo de hidrogênio em mais de 50%. O gás de saída é resfriado e depurado para remover particulados. O hidrocarboneto de saída do processo é queimado subsequentemente para prover calor para o sistema; e, nesse caso, não existem emissões diretas para atmosfera.

PROBLEMA 16-7

Proponha e faça o balanceamento de equações para a destruição da molécula de PCB com a fórmula $C_{12}H_6Cl_4$ (a) pela combustão com oxigênio para produzir CO_2, H_2O e HCl, e (b) pela hidrogenação para resultar em metano e HCl.

Têm sido desenvolvidos e usados em várias partes do mundo métodos que utilizam a **descloração química** para tratamento de resíduos orgânicos contendo cloro, especialmente PCB presentes em transformadores, ainda que os custos de operação sejam um pouco mais altos. O objetivo básico é usar um composto que sofra a substituição de um átomo de hidrogênio, ou algum outro do grupo não halogenado, por átomos de cloro ligados covalentemente nas moléculas cloradas, dessa forma eliminando a toxicidade. Na maioria das vezes os resíduos desclorados podem então ser incinerados ou dispostos em aterros. O reagente mais comumente usado para esse propósito é o MOR, sal de metal alcalino (M = sódio ou potássio) de um álcool polimérico. Na reação, um grupo —OR substitui cada um dos cloros, os quais saem como sal MCl:

O processo é realizado em temperaturas acima de 120°C na presença de *hidróxido de potássio* e ocorre de forma mais eficiente com PCBs altamente clorados. Um método alternativo de descloração é a reação dos PCBs com dispersões de sódio metálico para resultar em cloreto de sódio e um polímero contendo muitas unidades de bifenilas unidas juntas.

Questões de revisão

1. Defina o termo *resíduo sólido* e dê o nome de cinco das mais importantes categorias em países desenvolvidos.

2. Descreva os componentes e as etapas no projeto de um *aterro sanitário*.

3. Descreva os três estágios da decomposição de resíduos que ocorre em um aterro sanitário, incluindo os produtos de cada um deles. Todos os estágios são iguais na produção ou no consumo da acidez?

4. Defina o termo *chorume*, explique como essa substância é formada e liste alguns dos componentes mais comuns presentes nesse material. Como o chorume pode ser controlado e como ele é tratado?

5. Explique a diferença entre os dois tipos mais comuns de incineradores MSW.

6. Qual é a diferença entre cinzas de fundo e volantes em um incinerador? Descreva alguns dos equipamentos de controle de poluição atmosférica encontrados em incineradores.

7. O que se entende pelos *quatro R* em gerenciamento de resíduos?

8. Por que a reciclagem de metais pode muitas vezes ser justificada apenas pelo aspecto econômico?

9. Descreva os processos pelos quais os papéis e borrachas de pneus podem ser reciclados.

10. Quais são os tipos mais comuns de embalagens de plástico que podem ser recicladas? Quais as quatro maneiras que são usadas para reciclar plástico?

11. Quais são os principais argumentos pró e contra a reciclagem de plásticos?

12. O que se entende por *análise do ciclo de vida* e quais são os dois principais usos para LCA?

13. Descreva os principais constituintes inorgânicos do solo. Como as partículas de argila, de areia e de silte se diferem em tamanho?

14. Quais são os nomes e a origem dos principais constituintes do solo? Ambos os tipos de ácidos são solúveis em base? Em ácido?

15. O que se entende por *capacidade de troca de cátion* de um solo? Quais são suas unidades mais comuns?

16. O que se entende por acidez reversível de um solo? Como ela aumenta?

17. Descreva alguns métodos, incluindo equações químicas, pelos quais se pode tratar solos que são muito ácidos ou muito básicos.

18. Descreva os processos pelos quais os solos em regiões áridas se tornam salinos e alcalinos.

19. O que significa os termos *sedimentos* e *água de interstício*?

20. Quais os três modos pelos quais os metais pesados se ligam aos sedimentos?

21. Como o mercúrio contido nos sedimentos pode se solubilizar e entrar na cadeia alimentar?

22. Descreva como os rejeitos de minas são usualmente dispostos e como isso representa um problema ambiental em potencial.

23. Como os sedimentos contaminados por metais pesados podem ser remediados para poderem ser usados em áreas destinadas à agricultura?

24. Descreva dois caminhos pelos quais os sedimentos contaminados podem ser tratados sem que haja a remoção dos mesmos.

25. Liste as três categorias de tecnologias comumente usadas para remediar solos contaminados. Dê exemplos de cada uma delas.

26. Liste três condições que precisam ser obedecidas para que a remediação do solo seja realizada com sucesso.

27. Descreva os dois modos pelos quais os PCBs em sedimentos são biorremediados.

28. Defina *fitorremediação* e liste os três mecanismos pelos quais eles podem ser conduzidos.

29. Defina o termo *resíduos perigosos*. Quais são os cinco tipos mais comuns?

30. Liste, em ordem decrescente de prioridade, as quatro estratégias usadas no gerenciamento de resíduos perigosos.

31. Nomeie e descreva os três tipos mais comuns de incineradores usados para destruir resíduos perigosos. O que significa *DRE* e como ele é definido?

32. Defina o termo *PCI* e descreva como eles são formados.

33. Explique as vantagens e desvantagens da oxidação supercrítica com água na destruição de resíduos perigosos.

34. Como é conduzido o processo de redução química? Quais vantagens ele tem em relação aos métodos de oxidação?

Questões de Química Verde

Veja as discussões das áreas de foco e os princípios da Química Verde na Introdução antes de tentar resolver estas questões.

1. Quais são as vantagens ambientais do uso de poliaspartato como um antiescamas/anti-incrustantes/dispersante em relação ao poliacrilato?

2. A síntese do poliaspartato foi desenvolvida pela Donlar que recebeu o prêmio Presidential Green Chemistry Challenge.

(a) Em qual das três áreas de foco desses prêmios esta distinção melhor se encaixa?

(b) Liste pelo menos três entre os doze princípios da química verde que são relacionados ao composto químico desenvolvido pela Donlar Corporation.

3. O desenvolvimento de tecidos para tapetes pela Shaw Industries recebeu um Presidential Green Chemistry Challenge.

(a) Em qual das três áreas de foco desses prêmios esta distinção melhor se encaixa?

(b) Liste pelo menos três entre os 12 princípios da Química Verde que são relacionados ao composto químico desenvolvido pela Shaw Industries?

4. Quais são as vantagens ambientais em relação ao uso de fibras de tecidos de tapete de nylon com forro de poliolefina em vez do tecido para tapetes com forro de PVC?

Problemas adicionais

1. Considere uma pequena cidade de 300.000 habitantes do norte dos Estados Unidos ou do sul do Canadá ou da Europa Central, e suponha que seus residentes produzem em média 2 kg/dia de MSW, cerca de um quarto do qual será decomposto anaerobicamente para liberar metano e dióxido de carbono numa taxa uniforme por um período de 10 anos. Calcule quantas residências poderiam ser aquecidas pela queima de metano de aterro sanitário, dado que uma residência requer cerca de 10^8 kJ/ano de energia naquela região. Consulte o Capítulo 7 para obter dados energéticos da combustão de metano.

2. Em referência às regras gerais de solubilidade de sulfetos encontradas no texto de introdução em química, deduza quais metais *não* teriam suas disponibilidades em sedimentos determinadas por AVS. Quais desses metais ocorreriam na forma de carbonatos insolúveis, e desse modo quais seriam indisponíveis biologicamente em ambientes marinhos?

3. A concentração de sulfetos ácidos voláteis num sedimento é 10 μmol/g. A maioria do sulfeto está presente na forma de FeS insolúvel, uma vez que a concentração de Fe^{2+} no sedimento é 450 μg/g. Qual a massa de mercúrio na forma de Hg^{2+} que pode ser imobilizado pelo sulfeto remanescente em 1 tonelada desse sedimento? Assuma que uma quantidade desprezível de ferro não será imobilizada como FeS.

4. Para o congênere do PCB, 2,4,4′,5-tetraclorobifenila, deduza (a) o modelo de substituição de cloro no ácido benzóico que resulta de sua biodegradação aeróbia e (b) os vários congêneres de PCBs com um ou dois cloros que resultaria de sua degradação anaeróbia.

5. Faça uma lista dos aspectos de produção, distribuição e disposição que você empregaria numa avaliação do ciclo de vida feita com o propósito de decidir qual é o recipiente de cerveja mais amigo do meio ambiente: garrafas de vidro ou latas de alumínio. Você imagina que as conclusões de tal análise dependeriam significativamente da extensão da reciclagem do recipiente?

6. Como mencionado neste capítulo, resíduo com um alto conteúdo de celulose, como papel, sobras de madeira e palhas de milho, podem ser convertidas em etanol para uso como combustível. Uma maneira como isso pode ser feito é primeiramente hidrólise ácida da celulose para convertê-la em glicose. Em seguida, pela fermentação da glicose para produzir etanol. Escreva a equação balanceada da fermentação da glicose, $C_6H_{12}O_6$, em etanol, C_2H_5OH. Dado que a unidade monomérica piranose da celulose tem a fórmula $C_6H_{10}O_5$ (isto é, glicose $-H_2O$), determine o volume de etanol que poderia ser produzido neste modo com 1 tonelada de sobras de madeira dura (46% de celulose), assumindo uma conversão de 100% em ambas as etapas. A densidade do etanol é 0,789 g/mL.

7. Uma maneira de reduzir o tempo de vida de resíduos de plástico é torná-los fotodegradáveis, fazendo com que algumas das ligações presentes nos polímeros se rompam com a absorção de luz. Quando se planeja a produção de um plástico fotodegradável, que intervalo de comprimento da luz solar seria mais adequado para o plástico absorver? Qual é a principal limitação da decomposição química desses plásticos? Se você fosse projetar um plástico fotodegradável que se degradaria com a absorção de luz em 300 nm, qual seria a energia máxima de ligação para que as mesmas fossem rompidas?

Leitura complementar

1. M. B. McBride, *Environmental Chemistry of Soils* (New York: Oxford University Press, 1994).

2. P. S. Phillips and N. P. Freestone, "Managing Waste—The Role of Landfill," *Education in Chemistry* (January 1997): 11.

3. F. Pearce, "Burn Me," *New Scientist* (22 November 1997): 31.

4. B. Piasecki et al., "Is Combustion of Plastics Desirable?" *American Scientist* 86 (1998): 364.

5. K. Tuppurainen et al., "Formation of PCDDs and PCDFs in Municipal Waste Incineration and Its Inhibition Mechanisms: A Review," *Chemosphere* 36 (1998): 1493.

6. T. E. McKone and S. K. Hammond, "Managing the Health Impacts of Waste Incineration," *Environmental Science and Technology* (1 September 2000): 380A.

7. R. Brown et al., "Bioremediation," *Pollution Engineering* (October 1999): 26.

8. M. E. Watanabe, "Phytoremediation on the Brink of Commercialization," *Environmental Science and Technology* 31 (1997): 182A.

9. P. B. A. Kumar et al., "Phytoextraction: The Use of Plants to Remove Heavy Metals from Soils," *Environmental Science and Technology* 29 (1995): 1232.

10. D. A. Wolfe et al., "The Fate of the Oil Spilled from the Exxon Valdez," *Environmental Science and Technology* 28 (1994): 561A–568A.

11. F. Pearce, "Tails of Woe," *New Scientist* (11 November 2000): 46.

12. M. L. Hitchman et al., "Disposal Methods for Chlorinated Aromatic Waste," *Chemical Society Review* (1995): 423.

13. D. Simonsson, "Electrochemistry for a Cleaner Environment," *Chemical Society Reviews* 26 (1997): 181.

14. D. Amarante, "Applying in Situ Chemical Oxidation," *Pollution Engineering* (February 2000): 40.

15. H. Black, "The Hottest Thing in Remediation," *Environmental Health Perspectives* 110 (2002): A146.

16. D. M. Roundhill, "Novel Strategies for the Removal of Toxic Metals from Soils and Waters," *Journal of Chemical Education* 81 (2004): 275.

ANÁLISE INSTRUMENTAL AMBIENTAL VI	Determinação de chumbo por plasma acoplado indutivamente

A *análise de metais pesados em amostras ambientais é agora rotineiramente acompanhada por métodos espectroscópicos discutidos neste quadro.*

Como discutido no texto, a contaminação ambiental antropogênica por chumbo vem diminuindo na América do Norte e Europa desde que o chumbo-tetraetila e o chumbo-tetrametila foram gradualmente eliminados das gasolinas nas décadas de 1970 e 1980. Atualmente, as principais fontes de chumbo para o ambiente são chumbo residual presente em partículas de aerossóis e poeiras nas imediações das estradas (algumas vezes oriundas da degradação de estruturas que foram pintadas originalmente com tintas à base de chumbo); cinzas de processos de fundição; chumbo utilizado em tubulações de encanamento. Outras fontes incluem fabricação, reciclagem e venda de baterias, bem como fumaça de cigarro. Em países desenvolvidos, a exposição ao chumbo está em queda, mas em países em desenvolvimento esta exposição está aumentando (Ahmed e Ishiga, 2006).

Como alguns dos outros metais tóxicos sob discussão neste livro, o chumbo pode ser identificado rápida e precisamente por meio de uma técnica de emissão atômica chamada **espectroscopia de plasma acoplado indutivamente (ICP)**.

Cada elemento tem uma estrutura eletrônica única, com os elétrons dispostos em níveis (quantizados) de energia bem definidos. O movimento dos elétrons entre esses níveis, que requer absorção ou emissão de energia, também é bem definido, e nisso reside a chave da espectroscopia de emissão atômica. Se os átomos de uma amostra são excitados por meio de uma fonte de energia muito potente – como uma chama, centelha ou plasma – muitos dos elétrons dos átomos serão excitados para níveis de maior energia. Quase imediatamente, esses elétrons em estado excitado relaxarão para retornar ao estado fundamental, mas esse retorno é acompanhado pela *emissão* de um fóton cuja energia corresponde à diferença entre os níveis de energia do estado excitado e do estado fundamental. Pelo fato de a energia que promove essa transição ser bem definida, o que significa que apenas energias específicas podem ser absorvidas por um determinado átomo, a energia emitida por essa relaxação – e o fóton que contém essa energia – são muito específicas. Dado que a energia do fóton está relacionada com seu comprimento de onda (ver Capítulo 1), um meio de detecção do elemento pode ser baseado na detecção de luz emitida de uma amostra depois que os átomos são excitados de algum modo: essa luz é característica dos átomos excitados na amostra.

No caso do ICP, a fonte de extração é um plasma de temperatura muito alta (ver Capítulo 16 para uma definição de plasma). A luz emitida dos átomos da amostra injetada no plasma é coletada por lentes e espelhos e focalizada para uma grade de difração. Esta grade separa os comprimentos de onda individuais e focaliza a luz sobre um tubo fotomultiplicador (TFM) ou outro detector que converte luz em sinal eletrônico. Os comprimentos de onda da luz identificam os elementos na amostra que emitiu os fótons no plasma, e a intensidade da luz como medida pelo TFM reflete a concentração daquele elemento na amostra. A identidade atômica e a quantidade são os dois parâmetros de emissão espectroscópica que deve ser determinada se ela é usada como técnica analítica em análise ambiental.

Os componentes específicos de um espectrômetro ICP dependem de qual dos dois designs são usados. O primeiro é chamado de *espectrômetro sequencial* e o segundo de *espectrômetro simultâneo*. O primeiro tipo utiliza somente um TFM (detector) e necessita um processo de varredura através dos comprimentos de onda de emissão para determinar os múltiplos elementos em uma amostra. Este processo de varredura é normalmente acompanhado de uma rotação muito exata da grade de difração com o objetivo de separar as emissões de luz. A rotação é cuidadosamente controlada por um computador, tanto que o sinal gerado pelo TFM pode ser correlacionado com o comprimento de onda da luz incidente; isto é, o computador conhece pela posição da grade – a qual é controlada – qual é o comprimento de onda que está chegando ao TFM. Os ICP sequenciais requerem tempo para varrer e testar a luz emitida por cada elemento, mas o custo de um aparelho sequencial é modesto comparado com o do segundo tipo, mais potente, o espectrômetro ICP simultâneo.

Os espectrômetros simultâneos possuem uma configuração similar àquela mais simples dos aparelhos sequenciais – ambos têm uma fonte de plasma (chamado também de chama) e um monocromador para separar a luz em comprimentos de onda individuais. No entanto, nos instrumentos simultâneos, os comprimentos de onda espacialmente separados são simultaneamente dispersados em um plano, por uma grade e um prisma, e focalizados sobre um detector similar ao de uma câmera digital. Este detector, chamado de dispositivo de carga acoplada (DCA), pode simultaneamente registrar as intensidades de cada um dos diferentes comprimentos de onda para todos os elementos emitidos no ambiente quente do plasma. Desta maneira, muitos comprimentos de onda emitidos por muitos elementos podem ser detecta-

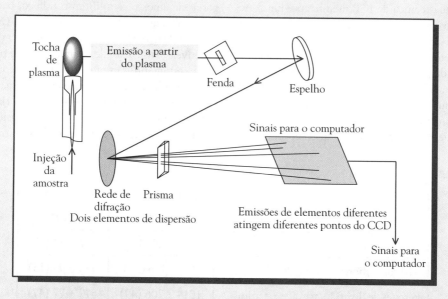

(*continua*)

> **ANÁLISE INSTRUMENTAL AMBIENTAL VI** — Determinação de chumbo por plasma acoplado indutivamente *(continuação)*

dos individualmente – mas ao mesmo tempo – sem a necessidade de fazer uma varredura entre eles; portanto, muitos elementos químicos podem ser determinados na mesma amostra. Uma vez mais, o comprimento de onda identifica o elemento emitido, e a intensidade de luz registra a concentração do elemento na amostra injetada no plasma.

A poeira da rua é uma medida, em certo grau, do chumbo ao qual as pessoas nas cidades estão expostas por inalação. Sabe-se que a maior parte do chumbo na poeira urbana originada no passado de particulados era liberada pela combustão de gasolina com chumbo. Com isso em mente, foi feita uma comparação do chumbo medido nas amostras de poeira tomadas das ruas de Manchester, Inglaterra, por um tempo (Nageotte e Day, 1998). Amostras de poeira, areia e solo foram coletadas das ruas por raspagem com uma espátula e analisadas por espectrometria de absorção atômica (AAS) e uma técnica de ICP modificada. Em AAS, uma chama de alta temperatura ou um tubo de carbono é usada para atomizar o elemento de interesse (no caso, o chumbo) em uma amostra de poeira que foi dissolvida em uma solução ácida. Uma vez que os átomos tenham sido atomizados (convertidos em Pb elementar) e vaporizados pela alta temperatura, uma fonte de luz (lâmpada) com um comprimento de onda específico é incidida através dos átomos vaporizados. Uma vez que somente uma energia específica pode ser absorvida pelos átomos de Pb (as diferenças energéticas entre os níveis de energia atômicos estão quantizados e são específicos para cada elemento, como explicado anteriormente), a quantidade de absorção da luz emitida pela lâmpada pode ser usada como uma medida da quantidade de chumbo no feixe. Um TFM do lado oposto dos átomos da amostra da fonte de luz registra uma diminuição em sua intensidade luminosa quando a amostra é introduzida. A absorção é maior, quanto mais chumbo está presente na amostra. O AAS portanto significativamente difere do ICP: o primeiro é um método de absorbância e o outro depende da emissão.

A tabela seguinte mostra resumidamente os resultados de ambos os estudos ingleses, em 1975 e 1997. Estão registradas as quantidades médias de chumbo nas três diferentes categorias de amostragem: intenso tráfego, baixo tráfego e áreas onde as crianças brincam (Nageotte e Day, 1998). A melhora significativa nos níveis mais baixos de chumbo de 1975 para 1997 certamente são provenientes da proibição da gasolina com chumbo na Inglaterra.

Os níveis de chumbo no sangue das crianças são também uma medida de exposição aos metais tóxicos. O Centro de Controle

Categoria	ppmv Pb (número de amostras)	
	1975	1997
>100 carros/hora	1001 ± 40 (180)	577 ± 53 (17)
<10 carros/hora	933 ± 186 (53)	536 ± 93 (13)
Parques de diversão, parques e jardins	1014 ± 206 (49)	572 ± 77 (47)

de Doenças dos Estados Unidos (2006) reporta que déficits intelectuais associados ao chumbo são encontrados em crianças com menos de 100 µg/L de chumbo no sangue. Em muitos países em desenvolvimento, a gasolina com chumbo e tinta ainda é comum. Um meta-estudo incorporando 315 artigos publicados e envolvendo 11.272 crianças em províncias em toda a China (no período de 1994-2004) registrou uma medida de 92,9 µg Pb/L de sangue em crianças de 1 a 12 anos. Os níveis de concentração no sangue de chumbo em crianças que viviam em áreas industriais foram significantemente maiores do que aquelas que viviam em áreas suburbanas ou áreas rurais (Wang e Zhang, 2006).

Referência: F. Ahmed and H. Ishiga, "Trace Metal Concentrations in Street Dusts of Dhaka City, Bangladesh," *Atmospheric Environment* 40 (2006): 3835–3844.

Chemistry-Based Animations, 2006: http://www.shsu.edu/~chm_tgc/sounds/sound.html.

S. M. Nageotte and J. P. Day, "Lead Concentration and Isotope Ratios in Street Dust Determined by Electrochemical Atomic Absorption Spectrometry and Inductively Coupled Plasma Mass Spectrometry," *Analyst* 123 (1998): 59–62.

U.S. Centers for Disease Control (2006), www.cdc.gov/nceh/lead.

S. Wang and J. Zhang, "Blood Lead Levels in Children, China," *Environmental Research* 101 (2006): 412–418.

Mapeando o Mercúrio

Hot spots desconhecidos complicam as regulamentações envolvendo mercúrio   POR REBECCA RENNER

Na promulgação do decreto relacionado ao mercúrio no ar, a administração de George W. Bush, nos Estados Unidos, esperava tratar das questões sobre saúde relacionadas à emissão de mercúrio nas usinas termelétricas que operam à base de carvão. A Casa Branca propôs uma estratégia *cap and trade** para reduzir as emissões deste elemento em 20% em 5 anos e em 70% até 2018. Na formulação desta norma, a administração observou que as usinas de geração de energia emitem apenas 48 toneladas de mercúrio ao ano – uma pequena fração da quantidade total de mercúrio existente na atmosfera. Argumenta-se que o estabelecimento de novos cortes nas emissões não resolveria o problema da exposição humana à neurotoxina.

Onze estados e quatro grupos de saúde pública estão questionando esta abordagem, argumentando que a estratégia *cap and trade* não envolve aquelas áreas particularmente vulneráveis à poluição por mercúrio. A Agência de Proteção Ambiental não concorda. Quando as propostas *cap and trade* foram apresentadas, o responsável na EPA pelas regulamentações relacionadas ao ar, Jeffrey Holmstead, disse: "acreditamos que não haverá *hot spots*". O impasse em relação aos *hot spots* surgiu a partir das enormes lacunas existentes na ciência do mercúrio, de acordo com os

* N. de R.T.: A expressão *cap and trade*, que na tradução livre seria "limite e negociação", é empregada para denominar um mecanismo de mercado que cria limites para as emissões de gases de um determinado setor ou grupo.

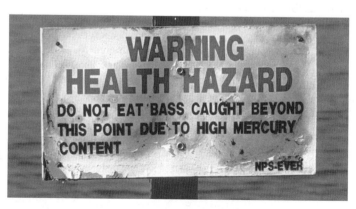

DISTRIBUIÇÃO DO METAL Condições ambientais distintas ajudam a amplificar concentrações locais de metilmercúrio, gerando alertas à saúde, como este localizado nos Everglades, na Flórida.

Mercúrio:
tempo de cair

A administração Bush argumentava que o mercúrio das usinas de geração de energia representa uma pequena fração quando comparado ao que já existe na atmosfera. A comparação é equivocada, contrapõe Praveen Amar, diretor científico da NESCAUM, uma associação que engloba agentes reguladores da qualidade do ar em estados da região nordeste dos Estados Unidos. Isto porque a maior parte do mercúrio presente na atmosfera está na forma elementar gasosa, que ali permanece por cerca de um ano e que não deve contribuir com variações mais rápidas nos níveis de deposição desta espécie. Por outro lado, aproximadamente 50% do mercúrio emitido pelas usinas de geração de energia são na forma oxidada, que se precipita em poucos dias, segundo ele.

Muitos cientistas especializados em mercúrio concordam, mas isto é difícil de ser provado. As melhores evidências vêm de um estudo recente da EPA realizado nas usinas localizadas no vale do Rio Ohio. O estudo mostrou que as deposições de mercúrio, na forma oxidada, e de dióxido de enxofre, um traçador de processos de combustão, aumentam de forma conjunta, e cálculos realizados a partir de dados meteorológicos evidenciaram a participação das usinas de geração de energia.

pesquisadores da área ambiental, e a ausência de dados mais abrangentes sobre deposição do mercúrio significa que não haverá consenso, em curto prazo, sobre o controle de suas emissões.

Teoricamente, o mercúrio deveria sofrer precipitação atmosférica em áreas próximas às usinas de geração de energia. Porém, as tentativas de determinar sua deposição têm se mostrado incompletas. Por exemplo, a Rede sobre Deposição de Mercúrio, que quantifica esta espécie na água da chuva em várias partes dos Estados Unidos, não leva em consideração a deposição seca de mercúrio que ocorre sobre a vegetação, uma forma de precipitação que poderia ser igual à úmida, de acordo com Steve Lindberg, do Laboratório Nacional Oak Ridge.

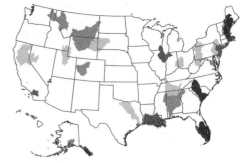

HOT SPOTTING Medidas revelaram áreas que convertem mercúrio em metilmercúrio prontamente.

Exatamente pelo fato de a região receber níveis de deposição acima da média, não significa que ela terá concentrações mais elevadas de metilmercúrio, a forma cuja concentração aumenta em peixes predadores, como truta, lúcio, atum e peixe-espada. "As áreas com maiores problemas podem não ter os níveis mais elevados de deposição", explica o especialista em mercúrio David Krabbenhoft, do escritório do U.S. Geological Survey localizado em Middleton, Wisconsin. Além disso, a região sudeste tem índices de deposição mais altos do que a região nordeste, mas ambas têm sérios problemas com o metilmercúrio.

Uma explicação parcial para esta dicotomia é o processo a partir do qual o mercúrio elementar se transforma em metilmercúrio. Para que o mercúrio seja metilado e entre na cadeia alimentar, ele precisa ser processado por bactérias que utilizam sulfato, um composto contendo enxofre. Isto significa que a matéria orgânica dissolvida e o enxofre incrementam a metilação, assim como as águas ácidas existentes na região nordeste dos Estados Unidos. O processo de metilação modifica as conclusões que têm origem apenas na deposição do mercúrio. Por exemplo, Krabbenhoft completou recentemente um estudo em lagos da Nova Inglaterra, próximos à cidade de Boston e também ao estado de Maine. As emissões de deposições de mercúrio são maiores na área urbana, mas o metilmercúrio está presente nos peixes em concentrações mais baixas. Os problemas com os peixes ocorrem nos estados de Vermont e New Hampshire, onde as condições para a metilação são mais favoráveis. "O que estamos tentando proteger?", ele pergunta. "Se forem os lindos locais para pesca, como os existentes nestes lagos, então temos que olhar para além da deposição."

Finalmente, os cientistas estão compreendendo a metilação o suficiente para mapear as áreas vulneráveis, em nível nacional, de acordo com Krabbenhoft, que atualmente trabalha em um levantamento similar para a EPA. O trabalho deverá, pela primeira vez, combinar deposição e vulnerabilidade para identificar *hot spots* não ambíguos – regiões onde realmente faça sentido deflagrar ações para limitar os efeitos do mercúrio. Os cientistas esperam que estas informações, assim como outros avanços, possam resolver o debate em torno dos *hot spots* para demonstrar o bom senso ou a tolice da estratégia utilizada pela administração Bush na questão da regulamentação do mercúrio.

Rebecca Renner é escritora e trabalha em Williamsport, Pensilvânia.

APÊNDICE
Fundamentos de Química Orgânica

Nos Capítulos 10-12, os problemas ambientais mais importantes causados por substâncias químicas orgânicas tóxicas são discutidos em detalhes. Neste apêndice fornecemos alguns fundamentos de química orgânica necessários para aqueles estudantes que não tiveram esta matéria anteriormente.

Os compostos orgânicos de interesse ambiental são principalmente moléculas eletricamente neutras contendo ligações covalentes. Compostos estáveis desse tipo inevitavelmente envolvem a formação de *quatro* ligações pelo carbono; em radicais livres centrados em carbono, eles formam três ligações. Pelo menos de forma conceitual, do ponto de vista da química todos os compostos químicos orgânicos como aqueles "derivados" de compostos orgânicos simples que contêm apenas carbono e hidrogênio, que são os **hidrocarbonetos**. Devemos seguir essa convenção e dividir nossa discussão em algumas seções, a maioria das quais lida com tipos específicos de hidrocarbonetos.

Alcanos

Os hidrocarbonetos mais simples são aqueles que contêm cadeia de átomos de carbono, cada um unido por uma ligação simples ao(s) átomo(s) de carbono(s) vizinho(s) e com vários átomos de hidrogênio. Tais hidrocarbonetos são chamados de **alcanos**, entre os quais os mais simples são o *metano*, CH_4; *etano*, C_2H_6 e *propano*, C_3H_8. Todos esses três compostos são fornecidos comercialmente e estão prontamente disponíveis a partir de reservatórios de gás natural. As fórmulas estruturais desses três alcanos são:

```
       H              H   H              H   H   H
       |              |   |              |   |   |
   H—C—H         H—C—C—H          H—C—C—C—H
       |              |   |              |   |   |
       H              H   H              H   H   H
    metano           etano              propano
```

Por conveniência, os químicos frequentemente descrevem as fórmulas para tais espécies agrupando, em uma unidade, todos os hidrogênios ligados a um dado carbono e mostrando apenas as ligações carbono-carbono; portanto, o etano é representado como $CH_3—CH_3$ e o propano como $CH_3—CH_2—CH_3$. Uma outra representação comum é chamada de **fórmula condensada**, na qual não são mostradas as ligações simples C—C; preferivelmente a fórmula mostra cada carbono e átomos ligados a ele. Por exemplo, a fórmula condensada para o etano é CH_3CH_3. Cada átomo de carbono em uma molécula de alcano forma quatro ligações simples equiangulares, portanto, a geometria relativa a cada carbono é tetraédrica. Desse modo, todos os alcanos são moléculas não planares, tridimensionais, ainda que, por motivos de clareza, suas fórmulas estruturais pareçam representá-las como moléculas planares envolvendo ângulos de ligação de 90° e 180°.

A Tabela 1 mostra os alcanos que possuem de um a 12 átomos de carbono nas cadeias lineares; alcanos mais complexos contêm ramificações, como veremos a seguir. O alcano com quatro átomos de carbono é chamado de *butano* e é um gás; alcanos com cadeias mais longas são líquidos ou sólidos sob condições normais. Em relação à nomenclatura, quando cinco ou mais carbonos estão presentes no alcano, a abreviação empregada é baseada no latim, por exemplo, *pent* para 5, *hex* para 6, *hept* para 7, *oct* para 8, etc., com o prefixo final – *ano* em seu nome. Por exemplo, a molécula $CH_3—CH_2—CH_2—CH_2—CH_3$, que pode ser escrita em uma forma mais simples como $CH_3(CH_2)_3CH_3$, é chamada de *pentano*, uma vez que ela tem cinco átomos de carbono; sua fórmula é C_5H_{12}. Quando todos os átomos de carbono estão dispostos em uma cadeia linear (sem ramificações), a molécula é chamada de *cadeia linear* ou *não ramificada*, e frequentemente o prefixo *n-* é adicionado ao nome, desse modo, a molécula de pentano descrita é chamada *n-pentano*.

Os átomos constituintes de muitos compostos orgânicos podem ser "rearranjados" em reações químicas para resultar em novas estruturas – os átomos componentes permanecem exatamente os mesmos, mas o modo pelo qual eles são ligados ("suas ordens de ligação") pode ser alterado. E, portanto, obtemos distintamente diferentes compostos. Esses conjuntos de diferentes compostos com a mesma fórmula, mas diferentes estruturas, são os **isômeros estruturais**; há outros tipos

TABELA 1 Alguns alcanos não ramificados simples

Fórmula molecular	Nome	Fórmula condensada	Ponto de ebulição
CH_4	Metano	CH_4	−164
C_2H_6	Etano	CH_3CH_3	−89
C_3H_8	Propano	$CH_3CH_2CH_3$	−42
C_4H_{10}	Butano	$CH_3CH_2CH_2CH_3$	−0,5
C_5H_{12}	Pentano	$CH_3(CH_2)_3CH_3$	36
C_6H_{14}	Hexano	$CH_3(CH_2)_4CH_3$	69
C_7H_{16}	Heptano	$CH_3(CH_2)_5CH_3$	98
C_8H_{18}	Octano	$CH_3(CH_2)_6CH_3$	126
C_9H_{20}	Nonano	$CH_3(CH_2)_7CH_3$	151
$C_{10}H_{22}$	Decano	$CH_3(CH_2)_8CH_3$	174
$C_{11}H_{24}$	Undecano	$CH_3(CH_2)_9CH_3$	196
$C_{12}H_{26}$	Dodecano	$CH_3(CH_2)_{10}CH_3$	216

de isomerismo, também, que não precisamos considerar aqui. Algumas vezes a diferença entre os isômeros é pequena – uma questão de pequena diferença nas propriedades físicas; em outras, ela é enorme – a atividade biológica de dois isômeros pode diferir profundamente. Alcanos com quatro ou mais átomos de carbono possui isômeros nos quais a cadeia de átomos de carbono é ramificada: nem todos os carbonos são parte de uma sequência linear de átomos de carbono. Um exemplo é o isômero do *n*-pentano ilustrado abaixo

$$\begin{array}{c} H \\ | \\ H-C-H \\ H \quad | \quad H \quad H \\ | \quad | \quad | \quad | \\ H-C_1-C_2-C_3-C_4-H \\ | \quad | \quad | \quad | \\ H \quad H \quad H \quad H \end{array}$$

2-metilbutano

Para nomear esses alcanos e outras moléculas orgânicas, as cadeias curtas de átomos de carbono que incluem as ramificações são designadas com nomes de grupos terminados em *–il*, que são obtidos substituindo o final *–ano* do nome de hidrocarbonetos alcanos que possui o mesmo comprimento (em termos da ligação de átomos de carbono). Portanto, o grupo CH_3— é chamado de grupo *metila* e o CH_3CH_2— é chamado *etila*, etc. Os nomes desses grupos são listados como prefixos para o nome da cadeia contínua mais longa de átomos de carbono, e cada uma é precedida por um número que indica os átomos de carbono da cadeia para o qual o grupo é ligado. Por exemplo, a molécula mostrada acima é chamada *2-metilbutano*, uma vez que o butano é o alcano consistindo em quatro carbonos em uma cadeia não ramificada, no segundo átomo de carbono ao qual o grupo —CH_3 está ligado.

Há compostos nos quais um ou mais dos átomos de hidrogênio em hidrocarbonetos, tais como os alcanos, são substituídos por um outro átomo como o flúor, o cloro ou o bromo. Aqueles que podem ser substituídos por átomos de hidrogênio são chamados **substituintes**. Alguns hidrocarbonetos substituídos simples são encontrados no Capítulo 1: exemplos incluem os metanos substituídos CF_2Cl_2 (diclorodifluormetano), CHF_2Cl (clorodifluormetano) e CF_3Br (bromotrifluormetano), e os etanos substituídos CHF_2—CH_2F, que é chamado de *1,1,2-trifluoretano*, no qual os números se referem aos números de carbono para os quais os átomos de flúor estão ligados. Sua estrutura é:

$$\begin{array}{c} H \quad H \\ | \quad | \\ F-C-C-H \\ | \quad | \\ F \quad F \end{array}$$

1,1,2-trifluoretano

PROBLEMA 1

Escreva a fórmula estrutural e a fórmula condensada para cada um dos seguintes alcanos: (a) *n*-pentano; (b) 3-etilhexano; (c) 2,3-dimetilbutano.

Alcenos e seus derivados clorados

Em muitas moléculas orgânicas, um ou mais pares de átomos de carbono são unidos por duplas ligações; uma vez que cada átomo de carbono forma um total de quatro ligações, há apenas duas ligações adicionais formadas por tais átomos de carbono. O hidrocarboneto mais simples desse tipo é um gás incolor chamado *eteno*, usualmente conhecido por *etileno*, seu nome mais antigo:

$$\begin{array}{c}HH\\ \diagdown\diagup\\ C=C\\ \diagup\diagdown\\ HH\end{array}$$

eteno (etileno)

Observe que a verdadeira geometria planar dessa molécula, cujos ângulos de ligação ao redor de cada carbono são de aproximadamente 120°, pode ser mostrada na fórmula estrutural. Fórmulas condensadas normalmente mostram a dupla ligação: $CH_2=CH_2$ ou $H_2C=CH_2$.

A ligação C═C pode ser uma parte de uma sequência mais longa de átomos de carbono que são unidos por outras ligações CC, simples, dupla ou tripla. Por exemplo, *propeno* é uma cadeia de três carbonos com um par adjacente de carbonos unidos por uma dupla ligação:

$$\begin{array}{cc}HH & \\ \diagdown\diagup & \\ C & \\ H\diagup & \\ \diagdown & \\ C=CH & \text{ou}\quad CH_2=CH-CH_3\\ \diagup\diagdown & \\ HH & \end{array}$$

propeno   propeno

O nome para uma cadeia de hidrocarbonetos que contém uma ligação C═C é a mesma usada para o alcano de mesmo comprimento, exceto que a parte final *–ano* do alcano é substituída por *–eno*. A molécula é numerada de tal forma que a unidade C═C é parte de uma cadeia contínua, e que a unidade C═C se encontra no final da cadeia de menor número. Coletivamente, hidrocarbonetos contendo ligações C═C são chamados **alcenos**. Se houver duas ligações C═C no hidrocarboneto, o prefixo *di–* é colocado antes do final *–eno*; portanto o hidrocarboneto abaixo é chamado de *1,3-pendadieno*:

$$\begin{array}{c}\text{H}\quad\text{H}\\ \diagdown\,/\\ \text{C}\\ \diagup\,\diagdown\\ \text{H}\quad\text{C}=\text{C}\quad\text{H}\\ \text{C}=\text{C}\quad\diagdown\\ \text{H}\quad\text{H}\end{array}$$

1,3-pentadieno

Os números que precedem o nome são aqueles atribuídos ao primeiro átomo de carbono que participa em cada uma das ligações duplas. O esquema alternativo de numeração, isso é, assumindo que o carbono CH_3 da direita seja número 1, não deve ser usado, uma vez que a primeira ligação dupla estaria então no carbono número 2 e o nome seria *2,4-pentadieno*; portanto, a primeira ligação dupla não teria o mais baixo número possível.

Em alguns derivados do eteno, um ou mais átomos de hidrogênio foram substituídos por átomos de cloro. Os cloroetenos, como o próprio eteno, são moléculas planares. O exemplo mais simples é o CH_2=$CHCl$, chamado de *cloroeteno* mas conhecido na indústria como *cloreto de vinila*; ele é produzido em enormes quantidades uma vez que o material plástico comum policloreto de vinila (PVC) é preparado a partir dele.

Um número é usualmente colocado em frente do nome do substituinte para indicar o átomo de carbono específico ao qual ele está ligado; portanto, o Cl_2C=CH_2 é chamado de *1,1-dicloroeteno* para diferenciá-lo do *1,2-dicloroeteno* $CHCl$=$CHCl$. A molécula *1,1,2-tricloroeteno*, CCl_2=CCl, é um solvente líquido que é usado em muitas atividades. Observe que os números (prefixos) no nome do composto aqui são supérfluos, uma vez que ele não tem isômeros e não há necessidade de distinguir um isômero de outro. Esse composto é usualmente referido pelo seu nome tradicional *tricloroetileno*. As fórmulas estruturais de uns poucos produtos de substituição de eteno são:

1,1-dicloroeteno   tetracloroeteno

O composto líquido *tetracloroeteno*, CCl_2=CCl_2, é utilizado em grande escala como um solvente para lavagem a seco, usado comercialmente para remover máculas de graxa e outras manchas em roupas. O prefixo 1,1,2,2- não é usado como parte de seu nome uma vez que ele é supérfluo (não é possível outro arranjo de cloro). Observe que quando todos os hidrogênios na molécula são trocados por um dado átomo ou grupo, o prefixo *per* pode ser usado em vez do número verdadeiro; então tetracloroetileno é também chamado *percloroetileno*, também conhecido como "perc".

PROBLEMA 2
Escreva as fórmulas estruturais para cada um dos seguintes compostos: (a) 1,1-dicloropropeno, (b) percloropropeno, (c) 2-buteno.

PROBLEMA 3
Determine o nome correto para cada um dos seguintes compostos: (a) $CHCl_2CHCl_2$, (b) $CH_3-CH_2-CH=CH_2$, (c) $CH_2=CH-CH=CH_2$.

Representações simbólicas das cadeias carbônicas

Moléculas orgânicas frequentemente contêm extensas cadeias de átomos de carbono. Os químicos acham conveniente construir representações visuais taquigráficas de tais moléculas usando um sistema simbólico de linhas que indicam apenas a posição das *ligações* (não incluindo ligações para os átomos de hidrogênio), preferivelmente a escrever por extenso a estrutura na qual os átomos de C e H são mostrados explicitamente. Para indicar a presença de um átomo de carbono, uma "dobra" é mostrada na representação da cadeia. Por exemplo, a molécula *n*-butano pode ser representada por (a) ou (b) abaixo:

(a) $CH_3-CH_2-CH_2-CH_3$
     (b)

Os átomos de hidrogênio não são mostrados na versão "mais simples"; o número deles em qualquer átomo de carbono pode ser deduzido subtraindo 4 do número de ligações para aqueles carbonos que são mostrados explicitamente. Desse modo, na representação abaixo para 2-cloropropano, os carbonos número 1 e número 3 precisam ter 3 hidrogênios, uma vez que eles são apresentados formando outra ligação, enquanto que o número 2 tem um hidrogênio, porque ele mostra a formação de três outras ligações:

2-cloropropano

PROBLEMA 4

Escreva por extenso as fórmulas estruturais completas das seguintes moléculas:

(a) [estrutura] (b) [estrutura] (c) [estrutura]—Cl

PROBLEMA 5

Desenhe os diagramas simbólicos das ligações ("dobra") para cada uma das seguintes moléculas:

(a) $CH_3-CH_2-\underset{\underset{CH_2Cl}{|}}{CH}-CH_3$ (b) $CH_3(CH_2)_4\underset{\underset{CH_3}{\backslash}}{\overset{\overset{CH_2}{\diagup\!\!\!\diagup}}{C}}$

(c) $CH_2=CH-CH_2-\underset{\underset{CH_2-CH_3}{\backslash}}{\overset{\overset{Cl}{|}}{C}}\!\!\diagup^{Cl}$

Grupos funcionais comuns

Além de serem trocados por substituintes compostos de um único átomo, como Cl e F, os átomos de hidrogênio em alcanos e alcenos podem ser substituídos por ligações mais complexas, sendo chamados de **grupos funcionais**, tipicamente encabeçados por átomos de oxigênio ou nitrogênio. Os grupos funcionais comuns estão listados na Tabela 2. O mais simples desse grupo poliatômico é —O—H, simplesmente mostrado como —OH; ele é chamado de **grupo hidroxila**. Compostos que correspondem ao alcanos e alcenos com o hidrogênio de uma ligação C—H substituída por um grupo —OH são chamados de **álcoois**. Exemplos familiares são álcool metílico ou *metanol* (também conhecido como álcool de madeira) e álcool etílico ou *etanol* (álcool de cereais):

$H-\underset{\underset{H}{|}}{\overset{\overset{H}{|}}{C}}-\ddot{\underset{..}{O}}-H$ $H-\underset{\underset{H}{|}}{\overset{\overset{H}{|}}{C}}-\underset{\underset{H}{|}}{\overset{\overset{H}{|}}{C}}-\ddot{\underset{..}{O}}-H$

metanol, CH_3OH etanol, CH_3CH_2OH

O uso de álcool como combustível é discutido no Capítulo 8.

TABELA 2 Alguns grupos funcionais comuns

Nome do tipo de composto	Grupo funcional
Cloreto	—Cl
Fluoreto	—F
Álcool	—OH
Éter	—O—
Aldeído	—C(=O)H
Ácido carboxílico	—C(=O)OH
Amina	—N<

Compostos chamados de **éteres** contêm um átomo de oxigênio unido por ambos os lados a um átomo de carbono ou cadeia:

$$H-\underset{\underset{H}{|}}{\overset{\overset{H}{|}}{C}}-\ddot{O}-\underset{\underset{H}{|}}{\overset{\overset{H}{|}}{C}}-H$$

Éter dimetílico, $(CH_3)_2O$

Em nomes mais formais para tais compostos, o grupo —OCH$_3$ é conhecido como *metóxi*, e o grupo —OCH$_2$—CH$_3$ é conhecido como *etóxi*, portanto, o éter dimetílico poderia ser chamado de *metoximetano*. O uso de éteres como aditivos na gasolina é discutido no Capítulo 6.

Existem compostos orgânicos semelhantes aos álcoois e éteres, os quais possuem um átomo de enxofre na mesma posição que é ocupada pelo oxigênio. É usado o prefixo *tio–* para denotar essa substituição; então temos tioálcoois, ou apenas **tióis**, tal como CH$_3$SH, e **tioésteres**, como CH$_3$—S—CH$_3$.

Como discutido no Capítulo 3, ligações duplas carbono-oxigênio são encontradas em algumas moléculas orgânicas. Moléculas que contêm o grupo H—C=O ligado ao hidrogênio ou a um carbono são conhecidos como **aldeídos**; os exemplos importantes encontrados na poluição atmosférica são o *formaldeído*, H$_2$C=O, e *acetaldeído*, CH$_3$C(H)=O. (Átomos ou grupos mostrados dentro dos parênteses estão ligados ao carbono anterior, mas eles mesmos não participam na próxima ligação disposta na fórmula.)

$$\ce{H\\C=\overset{..}{\underset{..}{O}}/H}$$ formaldeído, H_2CO $\quad$ $$\ce{H_3C\\C=\overset{..}{\underset{..}{O}}/H}$$ acetaldeído, CH_3CHO

Se o grupo C=O estiver conectado a um grupo —OH, o sistema é chamado de um **ácido carboxílico**; o *ácido fórmico* e o *ácido acético* são exemplos dessa classe de compostos.

ácido fórmico, HCOOH $\qquad$ ácido acético, CH_3COOH

Grupos encabeçados pelos átomos de nitrogênio são conhecidos como **grupos aminos**; eles são encontrados em ligações com cadeias carbônicas em algumas moléculas orgânicas. Compostos nos quais o grupo amino é ligado a uma cadeia de hidrocarbonetos são chamados de **aminas**. Observe que os átomos de nitrogênio formam um total de três ligações, algumas (ou todas) das quais podem ser diretamente com carbonos. Dois exemplos são:

metilamina, CH_3NH_2 $\qquad$ dimetilamina, $(CH_3)_2NH$

Moléculas que possuem tanto o grupo ácido carboxílico quanto um grupo amina são chamadas de **aminoácidos**. Elas são os grupos mais importantes nas proteínas, que incluem as enzimas que aceleram uma reação bioquímica específica. O aminoácido chamado de *cisteína* é ilustrado abaixo; note que ele contém um grupo tiol, um grupo amino e, também, um grupo ácido carboxílico.

cisteína

Álcoois, ácidos e aminas que contêm cadeias curtas de carbono são muito solúveis em água. A razão é que moléculas desses três tipos contêm ligações O—H ou N—H, as quais possuem um átomo de hidrogênio que está parcialmente deficiente de densidade eletrônica, pois está ligado a um átomo altamente eletronegativo (O ou N). A carga positiva parcial δ^+ do hidrogênio é atraída para regiões de densidade eletrônica onde não tem ligações – um par de elétrons livres – em átomos de moléculas adjacentes:

$$:\ddot{O}-H[\delta^+] \quad :\ddot{O}-H$$
$$\phantom{:\ddot{O}-}H \phantom{[\delta^+] \quad :\ddot{O}-}H$$

↑
ligações de
hidrogênio

Tais ligações são chamadas de **ligações de hidrogênio**; as forças que mantêm os dois átomos juntos – e portanto também mantêm juntas as duas moléculas para os quais os átomos pertencem – não são tão fortes quanto àquelas de uma ligação normal na molécula, mas elas são muito mais fortes que as forças que atuam entre moléculas de hidrocarbonetos. Moléculas de água ilustram essa situação. Elas se mantêm juntas porque cada átomo de hidrogênio faz uma ligação de hidrogênio com um par de elétrons livres da molécula de água próxima a ele. A atração entre as moléculas de água por causa dessas interações resulta num ponto de ebulição relativamente alto da água líquida, muito mais alto que o esperado para uma molécula dessa massa. Para uma substância (não iônica) ser bastante solúvel em água, essas ligações secundárias entre moléculas de água adjacentes precisam ser substituídas por interações similares entre a substância e as moléculas de água. Consequentemente, moléculas que contêm ligações N—H ou O—H e uma cadeia curta de carbonos são solúveis em água porque as ligações de hidrogênio que elas formam com as moléculas de água substituem aquelas que são rompidas quando a substância é incorporada ao líquido.

Átomos de hidrogênio ligados a carbono não podem formar ligações de hidrogênio com moléculas de água, uma vez que o carbono não é suficientemente eletronegativo para produzir mais de uma carga positiva sobre um átomo de hidrogênio ligado a ele. Além disso, não há nenhum par de elétrons livres sobre os átomos de carbono. Consequentemente, não há força motriz que possa provocar uma ruptura da extensa cadeia de hidrogênios ligados com água líquida a fim de incorporar um grande número de moléculas de hidrocarbonetos ou moléculas orgânicas cloradas. Em ambos, hidrocarbonetos e moléculas orgânicas cloradas, todos os hidrogênios estão ligados ao carbono, e por essa razão, tais moléculas não são muito solúveis em água. Mesmo moléculas com grupos O—H ou N—H e muitos átomos de carbono são insolúveis em água, já que suas características globais são dominadas por um número grande de carbonos. As forças de atração que existem entre as moléculas orgânicas que não possuem capacidade de realizar ligação de hidrogênio não são muito específicas nem direcionais; consequentemente, diferentes hidrocarbonetos são muito solúveis um no outro, e moléculas organocloradas são solúveis em hidrocarbonetos. Podemos reformular a generalização familiar de que "semelhante dissolve semelhante": compostos tendem a se dissolver em outras substâncias que possuem os mesmos tipos de interações intermoleculares.

PROBLEMAS 6

Escreva as fórmulas estruturais e os diagramas simbólicos para cada um dos compostos seguintes: (a) álcool etílico, (b) etilamina, (c) ácido acético (o ácido carboxílico com um grupo metila ligado ao carbono).

Anéis de átomos de carbono

Cadeias de átomos de carbono existem na forma de anéis em muitas moléculas orgânicas. Os anéis mais comuns são aqueles que contêm cinco, seis ou sete átomos de carbono. Moléculas que contêm anéis são nomeadas colocando o prefixo *ciclo* em frente do nome usual da cadeia carbônica daquele tamanho. Portanto, um anel de seis carbonos, todos unidos por ligações C—C, é chamado *ciclohexano*. A molécula mostrada abaixo à direita é chamada de *metilciclopentano*.

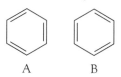

Ciclohexano   metilciclopentano

PROBLEMA 7

Escreva os diagramas de ligação simples e simbólico para as seguintes moléculas: (a) ciclopropano, (b) clorociclobutano, (c) algum isômero do dimetilciclohexano.

Benzeno

Uma das unidades mais comuns e com uma estrutura orgânica mais estável é o **anel benzeno**, que é um hexágono planar de seis átomos de carbono. No hidrocarboneto de origem, ele também contém seis átomos de hidrogênio, cada um ligado em cada carbono e encontra-se num plano C_6:

A   B

Cada carbono no C_6H_6 está ligado a dois carbonos e um hidrogênio, portanto, para formar quatro ligações ele precisa ser ligado duplamente a um dos seus carbonos vizinhos. Os dois modos para chegar a esse resultado são mostrados pelas chamadas *estruturas de Kekulé* (A e B na parte inferior da página anterior). De fato, moléculas de benzeno não permanecem em nenhuma dessas duas formas, cada uma delas alternaria ligações curtas C=C e longa C—C; na verdade, elas existem em uma estrutura de "ressonância" média, na qual todas as ligações C—C possuem os mesmos comprimentos intermediários (o termo *ressonância* aqui faz referência à matemática na descrição de ligação e é comumente interpretado como "blenda" ou "híbrido"). Esse resultado é representado pela estrutura mostrada abaixo, com o hexágono contendo um círculo fechado para representar as três duplas ligações; frequentemente, no entanto, apenas uma das *estruturas de Kekulé* é mostrada, fica entendido, pelo menos pelos químicos, que nenhuma alternância real das ligações é pretendida.

Dado que a molécula é planar e possui seis lados iguais, cada ângulo C—C—C e C—C—H é de 120°. Quando o benzeno se apresenta como um grupo substituinte em outra molécula, a ele é dado o nome de *fenila*.

Alcenos rapidamente reagem por adição de moléculas como H_2, HCl e Cl_2 por meio da dupla ligação – que é, com um átomo se unindo por si mesmo a cada um dos dois carbonos da ligação dupla – e dessa forma converte a unidade C=C em ligações simples. Por exemplo, à adição de HCl ao eteno produz-se cloroetano. As reações correspondentes *não* ocorrem rapidamente nas ligações de benzeno ou seus derivados. O benzeno pode ser hidrogenado, isto é, o hidrogênio pode ser adicionado a suas duplas ligações, mas apenas sob algumas condições extremas. Essa diferença no comportamento do benzeno, comparado aos alcenos, é um exemplo da estabilidade especial de um anel de seis membros contendo três conjuntos de ligações duplas e simples, alternadas. Os elétrons das ligações interagem um com o outro de uma maneira que torna a molécula energeticamente muito mais estável do que seria esperado da soma de energia de ligações duplas e simples atribuída ao alcanos e alcenos. A estabilidade adicional desaparece mesmo se apenas uma das três ligações duplas for hidrogenada ou, por outro lado, serem adicionadas outras moléculas. Desse modo, o anel benzênico de seis membros é uma unidade inerente de grande estabilidade e permanece intacta num meio em que outras ligações C=C sejam destruídas. O benzeno e outras moléculas que possuem essa estabilidade extra são conhecidos como sistemas **aromáticos**.

Uma exceção à regra de que o benzeno não sofre reação de adição às duplas ligações ocorre quando o átomo ou molécula que o ataca seja um radical livre, como o átomo de cloro: relembre que tais espécies possuem um elétron desemparelhado. Portanto, ao passo que o cloro molecular, Cl_2, por si mesmo não sofre reação de adição nas ligações duplas no benzeno, um simples átomo de cloro reage. Na verdade, já em 1825, Michael Faraday verificou que o gás cloro reagiria com benzeno se a mistura de reação fosse exposta a uma luz forte, a qual atualmente efetuamos ruptura de moléculas de Cl_2 em átomos livres de Cl. Uma vez iniciadas tais reações, elas continuam até que todos os átomos de carbonos tenham sofrido a adição de um átomo de cloro, e é produzido 1,2,3,4,5,6-hexaclorociclohexano.

$$C_6H_6 + 3\,Cl_2 \xrightarrow{\text{Luz UV}} C_6H_6Cl_6$$

Benzenos clorados

Embora o benzeno não sofra rapidamente reações de adição com moléculas ou íons que não sejam radicais livres, ele participa de reações de **substituição**: um de seus átomos de hidrogênio pode ser substituído por um grupo como metila, hidroxila, etc., que forma uma ligação simples. De particular interesse é a substituição por cloro, uma vez que compostos de preocupação ambiental contêm anéis benzeno com átomo(s) de cloro substituído(s). Quando o benzeno reage com gás cloro na presença de um catalisador, tal como cloreto de ferro (III), $FeCl_3$, um dos hidrogênios (explicitamente observando o anel abaixo para um melhor entendimento) é substituído por cloro, e HCl é liberado:

$$\text{C}_6\text{H}_5\text{H} + Cl_2 \xrightarrow{FeCl_3} \text{C}_6\text{H}_5\text{Cl} + HCl$$

Observe que o anel aromático, C_6, permanece intacto. Note também que nessas estruturas os pares de elétrons sobre os átomos de cloro não são mostrados, como apresentado nas estruturas anteriores para álcoois e aminas. Os químicos usam ambos os tipos de estruturas – aquelas que mostram os pares de elétrons e aquelas que não mostram – para tais compostos.

Se for permitida a continuação da reação, isto é, se houver um excesso de Cl_2, um ou mais átomos de hidrogênio das moléculas de benzeno, em seguida, será substituído por cloro. Há três isômeros do diclorobenzeno, todos os quais poderiam, em princípio, ser produzido, em tal reação:

1,2-diclorobenzeno   1,3-diclorobenzeno   1,4-diclorobenzeno

O esquema de numeração se inicia em um dos carbonos "substituídos"; o sentido da numeração ao redor do anel é escolhido para ter como resultado o menor número possível para o segundo substituinte. Numa antiga nomenclatura, o benzeno 1,2-disubstituído é chamado de isômero *orto* substituído, o 1,3-disubstituído, de *meta*, e o 1,4-disubstituído, de *para*. Portanto, o composto 1,4-diclorobenzeno mostrado na página anterior, no final e à direita é também chamado de *para*-diclorobenzeno ou *p*-diclorobenzeno.

Quando se usa a estrutura de Kekulé para o benzeno, na qual as ligações duplas e simples são mostradas, é importante relembrar que a escolha de uma estrutura (A ou B na página 811) para as posições das duplas ligações é arbitrária. Isso tem como consequência o fato de que há apenas três, e não cinco, isômeros do diclorobenzeno. Por exemplo, 1,6-diclorobenzeno não é diferente do isômero 1,2; eles representam a mesma molécula vista de perspectivas diferentes (Para evitar tais complicações, muitos químicos usam apenas o símbolo hexagonal contendo um circulo dentro, conforme mostrado na página 812.)

PROBLEMA 8

Deduza as estruturas e nomes para os três triclorobenzenos quimicamente diferentes.

Questões de revisão

1. Qual é o nome do hidrocarboneto $CH_3(CH_2)_4CH_3$? É um alcano? Desenhe sua fórmula estrutural.

2. Desenhe a fórmula estrutural do 3-etilheptano.

3. Qual seria o nome do grupo substituinte $CH_3CH_2CH_2CH_2-$?

4. Esboce as fórmulas estrutural e condensada do (a) tricloroeteno e (b) 1,1-difluoreteno.

5. Qual é a principal utilização do composto $CCl_2=CCl_2$? Quais os dois nomes utilizados para este composto?

6. Esboce as fórmulas estruturais para cada um dos seguintes compostos: álcool metílico, metilamina, formaldeído e ácido fórmico.

7. Desenhe a fórmula estrutural e as representações simbólicas do ciclopentano e do ciclopenteno.

8. Explique o que significa o termo *ligação de hidrogênio*. Discuta porque um álcool de cadeia curta como o metanol é solúvel em água, enquanto que um de cadeia longa, como o octanol, não o é.

9. O sistema do benzeno consistindo de um anel de seis membros é, particularmente, estável ou instável?

10. Moléculas como H_2 são adicionadas rapidamente ao benzeno? Radicais livres como hidrogênio atômico são adicionados prontamente ao benzeno?

11. Qual é outro nome para o perclorobenzeno? Você esperaria que ele fosse mais solúvel em meio aquoso ou em hidrocarbonetos?

Leitura complementar

Para saber mais sobre a química orgânica básica, consulte um livro moderno como K. P. C. Vollhardt and N. E. Schore, *Organic Chemistry*, 4th ed. (New York: W. H. Freeman and Company, 2003) (publicado pela Bookman Editora sob o título Química Orgânica: Estrutura e Função, 4.ed.).

Respostas dos Exercícios Selecionados de Número Ímpar

Capítulo 1
Problemas

1-1 (a) 427 kJ/mol; junção de UV-B com UV-C.
  (b) 299 kJ/mol; junção de UV com região visível.
  (c) 160 kJ/mol; junção das regiões visível e infravermelho.
  (d) 29,9 kJ/mol; começo da região infravermelho térmico.
1-3 390,7 nm; 127,5 nm
1-5 307 nm
1-7 $OH + O_3 \longrightarrow HOO + O_2$
  $HOO + O \longrightarrow OH + O_2$
  Global: $O_3 + O \longrightarrow 2\,O_2$
Quadro 1-1, Problema 1 $[O^*] = k_1 [O_2]/(k_2 [M] + k_3 [H_2O])$

Problemas adicionais

1. Líquida é $O_2 +$ fóton UV $\longrightarrow 2\,O$
  Cada O reage na forma de $O + O_2 \longrightarrow O_3$
  Global: $3\,O_2 +$ fóton UV $\longrightarrow 2\,O_3$
3. $ClONO_2 +$ fóton $\longrightarrow Cl + NO_3$
  $NO_3 +$ fóton $\longrightarrow NO + O_2$
  $Cl + O_3 \longrightarrow ClO + O_2$
  $NO + O_3 \longrightarrow NO_2 + O_2$
  $ClO + NO_2 \longrightarrow ClONO_2$
  Global: $2\,O_3 + 2$ fótons $3\,O_2$
5. 491 nm; visível
7. 3×10^3 moléculas $cm^{-3}\,s^{-1}$; $2,5 \times 10^{-12}\,g\,cm^{-3}\,ano^{-1}$
9. $1,5 \times 10^{-6}$

Capítulo 2
Problemas

2-1 $Cl + O_3 \longrightarrow ClO + O_2$
  $Br + O_3 \longrightarrow BrO + O_2$
  $ClO + BrO \longrightarrow Cl + Br + O_2$
  Global: $2\,O_3 \longrightarrow 3\,O_2$
2-5 $CF_3O + O_3 \longrightarrow CF_3OO + O_2$
  $CF_3OO + O \longrightarrow CF_3O + O_2$

Questões sobre Química Verde

1. (a) 2
  (b) 1 e 4
3. Não, não se o dióxido de carbono é um subproduto de outro processo.
5. A tecnologia Harpin é aplicada à planta, o que a faz promover as próprias defesas naturais.

Problemas adicionais

1. (b) 4×10^{15} g
3. (a) 140
  (b) 10
  (c) 141
7. Pior, uma vez que o Br está estocado em formas inativas.

Capítulo 3
Problemas

3-1 $1,4 \times 10^{-14}\,mol\,L^{-1}$; 0,35 pptv
3-3 Aumenta a concentração de ozônio.
3-5 $8\,NH_3 + 6\,NO_2 \longrightarrow 7\,N_2 + 12\,H_2O$ 0,0092 g

3-7 $1,2 \times 10^{-7}$ mol L^{-1}
3-9 0,59 ppmv
3-11 156 kg
3-13 $I + O_3 \longrightarrow IO + O_2$
$2\, IO \longrightarrow I_2O_2$
3-15 Razão 3:1; a área é maior nas partículas maiores.
Quadro 3-1, Problema 1 (a) 0,032 ppmv
(b) $7,9 \times 10^{11}$ moléculas/cm^3
(c) $1,3\ 3\ 10^{-9}$ mol L^{-1}
Problema 3 (a) $9,3 \times 10^{11}$ moléculas/cm^3
(b) $74,2\ \mu g\ O_3/m^3$ de ar

Questões sobre Química Verde

1. (a) Ambos são hidrocarbonetos voláteis e inflamáveis (COVs); os vapores contribuem com a poluição da troposfera; a inflamabiliade reduz a segurança dos trabalhadores.
   (b) Ele é um COV e contribuiria com a poluição da troposfera, mas ele não é inflamável.
   (c) É um gás do efeito estufa, mas o dióxido de carbono é utilizado e reciclado
3. *Primeiro par:* O cátion tem uma carga deslocalizada e dois grupos não polares. *Segundo par:* A carga no ânion está dispersada entre os quatro átomos de cloro e o cátion tem um grupo não polar volumoso. *Terceiro par:* Tanto o cátion quanto o ânion apresentam grupos não polares volumosos e a carga no ânion é deslocalizada. *Quarto par:* A carga no ânion está deslocalizada e o cátion tem quatro grupos não polares volumosos.

Problemas adicionais

1. 4×10^{10} moléculas cm^{-3} s^{-1}
   4×10^{5} moléculas cm^{-3} s^{-1}; para o O_3
3. (a) $O + N_2 \longrightarrow NO + N$
   velocidade = $k[O][N_2]$
   (b) Fator de $2,2 \times 10^3$
5. (a) $O_3 + 2\, KI + H_2O \longrightarrow I_2 + O_2 + 2\, KOH$
   (b) 120 ppbv
7. 1,0%
9. 8 dias

Capítulo 4

Problemas

4-1 $NH_4^+ + 3\, H_2O \longrightarrow NO_3^- + 10\, H^+ + 8\, e^-$

Problemas adicionais

1. $4,3 \times 10^{-5}$ mol L^{-1}; 0,68; Oeste
3. $3,7 \times 10^9$ g
5. 0,18 m^2/ano
7. 0,024 g

Capítulo 5

Problemas

5-1 Os CFCs não têm H nem ligações múltiplas e por isso não reagem com OH ou luz, e portanto não sofrem oxidação. Não, uma vez que o CH_2Cl_2 tem átomos de H e por isso reage com OH.
5-3 Consideravelmente endotérmica.
5-5 Se um H ligado a um C é abstraído por um OH, o radical H_2COH centrado em C perderá o H da hidroxila por conta da abstração do O_2, produzindo formaldeído. Por outro lado, se o OH abstrai o hidrogênio do OH, o radical H_3CO centrado em C resultante perde o H para a abstração pelo O_2, produzindo formaldeído.
5-7 Global: $H_2CO + 2\, NO + 2\, O_2 +$ luz do sol
$\longrightarrow CO_2 + H_2O + 2\, NO_2$
Nenhum aumento no número de radicais livres.
5-9 Global: $CH_3(H)CO + 7\, O_2 + 7\, NO \longrightarrow$
$2\, CO_2 + 7\, NO_2 + 4\, OH$
5-11 Idêntico ao Problema 5-7.
5-13 CH_3OOH e O_2
5-15 (a) O_3, ClO, BrO, HOO
   (b) O_3, ClO, BrO, HOO, NO_2
   (c) O_3, ClO, BrO, HOO, NO_2
   (d) ClO, NO2, e talvez BrO
   (e) Quando $2\, O_3$ ou $2\, HOO$ reagem.
5-17 (a) $ClO + NO_2 \longrightarrow ClONO_2$
   (b) $2\, ClO \longrightarrow ClOOCl$
   (c) Reação de ClO com UV ou O ou NO; fotólise de ClOOCl.
5-19 O ciclo destrói o ozônio se o NO_2 reagir com O, mas não se NO_2 se decompõe com a luz do sol.

Problemas adicionais

1. $CO + OH \longrightarrow HOCO$
$HOCO + O_2 \longrightarrow HOO + CO2$
$HOO + NO \longrightarrow OH + NO2$
$NO_2 + UV \longrightarrow NO + O$

$$O + O_2 \longrightarrow O_3$$
$$\text{Global: } CO + 2\,O_2 + UV \longrightarrow CO_2 + O_3$$

3. $CO + OH \longrightarrow HOCO$
$HOCO + O_2 \longrightarrow CO_2 + HOO$
$HOO + O_3 \longrightarrow OH + 2\,O_2$
Global: $CO + O_3 \longrightarrow CO_2 + O_2$

5. NO_2: $\ddot{O}-\dot{N}=\ddot{O}$
HNO_2: $H-\ddot{O}-\ddot{N}=\ddot{O}$
HNO_3: $H-\ddot{O}=N\begin{smallmatrix}\ddot{O}:\\ \ddot{O}:\end{smallmatrix}$

Capítulo 6

Problemas

6-1 52°C
6-3 CO e NO; suas frequências de estiramento precisam estar dentro da região do infravermelho térmico.
6-5 0,440 toneladas métricas; 0,27 g
6-7 1×10^8 kg
6-9 485 Tg
6-11 Não; sim; não

Questões sobre Química Verde

1. (a) 2
   (b) 1, 3, 4, 5, 6

Problemas adicionais

1. (a) Estiramento simétrico e assimétrico e vibrações vibração de deformação para ambos.
   (b) Somente o estiramento simétrico de SO_2 contribui.
   (c) Tempos de vida curtos.
3. 0,48
7. Temperatura do ar bastante elevada.
9. 1180 L; 13.500 L; 23.500 L

Capítulo 7

Problemas

7-1 $t = 0{,}69/k$; 17,3, 23,1, 46,2 e 69,3 anos; 115 anos; 4,6%

7-3 0,00112, 0,00152 e 0,00254 mol CO_2/kJ
7-5 1,2,3-; 1,2,4-; e 1,3,5-trimetilbenzeno
7-7 2,274 toneladas métricas

Questões sobre Química Verde

1. (a) 2
   (b) 1, 5, 7, 9, 10
3. Plantações requerem fertilizantes e pesticidas. É necessário energia para plantar, cultivar e colher, produzir, transportar e aplicar fertilizantes e pesticidas, fabricar e operar tratores, transportar sementes, biomassa, monômeros e polímeros. O uso da terra em plantações para a fabricação de produtos químicos diminui a área disponível para a produção de alimentos e ração animal.

Problemas adicionais

3. 1,4%
5. 1,83 m
7. (a) 16%
   (b) 22%
       Para todos os tipos, 40%

Capítulo 8

Problemas

8-1 68%
8-3 387°C
8-5 Ligeiramente exotérmica, pouca perda.
8-7 $-128{,}6$ kJ mol^{-1}; aumento
8-9 $O_2 + 2\,H_2O + 4\,e^- \longrightarrow 4\,OH^-$
    $2\,OH^- + H_2 \longrightarrow 2\,H_2O + 2\,e^-$
    $O_2 + 2\,H_2 \longrightarrow 2\,H_2O$
8-11 23,7 kg; 12,0 kg; Mg
8-13 120 kJ g^{-1}; H_2 é superior baseado no peso, mas o metano é superior baseado no volume.

Questões sobre Química Verde

1. 81%
3. Transesterificação (adição–eliminação)
5. A alta pressão de vapor do metanol pode resultar em aprisionamento de vapor, ao passo que a baixa pressão de vapor do etileno glicol e da glicerina pode dificultar a ignição em baixas temperaturas.

Problemas adicionais

1. $5,6 \times 10^{24}$ J; 0,007%
3. Um terço do CO
   $3\,C + 4\,H_2O \rightleftharpoons 2\,CH_3OH + CO_2$
7. 0,0011 EJ

Capítulo 9

Problemas

9-1 (a) $^{218}_{84}Po$
(b) $^{218}_{84}Po$
(c) $^{4}_{2}He$
(d) $^{238}_{92}U$

9-3 49%; 65%; sim, expressivamente acima.
9-5 $^{2}_{1}H + ^{3}_{2}He \longrightarrow ^{4}_{2}He + ^{1}_{1}p$ (ou $^{1}_{1}H$)
     $2\,^{3}_{2}He \longrightarrow ^{4}_{2}He + 2\,^{1}_{1}p$ (ou $2\,^{1}_{1}H$)

Problemas adicionais

1. $^{0}_{1}e$; $^{22}_{11}Na$; $^{22}_{10}Ne + ^{0}_{1}e$; $^{13}_{7}N$; $^{13}_{6}C + ^{0}_{1}e$
3. A taxa de efusão do $^{235}UF_6$ é 0,43% maior que a do $^{238}UF_6$. Uma vez que pouco enriquecimento é observado em uma única etapa, é necessário repetir o processo centenas de vezes para atingir nível adequado de enriquecimento.

Capítulo 10

Problemas

10-1 (a) $4,0 \times 10^{-5}$ ppm; 0,040 ppb
(b) 3,0 μg/L
(c) 300 ppb
10-3 5 μg/g
10-5 (a) Sim
(b) Não
10-7 0,00010 mg/kg dia; 0,0055 mg/dia
Quadro 10-3, Problema 1 No ar: $9,9 \times 10^{-11}$ mol/m³
                          Na água: $2,3 \times 10^{-11}$ mol/m³
                          No sedimento: $5,7 \times 10^{-7}$ mol/m³

Questões sobre Química Verde

1 (a) 3
(b) 4
3. (a) Um pesticida precisa atender a um ou mais dos critérios abaixo:
   (1) Reduzir os riscos relativos ao pesticida à saúde humana.
   (2) Reduzir os riscos a organismos não-alvos.
   (3) Reduzir o potencial de contaminação de recursos ambientais valiosos.
   (4) Ampliar a adoção de MIP ou torná-lo mais eficiente.
(b) 1 e 2
5. (a) 3
(b) 1, 4
7. 1, 2 e 3

Problemas adicionais

1. Cerca de 12 g
3. 7,4 μg
5. Sim, uma vez que a concentração é 4,7 ppb.

Capítulo 11

Problemas

11-1 Não, o mesmo.
     Sim
     Os únicos são 1,2; 1,3; 1,4; 1,6; 1,7; 1,8; 1,9; 2,3; 2,7; 2,8.
11-3 (a) 2,3,5,6- e 2,3,4,5-tetraclorofenóis
     (b) Dois 2,3,5,6- tetraclorofenóis produzem o 1,2,4,6,7,9-PCDD.
     Dois 2,3,4,5- tetraclorofenóis produzem o 1,2,3,6,7,8-PCDD.
11-5 $1,87 \times 10^5$ moléculas
11-7 2,3; 2,4; 2,5; 2,6; 3,4; 3,5; 2,2'; 2,3'; 2,4'; 2,5'; 2,6'; 3,3'; 3,4'; 3,5'; 4,4'
     Com rotação 2,2' e 2,6' se interconvertem, tal qual 2,3' e 2,5' bem como 3,3' e 3,5'.
11-9 1,2; 1,3; 1,4; 2,3; 2,4; 3,4; 1,6; 1,7; 1,8; 1,9; 2,6; 2,7; 2,8; 3,6; 3,7; 4,6 diclorodibenzofuranos
11-11 28,6 pg
Quadro 11-1, Problema 1   2,6-diclorofenol + 2,3,4-triclorofenol, ou 2,3-diclorofenol + 2,3,6-triclorofenol
Quadro 11-2, Problema 1   1-clorodibenzofurano, e 1,4-, 1-6- e 1-9-diclorofuranos

Questões sobre Química Verde

1. (a) 2
(b) 1, 4, e 6

Problemas adicionais

1. (a) Um 2,3,4,5- e um 2,3,4,6- tetraclorofenol
   (b) Um 2,3,4,6- e um 2,3,5,6- tetraclorofenol
   (c) Um 2,3,4,6- e 2,3,4,5- ou 2,3,5,6-tetraclorofenol
3. Descloração; dioxinas mais tóxcas que os originais talvez sejam produzidas.
5. 2,3-, 2,2'- e 2,3'-diclorobifenilas; 2,3,2'- triclorobifenila
7. 2, 4, 5, 3' > 2, 4, 3', 4' > 2, 4, 2', 6'
9. $2,0 \times 10^{-12}$ mol/m^3; $1,5 \times 10^{-10}$ mol/m^3; $4,9 \times 10^{-5}$ mol/m^3

Capítulo 12

Problemas

12-5 Menos; maior
12-7 3,7 anos

Problemas adicionais

1. (b) 1,52 ppb
   (c) 0,172 μg

Capítulo 13

Problemas

13-3 8,1 mg
13-5 16 mg/L
13-7 $7,9 \times 10^{-3}$ mol L^{-1}; $6,3 \times 10^{-20}$ mol L^{-1}; 8,32; 2,51
13-9 15,2
13-11 (a) $NO_3^- + 2 H^+ + 2 e^- \longrightarrow NO_2 + H_2O$
   (b) +14,9
   (c) $14,9 - pH - 0,5 \log ([NO_2^-]/[NO_3^-])$
   (d) pE + pH = 15,9
   (e) 6×10^{-5}
13-13 $8,3 \times 10^{-5}$ a solubilidade aumenta com a temperatura.
13-15 $8,0 \times 10^{-4}$ mol L^{-1}
13-17 10,3
13-19 $1,02 \times 10^{-3}$ mol L^{-1}
13-21 30 mg CaCO$_3$/L
13-23 $8,2 \times 10^{-7}$

Questões sobre Química Verde

1. Remove a camada mais externa da fibra de algodão cru, conhecida como cutícula, que torna a fibra mais permeável e permite que seja tingida ou descolorida com maior facilidade.
3. (a) 2
   (b) 1, 3, 4, 6

Problemas adicionais

3. (a) $SO_4^{2-} + 10 H^+ + 8 e^- \longrightarrow H_2S + 4 H_2O$
   (b) $pE = 5,75 - (5/4) pH - (1/8) \log (P_{H_2S}/[SO_4^{2-}])$
   (c) 10^{-136} atm, absolutamente negligenciável.
5. 9,17
7. 6,1 mg/L; poluída.

Capítulo 14

Problemas

14-1 $Ca(HCO_3)_2 + Ca(OH)_2 \longrightarrow 2 CaCO_3 (s) + 2 H_2O$
   razão 1:1
14-3 +1; OH$^-$; NH$_3$ + HOCl
14-5 11 mg/L de nitrogênio; um pouco menos adstringente
14-7 $Fe(s) \longrightarrow Fe^{2+}$
   $2 H_2O + 2 e^- \longrightarrow H_2 + 2 OH^-$
   $Fe(s) + 2 H_2O \longrightarrow Fe^{2+} + 2 OH^- + H_2(g)$
14-9 $4 Fe + C_2Cl_4 + 4 H_2O \longrightarrow 4 Fe^{2+} + C_2H_4 + 4 Cl^- + 4 OH^-$
14-11 $5,5 \times 10^{-5}$; 0,0055; 0,55; 55
14-13 NO, NO$_2$, NO$_2^-$, NO$_3^-$
14-17 214,3 kJ/mol; 558 nm; 45%
Quadro 14-3, Problema 1 $t = [\ln (k_1/k_2)]/(k_1 - k_2)$

Questões sobre Química Verde

1. O iminodisuccinato é biodegradável e sua síntese é efetuada sob condições brandas; ele utiliza água apenas como solvente; o excesso de amônia é reciclado.

Problemas adicionais

1. 0,79; 0,54; 0,27; 0,10
3. 0,441 mL; 11 L

5. Uma ligação O—O, como em $HOSO_2OO^-$; –1, e por isso precisa receber um elétron para se tornar –2.

7. (a) $CH_3CCl_3 + e^- \longrightarrow CH_3CCl_2 + Cl^-$
   (b) $CH_3CCl_3 + OH \longrightarrow CH_2CCl_3 + H_2O$

9. $CO_3^{2-} + OH \longrightarrow CO_3^- + OH^-$
   Ácido forte ou sal solúvel de magnésio e cálcio; cerca de 10^{-4} mol L^{-1}.

11. 3,73, 0,019%; 4,23, 0,059%

Capítulo 15

Problemas

15-1 $M^{2+} + H_2S \longrightarrow MS + 2 H^+$
$M^{2+} + 2 R—S—H \longrightarrow$
$\quad\quad\quad R—S—M—S—R + 2 H^+$

15-3 0,051 g

15-5 0,5 mg; $2,0 \times 10^5$ g

15-7 2×10^{-5} g

15-9 6,0 µg/dL; 0,29 µmol/L

Questões sobre Química Verde

1. (a) 3
   (b) 4

3. Menor poluição do ar, maior proteção contra poluição do ar, menor nível de poluição.

Problemas adicionais

1. Sim; sim, a resposta se altera.

3. H_3AsO_4 para pH<2,20; $H_2AsO_4^-$ de 2,20 para 6,89; $HAsO_4^{2-}$ de 6,89 para 11,49; AsO_4^{3-} para pH>11,49; 17; 0,17

5. H$^+$ libera metais de sulfetos; os metais liberados entram na cadeia alimentar e afetam a saúde humana.

9. 13 mg m^{-3}, precisa estar acima do limite.

Capítulo 16

Problemas

16-1 3,9 L

16-3 $C_3H_3O_2$

16-5 (estrutura: anel benzênico com dois grupos C=O ligados a O, formando complexo com M)

16-7 (a) $2 C_{12}H_6Cl_4 + 25 O_2 \longrightarrow$
$\quad\quad\quad 24 CO_2 + 2 H_2O + 8 HCl$
(b) $C_{12}H_6Cl_4 + 23 H_2 \longrightarrow$
$\quad\quad\quad 12 CH_4 + 4 HCl$

Questões sobre Química Verde

1. Ele é biodegradável; em vista disso, ele tem menor impacto no meio ambiente. A síntese de poliaspartato desenvolvida pela Donlar tem apenas duas etapas e exige apenas calor e hidrólise do hidróxido de sódio.

3. (a) 1
   (b) 1, 5, 6

Problemas adicionais

1. Cerca de 8 mil lares.

3. 1,14 kg

7. UV-B; precisa de exposição à luz solar para se decompor; 399 kJ/mol

Apêndice

1. (a) H—C(H)(H)—C(H)(H)—C(H)(H)—C(H)(H)—C(H)(H)—H
   $CH_3CH_2CH_2CH_2CH_3$

(b) (CH₃CH₂)₂CHCH₂CH₃

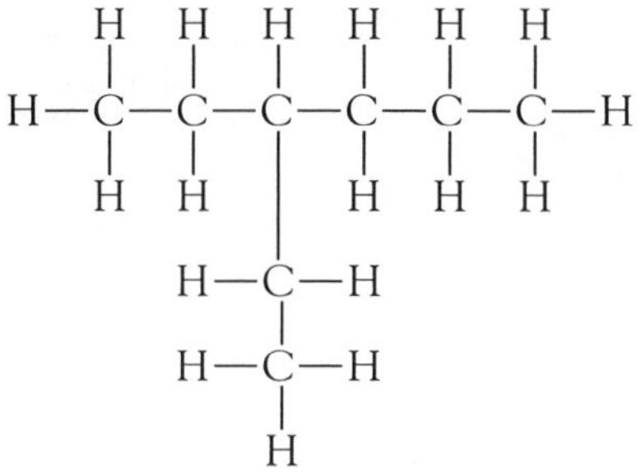

(c) (CH₃)₂CHCH(CH₃)₂

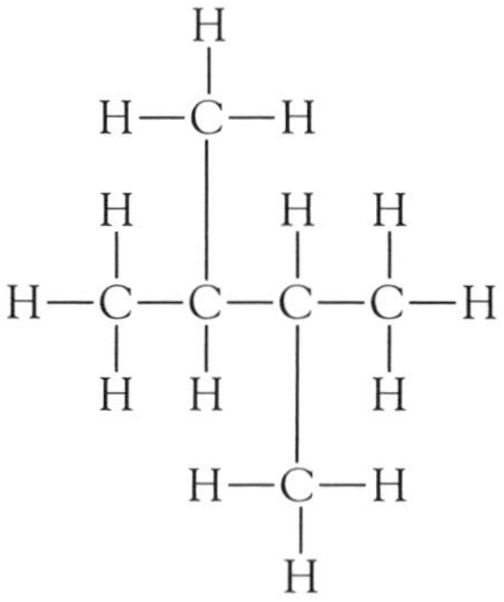

3. (a) 1, 1, 1, 2-tetracloroetano
   (b) 1-buteno
   (c) 1, 4-butadieno

5. (a), (b), 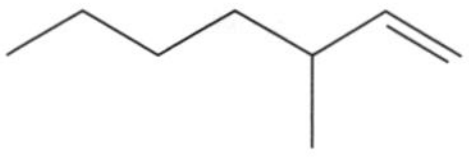 (c) [structures shown]

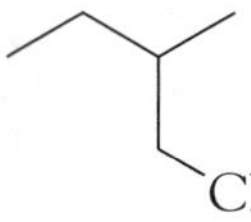

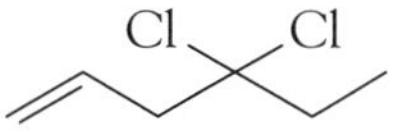

7. (a) ciclopropano
   (b) clorociclobutano
   (c) 1,1-dimetilciclohexano

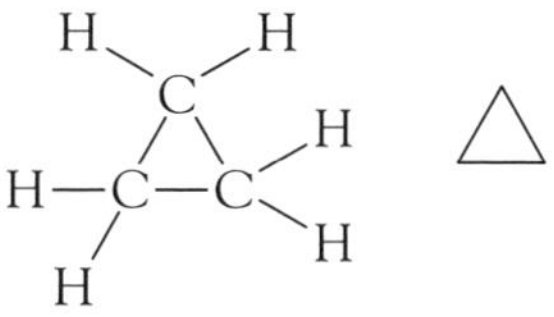

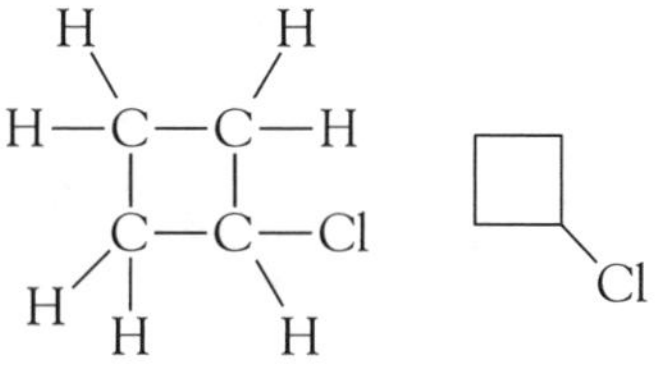

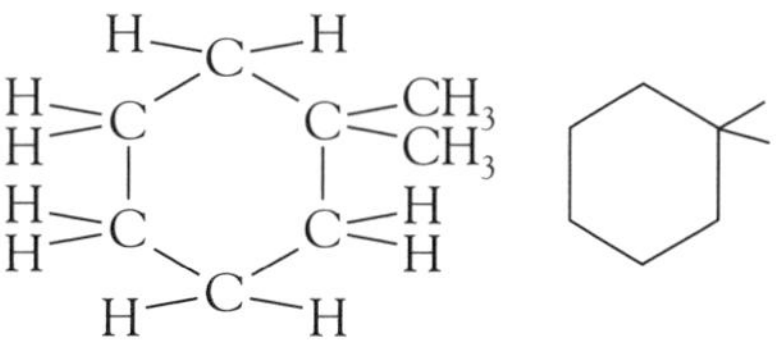

Índice

Absorção
 particulados, 182, 183f
 por aerossóis, 268-269
 por particulados, 268-269
Absorção da luz, 52
 vibrações moleculares e, 236-238
Absorção física do dióxido de carbono, 305-306
Absorção química do dióxido de carbono, 305-306
Abstração
 de átomo de hidrogênio, 103
 na estratosfera, 215-217
 na troposfera, 200f, 201-204
 de um átomo de oxigênio
 de uma molécula de ozônio, 216-217
 na estratosfera, 215-217
Acetaldeído, 356-357, 808
Acetato de chumbo, 705
Acetilcolina, 463
Acetoclor, 477-478
Acetol, 369-370, 370-371f, 371-372
Acetona, 187
Acidente na Three Mile Island, 407, 409
Acidente nuclear de Chernobyl, 407-409
Acidez
 da chuva natural, 169
 do solo, 172, 174, 760-762
Acidez reversível, 761-762
Ácido 2,4,5-triclorofenoxiacético (2,4,5-T), 480-481
Ácido 2,4-diclorofenoxiacético
Ácido acético, 480, 809
Ácido acético halogenado, na água potável, 635-636
Ácido acetohidroxâmico, 410-411
Ácido bórico, como inseticida, 440-441
Ácido carbâmico, 468

Ácido carbônico, 169, 600-602, 601-602f, 602b, 603f, 603t, 607
 gerado pelo sequestro do dióxido de carbono, 308
Ácido carboxílico, 130-131, 191, 809
Ácido cloroacético, 476-478
Ácido dicloroacético, 636
Ácido etilenodiaminotetracético (EDTA)
 como quelante, 687
 na análise de dureza da água, 617
ácido fenoxiacético, 480
Ácido fluorsilícico, 613
Ácido fórmico, 809
Ácido fosfórico, 463
Ácido fúlvico, 759-760
Ácido hidrociânico, 668
Ácido hidroclórico, 169, 309-310
Ácido hipocloroso, 87-88
Ácido húmico, 759-760
Ácido isocianúrico, na cloração da água, 635
Ácido metanossulfônico, 272-273
Ácido nítrico, 86, 409-410, 598
 na chuva ácida, 169
 no smog, 118-120
 produção de, 211-212
Ácido nitroso, 189
 decomposição fotoquímica do, 211-213
Ácido perfluorooctanoico (PFOA), 555-556
Ácido polilático (PLA), 317-319, 318f
Ácido propiônico, 481
Ácido sulfúrico, 86
 como particulado, 157
 na chuva ácida, 169
 no smog, 214-217
 oxidação do, mecanismo da fase gasosa, 214-217, 221-222

Ácido sulfuroso, 149-150
Ácido trifluoroacético (ATFA), 103-104
Ácido(s)
 deposição seca, 170
 deposição úmida, 171, 173f
Ácidos carboxílicos, 759-760
Ácidos perfluoroalquila (PFAAs), 555-556
Ácidos polifluorocarboxílicos, 104
Acordo de Kyoto, 326-327
Acordo de Qualidade de Ar, 139, 152-153
Aditivos da gasolina, 303-304t
 agentes de aumento da octanagem como, 302-303
 chumbo como, 302-303
 conversores catalíticos para, 119-120, 131-137, 133f
 etanol como, 356-357
 filtros para partículas de, 135, 424, 137
 metanol como, 363-364
 MTBE como, 366-367
Adsorção de compostos orgânicos voláteis, 671
Aeração da água potável, 624, 625f
Aerossóis, 155, 157. Veja também Particulados
 absorção da luz por, 267-268f, 268-269
 aquecimento global e, 269-273
 componentes dos, 168, 168f
 distribuição global de, 270-271f, 272-273
 efeitos modificadores do clima dos, 267-273
 finos, 168
 neblina e, 168
 nitrato, 159, 168f
 reflexão da luz por, 267-269, 267-268f

resfriamento atmosférico devido
aos, 230-231, 268-271, 272b,
273-274f
sulfato, 158-159, 168f, 268-271
Aerossóis de sulfatos
em particulados finos, 158
resfriamento da atmosfera pelos,
268-270
tempo de vida dos, 269-271,
274-275
tendências para, 272-273
Aerossol fino, composição, 168f
Agência de Proteção Ambiental
(EPA), 25-27
Agência Internacional de Energia,
285
Agente Laranja, 493
Agente tóxico no ar, 178, 188
Agentes de sopro, 100-102
Agentes quelantes
biodegradáveis, 664-666,
665-666f
em detergentes, 663-664
Agricultura
chuva ácida e, 177
irrigação na, redução do lençol
freático devido à, 643-644
neblina e, 185
ozônio à superfície e, 177
Água
doce, 579-580
estoques globais de, 579-580,
580f, 581f
na produção de hidrogênio
decomposição térmica,
382-383
eletrólise de, 382-383
natural, 442q-443q, 447-481.
Veja também Lagos
alcalinidade da, 614-617
alumínio na, 618-619
arsênio na, 725-726, 726f
chumbo na, 707-708
compostos de carbono na, 588,
589, 589f
compostos de enxofre na, 589,
589f, 590, 590t
compostos de nitrogênio na,
589, 589f, 597-599
concentrações iônicas na,
611-612, 612t
decomposição aeróbia na,
588-589

decomposição anaeróbia na,
588-589
demanda de oxigênio na, 584
drogas na, 667-668
índice de dureza para, 617-618
íons fosfato, 662-664
matéria orgânica em
decomposição na, 588-589
mercúrio na, 693-696, 695f
oxigênio dissolvido na,
581-584
pesticidas na, 445-443,
452-453
pH da, 610, 617
reação ácido-base na 600-610
reações de oxidação-redução
na, 581-599
potável
arsênio na, 720-722, 723f
carcinógenos, 636-638
chumbo na, 703-704
cromo na, 728
Cryptosporidium na, 626, 631,
639-640
drogas na, 667-668
engarrafada, 613-615
Giardia lamblia na, 631,
639-640
íon nitrato na, 642-646
íon perclorato na, 647f,
647-649
metais pesados na, 687-688,
704t
MTBE na, 367-368
subprodutos da cloração na,
635-638
uso da, 579-580
Água do mar, expansão térmica da,
321-322
Água do mar. Veja também
Oceanos concentração de íons na,
614-615
Água intersticial, 763-764
Água pesada, 402-403, 406
Água salina, 613
Águas calcárias, 602
Águas subterrâneas, 580, 580f,
639-657, 639-640f. Veja também
Água
contaminação das, 641-644
nitrato, 642-646, 643f
perclorato, 647-649, 647f

produtos químicos orgânicos,
648-649, 649-650t, 650-653
depleção das, 641
descontaminação das, 652-657
atenuação natural da, 653,
654t-655t, 655
biorremediação de, 653,
654t-655t
degradação redutiva, 656-657
ferro para, 655-657, 656f
processos físicos e químicos na,
652-653
remediação in situ de,
655-657, 656f
natureza de, 639-640, 639-640f
plumas em, 652-653, 652-653f
Alaclor, 460-461t, 477-478
Alaranjado de metila, na medição
de alcalinidade, 615
Albedo, 229-230, 268-269, 349-350
na superfície, 272-273, 273-274f
Alcalinidade
de águas naturais, 614-617
do solo, 171-172, 172f
Alcalinidade do carbonato, 615
Alcalinidade por fenolftaleína, de
águas naturais, 615-616
Alcalinidade total, 615
Alcanos, 294-297, 299b, 801-803,
802t
Alcatrão, 191, 774
de carvão, 651-652
como particulado, 191
Alcenos, 804-806
Álcoois, 541, 807
como combustíveis alternativos,
355-358
Álcoois fluorotelômeros, 555-556
Álcool etílico, 356-357
Álcool terc-butílico, 363-364
Aldeídos, 120-121, 124f, 125,
131-132, 191, 209, 210f, 212, 808
Aldicarb, 460-461t, 468-469
Aldrin, 442t, 454-455
Aletrina, 460-461t
Alimentos
cádmio em, 715-716
dioxinas em, 498, 522-524,
522-523f
furanos em, 516-517, 522-524,
522-523f
mercúrio em, 695-696
metais pesados em, 687-688

nitrosamina em, 646
PCBs em, 515-517, 522-523f
Alumina, 724
Alumínio em águas naturais, 618-619
Aluminossilicato de cálcio, 311
Aluminossilicatos, 611-612
Amálgamas, mercúrio, 690-691
América do Norte, poluição atmosférica na, 126-128, 127-128f, 139-140, 152-153
Amianto, efeitos sobre a saúde, 192-193
Aminas, 809
Aminoácidos, 809
Amônia, 122, 191, 634, 739
    fontes naturais de, 117t
    oxidação da, 584, 661q
Amosita (amianto marrom), 193
Análise de custo benefício, 462-463
Anastas, Paul, 26-27
Andrógenos, 539
Anéis de carbono, 811
Anel benzeno, 811
Angina peitoral, 191
Animais ruminantes como fonte de metano, 258-259
Ânion fenóxido, 480
Ânion óxido, 376-377
Ânion peroxidisulfato, no tratamento de águas residuais, 674
Ânion peroximonosulfato, no tratamento de águas residuais, 674
Ânions triclorofenoxiacético, 492
Anticongelamento, 371-372
Anti-incrustantes, 743-745, 744-745f
Antraceno, 530-531, 531-532f
Aquecimento causado pelo efeito estufa, 227
Aquecimento global, 227-229
    aerossóis no, 269-273
    antropogênico, 231, 272-274, 273-274f, 276-277
    artificial, 233
    efeitos sobre a saúde, 276-277, 325-326
    fatores que contribuem com o, 272-274, 273-274f
    geografia do, 273-276, 274-275f
    nuvens e, 229-230, 232, 233, 251-252, 275-276
    particulados no, 269-273

projeções para o, 319-320
    e mudança climática, 319-322, 321t
    e níveis do mar, 321-323
    para regiões específicas, 322-323, 324t, 325
    realimentação positiva no, 251-252
    sinais do, 276-277
    tendências na temperatura e, 229-231, 230-231f
Aquíferos, 639-640f, 641
Areia de alcatrão, 301-302
Argila bentonita, 741
Arsenato de cálcio, 718
Arsenato de chumbo, 706
Arsenato de cobre cromado (CCA), 719-720, 729
Arsenato de sódio, 718
Arsenato férrico, 725
Arsênio 685, 686, 686t, 717
    como carcinógeno, 720-724
    como inseticida, 440-441
    eliminação da água, 724-725
    em alimentos, 726
    fontes antropogênicas de, 718-720
    na água potável, 720-722, 723f
    padrões de, 722-724
    toxidez do, 717, 720-722, 725-727, 727t
Arsênio branco, 716
Arsenito de sódio, 474
Arsina, 726
Ártico, aquecimento do, 274-275
Árvores de decisões para a oxidação, 200f, 203
Ásia, poluição atmosférica na, 152-154, 179-180, 184-185
Asma, poluição atmosférica e, 178, 185, 187, 191
Atenuação natural para contaminação de águas subterrâneas, 653, 654t-655t, 655
Aterros sanitários, 737
    chorume de, 739
    como fonte de metano, 258-259
    componentes de, 738, 738f
    decomposição em, 738-740
    dióxido de carbono de, 739-740
    metano de, 740
    para resíduos perigosos, 781

Atividade vulcânica, resfriamento da atmosfera devido à, 230-231, 269-270
Atividades humanas, impactos das, 23-25
Atmosfera
    reatividade na, 50
    regiões da, 50
Átomo de hidrogênio, abstração
    na estratosfera, 215-217
    na troposfera, 201-204
Atrazina, 448t, 475-478
Avaliação de riscos, 461-462
Avaliação do ciclo de vida (análise), 756-757, 757f

Bactérias, desinfecção por, 626, 629f
Balanceamento da equação redox, 582q-583q
Balanço de energia da Terra, 234, 236, 236f
Balanço de massa
    de PCBs, 503-505, 503f
    do arsênio, 725
Barragem das Três Gargantas (China), 336-337
Barragens e reservatórios, 335-338
Barras de combustível, 403, 403f
    reprocessamento de, 405f
Barras de controle, 402-403, 403f
Baterias
    armazenagem de chumbo, 703-704, 707-709
    de célula de mercúrio, 693-695
    chumbo proveniente de, 377-378
    de fluxo, 343-344
    nicad (níquel-cádmio), 714-715
    para carros elétricos, 377-379
Benz[o]antraceno, 531-532f, 535
Benzeno 296-297, 303-304, 303-304t, 811
    efeitos sobre a saúde, 188
    em lençóis freáticos, 649-650t, 650-651
Benzenos clorados, 813
    transporte de longo prazo de, 548, 549t
Benzo[a]pireno (BaP), 531-532f, 535, 536t, 537q
Bicarbonato de cálcio, 309-310, 608
Bicarbonato de sódio, 635
Bifenilas, 500

Bifenilas polibromadas (PBBs), 520-521, 554-555
Bifenilas policloradas (PCBs), 499-509
Bioacumulação, 447-449, 450f, 451-453
   de metais pesados, 687-688
Biocombustível, 356-370
Bioconcentração, 447-448, 450f
Biodiesel, 367-372, 370-371f
Bioetanol, 357-363
Biogás, 740
Biomagnificação, 448-449, 450f
   de metais pesados, 687-688
Biomassa, 364-365f, 370-371
   como fonte de energia, 334-335, 335-336f
   como fonte de metano, 258-259
   dióxido de carbono e, 246-247
   etanol de, 357-363
   hidrogênio de, 384
Biorremediação, 771
   da contaminação com organoclorados, 776-777, 777f
   de resíduos e solos, 773-776
   para a descontaminação de águas subterrâneas, 653, 654t-655t
   plantas para, 777-779, 778f
Biosurfactantes, 771
Bisfenol-A, 540f, 542-543
Bissulfato de amônio, 158
Bissulfato de sódio, 635
Bombas de calor, 347-348
Borbulhamento de ar, 670
British anti-Lewisite (BAL), 687
Brometo de hidrogênio, 76-77, 551
BTEX, 303-304
BTX, 303-304
   em águas subterrâneas, 650-652, 652-653f, 654t, 655
Buracos na camada de ozônio, 49
   descoberta dos, 82
   sobre a Antártida, 82-83
   sobre o Ártico, 83
   tamanho dos, 83f, 84f, 91-93
   variações nos, 82, 86, 90-92, 94-95
1,3-butadieno, 178, 191
Butano, 294-295, 299q, 299f, 802
4-butanona, 187
Butóxido de piperonila, 470

Cadeia alimentar, 448-449, 450f
Cádmio, 191, 402-403, 685, 686, 686t
   exposição ao, 715-716
   fontes de, 714-716
Cal, 743
Calagem, 761-762
Camada de ozônio, 65
   definição, 49
   física e química da, 52
   localização da, 51f, 63-64
Canfeno, 452-453
Campos eólicos, 337-338
Canadá, poluição atmosférica no, 127-128f, 128-129, 139, 152-153
Cana-de-açúcar, etanol da, 357-358, 360-361
Câncer. Veja também Carcinógenos
   de mama, 409
   de pele, 56-58
   de pulmão, 192, 397-400, 412-413, 538
   de tireoide, 408
   depleção/destruição do ozônio, 56-58
   poluição atmosférica e, 178, 182, 187-188
   radiação e, 392, 396-397
Câncer de pulmão, 192, 397-400, 538. Veja também Carcinógenos
Capacidade de carga da Terra, definição, 23
Carbamatos, 468-469
Carbaril, 460-461t, 468, 477-478
Carbofurano, 460-461t, 468
Carbonato de cálcio, 601-610, 607f, 609t, 743
   na neutralização da chuva ácida, 171-172
   na redução da concentração de dióxido de enxofre, 151
   no sequestro do dióxido de carbono, 305-306, 309-310
   purificação da água e, 626
Carbonato de magnésio, 309-310
Carbonato de sódio
   em águas naturais, 617
   na purificação da água, 626, 635
Carbono
   antigo, como fonte de metano, 259-260q

   fixado, 240-242
   no dióxido de carbono emissões de, 289
Carbono negro, efeitos sobre o clima do, 268-269
Carbono orgânico dissolvido (COD), 175, 586-587
Carbono orgânico total (COT), 586
Carcinógenos, 455, 457, 632
   arsênio como, 720-721, 723-724
   dioxinas como, 493, 524-525
   em emissões veiculares, 538
   hidrocarbonetos aromáticos polinucleares como, 535-539, 536t, 537q
   inseticidas como, 441-442
   N-nitrosaminas como, 645-646
   radiação como, 392, 396-400
   radônio como, 397-400
   subprodutos da cloração como, 636-638
   teste Ames para, 461
   trítio como, 407
Carga crítica, 174-175
Carros elétricos, 377-378
Carson, Rachel, 25-26, 443
Carvão
   arsênio no, 718
   componentes do, 292
   emissões de dióxido de carbono de, 341-343f
   limpo, 151
   reservas de, 292
   suprimento de energia e, 335-336f
Carvão ativado na purificação da água, 624, 625b
Catalisadores, 70
   em conversores catalíticos, 132-133
Cataratas, 57-58, 58-59f
Célula baseada em óxidos sólidos (SOFC), 375f, 376-378
Célula combustível baseada em ácido fosfórico, 375f, 376-377
Célula de combustível de carbonato fundido (MCFC), 375f, 376-377
Células combustíveis, 375f
   alcalinas, 375, 375f, 376-377
   baseadas em ácido fosfórico (PAFC), 375f, 376-377

baseadas em óxidos sólidos
 (SOFC), 375f, 376-378
 de carbonato fundido (MCFC),
 375f, 376-377
 em unidades de energia,
 376-378
 em veículos, 373-375
 hidrogênio-oxigênio, 372-374,
 373-374f
 membrana-eletrolítica-polimérica
 (PEMFC), 373-374, 373-375f
 metanol em, 378-379
 outras aplicações das, 378-379
Células fotovoltaicas
 emissões de dióxido de carbono
 de, 341-343f, 353-354
Células solares, 352-355
 custos, 353-354
 e emissões, 353-354
 no mundo desenvolvido, 354-355
 no mundo em desenvolvimento,
 354-355
Celulose, 739
 como polímero de substituição,
 142-146
 etanol da, 361-363
Cerração, 154
Césio, 404-405
Cetonas, 191
CFCs. Veja Clorofluorcarbonetos
 (CFCs)
CH_2O polimérico, 240-242
Chapeleiros loucos, 693
China
 barragem das Três Gargantas,
 336-337
 poluição atmosférica na, 152-154
 resfriamento da atmosfera na,
 272q
Chorume
 composição do, 739
 controle e tratamento do, 741
Chumbo, 685-688, 686t
 de baterias, 377-378
 do decaimento do radônio, 394f,
 395-398
 efeitos sobre a saúde, 710-714,
 711-714f
 em águas naturais, 707-708
 fontes de, 703-706
 iônico, 702-704

na água potável, 703-704
na gasolina, 708-711, 709-710f
no meio ambiente, 701-702f,
 702-703
substituto para, 706-707
usos do, 701-703, 705-709
Chumbo branco, 705
Chumbo de tetraetila, 708-709
Chumbo de tetrametila, 302-303,
 708-709
Chumbo vermelho, 705, 706
Chuva ácida, 169-177
 acidificação de lagos causada
 pela, 173,175, 175-176f
 acidificação do solo causada pela,
 172, 172f
 carga crítica e, 174-175
 danos à agricultura causados pela,
 177
 descoberta da, 169
 deslocamento regional da,
 169-170, 172-174
 efeitos ecológicos da, 170-175
 na China, 170
 neutralização do solo causada
 pela, 171-172, 172f
 padrões globais de, 171f
 pH da, 169
 queda na área florestal devido à,
 175-177
 queda no nível de, 172-173
Chuva natural
 acidez da, 169
 pH da, 150
Cianazina, 476-477
Cianeto, 768
Cianeto de hidrogênio, 191
Cianetos, em águas residuais,
 668-669
Ciclo do combustível nuclear,
 405-406, 405f
Ciclo enxofre-iodo, na produção de
 hidrogênio, 383-384
Cicloalcanos, 296-297
Ciclodienos, 453-455
Ciclohexano, 296-297, 811
Ciclohexano hexaclorado, 452-453
Ciclopentadienos, 453-454, 456q
Ciclopentadienos clorados, 453-455
Cidade do México, poluição
 atmosférica, 126, 179, 180, 182

Cinabar, 693
Cinza, incinerador, 741-743
Cinza de fundo, 741-742
Cinza volante, 741-743
Clatrato, 294-295, 308-309,
 308-309f
 para estocagem de hidrogênio,
 381
Clean Air Act (1970), 26-27,
 152-153
Clean Water Act (1972), 26-27
Cloração
 história da, 633-634
 subprodutos da, 635-638
 vantagens da, 638-639
Cloracne, 455-457, 515
Clorato de sódio, 564
Clordano, 442t, 536t, 549t
Cloreto de hidrogênio, 87-88, 670
 como molécula de cloro
 cataliticamente inativa, 75-76
 fontes naturais de, 117t
Cloreto de magnésio, 309-310
Cloreto de metileno, 649-650t,
 651-652, 654t, 655
Cloreto de polivinila (PVC), 143,
 750, 751t, 752
 em atapetamentos, 754-755
Cloreto de vinila, 536t, 649-650t,
 653, 654t, 774
Cloreto férrico, 500, 725
Clorito de sódio, 633
Cloro, 692
 atômico, 75, 87-88
 cataliticamente inativo, ativação
 do, 86-88, 87-88f
 molecular, 87-88
 na destruição do ozônio, 75-77
Cloro, na produção de polpa e
 papel, 509-511
Cloro atômico na destruição do
 ozônio, 75-77
Cloro combinado, 639
Cloro molecular, na cloração da
 água, 634
Cloroacetamidas, 476-478
Cloroeteno, 805
Clorofenóis, 498. Veja também
 Dioxinas
 como pesticidas, 495

Clorofluorcarbonos (CFCs),
106-107f, 272-273, 273-274f
  como agente de sopro, 101-102
  como gás traço do efeito estufa,
  265-266
  depleção/destruição do ozônio
  pelo, 76-77, 98-100, 99-100f
  eliminação do, 105-108
  substitutos para, 101-104
  sumidouros de, 99-102
  tempo de residência do, 256,
  274-275
Clorofórmio, na água potável, 636,
636q, 649-650t, 651-652
Cloronicotinil 473t
Clorpirifós, 460-461t, 466, 473t,
477-478
Cocarcinógeno, 720
Coeficiente de partição (K_{oc}),
447-448, 448t
Cofatores, 720
Cogeração, 349-350, 349-350f
Colburn, Theo, 539
Combustão
  de sal fundido, 784-785
  emissões da, 258-259
    hidrocarbonetos aromáticos
    polinucleares incompletos da,
    534-535
    produtos da, 783-785
Combustão do carvão, 292
  dióxido de enxofre da, 116,
  120-121, 146, 151
  emissões da, 146, 151, 292-293
  reduzindo emissões da, 151-152
Combustão em leito fluidizado,
151-152
Combustíveis energo intensivos,
355-356
Combustíveis alternativos
  álcoois como, 355-358
  classes de, 355-356
  ésteres como, 355-356, 367-369
  éteres como, 355-356, 366-368
  vantagens dos, 355-356
Combustíveis fósseis. Veja também
Carvão, Gás natural, Petróleo
  como fonte de metano, 258-260,
  259-260q
  como fonte de óxido nítrico,
  264-265

definição, 240-242
hidrogênio de, 384, 385
Combustíveis orgânicos, 355-356
Combustíveis veiculares
  álcoois como, 355-356
  alternativos, 355-372
  etanol como, 356-361
  metanol como, 363-364, 366-367
  oxigenados, 356-357, 366-367
Combustível de óxidos mistos
(MOX), 412-413
Compostos clatratos como fonte de
metano, 262-263
Compostos de enxofre
  inseticidas, 440-441
Compostos de nitrogênio, em águas
naturais, 589, 589f, 597-599, 598t,
599f
Compostos de organoestanho,
719-720q
Compostos mutagênicos, 455, 457
Compostos orgânicos voláteis
(COVs), 442
  como solventes, 141-142
  emissões de, 118-119, 119-120f
  redução de, 129-130f, 128-132
  remoção da água residual,
  670-671
Compostos organoclorados
  bioacumulação de, 447-449, 450f,
  451
  como pesticidas, 440-441
  propriedades dos, 441
  solubilidade dos, 441
  toxicidade dos, 441, 452-453
Compostos organossulfurados, 624
Compostos teratogênicos, 455, 457
Concentração basal do poluente,
178
Concentração do ozônio
  altitude e, 50-51, 51f
Concentração efetiva, 593
Concentração letal (CL), 461
Concentração no estado
  estacionário, 66q, 252-256,
  253-254f
Condensação de polímeros, 753
Congêneres, 493-494
Consequências do aquecimento
global para a saúde, 325-326

Constante da lei de Henry (K_H),
148-149, 582
Constante de dissociação
(ionização) de ácido (K_a), 149
Constante de Plank, 59-60
Constante de velocidade, 66q
Controle de poluição
  baseado no efeito vs. baseado na
  fonte, 175
Controles de exposição, 26-27
Conversão de energia, limitações
para a, 350-352
Conversão de moléculas em mols,
115b-116q
Conversão de mols em moléculas,
115b-116q
Conversão térmica, 347-349
  eletricidade da, 348-351
Conversores catalíticos, 131-137,
133f, 264-265
  de duas vias, 132-133
  de três vias, 132-133
Corpo negro, 228-229, 231, 235q
Corrente alternada/Corrente
contínua (CA/CC), 352-354
Craqueamento, 534
Creosoto, 534, 651-652
Criptônio, 402-404
Crisotila, 192
Crocidolita (amianto azul), 193
Cromato de chumbo, 705
Cromatografia de íons, 679q-682q
Cromatografia gasosa (CG),
420b-423q
Cromatografia gasosa/
Espectrometria de massa (CG/EM),
562q-565q
Cromatograma, 421q
Cromito de cobre, 370-372
Cromo, 685, 686, 686t, 727-728
Crutzen, Paul, 105
Cryptosporidium, na água potável,
626, 631, 639-640
Cupins, inseticidas para, 472-473,
473f, 473t
Curie (Ci), 395-396

2,4-D, 480-481
  compostos, 460-461t, 480
  no Agente Laranja, 493
Datação do carbono, 259-260q

Datação por carbono radioativo, 259-260q
DDE, 445-447, 446f, 451, 543-544, 546
DDT, 25-26, 28-29, 443-447, 540f
  análogos do, 451
  bioacumulação do, 448-449, 450f
  bioconcentração do, 448-449, 448-450f
  biomagnificação do, 448-449, 448-449f
  como carcinógeno, 458-460
  como POP, 442t, 445
  em humanos, 445-447, 446f
  em sedimentos, 763-764
  estrutura do, 445
  história do, 443, 445
  metabólitos de, 445, 446, 543
  na vida selvagem, 443, 445, 446, 448-449
  persistência do, 445
  regulamentação do, 445-446
  transporte aéreo de longa distância do, 445
  transporte de longa distância do, 548, 549t
Decaimento radioativo, 394-396, 394f
  análise de estado estacionário do, 395q
  mensuração do, 395-397
Decomposição aeróbia, 588-589
  como fonte de óxido nitroso, 263-264
  estágio de, no aterro, 739
Decomposição anaeróbia, 167, 203, 588-589
  como fonte de metano, 257-259, 261-262
  como fonte de óxido nitroso, 263-265
  dióxido de carbono oriundo da, 337-338
  estágio metanogênico, 740
  fase anaeróbia ácida em um aterro, 739-740
  gases estufa oriundos da, 337-338
  metano oriundo da, 337-338
Decomposição anaeróbia de resíduos, 776

Decomposição fotoquímica, 200f, 201-202, 204, 208-209, 216-217
  de pesticidas, 481-482
Decomposição metanogênica, 740
Degradação redutiva na descontaminação de águas subterrâneas, 656-657
DEHF, 542-543
Demanda bioquímica de oxigênio (DBO), 585-588
Demanda química de oxigênio (DQO), 585-588
Depleção/destruição do ozônio, 49, 52
  e câncer, 55-58
  e doenças oftalmológicas, 57-59
  e efeitos em organismos não humanos, 58-59
  em altitudes médias
    química por trás da, 97q-98q
  em regiões temperadas, 85
  produtos químicos antropogênicos e, 98-101
  reações que causam, 88-91, 92-93f
  sobre a Antártida, 85-92
  sobre o Ártico, 92-96
Deposição de lama barragens e, 336-337
Deposição seca, 170
Deposição úmida, 171, 173f
DES (dietilstilbestrol), 545
Desastres ambientais, 25-26
Desenvolvimento sustentável, 25-26
  definição, 24-25
Desflorestamento. Veja Floresta(s), deterioração/destruição
DeSimone, Joseph, 141-142
Desinfecção. Veja também Purificação da água
  da água, 624-640
  subprodutos da, 633
Desnitrificação, 87-88, 97q, 263-264, 264-265f
Despolimerização de plásticos, 753-754
Dessalinização
  eletrodiálise para a, 665-666, 666-667f
  osmose reversa para, 630, 630q

  troca iônica para, 665-666
Dessorção térmica, 769, 770t
Dessulfurização em gasoduto, 151
Destilação, 359-360
  do petróleo, 297, 298b-300b, 299f
Destilação térmica, 630
Destruição do ozônio,
  processos catalíticos da, 69-77
Destruição e eficiente remoção, 782
Detecção por captura de elétrons de pesticidas, 559q-561q
Detector de ionização em chama, 420q-423q
Detergentes, contaminação da água por, 662-664
Deutério, 402-403, 406, 414-416
Di-2-etilhexil ftalato (DEHF), 536t, 542-543
Dia da Terra, 25-26
Diagrama de espécies, 600-602, 601-602f
Diagrama pE-pH, 596-597, 597f
Diazinon, 460-461t, 466, 477-478
Dibenzofuranos (DFs), 504-507
  Veja também Furanos
Dibenzofuranos policlorados (PCDFs), 507-508, 507-508q. Veja também Furanos
Dibenzo-p-dioxina, 493, 496
Dibrometo de etileno, 536t
Dibrometo de etileno, na gasolina, 709-710
Dibromoacetonitrila, 633
Dicamba, 481
Dicloreto de etileno, na gasolina, 709-710
Dicloreto de metileno, 536t
Diclorobenzeno, 441
1,4-diclorobenzeno, 529-530
Diclorodifenildicloroeteno (DDE), 445
1,2-dicloroetano, 536t
1,1-dicloroeteno, 805
1,2-dicloroeteno, 805
Diclorometano, 739
Dicloroperóxido, 90
Diclorprop, 481
Diclorvos, 460-461t, 465f, 466
Dicofol, 445
Dicromometano, 536t

Dieldrin, 442t, 448t, 454-455, 540f, 549t, 650-651
Difenilamina, 468
Digestores, 588
Dimetil éter, 366-367
Dimetilmercúrio, 694-695
Dimetilsulfeto (DMS), 157
   oxidação do, 272-273
Dimetoato, 460-461t, 468
Dinitropireno, 538
Dióxido de carbono, 50, 117-118, 229-230, 285
   absorção de infravermelho do, 237-240, 239-242f
   ciclo de vida do, 243-246, 274-275
   como agente de sopro, 101-102
   como gás estufa, 286
   como solvente verde, 247-248, 251
   concentração de, 290-291, 291f, 315-316, 316f
   concentrações atmosféricas do, 239-240, 241-242f, 240-242
   diagrama de fases para o, 250f
   e biomassa, 246-247
   e resfriamento atmosférico, 236
   em águas naturais, 588, 601-602, 603f, 607-610
   emissões geradas pela oxidação de hidrocarbonetos, 209, 210f
      gerado pela oxidação do metano, 205, 205f
   espectro de absorção do, 238-240, 239-240f
   estrutura do, 199
   fontes de, 244-246, 244-247f
   gerado em aterros, 739-740
   na produção de hidrogênio, 306-307
   remoção da atmosfera, 305-307, 312-313
   resíduos, uso de, 247-248, 250
   sequestro pelo oceano, 601-602
   sumidouro de, 244-246, 244-247f, 256
   supercrítico, na fabricação de chips de computador, 249, 250q, 250f, 251
Dióxido de carbono líquido
   como solvente, 141-142, 142f
Dióxido de carbono na produção de polpa e papel, 510-511
   para purificação da água, 633

Dióxido de enxofre, 114, 590, 590t
   carga crítica do, 174-175
   como fumegante, 440-441
   e chuva ácida, 169
   efeitos do, 268-270
   efeitos sobre a saúde, 179-180, 182
   emissão de, 146-147, 297
      tendências na, 152-154, 270-273, 270-271f
   estrutura, 199
   fontes de, 117t, 119-120t, 146-147
   fontes naturais de, 117t
   na reação de Claus, 146
   no ar limpo, 114
   oxidação do, 148-150
      mecanismo da fase gasosa, 212-217, 221-222
   padrões para, 152-153, 179, 181t
Dióxido de nitrogênio, 55-56, 72, 86
   ácido nítrico do, 125
   decomposição fotoquímica do, 123-124, 124f
   efeitos sobre a saúde, 189
   espectro de absorção do, 122, 122f
   formação do, 122-124, 124f
   na oxidação, 122, 122f
   oxidação do óxido nítrico em, 122-125, 124f
   padrões para, 181, 181t
Dióxido de plutônio, 412-413
Dióxido de silício, 248, 248f, 309-310
Dióxido de titânio, 673, 705
   na produção de hidrogênio, 383
1,4-dioxina, 492
Dioxinas, 442t, 491-500, 540f, 545
   bioacumulação de, 513-514
   como carcinógenos, 493, 524-525
   contaminação ambiental por, 492-493
   deduzindo as origens das, 497q
   efeitos sobre a saúde, 524-525, 526f
   em alimentos e na água, 522-524, 522-523f
      detecção das, 498-500
   em pentaclorofenóis, 496
   esquema de numeração das, 493-495

   fator de equivalência de toxicidade internacional (TEQ), 520-523, 521t
   fontes de, 492-493, 508-514, 743
   produção de, 492-493
   redução no nível de, 513-514
   teor de cloro nas, 512-514, 512-513f
   toxicidade das, 518-521
   transporte de longa distância das, 548, 549t
Dispersantes, 743-745, 745f
Disposição de resíduos perigosos, 781
Dissulfeto de carbono, 157
Doença *ai-ai*, 716
Doença de Alzheimer, alumínio e, 619
Doença de Minamata, 697-698
Doença *itai-itai*, 716
Doença respiratória
   poluição atmosférica e, 178, 181
Doenças causadas pela radiação, 393
Doenças oculares
   depleção/destruição do ozônio e, 57-59
Doenças respiratórias
   e poluição do ar externo, 180-181, 184
   e poluição do ar interno, 187, 189, 191
DOL_{50}, 458-460, 460-461t
Dose, 455, 457
   letal (DL_{50}), 458-460
   limiar, 460-461
   oral letal (DOL_{50}), 458-460, 460-461t
Dose de referência de toxicidade (DRf), 462
"Dúzia suja", compostos químicos, 441, 442t, 445
Drogas, em águas residuais, 667-668

Ecoestrógenos, 541
Economia de átomos, 29-30
Economia de hidrogênio, 364-365f, 371-372
EDTA (ácido etilenodiaminotetracético)
   como quelante, 687
   nas análises de dureza da água, 617
Efeito estufa
   definição, 233

Í**NDICE** 831

emissões de energia e, 231-234, 232f
   galopante, 262-263
   intensificação do, 233, 262-263, 276-277
   mecanismo do, 228-236
   modelo do, 233-234, 235q
Efeito fotovoltaico, 352-353
Efeito gafanhoto, 550
Efeito ricochete, 314
Eficiência energética
   emissões de dióxido de carbono e, 313-314
Einstein, Albert, 23, 58-59
Elementos radioativos, 191
Eletricidade, da energia solar, 348-350, 352-353
Eletricidade solar térmica, 349-350, 349-350f
Eletrodeposição, 706
Eletrodiálise, no tratamento de águas residuais, 665-666, 666-667f
Eliminação, taxa de, 252-254
Emissão de energia
   velocidade de, 231-234
Emissões de carbono, 289, 290f
Emissões de dióxido de carbono, 244f, 265-266, 273-274f. Veja também Gases estufa
   acordos internacionais sobre, 326-328
   antropogênico, 240-246, 244-247f
   da combustão de combustíveis fósseis, 240-242, 244-246, 244-246f
   destino do, 243-247
   fontes de, 293
   fontes de energia das, 341-343f, 353-354
   fotossíntese e, 240-242, 246-247
   gerado pelo desflorestamento, 240-246, 244-246f
   gerado pelo etanol, 358-359
   método de alocação, 327-328
   tendências do, 286-291, 286-288f, 290f, 315-316, 316f
   teor de carbono das, 289
Emissões de gases estufa, 290
   acordos internacionais sobre, 326-328
   de reservatórios, 336-337
Emissões de mercúrio, 689-692

Emissões de metano, 257-258, 257-258f, 272-273, 273-274f
   fontes de, 257-263
   antropogênico, 258-260
   natural, 257-259
Emissões de NO_X
   de combustíveis alternativos, 355-357, 372-373
Emissões de usinas de energia
   controles sobre, 690
   dióxido de enxofre nas, 151-154
   óxido nítrico e, 138-139
   redução das, 151-154
Emissões fugitivas, 784-785
Emissões veiculares, 137
   conversores catalíticos para, 131-137
   redução das, 131-137, 133f
Encontro Rio-114, 326
Endócrino, sistema, 541
Endossulfan, 454-455, 456-457q, 460-461t
Endrin, 442t
Energia, 27-29
   comercial, 284
   da luz, 59-63
   emissão máxima de, 228-229
   emissões de, na Terra, 231-234
   fonte de, da Terra, 228-230, 334-335
   fontes de, 334-336, 334-335f
   fóton, 59-63
   liberada em processos nucleares, 415-417
   renovável, 334-356. Veja também Energia renovável
   rotacional, 238-239, 251
   vibracional, 238-239, 251
Energia cinética, 339-340, 251
Energia comercial, 284
Energia das marés, 347-348
Energia de ondas do mar, 347-348
Energia eólica, 335-336f, 337-344
   como energia solar indireta, 337-338
   crescimento da, 337-339, 338-339f
   economia da, 340-344
   emissões de dióxido de carbono da, 341-343f
   geração da, 337-338
   locais com potencial para, 340-341

   locais em alto mar para, 341-343
   nos EUA, 337-339, 339-340f
   vantagens e desvantagens, 342-343t
Energia geotérmica, 344-348, 344-346f
   desvantagens da, 346-347
   locais em potencial para, 345-347, 345-346f
   para eletricidade e aquecimento, 345-347
   suprimento de energia e, 335-336f
Energia gerada por células solares
   crescimento da, 338-339f
Energia hidrelétrica, 334-338, 335-336f
   como energia solar indireta, 335-336
   como fator de criação de áreas inundadas, 336-338
   custos ambientais e sociais da, 336-337
   e represas e reservatórios, 335-338
   emissões de dióxido de carbono de, 341-343f
   no mundo desenvolvido, 336-337
Energia nuclear, 400-417
   emissões de dióxido de carbono de, 341-343f
   fornecimento de energia e, 335-336f
Energia renovável, 334-356, 335-336f
   de biomassa, 334-335, 335-336f
   hidrelétrica, 334-335, 335-336f
Energia solar
   desvantagens, 355-356
   energia elétrica gerada pela, 348-350
   fornecimento de energia e, 335-336f
   indireta, 335-338
   tecnologia solar ativa e passiva, 348-349
   tipos de, 347-349
   vantagens, 354-356
Entropia, 350-352
Envenenamento por chumbo, 702-704, 711-714
Enxofre
   elementar, 590, 590t

na reação de Claus, 146-147
pirítico, 151
reduzido total, 147
Epidemiologia, 455-457
Epilíminio, 588
Epoxidação, 483
Epóxido de heptacloro, 454-455, 536t
Equilíbrio, 65
Erupções vulcânicas
depleção/destruição do ozônio e, 97q-98q
Escala de pE, 593-596, 597f
Escalas de concentração, 50-51, 114, 115q-117q
conversão de, 114, 115q-117q
para líquidos, 442-443
para particulados, 159-160
Esmaltes, chumbo em, 705
Espaços porosos, 639-640
Espalhamento, 267-268
Especiação, 687
Espécies estáveis, 206, 206f
Espectro
eletromagnético 52, 53f
visível, 52
Espectro de absorção, 52
para dióxido de carbono, 238-240, 239-240f
para dióxido de nitrogênio, 122f
para DNA, 56-57f
para O_2, 53f
para ozônio, 54-55f
Espectroscopia de plasma acoplado indutivamente (ICP), 792q-795q
Esquemas de numeração, 805, 813
Estado estacionário, 65
Estado excitado, 60-61
Estado fundamental, 60-61
Ésteres, 809
como combustíveis alternativos, 355-356, 367-369
Ésteres de ftalato, 540f, 542-543
Estradiol, 540f, 667-668. Veja também Estrógenos ambientais
Estratosfera
definição, 50
destruição do ozônio na, 64-65
filtração dos componentes UV na, 54-56
geração de ozônio na, 62-64

oxigênio fracamente ligado na, 215-217
química da, 215-218
temperaturas na, 50, 51f, 63-64
Estrógenos, 539
Estrógenos ambientais, 539-547
curva dose-resposta, 547, 547f
efeitos de, em humanos, 544-547
sobre a vida selvagem, 543-544
estrutura dos, 540f
fontes de, 541-543
tipos de, 541-543
Estrôncio, 404-405
Estruturas de Kekulé, 812
Estruturas de Lewis dos radicais livres, 198q, 199
Etano, 294-295, 299q, 299f, 445, 801
Etanol, 749-750, 807
atrativos do, 358-359
celulósico, 361-362
como combustível veicular, 356-361
controvérsia sobre, 359-361
da fermentação de carboidratos, 357-360
de carboidrato, 357-363
desvantagens do, 356-358
do milho, 357-361
e emissões, 356-361
produção de, 357-363, 361-362f
Etene, 177, 207, 357-358, 750, 804
Éter difenílico, 551
Éteres, 808
como combustíveis alternativos, 355-356, 366-368
Éteres difenílicos polibromados (PBDEs), 551-553
Etilbenzeno, 188, 303-304
Etileno, 207, 750, 804
Etileno glicol, 371-372
Etilmercúrio, 698
Etoxilatos, 541-543
Europa, poluição atmosférica na, 126, 140, 152-153, 178-179
Eutrofização, 662
de reservatórios, 336-337
Eutrofização cultural, 662
Exajoule (EJ), 284
Expansão térmica da água do mar, 321-322
Exposição aguda à radiação, 393

Exposição humana, 461-462
Exposições crônicas, 455-457
Extração de vapores do solo, 769, 770t
Extração secundária, 300

Farman, Joe C., 82
Fator de bioconcentração (FBC), 447-448
Fator de equivalência de toxicidade internacional (TEQ), 520-523, 521t
Fenantreno, 530-531, 531-532f
Fenila, 812
Fenilmercúrio, 699
Fenitrotion, 460-461t, 466
Fenóis, 478, 480, 509-510, 774
na água potável, 636
Fermentação, 588, 775-776
ácida, 739
para produzir etanol, 357-360
Ferro
em águas naturais, 589, 597f
na descontaminação de águas subterrâneas, 655-657, 656f
Fertilização com dióxido de carbono, 246-247
Fertilização com ferro, 312-313
Fertilizantes
como fontes de óxido nitroso, 263-265
nitratos de, 643-644
Filhos do radônio, 394f, 396-398
Filtração, para purificação da água, 627-631, 629f
Filtro de mangas, 741-742
Filtros para partículas, 137, 538
Fipronil, 473t
Fissão, 401. Veja também Energia nuclear
processo de, 402-405
vantagens/desvantagens da, 408f
Fitoestrógenos, 546
Fitorremediação, 777-779, 778f
Flavonoides, 542-543
Floresta(s)
como fonte de óxido nitroso, 264-265
deterioração/destruição causada pela chuva ácida, 175-177
emissões de gases pelas, 128-132
Fluido supercrítico, 250q, 250f

Flúor, na destruição do ozônio, 78
Fluorapatita, 613
Fluoreto de hidrogênio, 103
Fluoreto de sódio, 613
   como inseticida, 440-441
Fluoreto estanoso, 613
Fontes não pontuais, 664-665
Fontes pontuais, 664-665
   de poluição, 147
Fontes renováveis, 27-29
Formaldeído, 191
   efeitos sobre a saúde, 186-188
Fórmula condensada, 801
Fosalona, 468
Fosfato de tri-n-butila, 409-410
Fosfonatos, 477-478
Fotoconversão, 348-349, 352-353
Fotólise, 60-61
Fotolitografia na produção de chips para computadores, 248, 248f
Fótons, 58-63
Fotossíntese
   depleção/destruição do ozônio e, 58-59
   dióxido de carbono e, 240-242, 246-247
   ozônio e, 177
FSP (Fator de Proteção Solar), 57-58
Fração molar, escala, 51
Frações do petróleo, 297
Ftalato, 754
Fugacidade, 484q-486q, 485f
Fuligem, 154, 268-269, 532-533
Fumaça
   corrente secundária, 190-191
   de tabaco no ambiente, 190-192
   do cigarro, 538
   fontes de, 184-185
   no tabagismo passivo, 190, 192
Fumaça do tabaco
   componentes da, 191
   efeitos sobre a saúde, 191-192
Fumegantes, 440-441
Fumo passivo, 191, 192
Fungicidas, 438-439, 438-439t, 441, 495
Fungo white-rot, 775-776
Furanos, 442t, 504-509, 507-509q
   bioacumulação de, 513-514
   efeitos sobre a saúde, 525
   em alimentos, 516-517, 522-524, 522-523f

   fatores TEQ dos, 510-511, 521t, 522-523
   fontes de, 508-513, 743
   teor em cloro de, 512-514, 512-513f
   toxicidade dos, 519-521
   transporte de longa distância de, 548, 549t
Fusão, 401. Veja também Energia nuclear

Gado bovino e ovino, como fonte de metano, 258-259
Galena, 703-704
Gás
   emissões de dióxido de carbono de, 341-343f
   fornecimento de energia e, 335-336f
Gás
   de fontes naturais, 114, 117t
   decomposição fotoquímica de, 200f, 201-202, 204
   destino de, 200f
   escalas de concentração para, 50-51, 114, 115q-116q
      interconversão de, 115q-116q
   no ar limpo 88-94, 114, 117-119
   no ar não poluído, 50
   oxidação do 88-89, 114
   traço, no ar limpo, 114, 117t
   volume de, 51
Gás de síntese, 364-365, 364-365f, 384
Gás do pântano, 257-258, 588
Gás formaldeído
   decomposição do, 200f, 202
   na oxidação do metano, 204, 205f
Gás liquefeito de petróleo (GLP), 296-297
Gás natural, 294-295f
   como combustível, 295-296
   componentes do, 294-295
   reservas de, 294-295
Gás natural altamente comprimido (GNV), 295-296
Gaseificação do carvão, 306
Gases atmosféricos
   absorção do infravermelho por, 232
   tempo de residência de, 252-256

Gases estufa, 232f, 272-273, 273-274f, 275-276
   absorção do infravermelho por, 241-242f
   clorofluorcarbono (CFCs) como, 265-266
   dióxido de carbono, 233, 286. *Veja também* Dióxido de carbono
   HCFCs como, 265-266
   HFCs como, 265-266
   metano como, 256-258
   óxido nítrico como, 263-265
   principais, 238-247, 251-252
   tempo de residência na atmosfera dos, 256
   traço, 252-253, 263-266
   vapor da água como, 233
Gases do óxido nítrico
   e smog, 120-121, 123
Gases traço no ar limpo, 114, 117t
Gasohol, 356-357
Gasolina, 364-365f
   chumbo na, 708-711, 709-710f
   componentes da, 301-303
   em águas subterrâneas, 651-652
   reformulada, 303-304
Genisteína, 540f, 542-543
Geoengenharia do clima, 269-270
Gerador eólico, 339-341
Giardia lamblia, na água potável, 631, 639-640
Glicerina, 368-371, 370-371f
Glifosato, 477-478
Glucose, 357-359
Grafite, 402-403, 433-434
Grandes lagos, contaminação por fosfato nos, 662
Grupo etóxi, 808
Grupo hidroxila, 807
Grupo metóxi, 808
Grupos funcionais, 807-809, 808t
Grupos sulfidrila, metais pesados e, 686

Haletos, 93-94, 151-152
Haletos de hidrogênio, 118-119
Halons, 99-100f, 104, 106-107
HAPs, Veja Hidrocarbonetos aromáticos polinucleares
Hélio, 390-391
Hemicelulose, 361-363

Herbicidas, 438-439, 438-439t, 474-481, 479b, 495. Veja também Pesticidas
triazinas, 474-477
Herbicidas fenóxi, 478, 480-481
Hexabromociclododecano (HBCD), 553-554
Hexacloreto de benzeno (BHC), 453-454
Hexaclorobenzeno (HCB), 441-442, 442t, 448t, 536t
Hexaclorociclohexano, 452-454, 549t
Hexaflumuron, 473, 473f, 473t
Hexafluoreto de enxofre, como gás traço do efeito estufa, 266-267
Hexafluoreto de urânio, 405f, 406
Hidratos de metano, 262-263, 294-295
Hidreto metálico, para estocagem de hidrogênio, 379-380, 381f
Hidretos, oxidação de, 170, 170f
Hidrocarbonetos, 801
   antropogênicos, 130-132
   aromáticos, 296-297, 530-531
   como composto orgânico volátil (COV), 118-121
   emissão de
      redução da, 125, 128-137
   fontes de, 119-120
   não metano (HNM), 206
   no smog, 118-119
   oxidação de, 207-211, 210f, 212-213
Hidrocarbonetos aromáticos polinucleares (HAPs), 191, 529-539, 541
   como carcinógenos, 535-539, 536t, 537q
   como poluentes aquáticos, 534
   como poluentes atmosféricos, 530-534, 531-532f
   em sedimentos, 763-764
   estrutura, 529-531
   fontes de, 532-535, 538-539
   transporte de longa distância de, 548, 549t
Hidrocarbonetos oxigenados, 135
Hidroclorofluorocarbonetos (HCFCs), como gases traço do efeito estufa, 265-266
Hidrodessulfurização, 134

Hidrofluorocarbonetos (HFCs), como gases traço do efeito estufa, 265-266
Hidrogênio, 739
Hidrogênio combustível, 306, 371-385
Hidróxido de alumínio em águas naturais, 618
Hidróxido de cádmio, 714-715
Hidróxido de cálcio na neutralização da acidez de lagos, 173
Hidróxido de magnésio na purificação da água, 626
Hidróxido de sódio, 138, 692
   na lavagem (do algodão), 587-588
Hipoclorito de cálcio, na cloração da água, 634
Hipoclorito de sódio, na cloração da água, 634
Hormesis, 399-400
Hormônios, 539. Veja também Estrógenos ambientais
Hormônios sexuais, 538. Veja também Estrógenos ambientais
Húmus, 759-761

Ibuprofeno, 667-668
   síntese do, 29-33
Ignição por compressão de carga homogênea, 137
Imidacloprid, 473t
Iminodissuccinato de sódio (IDS), como agente quelante, 665-666, 665-666f
Imobilização, 769
Impostos sobre o carbono, 328
Incêndios. Veja também Combustão
   dioxinas e furanos de, 511-514
   poluição do ar de, 147-149, 184-185
Incêndios florestais, poluição do ar causada por, 184-185
Incineração, 771
   de lixo tóxico, 781-785
   de resíduos sólidos, 741-743
   dioxinas e furanos da, 511-513
Incinerador de forno rotativo, 782-783, 782f
Incinerador de queima de massa, 741-742
Incinerador por injeção de líquidos, 783

Incinerador tipo modular, 741-742
Incineradores
   emissões de, 741-743, 783-785
   produtos gerados pelos, 741-742
   tipos de, 741-742, 782-783
Incineradores de fornos de cementeiras, 783
Índice de dureza, para águas naturais, 617-618
Índice MP, 159-160
Índices de qualidade do ar, 159-160
Indústria de polpa e papel, dioxinas e furanos da, 509-511. Veja também Dioxinas, Furanos
Infravermelho térmico, 231-232, 232f, 233, 236-237, 252-253, 256
   absorção do, pelo dióxido de carbono, 238-240, 239-242f
   absorção do, pelo metano, 256-257
   absorção do, pelo vapor de água, 251
Ingestão diária aceitável (IDA), 462
Inseticidas, 438-439, 438-439t, 495. Veja também Pesticidas
   carbamato, 468-469
   de amplo espectro, 471
   naturais/verdes, 460-461t, 469-470
   orgânicos, 440-441
   organoclorados, 440-441, 442t. Veja também Compostos organoclorados
   organofosforados (OP), 463-468, 464f, 465f, 477-478, 481-482
   tradicionais, 439-441
Inseticidas à base de diacilhidrazina, 471, 472f
Intensidade do carbono, 287-289, 287f, 288f
Intensificação do efeito estufa, 233, 262-263, 276-277
Inversão térmica, 63-64
Iodeto de metila, fontes naturais de, 117t
Iodeto de potássio, 409
Iodo, na purificação da água, 639
Íon alumínio em águas naturais, 618
Íon alumínio em lagos, 175-176, 175-176f
Íon amônio, 158, 174
Íon arsenato, 717

Íon arsenito, 717
Íon bissulfeto, 707
Íon borohidreto, para estocagem de hidrogênio, 380-381, 381f
Íon carbonato, 761-762
Íon clorato, 633
Íon cloreto, 611-612, 612t
Íon clorito, 633
Íon cromato, 727
Íon dicromato, na demanda química de oxigênio, 585-586
Íon dissulfeto, 590t, 591
Íon ferrato, 674
Íon fluoreto, 611-612, 612t, 613
Íon metanoarsonato, 718
Íon nitrato, 173, 263-264, 264-265f
　na água potável, 642-643
　　riscos do, 644-646
Íon nitrito, 644
　em águas naturais, 263-264, 264-265f
Íon perclorato, na água potável, 647-649, 647f
Íon potássio, 611-612, 612t
Íon sódio, 611-612
Íon sulfato, 214-215, 694-695
　em águas naturais, 590, 590t, 611-612, 612t
Íon tripolifosfato, água contaminada com, 663-664
Íons bicarbonato, em águas naturais, 600, 601-602f, 602q, 603f, 603t, 612t
Íons bromato, da desinfecção da água, 632
Íons cálcio
　na água potável, remoção, 624, 625f, 626
Íons carbonato, 376-377
　em águas naturais, 600-602, 602q, 603f, 603t, 604-607
Íons fosfato, 663-664f
　em águas naturais, 662-664
Íons magnésio, 611-612, 612t
　na água potável, remoção de, 624, 626
Íons polifosfato, em detergentes, 662
Íons sulfeto, 147
　em águas naturais, 590, 590t
　no tratamento de águas residuais, 660

Isômeros estruturais, 802
Isopentano, 345-346
Isopreno, 130-131

Janela atmosférica, 251-253
Juros da natureza, 23

Kepone, 540f, 541

Lacase, 145
Lagartas, inseticidas para, 471-472
Lagos. Veja também Água natural
　acidificação de, 173, 175, 175-176f
　íon alumínio em, 175-176, 175-176f
　metilmercúrio em, 694-695, 695f, 696
Lavador de gases, 743
Lavagem (de algodão), 587-588
Lei de Beer-Lambert, 252-253
Lei de Stokes, 155
Lei dos gases ideais, 51, 115q, 116q
"Leis de comando e controle", 26-27
Lençol freático, 639-640, 639-640f, 652-653f
Ligações, 806
　força das, 199, 201-202
　molecular, 236-238
　nas estruturas de Lewis, 198q
Ligantes tetramido-macrocíclicos (TAML)
　na produção de papel, 511-512, 511-512f
Lignina, 292, 361-363, 509-511, 509-510f
Limite vermelho da luz visível, 228-229
Limpeza durante a combustão, 151-152
Limpeza pós-combustão, 151-152
Limpeza pré-combustão, 151
Lindano, 453-454, 460-461t
Linha tripla básica, 24-25
Líquidos em fase não aquosa densa (DNAPLs), 651-652
Líquidos iônicos (LI), 144-145
Lixo hospitalar, 743
Lixo nuclear, 410-411, 411-412q
　de alto nível, 409-410
　estocagem de, 412-414

Lodo, 658-659, 659f
　disposição de, 669-670
Love Canal, 25-26
Luz
　absorção da
　　por aerossóis, 267-268f, 268-269
　　por particulados, 267-268f, 268-269
　infravermelha, 52, 228-229, 229-230f, 231, 232f, 235b, 236-238, 251-252
　　térmica, 231-232, 232f, 233, 236-237, 252-253, 256
　reflexão da
　　por aerossóis, 267-269, 267-268f
　　por particulados, 267-269, 267-268f
　ultravioleta (UV), 49, 52, 54-56, 229-230, 229-230f
　visível, 52, 228-229, 229-230f
Luz solar, 49, 54-55, 228-230, 229-230f
　absorção da, 229-230, 268-269, 352-353
　efeitos positivos da, 58-59
　intensidade da, 55-56f, 56-57f
　na formação do smog, 119-120, 123
　no smog fotoquímico, 119-120
　reflexão da, 229-230, 267-269, 267-268f
Lyase, 587-588

Madeira, tratada sob pressão
　arsênio na, 719-720
　arsênio/cromo, remoção de, 729-730
　cromo na, 729
Malaoxon, 467
Malation, 448t, 460-461t, 465f, 467, 477-478
"Maluco como um chapeleiro", 693
Mandioca, etanol da, 358-359
Manejo integrado de pragas, 471, 472
Materiais biorrefratários, 774
Matérias-primas químicas, 317
MCPA, 481
Mecanismo de Chapman (ciclo), 65
　análise de estado estacionário, 66q-68q

Mecanismo de reação, 65
Mecanismo homogêneo em fase gasosa, 213-217, 221-222
Mecanismo I, de destruição do ozônio, 70, 74f
Mecanismo II, de destruição do ozônio, 73, 74f
Mecoprop, 481
Meia-vida, 394, 394f
Mercúrio, 685-688, 686t
　amálgamas, 690-692
　bioconcentração de, 695
　biomagnificação de, 696
　controles internacionais sobre o, 700
　em águas naturais, 693-696, 695f
　em alimentos, 336-337
　em peixes, 336-337, 692, 695-696, 695f, 696f, 698
　em sedimentos, 763-764
　em vacinas, 698-699
　iônico, 693-695
　toxicidade do, 686, 689, 692-695, 697-698, 708-709
　usos do, 687-695, 698-699
　vapor, 686-690
　　fontes de, 689-690
Meta, 813
Meta de nível máximo de contaminação (MCLG), 637
Metabolismo aeróbio, como fonte de metano, 258-259
Metabólitos, 445
Metais, reciclagem de, 746
Metais pesados, 685-686
　bioacumulação de, 687-688
　biomagnificação de, 687-688
　densidades de, 686, 686t
　envenenamento por, 687, 697-698, 702-704, 711-714, 727
　especiação de, 686-687
　toxicidade de, 687-688
Metalotioneína, 716
Metano, 73, 299b, 299f, 801
　absorção do infravermelho pelo, 237-238, 241-242f, 256-257
　como gás estufa, 256-258
　concentração atmosférica de, 256-257, 257-258f, 260-261
　　determinação, 420b-423q
　　tendências do, 260-262, 260-261f

de aterros, 740
de reservatórios, 336-338
fontes de, 294-295
fontes naturais de, 117t
metanol de, 365-366
oxidação do, 117-118, 203-206, 205f
redução do, 314
sumidouros de, 256-257
tempo de residência do, 256
tempo de vida do, 256-257, 274-275
Metanol, 303-304t, 356-358, 807
　como aditivo da gasolina, 363-364
　como combustível veicular, 363-364, 366-367
　em células de combustível, 378-379
　no tratamento de águas residuais, 660
　produção de, 364-367, 366-367f
　vantagens e desvantagens do, 363-364
Metemoglobinemia, nitratos e, 644-645
Metil azinfos, 460-461t, 468
Metil terc-butil éter (MTBE), 366-368
　em águas subterrâneas, 650-652, 654t, 655
Metilciclopentadienil manganês tricarbonila (MMT), 302-303
Metilcobalamina, 694-695
Metillciclopentano, 296-297, 811
Metilmercúrio
　fontes de, 694-696, 695f, 698
　limite seguro do, 699-700
　toxicidade do, 694-695, 697-698
Métodos de conversão de unidades, 115q-117q
Metolaclor, 460-461t, 477-478
Metoxicloro, 451, 540f, 541
Metribuzin, 476-477
Micelas, 142, 142f
Microfiltração, 628, 629f
Microgramas por grama (mg/g), escala, 443
Microgramas por metro cúbico (mg/m^3), 116b, 159
Micro-organismos, desinfecção por, 626

Micropoluentes, 739
Milho, etanol do, 357-361
Mineração
　cádmio em, 715-716
　mercúrio em, 691-692
　rejeitos da, 624-625, 664-665
　urânio, 397-398, 405f, 406
Minerais argilosos, 757
Minerais silicatos, 757, 758f
Mineralização, 481, 671
Mirex, 442t, 448t, 454-455, 549t
Misturas de álcool à gasolina, 356-357, 357-358f
MMT (metilciclopentadienil manganês tricarbonila), 302-303
Modelos de circulação global, 275-277
Moderador, 402-403
Mol, 115q-116q
Molécula de cadeia linear, 802
Molécula linear, 802
Moléculas cataliticamente inativas, 75-77
Moléculas orgânicas, nomeando, 803
Moléculas por centímetro cúbico, escala, 50, 115q
Molina, Mario, 105
Monofluorofosfato de sódio, 613
Monometilmercúrio, 694-695
Monóxido de carbono
　efeitos sobre a saúde, 181-182, 189-190
　estrutura do, 199
　na oxidação do metano, 205, 205f
　oxidação do, 199
　padrões para, 181, 181t
Monóxido de cloro, 75-76, 87-88, 88-89f
Monóxido de iodo (IO), 157
Mortalidade causada pela poluição atmosférica, 179, 192
Morte pelo papel de parede, 726-727
Motores
　"batendo", 302-303
　compressão de carga homogênea, 137
　conversores catalíticos para, 119-120, 131-137, 133f
　filtros para partículas de, 137

Motores a gasolina
  conversores catalíticos para
    105-110, 106-107f, 109-110f,
    119-120, 131-137, 133f
  filtros para partículas de, 137
MTBE (metil terc-butil éter),
    303-304, 303-304t, 366-368
  em águas subterrâneas, 650-652,
    654t, 655
Mudança climática
  projeções para a, 320-322, 321t,
    322-323, 324t, 325
  velocidade da, 320

Naftaleno, 529-530
Nanofiltração, 629, 629f
Neblina
  aerossóis e, 168
  da poluição do ar, 134-135, 168,
    184-185
Nicotina, 460-461t, 469
Nitrato de amônio, 158, 643
Nitrato de bromo, 76-77
Nitrato de cloro, 87-88
  moléculas cataliticamente
    inativas (reservatórios), 75-76
Nitrato de sódio, 138
Nitratos
  como particulado, 159, 168f
  em águas subterrâneas, 642-644,
    643f
  fontes de, 643-644
  riscos do, 644-645
Nitrificação, 263-264, 264-265f
Nitrilotriacetato (NTA), 663-664,
    664-665f
Nitrito em águas naturais, 598-599,
    598t, 599f
Nitrogênio, ciclo do, 263-265,
    264-265f
Nitrogênio, em águas residuais,
  remoção, 660-661
Nitrogênio diatômico, 50, 237-238.
  Nitrogênio
Nitrogênio molecular, 598, 598t
Nitropireno, 538
Nitrosaminas como carcinógenos,
    191
Nível basal não linear (LNT),
    399-400
Nível de efeitos não observáveis
  (NOEL), 460-462

Nível dos oceanos, aquecimento
  global e, 276-277, 279f, 321-323
Nível máximo de contaminante
  (NMC), 476-477
Nível máximo residual desinfetante
  (MRDL), 633
NO combustível, 120-121
NO térmico, 120-121, 355-356
Nomeando moléculas orgânicas,
    803
Nonilfenol, 540f, 541
"Nosso Futuro Comum" (Relatório
  da ONU), 24-25
NO_X (nox), 122, 140f
  redução do, 128-131, 138-140
Número de massa, 390-391
Número de octanagem, 302-303,
    303-304t
Número de oxidação, 293, 356-359,
    581-583, 582q, 588-589, 590t,
    598-599, 598t, 639, 668, 674,
    747-748, 771
Nutriente limitante, 662
Nuvem marrom sobre a Ásia, 185,
    269-270
Nuvens
  aquecimento global e, 229-230,
    232, 233, 251-252, 275-276
  baixas vs. altas, 275-276
Nuvens estratosféricas polares
  (NEPs)
  na Antártida, 87-88
  no Ártico, 93-94, 93-94f

"O Futuro Roubado" (Our Stolen
  Future - (Colburn), 539
Obturações dentárias, mercúrio em,
    690-691
Oceano acidificado, 307-310,
    601-602, 608
Oceano neutro, 309-310, 608
Oceanos
  como fonte de dimetil sulfeto,
    272-273
  como fonte de óxido nitroso,
    263-264
  como sumidouro de dióxido de
    carbono, 244-246, 244-246f
  elevação do nível dos, 321-323
  sequestro do dióxido de carbono
    em, 307-311, 307-309f, 312-313
Octa, 552-553

Octaclorodibenzo-p-dioxina
  (OCDD), 496. Veja também
  Dioxinas
1-Octanol, 447
Octilfenol, 540f, 541
Óleo
  emissões de dióxido de carbono
    de, 341-343f
  fornecimento de energia e,
    335-336f
Óleo vegetal
  como combustível alternativo,
    367-370
Organização Mundial da Saúde
  (OMS), 125, 458-460
Organoclorados, 541
Organofosforados (OPs), 463-468,
    464f, 465f, 473t, 477-478, 481-482
  classes de, 465, 465f
  efeitos sobre a saúde, 464, 469
  veneno para os nervos, 463-464
Orto, 813
Osmose reversa
  na purificação da água, 629f,
    630-631
  no tratamento de águas residuais,
    665-666
Ouro de tolo, oxidação do, 591-592
Oxicombustão, 46
Oxidação, 114
  árvore de decisões para, 200f, 203
  catalítica, 670
  como processo exotérmico, 199,
    201-202
  da amônia, 661q
  de gases naturais, 117-119, 117t
  de hidrocarbonetos, 207-211,
    210f
  de matéria orgânica na água,
    588-589
  do dióxido de carbono, 199
  do dióxido de enxofre, 213-217
  do enxofre, 199, 590, 590t
  do eteno, 171
  do metano, 117-118, 203-206,
    205f
  do nitrogênio, 597-599, 598t, 599f
  do óxido nítrico, 124, 124f, 200f,
    202
  intermediários, 204-205, 204f,
    206, 206f
  microbiana, 481-483
  pirita de ferro, 591-592

química direta, 674
radicais livres hidroxilas na, 91-94, 117-119, 193, 199, 200, 200f, 204-205, 205f
reações na, 199-203, 200f
troposférica, 199-215
Oxidação química, na remediação de solos, 772
Oxidação/redução de pesticidas, 481-482
Óxido de cálcio
na redução do dióxido de enxofre, 151
no sequestro do dióxido de carbono, 305-306
Óxido de ítrio, como substituto para o chumbo, 706-707
Óxido de mercúrio, 693
Óxido de tributil estanho, 719-720q
Óxido de urânio, 400-401, 405f, 412-413
Óxido de zinco, dissociação do, 350-351
Óxido nítrico, 124f
combustível, 120-121
detecção do, 221-222
e chuva ácida, 169
emissão de, 118-120
fontes de, 122
fontes naturais de, 117t
na destruição do ozônio, 72-73
na oxidação, 120-121
no smog, 118-121, 123, 211-213
oxidação do, 122-124, 124f, 200f, 202, 216-217
produção de, 120-122
térmico, 120-121
Óxido nitroso, 72, 272-273, 273-274f
absorção do infravermelho por, 263-264
como gás traço do efeito estufa, 263-265
concentração atmosférica do, 263-264
fontes de, 263-265
sumidouros de, 264-265
tempo de residência do, 256, 274-275
Óxidos de nitrogênio, 743
concentração de, determinação quimiluminescente, 221q-223q
de combustíveis de hidrogênio, 372-373

detecção de, 221-222
fontes de, 120-122, 119-120
formação de, 200f, 206, 208, 210f
oxidação de, 122-125, 124f
Oxigênio, 50
abstração, 216-217
atômico, 216-217
fracamente ligado, 215-217, 215-217t
molecular, 199
Oxigênio diatômico, 50, 113-114, 229-230, 237-238
características de absorção da luz do, 52
na produção de papel, 113
Oxigênio molecular, dissolvido, em águas naturais, 581-584
Ozônio, 114, 272-273, 273-274f
abstração do oxigênio do, 216-217
destruição na estratosfera, 64-65
e asma, 178
efeitos sobre a saúde, 180-182
estratosférico, 229-230
filtração de radiação UV por, 54-55
geração na estratosfera, 62-64
na América do Norte, 126-129
na produção de papel, 510-511
na superfície, 118-119, 123
no smog, 118-119, 123-124. Veja também Smog
redução do, 125, 128-132
no ar limpo, 114, 100-101
padrões para, 125, 181, 181t
teor estratosférico do, 81, 83f, 84f, 88-89f
variação no, 82, 85f, 90-92, 90-91f
transporte do, 126-129
troposférico
absorção do infravermelho por, 266-267
como gás estufa, 266-267
fontes de, 266-267
tempo de residência do, 266-267
urbano, 208
variação geográfica do, 126-129, 127-128f
variação sazonal no, 126-128, 127-128f

Padrões climáticos, aquecimento global e, 276-279
Padrões de qualidade do ar, 160, 181t
Painel Intergovernamental sobre Mudanças Climáticas (IPCC), 276-277, 315
Pântano artificial, 666-668
Papel, reciclagem do, 747-750
Para, 813
Para-diclorobenzeno, 813
Para-diclorodifenildicloroetano (DDD; TDE), 451
Para-diclorodifeniltricloroetano (DDT), 443
Para-dioxina (p-dioxina), 492
Paraquat, 460-461t, 481-482
Paration, 448t, 460-461t, 465f, 466
Paration metílico, 460-461t, 467
Partes por milhão (ppm), 115q
Partícula alfa, 390-391, 391t, 394, 394f, 396-397, 400-401
Partícula gama (γ), 391, 391t
Particulados
absorção da luz por, 267-268f, 268-269
absorção por, 182, 183f
ácidos, 158-159
adsorção por, 182, 183f
aerossol, 155, 157-159. Veja também Aerossóis
aquecimento global e, 269-273
da incineração, 741-743
definição de, 154
distribuição global do, 270-271f, 272-273
efeitos modificadores do clima de, 267-273
efeitos sobre a saúde, 182-184
enxofre em, 157-159
escala de concentração de, 159-160
finos, 154, 155, 155f, 156-159, 161f, 168, 183
HPAs e, 531-532
fontes de, 156-159
grossos, 154, 155, 155f, 156, 159, 161f, 183
inaláveis, 160
índice MP para, 159-160
na neblina, 168, 168f
nitrogênio em, 157, 159
reflexão da luz por, 267-269, 267-268f

resfriamento da atmosfera por, 268-271, 272q, 273-274f
respiráveis, 160, 183, 191
suspensos totais (PST), 160
tamanhos de, 154, 155f
  distribuição de, 161q-162q, 161f
taxa de deposição de, 155, 162q, 181t, 183
teor orgânico de, 157
tipos de, 154-155
ultrafinos, 160, 161f
Partículas coloidais, remoção da água potável, 627-628, 629f
PBDEs (éteres difenílicos polibromados), 551-553
PCBs, 442t, 499-500, 507-509q, 540f, 541, 545-546
  biomagnificação de, 504-506, 504-505f
  biorremediação de, 776-777, 777f
  ciclos dos, 502-506
  contaminação com furanos de, 504-509, 507-508q
  efeitos sobre a saúde, 499-500, 515, 525
  em alimentos, 515-517, 522-523f
  em sedimentos, 763-764
  estrutura, 500
  exposição pré-natal a, 516-519, 517-518f
  fatores TEQ para, 520-521, 521t
  fontes de, 502, 508-511
  numeração de, 500-501
  persistência de, 502-505
  queda na concentração de, 504-506, 504-506f
  toxicidade de, 519-521
  transporte de longa distância de, 548-549, 549t
  usos comerciais de, 502
PCE (percloroeteno, perc), em águas subterrâneas, 649-650t, 650-652, 653, 654t, 655
Pegada ecológica, 23-26
Peixes
  acidificação da água e, 126-129, 127-128f, 175-176
  barragens e, 336-337
  dioxinas em, 498, 522-523f
  furanos em, 522-523, 522-523f

mercúrio em, 336-337, 692, 695-696, 695f, 696f, 698
metais pesados em, 687-688
PCBs em, 522-523, 522-523f
pesticidas em, 443, 447-449, 452-453
Penta, 551-553
Pentaclorofenóis (PCPs), 495-496, 536t, 769
Pentano, 802
Pentóxido de dinitrogênio, 97q
Perclorato de amônio, 647
Perclorociclopentadieno, 453-455
Percloroeteno (PCE, perc), em águas subterrâneas, 649-650t, 650-652, 653, 654t, 655
Percloroetileno (PERC), 142, 806
Período de meia-vida, 253-255
Permafrost
  como fonte de metano, 259-260q, 261-263
Permetrina, 460-461t, 470, 473t
Peroxiacetilnitrato (PAN), 212-213, 356-357
Peróxido de hidrogênio, 148
  produção de, 212-213
Persistência, 28-29
Pesticidas, 437-438, 483
  arsênio em, 718
  degradação de, 481-483
  detecção de, por captura de elétrons, 559b-561q
  e a tecnologia harpin, 108-110
  efeitos sobre a saúde, 439, 469
  em alimentos, 439
  fungicidas como, 438-439, 438-439t
  herbicidas como, 438-439, 438-439t, 474-481. Veja também Herbicidas
  inseticidas como, 438-439, 438-439t. Veja também Inseticidas
  naturais/verdes, 439, 469-470
  oxidação/redução de, 481-483
  persistência de, 440-441, 481
  solubilidade de, 442-443, 448t
  tipos de, 438-439, 438-439t
  toxicidade de, 440-441, 455-461, 460-461t, 464, 466-468, 470, 473. Veja também Toxicologia
  usos de, 438-441

PET (polietileno tereftalato)
  substitutos para, 317-319
Petróleo
  componentes do, 296-297
  produção do, 297, 300-302, 301-302f
  refinamento do, 298q-300q, 299f
Petróleo cru, 296-297
pH
  da chuva, 150, 170
  pE e, 593, 596-597, 597f
Pigmentos
  cádmio em, 714-716
  chumbo em, 705-706
Pineno, 130-131
Pirazola, 473t
Pireno, 531-532f, 535
Piretrinas, 460-461t, 469-470
Piretroides, 470, 473t
Pirita de ferro, oxidação da, 591-592
Piscinas, cloração para, 634-635, 639
Plâncton, depleção/destruição do ozônio e, 58-59
Plantas
  depleção/destruição do ozônio e, 58-59
  para biorremediação, 777-779, 778f
Plantas geneticamente modificadas, 479q
Plantas transgênicas, 479q
Plásticos, 751t
  reciclagem de, 753-754
  tipos de, 749-752
Plumas, em águas subterrâneas, 652-653, 652-653f
Plutônio, 404, 405f, 409-413
  como poluente, 411-412q
  reprocessamento de, 409-411
Plutônio, como combustível para reatores nucleares, 410-411
Pneus, reciclagem de, 749-750
Poeira, 154. Veja também Particulados
Poliacrilato (PAC), 744-745
Poliaspartato, 743-745, 745f
Poliaspartato térmico (PAT), 744-745
Poliestireno (PS), 100-102, 143, 750, 751t

Polietileno
   de alta densidade (PEAD), 750-752, 751t
   de baixa densidade (PEBD), 750-751, 751t
Polietileno tereftalato (PET), 143, 750-752, 751t
Polímero fotorresistente, 248-249, 248f
Polímero por adição, 750
Polímeros
   biodegradáveis, 317-319
   de petróleo cru, 143
Polipropileno (PP), 750, 751t
Polônio, 191
   do decaimento do radônio, 394f, 396-397
Poluente perigoso do ar (PPA), 188
Poluentes
   distribuição de, 484-486
   em solução, 443
   fugacidade de, 484b-486b, 485f
   MTBE como, 367-368
   orgânicos persistentes, 441, 442t, 445, 453-455
   plutônio como, 411-412q, 412-413
   primários, 119-120, 119-120f, 156
   secundários, 119-120
Poluentes aquáticos, HPAs, 534
Poluentes atmosféricos
   concentração basal de, 178
   deposição seca, 170
   deposição úmida de, 171, 173f
   fontes pontuais de, 147
   fumaça como, 184-185
   HPAs como, 530-534, 531-532f
   na América do Norte, 126
   na Cidade do México, 126
   padrões para, 181, 181t
   particulados, 154-159, 538. Veja também Particulados
   perigosos, 188
   transporte a longa distância de, 547-550, 549t, 550f
   unidades de concentração para, 114, 115q-116q
Poluição
   fontes pontuais de, 147
   térmica, em águas naturais, 584
Poluição atmosférica
   câncer e, 178
   danos à agricultura causados pela, 177
   de ambientes internos, 185-193
      por amianto, 192-193
      por benzeno, 188-189
      por dióxido de nitrogênio, 189
      por formaldeído, 186-188
   deslocamento, 180
   diminuição da área florestal causada pela, 175-177
   efeitos sobre a saúde, 177-193
      do ambiente exterior, 177-185
      do smog, 178-182
      por dióxido de nitrogênio, 189
      por formaldeído, 186-188
      por monóxido de carbono, 189-190
   na Ásia, 152-154, 179-180, 184-185
   na China, 170, 179-180, 185
   na Cidade do México, 126, 179, 180, 182
   na Europa, 126, 140, 152-153, 178-179
   na superfície, 113
   neblina de, 168. Veja também Neblina
Poluição da água
   de pesticidas, 443, 477-478
   térmica, 584
Pontes de hidrogênio, 810
Ponto crítico, 250q
Precipitação
   aquecimento global e, 276-277
   para purificação da água, 627-628
Prefixos, 805, 806, 808
Preservativo de madeira
   alcalino quaternário (ACQ), 730
   arsênio presente em, 719-720
   cromo como, 729
   pentaclorofenóis, 496-497
Pressão de vapor, 356-358, 357-358f
Pressão parcial, 51, 114
Prevenção da poluição, 27-29
   na fonte, 26-27
Princípio da precaução, 483
Processo cloro-álcali, mercúrio no, 692
Processos catalíticos da destruição do ozônio, 69-70
   por bromo, 76-77
   por cloro atômico, 75-77
   por óxido nítrico, 72-73
   sem oxigênio atômico, 73-75
Processos de lavagem (do carvão), 151
Processos fotocatalíticos, no tratamento de águas residuais, 673-674
Processos oxidativos avançados (POA), 671-672
Produção de chips de computador, dióxido de carbono supercrítico na, 247-251
Produto de solubilidade (K_{sp}), 603
Produto interno bruto (PIB), 284
Produtos da fissão, 404, 407-409
Produtos de combustão incompleta (PCIs), 783-785
Produtos químicos antropogênicos e a depleção/destruição do ozônio, 98-101
Produtos químicos sintéticos, 437-438
Programa Superfund, 770q, 770t
Prometon, 477-478
Propano, 294-297, 299q, 299f, 801
Propeno, 804
Propileno glicol, 369-372, 370-371f
Propoxur, 460-461t
Protetores solares, 56-58
Protocolo de Gothenburg, 140
Protocolo de Montreal, 105-108, 265-266
Protozoários, desinfecção para remover, 626
PUREX (recuperação de plutônio urânio por extração), 409-410
Purificação da água, 624-640, 625f
   desinfecção na, 625f, 626-640
      cloração para, 633-640
      dióxido de cloro para, 633
      filtração para, 627-631, 629f
      iodo para, 639
      luz ultravioleta para, 631-632
      métodos químicos para, 632-633
      micro-organismos e, 626
      ozônio para, 632
      precipitação para, 627-628
      tecnologia de membrana para, 628-629
   não desinfecção na
      areação para, 624, 625f
      remoção de íons, 624, 625f, 626
p-Xileno, 303-304, 303-304t

QI, exposição ao chumbo e, 710-713, 711-713ff
Quatro Rs, do gerenciamento de resíduos, 745
Queima de combustíveis fósseis, emissões de, 293
Queima de gases que não podem ser capturados, 147, 295-296, 299q
Química ambiental, definição, 23
Química Verde, 23, 25-26
    agente anti-incrustante biodegradável e dispersante, 743-745, 744-745f
    agente quelante biodegradável, 664-666, 665-666f
    agentes branqueadores de papel benignos, 510-512
    atapetamento reciclável, 754-755
    controle de cupins, 472-473, 473f, 473t
    definição, 26-27
    dióxido de carbono supercrítico na produção de chips de computador, 247-251
    exemplos reais de, 29-34
    inseticidas que atacam somente certos insetos, 471-472
    matéria-prima química da glicerina, 369-371
    pesticidas de risco reduzido, 471-472
    polímeros biodegradáveis, 317-319
    prêmios para, 29-30
    preparação enzimática do algodão têxtil, 587-588
    princípios da, 27-29
    remoção de arsênio e cromo de madeira tratada sob pressão, 729-730
    substituição do chumbo em coberturas por eletrodeposição, 706-707
Quimiluminescência, 221q-223q
Quimioeterótrofos, 481-482

Rad (dose de energia de radiação), 393
Radiação
    alfa, 390-392, 391t
    beta, 390-392, 391t
    de corpo negro, 228-229, 231, 235q
    efeitos sobre a saúde, 391-393, 404-405, 407-409
    gama, 391-392, 391t
    medição da, 393
    medição do perigo para a saúde, 397-400
Radicais livres, 70
    destino dos, 200f, 211-214
    estruturas de Lewis dos, 198q, 199
    hidroperóxi, 198b, 202
    metila, 75-76, 202, 204
    na oxidação, 117-119
    nitrato, 212-213
Radicais livres hidroxila
    destino dos, 200f
    na abstração do hidrogênio, 201-204
    na oxidação, 114, 117-119, 193, 199, 200, 200f, 204-205, 205f, 213-214, 256-257
    na produção de smog, 207-209, 210f
    radiação e, 392
    sumidouro de, 211
Radical hidroperoxila
    estruturas de Lewis do, 198q
Radical hidroxila, 86
Radical metila, 202, 204, 205f
Radical peróxi, 200f, 202-204, 205f, 206, 208
Radioatividade
    natureza da, 390-391
    partículas (raios) produzidos por, 390-391, 391t
Radônio, 389
    como poluente de interiores, 395-396
    do decaimento radioativo do urânio 259-260, 394-396
    e câncer de pulmão, 397-400
    filhos do, 394f, 396-398
Razões de mistura, 51
Reação de deslocamento gás-água, 365
Reação de substituição, 813
Reação em cadeia, 402-403
Reação global, 69
Reação
    atmosférica, 62-65
    autocatalítica, 209
    de Claus, 146-147
    de oxidação, 113-114, 117-118
    de radicais livres, 71q-72q
    dissociação, 59-61
        para o O_2, 60-62, 64-65
    endotérmica, 71q-72q, 71f, 201-202, 350-351
    exotérmica, 64-65, 71q-72q, 71f, 199, 201-202, 216-217
    fotoquímica, 60-61, 64-65
Reações ácido-base
    em águas naturais, 600-610
Reações atmosféricas de criação/ destruição do ozônio, 62-65
    análise do estado estacionário das, 66q-69q
Reações de degradação, 481-483
Reagentes, 27-29
Realimentação positiva, 251-252
    metano e, 261-262
    no efeito estufa, 251-252
Reatividade na troposfera, 199-203
Reator tokamak, 415-416
Reator CANDU, 406
Reatores à fissão, 401-405, 401t, 403f
    futuro dos, 407
Reatores de fusão, 414-416
Reciclagem
    de atapetamento, 754-755
    de metais e vidros, 746-748
    de papel, 747-750
    de plásticos, 749-754
    de pneus, 749-750
    de resíduos perigosos, 781
    pós-consumo, 746
    pré-consumo, 746
Recifes de coral, 276-277
Recuperação acentuada de óleo (EOR), 311
Rede alimentar, 448-449, 450f
Redes de carbono
    como anéis, 811
    representação simbólica das, 806
Redução catalítica seletiva, 138, 147
Redução na fonte
    para resíduos perigosos, 780
    para resíduos sólidos, 745
Reespalhamento, 267-268
Reflexão da luz
    por aerossóis, 267-269, 267-268f
    por particulados, 267-269, 267-268f
Refrigerante, 402-403

Região de baía, 536, 537q
Regulamentação ambiental
    história da, 25-27
Rejeitos de minas, 768
    da mineração do urânio, 406
Relação de primeira ordem, 252-253
Relações dose-resposta, 455,
    457-461, 458-459f, 461
Relatório de Brundtland, 24-25
Rem (roentgen equivalente
    homem), 393
Remediação de solos, 768
    contenção ex situ para, 769
    dessorção térmica para, 769,
        770t
    eletroquímica, 771-772, 772f
    extração de vapores para, 769,
        770t
    oxidação in situ para, 772
        contenção para, 769
        imobilização para, 769
        lavagem do solo para, 770t,
            771
    tipos de, 769-772
    vitrificação para, 769
Remediação in situ, para a
    descontaminação de águas
    subterrâneas, 655-657, 656f
Reprocessamento
    de plásticos, 753
    de plutônio, 409-411
Reservatórios como fonte de
    metano, 257-259
Resfriamento estratosférico, 236
Resfriamento da atmosfera
    por aerossóis, 230-231, 268-271,
        272b, 273-274f, 274-275
    por particulados, 230-231,
        268-271, 272b, 273-274f,
        274-275
Resíduo altamente radioativo,
    409-410
Resíduo sólido municipal, 737
Resíduos corrosivos, 780
Resíduos inflamáveis, 780
Resíduos perigosos, 743, 780
    gerenciamento de, 780-781
Resíduos radioativos, 405, 405f,
    780
Resíduos reativos, 780
Resíduos sólidos, 736
    decomposição de, 738-740
    disposição em aterros de, 737-740

incineração de, 741-743
reciclagem de, 745-755
tipos de, 736-737, 737f
Resíduos tóxicos, 780
    incineração de, 781-785
Ressonância, 812
Retardantes de chama, 550-551,
    553-555
Retenção, 769
Retorno energético, 340-341
Revestimento de plástico em
    aterros, 738f, 741
Rio Cayahoga, 25-26
Risco, 26-27
Rogers, Robin, 145
Rotenona, 460-461t, 470
Roundup (herbicida), 478, 479b
Rowland, Sherwood, 105

Safrol, 470
Sal quaternário de amônio, 730
SCORR (remoção resistente de
    dióxido de carbono supercrítico),
    249, 251
Scotchgard, 554-555
Sedimentos, 762-763
    análise de amostras de, 772-774
    contaminação de, 763-764,
        763-764f
        por metais pesados, 765-767,
            767f
    remediação de, 773-774
Segunda lei da termodinâmica,
    345-346, 348-352
Separação criogênica do dióxido de
    carbono, 305-306
Separação do dióxido de carbono
    por membrana, 305-307
Sequestradores, em detergentes,
    662-664
Sequestro do dióxido de carbono,
    304-305, 307f-309f
    em plantas, 307f, 313
    pelo oceano, 307-311, 307f-309f,
        312-313
    subterrânea, 307f, 308f, 311-312
Silent Spring ("Primavera
    Silenciosa", de Carson), 25-26, 443
Silicato de cálcio, 309-310
Silício, 352-353
Silvex, 481
Simazine, 476-478

Síndrome do bebê azul, nitratos e,
    644-645
Síndrome do edifício doente, 187
Síntese de Suppes, glicerina e,
    369-372
Sistema de canalização sanitária, 658
Sistema dióxido de
    carbono-carbonato,
    em águas naturais, 600-602,
        601-603f, 603t, 607-610
Sistemas aromáticos, 812
Sistemas de bombeamento
    e tratamento para a
    descontaminação de águas
    subterrâneas, 652-653
Smith, Angus, 169
Smog, 113-114
    componentes do, 118-125
    compostos orgânicos voláteis no,
        118-119, 119-120f, 128-129
    de fuligem e enxofre, 178-179
    distribuição geográfica do,
        126-129
    efeitos sobre a saúde, 178-182
    formação de, 118-120, 124f
    fotoquímico. Veja Smog
        fotoquímico
    hidrocarbonetos antropogênicos
        no, 118-125, 128-130
    neblina e, 168
    oxidação de hidrocarbonetos e,
        207-209, 210f
    óxido nítrico no, 118-124, 124f,
        211-213
    ozônio no, 123-124, 124f
    padrões norte-americanos para,
        125
    produção de, 207-214
    reações de radicais livres e,
        211-214
    variação diurna no, 124, 124f,
        211-213
Smog fotoquímico, 118-119, 124f,
    180, 207-214
    condições para, 123
    luz solar e, 119-120
    produção de, 207-214
    reagentes no, 119-120
Sol como fonte de energia da Terra,
    228-230, 334-335
Solda, 701-704
Solo
    acidez do, 172, 174
    alcalinidade do, 171-172, 172f

Solos, 757
  acidez dos, 760-762
  componentes dos, 757-761
  contaminação de
    por metais pesados, 763-767
    por resíduos de mineração, 767-768
    remediação de, 768-769, 770t, 771-772, 772f
  matéria orgânica nos, 759-761
  minerais nos, 757, 758f, 758-759t
  pH dos, 761-762
  salinidade dos, 762-763
  tamanhos de partículas nos, 757-760, 758-760f
  tipos de, 757-759, 758-759f
"Soluções de final de linha", 26-27
Solventes, 27-29
  orgânicos, substitutos para, 141-145
Solventes para limpeza a seco, substitutos para, 142
Subprodutos, 28-30, 32
Subprodutos da desinfecção (DBPs), 633
Substância depletiva de ozônio (SDO), 100-101
Substituintes, 803
Sulfato de alumínio, na purificação da água, 627-628
Sulfato de amônio, 158
Sulfato de bário, 743
Sulfato de cálcio, 151, 743
Sulfato de cobre, 564
Sulfato de endossulfan, 456q
Sulfato de ferro, 592
  na purificação da água, 627-628
Sulfeto de cádmio, 714-715
Sulfeto de carbonila (COS), 97q, 157
Sulfeto de chumbo, 703-704
Sulfeto de hidrogênio, 133
  fontes de, 146-147
  fontes naturais de, 117t
  na reação de Claus, 146-147
Sulfeto orgânico volátil, 765-766
Sulfito de cálcio, 151
Sulfonato perfluoroctano (PFOS), 554-555
Sulfonatos perfluorados, 554-556
Sumidouro(s)
  compostos, 98-99
  de CFCs, 99-102
  de cloro e bromo
  de dióxido de carbono, 244-246, 244-247f
  de HFCs, 104
  de radicais hidroxila, 211
Superfund Act, 26-27
Suppes, Galen, 369-371
Surfactantes, 771
Surfactantes, para o dióxido de carbono, 141-142, 142f
Surfactantes fluorados, 554-555
Sustentabilidade. Veja Desenvolvimento sustentável
Switchgrass, etanol do, 362-363

2,4,5-T, 480-481
  dioxina e, 492-493
Tamanho de partículas em amostra de ar, distribuição de, 161-162
Tanques sépticos, 643-644, 667-668
TBBPA (tetrabromobisfenol- A), 553-554
TCE (tricloroeteno, tric), em águas subterrâneas, 649-650t, 650-653, 654t, 655
Tecnologia de membrana, na purificação da água, 628-629
Tecnologia Harpin, 108-110
Tecnologia solar ativa/passiva, 348-349
Tempo de residência atmosférico, 252-256
  para gases estufa, 256
Tempo de vida médio, 255
Tendências em precipitação
  aquecimento global e, 321t, 321-323, 324t, 325
Tendências na temperatura
  aquecimento global e, 229-231, 230-231f, 320-322, 321t, 322-323, 324t, 325
Terawatts, 334-335
Termodinâmica, segunda lei da, 345-346, 348-352
Terra
  balanço de energia na, 234, 236, 236f
  emissões de energia da, 231-234
  fontes de energia da, 228-230, 334-335
Terrenos alagados como fonte de metano, 257-258
Teste Ames, 461

Tetrabromobisfenol-A (TBBPA), 553-554
Tetracloreto de carbono, 536t, 649-650t, 651-652
Tetracloreto de carbono, como destruidor de ozônio, 99-100f, 100-101, 106-107
Tetraclorobenzeno, 492
Tetraclorodibenzo-p-dioxina (TCDD), 492-494
2,3,7,8-tetraclorodibenzo-p-dioxina (TCDD), 493-494, 510-511. Veja também Dioxinas
Tetracloroeteno, 805
2,3,4,6-tetraclorofenol, 495
Thiobacillus ferrooxidans, 591
Timerosal, 698
Tioésteres, 808
Tióis, 808
Tipos de câncer de pele, 56-58, 182
Titânio, 379
Tolueno, 188-189, 191, 303-304, 303-304t, 380, 739
  em águas subterrâneas, 649-650t, 650-651
Totalmente livres de cloro (TCF), indústrias de polpa e papel, 510-511
Toxafeno, 442t, 448t, 452-453, 536t, 549t
Toxicidade, 27-29
  de metais pesados, 687-688
Toxicidade aguda, 455-457
Toxicologia, 455-463
  ambiental, 455-457
  avaliação do risco e, 461-462
  definição, 455-457
  relação dose-resposta em, 455, 457-461
Transformação de plásticos, 753, 754
Transformação oxidativa, 754
Transformação redutiva, 754
Transporte a longas distâncias de poluentes atmosféricos (LRTAP), 547-550, 549t, 550f, 555-556
Tratado de Estocolmo, 441
Tratamento de resíduos perigosos, 781
Tratamento aeróbio de resíduos, 775-776, 776f
Tratamento de águas residuais, 658, 659f

adsorção no, 671
avançado, 659-660, 659f
biológico, 658-659, 659f,
   666-668
borbulhamento de ar, 670
compostos orgânicos voláteis
   (COVs), remoção no, 670-671
eletrodiálise no, 665-666,
   666-667f
mecânica, 658
método de oxidação avançada,
   671-674
osmose reversa no, 665-666
oxidação catalítica no 670
primário, 658, 659f
processos fotocatalíticos no,
   673-674
química, 659-660, 659f
remoção de cianeto no, 668-669
remoção de fosfatos no, 660,
   662-665
remoção de íons inorgânicos no,
   660, 665-667
remoção do nitrogênio no,
   660-661
secundário, 658-659, 659f
técnicas modernas de, 670-674
terciário, 659-660, 659f
troca iônica no, 665-667
Trialometanos (THMs), na água
   potável, 636-638
Triazinas, 474-477, 481-482
1,1,1-tricloroetano, 774
Tricloroeteno (TCE, tric), em águas
   subterrâneas, 649-650t, 650-653,
   654t, 655
1,1,2-tricloroeteno, 805
Tricloroetileno, 805
Triclorofenol, 492-493
2,3,6-triclorofenol, 498
2,4,5-triclorofenol, 492
Triglicerídeos, 368-369
Trimetilarsina, 726
Trióxido de enxofre, no smog,
   213-215
Trióxido de nitrogênio, 97q
Tripolifosfato de sódio (STP),
   contaminação da água por, 663-664
Trítio, 406-407, 414-416
Troca de íons, no tratamento de
   resíduos, 665-667
Trocador de calor, 348-349
Trocas de entalpia (calor), 59-60

Troposfera, 50, 114
   oxidação na, 199-215
   química da, 199-217
   reatividade na, 199-203
Trost, Barry, 29-30
Turbinas eólicas, 339-341
Turbufos, 460-461t

Ultrafiltração, 628, 629f
Ultravioleta (UV), luz, 52, 229-230,
   229-230f
   da decomposição fotoquímica,
      201-202, 204
   energia da, 59-60
   filtração da, 49, 54-56
   intensidade da, 55-56f
   na formação do smog, 119-120,
      123
   para purificação da água, 631-632
Unidades de concentração, 114,
   115q-117q
Unidades de "partes por", 51, 114
   em soluções aquosas, 442-443
Unidades Dobson (UD), 81
Unidades TEQ, 520-523, 521t
Urânio, 405f
   empobrecido, 400-401
   enriquecimento do, 405f, 406
   grau-armamento, 406
   mineração do, 397-398, 405f, 406
Urânio-256, 400-401
Urânio-256-257, 400-404, 406
Urânio-259-260, 403
   decaimento do, radônio do,
      394-396
Ureia, 158, 743
UREX (recuperação de urânio e
   plutônio por extração), 410-411
Uso aberto, 502
Uso da energia
   em países em desenvolvimento,
      335-336
   nos EUA, 334-335
   tendências no, 284-285, 314-315
UV na superfície, elevação na,
   95-97
UV-A, 53f, 55-57, 59-60
UV-B, 53f, 54-57, 59-60, 64-65
UV-C, 53f, 54-55, 59-60, 62-65

Vapor de água
   absorção do infravermelho pelo,
      241-242f, 251

   como gás estufa, 251-252
   concentração atmosférica do,
      251-252
   espectro de absorção para, 251
   estratosférico, como gás estufa,
      256-257
Veículos híbridos, 377-379
Velocidade dos ventos, 339-340
Verde Paris, 718
Vetor de energia, hidrogênio como,
   382
Vibração de deformação, 236-237,
   236-237f, 251, 256-257, 263-266
Vibrações de estiramento, 237-238,
   251, 266-267
Vibração de estiramento
   assimétrico, 237-238, 251, 266-267
Vibração de estiramento de ligação,
   236-237, 236-237f, 256, 263-266
Vibração de estiramento simétrico,
   237-238, 251, 266-267
Vibrações moleculares, 252-253
   absorção da luz e, 236-238
   de deformação angular, 236-237,
      251, 256-257, 263-266
   de estiramento de ligação,
      236-237, 236-237f, 256,
      263-266
   estiramento assimétrico, 237-238,
      251, 266-267
   estiramento simétrico, 237-238,
      251, 266-267
Vidro, reciclagem do, 746
Vírus, desinfecção, 626, 629f
Vírus do Oeste do Nilo, 439, 467
Vitamina D, 58-59
Vitrificação, 412-413, 769
Vórtex e destruição do ozônio
   Antártida, 86-88
   Ártico, 94-95

Warner, John, 26-27

Xilenos, 188
   em águas subterrâneas, 650-651
Xisto betuminoso, 301-302

Zeólitas, 663-665
Zona de aeração, 639-640,
   639-640f
Zona insaturada, 639-640,
   639-640f
Zona saturada, 639-640, 639-640f